JAMES MORRISON

DSM-5® Made Easy: The Clinician's Guide to Diagnosis

精神科診断戦略

モリソン先生のDSM-5®徹底攻略 case 130

監訳　松﨑朝樹　筑波大学医学医療系精神神経科・診療講師

医学書院

Printed and bound in Japan

精神科診断戦略―モリソン先生のDSM-5徹底攻略 case 130

発　行　2016年6月1日　第1版第1刷

著　者　James Morrison（ジェイムズ モリソン）

監　訳　松﨑（まつざき）　朝樹（あさき）

発行者　株式会社　医学書院
代表取締役　金原　優
〒113-8719　東京都文京区本郷1-28-23
電話　03-3817-5600(社内案内)

印刷・製本　双文社印刷

ISBN978-4-260-02532-4

私にとってなくてはならないマリーに捧げる

著者略歴

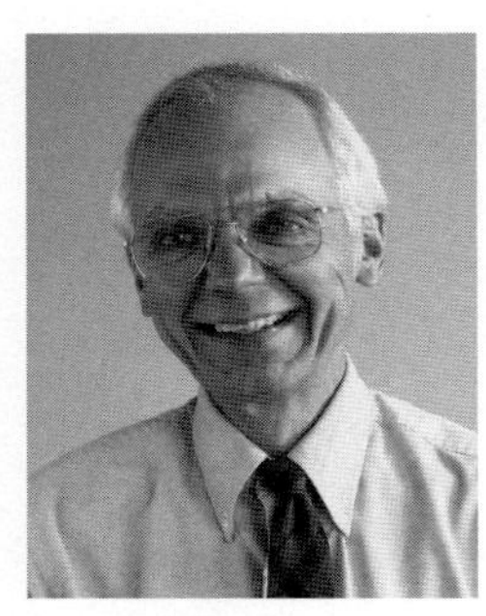

ジェイムズ・モリソン医学博士（James Morrison, MD）

米国オレゴン州ポートランドにあるオレゴン健康科学大学精神科客員教授で，民間および公的分野において広範囲な活動をしてきた．出版した実践書も高く評価されており，最近のものでは『Diagnosis Made Easier, Second Edition（日本語版：モリソン先生の精神科診断講座—Diagnosis Made Easier，医学書院，2016）』や『The First Interview, Fourth Edition（日本語版：精神科初回面接，医学書院，2015）』などがある．博士はこれらの書籍を通して，臨床的な評価と診断の複雑さに迷う何十万人もの精神保健の専門家や学生たちを指導してきた．博士のウェブサイト（www.guilford.com/jm）では，精神医学的診断やDSM-5に関するさらなる議論や資料を入手できる．

原書の謝辞

この本を作るにあたり，たくさんの方々に協力いただいた．優れた助言と絶え間ない支援をしてくれた妻マリー・モリソンには，特に感謝を述べたい．クリス・フェスラーは，私のウェブサイトをまとめるのに惜しみない協力をしてくれた．

リチャード・マドック医学博士，ニコラス・ローゼンリヒト医学博士，ジェィムズ・ピカーノ博士，ブラッカーK.H.医学博士，アーウィン・フェインバーグ医学博士は，本書の前版，『DSM-Ⅳ Made Easy（日本語版未発売）』を分担査読してくれた．前版の制作にあたっては，何時間にも及ぶ転写作業や，何年にもわたる知的業務に従事してくれた完璧な秘書，モリー・マリキンに感謝したい．そしてまた，私に情報を提供してくれた名も知らない批評家の皆さん，そう，たとえ私が知らなくてもあなたにも，心から恩義を感じている．

鋭敏で素晴らしい批評家である編集者のキティ・ムーアは，本書のそもそもの構想づくりから手助けしてくれ，この新版の企画についても頼みの綱であった．また，ギルフォード社の他の編集者と制作チームにも深く感謝申し上げたい．とりわけ出版企画責任者のアンナ・ブラッケットのおかげで，本書は早急に形になり印刷にこぎつけた．マリー・スプレイベリィは最後まで思慮深く，また注意深い編集校閲をしてくれた．デビッド・ミッチェルは，誤植を一掃するために原稿を隅々まで忠実に読み込んでくれた．私のウェブサイトに対して賢明な批評をくれたアシュレー・オルティスと，それをウェブに反映させてくれたキーラ・シェイにも感謝したい．

たくさんの臨床家や他の専門家の皆さんが，改訂の最後の工程で有用な助言をくれた．アリソン・ビール，レイ・ブランチャード博士，ダンG.ブレイザーMD, PhD，ウィリアムT.カーペンター医学博士，トーマスJ.クローリー医学博士，ダーリーン・エルモア，ジャン・フォーセット医学博士，メアリー・ガングリー医学博士，ボブ・クルーガー博士，クリスチャンE.マーコン博士，ウィリアム・ナロウ医学博士，ソーシャルワーカーかつ理学修士のピーター・パパロ，チャールズF.レイノルズ医学博士，エイダン・ライト博士，ケニスJ.ズッカー博士である．彼らの一人ひとりに，そしてこの本に掲載されている臨床的な素材を提供してくれた数え切れないほどの患者の皆さんにも，心から感謝を申し上げたい．

監訳者略歴

松﨑　朝樹（まつざき　あさき）

1998 年筑波大学医学専門学群卒業．2014 年より筑波大学診療講師．DSM や気分障害，統合失調症を専門としている．多くの学生やレジデントを指導し，専門家に対して多数の講演を行っている．

主な著書/DVD は『語呂で覚える！ DSM–5』（メディカル・サイエンス・インターナショナル，2015），DVD『Dr. 松﨑のここまで！ これだけ！ うつ病診療』（ケアネット，2016）．翻訳も手がけており，『気分障害ハンドブック』（メディカル・サイエンス・インターナショナル，2013），『DSM–5 をつかうということ—その可能性と限界』（メディカル·サイエンス·インターナショナル，2015）の監訳を行っている．

監訳の序

精神障害を診断するにあたり,医療者が患者をどう見立てるのかに多くが委ねられている.しかし,それはしばしば診断が医療者の匙加減になりかねないことを意味している.実際,前担当者から引き継いだり他の医療機関から紹介されたりするなか,その過程で診断が変わるような事態は,精神科の臨床ではしばしば引き起こされている.精神医療に関わる医療者からすれば慣れっこかもしれない.しかし,精神医療の外から見たら,そんな非常識なことはない.あちらの呼吸器内科医が診断した肺炎がこちらの呼吸器内科医が診て違うこと,あちらの皮膚科医が診断した足白癬がこちらの皮膚科医が診て違うこと,そんなことがどれだけあるだろうか.あちらの精神科医が診断したうつ病が,こちらの精神科医を受診すると違う診断が下されるようなことが,日常的に存在するのは残念なことである.それは精神医学の地位を貶めかねないことであり,患者本人はしばしば困惑し,精神医療に不信感を抱くものだ.そのようなことが起こる背景として,ひとつにはもちろん精神医学における診断の難しさがあるだろう.そしてもうひとつは,疾患概念の曖昧さがある.そんななか,DSM は精神医療における診断の曖昧さを減らすことに貢献してきたはずだ.

しかし,精神科医たちは諸手を挙げて DSM を受け入れたわけではなかった.1980 年に DSM-Ⅲが発表されて以来,DSM の基準と,各々が考える疾患概念の狭間で,精神医学に関わる医療者たちは 35 年以上にわたり戸惑い続けてきた.なぜ戸惑ってきたのか.DSM をただ読むだけでは,そこには血の通わぬ診断基準が並んでいるだけに見え,まるで実臨床からかけ離れたものに思われがちだったからだ.しかし,臨床のなかから生まれ,(研究に活用されることも意識しつつ)臨床のために作られたものこそ DSM だ.それでもピンと来ない医療者がたくさんいることは理解できる.だからこそ,読者の方々が今まさに手に取っているこの本に価値があるといえよう.

実臨床のなかから抽出されたエッセンスである DSM の基準を,無味乾燥な項目の羅列から再び深い味わいある血の通った精神障害像に戻すことを,モリソン先生は本書を通して成し遂げている.それもこの量をグイグイと読ませる魅力的な文章がすばらしい.本書を読めば,DSM-5 に記載されたたくさんの精神障害について理解でき,その症例文を読むことを通して,すでに経験豊富な臨床家はさらなる理解を深め,まだ経験の浅い臨床家はまるでベテランのごとくさまざまな患者像を頭に焼きつけることが可能となる.この一冊が,精神障害の診断をめぐる混沌のなかから,より明確な筋道を導き出すための助けとなることだろう.

そんな本書を出すにあたり,ご協力いただいた大勢の先生方や医学書院の方々などへの賛辞や謝辞を書き連ねたいのが本心だ.しかし,それはこの本を手にする読み手にとって意味のある言葉ではなく,私の胸のうちに納めておくこととする.それよりもここで感謝すべき相手は，小難しそうに見えるこの分厚い本に興味をもち，今まさに手にしている読者の皆さんだ．この一冊をわが国の医療者に提供することを通して，多くの医療者にDSM-5に基づいた診断体系を身につけていただけること，それを臨床に活かしていただけること，そして，それにより精神障害に悩むより多くの患者たちが救われること，そのすべてを心の底から願ってやまない．

2016年5月

松﨑　朝樹

訳者一覧（五十音順）

石井　朝子	恩方病院　医師
石井　　敬	国立研究開発法人国立精神・神経医療研究センター病院　医師
稲川　拓磨	国立研究開発法人国立精神・神経医療研究センター病院　医師
大塚　豪士	医療法人日明会日明病院　医師
大塚　悠加	精神科医師
大橋　文平	横浜舞岡病院　医師
小川　貴史	石崎病院　医師
織内　直毅	石崎病院　医師
蟹江　絢子	国立研究開発法人国立精神・神経医療研究センター病院　医師
神森　洋美	筑波大学附属病院　看護師
川上　慎太郎	東京大学医学部附属病院精神神経科　医師
金　ヌルプルンソル	医療法人秀峰会　臨床心理士
小林　なほか	国立研究開発法人国立精神・神経医療研究センター病院　医師
齊藤　　聖	東京都立小児総合医療センター児童・思春期精神科　医師
榊原　　亙	医療法人社団成仁病院　医師
佐藤　泰之	メモリークリニックお茶の水　医師
正司　健太郎	独立行政法人国立病院機構水戸医療センター　医師
神　　崇慶	茨城県立こころの医療センター　医師
杉　　友里香	横浜舞岡病院　医師
スンデル　彩	臨床心理士
関根　　彩	筑波大学附属病院精神神経科　医師
髙村　佳幸	筑波大学附属病院臨床心理部　臨床心理士
竹内　恵美	慶應義塾大学病院緩和ケアセンター　臨床心理士
武田　直也	国立研究開発法人国立精神・神経医療研究センター病院　医師
田野尻　俊郎	心のクリニック新横浜　医師
中島　由佳	
永田　貴子	国立研究開発法人国立精神・神経医療研究センター病院　医師
中田　正規	医療法人梨香会秋元病院　医師
永田　幸子	筑波大学附属病院臨床心理部
長田　陽一	長崎県対馬病院　医師
成田　　瑞	国立研究開発法人国立精神・神経医療研究センター病院　医師
野尻　美流	石崎病院　医師
福田　大祐	筑波大学附属病院看護部　副看護師長
藤岡　俊介	横浜舞岡病院　医師

藤岡　真生　独立行政法人国立病院機構静岡てんかん・神経医療センター　医師
藤川　美登里　横浜舞岡病院　認知症疾患医療センター副センター長　医師
藤本　　岳　京都大学大学院医学研究科脳病態生理学講座精神医学教室
船田　大輔　国立研究開発法人国立精神・神経医療研究センター病院　医師
前田　駿太　早稲田大学大学院人間科学研究科　臨床心理士
松田　　悠　国立研究開発法人国立精神・神経医療研究センター病院　医師
翠川　晴彦　国立研究開発法人国立国際医療研究センター病院　医師
宮本　良平　栗田病院　医師
安間　尚徳　国立研究開発法人国立精神・神経医療研究センター病院　医師
山田　香南子　菊川市立総合病院　臨床心理士
吉川　大輝　医療法人髙仁会戸田病院　医師
渡部　衣美　筑波大学附属病院精神神経科　医師

目次

よく使用する表

序　章

医学部１年生の夏休みを利用して，同級生の実家へ遊びに行ったときのことである．彼の家の近くには，彼の両親が勤める大きな精神科病院があった．ある日の午後，私たちがその病院の敷地内の広大な庭を散歩していると，そこに勤務している精神科医が興味深い患者の話をしてくれた．

数日前に入院してきたその患者は，近くの短大に通う若い女性だった．彼女は最近急に昂ぶった状態になり，早口で喋ったり，物事に次から次へと手を出したりするようになった．その挙げ句に，彼女は買ったばかりの新車をたった500ドルで売り払うということまでやってのけた．さすがに心配になった彼女の友人が，彼女を病院へ連れてきたのだった．

「500ドルだよ！」その精神科医は，私たちに向かって興奮ぎみに語った．「こういう考え方になるのが統合失調症さ！」．

精神科の教育を充分に受けた現在なら，その友人も私も，彼女の症状と経過が統合失調症なんかではなく躁病によるものだと判断できる．しかし，当時の私たちは若くて経験も浅く，ベテラン医師の診断に対して少しの疑問も抱かなかった．以後，臨床経験を積めば積むほど，彼女に施された治療がどうか診断よりはマシなものでありますようにと，そう願う気持ちが強くなった．

それから数十年もの間，あの的はずれな診断を思い出すたびにいたたまれない気持ちになった．というのも，こうした誤診は精神医療の歴史のなかで決して珍しいものではないからである．長い年月をかけて，ようやく現在のような，疾患ごとに診断基準が明記された診断マニュアル（DSM-Ⅲ）が出版された．以来，DSMはアメリカ精神医学会による改編を重ね，『**Diagnostic and Statistical Manual of Mental Disorders, Fifth Edition**〔日本語版：髙橋三郎，大野裕（監訳），染矢俊章，神庭重信，尾崎紀夫，三村將，村井俊哉（訳）：DSM-5　精神疾患の診断・統計マニュアル，医学書院，2014〕』（DSM-5）という膨大な内容を収めたものへと発展した．

精神科で患者を診療するなら，世界標準の診断基準ともなっているDSM-5を理解しておかなければならないが，うまく使いこなすにはかなりの集中力を要する．なぜなら，DSM-5が臨床だけでなく研究分野においても評価基準となるように，執筆陣が精神医療に関するありとあらゆることを詰め込んでいるからである．この診断基準を生身の患者にどうあてはめてよいかを知らない人は，精神医療には関わらないほうがよいだろう．

私は本書『**DSM-5 Made Easy**（日本語版：精神科診断戦略―モリソン先生のDSM-5徹底攻略case 130）』を，精神科領域の現場で働く全職種の人向けに書いた．本書の目的は，読者が正しい精神科診断に辿り着くことである．本文中では，特に成人発症の精神障害に重点をおいて，具体的な患者像を描いている．こうすることで，読者はそれぞれの疾患をどのように診断すればよいかを学べるはずだ．そして，本書をきちんと読めば，冒頭に挙げた短大生の躁症状を統合失調症によるものと診断するような過ちは犯さなくなるだろう．

この本に施した私ならではの仕掛け

・**クイックガイド**：各章の冒頭では，それぞれの診断の要点を述べる．さらに，同様の症状を引き起こすような疾患に関しても記載している．クイックガイドは，その章の内容に関する指針として役に立つだろう．

・**はじめに**：各疾患の項では，まずオリエンテーションとなる簡単な解説を行う．ここでは主な症状の他，その疾患の歴史，発症しやすい人や環境といった患者層に関する話題も扱う．ここに書いたのは，もし私自身が学生としてやり直すなら，真っ先に知っておきたいことである．

・**ポイント**：実はこれは本書のなかで私がつけた呼び名で，「典型的疾患像 prototypes」（以下，**典型例**）のことであるが，DSM-5 の診断基準が読者にとってもっと身近になるよう，この言葉を使用した．臨床医が新患に診断をつけるときには，感情や行動のチェックリストを握りしめて項目ごとに丸をつけていくようなことはしないものだ．たいていは，診察して得られたデータを，これまでの経験で自らのなかに培ってきたさまざまな疾患像と比較している．そして，データと疾患像が一致すると，医師は「アハ体験」をし，鑑別診断のリストにその疾患を書き込むのだ（実際の診療がこんなものであることは，これまでの長い私自身の経験と数多くの医師たちと話してきた経験からして間違いない）．

　つい最近行われた気分障害と不安症群に関する研究[1)]で，典型例と照らし合わせて診断をつける医師は，診断基準に固執する医師に比べて，少なくとも同等か，ときにはそれ以上の治療成績を残すことが示された．つまり，典型例との比較は，DSM の診断基準に比べてはるかに有効な場合があるということだ．さらに，典型例を用いた診断は，中堅どころの医師でも利用可能だと報告されている．典型例による診断をうまくやるのに，20 年もの臨床経験はいらないということだ．さらに多くの医師が，典型例のほうが診断基準に比べて簡便で，現場でも役に立つと述べた．しかし，これらの「典型的疾患像」こそ，まさに DSM の診断基準をもとに生み出されたということはきちんと強調しておきたい．そこで最終結論．診断基準は大切だが，もっと役に立つよう調整できるものだ．

　さて，患者からデータを集めて本書の「ポイント」にも目を通したら，次は候補に挙げたそれぞれの診断が，どれくらい患者に適合しているか点数をつけていこう．よくやるのはこんな感じだ．

　1＝全く，またはほとんど合わない，2＝多少は合う（疾患の特徴が 2〜3 個はある），3＝そこそこ合う（特にその疾患に関して重要な項目が合っている），4＝よく合う（診断に必要な基準を満たしている），5＝ばっちり合う（まさに典型例）．

　言うまでもないことだが，私が本書で提示した症例の点数はすべて 4 か 5 に相当する．というか，

1) DeFife JA, Peart J, Bradley B, Ressler K, Drill R, Westen D : Validity of prototype diagnosis for mood and anxiety disorders. *JAMA Psychiatry* 2013 ; 70(2) : 140–148.

そうでなければ具体例として描写するはずがなかろう．そういうわけで，私は症例ごとにいちいち点数をつけるなんてことはしていないが，読者が出会う患者の場合は話が別で，きちんと点数をつけるべきである．

もちろん，今後何度でもDSM-5の正確な診断基準に立ち返りたくなることがあるだろう．たとえば初心者であれば，DSM-5を読み直すことで，「患者である」と認定するための診断基準が明記された表を確認できる．また，臨床研究に携わる人ならDSM-5を用いることで，集められた被験者が科学的に調査された再現性のある診断基準に基づいて選ばれていることを証明できる．さらに，臨床医として経験を積んできた私でも，折にふれて正式な診断基準を確認するようにしている．こうして正確な知識を身につけておけば，他の医師とも適切な情報交換ができるようになるのだ．それから本書のような書籍を執筆するときにも正確さは求められる．とはいったものの，私も他の医師と同様に，診察するときも講義するときも，たいていの場合は典型例を用いているのだが．

・**注意事項**：ここで紹介する診断に関することの多くが，いわゆる**合言葉**のようなものである．ちょっと軽すぎる響きだが，実際にはすべての「注意事項」のところで，診断過程における重要なステップが最低一つは含まれている．概ね次のように考えてほしい．本書の「ポイント」が鑑別を挙げることに有用なのに対して，合言葉のほうは他の疾患を除外したり，正常とはっきり区別したりする時により重要になるのだ．合言葉には，決まったフレーズと警告がいくつかある．それらは覚えやすいように「**Dを見逃すな！**」としてある．

Differential diagnosis（鑑別診断）：ここでは症状を吟味したうえで候補となる疾患をすべて記載した．たいていの場合，まずは物質使用による障害と身体疾患から始めている．これらの頻度はそう高くないのだが，必ず鑑別診断リストの最上位にしなければいけない．次に，治療可能だからこそ早期に診断をつけるべき疾患を挙げた．最後に，予後不良あるいは治療法のあまりないものを記した．この順序は，診断を鑑別していく際の「**安全策**」である．

Distress or Disability（苦痛と障害）：DSM-5の診断基準では，患者が苦痛を感じているか，職業・社会生活・対人関係などに障害のあることが必須となっている．これは「奇特な健常人」と病に苦しむ患者とを明確に区別するためである．

「**苦痛**」はDSM-5ではきちんと定義されている．たとえばDSM-5の抜毛症と皮膚むしり症では，ともに苦痛について「自己制御不能の感覚，当惑，恥ずかしい思いといった否定的感情も含まれる」ものと明記されている．ただし，この定義が他のどの疾患でも採用されているか，そしてDSM-5全体を通じて一貫したものなのかは明らかではない．少なくとも私は，自信喪失，羞恥心，自己制御不能などは苦痛の定義として十分だと考えている．ちなみにDSM-IVでは「**苦痛**」が定義されておらず，Campbell's Psychiatric Dictionaryでは記載すらされていない．

Duration（期間）：診断基準の多くで，症状の最短持続期間が定められている．これは「苦痛と障害」のところでも述べたように，あらゆる人へむやみに診断をつけるのを防ぐためだ．たとえば，ほとんどすべての人が一度や二度はブルーな気持ちになったり落ち込んだりするものだが，抑うつ障害群と診断するには症状が少なくとも 2 週間にわたって持続しなければならない．

Demographics（患者層）：ある年齢層や性別だけに限定される疾患もいくつかある．

・**コードするときの注**：診断のポイントのところでリストに挙げたものの多くが，「注」を付けたうえで最終診断となる．この「注」とは，特定用語，下位分類，重症度，当該疾患に関するその他の事項といった追加情報である．

ここでは，こうした下位分類や重症度をどのようにして決めるかを紹介する．また，物質使用による障害と診断するための基本原則についても折にふれて言及している．

・**コラム**：前頁下部にある苦痛の解説のように，コラムとして，私が読者に強調・補足したいことを上下の線で本文と区切って書いている．ここでは，手早く診断するための知識に焦点をあてたり，その疾患にまつわる面白い歴史やこぼれ話を紹介したりもするが，ほとんどは患者，診断過程，臨床全般に関しての意見を述べる社説のようなものである．

・**症例**：本書は，読者がイメージしやすい症例の提示を軸にしている．私自身，学生時代には疾患の特徴を覚えるのに大変苦労したが，実際に患者を診断して治療にあたれば，一発で疾患像をつかめたし，症状や鑑別診断といった重要事項もすんなりと覚えられた．本書では 130 以上もの症例を提示している．これらがきっと，読者の学習にも役立つはずだ．

・**診断過程「○○を診断せよ」**：ここでは，提示した患者の診断について，診断基準に合致するのはどういうところか，なぜ他の疾患を除外するのかといった考察の要点を述べる．症例によっては，診断を確定する前に，さらなる病歴の聞き取りや身体・心理検査が必要であるといったことを指摘している．この結論のところで，読者は次に述べる方法で，自身の考察を私のものと照らし合わせることができる．まず，その症例から私が「ポイント」で挙げた特徴を拾い上げていくやり方がある．もうひとつは，実際の DSM-5 でどう記載されているかを確かめる方法で，そのために DSM-5 における当該疾患の診断基準の項目を〔たとえば（基準 A）や（基準 B4）のように〕付記しているので参照してほしい．そして，もし私の解釈に納得がいかない場合には，私のアドレス（morrjame@ohsu.edu）へメールを送っていただけると幸いである．また，新しい情報は私のウェブサイト（www.guilford.com/jm）でも公開しているので参考にしてほしい．

・**最終診断**：たいてい医事係は診断コードまで要求してくるものだが，そう神経質になる必要はない．というのも，診断コードがあまり論理的でないことはよくあるからだ．とはいえ，医事係に仕事を進めてもらうためには，正式な書式に則った，過剰に見えるくらいの診断事項を付記しなくてはならない．本書の最終診断を見れば，私がその症例にどんな診断コードをつけたかがわかるだけでなく，読者が実際に診断コードを記載する際の参考にもなるはずだ．

・**図表**：異なる疾患にまたがる特定用語や，感情や行動の症状を引き起こす身体疾患のリストなど，テーマによっては，図表を用いて全体像がわかりやすくなるようにした．たいていの図表は主に使われる章に載せているが，全編を通じて使用する図表については付録に収めてあるので参照してほしい．

・**記述について**：全体的に，なるべく簡単な言葉を用いるように気をつけた．医師がカルテに書くような文章を心がけ，弁護士の法律文書のようなものにならないよう気をつけたつもりである．

本書の構造

本書は最初の18章[1)]で主要な精神障害やパーソナリティ障害の診断基準や詳細について解説している．第19章ではその他の役に立つかもしれない用語について言及している．これらの多くはZコード（ICD-9におけるVコード），すなわち，精神障害ではないものの臨床的には注意を要する諸状態についての記載である．そのなかでもとりわけ注目に値するのは，精神障害にあたらない人々が互いの関係のなかで抱えている諸問題についてだ（患者が診察を受けに来た理由について記載するのにZコード/Vコードを記載することも，たまにはあるだろう）．また，ここでは，薬物の作用や詐病，さらなる診断情報の必要性を示すコードについても記述されている．

第20章は，いくつかの追加の症例とそれらの診断に関する要点から構成されている．そこまでの章で紹介する症例に比べれば幾分複雑な症例が扱われている．診断の原則や基準を復習する助けとなるよう病歴には注釈を付けている．もちろん，この章ではDSM-5における診断のうちごく一部にしか言及できていない．

本書を通じて，患者を診断するうえで知る必要のある事項を簡潔かつ平叙な文章で記述し，臨床的に実用性の高い情報を提示することを試みている．

特記事項

ここでは本書におけるいくつかの特記事項について言及する．

略語：本書ではいくつかの一般的ではない略語をとりわけ障害名の表記において用いている．たとえば，BPsDはbrief psychotic disorderすなわち短期精神病性障害のことであるが，おそらくDSM-5を含めて本書以外では見かけないものだろう．こういった略語の使用は，字数を減らすことで，読む時間を短縮することを目的としている．その場限りの略語については特定の項目に限って用いていることから，覚えていなければならないということはない．なお，実際のところ，CDと省略されることがある障害は2種類ほど，SADに至っては4種類もあることからもわかるとおり，略語を解釈す

1) 実はちょっとばかりズルをしてしまった．DSM-5は本当は19章構成なのだが，説明のしやすさを重視して，気分障害に割り当てられていた2章を（DSM-IVのように）本書では1章にまとめてしまったのだ．でも問題はない．DSM-5とは章の数が異なるだけなので，安心してほしい．

る際には，常に文脈への注意を払う必要がある．

各章のタイトルにも省略している箇所がある．私見ながらDSM–5はときとして，名前にすべての意味を込めようとして，障害名を複雑なものにしすぎていることがある．そのため，本書では便宜的に短縮した箇所がいくつかある（いつもではない——私はちゃんと自分の強迫症を抑えられるのだ！）．DSM–5における**睡眠–覚醒障害群**を睡眠障害に，**双極性障害および関連障害群と抑うつ障害群**を気分障害に，**統合失調症スペクトラム障害および他の精神病性障害群**を精神病性障害に，**神経認知障害群**を認知障害に，**物質関連障害および嗜癖性障害群**を物質障害に，**食行動障害および摂食障害群**を摂食障害に，などとDSM–5で用いられている障害名と関連づけたかたちでより名称をシンプルなものにしているが，支障はないはずだ．同様に，**物質・医薬品誘発性**から**医薬品**を省いた部分もある（医薬品は物質に含まれるだろう）．

{波括弧}：本書では｛波括弧｝の表記を相互に排他的な特定用語がある場合，各障害のポイントやいくつかの表において，「予後のよい特徴を｛伴う｝｛伴わない｝」のように用いている．これもまた短縮のためである．

重症度の特定：DSM–5における問題点のひとつとして，各章ごと，そしてときとして，ある障害とその次の障害の間でも，重症度の表記法が異なってしまっており，複雑であるという点が挙げられる．たとえば，精神病性の障害については，「臨床家評価による精神病症状の重症度ディメンション（Clinician-Rated Dimensions of Psychosis Symptom Severity；CRDPSS）による評価が求められているが，これは過去7日間における8つの症状〔統合失調症による精神病症状5つ（p.53），認知機能低下，抑うつ，躁状態〕をそれぞれ5点満点で評価するものであり，数日ごとに評価を繰り返すことが推奨されているが，合計点というものは存在せず，独立した8つの構成要素が存在するのみである．この指標について私が最も不満に感じている点は，複雑さや所要時間の長さにあるわけではなく，指標が全体としての機能水準を反映しておらず，単に患者が8つの症状をどれくらい感じているかを示すだけのものとなってしまっているところにあるのだ．親切なことに，DSM–5は「この重症度評価を用いずに」患者を評価しても構わないとしている．多くの医師たちは間違いなくこの提案に飛びついていることだろう．

機能の評価：機能の全体的評定（Global Assessment of Functioning；GAF）はどうなったのだろうか．DSM–Ⅲ–RからDSM–Ⅳ–TRにかけて，GAFは患者の職業的，心理的，社会的な機能全般を反映する100点満点の指標として用いられたが，身体的な障害や環境の問題を含めないこととされていた．そして，GAFスコアは評定に定められた症状や行動指針に基づき決められていた．おそらくは評定に内在する主観性によるところが大きいと思われるが，GAFがもつ最大の有用性は，患者の機能水準を経時的に追跡できるところにある（一方で，重症度，障害の内容，自殺傾向，症状の種類といったさまざまな要素が混ざってしまっているという点は問題だった）．

しかしながら，GAFは現在いくつかの理由から排除されてしまっている（とDSM–5のタスクフォースでリサーチディレクターを務めていたWilliam Narrowは2013年に語っていた）．NarrowはGAFがいくつかの概念をごちゃ混ぜにしてしまっている点（たとえば希死念慮を伴った精神病というように）や評定者間信頼性の問題について的確に指摘した．また，付け加えるとすれば，真に必要とされる指標とは，一般的な社会への参画はもちろんのこと，どれほど患者が職業的・社会的責任を全うできるのかを理解する助けとなるものであるはずだ．そういった理由から，タスクフォースは世界保健機関能力低下評価尺度（The World Health Organization Disability Assessment Schedule, Version 2.0；WHODAS 2.0）を推奨するようになった．WHODAS 2.0 は世界各地で試行され一般人にも用いることができるものとして開発された指標である．DSM-5 は p.747（日本語版 p.740）にそれを記載しているが，オンラインでアクセスすることもできる（www.who.int/classifications/icf/whodasii/en/）．これは以下のように採点をつける指標である．1＝なし，2＝軽度，3＝中等度，4＝重度，そして 5＝きわめて重度．なお，GAF と WHODAS 2.0 は数値の大小がもつ意味が逆となることに注意する必要がある．すなわち GAF スコアの高値は WHODAS 2.0 においては低値に相当するということである．

しかし，度重なる試行の結果より，WHODAS 2.0 は身体的な機能の評価に比重をおきすぎているため，精神科医が興味をもつ精神的な健康の度合いをあまり反映できていないと，個人的には確信している．たとえば，ヴェルマ・ディーン（p.83）の GAF スコアは 20 であるにもかかわらず，WHODAS 2.0 の点数は 1.6 点である．最重症の精神科患者でも WHODAS 2.0 の点数が中程度となってしまうことがあるのだ．加えて，WHODAS 2.0 の点数を計算するには，患者か医師のどちらかが 36 もの設問に答える必要があり，これだけのデータを収集するという重荷は多忙な医師たちにとって背負いきれるものでない．そして，これらは手前の 1 か月間を反映させて回答されるため，日々変わりゆく精神科患者の姿を正確に反映させることが困難なのだ．一方で，GAF は重症度を評価するのに（主観的ではあるものの）とてもシンプルな方法なのだ．

このような考えから，本書では WHODAS 2.0 を全く推奨しないこととした（もしさらなる議論を望まれる方がいるようならご連絡をいただきたい．本書で取り上げている患者の GAF と WHODAS 2.0 の点数を比較した図を喜んで送ろう）．さらに言ってしまえば，機能や重症度の評価に関する私の現状認識はこういうことなのだ．「さあこのまま GAF を使おう」これを最後の警句としたい．GAF を使えないなどと言う人はいないだろう．GAF は治療を通じて変わりゆく患者の経過を追っていくのにしばしば有用な指標なのだ．手軽で容易で（たしかに主観的ではあるけれど）無料でもある．患者の現在の機能水準を特定することもできれば，過去一番調子がよかったときの機能水準を特定することもできるのだ．ぜひ本書の付録を参照してほしい．

本書の活用

ここでは本書の使い方をいくつか示したい．

診断を学ぶ：もちろんさまざまな取り組み方があるとは思うが，ここでは私の学び方を例にとりたい．まずは「はじめに」に目を通して背景知識を手に入れて，そのうえで症例にも目を通す．次に，提示された症例を「◯◯のポイント」と見比べて，自分が診断を下すのに重要な情報をしっかりと拾えているか確かめる．その病歴がいかによく実際の DSM-5 の診断基準に合致しているかを知りたければ，「◯◯を診断せよ」の部分を読んでみるといい．その部分では，診断に重要なポイントに触れてある．また，その障害に関連してみられることがあるその他の症状とともに，鑑別診断に関する議論を読むこともできる．

診断があたっているかを確かめる：まずは「◯◯のポイント」を通読し，典型的な症例と照らし合わせ，先述の方法（p.2 参照）で 1～5 点のスコアをつけていく．「D を見逃すな！」にも目を通して，あてはまらない情報がないか，他に妥当な診断がないかを確認する．もしすべてにあてはまっており的中していたのなら，「◯◯を診断せよ」の部分も読んで，診断基準をしっかりと理解できているかどうか念のために確かめておきたい．それから，背景知識を得るために「はじめに」を読むのもいいだろう．

新しい患者を診断する：真上に示した一連の流れに従えば問題はない．ただ，ひとつ例外を挙げるとすれば，診断の可能性を特定の領域に絞り込んだ後は，それはたとえば不安症かもしれないが，その章のクイックガイドから読み始めるとよいだろう．そこに記載された（サマリーと呼ばれるには短すぎる）見解は，一つの疾患に限らず他の疾患にも改めて目を向けさせてくれるようなものであり，検討の余地が広がるはずだ．患者によってはいくつもの領域にまたがって問題を抱えていることがあるため，正しい診断をすべて見つけるにはいくつかの章を読んで探す必要があるだろう．なお，第 20 章では診断を下すうえで戦略的に有益ないくつかの追加の指針を提供している．

より広い視野をもつ：最後になるが，世の中にはさまざまな疾患が山のようにある．知っているものもあるだろうが，よく知らないものもあるだろう．そんななかでも，本書に目を通して，要点を押さえてくれさえすれば(おそらくは症例を学んでいくなかで)，それだけで，あなたの矢筒には新たな「矢」が込められていくはずだ．そして，それらの矢は診断の助けとなるだろう．そういったわけで，いずれは本書を通読してくれればと願っている．本書は，あなたにさまざまな精神障害を紹介するにとどまらず，きっと診断にあたる医師が臨床上の諸問題にアプローチしていく際の感覚というものを与えてくれるはずだ．

どういった方法をとるにしても，比較的短めに区切って読むことを勧める．本書では，診断基準は可能な限り簡潔に記載し，その背景にある論理を説明するよう心がけてはいる．しかし，それでも，一度にいくつもの診断を検討すれば，頭のなかは混乱してしまうだろう．また，より効率的に学ぶには，症例を読み終わった後，「◯◯を診断せよ」を見る前に「◯◯のポイント」へと立ち返るのもいいだろう．こうして能動的に病歴と疾患の特徴を照らし合わせたほうが，ただ書かれたものを受け身がちに学ぶより，知識は定着するはずだ．

コード番号

われわれが使用しているコード番号については荒っぽいことをしたものだと言わざるをえない．DSM-5 は「**国際疾病分類第 10 版** The 10th revision of the International Classification of Diseases（ICD-10）」がまさに米国で広まろうというタイミングで発表されたものだった（ICD-10 自体は何年にもわたって世界各地で使われていたが普及するには至ってなかった）．そのため，DSM-5 の出版時には旧版の ICD-9[1] が依然として使用されていたわけである．なお，今後については，2015 年 10 月 1 日に ICD-10 への切り替えが予定されている．こういった経緯から，DSM-5 では丸括弧に括られたかたちで ICD-10 のコードが記載されているが，本書では，これから何年にもわたって使用されることを想定して，ICD-10のコードを優先して記載し，古いコードは角括弧の中に入れてある．以下に例を挙げよう．

F40.10［300.23］　社交不安症/社交不安障害　Social anxiety disorder

しかしながら，これからの10年もしくはそれ以上に及び，ICD-10への移行はICD-9との間を行き来しながらのものとなるだろう．

ICD-10のコードの特徴のひとつは，ICD-9よりもさらに網羅的であるという点だ．より正確に疾患を識別できるようになり，研究目的の情報も探しやすくなるし，その他の情報提供目的にも優れている．しかし，それだけコードの数は増えているということであり，われわれが慣れ親しまなければならない数も増えているということなのだ．本書では，知る必要のある事項を個々の疾患に関連する診断的な情報に併せて盛り込むよう心がけている．それでも，コーディングの情報に関しては，別に1〜2個の表を使って要約しなくてはならないことがあるほど幅広く複雑なものとなっている．物質関連精神障害に割り振られたICD-10コードを記載している第15章の表15-2はその顕著な例だろう．

DSM-5の分類法を使うにあたって

これまで数十年にわたって，DSMでは生物・心理・社会的な評価を記述する5軸評定が採用されてきたが，DSM-5ではこれまでとは全く異なる記述法をすることになった．すなわち，あらゆる精神障害，パーソナリティ障害群，身体疾患が，主診断への付記として同一か所に記載されることになったのである．一方，ICDの規則では，「結節性硬化症による緊張病性障害」のように「〜による」といった診断をつけた場合，最初に身体疾患を記載し，次に受診の動機を「**受診理由**」または「**主診断**」として付記することになっている．どれくらいの医師がこのやり方をきちんと守っているのか定かではないが，医療記録に関する決まりだと割り切って，あれこれ気にしない医師は多いのではなかろうか．何はともあれ，読者が診断を記載するにはどうすればよいかをここで紹介することにしよう．

言うまでもないことだが，読者は精神障害の診断をすべて記録しなければならない．ほとんどの患者に少なくとも1つ，たいていは2つ以上の診断がつく．たとえば，双極I型障害とアルコール使用障害のある患者がいるとしよう．DSM-5の記述法では，直近の診察に最も関係する診断を最初に記載する（このように疾患を並べるのがDSM-5に採用された新しい方法で，これまでのようなヒエラルキーの概念に基づいて疾患の頭文字の大文字1文字で記載するドイツ風の方法は廃止された）．

では，社交不安症と診断した患者が，「軽度のアルコール使用障害」の診断基準を満たすほど飲酒していると判明した場合はどうだろうか．この場合，診断は以下のように記述される．

---

1) 専門的なことを言えば，どちらのICDもCM(for Clinical Modification)と呼ばれる版のことであり，ICD-9-CMとICD-10-CMと表記されるべきものである．本書でもこのCM版を採用しているが，余分なタイピングをせずに済むよう，-CMを省略している(訳注：ICD-9も-10も米国ではCM版が使われており，日本で使用されているICD-9や-10とは部分的にコードが異なっていることには注意が必要である)．

F40.10［300.23］ 社交不安症 Social anxiety disorder
F10.10［305.00］ 軽度のアルコール使用障害 Alcohol use disorder，mild

この例では，患者の受診理由である社交不安症を主診断として記載しなくてはならない．もちろんアルコール使用による問題が受診のきっかけであった場合には，診断の記載順序が入れ替わることになる．

DSM-Ⅳにおいて，パーソナリティ障害と（当時の呼び名である）精神遅滞は，悪名高い「Ⅱ軸」へと追いやられていた．生涯にわたって続く患者特性を「Ⅱ軸」として明確にしておくことで，もっと目立った症状を治療している間も，そのような患者特性を無視することがないという目的であった．しかし，この分け方がいつも完璧というわけでもなかったし，米国以外の国々における精神障害の捉え方と協調するためにも，DSM-5では多軸評定が廃止された．そして，パーソナリティ障害と（かつての精神遅滞である）知的能力障害群は，その他のあらゆる精神障害や身体疾患と同様に記載されることになった．この変更は歓迎されるべきことだとは思うが，ベテラン医師が新たな規則に慣れるには少しばかり時間がかかるだろう．この変更により，GAFスコア（というか，今後使い慣れないといけないWHODAS 2.0）は要約の本文に記載することになる．

暫定診断

診断が正しいと確証できない場合，DSM-5の特定用語である「**暫定**」を用いる．以下の3つの場合，この用語の使用が適切である．一つ目は，その診断がほぼ正しいと考えてはいるものの，それを裏づける病歴が欠けている場合．二つ目は，患者がまだ病初期にあり，今後まもなく症状が明瞭になってくるだろうと予想される場合．三つ目は，鑑別疾患を除外するための検査結果を待っている場合である．その他，DSM-5には「暫定」を付けなければならない疾患がいくつかある．たとえば，統合失調症様障害と短期精神病性障害では，症状の持続期間が確定していない段階では「暫定」を用いる．また，物質使用による障害と身体疾患を最初に除外する「鑑別診断の安全策」をとるうえで必要なら，「**暫定**」を付けることがあってもよいだろう．

ある患者が，診断基準はギリギリで満たさないものの，罹病期間は十分に長く，かつ治療反応性もよく，そして家族歴もあるという場合，どうしたらよいのだろうか．そういう場合には，診断基準が完全には満たされていなくても確定診断とすべきだろう．診断基準はあくまでも**ガイドライン**であり，それを用いて診断を決定するのは医師なのだ．くれぐれも，ガイドラインを絶対的なものと考えて縛られることがないように．

とはいえ，DSM-5では，確定できない診断を記述するための「他の特定される○○障害」という診断も用意されている．この方法を用いれば，読者は診断基準を満たさない特定の理由を添えて，そのカテゴリーの診断名を記述できる．たとえば，ある患者が家に大量のガラクタをためこんでいるものの，患者本人は何の苦しみも障害も感じていないような場合には，「他の特定されるためこみ症，苦痛や障害を伴わない」と記述する．

この先どれくらいこの方法を使うことになるのか，知りたくなること請け合いである．

■ 重症度について

DSM-5では，重症度を示す特定用語が用意されている．重症度については説明不要なことが多いので，読者と私の精神衛生のため，なるべく簡潔に記載するようにした．繰り返しになるが，私としては今後もDSM-Ⅳで重症度評価に用いられていたGAFを使い続けたいと考えている．

■ その他の特定用語

それぞれの疾患において幅広い情報を示すため，特定の症状を「伴う/伴わない」，現在の寛解程度，早発性・晩発性などの特定用語が用意されている．これらのなかには追加のコードが必要になるものもあるし，ただダラダラと付け足されるだけのものもある．適切と思える特定用語はたくさん付記しておこう．その患者について，次の主治医がよく理解できるようにするのに，それらの情報の一つひとつが役に立つはずだ．

■ 全身状態と身体疾患

身体疾患が精神状態に影響を及ぼすことがある．これは特に認知障害群においては，全例で言えることである．その他の場合でも，たとえば治療薬を毒だと思いこんでいる精神病患者の高血圧のように，身体疾患と精神障害とが互いに影響を及ぼし合うことがある．なかには，正式に「他の医学的疾患に影響する心理的要因」と診断されるものもある（詳しくは第8章p.255参照）．DSM-Ⅳでは身体疾患をⅢ軸として記録してきたが，DSM-5ではそういう分類はなくなる．ICD-10の記録指針でも，精神障害が身体疾患によるものである場合には，必ず身体疾患を最初に記述することになっている．

■ 心理的あるいは環境的な問題について

DSM-5では，患者の診断や治療に影響を及ぼすような環境的・心理的な出来事や状態も記述できる．こうした出来事や状態は，精神障害によって引き起こされたものかもしれないし，全くの無関係かもしれないが，いずれにしろ，受診前の1年以内に起こっていなければならない．それより前に起きていた場合，これらが精神障害の発症に関与した場合もあるし，これらの環境や状態そのものが治療介入の対象となる場合もある．こうした問題に関してDSM-5では，ICD-10でのZコード，ICD-9でのVコードに対応したコードで記述する．本書の第19章に大半をリストアップしている．これらを記述する際は，できるだけ明確にしよう．どのように書けばよいかは，本書の豊富な具体例が参考になるだろう．

精神障害とは何か

精神障害の診断基準は数多存在するが，正確で完全なものはない．まだ誰も「**異常**」という言葉を十分には定義できずにいるのが，その理由であろう（それが意味しているのは，患者が不快な状態にあることだろうか．それであれば，躁状態の患者の多くが異常ではなくなる．では，異常というのは普通ではないということだろうか．それであれば，普通よりも高い知能をもった人々は異常ということになる)．

DSM–5の著者らは精神障害を定義し，ある診断名をDSM–5に含めるかどうかを決める際に活用していた．その定義を要約するとこうだ．

> 精神障害とは臨床的な重要性が生じている症候群．それゆえ，症状の集合であり（行動や心理の場合もある），それらにより個々人に社会的，個人的，職業上の障害や苦痛が引き起こされている．

どの障害の症状も，知人の死のような日々の出来事によって生じうる以上のものであるべきだ．本質的には個人と社会の間の相克（たとえば，狂信的な信仰や政治的な信念）により生じる行動は，通常，精神障害とはみなされない．

精神障害の診断基準について強調しておくべき点をいくつか挙げておこう．

1. 精神障害はプロセスを記述しており，人々を記述しているわけではない．これは，診断基準を用いることで，狭いハト小屋に色々なハトを押し込めてしまうがごとく，人々を細かな診断にあてはめていくようになることを危惧する医師の思いを見据えたうえで言っておこう．同じ診断を下された患者であっても，さまざまな重要な視点――たとえば症状，パーソナリティ，併存疾患，感情や行動とは関係のない個々それぞれの人生など――からすれば，全く別物であることもある．
2. 「何が異常か」を決めること――同時にそれは「何が異常ではないか」を決めることを意味するが――は，大いに個人の文化によって決まるものだ．精神医学は徐々に，疾患を定義し患者を診断する際には文化を考慮するようになってきている．
3. 疾患と疾患の間や，疾患といわゆる「正常」の間に，はっきりとした境界があるとは考えないことだ．たとえば，双極Ⅰ型障害や双極Ⅱ型障害の診断基準は，明確に2つの障害を（そして，どちらでもない人々とも）別物として定義されている．しかし，実際には，すべての双極性障害は（そして，おそらくその他多くの疾患も）連続体を成していると考えたほうがしっくりくるかもしれない．
4. 肺炎や糖尿病のような身体疾患と統合失調症や双極Ⅰ型障害のような精神障害の本質的な違いというのは，肺炎や糖尿病の場合，何が原因で引き起こされるのかわかっている，ということだ．しかし，精神障害も身体的要因をもっているということが今後は判明するかもしれない，すなわち，われわれがいまだその要因を見つけ出していないだけなのかもしれない．身体疾患と精神障害の違いについて，きわめて現実的なことを言うならばこうだ――DSM–5やこの本で，扱われていないのが身体疾患で，扱われているのが精神障害だということだ．
5. 基本的に，DSM–5は医学的疾病モデルを踏襲している．これをもって，薬物療法の処方を勧めているわけではない．私が言いたいのは，症状，徴候，疾患の経過を含めて，多くの共通点をもっていると考えられる患者群を対象とする科学的な研究に由来する（巨大な）記述的な作業ということだ．選択基準は経過観察を行った研究によって理由づけられており，それらの研究結果によれば，そのグループに含まれる人々は，数か月，数年，遠い未来においても予測どおりの疾患経過を辿ることがわかっている．
6. 数少ない例外を除いて，DSM–5は多くの疾患の病因について何も仮定していない．これは「非理論的アプローチ」として知られ，多くの非難の的になっているし，多くの賞賛の的にもなっている．

もちろん，（ハンチントン病やレビー小体型などによる神経認知障害など）いくつかの精神障害については，その病因を想定することにつき医師だって反対はしないだろうが.

DSM–5の診断に関する記述の大部分は，社会的学習理論，精神力動，精神薬理学を含む賢明な見識をもつ医師には広く受け入れられるであろう.

注意事項

精神医療における障害を定義するにあたって，重要な注意点を繰り返しておく.

1. 疾患がマニュアルに載っていないからといって，その疾患が存在しない，ということではない. これまでずっとDSMは新しい版を出すたびに，収録する精神障害の数を増やしてきた. ただ，どのように測定するかにもよるが，DSM–5は例外であった. 一方では，コードできる状況像は600近く存在し，DSM–Ⅳ–TRの約2倍に至る[1). また一方では，DSM–5には157の主要な診断が含まれ（私が数えた限りでは155），全体で約9%減っている. この功績は1つのタイトルに適切な量の病態をまとめたことで達成された（たとえば，睡眠–覚醒障害の章だ）. しかしながら，おそらくまだたくさんの病態がリストから外れ，発見されるのを待ち望んでいる. それらについては今から，DSM–6と**DSM–6 Made Easy**に加える準備をしておこう.

2. 診断は素人が行うべきものではない. 典型例のセットを自分のものにしても，それが精神科領域の医師に必要とされる面接技法，診断，その他のさまざまな技能のための専門的トレーニングの代替品になるわけではない. DSM–5が表明し，私自身も同意していることは，診断基準自体は集めた症状にチェックボックスがついたもの，ただそれだけだ. 診断できるようになるには，教育とトレーニング，忍耐，そしてもちろん実際の患者が必要だ（すなわち，精神科領域の多数の患者を診断するという経験が必要だ）.

3. DSM–5を，文化を問わず，一律に適応するのは難しいかもしれない. これらの診断基準は，北米と欧州の患者を対象とした多くの研究に由来している. DSMの各版は偉大な成功とともに世界中で広く使われてきたが，北米と欧州の医師によって大きく記述された精神障害が他の言語や他の文化に翻訳されるのを保証しているわけではない. 患者が一般的ではない信念を表明した際には，それが民族やサブカルチャーにおいて広く浸透しているものかもしれないと，注意したうえで病理を診断していくべきだ. 一例として，かつてアメリカ先住民がその存在を信じていた魔女の存在が挙げられる. DSM–5のp.833（日本語版のp.827）には，さまざまな文化に特異的な症候群のリストがある.

4. DSM–5には法的効力はない. 著者らは，司法のシステムで用いられる定義は，しばしば科学的要求とはそぐわないというのを理解している. それゆえ，DSM–5にある精神障害があるということで，

---

1) 公平な立場から言うのであれば，障害の量が増え膨大になったのは，新しい障害が生まれたからではなく，DSM–5(とICD–10)における，より細やかな分類によるものである. 言ってみれば，パイ自体が増えたのではなく，パイが細かく切り分けられたにすぎない. 特に，「物質・医薬品誘発性なんとか」などと300近くにもなる呼び名があることに，それは表れているといえよう.

患者が処罰や他の法的な行動の制限から免除されるわけではない．

5. 最後に，診断マニュアルは，使う人がいなければ意味がない．医学校における私のお気に入りの教授の1人（そして，私がトレーニングを終えた後の最初の上司）George Winokurは，キャリアの後半に共著した短報[1)]で，DSM（その当時はDSM-Ⅲだった）が診断の一貫性についてどの程度保証しているのか調査し，報告した．DSMという同じ制度に基づいた，似たような診断アプローチを臨床医が実施するようになっても，そこにはまだまだ問題が存在した．Winokurらは，精神障害の診断を下す際には十分な時間を費やすこと，診断システムにより基準の活用に間違いが生じることや，診断システムの問題ではなく読み手側の問題で基準が誤解されることに特に注意を喚起していた．彼らはこう結んでいる，「聖書はわれわれに何かを教えてくれるかもしれないが，診断基準は違う．以前と比較すればよくなっているかもしれないが，完成までにはまだまだ長い道のりがある」．DSM-5になっても，それらの主張は依然として真実だ．

本書で扱う患者たち

本文中に記載した症例の患者の多くは，私の知っている人たちを混ぜ合わせて作ったもので，私が報告したもののいくつかは，まさに私が知っている彼らそのものだ．ただし，すべての症例（私がよく知っている人物を用いた，きわめてわずかな例を除き）では個人情報を守るため，さらなる情報を加えるため，そしてときには趣を添えるため，基本的な情報にひとひねりを加えている．もちろん，症例はその障害が呈する特徴のすべてを備えているわけではない．実際の患者が，すべての特徴をそろえていることなどほとんどない．それよりも，それぞれの障害の醸し出す雰囲気を伝えられるよう努めている．

私はDSM-5の主要な病態のほとんどをカバーするため，130以上の症例を記載したが，もしかすると省略されたものに気づくかもしれない．例を挙げると，非常に多くの症例で物質関連の気分障害，精神障害，そして不安症の可能性を描く必要があったが，それを書いた場合には本書は3倍の厚さになっただろう．幼少期から始まる疾患（第1章）については，その病態が成人期において顕在化したもののみ症例に含み議論の対象とした．具体的には，知的能力障害，注意欠如・多動症，自閉スペクトラム症，トゥレット症だ．しかし，神経発達期に始まるすべての疾患の典型例と簡略化された導入のための議論を見つけることはできるだろう．それゆえ，本書にはDSM-5のすべての精神障害を診断する際に役立つ内容が含まれていると言えるはずだ．

1) Winokur G, Zimmerman M, Cadoret R : "Cause the Bible fells me so. Arch Gen Psychiatry 1988 ; 45 (7) : 683-684.

第 1 章

神経発達症群/神経発達障害群

Neurodevelopmental Disorders

以前の DSM では，この章の名前は「通常，幼児期，小児期，または青年期に初めて診断される障害」であり，一言では言い表せなかった．現在，その焦点は形成期の間の個人にあてられている．神経系が発生する，すなわち，神経発達の時期である．しかし，この本では，成熟に向かう青年期後期やそれ以降の年長の患者の評価を強調している．そのため，筆者は本章で検討される状態像について，いくらか独自のアレンジを行った．最初に期間についての検討を配置し，その後に，いくらかの検討とともにそれ以外の典型について並べた．

もちろん，これより後の章で考察される障害の多くは，小児期もしくは青年期前期に最初に遭遇しうる．神経性やせ症と統合失調症はすぐに思い浮かぶ 2 つの例である．逆に，本章で検討される障害の多くは，子どもの時期のみならず成長した後も何年間にもわたり問題を生み出し続ける．しかし一般に，そのような成人の治療にあたる臨床家は少ない．DSM-5 の最初であるこの章に含まれる障害の残りの人々については，「はじめに」と「ポイント」を提示するが，症例の例示はしないでおこう．

神経発達症群クイックガイド

すべてのクイックガイドにおいて，各項目について，記載した頁で詳しく解説した．また下記では，有力な他の鑑別診断についても同時に，他の章で検討されるような人生の早期に生じるさまざまな状態について言及している．

自閉症および知的能力障害群

知的能力障害：この状態像は幼児期に生じることが多い．知的水準が低く，このために生活に対処するのに特別な支援を必要とするもの（p.17）．

境界線の知的機能：この用語は通常，IQ が 71〜84 に位置し，ID に伴う対処能力の問題がない人々をさす（p.592）．

自閉スペクトラム症：小児期早期から，対人的相互反応とコミュニケーションが障害され，行動と興味の常同性を示すもの（p.23）．

全般的発達遅延：5 歳未満の子どもが，発達が遅れているようにみえるが，その程度が確実に評価できないときに用いよ（p.23）．

特定不能の知的能力障害：このカテゴリーは，知的能力が確実に評価できず，それが身体的もしくは精神的障害のためである可能性がある5歳以上の子ども（p.23）．

コミュニケーション症群および学習症群

言語症：読み言葉や書き言葉における遅延があり，少ない語彙，文法的に正確でない文章，または単語もしくは文章の理解の問題によって特徴づけられる子ども（p.43）．

社会的（語用論的）コミュニケーション症：十分な語彙と文章を作る能力があるにもかかわらず，言語の日常的な使用に問題を抱えているもの．彼らの口語のコミュニケーションに不正確な傾向があるもの（p.45）．

語音症：年齢や方言のわりに，正しい語音の発達が遅れているもの（p.44）．

小児期発症流暢症（吃音）：正常な会話の流暢性が頻繁に中断されるもの（p.44）．

選択性緘黙：独りでいるときや特定の親密な相手といるときを除いて，会話しないことを選ぶもの．DSM-5では，不安症群としている（p.177）．

限局性学習症：この障害には読字（p.47），算数（p.48），書字表出（p.49）についての困難さが含まれる．

学業または教育の問題：このZコードは，学習症以外の教育上の問題が治療の焦点になるときに用いられる（p.585）．

特定不能のコミュニケーション症：特定の診断を下すのに十分な情報が得られない場合のコミュニケーションの問題に対して用いよ（p.46）．

チック症群および運動症群

発達性協調運動症：協調運動の発達に遅れがあるもの．注意欠如・多動症や学習症を併存することもある（p.40）．

常同運動症：体をゆする，ヘッドバンギング，自分を噛む，自分の皮膚をつねり，体にある鼻や肛門などの穴をいじるなどを繰り返すもの（p.41）．

トゥレット症：日中に，複数の音声や運動チックのチックが生じるもの（p.36）．

持続性（慢性）運動または音声チック症：運動もしくは音声チックがあるが，両方ではないもの（p.39）．

暫定的チック症：持続期間が1年未満のチック（p.39）．

他の特定される，または特定不能のチック症：上記のいずれの診断基準も満たさないチックの場合に，これらのいずれかのカテゴリーを用いよ（p.39，p.40）．

注意欠如および秩序破壊的行動の障害

注意欠如・多動症：このよく知られた状態においては（しばしばADHDと略される），患者は多動，衝動性，不注意が，たいていは3つとも存在する（p.30）．

他の特定される（または特定不能の）注意欠如・多動症：ADHDの診断基準に完全に合致しない多動，衝動性，不注意の症状に対してこれらのカテゴリーを用いよ（p.35）．

反抗挑発症：拒絶的な行動の具体例のうち複数が6か月以上持続しているもの（p.372）．

素行症：規範や他者の権利を侵害することが続くもの（p.374）．

摂食，睡眠，排泄の障害

異食症：食べものでないものを食べるもの（p.277）.

反芻症：持続的な，食べた食べものの反芻とチューイングが存在するもの（p.278）.

遺糞症：4 歳以上の年齢で，大便を衣服の中もしくは床に繰り返し漏らすもの（p.284）.

遺尿症：5 歳以上の年齢で，繰り返し，寝具や衣服への排尿があるもの．これは意図的でも非意図的でもよい（p.283）.

ノンレム睡眠からの覚醒障害，睡眠時驚愕症型：夜の前半の間，明らかに恐怖が原因で叫ぶもの．しばしば，彼らは完全には覚醒していない．この行動が病的と考えられているのは，成人のみで，子どもでは病的ではない（p.324）.

発達期に生じる，その他の障害もしくは状態

親子関係の問題：この Z コードは，精神障害がないが，子どもと親に進行中の問題がある場合に用いられる．たとえば，過保護や一貫しないしつけなど（p.583）.

同胞関係の問題：この Z コードは，同胞間の困難に対して用いられる（p.583）.

虐待やネグレクトに関連する問題：種々の Z コードは，子どもへのネグレクトまたは，身体的，性的虐待に起因する問題を取り扱うために用いられる（p.588）.

重篤気分調節症：かんしゃく発作があり，間歇期には持続的に嫌な気分でいる子ども（p.138）.

分離不安症：親や家から離れたときに不安になるもの（p.178）.

6 歳以下の子どもの心的外傷後ストレス障害：交通事故，自然災害，戦争などの重度の外傷的出来事を繰り返し追体験する子ども（p.213）.

子どもの性別違和：もう一方の性別を望んでいる男児や女児（p.366）.

他者に負わせる作為症：しばしば子どもの症状を引き起こし，物質的な利得がない介護者（p.258）.

他の特定される（または特定不能の）神経発達症：これらのカテゴリーは，その患者の困難さが上記の障害の診断基準を満たさない場合に該当する（p.50）.

自閉症および知的能力障害群

知的能力障害（知的発達症/知的発達障害）
Intellectual Disability（Intellectual Developmental Disorder）

知的能力障害 intellectual disability（ID），かつては精神遅滞 mental retardation と呼ばれていた人々は，2 種類の問題を抱え，一方がもう一方の原因となっている．ひとつは，思考する能力に基礎的な欠陥がある．これは抽象的思考，判断力，計画遂行能力，問題解決能力，論理的思考，学校での勉強，経験からの学習を含む学習全般に伴う複合的な問題を生じうる．標準的な個別検査で測定される，彼らの全体的な知的水準は（集団検査は正確性が劣る傾向がある），明らかに平均未満である．臨床的な用語では，一般的には IQ 70 未満を意味する（幼児では，主観のみで知的機能を判断せざるをえないこともある）.

そのような欠陥を伴う人々の多くが，うまくやっていくには特別な援助を必要とする．

このニーズの存在が，IDと診断する必要条件となる．すなわち，IDの診断を下すには，普通の学校や職場，家庭での生活に順応する能力が，重要な領域において障害されている必要がある．適応に必要な機能は，①概念的領域．問題解決のための言語，数学，読文，書字，論理的思考，記憶に基盤をもつ．②社会的領域．共感，コミュニケーション，他者の経験への気づき，社会的判断，自己制御などの能力を展開することを含む．③臨床的領域．行動の制御，作業の整理，金銭的な管理，生活のケアと休養を含む，の3つの領域に分類される．これらの適応がどの程度可能かは，その患者の教育，職業訓練，モチベーション，パーソナリティ，親しい人からの支援，そしてもちろん，知的水準に依存する．

定義上は，IDは発達中の過程（小児期から青年期）に始まる．もちろん，実例でも発症はまさにこの期間に始まり，多くは乳児期であり，しばしば出生前もありうる．もしその行動が18歳以上に始まったのであれば，それはしばしば認知症と呼ばれる．もちろん，IDと認知症は併存しうる．診断の際，慎重に評価しなければならない．特に，正確なアセスメントが困難になる他の問題もある若年の子どもではとりわけ慎重になるべきだ．たとえば視聴覚の障害があった者では，その問題を克服した際，知的側面につき検討しそびれることもある．

IDはさまざまな行動上の問題を伴うことが多いが，診断基準には含まれていない．それらには，攻撃性，依存性，衝動性，受動性，自傷，頑固さ，自己肯定感の低さ，ストレス耐性の低さが含まれる．だまされやすさと素朴さは，他者に搾取されるリスクに繋がりうる．IDの患者のなかには，気分障害（しばしば診断されていないままになっている），精神病性障害，注意の保持の困難，多動に苦しんでいる者もいる．しかしながら，それ以外の大多数は，ともに生活し関わるのが楽しい，穏やかで愛嬌があり陽気な人々である．

IDの患者には正常に見える者も多いが，身体的な特徴もある人々であれば，特に訓練など受けたことがないに人にでも見抜くのは簡単なことだ．その特徴には，低身長，けいれん，血管腫，眼や耳，他の顔面の部位の奇形が含まれる．IDの診断は，身体的な異常が併存している場合により早くつきやすい（たとえばダウン症を併存している例である）．IDは一般人口の約1%に及ぶ．男女比は大まかに3：2である．

IDの原因にはさまざまなものがあり，遺伝的異常，化学的影響，脳組織へのダメージ，先天性代謝異常，小児期の疾患が含まれる．IDには各々，生物学的，社会的原因のいずれかまたは両方がありうる．それらの疫学のうち一部を（IDのある全患者のうちのおおまかなパーセンテージとともに）以下に示す．

遺伝的原因（約5%）：染色体異常，テイ・サックス病，結節性硬化症
妊娠早期の要素（約30%）：21トリソミー（ダウン症候群），母体の物質使用，感染症
妊娠後期と周産期の要素（約10%）：未成熟，無酸素症，出生児外傷，胎児期の栄養不良
後天性の小児期の身体異常（約5%）：鉛中毒，感染症，外傷
環境の影響と精神障害（約20%）：教育機会の剝奪，早期発症の統合失調症
特定不能（約30%）

知能の測定値について，DSM-5の診断基準には公的な記載が全くみられないにしても，

以下に示すような典型例について，重症度の特定用語をわかりやすくさせるため私は IQ の範囲を記した．しかし，その項に記載されている IQ の数字ではなく，適応的な機能が実際のそれぞれの個人に与えられる診断を決めることを覚えておいてほしい．

それぞれ，標準化された IQ テストであっても多少の誤りが生じる．これが IQ 75 と測定された患者がときに ID と診断されるのかの理由のひとつである．IQ テストは，適応能力の状態像を明確にするうえで問題がある．IQ が 70 未満でもこの診断を与えるには機能がよすぎる人もなかにはいる．加えて，文化的差異，疾患，検査態度が IQ テストの正確さに影響しうる．

また，IQ の数値の解釈には，**ばらつき**があることについて検討しなければならず（動作性のテストよりも言語性のテストのほうが結果がよい，あるいはその逆），これは身体的，文化的，感情的な能力障害と同様である．これらの要素についての判断は容易ではなく，テストバッテリーによっては，熟練した心理士の助けが必要なこともある．これらの要素が，ID の診断において IQ テスト結果だけに頼るのをやめた理由の一部である．

知的能力障害のポイント

ID の人々は，その人生の最初期から認知面のトラブルのなかにいる．実際には，そのトラブルは 2 種類ある．第一に，まず，彼らが，臨床と構造化されたテストの双方で診断が下されるように，推論，計画をたてること，抽象的に考えること，判断を下すこと，教育や人生経験から学ぶことなどの認知タスクに困難がある．臨床的判断と一対一の知能検査の両方が知的機能の評価に必要である．第二に，彼らの認知面の機能障害により，彼らが自立し，社会的責任のある市民になれるよう，自身の行動を適応させていくことが困難となる．学力，社会的相互反応，現実的な生活スキルにおいてこれらの問題が生じる．程度の差はあれ，重症度に応じて，それらは，家族，学校，仕事，社会的な関係性といった患者の生活のさまざまな領域にわたって影響を及ぼす．

F70［317］軽度 Mild：小児期，これらの人々は，学習が遅く，同級生よりも遅れる．しかし，彼らは成長するまでには，おおよそ小学校 6 年生程度の学力に到達すると期待される．成長後は，判断や問題解決の困難さのために，毎日の状況を乗り切るために，その都度，手助けが必要になる．同時に個人的な関係性が悪くなるかもしれない．彼らはしばしば，お金を払うこと，食料雑貨を買うこと，適切な助けをみつけることに援助を要する．しかし，認知面の困難が比較的少ない仕事ではあるが，自立して働いている人は多い．彼らは記憶力と言語使用能力は非常によいにもかかわらず，隠喩や抽象的思考のたとえ話を聞いて困惑してしまうであろう．典型的には IQ は 50 から 70 の範囲であり，そのような人が ID の 85%を占めている

F71［318.0］中等度 Moderate：彼らの幼少期は，知的な影響のない同年代の子どもたちとは，全般的に大きく異なっている．読文，簡単な計算，お金の扱いを身につけることができても，言語の使用は発達が遅く，比較的単純なものにとどまる．知的影響が軽度の人よりも，人生の初期から，彼らは自身のセルフケアや家事を身につけるにあたって支援を要する．他者との関係性を結ぶことは，それがロマンティックなものであっても可能である．しかし，彼らはしばしば，通常の個人的な相互関係を決定する手がかりに気づかない．彼らは決断を下すのに援助を要するが，彼らは，典型的には作業所のような比較的業務量の多くない就労であれば（指導者と同僚の援助を得て）可能なこともある．IQ は 30 台後半から 50 台前半に分布する．彼らは ID 患者の約 10%を占める

F72［318.1］重度 Severe：彼らは単純な命令や指令には従えるかもしれないが，コミュニケーションスキルは原始的なものにとどまる（単語や数語）．指導下であれば，彼らは単純な作業が可能かもしれない．彼らは親しい人との個人的な関係の維持は可能だが，すべての活動で指導を要し，着替えや個人的な衛生保持にも支援を要する．IQ は 20 台前半から 30 台後半である．ID の全患者のうち，おおよそ 5%を構成する

F73［318.2］最重度 Profound：発話は限定的であり，社会的相互反応は基本的な範囲に限られ，これらの人のコミュニケーションの多くはジェスチャーで行われる．彼らは，日常生活の活動など必要なことすべてを他者に依存している．しかし，簡単な雑用の手伝いであれば可能かもしれない．最重度の ID は多くの場合，重症の神経学的障害の結果であり，しばしば感覚や運動の障害を伴う．IQ は 20 台前半を下回る．ID のある全患者の約 1～2%が最重度の障害にあたる

注意事項

D を見逃すな！

- **D**uration（期間）：小児早期からであること
- **D**ifferential diagnosis（鑑別診断）：自閉スペクトラム症，認知症，境界線の知的機能，限局性学習症

コードするときの注

上記の記載に従って重症度を（およびコード）を特定せよ

●グローバー・ピアリー

グローバー・ピアリーが生まれたとき，母親はまだ 15 歳だった．彼女は肥満で，6 か月の間，自分が妊娠していることに全く気づいていなかった．妊娠に気づいた後も，母親は，胎児ケアに関心を払わなかった．30 時間の大変な苦労の末に生まれたグローバーは呼吸をしていなかった．出産後，グローバーの母親は彼への関心を失い，彼は祖母とおばに交代で育てられた．

グローバーは 20 か月で歩行し，彼は 2 歳半で初語を話した．小児科医は「やや遅れて

いる」と告知した．このため，彼の祖母は彼を発達の機能に障害のある子どものための幼児学校に入学させた．7 歳までは，彼は地域の小学校で通常学級に十分在籍できるくらいうまくやれていた．その後は，彼は毎日 2 時間，特別教育の教師に教わり，それ以外の時間は通常学級に在籍した．小学4年生と高校1年生のときに測定された彼のIQはそれぞれ，70 と 72 だった．

能力の障害があっても，グローバーは学校が大好きだった．彼は 8 歳までに読文を学び，彼は自由時間の多くを地理と自然科学の本を熟読するのに費やした(彼は自由時間が多く，特に休み時間と昼食時間が多かった．彼は不器用で体も小さかった．他の子どもは日常的に彼をゲームから仲間はずれにした)．あるとき，彼は地質学者になりたいと思った．しかし，彼は一般カリキュラムに進んだ．彼は，ID の人向けの特別な教育と訓練が提供されている郡に住んでいたため，卒業まで，彼は物の取り扱い方の訓練を受け，地域の複雑な公共交通機関を利用できるようになった．ジョブコーチは彼に繁華街のホテルのレストランでの皿洗いの仕事を見つけ，その仕事を続けるのに必要な技術の習得を援助した．そのレストランの支配人は，彼にホテル地階の一室を与えた．

ウエイトレスたちは，しばしばグローバーに彼らのチップから 25 セント硬貨数枚をあげていた．そのホテルで生活している間，彼はそれほどお金を必要としなかった．彼の部屋と食事はまかなわれており，彼の職場の小さな食事部屋はそう多くの衣服を必要としなかった．彼は自分のお金をもっぱら，自分の CD コレクションの拡充と野球観戦に費やした．彼のおばは，毎週彼に会いに来ては，彼が服や髭などを整えるのを手伝った．おば夫婦は彼をボールパークへ連れて行った．そうしないと，彼はほぼすべての自分の自由時間を自室にいて，音楽を聴き，雑誌を読んで過ごしてしまっていた．

グローバーが 28 歳のとき，彼の住んでいた街を地震が襲った．そのホテルは大きく損壊し，全く予告なく廃業した．仕事がなくなり，グローバーの同僚の従業員は全員，自分の家族の面倒をみるのに忙しすぎて彼のことを気にかけられなくなった．彼のおばは休暇で街を離れており，彼は帰る場所を失った．それは真夏のことだった．彼は持ち出せたわずかな持ち物を園芸用の袋に詰め込んで，嫌気がさすまで通りを歩き続けた．そして彼は，公園で毛布を広げた．彼は 2 週間近くそんなふうにして眠り，他の野宿者から分けてもらえたものを食べていた．連邦の緊急救援活動者が地震の被災者を支援するために派遣されたが，グローバーは救援を求めなかった．最終的に，公園管理者が彼の苦境に気づき，彼を診療所へ向かわせた．

その最初の面接で，グローバーのけむくじゃらの髪の毛とやせた顔のために，彼はもっと年をとった別人に見えた．誰かの脱ぎ捨てたと思われる土まみれのシャツとダボダボのズボンを身につけ，彼は椅子にじっと座り，アイコンタクトは乏しかった．彼は最初，ためらいながら話したが，彼の意識ははっきりしており，首尾一貫していた．最終的には，面接者と非常にスムーズに会話した（なお，上記の情報のほとんどは，古い学校記録や彼のおばが休暇から戻った後に追加された）．

グローバーの気分は驚異的に良好で，おおよそ平常気分だった．彼はおばについて話す際，笑顔を見せた．しかし，彼がどこで過ごすかを尋ねられた際には深刻な様子を見せた．彼には，妄想，幻覚，強迫観念，衝動性，恐怖症のいずれも認められなかった．彼はパニック発作もないと否定したが，公園で眠ったときには「ちょっと心配だった」と述べた．

グローバーはMini-Mental State Examination（MMSE）で30点中25点だった．日付以外の見当識は保たれていた．また，7の連続減算でとても苦労したが，最終的には2回正解した．彼は5分後でも3つの物品を再生でき，言語に関連したセクションでは満点だった．彼は，自分の住居に問題があることを理解していた．戻ってきた彼のおばに頼むこと以外に，彼は，この問題の解決方法につき考えが全くなかった．

●グローバー・ピアリーを診断せよ

ホテルが廃業する以前は，グローバーはIDの診断基準を満たさなかったかもしれない．その時点では，彼には住む場所，食べるもの，仕事があった．しかし，彼のおばは彼の髭剃りや見苦しくない格好について注意する必要があった．少なくとも2つのIQ検査での低スコアが認められた一方で（DSM-5の診断基準A），彼は，しっかりと構造化された環境では，非常によい機能を保っていた．

いったん彼の支援システムが，誇張なく，完全に崩壊すると，グローバーはその変化に対応できなかった．彼は，家を失った人々のための利用可能な資源をうまく利用できなかった．彼はまた，仕事も探せず，食事さえも，他者の寛大さによってのみ何とかするしかなかった．これは，はっきりとした適応的機能の欠陥である（基準B）．もちろん，彼の障害は小児早期から存在していた（基準C）．以上から，彼のIQが70台前半で推移したという事実はあるが，彼はIDの診断に十分と認められるだけ，能力が障害されていた（そして，こうも言えよう，グローバーは軽度IDの典型象にも十分に合致していた）．

IDの鑑別診断にはさまざまな学習やコミュニケーションの障害が含まれ，それらはこの後の章に記載されている．もしグローバーの認知面の問題に，彼の元々の機能水準よりも明確な低下が認められていれば，**認知症**と診断されるかもしれない（認知症とIDはときに併存するが，識別は困難である）．彼のIQ水準では，グローバーはそのような明確な生活の適応への困難がなければ，**境界線の知的機能**と診断されたかもしれない．

IDの若者と成人は関連する精神障害をしばしばもっている．それには，**注意欠如・多動症**，**自閉スペクトラム症**が含まれる．これらの障害は，同時に診断されうる．**気分障害**と**不安症**もしばしば存在するが，臨床家は十分な付帯情報がなく，それらに気づかないこともある．頑固さといったパーソナリティ傾向もまた，ときに付随する．IDのある患者は，**てんかん**や**脳性麻痺**といった身体的障害があることもある．ダウン症の患者は，40代以降，**アルツハイマー病による認知症**に発展するリスクが特にある．彼のホームレス（およびGAFスコア45）を加味して，彼の診断は以下のようになるだろう．

F70［317］　軽度知的能力障害　Mild intellectual disability
Z59.0［V60.0］　ホームレス　Homelessness
Z56.9［V62.29］　失業　Unemployed

知的発達症という用語は，ICD-11でIDの名称として使用を提案されている．覚悟す

るように！　DSM の何種類かの改訂版では，精神障害の名称に 200 以上の変更が記録されている（この数字はこの数年の間に追加された新しい障害は含まない）．しかし，ID については，（米国）議会の決議に従って精神障害の名称が変更された時期だっただけかもしれない．

2009 年から 2010 年の間の立法府で，法令の条文が**精神発達遅滞** mental retardation を**知的能力障害** intellectual disability に書き換えることを，議会が承認し，オバマ大統領が署名した．この着想は，ダウン症の 9 歳の女子であるローザ・マルチェリーノとその両親，きょうだいによる，彼女の居住するメリーランド州の公衆衛生や教育分野の規約類から**精神発達遅滞** mentally retarded という単語を削除する運動からのものだった．

さらに，法律上で用いられる際の**発達障害** developmental disability という用語は，ID の人々のみに限定されていないことにも注意せよ．米国の法律用語では，22 歳までに精神または身体的能力障害のために 3 つ以上の領域で永続的な機能上の問題がある人すべてに適応される．

F88［315.8］全般的発達遅延 Global Developmental Delay

全般的発達遅延のカテゴリーは，十分に評価ができていない 5 歳未満の患者に用いること．そのような子どもは発達的マイルストーンが遅れているだろう．

F79［319］特定不能の知的能力障害 Unspecified Intellectual Disability

特定不能の ID というカテゴリーは，盲や重度の精神障害など，完全な知的機能の評価ができないくらい重度の付随する能力障害がある 5 歳以上の児で用いること．

F84.0［299.00］自閉スペクトラム症/自閉症スペクトラム障害 Autism Spectrum Disorder

自閉スペクトラム症 autism spectrum disorder（ASD）は多彩な神経発達の障害で，遺伝的要因と環境要因により，障害の程度と症状は広範にわたりさまざまなかたちで現れる．通常は小児期早期に気づかれ成人期まで持続するが，障害の形成は個人の経験や受けた教育により大きく変わる．症状は大まかに 3 つのカテゴリーへ分類され，DSM-5 ではそのうちの 2 つ（コミュニケーションと社会性）を一括りとしている．

コミュニケーション communication：聴力に異常がないにもかかわらず，話し言葉は数年ほど遅れうる．話すことに問題はなく標準以上の知能を有するアスペルガー症から，ほとんどコミュニケーションがとれないほど機能を著しく障害された者まで，障害の範囲と重症度には相当の違いがある．奇妙な癖で話す者やフレーズの使い方が特徴的な者もいる．また，必要以上に大きな声で話したり，抑揚を欠いた話し方をしたりする．ボディランゲージやその他の非言語的コミュニケーション，たとえば笑顔や多くの人が同意を表わす頷きがうまくできないこともある．言葉に複数の，あるいは抽象的な意味がありうるという概念がわからず，ユーモアを解さないこともある．自閉症児は他者との会話を始めることや続けることにしばしば問題があり，その代わり独り言を呟いたり，自身の興味がある（他者にとってはそうでもない）ものについて独りで話し続けたりするかもしれない．すでに答えが何度も得られていることを，さらにひたすら繰り返してしまうこともある．

社会性 socialization：普通の子どもに比べて社会性の成熟は遅れる．発達は平均的な順を辿らないこともある．生後半年から 1 年で視線が合わず，笑い返さず，抱きつかないことに両親が気づいて心配し始めるものだ．抱っこから逃れたり，何もないところを見つめていたりする．幼児では物を指差さず，他の子と遊ぶこともない．抱っこされようと腕を伸ばす動作をしないことがあり，両親から離れることへの不安を感じないこともある．おそらくコミュニケーションできないことに欲求不満を抱き，その結果幼い時期にしばしばかんしゃくを起こしたり攻撃的になったりする．他者と仲良くなるためにどうしたらよいかわからず，成長しても友人は少ないため，喜びや悲しみを共有できずにいる．それにより，思春期以降に性への興味を欠くことがある．

行動 motor behavior：ある時期に，通常はみられない特徴的な行動が現れる．具体的には，衝動的あるいは儀式的行為（**常同行為** stereotypies と呼ばれる）や，くるくると回る，身体を揺らす，手を叩く，頭を打ちつける，奇異な姿勢を続けるなどがある．また，玩具を創作遊びのシンボルとして使うのではなく，単に口に入れたりぐるぐる回したりする．興味が限局されており，その対象は物の一部のみになりがちである．変化に抗う傾向があり，決まったことを頑なに守りたがる．身体の冷えや高熱，痛みなどに無関心な一方で，何かのにおいを嗅いだり触ったりすることに夢中になることもある．頭を打ちつけたり皮膚をむしったり，その他の反復的な行動によって自傷してしまう者も多い．

1943 年に Leo Kanner が**早期幼児自閉症** early infantile autism という用語を提唱するまで，ASD は全く認知されていなかったし，現在アスペルガー症 Asperger's disorder の名で知られている障害が認知されるのはさらに後になってのことである．自閉症の概念が提唱された後，概念の範囲は次第に拡大され，細分化されるに至った．DSM-Ⅳでは広汎性発達障害として 4 種類のタイプと**特定不能なもの** not otherwise specified とが挙げられていたが，DSM-5 ではその概念が再度統一された．障害の程度は個人により大きく異なるが，多くの患者とその家族へ生涯を通じて与える影響は深刻なもので，しかも終わりがあるものではない．

ASD はしばしば知的能力障害に関連づけられ，これらの区別は困難となりうる．ASD 患者の約 90％に感覚異常があり，眩しい光や大きな音，チクチクする肌触りの物などを極端に嫌がる．また，ごく一部の者は「ずば抜けた」認識能力をもっており，計算・音楽・丸暗記の分野で時に専門家顔負けの特別な才能をみせる．

ASD に関連する身体的要因としてはフェニルケトン尿症・脆弱 X 症候群・結節性硬化

症などの疾患や周産期の環境因がある．併存する精神障害は不安症（特に多い），うつ（2〜30%），強迫性の行動（1/3），ADHD（半数以上），知的能力障害（約半数），かんしゃく（25〜50%）である．入眠困難や睡眠欲求の減少を訴える者もおり，昼夜逆転した生活の者もいる．近年の研究では，腎・乳房・結腸・脳・皮膚の癌に関係している遺伝子が，自閉症の形成にも関与していると報告されている．

かつての診断名である自閉症・レット症候群・アスペルガー症・小児期崩壊性障害を含むASD全体の有病率は一般集団1,000人あたり約6人で，これより多いとする研究もある．また，認知度が上がったことが一因となり，近年ではこの数値が上昇している．自閉症はすべての文化で，また，すべての社会経済的階層で生じている．男児は女児より2倍（から4倍）ほど多く，女児のほうがより重度となる可能性が高い．アスペルガー症と呼ばれていたものは，女児よりも男児に重きがおかれていたともいえる．同胞がASDの場合，同疾患を発症するリスクはかなり高くなる．

自閉スペクトラム症の重症度は広い範囲にわたり，社会的コミュニケーションの困難さと限定された反復的な行動のそれぞれが別に評価される．DSM-5では各重症度の定義はやや煩雑な記述があるものの，詰まるところ**軽度** mild（支援を要する），**中等度** moderate（十分な支援を要する），**重度** severe（非常に十分な支援を要する）の3つの水準となる．それは私が挙げたものだが，DSM-5は実用一辺倒のものではない．というのも，診断基準作成委員会には，**軽度**と診断されたことを理由に支払いを保険会社に拒まれる患者が出る可能性を懸念した者もいたのだ．もちろん，この種の問題は他のどの疾患でも生じるのだが．

自閉スペクトラム症のポイント

小児期早期から，他者との関わり方は，大なり小なり，その患者の機能のほぼすべての面で影響を与えうる．社会性の程度は，軽度の障害からほぼ対人的相互関係の欠落までさまざまである．他者への興味や共有経験が少ないだけの者もいれば，距離を縮めたり相互関係に応じたりすることが全くできない者もいる．また，会話をする際に多くの人が使う非言語的コミュニケーション，たとえばアイコンタクト，手振り，笑顔，相槌が乏しい傾向にある．他者との繋がりがうまくいかないのは，状況に応じた行動に難があるためだ．他者への一般的な興味に欠けていることがあり，友人はほとんどいないか全くいない．

患者の行動や興味は，限定され反復的に繰り返される点に特徴がある．小さな変化にも抗い，決まったことを頑なに守る．たとえば，ランチを毎日全く同じメニューにすること，すでに答えの得られた問いを繰り返したりする．くるくると回転する物の動く様や，非常に細かいことに没頭することもある．痛み，大きな音，体の冷えや高熱など感覚刺激に対する反応は鈍感であるかもしれないし，その逆に過敏であるかもしれない．物の動く様子を観察する，特定のにおいを嗅ぐなど，感覚を通した体験に並外れて熱中することもあれば，特定の音や触感に恐れおののき拒絶することもある．さらに，独特な話し方をしたり，手を叩く，体を固くする，反響言語を示すなど常同的な行動をみせたりする者もいる．

注意事項

ASD にはさまざまな程度があり，そのなかのいくつかは DSM-Ⅳで区別されてコードされていたが，DSM-5 では区別されなくなった．特に，以前はアスペルガー症と呼ばれていたものは比較的程度が軽く，多くの者は言語的コミュニケーションに関してかなり上手にこなせる．ただし，他者との社会的つながりに必要なその他の技術には乏しいのだが．

D を見逃すな！

- **D**uration（期間）：小児期早期から存在し持続している．しかし，社会的要求の程度によっては，その特徴がある時期まで明らかにならないかもしれない
- **D**istress or **D**isability（苦痛と障害）：職業的/学業的，社会的，または個人的な機能を損なう
- **D**ifferential diagnosis（鑑別診断）：強いこだわりや反復的な行動を見せうる以下の疾患との鑑別を要す．知的能力障害，常同運動症，強迫症，社交不安症，言語症

コードするときの注

▶該当すれば特定せよ

知能の障害を｛伴う｝｛伴わない｝ {With} {Without} accompanying intellectual impairment

言語の障害を｛伴う｝｛伴わない｝ {With} {Without} accompanying language impairment

関連する既知の医学的または遺伝学的疾患，または環境要因 Associated with a known medical or genetic condition or environmental factor

関連する他の神経発達症，精神疾患，または行動障害 Associated with another neurodevelopmental, mental, or behavioral disorder

緊張病を伴う With catatonia（p.92 参照）

▶社会的コミュニケーションと限局された反復的な行動をそれぞれ評価し，重症度を特定せよ

社会的コミュニケーション

レベル 1 軽度 mild：支援を要する．対人的相互関係を結ぶことに難があるか，興味が低下しているように見えることがある

レベル 2 中等度 moderate：十分な支援を要する．言語的および非言語的コミュニケーション技能に著しい欠陥がある

レベル 3 重度 severe：非常に十分な支援を要する．他者への反応がほとんどなく，

その機能が著しく制限されている．おそらく会話は極端に少ない言葉に限られる

限局された反復的な行動

レベル 1 軽度 mild：支援を要する．変化に対処することへの困難さから，1 つ以上の状況で問題となっている

レベル 2 中等度 moderate：十分な支援を要する．変化に対処することへの困難さが明らかであり，さまざまな状況で機能の妨げとなっている

レベル 3 重度 severe：非常に十分な支援を要する．変化への対処は困難を極める．行動の柔軟性のなさはあらゆる面に影響し，著しく困難な状況を生じる

●テンプル・グランディン

テンプル・グランディンの経歴は，たとえ彼女が ASD に生まれついていなくとも注目に値するものだったであろう．彼女の人生における物語は同じ障害をもつ患者, その家族, そして支援するわれわれすべての励みとなる．以下の情報は彼女の人生の全容を示すためではなく，ASD の特徴を説明しようと意図したもので，彼女の著書から抜粋した．

彼女は 1947 年生まれで，1 歳になって間もなく歩き始めた．年齢のわりに抱き上げられることを好まず，母親が抱っこしようとすると身体を固くして拒んだ．彼女は自伝のなかで，座り込んで身体を長時間揺らすことがあり，刺激が強すぎるときには身体を揺らしたりまわしたりすると落ち着くことができたと述懐している．のちに，他人から触れられることが大変な苦痛で感覚の過負荷となり，それから逃れようと暴れていたのだろうとも思い返している．彼女には衣類の肌ざわり，たとえそれが下着の縫い目のように些細なものであっても耐えられなかったのだ．

テンプルは慎重で落ち着いた子だった．聴力に問題はなかったが 4 歳すぎまで話さなかった．後に彼女は，言われたことは理解できても言い返せないことに欲求不満が募っていたと語っている．しばらくして話すようになったが，その声は単調で抑揚がなく韻律を欠くものであった．大学生となっても必要以上に大きな声で話し，それについて他人がどう思うかについて無頓着だった．

幼い頃，テンプルは精神科医に連れて行かれ小児期統合失調症と診断された．精神科医は両親へ, 特別な保育施設に入ることが必要になるかもしれないと助言した．その代わり，彼女はプライベートスクールの制度給付を与えられ，そこでは教師が生徒達に彼女の奇行を受け入れるよう指導してくれた．

奇行の例として，彼女は他者と視線を合わせることができず，個人的な関係を結ぶセンスに乏しかった．強すぎる力で抱きしめられた猫が苦痛を示しているにもかかわらず，それを理解できなかった．他の子と遊ぶことに興味はなく，その代わり座り込んでコインや缶やボトルのフタのように物をくるくると回していた. 彼女はにおいに熱烈な興味を抱き，明るい色やスライドするドアや何かの動きに魅了されていた．

また彼女は同一であることに安らぎを見出していた．学童期では決まった日課を変えることに抵抗を示し，同じ質問を繰り返し尋ねた．クリスマスや感謝祭にひどく反応したのは，これらにはひどい騒音や彼女を混乱させる物事がつきものだったからである．成長す

るにつれて選挙など特定の物事に執着するようになった．州知事選のキャンペーンボタン，ステッカー，ポスターに特別な興味をそそられたのだった．

しかし，彼女には感情のニュアンスはわからなかった．個人的な繋がりをもたらす指針を欠いていたため，普通の社会的コミュニケーションを理解することは，彼女にとっては「火星の人類学」のようなものだったのだ．他者と交流する普通の感覚というものがなかったばかりに，コミュニケーションの際には事前に用意した台本に沿って行った．社会的に適切な方法で話す勘を欠く彼女は，そうせざるをえなかった．彼女が学んだのは，共感とは他人の立場から客観的に自身を見つめることだった．

人とのつながりは常に拒んでいた一方で，彼女は心の安らぎを求めていた．農場で過ごしたある夏，家畜の身体を包みこむことで安らぎを与えることができるようだと発見した．その経験をもとに彼女は締め付け機を設計し組み上げた．これは身体に機械的圧力を加えるもので，自身で試したところ，他では得られないような平穏を感じることができた．その後，年単位での改良を加え，最終的にこの発明は畜産業機具のクリエーターとしてのキャリアに繋がったのだった．

大人になった後も予想外の社会的状況への応答にはまだ困難があり，少量のイミプラミンではコントロール困難な厳しいパニック発作が度々あった．しかし，大学卒業時には次席優等生となり，博士号を取得し，自身の会社を運営するにまで至った．家畜の処理前に安らかな状態へ導く機械のデザイナーとして世界的に有名となり，また，自閉スペクトラム症の講演活動も行い，各方面から引っ張りだこの売れっ子となった――話の最中にポケベルや携帯電話が鳴り出そうものなら考えが途切れてしまうのは今でも同じなのだが．

●テンプル・グランディンを診断せよ

テンプルの著書（と彼女に関する映像作品）はASDの診断に関連する情報の宝庫だが，より一般化するには出典は多いほうがよいであろう．ここで診断のための基本，DSM-5に触れよう．

診断基準に照らし，観察者の評価がまず一致する点として，対人的相互反応とコミュニケーションに持続的な問題が認められる（診断基準A）．これには相互の対人的・情緒的関係の問題（ハグを望まなかった，必要としなかった：基準A1），非言語的コミュニケーションの問題（アイコンタクトに乏しかった：基準A2），人間関係構築の問題（他の子への興味の乏しさ：基準A3）が含まれる．DSM-5では厳密に述べられていないものの，ASDの診断にはこれら3領域それぞれの欠陥が必須となる．このように読み解いていくことはDSM-Ⅳでの自閉症の診断基準を踏襲している．

テンプルの限局された行動や興味には，診断基準Bの4つの症状が含まれていた（診断には2つでよい）．すなわち，常同的にコイン等を回す（自身すらも：基準B1），習慣への頑ななこだわり（祝祭日への拒否：基準B2），スライドするドアや政治キャンペーン用品に限定された執着する興味（基準B3），音への過敏性やにおいに対する並はずれた興味（基準B4）である．症状は小児期早期に存在しており（基準C），彼女の著書やその他の本によれば，それは確実に日々の機能を支配し障害する程度である（基準D）．しかしながら，これらを見事に克服しており，「これらの症状は知的能力障害と考えると説明がつく」という意見への反証となる（基準 E）.

常同運動症は明らかに機能を障害する反復的な行動をとる障害だが，その診断基準では特に ASD が除外されなければならない．テンプルは話し始めたのが遅く，言語的コミュニケーションに困難を抱えていたが，**社会的コミュニケーション症**の診断基準も ASD の除外を要する．テンプルの両親は協力的で彼女を気にかけてくれており，**心理社会的刺激の遮断**が著しかったとは考えがたい．**聴力障害**のような一般的な医療上の問題も考慮する必要があるが，彼女の場合自身ではっきりとそれを否定している．

彼女には長年にわたる重度の不安症状があり（治療コントロール良好だが），おそらく**パニック症**の併存とみなせるが，パニック症のみでは過去の症状の大半は説明できない（こちらの診断の詳細については練習として残しておこう）．病歴から強迫症を連想するとの見地の者もいるが，やはり**強迫症**でも説明できない症状が多かった．

ASD に併存しうるものとして，パニック症やその他の不安症，知的能力障害，ADHD，発達性協調運動症，限局性学習症，気分障害がある．私は彼女の幼い頃の GAF スコアをおよそ 55 と評価した．今日において彼女はもはや DSM-5 の基準を満たさないが，幼い頃であれば診断は以下のとおりである．

F84.0 [299.00]　自閉スペクトラム症/自閉症スペクトラム障害　Autism spectrum disorder
F41.0 [300.01]　パニック症/パニック障害　Panic disorder

DSM-5 でアスペルガー症（とその他の特定の自閉症）の診断をなくした結果，患者支援団体がいきり立つこととなった．アスペルガー症の診断は 1944 年から使用されており，自閉症同様に伝統のあるものである．アスペルガー症患者は症状に苦悩させられるが，その診断により，ときに目を見張るような知性や能力――標準より優れている場合さえある――を見出されることもあったようだ．アスペルガー症を「軽度の自閉症」の一種と捉えるのはある面で都合がよいのだが，軽度とするのは誤りで，患者は他の ASD 患者同様に多くの欠陥を抱えている．友人を欲したところで，通常の社会的関係に必要となる共感する能力に乏しく，孤独な自分を変えようとしてもどうしたらよいのかわからないのかもしれない．

アスペルガー症の概念は大変有用で，患者にとっても治療者にとっても慣用的に根深いものとなってしまっている．このため，DSM-5 では診断名がなくなったにもかかわらず，実際の場面ではなくなりそうもない．言葉の遅れにより，テンプルが DSM-Ⅳではアスペルガー症と診断されなかったことは皮肉であるが，この診断を象徴する人物として残っている．彼女は，私が序章（p.2）で述べた典型的疾患像マッチング法による診断の好例である．これによれば，幼い頃の彼女はアスペルガー症と診断する条件 5 つのうち 4 つを満たす．DSM-5 ではアスペルガー症患者団体の強い抗議を受けて，以前アスペルガー症と診断されていた者は現在の診断にかかわらず，ASD として診断されることとした．この事実はさらなる皮肉といえよう．

注意欠如・多動症/注意欠如・多動性障害 Attention-Deficit/Hyperactivity Disorder

注意欠如・多動症/注意欠如・多動性障害 attention-deficit/hyperactivity disorder（ADHD）は，1902年に最初に記載されてから長い名前の変遷を経て生まれた．子どもの最もありふれた行動障害のうちのひとつだが，最近，ここ数十年で，成人になってからもADHDの症状が持続することがわかってきた．

この障害は，9歳以前に診断が下されることはめったになく，典型的には，学校に行くようになる前から症状が始まる（DSM-5の基準では，12歳以前に症状がいくつか存在することが求められている）．ADHDの子どもが他の子よりもよく泣くと報告する両親もいる．ADHDの子は，夜泣きが多く，いらいらしやすく，または，あまり眠れないものだ．なかには，お腹の中にいるとき，よく蹴ったと言う母親もいる．ADHDに気づくに至る発達のマイルストーンは早くに訪れる．ADHDの子は歩けるようになるよりも先に走り出す，などと表現されるものだ．「駆り立てられたよう」に動きまわり，彼らにはただ静かに座っていることすら難しい．彼らは不器用なこともあり，協調運動に問題があることもある．少なくとも1つ，ADHDの子は，そうでない子よりも怪我を負ったり誤って中毒に陥ったりして救急処置を必要とすることが多かったという報告がある．彼らはしばしば学校の課題に集中できずにいる．知的には普通だが，学校でのパフォーマンスは低い．彼らは衝動性が高い傾向にあり，何か言葉を発すれば他者の心を傷つけかねず，評判が悪くなりがちだ．彼らが抱える慢性的な不幸せが，持続性抑うつ障害（気分変調症）の基準を満たすこともありうる．

通常，思春期になる頃にはこれらの行動は減り，ADHD患者の多くは落ち着き，普通に活動的な十分に能力のある学生になるものだ．しかし，なかには，違法薬物を使用したり他の非行に及んだりする者もいる．大人になって対人関係の問題やアルコールや薬物の使用，パーソナリティ障害の問題が続く者もいる．成人でも，ストレスに関する不寛容さ，かんしゃく，多動，気分の易変性，衝動性や混乱，集中についてもまた問題を抱えることがある．

最近まで，ADHDは米国人口の6%の子どもに生じ，2：1かそれ以上で男性優位な障害と考えられていた．あの議論の的となった2013年のCDCの調査では，男子高校生の11%くらいと推測された．DSM-5の診断基準では，研究によってさまざまな数字が報告されているが17歳以上の成人のおそらく2.5%といわれている．理由ははっきりしないが，男女の差は成人のほうが小さい．

ADHDには家族内発症の傾向がある．親や同胞には何らかの病気があることが平均よりも多い．家族崩壊の他の原因と同じくらいアルコール依存症や離婚は，これらの人々の家族背景に共通している．反社会性パーソナリティ障害や身体症状症と遺伝的に共通かもしれない．学習症，特に読字障害は，ADHDに伴うことが多い．成人では，物質使用障害，気分障害，不安症には気をつけるべきだ．

いくつか，ADHDに併存しやすい障害がある．反抗挑発症や素行症はいずれもADHD患者に伴うことが多い．新しくDSM-5に追加された重篤気分調節症のほうがより関連が強いかもしれない．限局性学習症，強迫症，チック症には注意すべきだ．成人では反社会性パーソナリティ障害や物質使用の問題があるかもしれない．

注意欠如・多動症のポイント

動き続け，そわそわして落ち着かずに授業の邪魔になる，自分の席からいなくなり，しゃべり続け，他の子を邪魔してしまい，静かに遊べず，順番を待てない，そんな子の存在に教師は気づき，診察を依頼してくる．

事実，過活動性だけでは今回の話の半分にすぎない．これらの子どもたちは注意を払うことや，仕事や遊びに注意を維持することにも困難を抱えている，そんな不注意が話の残り半分だ．容易に気が散り（それゆえ宿題のような精神的な努力を維持することを好まず避けて），彼らは細部を無視しそこで不注意によるミスを犯す．彼らの貧弱な統合能力により職やその他のものを失うことになるだろうし，雑用や約束を守れずにいる．

これらの行動は，家以外での社会生活や家族関係，学校などにおける人生のたくさんの場面で支障をきたす．行動は歳を取るにつれ何かしら修正されるかもしれないが，10代やそれ以上の年齢になるまで，これらの問題がつきまとうのだ．

注意事項

Dを見逃すな！

- **D**uration and **D**emographics（期間と患者層）：6か月以上；12歳以前に発症
- **D**isability（障害）：職業的/学業的，社会的，または個人的な機能を損なう
- **D**ifferential diagnosis（鑑別診断）：知的能力障害，不安症や気分障害，自閉スペクトラム症，素行症，反抗挑発症，間欠爆発症，限局性学習症，重篤気分調節症，精神病性障害，他の精神もしくはパーソナリティ障害

コードするときの注

▶特定せよ（過去6か月間）

F90.0［314.00］不注意優勢に存在 Predominantly inattentive presentation：不注意基準は満たすが，多動性/衝動性基準は満たさない

F90.1［314.01］多動・衝動優勢に存在 Predominantly hyperactive/impulsive presentation：その逆

F90.2［314.01］混合して存在 Combined presentation：両方の基準を満たす

▶該当すれば特定せよ

部分寛解 In partial remission：症状は存在していたことがある（大人になる過程で症状が減ることはよくある）が，症状が十分そろわず診断基準を完全には満たさなくなったが，症状が存在している

▶現在の重症度を特定せよ

軽度 Mild：比較的いくつかの症状しかみられない

中等度 Moderate：中間
重度 Severe：診断を下すのに必要な数以上に多くの症状が存在する

もしあなたが注意深く DSM–5 の基準を読んでいれば，この障害に日頃出会っていることに気づくことだろう．この本の他のほとんどすべての病気が「機能の障害」としている一方で，ADHD の基準 D は症状が患者の「機能を損なわせている」，またはその「質を低下させている」と特定している．診断基準を書いた委員会が「障害」は文化によって影響されすぎると考えているのは明らかだ．このことはもちろん，以下のような質問を生み出す．ADHD の診断基準は，DSM–5 の他のどの病気よりも文化的な影響に留意すべきなのだろうか．

その答えはもちろん，文化的影響に留意すべきは ADHD だけではないということだ．これも重要事項に付け加えておきたい．それはわれわれが正気を保つ助けになるだろう．

●デニス・トーニー

「私の子どもと同じようなところが，私自身にもあるように思うんです」．

デニス・トーニーは化学の研究者として働く 37 歳の既婚男性だった．人生を通してデニスは仕事に就いても，その仕事に注意を集中させるのに困難を抱えていた．その聡明さとよい人柄によってハンディを乗り越えてきたし，主任薬物製造者としての仕事も成功してきた．

この診察日の前の週のある晩，デニスは新しい化学合成の計画を練っていた．彼の妻と子どもたちは寝ており静かだったが，仕事に集中するのにひどく困難を抱えていた．時計の針の音やテーブルに飛び上がる猫などまで，あらゆるものが彼の集中をそごうとしているように思えた．彼の頭は壊れ始め，2 錠のアスピリンだと思ったものをつかみ，それを一杯の牛乳で流し込んだ．

「その次に起きたことは魔法のようだった」と彼は医師に述べた．「誰かが脳波を漏斗の中に押し込んで，私が仕事をしている紙の上に噴出させたかのようでした．30 分も経った頃には仕事以外のあらゆることが遮断されたんです．普段なら一日では終わらない仕事をその晩のうちに終えることができたんです．そのとき，ふと疑問に思って薬剤の瓶を見たんです．私が飲んだ 2 錠は息子のランディが先月処方してもらった薬だったんです」．

デニスの 8 歳になる息子は，「小 2 の壁」について悩んでいた．しかし，リタリンを飲み始めた 4 週後, 彼はかきたてられるように動くことがなくなった．彼の成績はよくなり，彼は「生きていくことが概ね楽しく」なった．

ここ数年間，デニスは自分が息子と同様に過活動ではないかと疑っていた．ランディのように，小学校の低学年の頃には，彼は鉛筆を削りに行ったり近くを通った救急車を見に行ったりして椅子に座っていられなかった．彼がいつも喋っていること，そして「フライパンの上でのた打ちまわる虫」のように動きまわっていることにつき問題だと，担任の教師が家族への連絡帳に書いたことがあった．彼の家に伝わる「8 か月間這いずりまわって，

10 か月間走りまわった」という家族の間で語り継がれた伝説の一部に過ぎない．デニスはわが子と同じようにいつも動きまわることと，何か順番を待たねばならないときに耐えがたくなることについて，質問されて語った.「自分の体の中にいられず皮膚から外に飛び出してしまいそうなんだ」.

彼はバカみたいに忘れっぽかった.「まだ，そうなんです．私は子どもの頃について，注意がどれだけ続いたのか，あまりよく覚えていないんです——それは遠い昔のことですから」彼は言った.「でも，なんとなく，自分があまりよく人の話を聞いてないように思うんです．ちょうど，今日私がそうであるように……ただあのとき，間違って 2 錠飲んだときは例外でしたが」.

デニスの評価の残りに特記すべきものはない．彼は身体面では素晴らしく健康だし，他には精神面の健康問題はなかった．椅子でいくらかそわそわしている以外は見たところ目立って異常な点はなかった．談話や情動はどちらも完全に正常であったし，MMSE で満点だった．

デニスはセイロンで生まれた．そこは両親が外務省で外交官としてのキャリアを積んでいたところだった．彼の父親は飲んだくれて早死にしたが，デニスが 7～8 歳の頃はまだ母親は離婚せずにいた．彼の人生に影響を与えた，両親の最後の大喧嘩を今でも鮮明に覚えている．母親は，デニスは彼の抱える問題について診察を受けるべきだと主張した．しかし，父親は母親を殴りつけると「子どもが精神科医なんかに会いたがるわけがない」と罵った．その後まもなく，彼の両親は離婚した．

デニスは彼の父の例から多くを学んだと感じている．デニスはドラッグに手を出すこともなかったし決して薬を試すことはなかった，妻とも口論しなかったし，妻がランディに診察を受けさせようと提案したときもすぐに同意した.「自分になしえなかったことが子どもにはできるのだと人は夢見るものだ」と彼は言った.「それはわれわれの場合で言えば，リタリンだ」.

●デニス・トーニーを診断せよ

子どものとき，デニスには疑うまでもなく ADHD のいくつかの症状があった．彼にとって活動レベルに関係した問題を思い出すことは非常に容易なことだ（診断基準 A2)．それらには，子どもの頃，体をもじもじさせる（基準 A2a)，椅子に座っていられない（基準 A2b）順番を待っていられない（基準 A2h)，いつもじっとしていない（基準 A2e）走りまわる（基準 A2c）おしゃべりしすぎる（基準 A2f)．子どもであれば DSM-5 ではこれらの症状のうち 6 つが求められている．ただ彼らは数年後にはほとんど覚えていないだろうから，17 歳以上の患者については 5 つあればよいとされている．同じ数と原理が不注意症状についても適応される．デニスもまた，現在の症状については明確ではなかったが，注意集中が続かないことついては問題を抱えていたと思っていた．

これらの症状はデニスが子どもの時，たしかに 12 歳以前からあった（基準 B)．症状が仕事の質を落とすことは次のエピソードからも明らかだ．しかし，このことがなくてもそれは十分であるように思える．彼の主治医は，1 つ以上の（学校や家のような）状況で彼が困難を抱えていたことを確かめるべきだ（基準 C)．しかし，30 年経った今でも，彼は，診断を満たすほど十分，過活動/衝動性が高かった子どもの頃を覚えている．大人になっても，たいていの患者は自身が落ち着きがなかったことを認識しているものだ．子どもの頃からの学校の記録を手に入れ，デニスの記憶に頼った訴えと照らし合わせて検証してみるのもよいだろう．

他の症状があれば他の鑑別診断が挙がる（診察室で，ADHD の多くの子どもは，じっと座っていられるし，注意散漫にはならないことを記しておく．診断はしばしば病歴をもとに決められるものだ）．**知的能力障害**の子どもたちはしばしば学習に遅れが生じるし，活発で衝動的かもしれない．しかし，ADHD の患者は集中できている間は，普通に学習が可能だ．**自閉スペクトラム症**の子どもとは違って，ADHD の子どもは普通にコミュニケーションできる．**うつ状態**の患者はイライラし，注意集中が続かないかもしれないが，持続期間は人生ずっとではない．**トゥレット症**の多くの患者もまた過活動だが，ADHD しかない患者には運動・音声チックはない．

無秩序な社会環境で育った子どもには，過活動と不注意さなどの問題を伴うこともあるだろう．ADHD の診断は不安定な社会環境で育った子どもにつけられやすいが，その際には，慎重に考えるべきであり，ケアも特別なものが必要になるだろう．**他の行動障害**（**反抗挑発症**や**素行症**）は，大人や仲間と衝突するような行動に及びうるが，その行動は意図的なものだし，自責的で典型的な ADHD の行動の気持ちを伴ってはいない．しかしながら，ADHD の子どもは，**素行症**や**反抗挑発症**，**トゥレット症**を伴うことが多い．

大人であれば鑑別診断に**反社会性パーソナリティ障害**と**気分障害**（気分障害のある患者は集中や焦燥感に問題を抱えている）が挙げられる．症状が**統合失調症**や**不安症**，**パーソナリティ障害**でうまく説明されなければ，ADHD の診断は下されるべきではない．

子どもの頃，デニスは病歴から見て ADHD の混合型の診断基準を満たしていた可能性がある．しかし，大人になっても彼は集中力に問題を抱え続けていたが，彼は知性で補っていた．彼は普段から集中していたので，薬物治療を受けた場合と比較しても，彼がこれまで集中力に問題を抱えていたかはわからなかった．

DSM-5 の診断を構成するいくつかの特徴はわれわれにだってあるかもしれないが（彼は注意散漫だった：基準 A1b），もっと情報があったとしても，われわれは現在の基準で成人の診断を十分満たすだけの細部をすくいあげることはできないかもしれない．医師にとって「部分寛解」という特定用語はよりなじみやすいものであろう．妻（上司）からの付加情報があって，それと併せて十分に問診すれば，最終的に正確な診断を下せたことだろう．私は彼に GAF スコア 70 をつけた．

F90.2［314.01］ 注意欠如・多動症/注意欠如・多動性障害，混合して存在（部分寛解）
Attention-deficit/hyperactivity disorder, combined presentation (in partial remission)

ADHD の診断は成人にも下されつつある．臨床家のなかにはその有効性について懐疑的なものもいるが，ADHD の診断の対象者を子どもに限らず大人にも範囲を広げたこと

の正当性につき報告された根拠は徐々に増えてきている．しかしながら，彼らの言語上の曖昧さによって特定用語が軽視されかねない．

■ F90.8［314.01］他の特定される注意欠如・多動症/他の特定される注意欠如・多動性障害 Other Specified Attention-Deficit/Hyperactivity Disorder

■ F90.9［314.01］特定不能の注意欠如・多動症/特定不能の注意欠如・多動性障害 Unspecified Attention-Deficit/Hyperactivity Disorder

「他の特定される注意欠如・多動症」や「特定不能の注意欠如・多動症」の病名は ADHD の診断基準を適切に満たさないながらも，何らかの症状が目立つ患者に用いられるべきものである．例として，12 歳以降に症状の始まった患者や，症状の数が少ない患者が挙げられる．この診断を下すのも，そのとき存在している症状により問題が生じているときに限るべきことも覚えておいてほしい．ADHD には該当しないと思ったときには，この F90.8 を選び，ADHD の診断がふさわしくない理由を「最初に症状が認められたのが 13 歳」などと明記すべきだ．さもなければ，2 番目の診断を選ぶこと．p.10 を見ていただきたい．

チック症群/チック障害群 Tic Disorders

チック tic とは，繰り返され，素早い，突然の発声か体の動きでリズミカルでないもの――それは瞬間であり，目の瞬く間に（実際，文字通り瞬目する間のときもあるが）生じる．複雑性チックは，短い持続時間でいくつかの単純チックを含み，自然と時間は長くなる．チックはよくあるものだ．チックはそれ自体でも起きるし，トゥレット症の症状としても起きる．

チックは，発作が連なるような不随意のピクッという動きから繰り返す運動や声の爆発であり，教室にひどいカオスをもたらすことがある．運動チックは幼少期に現れることが多く，2 歳以前に出現することもある．典型的には，（顔をしかめたり，目の周りの筋肉がピクつかせたりするなど）顔の上半分に症状が出るものだが，腹部の筋緊張や肩や頭・四肢の捻りなど，幅広い症状を伴いうる．音声チックは，もう少し遅く発症する傾向がある．単純な音声チックで生じる症状には，大声を出したり，咳払いしたり，クンクンと鼻を鳴らしたり，何か単語を言ったりぶつぶつ呟いたりすることが含まれる．

チックがあるなかで成長するにつれて，子どもは自分の体や心が自分のコントロール下にないのだと思い知らされる．なかには「緊張の高まりと，そこからの解放」がチックの衝動とチックによる解放をもたらすようになる者もいる．ただそれも，窃盗症のある患者に生じるそれとは異なるのだが．チックは非自発的ながら，患者自身で抑え込めるときもある．チックはたいてい睡眠中には起きない．チック症は慢性的な障害といわれるが，時間の経過とともに激しさは変化し，数週間全くないときもある．病気のときや疲れたとき，ストレス下にあるときに増えることはよくある．

幼少期のチックはよくあるもので男児の10%，女児の5%に起きる．それらの多くは運動チックで成長とともになくなるもので，きちんと診断してもらおうとまでは思われないことが多い．大人になっても続くことは少なく，大人になっても依然として有病率は男性のほうが高い．成人以降に新しくチックになることはまれであり，成人以降の発症で多いのはコカインなどのストリートドラッグの使用の結果として生じたものだ．

成人患者のチックは子どものそれほど深刻ではないが重症度は多様で，症状が固定している傾向がある．成人の予後は，併存している精神状態や慢性的な精神障害，家庭での援助の乏しさ，向精神薬使用などで悪化する．

チックは診断にかかわらずほとんど同じように見えるものであり，トゥレット症の文脈でだけ例を挙げる．

■ F95.2［307.23］トゥレット症/トゥレット障害 Tourette's Disorder

トゥレット症/トウレット障害 Tourette's disorder（TD）は1895年，フランス人神経科医 Georges Gilles de la Tourette によって最初に報告された．身体のたくさんの部分に影響する多くのチックが含まれる．頭部の運動チックはたいてい生じる（たとえば瞬きはしばしば最初に生じる症状である）．患者のなかには複雑な運動チックを有する者もいる（たとえば，足を深く折り曲げる）．TD患者の運動チックの局在と深刻さは，典型的には時間とともに変化する．

しかし，音声チックはこの障害に特徴的であり，神経内科医よりもしばしば精神科医のほうが診ることが多いだろう．音声チックには驚くほどたくさんの吠えるような声，舌打ち音，咳，ブーブーいう声や意味のある単語などが含まれている．患者のかなりの割合（10～30%）が，家族や知人には耐えがたい他の言語や卑猥な言葉を発する**汚言** coprolalia を有する．精神的な汚言（侵入的な汚い考え）も起こりうる．

今はまれではないと判明しており，TDは若者の1%近くに生じ，女性の数倍の頻度で男性に生じる．よくわかっていないのだが，アフリカ系アメリカ人には他の人種集団よりも少ない．随伴症状には，皮膚をひっかくことや頭をぶつける自傷が含まれる．TDは非常に遺伝的で二卵性では10%，一卵性双生児では50%以上に生じる．チックや強迫症（OCD）にはしばしば家族歴がある．TDと若年発症のOCDには遺伝的な関与があると考える者もいる．

典型的にはTDは6歳までには始まる．TDは10～12歳までにたいていの患者で重症化し，約75%の患者で改善がみられる．患者の25%は症状が悪化か横ばいのまま持続する．寛解期はあるけれども，たいていは一生を通して持続する．しかし，成長していくなかで軽くなる傾向にあり，完全寛解もありうる．ほとんどの患者には特にOCDやADHDといった併存症がある．

トゥレット症のポイント

TD 患者におけるチックは，多くの場合，6 歳頃の瞬きで始まる．そして，そこに音声チックが加わるようになり，その音声チックというのも初めはうなり声や咳払いであろう．最終的に，TD の患者には，複数の運動チックと 1 つ以上の音声チックがみられるものだ．最もよく知られたチックである，下品な言葉やその他社会的に容認できない言葉を発する汚言症は，比較的珍しい症状である．

注意事項

D を見逃すな！

- **D**uration and **D**emographics（期間と患者層）: 1 年以上．典型的には 4〜6 歳だが，18 歳前に始まる
- **D**ifferential diagnosis（鑑別診断）: 強迫症，他のチック障害，物質使用障害，および身体疾患

チック症のポイント（比較）

	トゥレット症	持続性（慢性）運動または音声チック症	暫定的チック症
特徴的なチックの型	1 つ以上の音声チックと 2 つ以上の運動チック（注意事項を参照）	運動チックか音声チック．ただし両方ではない	数にかかわらず，運動チックか音声チック，またはその両方
期間	1 年より長い		1 年未満
鑑別診断	他の身体疾患や物質使用がない	他の身体疾患や物質使用がない．トゥレット症でもない	他の身体疾患や物質使用がない．トゥレット症でもなく，持続性（慢性）運動または音声チック症でもない
発症年齢	18 歳までに始まらなければならない		
該当すれば特定せよ		運動チックのみか音声チックのみ	
チックの定義	突発的，非律動的，急速で反復的		

注意事項

TD では，運動チックと音声チックが生じている時期が同時期である必要はない

●ゴードン・ホイットモア

ゴードンは下記の主訴でクリニックに来た 20 歳の大学生であった．「薬を止めたら，トゥレットがぶりかえしたんです」．

ゴードンは満期妊娠で合併症なく出生し，8歳6か月まで正常に発達していた．母親が彼のチックに最初に気づいたのは，彼がテーブルで朝食を待ちシリアルの箱を見ていたときであった．彼は箱の裏に書かれたものを読んでは，数秒ごとに瞬きし，口をきつく閉じたり大きく開けたりした．

「母は，どうしたんだと私に聞いてきました．私がけいれんでも起こしたんじゃないかと思ったんです」とゴードンは精神科医に語った．そして，彼は突然に話を中断して「くそ！　ちくしょう！」と叫んだ．彼はそれぞれの言葉を怒鳴ると，右に急に頭部を捻り，彼の歯が実際にガタガタなるほど頭を振った．「しかし，意識を失うとか，そんな経験は全くないんです．そして，それは私のトゥレットの始まりにすぎなかったんです」．

突然の爆発の後も平静に，ゴードンは話を続けた．彼は幼年期を通して，顔面けいれんと，頭部と上半身の突然の動作が徐々に増えていった．新たな運動チックのたびに彼はクラスメイトから嘲笑されたが，これらは音声チックが始まったときの苦痛に比べたら，まだマシなものであった．

13歳になった頃，ゴードンは，ある種の緊張感が喉の奥に蓄積してくるように感じられることに気づいた．くすぐったくもなく，味もなく，彼にはそれをうまく表現できなかった．それは飲み込んでしまえるようなものではなかった．時々咳払いで一時的に和らげることができたが，多くの場合，和らげるには何らかの声を出さずにはいられなかった．怒鳴ったり吠えたりすることで普段はうまく対処できたが，症状が特に最も激しい際は下品な言葉を言わずにいられなかった．

「くそ！　ちくしょう！　くそ！　ちくしょう！」彼は再び叫んだ．そして，「〇ンコ！」ゴードンは再び首を横に振り，2回叫んだ．

高校2年の中頃には，音声チックが悪化し，クラスに大混乱を引き起こさずにいられるようになるまでの「無期停学」を言い渡されてしまったのだ．両親に連れられて，三人目になる医者を受診し，ハロペリドールが処方された．ハロペリドールの内服により，彼はストレス下での瞬きを除けば，完全に症状が消失した．

彼が遅発性ジスキネジアについての記事を読み，薬剤の副作用を心配し始めたとき，まだ1か月弱分の薬が残っていた．薬を止めると，すべてのチックがすぐにまた出現した．最近では，かかりつけ医の診察を受け，健康だと告げられている．彼は違法薬物やアルコールを乱用したことなど全くなかった．

ゴードンは，診察の時間のほとんどの間，静かに座っていたし，身なりはきちんとし，心地よい印象の若い男性であった．彼は実に至極普通の印象であった……大げさな瞬きが，1分間に数回あることを除いて．彼は時々瞬きと同時に口を開き，そして，唇を歯の周りで動かした．しかし，数分ごとに彼の顔，頭，肩にわたるさまざまなチックとともに，怒鳴り，うなり，吠える小さな爆発が起こった．不規則に，しかし，ある程度の頻度で，彼は上記で述べたような下品な言葉を大声で発した．その後，彼は穏やかに会話を再開した．

ゴードンに，その他には目立った精神症状はなかった．チックがないとき，彼の発声は明確で，首尾一貫していて，適切で，自発的であり，彼はMMSEで30点満点を獲得した．彼は，症状について心配しているとは言ったが，気分が落ち込んでいるとか特に不安になっているとかといったことは否定した．彼に，幻覚や妄想，希死念慮は一切なかった．また，強迫観念と強迫行為について，彼は「それってジョージおじさんみたいな人のことだ……彼は儀式ばっかりしていたから」と言い，否定した．

●ゴードン・ホイットモアを診断せよ

ゴードンの症状は小児時に始まり（診断基準 C），音声チックと複数の運動チック（基準 A）が含まれ，十分に頻繁に，そして，十分に長い期間（基準 B）発生しており，TD の診断基準を完全に満たしていた．彼は症状さえなければ健康であり，彼の症状が**他の身体疾患**（特に神経障害．たとえばジストニア）によりもたらされている可能性は高くないものと思われた．異常な動きをもたらしうる他の精神障害は――そこには**統合失調症**や**アンフェタミン中毒**が含まれる――を疑うべき根拠はゴードンにはなかった（基準 D）．音声チックと複数の運動チックという症状の要素を取りそろえ，それらが生じていた期間からして，他のチック症（持続性運動または音声チック症，暫定的チック症）は除外される．

また，TD に関連する可能性のある状態の確認も必要だ．これらには，子どもの OCD と ADHD が含まれる（ゴードンのおじは OCD だったかもしれない）．ゴードンの診断は，それゆえ下記のようになるだろう（私は彼の GAF スコアを 55 にするだろう）．

F95.2［307.23］　トゥレット症/トゥレット障害　Tourette's disorder

■ F95.0［307.21］暫定的チック症/暫定的チック障害 Provisional Tic Disorder

定義により，暫定的チック症でのチックは一時的なものである．通常，それらは 3～10 歳で始まるひとつの運動チックで，数週間から数か月の期間にわたり増減する．音声チックは，運動チックほど一般的ではない．持続性運動または音声チック症と診断された患者には，暫定的チック症の診断は下されない．

■ F95.1［307.22］持続性（慢性）運動または音声チック症/持続性（慢性）運動または音声チック障害 Persistent（Chronic）Motor or Vocal Tic Disorder

チックが 1 年間も続けば，それらはもはや暫定的ではない．また，持続的な運動チックの重症度は増減する．ただし，持続的な音声チックはまれである．たとえ持続的な運動チックが数年にわたり普段は現れなくとも，疲労やストレスが悪化した際に，成人で再発するかもしれない．持続的なチックはおそらく TD に遺伝的に関連しているが，TD の患者はこの診断を受けることはできない．

■ F95.8［307.20］他の特定されるチック症/他の特定されるチック障害 Other Specified Tic Disorder

■F95.9 [307.20] 特定不能のチック症/特定不能のチック障害 Unspecified Tic Disorder

上記までのチック症のいずれの基準も満たしていないチックに診断名をつける際，特定不能のチック症を使用する．もしくは，他の特定されるチック症を使用して，理由を指定できる．一例としては，明らかに18歳より後に発症したチックが挙げられる．

運動症群/運動障害群 Motor Disorders

■F82 [315.4] 発達性協調運動症/発達性協調運動障害 Developmental Coordination Disorder

発達性協調運動症/発達性協調運動障害 developmental coordination disorder（DCD）は，そんな名称よりもむしろ，もっと軽蔑的なレッテル「不器用な子症候群」として認識されていることだろう．失行（筋力にも感覚にも異常がないにもかかわらず，技術を要する運動での困難を意味する）とおよそ同義で，DCDにはいくつかの論争の焦点が残っている．そして，DCDは5〜10歳の子どもの6％に生じると思われ，これらの1/3に重篤な症状が生じていることは重大だ．約4：1の比率で，男児のほうが女児よりも多い．

これらの子どもたちは，自分の体を望みどおりに動かすことに困難を抱えている．年少の子どもたちであれば，運動の発達段階，特にクロール，歩行，会話，着替えすら，その年齢で期待される水準に比して遅れが生じる．年長児であれば，投げられたボールなどをキャッチし，走り，ジャンプし，蹴ることが上手ではなく，普段から団体スポーツのメンバーに選ばれるようなことはなく，友人とトラブルになることもある．絵画，活字風の書字，筆記体での書字，ハサミで何かを切ることなどの技術を習得するのにすら，問題を抱える．

症状は独立している場合もあるが，患者の半分以上には，もっと広い範囲での障害，すなわち注意の欠陥や失読症などの学習障害などがあり，その問題の一部としてDCDが存在している．自閉スペクトラム症も関連がある障害だ．

長年研究されているが，原因はいまだに不明である．個々のケースでは，筋ジストロフィー，先天性筋無力症候群，脳性麻痺，中枢神経系腫瘍，てんかん，フリードライヒ運動失調症，エーラス・ダンロス症候群など，さまざまな身体疾患を除外しなければならない．通常の運動発達後に運動失調が遅れて発症したのであれば，重症のDCDとなることは明らかだ．

運動技能の欠陥は，思春期の間も続きうるし，成人してからの生活にも及びうる．ただ，その大人になってからの転帰についてはほとんど知られていない．

発達性協調運動症のポイント

学校やスポーツなどの活動で，その年齢で身につけていることが期待される水準よりも，運動能力がずいぶんと劣っている．その動作の特徴として，全般的なぎこちなさ，バランスの問題，発達のマイルストーンの遅れ，そして，ジャンプやボールを投げること，キャッチすること，手書きで文字を書くことなどの基本的な技術の獲得の遅れ，などが挙げられる．

注意事項

Dを見逃すな！

- **D**isability（障害）：職業的/学業的，社会的，または個人的な機能を損なう
- **D**ifferential diagnosis（鑑別診断）：たとえば脳性麻痺のような身体疾患，知的能力障害，自閉スペクトラム症，ADHD

■ F98.4［307.3］常同運動症/常同運動障害 Stereotypic Movement Disorder

常同 stereotypiesは，明確な目的なしに，過剰に繰り返し実行されているように見える行動で，運動のための反復運動である．このような行動は乳児や幼児では全く正常であり，彼らは自分自身を揺すり，自分の親指を吸い，口に入る何でも彼らの口に入れる．しかし，常同が小児期やその後まで持続しているのであれば，常同運動症/常同運動障害 stereotypic movement disorder（SMD）などの臨床的問題といえるかもしれない．

その行動には，体を揺する，手をパタパタさせる，手を振る，指を動かす，皮膚をつまむ，物を回すことが含まれる．噛みつく，頭部を強打する，あるいは指，口，または他の部位を叩くことで深刻な負傷が生じうる．常同は，典型的には知的能力障害や自閉スペクトラム症でみられるものだが，ADHDやチック，OCDがある知的に正常な小児でも3%にありうる．

成人のSMDの割合は，知的能力障害がない人では珍しいものと思われるが，正確な数字はわかっていない．ある研究では，20人の成人SMD患者のうち，14人が女性であった．気分障害や不安症の既往がよくみられた．

アンフェタミン乱用患者は，時計やラジオのような機械装置の取り扱い，もしくは自身の肌をつまむことに魅了されることがある．宝石や小石のようなものを分類したり並べ直したり，（アンフェタミン乱用者により一般的になった語である）**パンディング** punding（訳注：機械の分解や衣類や家具の整理，掃除など無目的な動作の反復）がみられ，これは過剰なドパミン刺激に関連しているかもしれない．

SMDの行動と，失明（特に先天的なもの），難聴，レッシュ・ナイハン症候群，側頭葉てんかん，脳炎後症候群，さらには，統合失調症やOCDの重症例が関係していることがある．SMDはまた，ウィルソン病および脳幹脳卒中の患者で報告されていて，遺伝的症候群である**猫なき症候群** cri du chat（幼児のような特徴的な音ゆえ，「猫の鳴き声」と呼ばれる）の患者でも報告がある．また，認知症高齢患者にSMD行動がみられることもある．おそらく施設で暮らす知的能力障害者の10%が，SMDの自傷行動を伴う．

1995年にNew Yorker誌は, 当時マイクロソフトの最高経営責任者（CEO）であったビル・ゲイツが, 勤務時に体を揺すると報じた.「およそ45°の角度に上半身をかがめ, そして体を起こし, そして再度かがめた. 肘は彼の股間にあり, ときに一緒に折り畳まれる. 揺する強さは気分に応じて異なっていた. ときに会議の同席者が, 彼と一緒に体を揺することもあった」. ゲイツ氏は記者に, それは「非常に若い頃」から続くもので,「それは単にエネルギーが余っているのだろう」と語っていた.

常同運動症のポイント

患者の頭部強打, 揺さぶる, 自身に噛みつく, 手をパタパタさせるなどの無意味な, 繰り返される動きがあり, その原因が他の身体的, あるいは精神的な原因が見出せないもの.

注意事項

Dを見逃すな！

- **D**emographics（患者層）: 幼児期に始まる
- **D**istress or **D**isability（苦痛と障害）: 社会的, 職業的, または個人的な障害. 自傷が発生する可能性がある
- **D**ifferential diagnosis（鑑別診断）: OCD, 自閉スペクトラム症, 抜毛症, チック症群, 皮膚むしり症, 知的能力障害, 物質使用障害, および身体疾患

コードするときの注

▶特定せよ

自傷行動を｛伴う｝｛伴わない｝｛With｝｛Without｝self-injurious behavior

▶現在の重症度を特定せよ

軽度 Mild：症状が容易に管理できている

中等度 Moderate：症状は行動修正と特定の保護手段を必要とする

重度 Severe：受傷を回避するために, 継続的な監視が必要である

▶該当すれば特定せよ

関連する既知の医学的または遺伝学的疾患, 神経発達症, または環境要因

Associated with a known medical or genetic condition, neurodevelopmental disorder, or environmental factor：知的能力障害, もしくは胎児性アルコール症候群など

コミュニケーション症群/コミュニケーション障害群 Communication Disorders

コミュニケーション症は，子どもが特別な診察を受けるために紹介されてくる最もよくある理由のひとつである．子どもによっては，コミュニケーションの問題が，自閉スペクトラム症や知的能力障害のような，より広範な発達障害の症候性の問題であることがある．しかし，そうではない子どもにおいては言語や会話の障害だけの障害であることが多い．

発語の障害には，構音流動性の欠如（たとえば吃音），（語音症のような）正確に音を出すことの困難や出した音を適切に用いることの困難さ，発声器官の協調運動や制御の問題によって生じる発達性言語協調障害が含まれている．言語の障害は，言葉の形成（形態論）や，文章（統語論），言語の意味（意味論），および文脈の使用（語用論）の問題から成り立っている．以前のDSM-Ⅳでの表現力と受容言語の障害は，読み書きの問題同様，言語障害の範疇に含まれている．

これらの障害は，まだ十分に理解されていない，もしくは（多くの場合）十分に認識されていない．それらを鑑別することは可能だが，同時に高度に相互に併存しうる障害でもある．

■ F80.2［315.32］言語症/言語障害 Language Disorder

言語症/言語障害 language disorder（LD）は，その程度はさまざまだが，言語の受け取る能力や表現する能力である話し言葉と書き言葉（や手話）などの言語における問題をカバーすることを目的とした，新しいカテゴリーである．語彙と文法は，通常は相互に関連している．LD の患者は，健常児よりも話し始めるのが遅く，あまり多く話さず，最終的に学術的な進歩を損なう．その後の人生で，職業的成功が損なわれうる．

実際の検査結果については基準のなかで指定されていないものの，診断は病歴や，直接的な観察，標準化された検査に基づいて下される必要がある．この障害は持続する傾向にあり，言語障害の 10 代の若者や成人は，その後も物事を語ることが困難であることが多いこの障害は，強い遺伝的基盤がある．

言語障害もまた，知的能力障害，ADHD，自閉スペクトラム症を含む，他の発達障害と併存しうる．

言語症のポイント

LD は幼児期に始まり，患者の話し言葉と書き言葉は，持続的に年齢相応よりも遅れる．同年齢に比べ，患者は語彙が少なく，文章を形成するための言葉の使用が損なわれ，アイディアを表現するための文章を用いる能力が低下している．

注意事項

D を見逃すな！

- **D**uration and **D**emographics（期間と疫学）：幼児期に始まり，慢性化する傾向がある
- **D**isability（障害）：職業的/学業的，社会的，または個人的な機能を損なう
- **D**ifferential diagnosis（鑑別診断）：感覚障害，自閉スペクトラム症，知的能力障害，学習症．これらのそれぞれは，LD と共存している場合がある

F80.0 [315.39] 語音症/語音障害 Speech Sound Disorder

別の音を代入する，または完全に特定の音を省略するといった，以前は音韻障害と呼ばれた，語音症/語音障害 speech sound disorder（SSD）の患者によってみられる障害の一種である．その困難は，語音についての知識が不十分であることや，音声の生成を阻害する運動の問題から生じうる．子音は幼児の発音のように，最もよく障害される．他の例として，（「spaghetti」を「gaspetti」のような）音の順番の障害が挙げられる．第二言語として英語を学ぶ人たちにみられる音声の障害は，SSD の例とはみなされない．SSD が軽度な場合は，症状は趣のある，あるいはかわいい印象すら与えるかもしれないが，より重度となると理解が難しくなり，理解不能になることもある．

SSD は就学前の子ども（男の子のほうがより多い）の 2〜3%に生じるが，自然と改善することが多く，10 代後半では 200 人に 1 人ほどに減る．家族性の発症があり，他の言語障害や（選択性緘黙を含む）不安症，ADHD とともに生じることもある．

語音症のポイント

患者は語音生成，コミュニケーション形成に問題を抱えている．

注意事項

D を見逃すな！

- **D**uration（期間）：幼児期に始まる
- **D**isability（障害）：職業的/学業的，社会的
- **D**ifferential diagnosis（鑑別診断）：たとえば口蓋裂もしくは神経疾患などの身体疾患，聴覚障害のような感覚障害，選択性緘黙

F80.81 [315.35] 小児期発症流暢症/小児期発症流暢障害 Childhood-Onset Fluency Disorder

かつて単に**吃音** stuttering と呼ばれていた（タイトルは ICD-10 に準拠して変更された）この障害における，流暢性とリズムの欠陥は，一般的によく知られているが，流暢障害者の制御不能感に対する苦痛はあまり知られていない．瞬間的なパニックが，困難な音や状況を回避するという極端な手段を流暢障害の者にとらせる——電話の使用といった，ごく

当たり前のことですらも．不安や不満，身体的な緊張が訴えられることはよくある．彼らをよく見ていれば，コントロールを取り戻そうと，特に集団を前に話す際のようなプレッシャーが強まる状況で，自分の拳を握り締めたり，瞬きしていたりすることに気づくことだろう．

吃音は特に子音で発生しやすい．単語，文の最初の単語の最初の音，そして，アクセントになる言葉，長くめったに使用されない言葉で発生する．それは冗談を言う，自身の名前を言う，見知らぬ人に話す，または，立場が上の人に何かを言う際に誘発される．歌っているとき，宣誓するとき，メトロノームのリズムにのせて話すときには流暢になれるものだ．

吃音は平均的には 5 歳から始まるが，2 歳以前でも発症しうる．そもそも幼児は流暢に話さないものであり，早期の吃音が見逃されることは多い．突然の発症が重症度と相関しうる．幼児の 3%で吃音があり，脳傷害や知的能力障害の子どもでは割合がより高い．男子は女子よりも 3 倍以上の頻度で発症しやすい．報告によって差はあるが，成人の有病率は 1,000 人に 1 人で，その 80%が男性である．

吃音は家族性に発症し，遺伝性であるいくつかのエビデンスがある．トゥレット症，ドパミン関連障害であるが，それと遺伝的に（そして，いくらか症候的に）関連がある．ドパミンアンタゴニストは，吃音の影響を改善するために使用される．

小児期発症流暢症（吃音）のポイント

この障害の患者は，流暢に話すことに問題を抱え，音を引き延ばしたり繰り返したりすることが非常に目立っている．言葉の途中で一時的に停止することもある．彼らは話している間，非常に緊張が強く，単語全体を繰り返したり，発音が困難であるためにより発音が簡単な単語に置き換えたりする．結果として話すことへの不安が生じる．

注意事項

D を見逃すな！

- **D**uration（期間）：幼児期に発症
- **D**istress or **D**isability（苦痛と障害）：社会的，学術的，または職業的
- **D**ifferential diagnosis（鑑別診断）：音声運動障害，脳卒中などの神経学的状態，他の精神障害

コードするときの注

遅発性の症例は，成人期発症流暢症と診断され，F98.5［307.0］としてコードされるべきである

F80.89［315.39］社会的（語用論的）コミュニケーション症/社会的（語用論的）コミュニケーション障害 Social（Pragmatic）Communication Disorder

社会的（語用論的）コミュニケーション症/社会的（語用論的）コミュニケーション障

害 social（pragmatic）communication disorder（SCD）は，文を構成するための適切な語彙と能力を有しているにもかかわらず，実際の言語の使用に問題がある患者をさす．コミュニケーションの分野においては，これを**語用論** pragmatics と呼び，語用論にはいくつかの基本的な能力が含まれている．

- 誰かを迎える，事実について話す，要求をする，約束をする，頼みごとをするといった異なる課題を達成するために言葉を用いる．
- 子ども相手のときと大人相手のときに，あるいは，教室と家で話し方を変えるというように，特定の場面や相手の要求にあわせて言葉をあわせる．
- 交互に話す，話題を保つ，言語的なものだけでなく非言語的（アイコンタクト，表情）な合図も用いる，話し手と聞き手の間に適切な距離をおく，誤解されたことを言い直すなどの会話のルールを守る．
- 比喩，熟語，ユーモアといった曖昧なコミュニケーションを理解する．

SCD の患者は子どもであろうと大人であろうと，社会的コミュニケーションの語用論的な側面の理解と使用に困難があり，それは彼らの会話が社会的に不適切となりうるほどのものである．しかし，彼らには自閉スペクトラム症の診断にあてはまるような，興味の限局化や常同的行動はない．SCD はそれ単独で，または他のコミュニケーション症，限局性学習症，あるいは知的能力障害などの他の疾患と併発して起こりうる．

社会的（語用論的）コミュニケーション症のポイント

発達期早期から，患者は次の特徴のそれぞれにおいて困難がある．社会的な目的のための言語の使用，文脈に合致したコミュニケーションの適用，会話のルールに従うこと，曖昧なコミュニケーションの理解．

注意事項

D を見逃すな！

- **D**isability（障害）：職業的/学業的，社会的，または個人的な苦痛および機能を損なう
- **D**uration（期間）：一般的には 4～5 歳で初めて同定される
- **D**ifferential diagnosis（鑑別診断）：身体疾患または神経疾患，自閉スペクトラム症，限局性学習症，知的能力障害，社交不安症，ADHD

■ F80.9［307.9］特定不能のコミュニケーション症/特定不能のコミュニケーション障害 Unspecified Communication Disorder

これまでと同じことの繰り返しである．すなわち，コミュニケーションの問題が前述の基準を完全には満たさないものの，患者にとっての困難感を生じさせている場合に特定不能のコミュニケーション症の診断が下される．

限局性学習症/限局性学習障害 Specific Learning Disorder

限局性学習症/限局性学習障害 specific learning disorder（SLD）は情報の獲得に特有の問題であり，子どもの年齢や元々の知能と釣り合わないものであり，文化や教育機会の欠如などの外的な要因では説明されないものをさす．したがってSLDは，想定される子どもの学習能力と一切の学業成績の間の一連の（特定できていないものだけでなく，読字，算数，書字表出などの領域における）乖離から構成される．

診断を決定するにあたっては，心理測定学的に優れており，文化的に適切な，標準化された検査の個別実施によって得られる，能力が著しく欠如していることの根拠が必要となる．DSM-5における障害の大部分と同様に，学業的，職業的，社会的生活への影響が生じていない限りはSLDの診断はなされない．当然ながら，子どもの知的水準はSLDの表出，予後，治療に影響するだろう．

他の診断よりも1～2年遅く生じる傾向にある「書字表出の障害を伴う」の特定用語を除いて，SLDは一般に子どもが小学2年生になるまでに明らかになる．SLDに罹患する子どもには主に2つの群が存在することがこれまで明らかにされてきた．SLDに陥る子どもの大部分は，綴字と読字を含む言語能力に問題がある者である．これらは言語の音と記号の処理における基礎的な困難さから生じる（言い換えれば，彼らは音韻的な処理能力の障害を有している）．問題を解決することの困難さ——すなわち，失算症として表出される視空間的，運動的，あるいは触感覚的な問題をもつ者の数は比較的少ない．

5～10%のアメリカ人が，生涯にわたって何らかの形でSLDにかかる．男子は女子の2～4倍多い．もちろん，子どもの行動面，社会生活面への影響は，機能低下の重症度と利用可能な教育的支援や社会的支援に比例する．しかし，高校を卒業する前に中途退学する者の全国平均が6%であるのに対して，SLDと正式に診断された者の40%もが中途退学する．この障害は，大人になっても続くことがあり，大人での頻度は子どもの約半分ほどである．SLDのタイプのなかでも，算数の障害が成人した際の機能に影響を及ぼす可能性が高い．

SLDの子どもは，不安症や気分障害だけでなく，行動や情緒の問題，特にADHD（精神的な予後が悪い）や自閉スペクトラム症，発達性協調運動症，コミュニケーション症も併存することが多い．

■読字の障害を伴う限局性学習症（失読症）
Specific Learning Disorder with Impairment in Reading（Dyslexia）

この障害群のなかで最もよく研究されている，読字型のSLD（失読症とも呼ばれる）は子どもに発症するものであり（大人にも存在しうるが，それは子どもの頃から持続するものである），年齢や知能から期待される水準の読字ができない障害である．失読症は，黙読するときの**理解**や**スピード**，音読するときの**正確さ**，書字するときの綴りなど，いくつかの形をとりうる．失読症は全人口にわたって，知能水準にかかわらず正規分布し，学齢期の児童の約4%が罹患し，そのほとんどは男児である．

この障害の病因を知るうえで，母国語の文字と音がよく対応している（つまり，言葉の発音が全般的に見た目どおりである）場合に子どもに読字の問題が生じにくいということは興味深い．その意味では，英語は比較的難しく，イタリア語は**容易**である．

失読症の原因は，鉛中毒，胎児性アルコール症候群，社会経済的地位の低さといったさまざまな環境要因や家族因（遺伝で説明できる患者は30%にものぼる）によって説明されてきた．特にリスクが高いのは社会的に恵まれない子どもであり，彼らは発達に重要な早期の刺激を受ける機会が少ない．診断において，臨床医は視覚や聴覚の障害，行動障害，そして，しばしば合併するADHDの可能性を排除しなければならない．

失読症の予後は複数の要因，特に個々の患者の重症度に大きく依存する．人口平均から2標準偏差以下の読字能力は悪い予後を予測する．その他の要因としては，親の教育水準や子どもの全体的な知的能力が挙げられる．

失読症の早期発見により治療効果は高まる．ある研究は，7歳時に治療を受けた子どもの40%が14歳時には通常の読字ができるようになると報告している．しかし，あまりよくない報告もある．おそらく4,000万人の成人アメリカ人はかろうじて読み書きができるというレベルなのである．読字の正確さは時とともに改善される傾向にあるが，流暢性は成熟してからも問題となり続ける．成人してからは，読むのが遅かったり，固有名詞や聞き慣れない言葉を混同したり言い間違えたり，（恥をかかないように）音読を避けたり，想像に任せて綴ったり（そして綴りが簡単な言葉を選んだり）するだろう．彼らにとって読字は大変な重労働であり，彼らは何かを読むような余暇の過ごし方を避ける傾向にある．

■ 算数の障害を伴う限局性学習症（失算症）Specific Learning Disorder with Impairment in Mathematics (Dyscalculia)

SLDの算数型について，われわれはどう理解したものだろうか．これはちょっと難しい問題だ．数学的な物事——それは計算や数学的な概念の理解，さらに記号の認識や九九の習得，単純な足し算から複雑な文章問題まで——の実行に困難を抱えている者のことだが，その原因について実際には理解できずにいる．原因は，非言語的な学習の問題というより大きな物事の一部であるかもしれず，示された数をそれが意味する数と頭の中で結びつけることに問題があるのかもしれない．原因が何であれ，学童の5%にみられる．もちろん，非常に幼い子どもには存在しようがない．ただ，幼児でも数を認識していることは示されており，その子が算数を学ぶべきとき——それは幼稚園のこともあれば小学校2年生以降かもしれないが——それまで目に見えないだけのことだ．

ゲルストマン症候群 Gerstmann's syndrome は，脳卒中などによる側頭葉近くの角回に障害が生じることで起こる症状の集合体であり，主に4つの機能障害から構成されている．綺麗に書くことの困難（失書や書字障害），計算のルールの理解の困難（計算障害，失算），右か左かを言うことの困難，手の指を識別することの困難（手指失認）．それに加えて，大人であれば，多くに失語が生じる．時折，子どもに原因不明で生じたこ

の症候群が報告されることがある．そのなかには頭のよい子どもも含まれている．子どもが学校に行き始めたときに気づかれるのが普通だ．4 つの主症状とは別に，難読症や，簡単な図形の模写ができない――構成失行と呼ばれる障害が生じることがある．

書字表出の障害を伴う限局性学習症
Specific Learning Disorder with Impairment in Written Expression

書字表出型の SLD 患者は，文法や句読点，綴字，考えを書いて構成することに問題がある．子どもであれば，口述的，音声的形態の情報を視覚的，書字的形態に変換することに困難が生じる．彼らが書くものは単純すぎたり，簡潔すぎたり，あるいは難解すぎて理解できなかったりするかもしれない．なかには新たな考えを生み出すことに困難がある者もいる．書字の判読が困難なことはあるかもしれないが，書字の拙さ**のみ**が問題である場合にはこの診断はなされないことには留意する必要がある．

一般的に，この問題は，読字型の SLD の一般的な発症よりもずっと後，小学 2 年生以降になって初めて出現する．書字の必要性は，それ以降の 3 年生から 6 年生にかけて増加する．書字表出型の SLD はワーキングメモリの障害によるものである可能性がある（子どもが言おうとしていることを構成することの障害が存在する）．発達性協調運動症のような協調運動機能に乏しい者に，この診断をつけることは一般に適切ではない．

限局性学習症のポイント

患者は読字，書字，計算などの重大な困難を示す．すなわち，

- 患者は読みの速度が遅い，またはそれに尋常でない努力を要する．あるいは意味の理解に顕著な困難を示す
- 患者は書字の内容（形式ではない）に問題を示す．すなわち，文法的な間違いがある，考えの表現が不明確，または構成力に乏しい，あるいは著しく「想像に任せた」綴字をする，といった問題がある
- 患者には数学的事実の記憶，計算，あるいは数学的推理に著しい困難がある

障害されているのがいずれの技能であるにせよ，標準化されたテストの得点は年齢から期待されるものよりも著しく低いものとなる．

注意事項

17 歳以上の者に対しては，学業成績の低さをテストの代わりに用いることができる．

D を見逃すな！

- **D**emographics（患者層）：学齢期の早期に発症するが，必要とされる能力が患者の能力を超えるときに初めて症状が完全に生じる
- **D**isability（障害）：社会的，学業的，職業的
- **D**ifferential diagnosis（鑑別診断）：視覚，聴覚，運動障害などの身体障害，知的能力障害，ADHD

コードするときの注

F81.0［315.00］読字の障害を伴う With impairment in reading：読字の正確さ，読字の速度または流暢性，読解力を特定せよ

F81.81［315.2］書字表出の障害を伴う With impairment of written expression：綴字の正確さ，文法と句読点の正確さ，書字の読みやすさまたは流暢性，書字表出の明確さまたは構成力を特定せよ

F81.2［315.1］算数の障害を伴う With impairment of mathematics：数の感覚，数学的事実の記憶，計算の正確さまたは流暢性，数学的推理の正確さを特定せよ

▶障害されているそれぞれの領域（とその下位の領域）について重症度を特定せよ

軽度 Mild：いくらかの困難さがあるが，支援が得られれば十分に機能できる

中等度 Moderate：際立った困難さが存在し，習熟には相当な指導が必要となる．いくらかの調整が必要となるかもしれない

重度 Severe：集中的な治療なしでは克服が困難であろう複数の重大な問題が存在する．集中的な支援サービスを行なっても適切に埋め合わせできることはないだろう

■F88［315.8］他の特定される神経発達症/他の特定される神経発達障害 Other Specified Neurodevelopmental Disorder

■F89［315.9］特定不能の神経発達症/特定不能の神経発達障害 Unspecified Neurodevelopmental Disorder

これらのカテゴリーは，成人以前に現れ，その他の障害の基準ではうまく定義されない障害をもつ患者に対して用いる．前者の群に対しては，「鉛中毒に関連する神経発達症」というように理由を明示する．後者は，とりわけ適切な情報がないときに使用する．

第2章

統合失調症スペクトラム障害および他の精神病性障害群

Schizophrenia Spectrum and Other Psychotic Disorders

統合失調症スペクトラム障害および他の精神病性障害群クイックガイド

精神病症状が目立つのであれば，多くはこの章で扱ういずれかの障害と診断することになるだろう．各項目について，記載した頁で，詳しく解説した．なお，以下の診断は理解しやすいように列挙しており，DSM-5に記載された順番とは異なっている．

統合失調症，および統合失調症に準ずる障害

統合失調症：妄想，まとまりのない発語，幻覚，陰性症状，そして緊張病もしくはひどくまとまりのない行動，このうち2つ以上が少なくとも6か月間存在する．鑑別すべきものとして，精神病症状を呈する重症の気分障害，物質使用，全身的な医学的疾患が挙げられる（p.58）．

他の精神疾患に関連する緊張病（緊張病の特定用語）：ある特定の行動的な特徴，すなわち緊張病症状（p.93）のうち3つ以上を呈する．この特定用語は，精神病，気分障害，自閉スペクトラム症，他の身体疾患に伴うものとして使用する（p.92）．

統合失調症様障害：統合失調症の基本症状のうち2つ以上があるが，持続期間が1か月以上6か月未満のもの（p.70）．

統合失調感情障害：1か月以上統合失調に矛盾しない症状があり，同時期に気分エピソード（抑うつエピソードか躁病エピソード）が認められるもの（p.81）

短期精神病性障害：統合失調症の基本症状のうち1つ以上があるが，持続期間が1か月未満のもの（p.73）．

他の精神病性障害

妄想性障害：妄想があるが，統合失調症でみられる他の基本症状は存在しないもの（p.76）．

他の医学的疾患による精神病性障害：さまざまな身体および神経疾患が，精神病症状を呈しうる（p.89）．

物質・医薬品誘発性精神病性障害：アルコールやその他の物質（中毒・離脱）が，精神病症状を呈しうる（p.86）．

他の特定される，または特定不能の統合失調症スペクトラム障害および他の精神病性障害：このカテゴリーは，精神病の状態ではあるが，どのカテゴリーにもあてはまらない場合に使われる（p.98）．

特定不能の緊張病：このカテゴリーは，緊張病ではあるが，特定の診断をつけるには情報が足りない場合に使われる（p.98）.

症状として精神病症状を呈する障害

他の章で扱う精神障害のなかにも，精神病症状を呈するものがあり，以下のものが含まれる．

精神病症状を伴う気分障害：重度の抑うつエピソード（p.102），躁病エピソード（p.106）では，気分に一致した妄想や幻覚が認められることがある．

精神病症状を伴う認知障害：せん妄（p.468）や認知症（p.483）では，幻覚や妄想が認められることがある．

パーソナリティ障害：境界性パーソナリティ障害では一過性の妄想様観念が認められることがある（p.535）．統合失調症の病前性格として，シゾイドパーソナリティ障害や統合失調型パーソナリティ障害が認められることがある（p.526，p.529）．

精神病のようにみえる障害

あたかも精神病のようにみえる状態を呈する障害があり，以下のものが含まれる．

限局性恐怖症：恐怖回避行動は，精神病ではないものの，非常に奇異な形をとることがある（p.172）．

知的能力障害：知的能力障害の患者には，ときに奇異な言動がみられる（p.17）．

身体症状症：あたかも幻覚や妄想のような身体症状を訴える患者もいる（p.241）．

自らに負わせる作為症：医療的ケアを得るために，幻覚や妄想を訴える患者もいる（p.257）．

詐病：保険金や傷病手当を得るため，労役（兵役など）を逃れるため，刑罰を逃れるため，幻覚や妄想を訴える患者もいる（p.593）．

二人組精神病（folie à deux）はどこへいってしまったのだろうか．ごくまれに遭遇するこの現象は，長い間，精神科診断体系のなかに固有のものとして存在していた．DSM-Ⅳ-TR では共有精神病性障害として記載されていたこの障害は，家族や近しい知人がもつ妄想に類似した内容の妄想を発展させる患者を意味していた．「第一の患者」との関係が絶たれると，「第二の患者」の妄想は消褪することが多い．この診断が DSM-5 から削除されたのにはいくつか理由がある．

ここ数十年で，共有精神病性障害の理解を助けるような研究はほとんどない．ケースレポートはいくつかあるが，データとして扱える量ではない〔なかには**三人組**（folie à trois），**四人組**（à quatre），**家族精神病**（à famille）といった「第一の患者」から複数の患者が派生したものもある〕．

二人組精神病の患者は，統合失調症か妄想性障害の患者と同居していることが多い．一方で，この現象は身体症状症や強迫症や解離症とも関連している．二人組精神病は，カプグラ症候群（近しい誰かが，そっくりの偽物とすり替わってしまったという妄想）のように，記述的手法に基づいた症候群として概念化されるべきなのかもしれない．

二人組精神病（共有精神病性障害）と診断されていた患者は，現在の手法では妄想性障害の診断基準を満たすことが多いだろう．そうでなければ，他の特定される精神病性障害と診断し，特定の理由（「妄想性障害を有する人のパートナーにおける妄想症状」）を記録することになる.

はじめに

20世紀後半，精神病は多因的なものだということが理解され，精神医療の大いなる前進がもたらされた．少なくとも部分的には，その前進はDSM-Ⅲ以降にも反映され，多くの型の精神病の診断基準がつくられることになった.

精神病が存在するかどうかは，通常たやすく判断できる．妄想，幻覚，まとまりのない発語や行動，これらは一般的にわかりやすいし，患者には普通の人とは明らかに違う言動が多い．しかし，精神病の原因を識別することは難しい．経験豊富な臨床医がある程度診察を重ねても，きちんとした診断に至らない患者はたしかに存在する.

■精神病の症状

精神病の患者は現実との接触を欠いている．DSM-5における統合失調症の基準Aに記載された，5つの基本症状のうちのどれかを呈する.

•妄想 Delusions

妄想とは，その患者の文化的・教育的背景から説明不能な誤った信念である．その信念は，相反する証拠や，他の大勢の人の意見があっても訂正不能である．妄想は以下のような多様な形態をとる.

被愛妄想 erotomanic：ある人（典型的には社会的地位が高い人）が自分に恋愛感情をもっているという妄想.

誇大妄想 grandeur：自分が神や映画スターのような，特別な地位にあるという妄想.

罪業妄想 guilt：自分が赦されない罪や重大な過ちを犯したという妄想.

嫉妬妄想 jealousy：配偶者やパートナーが不貞をはたらいているという妄想.

被影響妄想 passivity：たとえば電波のような外的な力に，支配されたり操られたりしているという妄想.

被害妄想，追跡妄想 persecution：自分が追跡され，行動を妨げられているという妄想.

貧困妄想 poverty：職や貯金があるにもかかわらず，困窮しているという妄想.

関係妄想 reference：自分のことが噂されている，または自分のことが報道されたりテレビで扱われたりしているという妄想.

身体妄想 somatic：自分の身体の機能が全く変わってしまった，ひどいにおいを発している，または重病に罹患しているという妄想.

思考吹入（すいにゅう） thought control：自分のものではない考えが頭の中に入れられてしまったという妄想.

妄想は，支配観念（強固な考え）とは区別されなければならない．支配観念は，明らかに誤った考えではないが，それが正しいという証拠がないにもかかわらず保持される．例としては，自らの人種・家系や政党の優位性に対する信念が挙げられる．

• 幻覚 Hallucinations

幻覚とは，感覚刺激がないにもかかわらず生じる，誤った知覚体験である．幻覚は，ほとんどの場合，異常なかたちで五感のいずれかに影響を与える．そのなかでも，幻聴と幻視はよくみられる症状だ．しかし，幻覚があるからといって，その人が精神病であるとはいえない．

精神病症状としてみなすには，幻覚は意識清明下で生じていなければならない．すなわち，せん妄のときに生じる幻覚は，この章で扱うような精神病性障害における幻覚としては扱われない．入眠時や覚醒時に生じる幻覚様の体験にも同じことがいえる．このような体験は，真の幻覚とはいえず，健常人にも起こりうるもので，**心象** imagery とでも呼ぶべきだろう．

精神病症状として扱うためのもうひとつの条件は，患者が現実的な病識を欠いているということである．そんなことは当たり前だと思いがちだが，例外もある．たとえば，シャルル・ボネ症候群は，視覚障害をもつ患者に複雑な幻視が生じるものであるが，患者はそれらが現実のものではないとはっきり認識している．

また，幻覚は**錯覚** illusions とも区別されなければならない．錯覚は，実際の感覚刺激を誤って解釈･処理したものだ．夜間など，感覚刺激の減弱した状況で起こることが多い．たとえば，夜中に目が覚め，「侵入者が屈んでいる！」と驚き，明かりがさすと「侵入者」は椅子の上に積み重ねられた衣服だった，というような体験だ．錯覚は，ごく一般的で健常人にも起こりうる．

• まとまりのない発語 Disorganized Speech

妄想や幻覚がなくとも，精神病の患者は**まとまりのない発語** disorganized speech（ときに**連合弛緩** loose associations と呼ばれる）を呈することがある．思考のつながりは，論理ではなく，音韻・語呂合わせや，他人からは理解できない規則に支配される．ひどいときには，全く無秩序に言葉だけが並ぶこともある．

台本なしの即席の政治家の発言を正確に書き起こすと，「まとまりのない発言」になっていることもある．しかし，それが実際に語られたときには，聞き手はきちんとその意図を理解できる．精神病的なまとまりのなさというのは，その発話は全く機能せず，コミュニケーションとして成立しない状態である．

• 異常な運動行動（緊張病など）Abnormal Behavior

まとまりのない行動 disorganized behavior とは，目標指向性がない身体の動きである．人前で脱衣したり（芸術や政治的意図がないもの），何度も手でバツ印を作ったり，奇異な姿勢をとり続けたりといったものは，精神病でよくみられる行動だ．ある行動を「まとまりがない」と判断するのはとても難しい．奇妙なことをする人はたくさんいるが，ほとんどは精神病ではない．精神病とみなすべき行動は，緊張病症状を呈することが多く，慎重に定義されている（p.93）．

• 陰性症状 Negative Symptoms

陰性症状は，情動表出の減少（感情鈍麻），発語の減少，意欲の低下（**無為** avolition）である．幻覚や妄想のように新たに出現したようなものではなく，患者から何かがなくなってしまったかのような印象を与えるため，**陰性**と呼ばれる．陰性症状は，患者のパーソナリティから情緒的豊かさを取り去ってしまう．ときに，うつ病や物質使用，はたまた健常人における興味の喪失などと区別が難しい．

■ 他の障害との違い

DSM-5では，さまざまなタイプの精神病を区別するために4つの要素を用いている．つまり，症状，経過，転帰，除外診断である．これらは，最も一般的な精神病である統合失調症と，精神病症状を呈する他の障害とを区別する際に，大いなる助けとなるだろう．このことをことさら強調する理由は，しばしば精神病の鑑別診断においては，「統合失調症か，否か」が非常によく論議に挙がるからである．患者数や，治療や予後の重要性の観点から，統合失調症が精神病症状の原因のなかで最も重要であることは間違いない．

• 症状 Psychotic Symptoms

どんなタイプの精神病でも，5つの基本症状のうち少なくとも1つは存在する．しかし，統合失調症の診断には，2つ以上が存在していなければならない．つまり，どのような精神病であれ，診断の第一段階としては，症状の度合いを見極める必要があるのだ．

2つ以上の症状が1か月以上存在し，そのうち少なくとも1つが幻覚，妄想，まとまりのない発語であったとき，統合失調症の診断基準Aを満たすことになる．DSM-5では，その2つ以上の症状が1か月間「ほとんどいつも」存在していなければならないと明記されている．しかしその**頻度，強度**は，どれくらいを意味しているのだろうか．それは概ね次のように解釈されている．①1か月のうちの半分の日数に症状があった場合，②何人かの人が，患者に症状があることを，数日間にわたり観察した場合，③症状が患者や周囲に悪影響を与えた場合（たとえば，叫び声を上げ，繰り返し社会活動を妨げたとき）．持続期間に関しては，治療が成功した際には1か月未満でも診断できる．

精神病とみなすべき行動は，正常を大きく逸脱したもので，患者は自らの病識を著しく欠いていなければならない．精神病的な行動の例として，緊張病症状が挙げられる．無言症，拒絶症，常同症などがあり，行為中の患者に病識はない（p.93 コラム参照）．また，精神病症状ではないが，奇異な行動がみられることがある．たとえば強迫行為であるが，その場合，患者は通常それが過剰で理不尽な行為であると認識している．

妄想と幻覚は，最も一般的な精神病症状である．前述のように，妄想は支配観念と，幻覚は錯覚と区別されなければならない．

まとまらない発話は，単に状況にそぐわない会話ではなく，連合弛緩をさす．たとえば，

「彼が言うには，ある朝には何かが中にいて，別のときには外にいる」「エンチラーダ（訳注：トルティーヤに肉を詰めて巻き，トマトソースをかけたメキシコ料理）全部よりパン半切れのほうがよい！」，〔「ウィチタ（訳注：カンザス州の都市）にはどれくらい住んでいるの？」という質問に対して〕「アリクイだってフレンチキスしたいさ」といった具合だ．

陰性症状は，患者の様子を知っている人に，気分の安定性や意欲・会話量の変化を具体的に尋ねてみないとわかりにくい．また，陰性症状は，薬剤の鎮静作用による感情表出の減少と区別が難しい．

これまでのDSMでは，奇異な妄想か，対話式の幻聴（幻声）か，どちらか1つでもあれば，統合失調症と診断できた．しかし，幻声はわかりやすい症状だが，**奇異な** bizarreとは，どう判断すべきなのだろうか．残念ながら，その定義に正確なものはない．DSMですら，版ごとに表現を変えている．DSM-Ⅲでは「現実に根拠がありえない」，DSM-Ⅲ-Rでは「全く現実的でない」，DSM-Ⅳ-TRでは「明らかに現実的でない」，というように．DSM-5に至っては，統合失調症の妄想に関して内容の奇異性に全く言及していない（妄想性障害の特定用語「奇異な内容を伴う」としては記載あり）．「**奇異**」というのは，「明らかに現実的でない」だけでなく，了解不能であり，通常の体験とは異質と解釈される．

われわれが奇異と感じる妄想は，たとえば「ウサギの穴に落ちたら不思議の国へ着いた」「考えや行動がハレー彗星でやってきた宇宙人に操られている」「脳にコンピューターチップが埋め込まれている」といったものだろう．一方，奇異でない妄想とは「隣人に監視されている」「配偶者が不貞を働いている」といったものだ．つまり，奇異には，フランス語起源の**奇妙な** oddや**不思議な** fantasticという意味合いが含まれているのだろう（また，奇異であるかないかは，個人の価値基準にも左右される）．

最近の知見では，妄想の奇異性は，診断や予後に影響を与えず，その評価は重要視されていない．そのため，DSM-5では，統合失調症に奇異性は問われず，基本症状の2つ以上を満たしていればよいとされている．

- **経過**

精神病の鑑別診断を行うときは，横断的な症状よりも，縦断的な経過のほうが重要だ．すなわち精神病の各疾患は，それぞれ特徴的な経過を辿ることが多い．以下にそのいくつかの特徴を記す．

持続期間：どのくらいの期間，患者は障害に悩まされるか．DSM-5では，統合失調症は6か月以上と定義されている．これは，長期間精神病症状のある患者は統合失調症に発展しやすいという調査をもとに，数十年前から規定されている数字だ．症状がより短期であれば，他の疾患であることが多い．われわれは長い間，この6か月以上と定義された期間を，操作的に用いている．

発病要因：重度のストレスが，短期間の精神病を惹起することがある．たとえば，出産の感情的ストレスがいわゆる産後精神病を引き起こすことが知られている．慢性的な経過と発病要因の関連は薄い．

以前の経過：残遺症状がない完全寛解が得られたことがあるなら，統合失調症ではない可能性が高い．

病前性格：精神病症状が発現する前の社会的・職業的機能が高い場合，統合失調症以外の診断の可能性を考える．たとえば，精神病性うつ病，他の医学的疾患による精神病性障害，物質使用などである．

残遺症状：急性期の症状が薬物療法などで改善したとしても，何らかの残遺症状が生じることがある．病初期にみられた妄想などが弱い形で残ることはよく経験される．奇妙な信念，要領を得ない会話，他者への興味の喪失なども典型的だ．残遺症状の有無は，精神病の再発を占う一因となる．

• 転帰

精神病は，患者と家族，その両方の機能に深刻な影響を与えうる．その影響の度合いは，統合失調症であるか，そうでないかを見分けるひとつの判断材料になる．統合失調症と診断するには，社会的または職業的機能が著しく障害されていなければならない．統合失調症患者の多くは結婚しない．そして，仕事に関しては全くできないか，それまでの教育や能力に比して低い水準でしか働けない．統合失調症以外の精神病性障害の診断基準では，社会的・職業的機能の障害は言及されていない．実際，妄想性障害では，妄想の影響を除けば機能は著しく障害されていないとさえ明記されている．

• 除外診断

精神病という評価が下された場合，統合失調症以外にどんな疾患を考えるだろうか．われわれは少なくとも３つの可能性をおさえなくてはならない．

まず第一に鑑別しなければならないのは，身体疾患である．病歴，身体所見，生化学的検査をしっかり評価しなければならない（表：精神障害の診断に影響を及ぼす身体疾患，p.633 参照）．

次に鑑別すべきは，物質関連障害だ．アルコールや違法薬物乱用の既往はないか．コカイン，アルコール，精神刺激薬，向精神薬などは，統合失調症に非常によく似た症状を起こしうる．ステロイドのような処方薬も精神病症状の原因となる〔表：精神障害を起こしうる薬剤の種類（または名称），p.637 参照〕．

最後に，気分障害を忘れてはならない．躁症状やうつ症状はないか．精神科治療の歴史上，統合失調症と診断された気分障害の患者は山のように存在する．気分障害は精神病の鑑別の上位におくべきである．

• その他の特徴

DSM-5 には載っていないものの，精神病の診断において確認しておくべき特徴がいくつかある．それにより転帰を予測することが可能であり，それには以下のものが挙げられる．

家族歴：近親者に統合失調症患者がいれば，その患者の統合失調症の確率は上昇する．

精神病性の特徴を伴う双極I型障害も家族集積性がある．家族歴の吟味は診断の助けになる．自分で情報を確認せず，他の医師の診断を受け入れることは非常に危険だ．

治療反応性：たとえ精神病症状を呈していたとしても，過去に炭酸リチウムが奏効していれば気分障害である確率が高い．

発症年齢：統合失調症の発症は20代中盤までに多い．40歳以降での発症であれば，他の疾患を考える必要がある．たとえば，妄想性障害や，気分障害も考えなくてはならない．しかし，発症が遅いからといって統合失調症を除外できるわけではない．特にパラノイアと呼ばれるタイプでは，そのことが言えよう．

本書では，いくつかの意図をもって，DSM-5の記載とは異なる順番で疾患を扱っている．診断マニュアルは，広く臨床医が用いている「精神病理学的評価」に沿った順番で記載されるべきだ．臨床医は，まず第一に，現在の状況が精神病水準に達していないかどうか，そしてそれが患者の人生に影響を及ぼしていないかを考える．ゆえに，DSM-5では，統合失調型パーソナリティ障害，妄想性障害，緊張病の順に記載されている．私の提案してきたアプローチはこれに沿ったものだ．

患者を，正常との連続体として捉える視点は重要である．また，物質誘発性精神病性障害（中毒・離脱）のように比較的，診断がはっきりつくものや，精神病症状を伴う気分障害のように治療反応性が期待できるものの評価は重要だ．しかし，教育的な観点から考えると，まずは統合失調症から扱うべきであろう．統合失調症は，さまざまな症状を呈し，多彩な疾患型ともいうべき経過を呈する．私は，統合失調症を理解することが，精神病の基本的な特徴を捉える第一歩だと考える．

統合失調症スペクトラム障害

■ F20.9［295.90］統合失調症 Schizophrenia

正確さを保とうとする努力のあまり，DSMの統合失調症の診断基準は昨今ますます複雑なものになってきた．しかし，診断の基本的なパターンは一貫してほぼ同じものだ．

1. 発病前にも，患者は閉居していたか，あるいは特異なパーソナリティを有していたかもしれない．
2. 臨床的に病気となるよりも前の何年間か（おそらく3〜6年）に，精神病的ではなかった間も，実際には後の精神病の発病の前兆となる体験をしていたかもしれない．この**前駆期**は，思考，言語，知覚，そして行動の異常で特徴づけられる．
3. この病気は徐々に，そしてしばしば気づかないうちに始まる．診断が確定する少なくとも6か月前に，行動に変化が生じ始める．当初からこの行動の変化は妄想や幻覚を伴いうる．または，特異だが精神病的とはいえない思考などの比較的軽い症候が先行しうる．

4. その6か月のうち少なくとも1か月間は明らかな精神病状態でなければならない．この章の冒頭で挙げた5つの基本的な症候の2つ以上が認められ，そのうち1つは幻覚，妄想，またはまとまりのない会話のいずれかでなければならない．
5. 仕事や社会機能のうえで重要な問題を引き起こしている．
6. 原因となりうる他の身体的疾患，物質使用，気分障害を除外できる．
7. 多くの患者が治療により改善するが，完全に病前の状態にまで回復するのは比較的少数である．

統合失調症の正確な診断が重要である理由はいくつもある．

頻度：統合失調症はありふれたものである．一般の成人人口のうち1%弱がこの障害にかかる．理由は不明だが，発症年齢は男性のほうが女性より数年早い傾向にある．

慢性化：統合失調症を発症した患者の多くは，生涯その症状を有する．

重症度：抗精神病薬が開発される前は必要であった何か月間，何年間もの入院を，現在の多くの患者は必要としなくなった．だが，社会的または職業的に重篤な機能低下が生じうる．精神病症状の重症度はさまざまである（p.68コラム参照）．

管理：この疾患における適切な治療は，常に抗精神病薬の使用を意味する．副作用の危険性にもかかわらず，生涯にわたっての内服継続が必要となるのが普通だ．

統合失調症をまるで一つの病気のように捉えて話す人がほとんどであるが，それはおそらく事実ではない．統合失調症が，幾種かの根底にある病因の集合体であることはほぼ確実なのに，同一の基本的な診断基準が用いられる．また，統合失調症では診断基準に挙げられた他にも多くの症候がしばしば認められることに留意すべきである．いくつかの例を挙げよう．

認知機能の低下：注意散漫，見当識障害，その他の認知の問題はしばしば認められる．統合失調症において，古くからこのような症候は意識清明な状態で生じるものとされている．

情動の不安定性：怒り，心配，抑うつは，精神病状態に続いて生じる情動的な反応として一般的なものである．不適切な感情（たとえば，何もおかしくない状況での笑い）がみられる患者もいる．不安発作や不安症が認められることも多い．

病識の欠如：自分たちは病気でないという誤った確信に基づき，薬物療法を拒否する患者は多い．

睡眠の不安定：幻覚や妄想の出現に対処しようと，夜に起きて日中に寝る患者がいる．

物質の使用：喫煙は特に多く，全統合失調症患者の80%に及ぶ．

自殺：統合失調症の患者（特に初めて統合失調症の診断が下された若い男性）の10%近くが自ら自分の命を絶つ．

統合失調症は非常に多くの異なる形式で症状を呈する病気であるので，4人の患者の実例を用いて説明したいと思う．そして，それは，個々人，社会，そして精神障害の歴史にとって大変重要だからでもある．

統合失調症のポイント

統合失調症患者の典型的な像は，10 代後半か 20 代の若者で，①妄想（特に被害的な内容），②幻覚（特に聴覚性のもの），③支離滅裂な，あるいはまとまりのない会話，④著しく異常な精神運動性の行動（緊張病の症状），⑤感情の平板化や意欲の欠如といった陰性症状（仕事をし，家庭生活を維持しようとする気になれない）のいずれかを有するもの．診断にはこれら 5 つのタイプの精神症状のうち少なくとも 2 つを要し，そのうちの 1 つは妄想，幻覚，解体した会話（診断基準 A）でなければならない．気分障害の症状を併せもつこともあるが，比較的短期間である．疾患の発症は緩徐で，大方の場合，本人の自覚を伴わず，苦悩と混乱が高まり少なくとも 6 か月にわたって続くことで確立する．

注意事項

D を見逃すな！

- **D**uration（期間）：6 か月以上　かつ，診断基準 A の症状が少なくとも 1 か月
- **D**isability（障害）：社会的，職業的または個人的な機能を損なう
- **D**ifferential diagnosis（鑑別診断）：他の精神病性障害，気分障害，認知障害，身体性および物質誘発性の精神障害，特定の地域で共有される特異な考え（大方政治的か宗教的なもの）

コードするときの注

▶**該当すれば特定せよ：緊張病を伴う** with catatonia （p.92）

▶**本障害が 1 年以上続いたときは，以下の経過を特定せよ**

初回エピソード，現在急性エピソード First episode, Currently in acute episode
初回エピソード，現在部分寛解 First episode, Currently in partial remission
初回エピソード，現在完全寛解 First episode, Currently in full remission
複数回エピソード，現在急性エピソード Multiple episodes, Currently in acute episode
複数回エピソード，現在部分寛解 Multiple episodes, Currently in partial remission
複数回エピソード，現在完全寛解 Multiple episodes, Currently in full remission
持続性 Continuous
特定不能 Unspecified

必要ではないが重症度を特定してもよい （p.68）

DSM-Ⅳ（より前の版でも）ではいくつかの統合失調症の亜型がリストに挙げられ，DSM-5 ではこれらが排除された．これはなぜだろうか．また，どうして当初はこれらが存在したのだろうか．

悲しいことに，破瓜型，緊張型，妄想型といった古典的なカテゴリーは，そのどれもが 19 世紀に遡るものであり，その亜型を使ったところで，その後を予見するには不十分であり，その使用を正当化するには至らなかった．さらに，ひとつの精神病エピソードから次の精神病エピソードにかけて，必ずしも１つのタイプにあてはまるとは限らなかった．緊張病は統合失調症以外でより多くみられ，行動の異常を意味するこの言葉は，今や統合失調症だけではなく身体疾患や気分障害にも適用されうる特定用語に降格となった．また，他のかつてのカテゴリーは，（少なくとも，十分すぎるほどこれらの概念を頼りにして診断を考えてきたためにこれらの概念からもはや離れられなくなっているような，年のとった臨床家にとっては）議論の対象としては興味深いものであるが，発熱療法（fever therapy）や濡れたシーツで包む療法（wet sheet packs）とともに歴史のゴミ箱に押しやられた．

●リオネル・チャイルズ

リオネル・チャイルズは幼いときからいつもどことなく孤独で，兄弟や妹からも離れた存在だった．小学校 1，2 年生の頃は他の子達に話しかけられた際には訝しげな様子をみせた．彼が落ち着いて見えることはめったになく，幼稚園の頃からの知り合いと一緒でもそうであった．彼は決して笑わずあまり感情を表さなかったので，10 歳になるまでには，きょうだいにさえ彼は特異な人だと思われるようになった．周囲の大人たちには「神経質」と思われていた．10 代前半の数か月間，魔法やオカルトに興味をもった．魔法や魔法のかけ方についてたくさんの本を読んだ．後に首相になると決意した．自分の部屋にこもり聖書の文面を覚えることに多くの時間を費やした．

リオネルはセックスに関心をもったことは全くなかったが，24 歳のとき，まだ大学在学中だった頃，彼は詩のクラスのある女性に惹かれた．メアリーは金髪で深い青の瞳をしており，リオネルは彼女を初めて見たときに自分の心臓の鼓動が早くなるのを感じた．会うと彼女はいつも「こんにちは」と言い微笑んだ．彼は自分の抱いている彼女へのあまりにも大きな興味を否定しまいと，数週間した晩に，大晦日のパーティーに彼女を誘った．ところが，彼女には丁重に，でもきっぱりと断わられた．

数か月後にリオネルが診察の場面で語ったところによると，この出来事は彼には奇妙に思えたという．その日の日中，メアリーは彼に対してフレンドリーで心を開いていたが，夜に彼女に出くわしたときには，メアリーはやや控えめな感じだった．リオネルはこの彼女の態度の違いには気づいたが，その意味を理解できず，恥ずかしく感じ，どう考えればよいのかわからず当惑した．彼は自分の思いがまとまらなくならず，落ち着きを失った．

「自分の精神的なエネルギーが小さくなっていったのを感じた．だから医師の診察を受けに行った．腸でガスが生成され，それが勃起させているんだと思う，と医師に伝えた．筋肉のしまりが全くなくなったように感じた．薬物を使用していないか，気分の落ち込みを感じていないかと医師には聞かれ，どちらもないと私は答えた．いくつかの安定剤を処方されたが，私はすぐに捨ててしまった」とリオネルは面接官に話した．

リオネルの肌は青白く，十分にほっそりとした人から見ても，異常に細かった．服装はカジュアルで，面接中そわそわすることなく静かに座っていた．彼の話し方はおかしな点は全くなかった．すなわち，ひとつの考えが次の考えに論理的に繋がっており，自作された言葉はなかった．

夏頃には，メアリーが自分のことを想っていると確信した．何かが彼らを別れさせようとしているに違いないと思い込んだ．この感覚が頭に浮かぶときにはいつも，自分の考えが頭の中でとてつもなく大きな声となって感じられ，自分の考えが他の人たちにも聞こえているに違いないと彼は確信した．彼はその年に夏の仕事を探すのをやめ，両親の家に戻り，自分の部屋に籠り，もの思いに耽った．彼はメアリーに長い手紙をいくつも書いたが，その多くを自分で破り捨てた．

秋，自分の家族や親戚たちが，自分を助け出そうとしていることにリオネルは気づいた．彼らは，メアリーが近くにいるときにウィンクしたり指を鳴らしたりして，彼に合図を送ったが，うまくいかなかった．彼女は彼を避け続け，数分の差で居合わせないこともあった．時々彼は右耳に耳鳴りを自覚し，耳が聞こえなくなってしまうのではないかと思った．その疑念はその後，彼が個人的に「明確なサイン」と呼ぶものを根拠に，事実だという確信に変わった．ある日，運転中，リアガラスのデフロスターのボタンの存在に，初めて気づいた．ボタンに「rear def」の文字を見て，「右耳の聾 right-ear deafness」を意味していると解釈した．

厳しい冬となりクリスマスが近づくと，リオネルは行動を起こさねばならないと思った．メアリーと心ゆくまで話そうと，彼女の家まで車で飛んでいった．彼が町を横切るとき，通りすがりの人々が頷き，彼にウィンクし，理解し認めていると信号を彼に送った．真後ろの後部座席からは，女性の明瞭な声で「右に曲がれ！」「よくやった！」などと聞こえた．

●リオネル・チャイルズを診断せよ

DSM-5 の診断基準 A に挙げられている 5 つ症状のうちの 2 つの出現が統合失調症の診断には必須であり，リオネルでは 2 つが認められた．それは，妄想（基準 A1）と幻覚（基準 A2）である．DSM-5 での新しい特徴に注目してほしい．すなわち，統合失調症の診断には妄想，幻覚，まとまりのない会話のいずれか少なくとも 1 つが認められることが必須の条件である．

リオネルのように，**統合失調症**の幻覚は通常，聴覚性である．視覚性の幻覚は，しばしば**物質誘発性精神病性障害**や**他の医学的疾患による精神病性障害**を示唆し，**認知症**や**せん妄**でも生じる．体感幻覚や幻嗅は**他の医学的疾患による精神病性障害**で認められることが多いが，統合失調症を除外するものではない．

リオネルのような，明瞭で大きな声の幻聴が典型的である．「私が今，話している声と同じくらいの大きさですか？」と面接者に尋ねられて肯定するのが一般的だ．その声の発生源について，自分の頭の中だと思う人は多いが，廊下や家庭用品，家で飼っている猫といった，他の場所だと思う人もいる．

リオネルが受け取った特別なメッセージ（指を鳴らすこと，ウィンクすること）は，**関係妄想**と呼ばれる．

統合失調症の患者は，他の種類の妄想も経験しうる．それらを p.53 に挙げた．**被害的**

な内容の妄想であることが多い．すなわち，患者は何らかのかたちで追跡されたり干渉されたりするように感じる．正常な人間の体験とあまりにもかけ離れているものは**奇妙** bizarre とされるが，リオネルの妄想の内容には奇妙と呼ぶに値するものはなかった．

リオネルではみられなかったが，統合失調症の患者には，会話がまとまらない者もいれば，緊張病の行動や陰性症状が認められる者もいる．彼は，この病気により著しく仕事や対人関係が障害されていた（彼は夏には仕事に就かなかったし，家に閉居してじっと過ごした）．仕事・対人関係どちらにおいても病前に比べて彼の機能は大幅に低下したと考えられる（基準 B）．

リオネルに幻聴があったのはごく短期間だったが，妄想は数か月間続いた．前駆期の症状（腸内ガスの心配や精神的エネルギーの減少の自覚）は１年以上前から始まっており，彼は全持続期間（前駆症状，陽性症状，および残遺期間）が最低６か月間であるという必要条件を十分に満たしていた（基準 C）．

医師がリオネルを診察しても，他の身体的な原因は見あたらなかった（基準 E）．**アルコール誘発性精神病性障害**でも，統合失調症で生じるものとまさによく似た幻聴が生じる．**アンフェタミン**の離脱中の患者も，おそろしい被害妄想から逃れようとし，なかには自傷する者もいる．リオネルが最近薬物を使用していたのであれば，われわれはこれらの障害のどれかを疑うかもしれない．

リオネルには抑うつ気分が認められなかった．**精神病性の特徴を伴ううつ病**では幻覚や妄想が生じ，しばしばそれらは気分に一致している（罪責感，あるいは罰を受けても当然だという感覚が中心となる）．彼には明らかな気分症状（躁や抑うつ）がなく**統合失調感情障害**は除外される（基準 D）．彼の症状の持続期間から**統合失調症様障害**は除外される．

統合失調症の患者は病前から異常な性格であることが多く，**シゾイドパーソナリティ障害**や，特に**統合失調型パーソナリティ障害**は多い．リオネルでは，子どもの頃に，統合失調型パーソナリティ障害の特徴が少なくとも５つみられた（p.529）．すなわち，抑制された情動，親友がいないこと，奇妙な考え（オカルトへの興味），（同世代からそう判断される）特異ないでたち，および他の子どもたちに対する疑念である．そして，自閉スペクトラム症を思わせるような病歴はなかった（基準 F）．

２つの精神病症状，そして６か月以上の持続期間があり，リオネルの病状は典型的な統合失調症に十分にあてはまる．（他の多くの DSM-5 での障害と同様に）身体疾患や物質使用は除外されなければならず，そして，もっと簡単に治るだろう心因性も除外されなければならない．

彼の現在のエピソードの期間中，連続する経過以外の何かを示唆しうる症状の変化が生じたことはなかった．彼はちょうど約１年間，病的だった．彼の現在の GAF のスコアは 30 で，全体的な診断は下記のようになる．

F20.9［295.90］　統合失調症，初回エピソード，現在急性エピソード　Schizophrenia, first episode, currently in acute episode

F21［301.22］　統合失調型パーソナリティ障害（病前）　Schizotypal Personality Disorder（premorbid）

Z56.9 [V62.29] 無職 Unemployed

幻覚や妄想を呈する患者の診断について考えるとき，認知障害を考慮することを忘れてはならない. これは, きわめて急速に精神病状態に陥った高齢者のときには特に重要だ. また，活発な幻覚や妄想を有する統合失調症の患者には不快気分 dysphoria についても聞くべきだ. 彼らが，抑うつ気分や不安（場合によっては，その両方）の治療も必要としていることは多いものだ.

●ボブ・ネイプルス

姉の話によれば，ボブ・ネイプルスは子どもの頃，いわゆる風変わりで奇妙といったわけではなかったが，いつも物静かだったという. これまで，家族にもこのようなことはなかったという.

ボブは廊下を進んだ先の小さな診察室に座っていた. 彼は唇を音もなく動かし，裸足を椅子の肘掛けにぶら下がらせていた. 赤と白の縞模様のパジャマの上半分が，彼の持つ唯一の衣類だった. 付添人が彼の下半身に緑の布をかけようとしたが, 彼はくすくすと笑い, それを床に投げ捨てた.

姉のシャロンにとって, ボブが最初に変わり始めた時期を明確に言うことは困難だった. 彼はあまり社交的ではなかった.「『孤独者』という言葉が彼にはお似合いだわ」と彼女は言った. 彼はほとんど笑うことがなく，いつもどちらかと言えばよそよそしく，もはや冷淡と言ってもいいようにみえた. 彼が何かを楽しんでやっていることは全くなかった. 高校を卒業してからの5年間，彼は姉の夫の機械店で働き，姉夫婦の家で暮らしたが，本当の意味で彼らと生活を**共にした**とは言い難かった. 彼には，たまに顔をあわせては話す程度の高校の同級生が2人いたぐらいで，ガールフレンドどころか男友達もいたことはなかった.

1年半前，ボブは外出を完全に拒み，電話にも出なくなった. シャロンが彼に理由を尋ねると，他にやるべきことがあるからと彼は言った. しかし，仕事以外の時間は，何もせずただ部屋にこもっているだけだった.

シャロンの夫はシャロンに仕事場でこう話していた. ボブは休憩中も旋盤にたたずみ, 以前よりもさらに口数が減った, と.「ボブが独りでクスクス笑っているのをデーヴは時々耳にするようになった. デーヴがボブに何がおかしいのか尋ねると，ボブは肩をすくめて振り向き，仕事に戻った」という.

1年以上にわたり，事態はあまり変わらなかった. そうして約2か月前に，ボブは夜更かしを始めた. 彼が自分の部屋でドンドンと足音を立て，引き出しをバンと音を立てて閉め，ときに物を投げるのを家族は聞いた. 時折，彼が誰かに話しかけているような声が聞こえた. しかし，2階にある彼の寝室には電話はなかった.

ボブは仕事に行くのをやめた. シャロンは「勿論，デーヴが彼を解雇しようとしたわけでは決してなかった. でも，彼は夜中ずっと起きていて，昼には仕事中旋盤で居眠りを続けていた．旋盤を回しっぱなしにして，あてもなくぶらつき窓の外を眺めていた．ボブが来なくなってデーヴは肩の荷が下りたように感じた」と話した．

直近の数週間，ボブは「ギルガメッシュ」という言葉しか話さなくなった．シャロンが彼にその意味を尋ねると，彼は「バックスペースに赤い靴が一つもないことだ」と答えた．シャロンはこの言葉にたいそう驚き，書きとめた．その後，彼にその説明を求めることを諦めた．

シャロンはボブをどうしたら入院させられるか，それぱかり考えていた．数時間前に雑貨店からシャロンが帰ると，彼の姿がなかった．電話が鳴り，出るとそれは警察からで，ボブを保護しようとしていると告げられた．百貨店のセキュリティガードに身柄を拘束されたのだった．彼はギルガメッシュについて何か意味のわからないことを言っており，パジャマの上半分以外は何も身にまとっていなかった．シャロンは目の端を袖口で拭いて言った．「そのパジャマは彼のものではなくて，私の娘のだったんです」．

●ボブ・ネイプルスを診断せよ

少し時間を割いて，統合失調症の典型例の要素を念頭に，ボブの病歴を振り返ってみよう．これが，あなたが頭の中でもつべきイメージであり，あなたは将来，目にする患者をこのイメージと対比させることになるだろう．

いくつかの精神病症状があり，ボブは統合失調症の基本的な診断基準を完全に満たした．

ひどくまとまりのない会話（診断基準 A3）と行動（裸での外出，基準 A4）に加えて，話さなくなり意欲が欠如したという陰性症状（仕事に行くのをやめた，基準 A5）が生じていた．おそらく数か月間，陽性症状があったが，社会性の低下（彼の元々の性格を考えても低下しているだろう）は１年以上前から十分に始まっており，病気が始まってからの期間の合計（基準 C）は６か月という基準をはるかに超えていた．今回の話から，症状が与えた仕事と社会生活への破滅的な影響（基準 B）は明らかだ．しかし，これらの典型的な特徴があっても，いくつもの除外すべき疾患がある．

入院時にはボブはたった一つの言葉しか言わなかったので，**せん妄**や**アンフェタミン，フェンシクリジンによる精神病性障害**でみられるような認知機能障害があるかどうかを判断しようがなかった．彼の認知機能の状態が確実に評価できるのは治療が始まった後になってからであろう．脳全体の病気であれば，頭蓋骨の X 線写真や，頭部 MRI，採血検査で何らかの異常がみつかったことだろう（基準 E）．

双極 I 型障害の患者は，裸でいたがり着衣に抵抗するなど，判断力の著しい欠如がみられることがあるが，ボブには談話促迫は認められず，多幸的な気分や過活動といった，躁の他の典型的な特徴が１つもなかった．顕著な気分症状が欠如していれば，**抑うつエピソード**や**統合失調感情障害**（基準 D）は除外される．１年以上前から，ボブは旋盤のところで独りでクスクスと笑っていたのを目撃されており，病気の症状が出現したのは，統合失調症の診断で６か月以上とされている基準を軽く超えている．よって，統合失調症様障害は除外できる．

ボブの症状のいくつかはいわゆる解体型の統合失調症に典型的である．彼の感情は不適切であった（明らかな原因なく笑った）．もっとも，感情が変化しにくくなること（**平板化，**

鈍麻）は陰性症状の存在を支持するものである．彼を診察するとき，彼は1単語しか話さなくなっていたが，それ以前にはまとまらなくなっていた（また，姉が書きとめておこうと思うほど奇異なものになっていた）．最後に意欲（物事をしようという意欲）が欠如していた．仕事に行くのをやめ，何事もせずにほとんどの時間を自室で過ごした．

シャロンの情報からは，何からの型のパーソナリティ障害が発病前に存在していたと，当然，考えるべきだろう．ボブの症状には以下のものが含まれていた．親友がいないこと，人間関係を望まないこと，孤独な活動の選択，活動における楽しみの欠如，性的経験の欠如．これは統合失調症の患者に頻繁にみられる組み合わせであり，シゾイドパーソナリティ障害と呼ばれるものだ（p.526）．

ボブの最終的な診断は明らかと思われるが，精神病の原因として統合失調症以外のものを除外するために検体検査結果を待つべきである．それゆえに，修飾語句として（**暫定**）を診断に加えよう．私なら彼のGAFスコアはちょうど15とする．

F20.9［295.90］　統合失調症，初回エピソード，現在急性エピソード（暫定）　Schizophrenia, first episode, currently in acute episode（provisional）
F60.1［301.20］　シゾイドパーソナリティ障害（病前）　Schizoid personality disorder（premorbid）

解体型統合失調症は約150年前に初めて認識された．人生の早期に発病することから，元々**破瓜型統合失調症** hebephrenia の名で呼ばれていた（**hebe** とはギリシャ語で若者の意味である）．解体型統合失調症の患者は，すべての型のなかで最も明らかに精神病的である．彼らはしばしば急速に悪化し，意味のわからないことを話し，衛生や容姿を無視するようになる．しかしながら，最近の研究では，解体型統合失調症を単に現在の症状の一表記にとどめるのではなく使いやすい診断上のサブカテゴリーとできるほど，症状のパターンはその予後を十分に教えてくれはしないと結論づけている．

●ナターシャ・オブローモフ

「彼女は全然，イワンほど悪くはなかった」とオブローモフ氏は自分の二人の成人した子どもについて話していた．30歳の時点でイワンは重度の解体型の統合失調症（だとすでに判明していた）に陥っていたので，抗精神病薬や電気けいれん療法の試みにもかかわらず，単語10個からなる文章を喋ったところで，その文は意味をなすことはなかった．そして今，兄であるイワンより3歳年下のナターシャが同様の主訴で診療所に連れてこられてきたのだった．

ナターシャは芸術家だった．彼女は自分の家の近くの田舎の風景を写真に撮りそれを油絵にすることを専門にしていた．2年前に地元のアートギャラリーで個展を開いたこともあったが，芸術作品から1ドルも稼いだことはなかった．彼女は父のアパートに部屋をもっていて，父の退職年金を元にそのアパートで父とともに暮らしていた．彼女の兄は州の精神科病院の病棟で暮らしていた．

「今となってはもうかなり前のことだな．もっと早くに何かしておくべきだったが，それが彼女にも起こっていると信じたくなかったんだ．」とオブローモフ氏は話した．

症状が最初に現れたのは約10か月前，ナターシャが数人いた弟子を教えるのをやめ，芸術学校での講義をもたなくなったときだった．食事の時間でさえほとんど自室にこもり，多くの時間をスケッチに費やした．

彼女の部屋のドアが開いていたのを見て，父親は彼女を連れ出して受診させた．６週間ほど前には，毎晩何度も自分の部屋から出てきて，玄関を開け放ち，しばらく廊下に茫とした様子で立ちつくしていた．そして，廊下をじっと見つめた後，自分の部屋に戻るのであった．この１週間，一晩に何十回とこの儀式を繰り返した．彼女の父は彼女が「ジェイソン」について何かつぶやくのを一度か二度耳にした．ジェイソンが誰かと尋ねられると，彼女はただ無表情で立ち去った．

ナターシャはほっそりした女性で，顔は丸く，淡い青色の目は決して定まることがなかった．自発的にはほとんど何をすることもなかったが，質問すべてに，短くではあっても明確に，論理的に答えた．見当識は完全に保たれ，希死念慮や気分の衝動の関連する他の問題は全くなかった．彼女の感情は，キャンバスと同じくらい平坦だった．最も怖かった体験について彼女が話すのも，ベッドメイキングについて話すのと同じくらい無感情だった．

ジェイソンは芸術学校のインストラクターだった．数か月前，彼女の父親の外出中，彼は（彼女が自分の筆に注意を向けながら言った）「特別な画法」で描くのを手助けするために彼が彼女のアパートを訪れたことがあった．台所の床の上で二人は裸にまではなったのだが，その後の時間のほとんどすべてを，やはり服は着るべきだと思った理由についての説明に費やした．彼は，想いを果たせないまま去り，彼女は二度と芸術学校に戻ることはなかった．

その後まもなく，ジェイソンが自分に再び会おうと周囲を歩きまわっているとナターシャは「悟った」のだ．彼女は自分の部屋のドアのすぐ外に彼の存在を感じたが，ドアを開けるといつも彼は姿を消していた．このことに彼女はかなり当惑し，気分が落ち込んでいようと，怒っていようと，不安であろうと，そのことを言えずにいた．それから数週間以内にジェイソンにそっくりの声が聞こえ始めた．２つ目の浴室内に設けた写真引き伸ばし機から，声が自分に話しかけてくるように感じられた．

「たいてい，『Ｃワード』しか言ってこないの」と彼女は言った．「Ｃワード？」と聞き直すと，「ええ，その，女性の体の一部で，Ｆワード（訳注:Fuckなど）と普通言うところよ」と，太ももに自分の両手を挟んで座りながら，瞬きもせずに落ち着いて彼女は答えた．

この数週間の間で何度か，ジェイソンは夜に彼女の家に窓から忍びこみ彼女が寝ているときにベッドに入り込んできた．彼女は彼の体が自分の体にあたっているのを感じて目が覚めたことがあった．特に恥部に接触を強く感じた．彼女が完全に目を覚ますまでに彼はどこかに行っていなくなっていた．先週彼女がトイレに行ったとき，ウナギの頭――もしくはおそらく大きな蛇だったかもしれない――が便器から現れ，彼女を見て笑った．彼女が便器の蓋でその生き物の首を押し下げると，その生き物は消えた．それ以来彼女は廊下のトイレしか使わなくなった．

●ナターシャ・オブローモフを診断せよ

ナターシャにはさまざまな精神症状があった．その精神症状には，幻視（便器の中のウナギ：診断基準 A2）やジェイソンについての奇妙とはいえない妄想（基準 A1）が含まれていた．平板化した感情（ウナギや恥部について話すときにわずかの感情も交えなかった：基準 A5）という陰性症状も認められた．彼女の活発な症状はたった数か月の間にだけ顕著だったが，自室に閉居するという前駆症状は約 10 か月間現れていた（基準 C）．意欲の欠如というべきものは何もこの一節のなかで特定できないが，彼女の障害がキャンバスを完成させる能力に悪影響を与えていたことは明らかだ（基準 B）．

ナターシャの症状を説明できる他の医学的状態は病歴からは示唆されない（基準 E）．しかし，一定の決まりきった臨床検査は初めに行われてもよいだろう．すなわち，血算，血液生化学，尿定性検査である．

症例文からは**物質誘発性精神病性障害**の可能性は否定的だ．そして，彼女の感情は，平板ではあるが，決して抑うつ的ではなく，**精神病性の特徴を伴ううつ病**ではない（基準 D）．自殺念慮を抱いたことはなく，**躁病エピソード**を経験したこともない．障害は 6 か月以上持続しており，**統合失調症様障害**，**短期精神病性障害**は除外される．そして，彼女の兄は統合失調症である．第一度近親者（訳注：親，子，兄弟姉妹）に統合失調症患者がいると，統合失調症を発症する確率は約 10％といわれている．もちろん，これは診断基準には記されていないが，重要な情報である．ナターシャは，精神病症状が十分な持続期間認められ，他の要因（特に医薬品/物質使用障害）は否定され，まさに統合失調症の中核の要素を持ち合わせている．発症年齢に関して DSM-5 に記載はないが，好発年齢は本書で先に述べた通りである．35 歳以上で初めて精神病症状を呈した患者は，他に治療可能な原因が隠れている可能性が高いため，より注意深く評価を行う必要がある．

DSM-Ⅳの時代においては，ナターシャの症状は**鑑別不能型** undifferentiated として分類されるだろう．現時点では，誰が診断しても鑑別不能である．彼女の症状は 6 か月以上持続しているが 1 年には満たないため，今後の経過を追う必要がある．GAF スコアは 30 と評価した．診断は単純に以下となる．

F20.9［295.90］ 統合失調症，初回エピソード，現在急性エピソード Schizophrenia, first episode, acute

---

DSM-5 では，精神病症状を 5 段階で評価することを提案している．基準 A にある 5 つの症状を，0＝なし，1＝疑わしい（精神病と考えるほど強くないか長く続いていない），2＝軽度，3＝中等度，4＝重度，で評価する．さらに，認知障害，抑うつ症状，躁症状に関しても同様に評価する．精神病症状を呈する患者の鑑別診断を考えるとき，これらの要素のすべてが重要である．この評価は本章で扱う他の精神病性障害にも使用できる．しかし，この重症度評価尺度はあくまでも任意に行われるものだ．

●ラモーナ・ケルト

ラモーナ・ケルトは，結婚して数か月後の20歳のとき，はじめて入院し，カルテに「破瓜型統合失調症」と記された．記録によれば，彼女の感情は平板で不適切であり，発する言葉は支離滅裂で理解するのが困難だった．彼女はコーヒーを地面に置き，オレンジの皮を頭の上に乗せた．そして医療スタッフに，家のクローゼットに隠しカメラがあって，性行為を覗き見されていると語った．

そのときから，25年の長きにわたり，彼女は何回かの急性エピソードを経験した．調子が悪くなると，いつも同じ症状を呈した．しかし，毎回，夫の待つ自宅に退院できた．

彼女の夫は，毎朝，彼女の一日の活動を書きだしたリストを準備しなければならなかった．そのリストには食事の予定や料理のことまで記載されていた．それがなければ，彼女は何もできずに一日を終えるだろう．夫婦には子どもがおらず，友人も少なかった．

主治医が新たに変わったとき，彼女の診断は見直された．彼女はまだ抗精神病薬を飲み続けていた．服薬は，毎朝夫が丁寧に粒を数え皿に盛られ，きちんと飲み込むのを確認していた．診察では，彼女は不適切な場面でめくばせをしたり笑ったりした．何年もの間隠しカメラに悩まされているといったが，クローゼットが「悪魔に憑りつかれている」のかどうかは疑問に感じていた．

●ラモーナ・ケルトを診断せよ

ラモーナには，何年もの間，まとまりのない行動（診断基準A4）と隠しカメラに関する妄想（A1）が存在する．一時は，不適切な感情，奇妙な発言（基準A3）と行動から，解体型（破瓜型）統合失調症と評価されていた．急性期には，彼女はDSM-5の統合失調症の診断基準を満たした．

しかし，それはあくまでも急性エピソードの話であって，そうでない場合は不適切で奇異な行動（めくばせ）や考え（クローゼットが憑りつかれているかもしれない）といった微弱な精神病症状があるばかりだ．一方で，現在重度の陰性症状（基準A5）が存在する．彼女の意欲は欠如しており，夫が一日のスケジュールを記さなければ，ほとんど何もできない（このことからGAFスコア51と評価する）．しかしながら，現在の精神病症状といえば１つだけであり，最後の統合失調症のエピソードからは部分的に寛解している．

もちろん，彼女が統合失調症と診断されるには，他の**医学的疾患**，**物質誘発性精神病性障害**，**気分障害**，**統合失調感情障害**が除外されなければならない．症例文にある大まかな情報からでさえ，統合失調症の典型的な病像に一致していることがわかる．彼女の診断は以下のようになる．現在の経過は，かつての診断の残遺型統合失調症に一致する．

F20.9 [295.90]　統合失調症，複数回エピソード，現在部分寛解　Schizophrenia, multiple episodes, currently in partial remission

統合失調症以外の精神病性障害

F20.81［295.40］統合失調症様障害 Schizophreniform Disorder

統合失調症様障害 schizophreniform disorder（SphD）は，名称こそ統合失調症と関連深そうであるが，統合失調症とは明らかに異なるものとして，1930 年代後半に考案された．この患者は，一時は統合失調症のようにみえるが，なかには症状を遺さずに完全に寛解するものがいる．SphD は早計な診断を避けるという点で有用だ．臨床医は，精神病の根本病理が解明されていないことを忘れてはいけない〔この診断が意味するところは，症状は統合失調症のように見えても，限られた情報を基に生涯続く機能障害と治療が必要な診断（つまり統合失調症の診断）を下すのは慎重でなければならない，ということだ〕．

SphD の症状と除外基準は，基本的に統合失調症と同じだ．違いは，持続期間と機能障害である．DSM-5 では，SphD は生活に支障が出ているかは問われていない．しかし，1 か月以上幻覚・妄想がある患者の多くは人間関係や仕事に不都合を抱えるだろう．

注目すべきは，1～6 か月という症状の持続期間である．この持続期間の臨床的な重要性は，症状が 6 か月未満でなくなる患者は，6 か月以上続く患者より，完全寛解する可能性が高いという，多くの研究に裏付づけられている．しかし，最初に SphD と診断された患者の半数以上は，後に統合失調症か統合失調感情障害と診断される．

SphD は，独立した疾患単位ではない．西欧諸国では，統合失調症に比べ 1/5 しか，この診断は下されていない．

1930 年代後半，ノルウェーの精神科医 Gabriel Langfeldt は**統合失調症様精神病** schizophreniform psychosis という概念を提唱した．米国では短期間の精神病症状があっただけで統合失調症の診断が乱発されていた時代には，この言葉には重みがあったかもしれない．Langfeldt は，後の 1982 年に，この概念は単に短い持続期間において統合失調症の症状を呈するものだけでなく，今日でいう短期精神病，統合失調感情障害や，ある種の双極性障害までも含んだ概念として提唱したものだ，と American Journal of Psychiatry への投稿で表明した．時間とともにこの概念は狭められ，次第にほとんど使われなくなった．私は，これは医師にとっては有用で，漫然とした投薬に対して警鐘を鳴らす概念であり，失われるには惜しいものだと思う．

統合失調症様障害のポイント

比較的急性に発症し消褪するのが統合失調症様障害の特徴である．10 代後半から 20 代の若年者に多く，1～6 か月の期間，①妄想（特に被害妄想）と②幻覚（特に幻聴）がある．③まとまりのない発語，④ひどくまとまりのない行動（緊張病性の症状），⑤感情の平板化や意欲欠如といった陰性症状がみられることもある．診断には 5 つのうち，2 つ以上の症状が存在することが必要で，そのうち 1 つは妄想，幻覚，まとまりのない発語のいずれかでなければならない．患者は６か月以内に完全に寛解する．

注意事項

D を見逃すな！

- **D**uration（期間）：1～6 か月
- **D**ifferential diagnosis（鑑別診断）：身体疾患および物質誘発性精神病性障害，統合失調症，気分障害，認知障害

コードするときの注

▶該当すれば特定せよ

予後の良い特徴を｛伴う｝｛伴わない｝｛With｝｛Without｝good prognostic features

①最初の 1 か月以内に精神病症状が出現する，②症状のピーク時に混乱や錯乱が認められる，③病前の社会機能が良好，④感情鈍麻がない，以上４つのうち，２つ以上があれば予後の良い特徴を伴うとし，１つ以下であれば予後の良い特徴を伴わないとする．

緊張病を伴う With catatonia（p.92）

もし症状が出現してから６か月以内であれば「暫定」という特定用語を付記し，完全に寛解した時点でその特定用語を外す．

もし６か月以上経過して症状が存在すれば，SphD の診断は破棄し，統合失調症やその他の疾患に診断を変更する．

重症度の特定をしてもよい（p.68）が，重症度の特定をしなくても診断可能．

●アーノルド・ウィルソン

アーノルド・ウィルソンの家族は，彼が３歳のときに証人保護プログラムに参加した．彼は初診時に医療者にそれを伝えた．

アーノルドはやせていて，身長は高すぎもなく低すぎもなく，ひげをきれいに剃っていた．彼は医学生の身分を示すタグを身に着けていた．相手と目を合わせ，静かに自分の体験を話した．「父親のせいなんです」と彼は言った．「私たちが東部に暮らしていたとき，父はマフィアの一員だったんです」．

アーノルドに関して主要な情報提供者である彼の父は後にこう述べた．「私は投資銀行家です．あまりよくない仕事だと思う人もいるかもしれないが，**決して**マフィアなんかじゃない」．

アーノルドの奇妙な体験は，２か月前に露わになった．机に座り，生理学の試験勉強をしているとき，背後から声が聞こえたのだ．「僕はそのとき飛び上がって驚きました．ドアを開けっ放しにしてしまったかと思いましたが，部屋には私以外誰もいませんでした．ラジオと iPod を確認しましたが，どちらも電源は切れていました．すると，また声が聞こえたんです」．

彼が認識した声は１つだった．「女の人の声でしたが，誰の声かはわかりませんでした．」その女性の声は彼にはっきりと語りかけ，何度も彼の周りをまわっているかのようだった．

「彼女は私の背後にいるように感じることもあれば，部屋の外に立っているように感じることもありました」．彼女は完璧な文章で語りかけたという．「完全にひとまとまりの文章を話すこともありました．なんておしゃべりな奴だ，と思いましたよ」と，彼は笑いながら述べた．

最初に「何があっても，あなたの後をついていく」とその声は言い，彼が声を無視していると，「私を信じなさい，さもないと……」と怒りだしたという．そして，彼が3歳以前，イタリア系の名字だったことを言いあてた．「彼女の言葉を無視することができなくなりました」と彼は言った．

「名前が変わったことは本当です」と彼の父は述べた．「彼の本当の父親は腎臓癌で亡くなっていて，私が彼の母親と結婚するとき，彼を養子にしたんです．20年前の話です」．

中学校時代，彼は注意散漫で落ち着かず，校長室で過ごすことが多かった．さじを投げる教師もいたが，高校時代に彼は変わった．成績は抜群に上がり，最終的に優秀な医学部に進学した．新入生として迎えた，その年の秋の生理学の試験の成績（と血液検査の結果）はごく普通だった．そのとき，彼はいかなる薬物もアルコールも摂取していなかったとルームメイトが証言した．

「最初はかなり困惑しました．頭がおかしくなったのかと思いました．でも声，つまり彼女と何度も話し合って，今ではすっきりしています」．

彼はいきいきと，ジェスチャーや声の抑揚を適度に使いながら，声に関して語った．彼は面接中，ずっと治療者との話に集中していたが，一度だけ，何かに聞き入るように後ろを振り返ることがあった．

●アーノルド・ウィルソンを診断せよ

アーノルドには2つの精神病症状，すなわち妄想と幻聴があり，SphD と統合失調症のどちらにもある先述の基準 A を満たす．彼の社会生活，学生生活が障害されているかどうかは症例文に記載されていないが，SphD の診断基準にそれは含まれていない．

アーノルドの臨床症状の特徴は，**統合失調症**に酷似している．当然ながら，診断するときは，その後の経過が完全寛解するか長期に遷延するかどうかはわからない．アーノルドの症状の持続期間は，**短期精神病性障害**と診断するには長すぎるし，**統合失調症**と診断するには短すぎる．彼は過度の飲酒はしていないし，ルームメイトによると薬物使用もしておらず，**物質誘発性精神病性障害**も除外できる．**身体疾患**除外のために精査が必要だが，最近の検査で異常はなかった．抑うつ症状や躁症状もなく，**双極 I 型障害**も否定的である．

SphD では，予後の検討をしておくべきだ．アーノルドの場合，①彼の病状は幻聴とともに突然始まり，②病前の社会機能は良好で，③感情の平板化がない，という良好な予後を示唆する特徴がある．DSM-5 に記載されているもうひとつの予後良好な特徴は，錯乱や困惑である．アーノルドは，最初は困惑したと述べていたが，病状が進行するに従い，認知過程は落ち着いていった．つまり，予後の良い特徴の4つのうち，彼は3つを備えているということだ（4つのうち2つ以上あれば，「予後のよい特徴を伴う」と特定できる）．

アーノルドの場合のように，寛解に至る前に診断するときは，（**暫定** provisional）という限定詞を付けなければならない．6か月以内に完全寛解すれば，（暫定）は外れる．しかし，症状が6か月以上持続し，社会的・職業的機能を障害すれば，診断は統合失調症などに変更される．

現時点で，アーノルドの診断は以下のようになる．GAFスコアは60とした．彼の精神病症状は重篤だが，行動面への影響はまだ少ない．

F20.81［295.40］　統合失調症様障害（暫定），予後の良い特徴を伴う　Schizophreniform disorder（provisional），with good prognostic features

---

診断のためにもっと情報や時間が必要なとき，その患者をどの診断にあてはめればよいだろうか．DSM-5では，診断的「待機所」とでもいうべきものがある．それは「other specified～（他の特定される～）」や「unspecified～（特定不能の～）」であるが，これらは便利な（そして曖昧な，そしてときに無分別に使われる）「場所」だが，われわれは他に使うべき用語や診断名があることも忘れてはいけない．

SphDは，後に慢性化するにせよ，寛解するにせよ，有用な診断だ．そして，短期精神病性障害は，SphDと診断する前段階をカバーするために作られた診断である．第6章では，急性ストレス障害が，心的外傷後ストレス障害の前段階（1か月以内）をカバーする診断であることを扱う．問題は，われわれ精神医療に携わる者が，いかに患者が「表出する」症状に依存しているか，ということである．他の医学領域においては，中間的な診断を避けるために，さまざまな臨床検査が行われているというのに．

■F23［298.8］短期精神病性障害 Brief Psychotic Disorder

短期精神病性障害 brief psychotic disorder（BPsD）は，精神病症状が1日以上あり，1か月以内に元に戻るものだ．症状の数や，社会的・職業的機能障害は，診断するうえで考慮されない．統合失調症様障害と同様に，1か月以上症状が持続すれば，診断は変更となる．

BPsDは確固とした診断ではない．多くの患者は，後に別の精神病性障害に診断が改められる．この診断名が有効なのは30日間だけであることは驚くに値しない．初発の精神病性障害の患者の，わずか7%にしかこの診断は該当しない．たとえば，周産期に精神病症状が出現した患者などがあてはまる．実際，BPsDは全体で男性より女性のほうが2倍多い．しかし，出産後に精神病症状を呈するのは1,000人に1人か2人であり，かなりまれな病態である．

ヨーロッパの臨床家は比較的BPsDの診断を用いることが多い．それはヨーロッパで該当する病態が多いわけではなく，臨床家がBPsDに注意を向けている，もしくは過剰にBPsDを診断しているからであろう．BPsDは，10代や成人期早期に多い．また，低所得者層や，病前にパーソナリティ障害を有している人に多い．しかし，パーソナリティ障害（たとえば境界性）患者が，ストレス反応性にごく短期間の精神病症状を呈したとしても，BPsDとは診断されない．

20 年以上前，DSM-Ⅲ-R では，このカテゴリーは**短期反応精神病** brief reactive psychosis と呼ばれていた．その名称と診断基準は，死別反応のように過度にストレスのかかる出来事に反応した結果が想定されていた．この考えは，DSM-5 では特定用語のひとつとして残されている．

BPsD の診断を下すまでは比較的容易だが，特定用語（ストレス因の有無）の記載は難しい．それは，ストレスと精神病症状との因果関係を見極めなければならないからだ．発症の前には何かしら出来事があるだろう．私たちは配偶者や親や友人らから情報を集めなくてはならない．リスクとなる外傷体験だけでなく，病前の適応状態，過去のストレス反応性，ストレス因と精神病症状出現の時間的関係性などを検討しなければならない．いかにそれらしく見えても，その出来事が精神病の原因かどうか決定するのは非常に悩ましい．DSM-5 には，その出来事は，その人の文化圏でその人と同様の状況であれば，ほとんどすべての人が著しくストレスを感じるもの，としか記されていない．しかし，この記述は，精神病とストレスの因果関係を決定するには全く役立たない．**反応性**の有無は考えず，著しいストレスがあったならそれを記載し診察を続ける，というのが私のやり方だ．

短期精神病性障害のポイント

1 か月以内の経過で，発症から**完全**寛解に至る．症状は，妄想，幻覚，まとまりのない発語であり，ときにひどくまとまりのない行動もみられる．持続期間は 1 日以上 1 か月未満である．

注意事項

D を見逃すな！

- **D**uration（期間）：1 日から 1 か月
- **D**ifferential diagnosis（鑑別診断）：気分障害，認知障害，他の医学的疾患や物質使用による精神病性障害，統合失調症

コードするときの注

もし寛解前にこの診断をするときには「**暫定** provisional」と付記する必要がある．

▶該当すれば特定せよ

周産期発症 With postpartum onset：発症が分娩 4 週間以内である場合

明らかなストレス因が｛ある｝｛ない｝ {With} {Without} marked stressors：ストレス因が発症前に生じ，症状を引き起こしていると考えられる場合．そのストレス因は同じ文化圏のほとんどすべての人にとって，著しくストレスの強い出来事である

緊張病を伴う With catatonia：p.92 を参照せよ

重症度の特定をしてもよい（p.68）が，重症度の特定をしなくても診断可能

●メラニー・グレイソン

それはメラニー・グレイソンにとって初めての妊娠であり，彼女はとても心配していた．妊娠して 13 kg ほど体重が増え，血圧も若干高めだった．しかし，脊髄ブロックを用いた無痛分娩で，夫が見守るなか，健康な女の子を出産した．

その晩，彼女の睡眠は途切れがちで，翌日はとてもイライラしていた．しかし，きちんと新生児に母乳を与え，沐浴や産後のケアに関するナース・プラクティショナー（訳注：修士レベルで診断・処方ができる看護師）の指導を，注意深く聞いていた．

次の日の朝，メラニーが朝食を摂っているときに，退院のために夫が迎えに来た．彼女は夫にラジオのスイッチを切るように頼んだ．しかし，病室にラジオはなく，夫は何も聞こえないと言った．すると彼女は「ラジオくらいわかるでしょ！」と怒鳴り，ティーバッグを投げつけた．

このときメラニーの意識は清明で，見当識，認知機能も正常だった．彼女は，易怒的だったが抑うつ的ではなかった．彼女は，ラジオの音が流れていると主張し続けた．「枕の中に隠してあるのね」と言い，枕カバーを外し，中を探りながら「ニュースで，この病院のことを話していたわ．私の名前も言ってた」と述べた．

彼女の会話はまとまっており，意味をなしていた．ティーバッグを投げ，ラジオを探しまわる以外は，行動面でも異常はなかった．彼女は他の感覚に関する幻覚を否定した．彼女が聞いた声は決して幻ではないと主張し，誰かのいたずらだとも考えていなかった．彼女は薬物やアルコールを使用していなかったし，身体的問題もないと産科医が保証した．何度か議論を重ねた結果，彼女はこの謎を解決するために，1 日か 2 日，入院を継続することに同意した．

●メラニー・グレイソンを診断せよ

メラニーには，幻覚と妄想という明らかな精神病症状があるが，持続期間の点で，**統合失調症**，**統合失調症様障害**，**統合失調感情障害**の診断基準 A を満たさない．他に考えるべきことはないだろうか．

メラニーは意識清明で，認知機能も保たれていたが，急性に精神病症状を呈した患者は，**せん妄**の可能性を慎重に検討しなければならない．また，**身体疾患**が原因で精神病症状を呈することもある．入院後に症状が出現した患者は，**物質誘発性精神病性障害，離脱中の発症**を考慮する必要がある．気分症状があれば，**精神病性の特徴を伴う気分障害**の可能性を検討しなければならない．

出産後に精神病症状を呈する患者の多くに，精神病症状に加え，多幸感や認知の変化が混在することは注目すべき点だ．患者のなかには，気分障害（特に**双極 I 型障害**）のようにみえるものもいる．周産期の精神病の診断は，細心の注意を払わなければならない．特に，安易な統合失調症の診断は，絶対にしてはならない．

メラニーは，ごく短期の精神病症状があり，他の鑑別診断が否定的であり，BPsD の診断基準を満たす．彼女が完全に回復するまでは，この診断は暫定的なものだ．GAF スコアは 40 とした．現時点での診断は，以下のようになる．

F23［298.8］ 短期精神病性障害，産後の発症（暫定） Brief psychotic disorder, with postpartum onset（provisional）
O80［650］ 自然分娩 Normal delivery

■ F22［297.1］妄想性障害 Delusional Disorder

妄想性障害の特徴は，持続する妄想である．妄想は現実に即したものが多いが，妄想内容が奇異でないこと（DSM-Ⅳでは必須だった）は，この診断において問われていない．妄想に関連する影響を除けば，言動は正常に近い．下位分類として6つの妄想の型がある．

症状は統合失調症に近いが，妄想性障害特有の特徴がいくつかある．

・統合失調症に比べて，発症年齢が遅い（30代中頃～後半）
・統合失調に比べて，統合失調症の家族歴は少ない
・経過中，統合失調に診断変更されることは少ない
・幻覚はあったとしても妄想に比べて活発でなく，妄想に関連している

最も重要なことだが，統合失調症に比べて妄想性障害は，経過中に，知的能力や職業的機能の低下が少ない．実際，妄想の影響を除けば行動の変化は少ない．その行動の例としては，助けを求めての警察への電話，妄想に基づく侮辱や法律違反に対する抗議活動などが挙げられる．家庭内での問題もしばしば生じる．妄想の型によっては，訴訟を繰り返したり，医学的検査を受け続けたりする．

妄想性障害はまれな疾患であり，ある統計では統合失調症の1/30程度と推定されている．感覚入力障害（聴覚障害や視覚障害）や，社会的な孤立（見知らぬ国への移民）などは，妄想性障害への発展に影響するかもしれない．猜疑的，嫉妬深い，また秘密主義的といった家族の特徴も，妄想性障害と関連している可能性がある．下位分類のなかでは，被害型が最も多く，嫉妬型がそれに続く．

妄想性障害の患者に気分症状が生じることがあり，しばしば問題となる．自分の考えを理解してくれる人がいないという現実に対して，抑うつ的となるのは当然かもしれない．抑うつ気分の存在は，鑑別診断を困難にすることがある．そもそも患者は気分障害かもしれない．気分症状と精神病症状の時間的経過は鑑別に有用であるが，DSM-5の診断基準には明確な記載がない．私は，鑑別に苦慮するような場合は，妄想性障害が疑わしくとも，より一般的な診断である気分障害を第一に考慮している．

• 共有された妄想 Shared Delusions

非常にまれだが，ごく近い関係にある妄想的な人物に影響され，別の人物に妄想が発展することがある．この状態は，DSM-Ⅳでは共有精神病性障害と呼ばれ，150年も前から**二人組精神病** folie à deux として知られてきた．通常二人の人物が問題となるが，ときに三人，四人，もしくはそれ以上が妄想に取り込まれる場合もある．妄想の共有は男性よりも女性に多く，家族内で発生することが多い．社会的な孤立が，この奇妙な状態に至る一因かもしれない．

二人のうち片方の一人がその人自身で妄想を抱き，その妄想や体験を親密な（しばしば依存的な）関係にあるもう一人が信じるようになる．ときに例外もあるが，妄想の内容はそれほど奇異でないことが多い．第一の患者から離れることによって，影響されたもう一人は改善することがあるが，そうならない場合もある．彼らはお互いに，それぞれの精神病理を強固なものに仕立て上げていく．

親密な人物の妄想に影響された患者は，妄想性障害の診断基準を完全には満たさないだろう．彼らは，この章の最後で扱う，他の特定される（もしくは特定不能の）統合失調症スペクトラム障害および他の精神病性障害があてはまるだろう．

妄想性障害のポイント

少なくとも１か月以上，妄想が持続するが，他の精神病症状はない．気分症状はあっても短期間である．妄想の影響を除けば，行動面への影響は大きくない．

注意事項

体感幻覚や幻嗅などの幻覚が認められることがあるが，それらは優勢ではなく，妄想主題に関連している．

D を見逃すな！

- **D**uration（期間）：1 か月以上
- **D**istress or **D**isability（苦痛と障害）：妄想の影響を除けば，機能障害はない
- **D**ifferential diagnosis（鑑別診断）：身体疾患および物質誘発性精神病性障害，気分障害，認知障害，統合失調症，強迫症

コードするときの注

▶**妄想の型を特定せよ：被愛型，誇大型，嫉妬型，被害型，身体型，混合型，特定不能型**

▶**該当すれば特定せよ**

奇異な内容を伴う With bizarre content：妄想の内容が明らかにありえないもの（p.56 のコラムを参照）

▶**本障害が 1 年以上続いたときは，以下の経過を特定せよ**

初回エピソード，現在急性エピソード First episode, Currently in acute episode
初回エピソード，現在部分寛解 First episode, Currently in partial remission
初回エピソード，現在完全寛解 First episode, Currently in full remission
複数回エピソード，現在急性エピソード Multiple episode, Currently in acute episode
複数回エピソード，現在部分寛解 Multiple episode, Currently in partial remission
複数回エピソード，現在完全寛解 Multiple episode, Currently in full remission
持続性 Continuous

特定不能 Unspecified

重症度の特定をしてもよい（p.68）が，重症度の特定をしなくても診断可能

●モリー・マクコニガル

モリー・マクコニガルは小柄な女性で，鳥が羽を休めるかのようにちょこんと待合室の椅子に座っていた．膝の上で色あせた黒いハンドバックを握りしめており，灰色の髪は雑に後ろにまとめられていた．ハイボールグラスのように分厚い眼鏡をかけ，探るような視線を室内に泳がせていた．彼女はすでに45分間の診察を終えており，夫のマイケルが診察室から戻ってくるのを待っていた．

マイケルはモリーが語ったことの多くを事実だと認めた．夫婦は40年以上前に結婚し，二人の子どもがいた．結婚生活のほとんどを同じ土地，同じ家で過ごした．彼らは電話会社を退職した後，ガーデニングに熱心だった．

「すべてはそのガーデニングで始まったんです」とマイケルは言った．「去年の夏でした．私がバラの茂みを刈り込みに前庭に出て行ったときです．モリーが私に向かいの家を見るように言ったんです．そこにはその家の未亡人がいました．私たちより若い，おそらく50歳くらいだったと思います．私たちはあいさつの声をかけました．この10年間，一度も彼女の家に行ったことはありません．しかし，モリーは，そのとき私がバラの剪定に時間をかけ過ぎていたのは，あの女性（ジェサップさんというのですが）が出てくるのを待っていたんだろうと言うのです．もちろん私は否定しましたよ．でも彼女はそう言い張って，何日も同じ話を蒸し返しました」．

その後数か月間，モリーは夫が不倫しているのではないかという疑念にとらわれた．最初のうちは，夫が彼女に会おうとしているぐらいにしか思っていなかったが，数週間後には二人が会っていることを「知り」，性的関係をもっていると確信した．

モリーは口には出さなかったが，さまざまな観察から疑念を深めていった．夫のシャツのボタンがほつれているのは彼女と密会してきた証拠であり，リビングのブラインドを修理したのは，密会のメッセージを彼女に送るためだと考えた．モリーは私立探偵を雇って調査を依頼したが，探偵はマイケルと世間話をしただけで500ドル要求し，それ以上の調査をしなかった．

モリーは自分のための料理や洗濯はしたが，夫のための家事はやめてしまった．彼女はよく眠り，よく食べ，夫がいないときは，とても上機嫌で元気そうに見えた．一方，マイケルは精神的に参ってしまった．モリーは彼の電話を盗み聞きしたり，彼宛の手紙を勝手に開封したりした．彼女は彼に離婚を申し出たが，「子どもたちには知らせたくない」と言った．ある晩，マイケルが目覚めると，バスローブに身を包んだ彼女がベッドサイドに立っていた．「私が出て行くかどうか監視していたんです」と彼は言った．先週，モリーは彼の部屋の前の廊下に画びょうをばら撒いた．その結果，マイケルは叫び声をあげることとなり，彼女は夫がコソコソと女に会いに行く証拠をつかんだと思った．

マイケルは悲しそうに笑って言った．「当たり前ですが，私はこの15年間誰ともセックスなんてしていません．前立腺の手術をしてから，そういったことはできなくなっている

んですから」.

●モリー・マクコニガルを診断せよ

妄想性障害と統合失調症の特徴を比べれば，多くの違いに気がつくだろう．

まず第一に，症状である．妄想性障害では，程度の差こそあれ精神病症状は妄想だけである．妄想は，DSM-5の特定用語にあるように，ある種の型に分けられる．モリーの場合，嫉妬型に分類されるが，一般的には被害型と誇大型が多い．妄想主題に関連した幻嗅や体感幻覚を除けば，妄想性障害では，統合失調症の診断基準Aを満たすことはない（このことは妄想性障害の診断基準Bに明記されている）．

診断するには，妄想が１か月以上続いている必要がある．しかし，モリーを含め多くのケースで，診察に訪れるまでにより多くの時間が経過していることがほとんどだ(基準A)．患者の平均年齢はおよそ55歳である．機能障害は比較的軽度であり，実際，妄想の直接的影響（モリーの場合は結婚生活である）を除けば，職業的，社会的機能は保たれる（基準C）．

しかし，除外すべき疾患は統合失調症とほとんど同じである．常に，**他の身体疾患や認知障害**は除外しなければならない．特に**認知障害により生じる妄想**に注意を払う必要がある（基準E）．高齢者は，認知機能障害がありながら，狡猾に事実を捻じ曲げて解釈することもある．**物質誘発性精神障害**は，妄想性障害によく似た症状を呈することがある．特に**アンフェタミンの離脱中**にみられるものがそうだ．見当識が保たれたまま，「ギャングに追われている」などの妄想が生じることがある（基準E）．

モリー・マクコニガルは，病歴からも症状からも，以前から何か障害をもっていた可能性は否定的だ．しかし，生化学的検査や中毒の検査は必要かもしれない．夫の交際に関しては易刺激的だが，他に**気分症状**はなかった．情動は安定しており，思考内容はまとまっていた．しかし，妄想に影響されて二次的に気分症状を呈する患者は多い．その場合，気分症状出現の時期や重症度を考慮して診断する．どちらの症状が先に出現したか，家族や第三者からの情報が必要な場合もある．妄想性障害では，気分症状は軽度で，持続時間は短くなければならない．

妄想性障害のなかには，**醜形恐怖症**，**強迫症**，**回避性/猜疑性/シゾイドパーソナリティ障害**が関連しているものがあるかもしれない．しかし，モリーの場合はどれもあてはまらないようだ．

モリーの罹病期間は１年弱である．他の疾患の生理学的作用は否定的だ．GAFスコアは55（過去１年間の最高レベル）とした．診断は以下のとおりである．

F22［297.1］　妄想性障害，嫉妬型　Delusional disorder, jealous type

●ミリアム・フィリップス

ミリアム・フィリップスは，入院したとき23歳だった．彼女は人生の大半をオザークで過ごし，支援学級に通ったこともあった．彼女の知能は明晰だったが，勉強にはほとんど興味を示さなかった．具合の悪い母親の面倒をみるために，自宅にいることが多かった．

そして，高校3年生のときに退学した．

自宅は丘の上に寂しく建っていた．父親は長距離トラックの運転手で，ほとんど家にいなかった．ミリアムは運転免許を取らなかったし，近くに助けてくれる隣人は誰もいなかった．テレビもほとんど映らず，郵便も来なかった．彼女の家を訪れる人は誰もいなかった．だから，月曜日の夕方に，二人の男性がトイレを貸してほしいとやって来たとき，彼女はとても驚いた．

彼らはFBIの捜査官だった．彼らは，あなたが3週間前に大統領に手紙を送ったミリアム・フィリップスか，と聞いた．彼女が，どうしてそれがわかったのかと尋ねると，彼らは彼女が送った手紙のコピーを見せた．

> 親愛なる大統領へ．キューバに関してどのような政策をおもちですか？　キューバ人は母につけ込んで，良からぬことを計画しています．警察官を見かけましたが，彼らはキューバ人に関しては大統領の案件だと言いました．私はそれが正しいかどうか疑問です．あなたはきちんと仕事をしなければいけない．そうでないと私が汚い仕事をすることになります．
>
> ミリアム・フィリップス

FBIの捜査官が，彼女が大統領を脅迫していると考えていることがわかっても，彼女は動じなかった．彼女は脅迫するつもりなんて全くなかった．ただ，誰も行動を起こさなければ，自分が重力発生装置を取りに行かなくてはならないと思っていた．

「重力発生装置？」二人の捜査官はお互いの顔を見合わせた．

彼女は説明を始めた．その装置は，1960年代のピッグス湾侵攻の後にフィデロ・カストロの命令でキューバ人がこの家の下に設置したものだ．人間の体液を足のほうに集める機能があり，彼女はまだその装置の影響下にはないが，母親は何年もそのせいで具合が悪い状態が続いている．その証拠に，彼女は母親の足首がひどく腫れているのを見ていた．数日後には，その腫れは膝にまで及んでいた．

二人の捜査官は，丁寧に彼女の話を聞いて立ち去った．彼らは空港へ向かう途中で町に立ち寄り，地域の精神保健クリニックに連絡した．数日後，精神保健担当者がミリアムを訪れた．彼女は「検査のために」，自ら入院することに同意した．

入院時，ミリアムの身なりは整っており，情動は安定し，見当識や認知機能も正常だった．彼女は重力発生装置の件を除いては，物事を論理的に考えることができるようだった．彼女は，10代の頃から母親からその装置の話を聞かされていた．母親は以前看護師をやっており，ミリアムは母親の言うことを正当な医学用語として受け入れていた．暗黙の了解のうちに，二人はこの話を父親の前では話さないようにしていた．

入院して3日後，担当医は，彼女に母親の浮腫に関して別の原因は考えられないかどうか尋ねた．ミリアムは考え込んだ．彼女自身は，重力発生装置の影響を感じたことは，今まで一度もなかった．母親が嘘を言うはずはないと信じていたが，もしかしたら母親も間違うことがあるかもしれない．そう考えられるようになっていた．

ミリアムは薬物治療を受けなかったが，1週間後には重力発生装置の話はしなくなり，退院を申し出た．その日の午後，二人の若い職員が付き添うなか，彼女は家に帰った．職員が玄関まで送り届けると，背の低い太った白髪交じりの女性が扉を開けた．その女性の下腿には包帯がしっかりと巻かれていた．彼女は，二人の職員をちらりと見て言った．

「あんたたち，キューバ人だったんだね」．

●ミリアム・フィリップスを診断せよ

正確な持続期間はわからないが，ミリアムには少なくとも１か月以上妄想が存在する（診断基準 A）．そして，その間の，幻覚，陰性症状，行動障害，感情障害はない．**統合失調症**は除外できる（基準 B）．躁症状や抑うつ症状もなく（基準 D），病歴からは**物質誘発性精神障害**や**他の医学的疾患による精神病性障害**も否定的だ（基準 E）．彼女の妄想は，職業的，社会的機能障害を引き起こしてはいない．彼女が社会的に孤立したのは５年以上前からで，共有された妄想が確立する以前からのものである（基準 C）．

入院時の GAF スコアは 40 とした．母親と離れることで，彼女の妄想はわずかに軽くはなった．治療を続けるうえでは，パーソナリティ障害（たとえば**依存性パーソナリティ障害**）の可能性も考慮が必要だろう．ミリアムの，そして母親の妄想は，かなり奇異である．彼女の症状が１年以上続いているかどうかは不明である．そのため経過の特定はしなかった．

F22［297.1］　妄想性障害，被害型，奇異な内容を伴う　Delusional disorder, persecutory type, with bizarre content

■統合失調感情障害 Schizoaffective Disorder

統合失調感情障害 shizoaffective disorder（SaD）の概念は，まったくもってわかりにくい（DSM-5 精神病研究会の議長である William Carpenter は，2013 年のプレゼンテーションのなかで，その委員会の仕事について，「われわれは，それ（SaD）が本当に自然のなかに存在しているのかさえわからない」と述べている）．長年にわたり，SaD の概念は，臨床において多くの異なるものを意味してきた．SaD という言葉を使用する際，多くの異なる解釈があったため，1980 年の DSM-Ⅲでは採用されなかった．1987 年に DSM-Ⅲ-R で初めて分類が試みられ，DSM-Ⅳでしっかりと書き直されるまで７年かかった．DSM-5 での変更は，わずかなものに抑えられた．この最小限の基準の調整をもってしても，この診断の価値はきわめて低いと考えられる．

多くの場合，SaD は，気分障害と統合失調症のある種の中間と解釈されている．SaD の患者のなかに炭酸リチウムによく反応する者がいることから，SaD を，双極性障害の一形態とみなす者がいる．SaD は，統合失調症により近いと考える者もいる．そして，SaD は，ときに矛盾した症状を呈しうる，一つの概念とみなすにはまだ混乱のある，さまざまな病態の集合体にすぎないと考える者もいる．

症状のさまざまな割合と，診断に必要とされる症状の最低持続時間によって，SaD は，双極型，抑うつ型，緊張病を伴う型へと分けられた．もちろん，物質使用と一般医薬品に関する通常の除外基準も設けられている．さまざまな最低持続時間を調べれば，完全な病気であれば，最低1か月以上持続するに決まっていると理解できるだろう……多くの患者はもっと長く罹患しているのだが.

SaD の人口統計学的特徴について，実際のところは誰も知らない．おそらく，SaD は，統合失調症より一般的ではないだろう．SaD の予後は，統合失調症と気分障害の間にある．最近の研究では，躁症状優位（双極型）の SaD 患者は，抑うつ型のそれより予後がよいと示されている.

以下のように考えると，統合失調感情障害の診断基準を覚えることは簡単だ.

気分症状は，疾病期間中の半分以上に存在することが重要である.

精神病症状は，少なくとも2週間，**それのみ**で存在することが重要である（治療によって気分症状の消失した期間中に存在する精神病症状をカウントしてよいかどうかについて，基準では触れられていないことには注意が必要だ).

症状の最低必要持続時間を示したこの図で，基準に照らし合わせると，箱の長さはひとつのエピソードではなく，その人の病気の全体を表している．もちろん，病気の経過のすべてについて，気分エピソードの基準に合致していたかを知ろうだなんて，臨床医にとって不可能なことであり，われわれは病気全体の構造を典型的に捉えて診断するしかない.

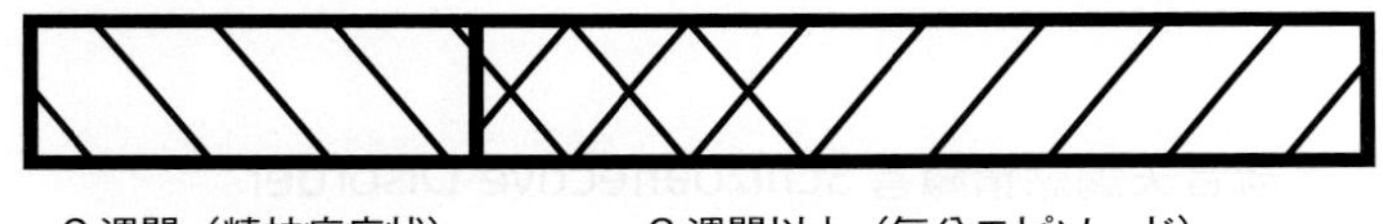

「単独」精神病エピソード（基準B）は，エピソードの，はじめ，中盤，終わり，そのどの時点で生じてもよい．残念なことに，DSM–5 では，精神病期間中に，躁病，軽躁病，抑うつエピソードを完全には満たさない気分症状があってもよいかどうかについては述べられていない．DSM–6 の課題として残しておこう.

統合失調感情障害のポイント

躁病エピソードまたは抑うつエピソードが，生涯疾病期間のうち半分以上の期間に存在する．中断されないひと続きの疾病期間中に少なくとも2週間，患者は気分症状を伴わず，統合失調症の基準Aを満たす.

注意事項

もし，患者に抑うつエピソードが生じているのであれば，症状の1つは抑うつ気分でなければならない．単に興味の喪失だけでは基準を満たしたことにならない.

D を見逃すな！

- **D**uration（期間）：全体で1か月以上

- **D**ifferential diagnosis（鑑別診断）：精神病性の（特徴を伴う）気分障害，物質使用，身体疾患

コードするときの注

▶いずれかを特定せよ

F25.0［295.70］**双極型** Bipolar type（躁病エピソード中であれば）

F25.1［295.70］**抑うつ型** Depressive type

▶該当すれば特定せよ

緊張病を伴う With catatonia （p.92）

▶本障害が1年以上続けば，経過を特定せよ

初回エピソード，現在急性エピソード First episode, Currently in acute episode

初回エピソード，現在部分寛解 First episode, Currently in partial remission

初回エピソード，現在完全寛解 First episode, Currently in full remission

複数回エピソード，現在急性エピソード Multiple episodes, Currently in acute episode

複数回エピソード，現在部分寛解 Multiple episodes, Currently in partial remission

複数回エピソード，現在完全寛解 Multiple episodes, Currently in full remission

持続性 Continuous

特定不能 Unspecified

必ずしも必要ではないが，重症度を特定してもよい （p.68）

●ヴェルマ・ディーン

ヴェルマ・ディーンは口元を上に歪めたが，彼女の目は笑っていなかった．「本当にごめんなさいね」「でも，私が思うに……，ううん，よくわからないわ」．彼女は面接者にそう言って面接室に持ち込んだ大きな買い物バックに手を伸ばし，6インチの包丁を取り出した．彼女は初め，包丁を手に握り，親指を刃に沿わせた．それから，五本の指でぐいと握ろうとした．面接者は，机の下のアラームボタンに手を伸ばした．この患者の病歴がさらに複雑になることを悲しく思いながら．

18歳の誕生日の1か月前，ヴェルマ・ディーンは軍に入隊した．砲兵隊大佐である彼女の父親は息子の誕生を望んだが，ヴェルマは一人っ子だった．母は弱々しく抗議したが，ヴェルマのしつけは（父親によって？）厳しく，半ば軍隊的になされた．3年間，軍車両の管理の仕事をした後，ヴェルマは軍曹に昇進したところで発症した．

彼女の病は，気管支炎のような症状で2日間医務室にいたときに始まった．ペニシリンが功を奏し解熱したが，声が聞こえ始めたのだ．初めのうちは，声は頭の後ろのほうだけで聞こえていたが，数日経つと，ベッド横のコップに移動した．彼女が話すのとほとんど同じように，声の高さはカップの中身と連動していた．カップがほとんど空っぽになると，

声は女性の声になり，カップにあふれるほど入っていると，低いバリトンの声が話しかけてきた．声は，いつもは静かで礼儀正しかった．しばしば，声は彼女にいかにふるまうべきか助言したが，その時にしていることに絶えず口出しし続けることもあった．そのことにつき彼女は「本当にいらいらするわ」と言った．

精神科医は，ヴェルマの状態を統合失調症と診断し，抗精神病薬を処方した．（薬で）声は改善したが，彼女は落ち込んだままだった．彼女は，自分の病気が初めの軍曹のせいで起きたと「わかっている」ことを秘密にしていた．この軍曹は，数か月間，彼女をベッドに誘ったが失敗に終わっていた．また，彼女はここ数週間，毎晩，リキュール 500 mL ほどを飲酒していたことも隠していた．軍は，彼女を医学的に正真正銘の障害者だとして解雇した．彼女は旅行するほど元気だったが，父親は 1,000 km 近くを運転して彼女を家に連れ帰った．

治療のため，彼女は地元の復員軍人省の外来クリニックに登録された．そこで，彼女の新しい面接者は以下のことを確かめた．①持続的な幻聴がほとんどないこと（今現在 8 か月近くない），②抑うつ症状の深刻さが増していること．それには，自尊心の低下と絶望感（夜より朝方のほうが悪い），食欲低下，過去 8 週間で 4, 5 kg の体重減少，早朝覚醒を伴う不眠，兵役期間が終わる前に隊を「離脱」したことで父親を失望させたという罪の意識（確信）が含まれていた．彼女は自傷や他害についての考えはないと言った．

外来の医師は，彼女が統合失調症圏にしては不調の期間が長すぎ，彼女の気分症状は統合失調症と考えるには議論のあるところだと考え，しばらく診断を保留した．理学所見と検体検査で一般身体疾患は除外された．アルコールアノニマス（AA）は断酒の助けにはなったが，彼女の抑うつと精神病症状は相変わらず続いた．

ヴェルマの抑うつ症状は，治療中の精神病症状の副次的なものかもしれないと考えられ，抗精神病薬が増やされた．これにより幻覚と妄想は完全に消退したが，抑うつ症状はほとんど変わらなかった．抗うつ薬のイミプラミン 200 mg/日は副作用が出ただけで，4 週間後には炭酸リチウムが加えられた．リチウムの血中濃度が治療域に達すると，彼女の抑うつ症状は完全に消退した．6 か月後，彼女はまだ就職したり時間を有効には使えたりはしなかったが，彼女の気分は改善し，精神病症状の再燃もなかった．

そのため，ヴェルマは，実際には精神病症状を伴う大うつ病性障害だったのだと考えられた．この時点で，彼女の主治医は，抗精神病薬により遅発性ジスキネジアのような副作用が生じる可能性を案じ，ヴェルマの同意を得て，抗精神病薬を週に 20％ずつ減らしていった．3 週間後，彼女の声が再び彼女に，家から飛び出すように命令し始めた．しかしこの間，入眠困難はあったものの，以前うつ症状と一緒にみられた不眠や食欲減退などの自律神経症状が起こることはなく，彼女の気分は安定したままだった．彼女の抗精神病薬は急いで元の量に戻された．

再度，数か月間安定していたので，ヴェルマと治療者は再度，減量に挑戦することにした．今回は慎重に，イミプラミンを毎週 25 mg ずつ減らし，気分と精神病症状を確認した．12 月までに，彼女は 2 か月間，抗うつ薬なしで過ごし，症状は再燃しなかった（いつもの穏やかで笑顔の多い傾向は除いて）．それで，治療者はひと安心して，1 日に 1 錠ずつ炭酸リチウムを減らした．翌週，ヴェルマは診察室に現れたのだった，包丁を手に持つべきかを幻覚があるなかで考えながら.

●ヴェルマ・ディーンを診断せよ

ヴェルマの話で，われわれはSaDについての現時の思潮を描くことができる．彼女の状態は，まさに気分症状と精神病症状の混合であり，後者のほうが先に顕在化した．彼女には，精神病性症状（幻聴と，軍曹が自分の病気を引き起こしたという妄想）および抑うつ病エピソードを伴う，ひと続きの病期とみなされるべきものがあった（彼女の「回復」期間は薬物療法中のみで，そのときでも彼女の主導性の欠如は残っていた）（診断基準A）．この期間中，彼女の気分症状は，精神病症状の有無にかかわらず，全病期間の半分以上に存在していた（基準C）．疾病期間中，一度アルコールを乱用していたが，それは疾病の原因ではなく結果と考えられた．飲酒を止めた後も，気分症状と精神病症状は長期にわたり持続した．精神病症状が先に起こり，気分症状が生じる前に少なくとも２週間続いた（基準C）．その気分症状と精神病症状は典型的なものであり，いずれもCRDPSSで４に相当していたことも，SaDを示唆した．

基準を覚えることは比較的容易（正直に言えばカンニングペーパーもある）だが，ヴェルマの話は，それらの基準をどう適応させるかがいかに難しいかを示している．セラピストの考えは上述したとおりで，診断を保留にしたのは賢明だった．医師は診断について考え続けるべきだし，新たな治療の扉を閉ざしかねないラベルを排除すべきだ．ヴェルマは，持続する気分エピソードがあったため**統合失調症**とは診断はされなかった．**精神病症状を伴う気分障害**は，抑うつ状態にないときも精神病症状があったことから除外された．何か月もの治療の後，**他の身体疾患**の影響は除外された．

SaDにおいて，精神病症状と気分症状の関連は非常に重要である．DSM-5では，気分症状は全病期の大部分（半分以上）の期間に存在する必要があると述べられている．ヴェルマの抑うつ症状は，少なくとも２か月持続し，有効な治療を受けなければもっと長く続いていたであろう（と疑うに十分な理由がある）．彼女の，統合失調症の基準Aの症状は，気分症状なしに２週間存在していた．しかしながら，どんなに基準によって各徴候の持続期間を慎重に操作的に分類しようとしても，ある程度，主治医の主観的判断の部分が残ってしまう．（DSM-5では，治療されたうつ状態と統合失調感情障害については何も言及がない．よって，私は，主治医の裁量を主張し，抗うつ薬治療が大きな変化をもたらしたことから，彼女の診断はSaDであるべきだと考える）．

結局，気分症状と精神病症状の両方をもつ患者の多くは，統合失調症または気分障害の診断基準に合致していくだろう．彼らを十分長期にフォローすれば，おそらく大部分のSaDの患者は，別の診断が下されるだろう．現在の厳しい診断基準では，この診断が使われないということもありうる．もし，この診断をするときは自問してほしい，「私はより合理的に説明できる何かを見落としていないか」と．SaDは，両方の症状の長年の病歴をもつ患者にとって最適な診断である．**他の特定される（あるいは特定不能の）統合失調症スペクトラム障害および他の精神病性障害**が，多くの臨床医にとってもっと有用なものとなるかもしれない．ヴェルマの気分症状は抑うつ症状であり，下位分類も決まった．彼女がナイフを手にした時点で，彼女のGAFスコアは20弱であると思われた．

F25.1 [295.70] 統合失調感情障害，抑うつ型 Schizoaffective disorder, depressive type

■物質・医薬品誘発性精神病性障害 Substance/Medication-Induced Psychotic Disorder

このカテゴリーは，向精神薬により起こるすべての精神病（状態）を含む．主症状は幻覚か妄想であり，物質によっては，離脱や急性中毒の経過中に起こることがある．内因性精神病と混同するくらい続くものの，通常，短い経過を辿る．

これら精神病状態の多くは自然におさまるものだが，早期に気づくことが大切である．物質誘発性精神病（性障害）の経過中に亡くなった患者のなかには，統合失調症と非常に似ている例もあった．物質と，精神病の期間の組み合わせと，そして，中毒と離脱の関係，これらをすべて考慮すれば，下しうる診断名の数はたくさんあることになる．物質誘発性精神病の発生率はよくわかっていない．精神病初回エピソードの少数を占めるだけかもしれないが，十分注意に値する．付録の表:精神障害を起こしうる薬剤の種類（または名称）(p.637）で精神病状態に関連しうる医薬品を参照せよ．

物質・医薬品誘発性精神病性障害のポイント

ある物質によって引き起こされた幻覚か妄想，またはその両方．

注意事項

物質の関連性を特定するヒントは，p.88 のコラムにある．

D を見逃すな！

- **D**istress or **D**isability（苦痛と障害）：仕事，学業，社会的，個人的な機能を損なう
- **D**ifferential diagnosis（鑑別診断）：統合失調症とその類型，妄想性障害，通常の薬物中毒，離脱，せん妄

この診断は，臨床的関与が妥当なほど症状が重篤で，薬物中毒や離脱から予想される一般的な状態よりも悪い際にのみ下されるべきである．

コードするときの注

この診断をする際は，物質の正式な名前を用いるべきである．たとえば，メタアンフェタミン誘発精神病性障害，など

ICD-9 では，291.9 アルコール，292.9 他の物質，と簡単になっている．ICD-10 では，物質ごと，症状が急性使用障害に該当するか――どれくらい使用障害が重篤か――によってコードされる．第 15 章の表 15-2 を参照せよ

▶該当すれば特定せよ

中毒中・離脱中の発症 With onset during {intoxication} {withdrawal}：これは，

診断の末尾に付される．ICD-10 にも影響する

使用後の発症 With onset after medication use：これは他の特定用語に加えられる（下記参照）

重症度を特定してもよい（p.68）

実際に，DSM-5 では，**医薬品使用後の発症**という特定用語は，物質・医薬品誘発性の不安症，強迫症やその関連障害，性機能障害などに用いられているが，精神病性障害，気分障害，睡眠障害などには使われて**いない**（これらの障害名は一様に「物質・医薬品誘発性～」となっているにもかかわらず）．

各小委員会間のコミュニケーションが十分ではなかったと聞いており，これらの不一致については，この本のなかでこのようにそっと書き加えておくことにしよう．

処方されている薬は実際にはどんな感情や行動の障害も起こしうるものであり，私は正しい診断のため，それが DSM-5 では認められていなくても，正当だと思うときには薬物の特定用語を用いることにしている．それは私には簡単なことである，というのも，そうしたところで私の州では罰せられることなどないのだから．

●ダニー・フィンチ

ダニー・フィンチは，耳のトラブルを３日間我慢していたが，ついに受診の予約をとった．医師は，彼のあちこちに触れ，彼が少し震えていることに気づいた．

「お酒は飲んでませんよね？」．

「少しだけ．でも，私の耳はどうなのですか？」．

「全く問題ないですよ」．

「しかし，何か聞こえるんです．誰かが合唱しているような．彼らが何を言ってるか，ほとんど聞き取れます．誰かが私の耳に何かを入れたんでしょうか……補聴器とか」彼は小指を耳につっこんだ．

「誰も耳に何かを入れちゃいないですよ！」医師は，メンタルクリニックへの紹介状を走り書きしたが，金曜日の遅い時間であり，もうクリニックは閉まっていた．

月曜の午後，彼はようやく予約をとった．そのとき，ダニーはきれいに名前を書いたり，固形物を食べたりできていた．しかし，声は喉いっぱいに広がっていた．彼は面接中，「飲酒について話さないで！」「どうして自殺するの？」などの叫び声のせいで，ほとんど集中できずにいた．恐怖を感じた彼は，精神病棟への入院に応じ，そこで統合失調症と診断された．１日に２回飲む抗精神病薬を処方されたが，飲まずに舌の下に隠し，鼻をかむふりをして，ティッシュに包んで捨てていた．

声は続いていたが，夜はすぐに眠れ，毎食完食していた．ダニーには，60 cm 後ろから文章で話しかけてくる声が聴こえていることを知った上級医師が，週末に彼を訪ねてきた．しぶしぶ，彼は，声が飲酒について話さないように言っていることを認めた．

上級医は，ダニーのカルテに飲酒についての記載がないのを見て，飲酒歴につき言葉巧みに彼からすべてを聞き出した．20代の早いうちから深酒をし，仕事を2つ失い（現在の仕事にも不安定な影響を与えており），離婚していた．すべては彼のバーボンへの愛によるものだった．ここ最近，彼は毎晩500 mL以上飲み，週末にはその5倍に飲酒量が増えていた．そんななか，彼は徐々に飲む量を減らしていたが，今回は風邪でお腹の調子を崩し，急に酒を止めたのだった．

DSM-5では，物質により引き起こされたと思われる症状の分類に繰り返し言及している．以下の評価は読者に任せるが，ここに患者が物質誘発性精神病性障害に該当**しない**であろうという知見をいくつか記しておく．

1. 患者に，以前に同じ，またはきわめて類似の症状が生じており，それらは物質使用の文脈では起きて**いなかった**こと．
2. 障害が物質の使用や離脱が終了した後も長く持続していること．
3. 物質使用前に始まった障害は，物質使用によるものではないのは明らかである．
4. 物質乱用の量や期間を考慮したうえで，予測されるよりも症状が悪いこと．

これらはどれも絶対的なものではない．たとえば，うつ病の既往歴は，スコッチ1本から始まる抑うつを排除してくれるものではない．しかし，上記は読者の参考のために記しておく．

以下は，物質使用が原因であると考えるべき事項である．

1. 症状は物質使用（中）または離脱の直後に始まっていること．
2. 症状は患者が処方薬の使用を開始した後に始まっていること．
3. その薬物/処方薬が問題の徴候を引き起こすと知られていること．
4. もちろん，患者が，同じ物質を使用して同じ症状が生じていたのであれば，最も強い根拠となること．

●ダニー・フィンチを診断せよ

ダニーには幻聴があった（診断基準A）．彼の幻聴の訴えは**統合失調症**に非常に類似していたが，統合失調症にしてはその期間は短かった．**物質誘発性精神病性障害**で症状がよりよく説明されなければ，**短期精神病性障害**とすることは可能かもしれない．彼は医師に診てもらい，**他の医学的所見**はないといわれた．彼の見当識が十分で注意が維持されていたと思われる点で，**せん妄**や他の**認知機能障害**が除外される（基準D）．彼は，彼の体験におそらく恐怖を感じてはいたが，**気分障害**といえる症状はなかった．

ダニーの精神病状態――昔，**アルコール性幻聴**といわれていたものだが――は，通常，深酒の数週または数か月後のみに起こる離脱による障害である（基準B）．男女比は約4：1で男性に多く，この性比はほぼアルコール使用障害と同じである．幻聴は時々，**アルコール離脱せん妄**と誤解されうるが，せん妄であれば見当識と注意の障害が生じているはずだ

(p.473 参照).

他の薬物からの離脱も同様に，精神病状態を引き起こしうる．**バルビツレート**には，アルコールと同じような作用がたくさんある点で，最も悪名高い．**フェンシクリジン**など他の幻覚剤の使用患者のなかには精神病状態が長引く人もおり，そのリスクはパーソナリティ障害の人々では大きいだろう．

ダニーの症状は，われわれが，(彼がもし自分の体験を「現実ではない」と病識を保持していたならば診断しうる) **知覚障害を伴うアルコール離脱**として考えるよりも明らかに重篤であった．彼の GAF スコアは入院時 35 であり，(第 15 章の表 15-2 を考えたうえで) 診断は以下とした．

F10.259 [291.9]　重度アルコール使用障害，アルコール誘発性精神病性障害を伴う，離脱中の発症　Severe alcohol use disorder with alcohol-induced psychotic disorder, with onset during withdrawal

■他の医学的疾患による精神病性障害 Psychotic Disorder Due to Another Medical Condition

身体疾患による精神病性障害はそれほどまれではない．精神病症状を引き起こす可能性のある病気は多く，そのほとんどは一般的な疾患である．しかし，統計学的な研究はないに等しい．このような患者がいた場合，かなりの確率で統合失調症や他の精神病症状と誤診されているのだ．このことは，本当に悲劇的なことになりうる，というのも，早期に適切な治療を受けられなかった患者は，重篤な症状を体験し続ける (あるいは今後，起こす) かもしれないからだ．正確な有病率は不明だがおそらく低いだろう．想像するに難くないが，年齢とともに頻度は上がる．

解体した行動が主の患者は，統合失調症ではなく実際には他の医学的疾患による緊張病であることがありうることは覚えておくべきだ．

身体疾患や医学的状態が精神障害を引き起こしていると確定するのはしばしば難しい．その判断の助けとなる特徴をいくつかここに記す．

- 発症時期：精神または行動の症状が身体疾患の発症直後に始まった場合は，かなり明らかな病因の手がかりとなる．
- 身体疾患の治療に続いて起こる寛解 (回復)
- 症状の比例性 (同時性)：身体疾患の悪化とともに行動や感情の症状が悪化する．
- とりわけ，身体症状と問題の症状との間に生理学的関連がなければならない．すなわち，身体疾患がその症状を生み出すことができるとわかっていなければならない (化学物質が生じる，脳組織に影響を与えるなど)．重病に至ることが予見されたことで精神病症状や抑うつ，不安などが引き起こされているだけのものはここでは扱われない．

これらのポイントはあくまで診断のヒントであって，絶対のものではない．

他の医学的疾患による精神病性障害のポイント

身体疾患は幻覚・妄想を引き起こす．

注意事項

身体疾患がいつ精神障害を引き起こしたかを同定するポイントについては上記のコラムを参照せよ．

D を見逃すな！

- **D**istress or **D**isability（苦痛と障害）：職業的/学術的，社会的，個人的な機能を損なう
- **D**ifferential diagnosis（鑑別診断）：せん妄，物質誘発性精神病性障害，統合失調症とその周辺疾患，妄想性障害

コードするときの注

精神障害名にその医学的疾患名を入れること，精神病性障害のすぐ前に，医学的疾患を別々にコードしておくこと．優勢な症状に基づきコードする．

F06.2［293.81］幻覚を伴う With delusions

F06.0［293.82］妄想を伴う With hallucinations

重症度を特定しなくてもよい（p.68）

●ロドリーゴ・シャベス

ロドリーゴ・シャベスは，65 歳で教職を辞した後は，たまにアコースティックギターを弾いたり射撃場に行ったりする程度で，ほとんど自室にひきこもっていた．終生，飲酒の習慣はなく，肉親以外の親類とは交流をもたなかった．「タバコが一番の友達だ」と精神鑑定の検査で書いていた．

ロドリーゴは 70 歳になろうという頃，手術不可能な肺癌と診断された．対処療法的な放射線治療を受けた後はさらなる治療を断り，自宅で余生を過ごすことにした．4 か月後，右側頭部の頭痛に気づき，それで時々夜中に目覚めるようになった．医師から末期と告げられていたので，ロドリーゴは対処を求めなかった．それから，彼は頭痛と天然ガスを関連づけて考えるようになり，ガスは浴室の換気ダクトから臭っているように思えた．彼が，女主人のリアダンにこのことを告げると，彼女は便利屋に問題をたらい回しにしたが，便利屋にはどこも悪いところをみつけられなかった．

頭痛と臭気がひどくなると，彼は，数週間前，電力会社から来た修理工が，アパート外の道路を掘り返している間，リアダンが何度もそれを見るために外に出ていたことを思い出した．彼に合理的な結論がひらめいた．女主人は私を毒殺しようとしている．

臭気はきつくなり，彼の怒りは高まった．そのため彼の声は荒く鋭くなった．彼は何度

もリアダンと大声で口論した．一度など，彼がガスの臭いを感じてから数週後のことだったが，午前２時にアパートのドアの外に聞こえるほど口論が続いた．彼は，彼女を住宅当局に報告すると脅し，彼女は彼を「狂った老人」と言った．彼が（「私の身の安全も図れないようであれば，お前の命など15セントの価値もない！」などと）脅した後，両者とも911番通報をした．警察には２人のどちらが問題なのかがわからず，両者に大人しくするように告げた．

逮捕された夜のこと，ロドリーゴはリアダンを侮辱するようなことを叫びながら戸口の傍に座っていた．彼女が調査のために階段を重々しく登ってきたとき，彼は彼女の左耳の後ろに向けて銃を撃った．逮捕した警察官らは，その殺人事件に対して彼自身が「妙に距離がある」ように見えたことに注目していた．彼らのひとりは，「私のことはどうでもよいが，彼女が家の中の人を皆毒ガスで殺すのが我慢ならなかったのだ」と言ったのを書きとめていた．

精神鑑定人は，ロドリーゴがきれいに髭を剃り，きちんとした身なりのやせた老人であることに注目した．彼はやつれ，かなり体重が減っていたようだった．彼の話は明瞭で，理にかない，適切で，自発的だったが，金切り声でガラガラだった．彼は穏やかで，気分は「まあまあ」と言ったが，女主人が毒殺を企てていると話すときは怒った．彼の，人，場所，時間に対する見当識は保たれ，MMSE得点は満点だった．彼は，肺癌に罹患していることを完全に理解していた．精神病であるという病識はなく，最近のこととなるとあまりわかっていなかった．

胸部X線写真では，前の写真に比べると右肺は腫瘍に占拠され，頭部写真では，右前頭葉に転移病変が疑われた．

●ロドリーゴ・シャベスを診断せよ

ロドリーゴ・シャベスは，明らかに精神病状態にあった．彼は，幻嗅（げんきゅう）と毒殺されるという精緻な妄想を有していた．これらの症状は数か月間続いていた（診断基準A）．（もし，幻覚と妄想が患者自身の心が生み出したものという病識が保持されているならば，一般的に精神病性障害の診断はつきにくい．また，ロドリーゴの症状は統合失調症の基準Aを満たしたが，必ずしも満たす必要はなかった．妄想または幻覚のいずれか１つでこの診断をすることが可能である）．

精神病症状以外，彼の思考は明瞭だった．見当識は保たれ，MMSE得点は良好であり，**せん妄**や**認知症**を示す根拠はなかった（基準D）．飲酒歴や薬物使用歴はなく，**物質誘発性精神病性障害**も除外された．彼は怒ることもあったが，幻覚と妄想の内容を考えれば適切な感情であり，**精神病性の特徴を伴う気分障害**にも該当しないと思われた．**統合失調症**の診断を支持するような，過去の行動やパーソナリティの変化はなかった（基準C）．高齢発症であることや，比較的短期間の病期であることなどは，統合失調症としては非典型的である．**統合失調症様障害**は，他の診断で説明できることから除外した．リアダンの不幸な最期は，彼の病気が臨床的に重要な意味をもっていることを無言で証明している．

ロドリーゴには，脳転移を起こすと知られている癌の病歴があり，彼の頭痛はすでに脳転移が起こっていることを示唆していた．肺のX線写真とMRI画像で診断が確定された

(基準B)．彼の，高いガラガラ声は，肺や頸部内で病変が増大したり，新たに転移が起きたりしているためだったかもしれない．〔精神病を起こす他の**身体疾患**として，側頭葉てんかん，原発性（すなわち転移ではない）脳腫瘍，甲状腺や副腎などの内分泌疾患，ビタミン欠乏症，神経梅毒，多発性硬化症，全身性エリテマトーデス，ウィルソン病，頭部外傷などがある〕．ロドリーゴには妄想と幻覚の**両方**がみられたが，幻嗅が先に現れ優勢のようであり，診断は以下とした．私の評価では，彼のGAFスコアは15であった．

C79.31［198.3］ 肺癌，脳転移 Cancer of the lung, metastatic to the brain
F06.0［293.82］ 転移性腫瘍による精神病性障害，妄想を伴うもの Psychotic disorder due to metastatic carcinoma, with hallucinations
Z65.3［V62.5］ 殺人のため逮捕 Arrested for murder

F06.1［293.89］他の精神疾患に関連する緊張病（緊張病の特定用語）Catatonia Associated with Another Mental Disorder（Catatonia Specifier）

常に古典的な統合失調症のサブタイプと考えられてきた緊張病は，最初，Karl Kahlbaumによって1874年に記述され，その後1896年にEmil Kraepelinによって，解体型（後に破瓜型と呼ばれる），妄想型とともに**早発性痴呆** dementia praecoxの主要な下位分類として位置づけられた．20世紀前半には，各サブタイプが米国の統合失調症入院患者の1/3ずつを占めていた．その後，緊張病タイプは激減し，今日では急性期病棟で緊張病タイプの患者に出会うことはまれである．今日において本当に緊張病を呈する患者がいた場合は，統合失調症に関連する緊張病と呼ぶことになるだろう．

F06.1［293.89］他の医学的疾患による緊張病性障害 Catatonic Disorder Due to Another Medical Condition

ここ数十年で，緊張病がさまざまな疾患に関連して起こることがわかってきた．多くの症例報告では一握りの患者についてしか報告されないが，原因となる疾患には，ウイルス性脳炎，くも膜下出血，漿果状動脈瘤破裂，硬膜下血腫，甲状腺機能亢進症，動静脈奇形，側頭葉腫瘍，無動無言症，穿通性頭部外傷などが含まれる．フッ素化合物に対する反応と考えられた患者もいた．大規模な総合病院で働く神経内科医や精神科医であればこうしたケースを相談されることがあるかもしれない．

緊張病症状（次頁コラム参照）は，気分障害でも，統合失調症でも，身体疾患に伴うものでも，本質的には同じである．他の身体疾患に付随して起こる場合は，より，**制止** retardedカタトニアと呼ばれる特徴的な症状が起こりやすい．それには，姿勢保持，カタレプシー，蝋屈症が含まれる．流涎，不食，無言などを呈することもある．緊張病の特徴が，過活動，衝動性，好戦性などを伴う躁状態に伴って生じることはよくみられる．衣服を脱ぎたがる者もいるだろう．抑うつ状態を呈する患者では，明らかな活動性の低下（昏迷といってもよい），無言症，拒絶症，わざとらしさ，常同症が認められる．

紙面節約のため，緊張病症状の定義を２疾患の「ポイント」から省き，ここに一つにまとめた．これらの行動に現れる症状は，１回限りのものではなく，何度も繰り返し認められる傾向にある．

焦燥 Agitation：無目的または外因のないような活動性の亢進．**昏迷** stupor は，ほぼその逆．

カタレプシー Catalepsy：不自然な姿勢を，不必要に続ける．

反響言語 Echolalia：他人の言葉を真似する．

反響動作 Echopraxia：たとえ止められても，他人の動作を真似する．

被影響性の亢進 Exaggerated compliance：少し動かされただけで同じ方向に動かしてしまう（ドイツ語で **mitgehen**）．

しかめ面 Grimace：有害な刺激に対してではない顔の歪み．

わざとらしさ Mannerisms：目的があるように見えるが，目的に対し過剰に繰り返される動作．

無言症 Mutism：話す能力があるにもかかわらず言語反応がない．

拒絶症 Negativism：明らかな動機なしに，受動的な動きに抵抗するか，検者から繰り返し遠ざかろうとする．

姿勢保持 Posturing：自発的に不自然または不快な姿勢をとる．

常同症 Stereotypy：目的指向のない反復運動．

蝋屈症 Waxy flexibility：たとえ不快であっても，または変えるように言われても，数分以上同じ姿勢をとり続ける．

他の精神疾患に関連する緊張病（緊張病の特定用語）のポイント

患者は，カタレプシー，拒絶症，姿勢保持，昏迷，常同症，しかめ面，反響言語，その他（上部定義参照）といった優勢な緊張病症状を呈している．

D を見逃すな！

なし（特定用語でしかないため）

コードするときの注

躁/軽躁/抑うつエピソード，統合失調症，統合失調症様障害，統合失調感情障害，短期精神病，物質誘発性精神病性障害に，緊張病の特定用語を適応できる．

他の精神障害を先にコードすること．F06.1［293.89］は，**［他の精神疾患］に伴う緊張病**となる．

●エドワード・クラッパム

43 歳で独身のエドワード・クラッパムは，大学病院の精神科病棟に入院した．彼には主訴がなかった，というより，全くの無言だった．彼は州立精神科病院から移送されてきたのだが，そこでの診断は緊張型統合失調症だった．彼は過去8年間にわたり，言葉や文字でコミュニケーションをとることがなかった．

情報提供書によれば，エドワードは入院中ずっと，抗精神病薬による治療を受けていたが，どの薬も基本的に症状を改善させなかった．伝えられるところでは，彼は終日仰向けに寝て，つま先をベッドの先に向け，拳を握りしめ内側に回した格好だった．その姿勢を何年も取り続け，彼は両手首足首の拘縮を呈するようになった．ほとんどのときはスプーンを使って自分で食事を摂ることができていたが，時折，飲み込むことを拒否し，経管栄養を必要とした．それでも実際のところ経管栄養をしても過去6か月で体重は13 kg も落ちていた．

ここに来る10日前，エドワードは高熱（40.3℃）を出し他の病棟に移されており，そこで，テトラサイクリンによる**クレブシエラ**肺炎の治療を受けていた．その後，彼は精神科病棟に移され，この精神状態の評価が行われることになった．

エドワードの背景については，ほとんど知られていない．彼は中西部の農家の次男として生まれ育った．大学には通ったかもしれないが，約10年間はトラクターのセールスマンとして働いていた．入院時の彼の精神状態は以下のように書かれていた．

クラッパム氏は，ベッドに横臥している．全くの無言のため思考内容や思考の流れはわからない．同様に，彼の認知過程，病識，判断力も評価困難である．つま先は下を向き，拳は回内している．手足に振戦があるが，実際には手足の筋肉を非常に強く収縮させているためのふるえである．無言の他，以下のような緊張病の徴候を示している．

拒絶症 negativism：一方から近づくと，次第に反対方向へと視線を動かし頭をそちらに向ける．

カタレプシー catalepsy：四肢にある姿勢をとらせる（たとえば，腕を高く挙げる）と，たとえ降ろしてよいと言われても，数分間そのままの姿勢を続ける．

蝋屈症 waxy flexibility：拘縮のないひじのところで腕を曲げようとすると抵抗が生じる．これは，上腕二頭筋，上腕三頭筋が一緒に収縮し，まるで蝋などの固い物質で作られた棒を曲げているかのような関節の動きを生み出しているためである．

しかめ面 grimacing：4～5分おきに鼻にしわを寄せ，唇をすぼめる．この表情は10～15秒続き，その後戻る．こ（れら）の動きに明らかな目的はない．また，舌の動きや遅発性ジスキネジアは伴わない．

●エドワード・クラッパムを診断せよ

彼の陰性症状（会話や感情の欠如）と著しい行動の異常を数えると，エドワードは**統合失調症**の診断基準Aを満たした．彼の病は6か月以上続いていた（統合失調症診断基準C）ため，生活のあらゆる面に及ぼしたであろうその影響の大きさは想像も及ばないほどだ（基準B）．にもかかわらず，精神科病棟に入院した時点では，特定不能の統合失調症スペクトラム障害または他の精神病性障害と診断された．それは，医師が，この症状が脱水や体重減少（あるいは他の医学的状態）の影響のためか，統合失調症か，緊張病症状を最もよく引き起こす気分障害のような他の原因のために起こっているものか，最初に診ただけではよくわからなかったので，暫定的にそう診断したのだった．

緊張病症状を引き起こす**身体疾患**には，肝臓病，脳卒中，てんかん，ウィルソン病（銅代謝異常）や遺伝性疾患（常染色体領域）のような希少疾患，結節性硬化症などがある．これらの病気である可能性は，神経学的，身体的コンサルテーションや適切な検体検査，放射線検査などで徹底的に追究しなければならない．中毒性物質や薬物乱用の尿・血液スクリーニングは，このような患者の精密検査の一部としてなされるべきだ．初発の緊張病エピソードの患者であれば，MRI を撮るべきだろう．エドワード・クラッパムに診断が下されたときには MRI がなかったので，われわれは基準 E に関しては，信じて診断をつけるしかない．

統合失調症緊張型と診断されている患者の多くには，**双極 I 型障害**でみられる躁状態の経験が実際にはあるものだ（基準 D）．他方，重度の精神運動制止のある患者は，**メランコリアの特徴を伴ううつ病**の診断を考えるべきである．**身体症状症**の患者は時折，無言になったり，異常な運動活動を示したりするが，このような症状は通常，数時間から数日の短期間で終わる．エドワードのように，何年もこの状態，すなわち，慢性的な精神病症状，緊張病性の気分障害である可能性は考えにくい．

エドワードの症状は統合失調症に関連した緊張病としては典型的なものだった．彼は，しかめ面（緊張病の特定因子，基準 A10），無言症（基準 A4），蝋屈症（基準 A3），カタレプシー（基準 A2）を示した．彼は，近づく刺激から逃げる程度の注意はできていたので，昏迷とはいえなかった（拒絶症，基準 A5）．彼は，他の典型的な緊張病の行動は示さなかった．

彼には，それまでにすでに広範囲の薬物療法が行われ（そして失敗して）いたので，電気けいれん療法が選択された．最初の 3 回の（両側性の）治療では目立った効果がなかったが，4 回目の後，彼は水を求めた．計 10 回の治療が終わると，彼は病棟の他患者と談話し，一人で食事を摂り，足首が拘縮していたのでつま先で歩くようになっていた．残遺症状は続いていたものの，緊張病の症状は消失した．そして，最終的に彼は退院した．しかしその後，すぐに消息不明となった．

エドワードの 8 年間の病歴は連続したものだ．私は彼の退院時の GAF スコアは 60 とした（入院時は 1 にきわめて近い）．身体精査と追加病歴によって，彼の異常行動を引き起こしうる他の原因を除外し，彼を以下のように診断した．

ところで，DSM-5 の精神病重症度分類を参照せずに，私は彼の入院時の重症度を「重度」とした．それはすべてを包括的に評価する GAF のほうがよかったと思っているからだが，そんなことを言って，コーディングの専門家を憤慨させて怒られないことを願っている．退院時は以下のとおりとした．

F20.9［295.90］　統合失調症，初回エピソード，現在部分寛解　Schizophrenia, first episode, currently in partial remission
F06.1［293.89］　統合失調症に関連する緊張病　Catatonia associated with schizophrenia
M24.573［718.47］　足首の拘縮　Contractures of ankles
M24.539［718.43］　手首の拘縮　Contractures of wrists

他の医学的疾患による緊張病性障害のポイント

身体疾患は，蝋屈症，カタレプシー，拒絶症，姿勢保持，昏迷，常同症，しかめ面，反響言語，その他の症状を引き起こしうる（定義は前述のコラムを参照）．

注意事項

身体疾患がいつ精神障害を引き起こしたかの判断材料については，p.89 を参照せよ

D を見逃すな！

- **D**ifferential diagnosis（鑑別診断）：せん妄や他の認知障害，統合失調症とその周辺疾患，精神病症状を伴う気分障害，強迫症

コードするときの注

精神障害名にその医学的疾患名を入れておくこと

●マリオン・ライト

高校を 12 年前に卒業してから，マリオン・ライトは，看板描きをしていた．彼は学校ではそれなりに美術の才能があったが，自分が次のピカソだと考えるほどではなかった．そして，彼は商業美術の経歴のために勉強するような学校もまた，好きではなかった．しかし，建物や広告板に描く仕事は，それほどきつくなく，支払いもよく，すぐに入手でき，主に屋外の仕事だった．彼は数年のうちに結婚し，二人の子どもと小さな一軒家をもち，看板を描き続けていた．彼は，終身雇用されると思っていた．

彼の 30 歳の誕生日から間もないある日の午後，彼の親方が，彼が今しがた終えた広告板を見るために車で通りかかった．親方は，「君は，ロゴを筆記体で書いているが，計画では黒のブロック体と言われていたはずだ」と指摘した．マリオンは，筆記体のほうが見た目がいいと思ったと説明したが，文句を言わずにそれを変更した．翌週，彼は地元の高級ビールの広告を仕上げた．しかし，ボトルを持った女性モデルは，腰から上が裸だったのだ．翌日から彼は失業した．

マリオンは，始めこそ新しい仕事を見つけようとしたが，1 週間もしないうちに終日家でテレビを見て過ごすようになった．口数が次第に減っていく様子を気にした妻に受診を勧められても，その提案を無視していた．食欲と睡眠は通常どおりだったが，性交渉への興味はなくなった．失業して 1 か月後には，全く自発的に話さなくなり，直接彼に向けられた質問に答えるのみになった．マリオンの兄弟の説得もあり，彼はようやく妻にクリニックに連れて行かれた．彼はすぐに入院した．

入院時，彼は簡単な質問には正確に答えた．見当識は十分に保たれた状態で，彼は抑うつ気分も希死念慮も否定した．妄想，幻覚，強迫観念も強迫行為もなかった．彼は MMSE で満点をとったが，検査者は彼が指示に従うのが遅いことに気がついた．

翌朝，彼は，ベッドサイドに近づいてきた看護師から故意に遠ざかった．彼は食堂のテーブルまで喜んで看護師と一緒に行ったが，彼は食べることを拒否し，完全に無言になった．実は，その朝，後で彼を診察した医師は，検査者の手がわずかにマリオンに触れるだけで，彼があらゆる方向にたやすく動いてしまうことに気づいた．夕方になると彼は

改善し，二，三語，話しもした．

しかし，その翌日，彼はベッドに仰向けになり，再び黙って協力を拒んだ．枕を取ると，彼の頭はマットから5cm浮いたままだった．この姿勢は彼には不快ではないようで，一日中進んでそうし続けているようだった．その後，マリオンの腕が無理のある（ベッドに斜め上に上げた）姿勢にされて力を抜いてよいと言われても，マリオンがその姿勢を取り続けることに診察した医師は注目した．

マリオンの主治医は，統合失調症を考えたが，罹病期間が短く，精神病の家族歴がないことにも注意した．彼の妻は，彼が薬物やアルコールを乱用したことがないと断言した．神経学的検査は正常であったが，頭部MRI検査が行われた．右前頭葉の円蓋部にゴルフボール大の腫瘍があることが明らかになった．その腫瘍が外科的に取り除かれた後，彼は急速に意識を取り戻した．2か月後，彼は，広告版の梯子の上に戻り，忠実に指示に従って描いていた．

●マリオン・ライトを診断せよ

マリオンには，いくつかの古典的な緊張病症状（3つ必要）がある（診断基準A）．彼には，拒絶と無言（基準A5，A4），被影響性の亢進（少し動かされただけで同じ方向に動かしてしまう，これはDSM-5の基準にはないが），「心理枕」（頭をベッドからサポートなしに浮かせて保った状態：基準A6），カタレプシー（基準A2）があった．

マリオンには，**せん妄**でみられる注意の散漫さはなかった（基準D）．緊張病性の行動は**統合失調症**でもみられるが，主治医は，罹病期間の短さから統合失調症を（的確に）除外した（基準C）．症状が少なすぎる点から，**統合失調症様障害**は除外された（そして，それはよい判断であった）．無言症と際立った動作の（ほとんど無動といっていいくらいの）緩慢さは，**抑うつエピソード**でも現れるが，マリオンは明確に気分症状を否定した．無言症は，**身体症状症**や**詐病**，**作為症**でも時折みられるが，これらの障害でこれだけの緊張病症状がそろった持続的な緊張症候群がみられるのはまれなことであろう．

緊張病行動には，過度あるいは狂暴な運動が含まれることには注意が必要だ．そのため，鑑別診断には，**躁病エピソード**や**物質使用障害**が含まれる．当然，このどちらもマリオンの場合にはあてはまらないのだが．

外科標本の検体検査で，マリオンは良性の脳腫瘍であることが判明した．それは，直接，緊張病症状を引き起こし（基準B），明らかな機能障害を引き起こしていた（基準E）．入院時のGAFスコアは21，退院時は90とした．

D32.9［225.2］　脳髄膜腫，良性　Cerebral meningioma, benign
F06.1［293.89］　髄膜腫による緊張病性障害　Catatonic disorder due to cerebral meningioma

■F28［298.8］他の特定される統合失調症スペクトラム障害および他の精神病性障害 Other Specified Schizophrenia Spectrum and Other Psychotic Disorder

このカテゴリーは，他の精神病性障害の基準を満たさず，その理由を記述しておきたいときのカテゴリーである．たとえば「他の特定される統合失調症スペクトラム障害および他の精神病性障害，持続性の幻聴」といった具合に用いられる．

・**シャルル・ボネ症候群** Charles Bonnet syndrome：この病気は，（DSM-5では言及されていないが，実は1790年に初めて記述されたものである！）視覚障害をもつ高齢者が，他の幻覚や妄想はないのに，複雑な幻覚（場面，人）を体験するものである．また，彼らは自分も見えているものが現実ではないと認識している．というわけで，彼らは本当の意味での精神病ではないが，その状態は精神病性障害スペクトラムのどこかに位置すると考えることもできる．

・**減弱精神病症候群** Attenuated psychosis syndrome：完全には基準を満たさない何らかの精神症状があるもの（より軽い機能障害，比較的良好な病識など）．

・**持続性の幻聴** Persistent auditory hallucinations：他の症状なしに繰り返す幻聴を体験するもの．

・**妄想性障害を有する人のパートナーにおける妄想症状** Delusional symptoms in partner of individual with delusional disorder：精神病状態にある人と親密な間柄の人に妄想が生じたとき，そのほとんどは，妄想性障害と診断される．ただし，妄想性障害の基準を満たさないことがここに分類される条件となる．

・**その他** Other：精神病症状があるが，情報の矛盾や不確実さによって，特定の診断を下すに至らぬもの．

■F29［298.9］特定不能の統合失調症スペクトラム障害および他の精神病性障害 Unspecified Schizophrenia Spectrum and Other Psychotic Disorder

このカテゴリーは，前述のどの障害の基準も満たさない症状や症候群であって，かつその理由を特定しない場合のためのものである．

■特定不能の緊張病 Unspecified Catatonia

DSM-5には，前後関係が不明であったり，より特定の診断をつけるには情報が不足していたりする際に用いるものとして特定不能の緊張病が用意されている．しかし，不明確な存在だが，コード自体は明確だ．まず **R29.818［781.99］神経系，運動骨格系に関する他の症状** other symptoms involving nervous and musculoskeletal systems をまずコードし，その後，**F06.1［293.89］特定不能の緊張病** unspecified catatonia をコードする．

第3章

気分障害

Mood Disorders

DSM-5において，双極性障害は遺伝的，症候学的に気分障害と統合失調症の橋渡しのような存在と記載されている．そのためDSM-5では双極性障害とうつ病の章が別の章として扱われている．しかし，気分障害をできるだけ明確かつ正確に解説するため，この本ではそれらを統合して記載する．

気分障害クイックガイド

DSM-5では気分に関連した診断の分類を次の3つに分けている．①気分エピソード，②気分障害，③直近のエピソードと再発過程である．このクイックガイドではそれぞれに言及している．いつものように，それぞれの項目について，記載した頁で，詳しく解説した．

気分エピソード

簡単に表現すると，気分エピソードは患者が異常な幸福や悲しみを感じていた期間を意味する．気分エピソードは，いわば建物の建材であり，それをもとにコード可能な診断が組み立てられる．気分障害のなかには，抑うつエピソード，躁病エピソード，軽躁病エピソードのいずれも含まないものも存在するが，気分障害の患者の多くには抑うつ，躁病，軽躁病の3つのエピソードのうち1つ以上が存在する．気分エピソード自体は，診断としてコードできるものではなく，そこからさらに情報が必要だ．

抑うつエピソード：少なくとも2週間，抑うつ的で（もしくは人生を楽しめず），食事や睡眠の問題，罪責感，気力の減退，集中力の低下，希死念慮が生じる（p.102）．

躁病エピソード：少なくとも1週間，気分が高揚し（あるいは易怒的なだけのこともある），自尊心が肥大し，多弁，過活動，注意散漫になる．不適切な判断により社会や仕事の障害を生じる．しばしば入院を要する（p.106）．

軽躁病エピソード：躁病エピソードと似ているが，より短く，重篤でない．入院を要しない（p.109）．

気分障害

気分障害は，気分の異常が生じる疾患である．気分障害の患者のほとんどすべてはある時点で抑うつ気分を経験するが，気分の高揚を経験する者もいる．すべてではないものの，多くの気分障害が気分エピソードに基づいて診断される．気分障害の大部分の患者は以下に列記したカテゴリーのどれかに該当する．

- **抑うつ障害群**

うつ病：躁病や軽躁病エピソードはなく，1つ以上の抑うつエピソードがあるもの．うつ病は単一エピソードと反復エピソードに分けられる（p.112）．
持続性抑うつ障害（気分変調症）：躁病エピソードや軽躁病エピソードはなく，典型的なうつ病よりも長く続くもの．このタイプの抑うつは抑うつエピソードと呼ぶほど重篤である必要はない（ただし慢性のうつ病もここに含まれる）（p.128）．
重篤気分調節症：頻回で重篤なかんしゃくの発作が認められ，間欠期には慢性的に易怒的な子ども（p.138）．
月経前不快気分障害：月経開始の数日前に，抑うつと不安に関連した症状が生じるもの（p.135）．
他の医学的疾患による抑うつ障害：さまざまな医学的，神経学的な障害により抑うつ症状が生じるもの．これらは上記のどの診断基準も満たしていない必要がある（p.143）．
物質・医薬品誘発性抑うつ障害：アルコールや他の物質（物質中毒もしくは離脱）は抑うつ症状を引き起こしうる．これらは上記のどの診断基準も満たしていない必要がある（p.140）．
他の特定される，もしくは特定不能の抑うつ障害：抑うつ症状のある患者が，上記の抑うつ障害群の診断基準を満たさないか，抑うつを特徴とする他の疾患の診断基準を満たさないもの（p.158，p.159）．

- **双極性障害および関連障害群**

気分障害を経験した患者の約25％が躁病もしくは軽躁病エピソードを経験している．これらのうちほとんどすべての患者が抑うつエピソードも経験している．気分の上下の重篤さや期間により双極性障害の種類が特定される．

双極Ⅰ型障害：この診断には，少なくとも1つの躁病エピソードがなくてはならない．双極Ⅰ型障害の多くの患者は抑うつエピソードも経験している（p.119）．
双極Ⅱ型障害：この診断には，1つ以上の軽躁病エピソードと1つ以上の抑うつエピソードを要する（p.124）．
気分循環性障害：これらの患者は反復性の気分の変動があるが，いずれも抑うつエピソードや躁病エピソードというほど重篤でないもの（p.132）．
物質・医薬品誘発性双極性障害：アルコールや他の物質（物質中毒もしくは離脱）により躁病や軽躁病症状が生じうる．これらは上記のどの診断基準も満たしていない必要がある（p.140）．
他の医学的疾患による双極性障害：さまざまな医学的，神経学的な障害により抑うつ症状が生じるもの．これらは上記のどの診断基準も満たしていない必要がある（p.143）．
他の特定される，もしくは特定不能の双極性障害：双極性障害の症状があっても，上記の双極性障害および関連障害群のどの診断基準も満たしていない必要がある（p.156，p.158）．

他の原因による抑うつ症状と躁症状

統合失調感情障害：これらの患者では，統合失調症を示唆する症状が抑うつエピソードや躁病エピソードと同時に存在するもの（p.81）.

行動障害を伴う認知症あるいは軽度認知障害：**行動障害を伴う**という特定用語は認知症あるいは軽度認知障害の際にコードされうる（p.483）．気分症状は行動的とは限らないが，DSM-5では抑うつを伴う認知障害がこの語を用いて扱われている.

抑うつ気分を伴う適応障害：この用語は人生上のストレスへの適応の問題に対して用いられる（p.217）.

パーソナリティ障害：不快気分は境界性パーソナリティ障害の診断基準に明確に言及されている（p.535）．しかし，抑うつ気分は他に回避性，依存性，演技性パーソナリティ障害にも存在しうる.

単純な死別：親類や友人の死により引き起こされる悲しみはよく経験されることだ．単純な死別は特定のストレス因に対する正常な反応であり，障害ではなくZコード［Vコード］で記載する（p.584）.

他の障害：抑うつは統合失調症，摂食障害群，身体症状症，性機能不全群，性別違和を含む多くの精神障害に生じうる．気分症状は，不安症（特にパニック症や恐怖症群），強迫症，心的外傷後ストレス障害の患者にもみられうる.

特定用語

気分エピソードと気分障害の番号に2つの特別なセットの表現が適用される.

• 現在や直近のエピソードを表現する特定用語

これらの表現を用いることで，抑うつエピソードの患者の特徴を表すことができる．初めの2つを除き躁病エピソードにも適用される（重症度や寛解に対する特定用語はp.147を参照）.

非定型の特徴を伴う：これらの抑うつ患者はたくさん食べ体重が増加し，過眠で，緩慢で麻痺を感じる．しばしば対人関係上の拒絶に過敏である（p.149）.

メランコリアの特徴を伴う：この用語はいわゆる重篤なうつ病の「典型的な」症状により特徴づけられるうつ病を示している．患者は早朝覚醒し，抑うつは朝に悪化する．食欲を失い体重減少し，罪悪感があり，制止や焦燥を認め，待ち望んでいた出来事によってさえも抑うつ気分は晴れない（p.150）.

不安性の苦痛を伴う：気分エピソードに不安や緊張，落ち着かなさ，心配や恐怖の症状が認められる（p.148）.

緊張病を伴う：運動の過活動や不活発を特徴とする．緊張病の特定用語は抑うつエピソードと躁病エピソードに特徴的である（p.150）.

混合性の特徴を伴う：躁病，軽躁病，うつ病エピソードが，躁病やうつ病の症状と混合する（p.151）.

周産期発症：躁病，軽躁病，うつ病エピソード（あるいは短期精神病性障害）は妊娠中または産後4週間以内の女性に発症しうる（p.152）.

精神病性の特徴を伴う：躁病あるいはうつ病エピソードは気分に一致，あるいは一致せず妄想や幻覚を伴うことがある（p.153）.

- **発症や再発エピソードを表現した特定用語**

これらは個別のエピソードでなく気分障害の全過程を表現する.

急速交代型：1年以内に，うつ病や躁病，軽躁病エピソードの診断基準を満たす少なくとも4つのエピソード（どんな組み合わせでもよい）があるもの（p.154）.

季節型：秋や冬など特定の季節に病的エピソードを生じるもの（p.155）.

はじめに：気分エピソード

気分 mood はわれわれの人生の捉え方に影響を与える持続する感情を表す．気分の障害を確認することは，きわめて重要である．なぜなら，成人女性の20%と成人男性の10%が人生のうちどこかのタイミングで経験するかもしれないからである．気分障害の有病率は男性でも女性でも増加しており，精神障害の半分以上を占めている．気分障害は人種や社会経済的ステータスにかかわらず発症しうるが，独身で「重要な他者」がいない人に起こりやすい．気分障害は同様の問題を抱えた血縁者がいる者に発症しやすい．

気分障害には多くの診断，特定用語，重症度が含まれている．複雑なようにみえるが，原則は数少ない．

以前，気分障害は**感情障害** affective disorders と呼ばれていた．その語はいまだに多くの臨床家により用いられており，**季節性感情障害** seasonal affective disorder の語のなかでも使われている．affect も emotion も感情だが，**affect** は emotion を含むと同時に，表情や姿勢，アイコンタクト，涙もろさなどの身体的な手がかりで知りうる，患者がどのように感じているのかをも含んでいる．感情を把握するうえで **affect** は曖昧であり，**気分** mood の語を用いて，実際に患者がどのような気分にいるかを把握することに努めよ．

このセクションでは，3つの気分エピソードについて記述する．以降で，それぞれを説明する症例を提示する．

■抑うつエピソード Major Depressive Episode

抑うつエピソードは気分障害の構成要素のひとつであるが，コードできる診断ではない．抑うつエピソードは，患者から援助を求められる最も一般的な問題のひとつとしてしばしば使用される．患者の全病歴と心理検査を考慮したうえで，注意深く適用せよ（もちろん，すべてのコード化と診断において，注意が必要なのだが）．ここでこうして注意喚起しているのは，その根拠をよく検討せずに，反射的に抑うつエピソードを適用しが

ちな臨床家がいるからだ．診断が一度適用されると，反射的に薬の処方に結びついてしまうことがあまりに多いのだ．

抑うつエピソードは5つの主要な要件を満たさないといけない．それは，①抑うつ気分（あるいは興味または喜びの喪失）が存在し，②ある一定期間以上，③必要な症状数を満たし，④苦痛や機能の障害を引き起こし，⑤除外項目を満たさないようなものでなければならない．

• 気分の質

抑うつは多くの場合，通常よりも気分が落ち込んだ状態として経験される．患者はそれを，「不幸な」「沈んだ」「がっかりした」「憂うつな」気持ちなど，あるいは，その他さまざまな言葉で悲しみを表現するかもしれない．抑うつを自覚するのを妨げるような問題はいくつかある．

・すべての患者が，自分自身がどのように感じているか自覚したり，正確に表現したりできるわけではない．
・異なる文化的背景の医師と患者の間では，問題が抑うつであるとの意見の一致が難しいことがある．
・抑うつにより出現する症状は，患者によって実にさまざまである．制止が強く，泣きだす者もいれば，微笑んで何も問題はないという者もいる．過眠や過食を訴える者もいれば，不眠や食欲不振を訴える者もいる．
・抑うつを全く感じず，性的活動を含む日常的な活動に対する興味の喪失や関心の減少として経験する者もいる．
・エピソードにより，通常と比べて患者の機能水準が顕著に変化していることの確認が診断に必須である．患者に自覚がない場合（注意を払えないほど具合が悪い，もしくは無気力がひどくて注意することができない）は，家族や友人からこのような変化が報告されることもある．

• 期間

患者はほとんど一日中，ほぼ毎日，少なくとも2週間，不快な気分を感じていなければならない．この条件は，抑うつエピソードをわれわれの多くが時々感じるような一時的な「落ち込み」と区別するためにある．

• 症状

2週間，患者は下記の**太字**で記載された症状のうち，少なくとも5つの症状がみられなければならない．5つの症状のなかには，抑うつ気分または喜びの喪失が含まれている必要がある．それらの症状全体により，患者の遂行能力は病前より低下する．**抑うつ気分**は読んで字のとおりである．**喜びの喪失**は抑うつ状態にある患者のほとんどすべてにみられる．これらの症状は，患者自身の報告，または他者の観察から数えられる．

患者の多くは，**食欲低下と体重減少**を示す．患者の 3/4 以上が**睡眠**障害を訴える．典型的には，起床時間よりもかなり早くの早朝覚醒がみられる．しかし，普段より食べすぎる者も眠りすぎる者もいる．これらの患者の大部分には，非定型の特徴が合致するだろう(p.149)．

抑うつ状態にある患者は，通常，**疲労感**を訴え，それを疲れやすさや気力の減退として表現するかもしれない．会話や体の動きは緩慢になり，質問への回答や行動の開始前に著しい間があるかもしれない．これは**精神運動制止**と呼ばれる．声は非常に小さくなり，聞き取れないことがある．「はい/いいえ」の質問への応答以外は完全に話さなくなる患者もおり，究極的には，完全緘黙となる．

他の極端な例では，抑うつ状態の患者は強い不安を感じるあまり**焦燥**を生じる．焦燥は，手をもんだり，うろうろと歩きまわったり，落ち着いて座っていられなかったりなどにより表わされるかもしれない．抑うつ状態の患者の自己評価は，客観的に見てひどく低下している．これは**低い自尊心や罪悪感**となって表出される．**集中力の低下**（実際に，あるいは知覚として）が顕著なあまり，認知症と間違えられることもある．死についての思考，**希死念慮**や**自殺念慮**は，患者が行動化し，完遂する実質的な危険性があるため，抑うつ症状のなかで最も重篤なものである．

DSM–5 の抑うつエピソードの症状としてカウントされるには，上記に挙げた行動がほぼ毎日みられなければならない．しかし，死や自殺への考えは「反復的」でありさえすればよい．自殺企図や自殺のはっきりとした計画が一度みられれば，抑うつエピソードの症状としてカウントされる．

一般的に，患者の状態がこの概要に近いほど，抑うつエピソードの診断の信頼性が高くなる．しかし，抑うつ状態の患者は DSM–5 診断基準の項目以外のたくさんの症状を呈しうることに注意せねばならない．泣きやまないこと，病的恐怖，強迫観念や衝動強迫も含まれるだろう．患者は絶望，救いようのなさや無価値感を感じていると言うかもしれない．不安症状，特にパニック発作（p.163 参照）が顕著で，基盤にある抑うつが見過ごされる可能性がある．

多くの患者は，抑うつ状態になると飲酒量が増える（減る者もいるが）．このため鑑別診断が難しくなることがある．では，抑うつと飲酒行動とどちらを先に治療するべきだろうか（ヒント：この手の問題の正解はたいてい「両方同時に」である）．

少数ではあるが，現実とのつながりを失い，幻覚や妄想が出現する患者もいる．これらの精神病性の特徴は**気分に一致する**（たとえば，抑うつ的な人が罪悪感に苛まれるあまり，ひどい罪を犯したのではないかと考える）こともあれば，**気分に一致しない**（抑うつ的な人が FBI から迫害されると想像するのは典型的な抑うつの主題と異なる）こともある．精神病性の特徴は重症度の指標となる（この章で後ほど論じるように，診断に文言を加え，**かつ** ICD–9 か ICD–10 のコードの末尾に番号を加える）．ブライアン・マーフィーの症例(p.113) に示した．

症状を抑うつエピソードのものとして数えない状況は３通りある．

1. 症状が，他の医学的疾患により十分に説明しうる場合．たとえば，大きな手術後の回復期にある患者の疲労感を，症状として数えはしないだろう．この状況では，疲労感は症状から除外される．
2. 症状が，気分に一致しない幻覚や妄想に由来する場合．たとえば，一晩中起きていなさいという幻聴による不眠は症状として数えない．
3. 抑うつが強すぎて責任を果たせないことによって生じる，罪悪感や無価値感．これらの感情は抑うつの際によくみられ，診断の助けにならない．むしろ，了解不可能な罪悪感を探すこと．極端な例を挙げると，ある女性が，自分の邪悪さが9.11の悲劇を招いたと信じてしまう，といったことである．

- **機能障害**

エピソードは，具体的な苦痛の原因となり，患者の仕事（や学校）での業績，社会生活（ひきこもったり，社会生活を営めなかったりなど）や，性的活動を含む他の領域の機能障害を引き起こすほどに深刻である必要がある．精神障害のさまざまな帰結として，仕事への影響は最も気づかれにくいかもしれない．それは，生計を立てることは非常に重要であり，多くの人は自身の雇用を脅かしうる症状を，ぎりぎりまで隠そうとするからだろう．

- **除外項目**

症状の重症度や期間にかかわらず，抑うつエピソードは臨床的に重要な物質使用や症状を引き起こしうる一般身体疾患がある際に診断されるべきではない．

抑うつエピソードのポイント

哀れな状況にあるもの．多くの者は，悲しさ，落ち込み，憂うつやそれらに類する気分を感じるが，以前は好きだった活動すべてに興味を失っただけだと主張する少数派もいる．他にも症状がある――疲労感，集中力の減退，無価値感や罪責感，希死念慮や自殺念慮など．加えて，睡眠，食欲/体重，精神運動活動の3領域で，通常に比べて増加か減少がみられる（これらのうちいずれも，通常よりも減少するのが典型例である――たとえば食欲――しかし「非定型の特徴を伴う」患者では増加が報告されている）．

注意事項

子どもでも大人でも，抑うつがなく単に怒りっぽいように感じたり，そう見えたりすることがある．

Dを見逃すな！

- **D**uration（期間）：ほとんど毎日，2週間以上
- **D**istress or **D**isability（苦痛と障害）：職業的/学術的，社会的，または個人的な機能を損なう
- **D**ifferential diagnosis（鑑別診断）：物質使用や身体疾患

コードするときの注

コードはない：抑うつエピソードは診断可能な疾患ではなく，うつ病，双極Ⅰ型障害や双極Ⅱ型障害の構成要素である．持続性抑うつ障害（気分変調症）にも認められるかもしれない．特定用語のコードは気分障害の診断が下って初めてつけられるにもかかわらず，ある種の特定用語のコードは抑うつエピソードに対して適用される．緊張しなくていい，これがどういうことかは先に進むとわかってくるはずだ．

DSM-Ⅳでは死別反応が除外されていたが，DSM-5では除外されていない．なぜなら，最近の研究で愛する者との死別や喪失の直後に引き続き生じる抑うつは，他のストレス因に引き続いて起こる抑うつ（あるいはストレス因がない場合も同じかもしれないが）と実質的に違いはないと示されたからである．この変更，いやむしろ削除に，悲しむ意見は多い．これにより，症状が了解可能な背景においてすら，患者を気分障害であると診断するリスクがあると批判する者がいる．精神障害と診断される患者数がかなり増加するのではないか，と危惧されているのである．

私はこの状況を少し違った捉え方をしている．われわれ臨床家は今回の改変で，診断と治療に対する人為的な障壁を一枚とっぱらったといえよう．しかし，他のいかなる自由と同様，われわれは死別反応後の抑うつエピソードの使用に関して責任をもたなければならない．全体の状況，特に症状の重症度，気分障害の既往歴，推定される出来事（死別とそれ以外の喪失の体験）のタイミングと深刻度や症状の経過（増悪傾向か改善傾向か）などを評価しよう．そして頻回に再評価しよう．

抑うつエピソードの例は，後の症例で紹介しよう．ブライアン・マーフィー（p.113），エリザベス・ジャックス（p.121），ウィノーナ・フィスク（p.123），アイリス・マクマスター（p.125），ノア・サンダース（p.130），サル・カモッティ（p.295），アイリーン・パルメーター（p.117）である．さらに，第20章の「患者と診断」にも症例を提示するので探してみてほしい．

■躁病エピソード Manic Episode

気分障害の2番目の「構成要素」は躁病エピソードだが，発見されて少なくとも150年が経過している．典型的な躁症状の三徴は，自尊心の肥大，過活動と発話促迫である．これらの症状は明らかで常軌を逸しているため，躁病エピソードは過剰診断されることが少ない．しかし，躁病エピソードにときに随伴する精神症状が激しいことから，統合失調症と診断される可能性がある．この誤診傾向は，1980年以降，DSM-Ⅲの診断基準により双極性障害が注目を集めるようになったことで減少したかもしれない．1970年に双極性障害の治療として炭酸リチウムが導入されたことも，診断の普及の促進に繋がった．

躁病エピソードは抑うつエピソードよりもずっとまれで，全成人の1%程度にみられうる．男女の有病率に性差はみられない．

躁病エピソードと診断するために必要な特徴は，抑うつエピソードと全く同じである．すなわち，①気分の質が，②ある一定期間以上，③必要な症状数を満たし，④かなりの機能障害を引き起こし，⑤除外項目を満たさないようなものであること．

• 気分の質

症状が比較的軽微な者は，ただ上機嫌なだけである．この尊大ではあるが良質なユーモアの感染力は強く，周囲の者も一緒に笑いだしたくなるかもしれない．しかし，躁症状が増悪するとこのユーモアは楽しいものではなくなり，患者も聴いている人も不快に感じる，「駆り立てられる」ような，面白みのないものとなる．少数ではあるが，単に易怒的になる者もいる．多幸感と易怒性は，同時に起こることがある．

• 期間

症状の持続期間は，最低1週間以上でなければならない．この期間が要求されることで，躁病エピソードと軽躁病エピソードとが区別される．

• 症状

1週間のうちに，気分の変調（多幸感，または易怒性）に加え，エネルギーや活動量の増加が存在する必要がある．これらの変化とともに，少なくとも3つ，以下に挙げた**太字**の症状が，かなりの重症度で同時期に存在する必要がある（患者の，**通常と異なる気分**が多幸感でなく易怒性だけの場合は，活動量の増加に加えて4つの症状が必要なことに注目しよう）．

自尊心の肥大は大部分の患者に出現し，妄想と言えるほど壮大になりうる．患者は，精神療法を行うとか，彼らがそのとき入っている，まさにその医療施設を走りまわるとかいった瑣末なタスクのみならず，大統領へ助言したり，世界の飢餓問題を解決したりできると信じている．これらの妄想は多幸的な気分に随伴するので，**気分に一致した**と呼ばれる．

躁状態の患者は，典型的には**睡眠欲求が減少**する．眠るのは時間の無駄だと感じ，多くの課題をこなすのを好む．症状が軽度の場合，この**過活動**は目標指向的であり，有効に働く．症状が中等度の患者は，1日に20時間働き，かなり多くのことを成し遂げることができる．しかし，活動的になればなるほどイライラ感が増し，完遂もできないのに多くの課題に手を出し始める．この時点で，何が適切で何が達成できるのかの**判断力を失ってい**る．彼らは危険な投機的事業，無分別な性的関係，いかがわしい宗教や政治的活動にのめりこむようになるかもしれない．

躁病患者は，耳を貸す者誰彼かまわず自分のアイディア，計画や仕事について話したがり，実際にそうする．大声で，遮るのが難しい．躁的な**会話は早口で切迫感**があり，まるでせき止められている多くの言葉が，小さなノズルの先から噴出せんとしているかのようである．結果として，会話はいわゆる**観念奔逸**と呼ばれる様相を呈するが，ここではひとつの考えが，それとは僅かにしか論理的関連性をもたないようなまた違う考えを誘発している．会話（あるいは独り言）は本題からかなり外れてしまうかもしれない．躁病患者は，他の人なら無視できるような関係のない物音や動きによって，**注意が容易に逸れる**．

躁病患者のなかには，病識を保持しており治療を希望する者もいるが，多くは何も問題はないと否認する．彼らは，こんなによい気分だったり，生産性の高かったりする人間が病気のはずはないと正当化する．そのため，躁病の行動は自然に収まるか，入院するか，投獄されるまで持続する．躁病エピソードは緊急事態であり，反論する医師もいないだろう．

DSM-5 診断基準に，特に明記されていないいくつかの重要な症状も，記載しておく．

1. 急性躁病エピソードの間でも，多くの患者に短期間の抑うつの期間がみられる．これらの「小うつ microdepressions」は比較的よくみられる．小うつが関連する症状は，特定用語**混合性の特徴を伴う** mixed features を適応するとよいかもしれない（p.151）．
2. 重篤な躁病エピソードに伴う，居心地の悪い，駆り立てられるような気持ちから解放されようと，物質（特にアルコール）を使用する者もいる．頻度は低いものの，物質使用により，一時的に気分エピソードがみえづらくなることがある．物質使用と躁症状のどちらが先だったか迷った際には，情報を提供してもらうことで解決しうる．
3. 躁病エピソードにおいて，緊張病の症状が時折出現し，統合失調症に類似したエピソードをとることがある．しかし，急性発症の病歴（情報提供者から得られたもの）や回復しえた過去のエピソードが診断の一助となる．その際，**緊張病を伴う** with catatonic features という特定用語がつけられる（p.150）．

患者がうつ病の治療を受けるまでは生じなかったエピソードについてはどうだろうか．自然発生の躁病や軽躁病とみなしてよいだろうか．躁病や軽躁病エピソードの根拠として計算に入れるには，DSM-5 では**基準を満たす十分な症状**（焦燥感か易怒性，というように，いくつかの症状だけではいけない）が存在し，またその症状が，予想される治療の生理的効果よりも長い期間持続することが必要とされる．このように明文化されたことで，うつ病治療後の躁/軽躁病エピソードの取り扱いについてはうまいこと決着がつけられたといえよう．DSM-Ⅳでは，治療により生じた躁病エピソードは双極Ⅰ型障害に含まれないとはっきりと表明されていた一方で，DSM-Ⅲ-R では含みうるとほのめかすにとどめられ，DSM-Ⅲに至っては，全く言及されていなかった．

歴代の DSM の著者は Emerson の著名な風刺詩を連想しているだろうか．愚かな頑固さは狭量なる心の現れ（愚かな一貫性は小さな心が化けたものである：A foolish consistency is the hobgoblin of little minds）である．

• 機能障害

躁病エピソードは，典型的には患者とその関係者の生活に大損害を引き起こす．エネルギーや活動が増加し実際のところ初めは仕事（や学校）での生産性が向上するが，躁状態が悪化するとだんだんと注意を集中できなくなる．友情は口喧嘩のため壊れてしまう．性的逸脱により，性病にかかったり，離婚したり，望まない妊娠をしたりしてしまいうる．

エピソードから回復後には，罪悪感や非難が残される．

• **除外項目**

躁病エピソードの除外項目は抑うつエピソードと同様である．甲状腺機能亢進のような一般身体疾患は過活動を起こしうる．精神作用物質の乱用（特にアンフェタミン）により頭の回転が早くなり，強く力がみなぎり，高揚したように感じることがある．

躁病エピソードのポイント

躁病の真っただなかにいる患者はほとんど間違いようがない．これらの人々は多幸的で（単に易怒的なこともあるが），彼らのエネルギーにあふれ，熱狂的な活動を無視しようがないだろう．彼らはたくさん計画を立てるが，ほとんどを最後までやり通せない（とても気が散りやすいのだ）．彼らは話し，笑い，また話しはするが，しばしばとても早口で，着想は飛躍している．通常より睡眠時間は短くなり（「することがありすぎて時間の無駄」と言う），とにかく自分は偉大だと感じる．誇大性が拡大しすぎて，精神病的になり，自分が偉大な有名人（皇帝やロックスターなど）であると信じたり，超人的な力をもっていると信じたりする．判断力が低下するとともに（金を無分別に使用したり，病的な発想の性的逸脱に没頭したりする），しばしば，強制的な治療や自他の保護の目的に入院を要するほどまでに機能が障害される．

注意事項

D を見逃すな！

- **D**uration（期間）：ほとんど毎日，１週間以上
- **D**istress or **D**isability（苦痛と障害）：職業的/学業的，社会的，あるいは個人的な機能を損なう
- **D**ifferential diagnosis（鑑別診断）：物質使用障害，身体疾患，統合失調感情障害，神経認知障害，軽躁病エピソード，気分循環性障害

コードするときの注

躁病エピソードは診断できる疾患単位ではなく，双極Ｉ型障害の構成要素である

躁病エピソードの例としてエリザベス・ジャックスが挙げられる．彼女の病歴は p.121 に載せておいた．他にもウィノーナ・フィスク（p.123）の症例もあるし，第 20 章にある他の病歴も読むといいだろう．

■ 軽躁病エピソード Hypomanic Episode

軽躁病エピソードは，気分障害の最後の構成要素だ．躁病エピソードとほぼ同じ症状で構成されている，「小規模な躁病エピソード」である．未治療の場合，軽躁病エピソードのある患者のなかには，後に躁状態をきたす者がいるかもしれない．しかし，多くの場合，

特に双極Ⅱ型障害の患者は，軽躁病エピソードを繰り返す．軽躁病エピソードは診断としてコードすることはできない．双極Ⅱ型障害の基盤をつくる，またすでに躁病エピソードを呈した既往のある双極Ⅰ型障害の患者に生じることもある．軽躁病エピソードは，①気分の質が，②ある一定期間以上，③必要な症状数を満たし，④ひどい障害を引き起こし，⑤除外項目を満たさないようなものであることを要する．**表 3-1** は躁病エピソードと軽躁病エピソードの特徴を比較している．

- **気分の質**

軽躁病エピソードでは，躁病エピソードとは異なり，急きたてられる感じのない多幸感がみられることが多いが，易怒性は呈しうる．いかなる状態でも，通常の，非抑うつ気分とは明らかに異なっている．

- **期間**

症状は最低 4 日間——躁病エピソードより必要とする持続期間はわずかに短い．

- **症状**

躁病エピソードと同様，気分の変化（多幸感と易怒性）に加え，エネルギーと活動レベルの増加がみられる——しかし，繰り返しになるが，期間は 4 日だけである．この 4 日間のうち，躁病と同じ症状リストのうち，3 つ以上の顕著な（そして明らかな変化を示す）症状が必要となる．もし，患者の**異常な気分**が易怒性で，高揚感を**伴わない**場合，4 つの症状が必要である．軽躁病エピソードが治療により引き起こされた場合，予想される治療の生理的効果の期間よりも長く存在する場合，双極Ⅱ型障害と診断する根拠となる．

軽躁病エピソード患者の**睡眠**は短くなり，**活動の水準**は増加し，焦燥感が認められることもある．躁病エピソードに比較して，焦燥感は軽度だが，軽躁病エピソードの患者も駆

表 3-1　躁病エピソードと軽躁病エピソードの比較

	躁病エピソード	**軽躁病エピソード**
期間	1 週間以上	4 日以上
気分	異常といえるだけの，高揚した，易怒的な，あるいは開放的な気分が持続	
活動性/活力	持続的に上昇	
普段の行動と異なる症状	誇大性，睡眠時間の減少，多弁，観念奔逸や飛躍した着想，注意散漫（自己申告あるいは他者の指摘），焦燥感や目標指向性の活動の増加，判断力の低下，のうち 3 つ以上[a]	
重症度	精神病性の特徴により入院が必要となる．あるいは職業的/社会的，個人的な機能を損なう	通常の機能に変化が生じ，他人がその変化に気がつく．しかし，精神病性の症状や入院の必要性，機能障害は生じない
その他	物質・医薬品誘発性の症状を除外 もし該当すれば，混合性の特徴を伴う[b]	

[a] 気分の異常が易怒性のみの場合は 4 つ以上

[b] 躁病エピソード，軽躁病エピソードともに，「混合性の特徴を伴う」の特定用語がある．

り立てられるようで不快に感じうる．**判断力**は障害され，経済的，仕事や社会生活上，厄介な結果に至ることがある．**話し方**は早口で**切迫感**がある．**考えのせめぎ合い**や**観念奔逸**が目立つ．**注意散漫**は軽躁病エピソードの特徴である．**自尊心の肥大**は，誇大的すぎて妄想に発展することはない．軽躁病エピソードの患者は，精神病性の症状を伴わない．

DSM-5の診断基準に加え，軽躁病エピソードの患者では躁病エピソードの患者と同様に，物質使用がよくみられることに注意しよう．

• **機能障害**

躁病エピソードではなく，軽躁病エピソードの診断の範疇で，障害はどこまで深刻になりうるのか．これは，ある程度は臨床家の判断を要するだろう．湯水のような金の浪費や無分別な性的活動など，判断力の低下した行動は躁病エピソードでも軽躁病エピソードでも出現する――しかし，定義上，本当の躁病の患者のみが重大な機能障害を呈する．もし，激しい行動化のため入院を要したり，精神病症状が明白だったりする場合は，患者はもはや軽躁病とはみなされず，診断は変更されなければいけない．

• **除外項目**

除外項目は躁病エピソードのものと同じである．甲状腺機能亢進のような一般身体疾患は過活動を起こしうる．精神作用物質の乱用（特にアンフェタミン）により頭の回転が速くなり，強く，力がみなぎり，多幸的に感じるようである．

軽躁病エピソードのポイント

軽躁病は「軽い躁病」で，症状は概ね躁病と同一だが，異常の度合いが大分異なる．これらの患者は多幸的，または易怒的で，活力や活動性の亢進を認める．彼らは計画に満ちており，注意散漫にもかかわらず実際に成果を上げることがある．言葉数は多く，考えのせめぎあいを反映し，着想に飛躍がある話し方をする．（性的活動や金の使い方などに関する）判断力が障害されるが，本人や他者の保護のために入院を要するほどではない．大仰で尊大なことはあるが，妄想までは至らない．他人には変化が気づかれるが，機能障害は呈さない．実際のところ，彼らは多くのことを成し遂げるのだ！

注意事項

Dを見逃すな！

- **D**uration（期間）：ほとんど毎日，4日以上
- **D**istress or **D**isability（苦痛と障害）：職業的/学業的，社会的，個人的な機能は特に障害されていない
- **D**ifferential diagnosis（鑑別診断）：物質使用，身体疾患，他の双極性障害

コードするときの注

▶該当すれば特定せよ

混合性の特徴を伴う With mixed features

重症度のコードはない

軽躁病エピソードは疾患単位として診断できるものではなく，双極Ⅱ型障害と双極Ⅰ型障害の構成要素である．

気分エピソードに基づく気分障害

本書のここからの構成は，DSM-5とも，この章のはじめのクイックガイドともいくらか違っている．まず，気分エピソードが「単位」となる障害，すなわち，うつ病や双極性障害のⅠ型やⅡ型について解説しよう．後に，通常はこれらのエピソードを伴わ**ない**気分障害について取り上げることにする．

■うつ病/大うつ病性障害 Major Depressive Disorder

1回以上の抑うつエピソードがあり，躁や軽躁症状を伴わない者がうつ病/大うつ病性障害 major depressive disorder（MDD）である．一般的には，一般人口の約7%が罹患し，2：1で女性が多い．MDDは通常20代後半にかけて発症するが，幼少期から高齢期まで，どの年齢でも発症しうる．発症は突然かもしれないし段階的かもしれない．エピソードは平均して6〜9か月続くが，その期間はさまざまで，数週から長年にわたることもある．発症から数か月以内に回復し始めるのが通常だが，それも人によりまちまちだ．パーソナリティ障害やより重度な症状（特に精神病像）がある場合，完全に寛解する可能性はより低くなる．MDDは遺伝的要因が大きい．第一度近親者（訳注：親，子，同胞）は一般人口に比べ罹患する可能性が数倍高い．

生涯で抑うつエピソードが1回しかない患者がいる．彼らに下すべき診断は（もちろん）うつ病，単一エピソードだ．しかし，抑うつエピソードが1回あった患者にはもう1回，抑うつエピソードが起きうる．1回目のエピソードから2か月以上あけて2回目のエピソードが起きたとき，うつ病の反復エピソードへと診断は変更されなければならない．

どんな患者でも，1回目の抑うつエピソードと次のエピソードで，抑うつエピソードの内容はほとんど変わらないことが多い．そのような患者は，およそ4年の期間をあけて抑うつエピソードを繰り返すかもしれない．エピソードの頻度は年齢とともに増加するというエビデンスがいくつかある．抑うつエピソードが多くなると自殺企図や自殺のリスクが非常に高くなる．当然のことながら，反復エピソードを有する患者もまた，単一エピソードのみの患者に比べて症状悪化のリスクがかなり高い．最も深刻な結果のひとつが自殺であり，MDD患者の約4%が自殺に至る．

MDDと診断された患者の25%は，後に躁病/軽躁病エピソードを経験し，診断の変更が必要になるだろう．その際の診断は，双極性障害（Ⅰ型またはⅡ型）であり，それらの詳細は後に解説する．

うつ病のポイント（単一エピソード/反復エピソード）

１回以上の抑うつエピソードがあり，躁病あるいは軽躁病エピソードがない．

注意事項

症状がない期間が２か月以上続いた後に抑うつエピソードが生じたのであれば，独立したエピソードとしてカウントしなければならない．

Dを見逃すな！

- **D**ifferential diagnosis（鑑別診断）：物質使用障害，身体疾患，他の気分障害，通常の悲嘆や悲哀，統合失調感情障害

コードするときの注

エピソードや重症度の種類から，表3-2にあるコード番号を検索する．該当する場合は，表3-3から特定用語を選択する．どちらの表もこの章の終わりのほう（p.156，p.157）に示されている．

●ブライアン・マーフィー

ブライアン・マーフィーは父親から小さなビジネスを継ぎ，それを大きく発展させた．彼は数年後にそのビジネスを売り，そのお金のほとんどを投資し，残りで，北カルフォルニアに小さなアーモンド農場を購入した．トラクターを使って，農場の仕事のほとんどを自身でこなした．ほとんどの年で農場は数百ドルの利益を出していた．彼は細かなことによく気づいたが，それにとらわれるわけではなかった．利益が出なくても，忙しく動き続けることに意味があると思っていた．

ブライアンが55歳のとき，それまでいつも普通だった気分が，落ちこんだ．農場の仕事が次第に重荷に感じられた．トラクターは納屋に置かれたままになっていた．

気分が落ち込んでいる間，彼の身体機能は衰えたように感じられた．常に疲れきり，たいていいつも夜９時までには床に就いたが，必ず午前２時か３時には目覚めた．そして，心配事が頭から離れず，再び寝付くことができぬまま朝を迎えるのが常だった．朝は彼にとって，最悪だった．また途方もない一日を乗り切らなければと思うと彼は打ちのめされた．農場経営が立ち行かなくなったとき，貯蓄だけで過ごすにはどれくらいお金がかかるかを，雑誌のカバーの上で計算して過ごすものの，夕方にはたいてい気分は幾分ましになっていた．食欲が落ち，体重こそ測っていないが，数か月前と比べる２段階細いところでベルトのバックルを留めなければならなかった．

彼が入院した日，妻のレイチェルは言った．「彼は興味を失っているみたい」「もはや何も楽しんではいないわ．彼はすべての時間をだらだらとしたり，借金の心配をしたりすることに費やしている．たしかに私たちは数百ドルをクレジットカードで借りているけど，毎月完済しているわ！」．

先週かその前の週から，ブライアンは自分の健康についてこだわるようになった．レイ

チェルは言った.「最初は血圧だった」「私は看護師としてパートで働いています. その私に彼は, 日に何度も血圧を測るよう求め, 時々自分は脳卒中だと思うようになって, 昨日なんか自分の心臓が今にも止まろうとしていると思い込んだんです. 彼は, 朝, 起きると脈を測り, 部屋中を歩きまわり, そして横になって足を頭より高くし, 死なないようにありとあらゆることをしようとしたんです. だから私は彼をここに連れてこようと決心したんです」.

ブライアンは医師に会ったとき, 初めに,「私たちは農場を売却しなければならないんです」と言った. 彼はカジュアルでしわくちゃな服を着ていた. 額にしわが目立ち, 自分の脈拍を測り続けていた. 診察の途中, 何回か, 彼はじっと座っていられないことがあった. 彼は座っていたベッドから立ち上がると窓のほうへ歩いた. 彼の話は, ゆっくりであったが, 明快であった. 彼の話のほとんどは, 貧困に苦しんでいることと, 農場を売却しなければならなくなる心配についてであった. 幻覚はなく, 疲労感を訴えた. そして「すべて失敗に終わった. もう, 生きていたっていいことなんてありっこない」と言った. 彼の見当識は保たれていて, 知識は豊富であり, MMSE で満点の 30 がついた. 彼は気分が落ち込んでいることは認めたが, 希死念慮（死にたいという考え）は否定した. 彼は, いくらか不本意そうではあったが, 治療の必要性について同意した.

レイチェルは, 手厚い障害者手当や投資, 前会社からの年金給付があり, 彼が健康な頃より入ってくるお金は多いと指摘した.

「でも, 農場を売却しなきゃいけないんです」とブライアンは答えた.

●ブライアン・マーフィーを診断せよ

残念ながら, 臨床医（一部のメンタルヘルスの専門家を含む）は, うつ病患者を診断するとき, 二種類の間違いをおかしがちだ.

一つ目は, 患者の不安やアルコールの使用, 精神病症状に焦点をあてすぎて, うつ病や持続性抑うつ障害の基本的な症状を無視してしまうことである. 私が研修医の頃に遡るが,（すべてが私のものではないが）苦い経験に基づいた生涯にわたるルールがある. 新たな患者には, 常に気分障害の可能性を検討しろ, たとえ主訴が何か他のことであってもだ.

二つ目は, 抑うつ症状や躁症状のほうがドラマチックで目立っているあまり, そこに潜んでいるアルコール使用障害や別の疾患（神経認知障害や身体症状症がよい例だ）を見落としてしまうことだ. そして, これは, 一つ目のルールのほぼ鏡像を成すものだが, 同等に重要なルールだ. 決して, 患者の問題が気分障害だけだなんて考えるべきではない.

まず, 現在の（また少し前の）気分エピソードを特定してみよう. ブライアン・マーフィーは 2 週間よりはるかに長い間, 抑うつ状態だった（診断基準 A). 記載されている抑うつエピソードの症状（DSM-5 では 5 つが必要とされている）のうち, 彼は少なくとも 6 つ該当する. 抑うつ気分（基準 A1), 興味・関心の喪失（基準 A2), 疲労感（基準 A6),

不眠（基準 A4），自尊心の低下（基準 A7），食欲低下（基準 A3），精神運動焦燥（基準 A5）.（抑うつ気分か興味・関心の喪失のどちらかが診断に必須の項目であることには注意が必要だ．そして，ブライアンは両方該当している）．彼は重症であり入院が必要だった（基準 B）．身体診察や検体検査の結果はなかったが，この症例のなかに，**別の身体疾患**（たとえば肝癌）や**物質使用**を示す病歴はなかった（基準 C）．しかしながら，彼の担当医は，当然ブライアンと彼の妻にそのことについて尋ねるべきだった．抑うつ状態の人はしばしば飲酒量が増えるのだ．彼は明らかに重度な抑うつ状態であり，普段の彼とは違っていた．彼は容易に**抑うつエピソード**を満たしていた．

そして，ブライアンの気分障害は，どんなタイプといえるだろうか．躁病エピソードや軽躁病エピソードはなく（基準 E），**双極性障害はⅠ型もⅡ型**も除外される．貧困妄想から，（**統合失調感情障害**のような）精神病性障害の可能性も考えられるが，精神病症状はごくわずかしかなく，気分症状と妄想の時期からしても考えるべきは精神病ではない（基準 D）．彼は妄想的だったが，統合失調症の診断基準 A を満たしていなかった．彼には気分症状があり**短期精神病性障害**と**妄想性障害**は除外された．したがって，彼は MDD の診断基準を満たしているといえる．

MDD には，2 つのサブタイプがある．単一エピソードと反復エピソードだ．ブライアン・マーフィーには，後に 2 回目のエピソードが待ち受けているかもしれないが，今までのところ 1 回だけだ．

ブライアン・マーフィーのうつについて，さらなる記述とコード化をするために，**表 3-2** を見てもらいたい．彼の単一エピソードは，うつ病の分類のハイライト表示された列にあてはまる．彼は妄想的だったので，**精神病性の特徴を伴う**ものとしてコードを記載する．

しかし，待ってほしい．彼は精神病的ではなかっただろうか．彼の重症度はどのくらいと評価すべきだろうか．彼には特に自殺傾向はなかった（彼は死を望まず，むしろ恐れていた）にもかかわらず，診断に該当する多くの症状があった．そして，うつ病によって深刻に健康が損なわれていた．それゆえ，彼は深刻な抑うつ状態にあると診断できる（しかし，コード番号はすでに決定していることを念頭においてほしい）．

ここで，数多くある他の特定用語について考えよう．それらについては，改めて本章の最後（p.148）で解説するつもりだ．ブライアンに，躁症状はなかった．そのため，**混合性の特徴を伴う**ものは除外される．貧困で農場を売却しなければならないという妄想は，**気分に一致する精神病性の特徴**であった．すなわち，抑うつ状態に伴う認知で通常生じる妄想の主題と一致している（ただ，心臓が止まるだろうという考えと脈を何度も測る行為は，妄想と考えるべきものではないだろう．それらは，彼が健康状態に対して非常に強い不安を抱いていたことの表れと思われる）．彼につける診断は，（今までのところ）うつ病，単一エピソード，重度，気分に一致する精神病性の特徴を伴う，となる．

しかし，待ってほしい．次のこともいえる．彼には，緊張病性の特徴を示すような運動の異常は全くなかった．そして，（食欲が増したり過眠があったりするわけではなく）非定型の特徴は何もなかった．もちろん，彼は周産期発症にあてはまらない．しかし，彼の妻は「彼はもはや何も楽しめていなかった」と言っており，メランコリアの特徴にはあてはまりうる．診察の間，彼には焦燥があった（著しい精神運動制止もまた，メランコリアの特徴の基準に合致している）．そして，彼の体重は随分と落ちていたし，朝はたいてい早く目が覚めてしまうと言っていた(早朝覚醒)．彼を診察した医師は，その抑うつエピソードが，両親が亡くなったときのものと質的に異なるかどうかを彼に尋ねなかった．しかし，私はきっと異なると確信している．したがって，**メランコリアの特徴を伴う**ものも併せもっていると付け加えよう．

最新の特定用語である**不安性の苦痛を伴う**がまだ誰もがピンときていない頃に，私はこの症例を書いたが，ブライアン・マーフィーにも不安性の苦痛を伴うが該当すると思われる．彼は，神経質で緊張していた．そして，著しく落ち着きがなかった．そのうえ，彼は何かおそろしいこと（もしかしたら健康において悲惨な出来事）が起きるかもしれないと怖がっていた．集中力不足についての訴えはなかったが，不安性の苦痛を伴うという特定用語に必要とされる症状のうち少なくとも3つがあてはまっており，中等度であった．この特定用語がつく者は，十分な治療をしなければ，治療効果が得がたく，自殺にも至りうるというエビデンスがあり，予後を考えるうえで重要である．

重度のうつ病患者に，**パニック症**，**全般不安症**，または他の不安障害の症状はよく見受けられ，2つの診断がつくこともある．通常，気分障害は，主診断として1番目に記載される．第4章に記載されている不安症の診断基準を満たさない不安は，不安性の苦痛に該当するかの判断が必要になる．

ブライアンは，急速交代型や季節型にはもちろん該当しない．単一エピソードのみが該当し，そこにパターンがあるはずもない．GAF スコアは 51 が妥当だろう．最終的な診断を下記に示す．

多くの異なる基準を使って一人の患者をコード化することは，気の遠くなる作業に思えるかもしれない．しかし，その過程を一歩ずつ進めば，とても論理的であり，（いったんそれを習得してしまえば）かなり迅速に診断をつけられるようになるものだ．すべてのうつ病に対して，この基本的な手続きを同じように適用するべきだ（もちろん，うつ病や躁病，それぞれの疾患の典型について記述するほうがより簡潔だという議論はあるだろう．しかし，物質使用や身体疾患が症状の原因となっている可能性をいつも併せて考えるよう念頭におくべきだ）．

F32.3［296.24］　うつ病/大うつ病性障害，単一エピソード，重度，気分に一致する精神病性の特徴を伴う，メランコリアの特徴を伴う，中等度の不安性の苦痛を伴う　Major depressive disorder, single episode, severe with mood-congruent psychotic features, with melancholic features, with moderate anxious distress

---

MDD の診断の際には特に慎重でありたいときがある．それは身体症状症のときだ(p.241 を参照せよ)．身体症状がたくさんある人には抑うつエピソード（ときには躁病エピソード）に似た気分症状があるかもしれず，そこに問題がある．そんな人に，長期間ではないにしても，有効かどうかもわからない薬物療法や電気けいれん療法（ECT），

他の身体療法が行われがちだ．私は，薬物が絶対に効かないとは言っていない．しかし，抑うつ的な身体症状症の患者には，他の治療（認知行動療法や他の何らかの行動変容）のほうがより有効で，副作用に苦しむことはより少ないかもしれない．

●アイリーン・パルメーター

「ここに来たのはひどい間違いだったって，今わかったわ」と繰り返し，3 回目には，アイリーン・パルメーターは椅子から離れて，窓のほうへ歩いて行った．この元海兵隊曹長（彼女は以前，速記者達を管理していた）は身長 157 cm，体重 45 kg 足らずだった．ブラインド越しに階下の駐車場を，そこにある自由に想いを馳せながら，じっと見つめていた．「なんで私がここに来たのか，全くわからない」．

「ここに来るよう，私があなたに言ったんですよ．だからあなたはここにいるんです」と医師は説明した．「あなたがまた落ち込んでると甥御さんが電話で話していましたよ．この間とよく似ています」．

「いいえ，私はそう思いません．私はただ動揺しているだけです」と言い，彼女はさらに説明を続けた．「私は少し風邪をひいてしまい，数日間テニスをすることができませんでした．あの小さなアパートに帰れば，元気になりますよ」．

「何か声が聞こえたり見えないはずのものが見えたりしませんでしたか？」と聞かれ，不機嫌そうに「そんなとんでもない．ありません」と答えた．「そして，私が酒でも飲んでいたんじゃないかと質問するおつもりですか」．

前回，退院してからの約 10 か月間は調子がよかった．薬を服用していたが数週間後には飲むのを止め，3 週間前まで活動的に過ごしていた．しかしその後，友人に会わなくなり，テニスをしなくなった．それは単に彼女が楽しく感じなくなったからだという．常に自分の健康のことが心配になり，眠れなくなった．食欲減退については特に訴えなかったが，実際には体重が 4～5 kg ほど減ってしまっていた．

「悩みが何もない人なんているはずないでしょ．私はただ疲れちゃっていつもみたいに運動できずにいるだけです」彼女は微笑もうとしたが，それは不自然で無理やりなものだった．

「パルメーターさん，自殺したい気持ちはどうですか？」．

「言っている意味がわかりません」．

「昨年とその 2 年前，あなたは自殺しようとして病院に連れてこられましたよね．そのことです」．

「私は今，元気です．ちょっと家に帰らせてください」．

しかし，（付き合いが長い）彼女の治療者は，彼女自身の保護のため，マンツーマンで彼女を観察できる個室への入院を指示した．

アイリーンは午前 3 時になっても眠れず，起き上がり，付添人に弱々しく微笑んで，トイレに向かった．そして，自分の服を引き裂き輪を作り，それを扉にかけて首を吊った．沈黙が続き，付添人は，まずはソフトに，かつ大声で呼びかけた．そして次に，ドアを叩いて，ドアを開け，アラームを鳴らした．駆けつけた救命チームが対応した．

翌朝，治療者は彼女の枕元を訪れた．「パルメーターさん，あなたはなぜあんなことをしようとしたのですか？」

「私は何をしようとしたわけでもありません．混乱していたに違いありません」彼女は自分の首にある紫色の打撲傷にそっと触れた．「傷がとても痛いです．家に帰らせてくれたら，気分はよくなるはずです」．

アイリーンは10日間入院した．首が痛むのは我慢することにして，抗うつ薬による薬物療法が再開された．すぐにいつもどおりに，寝て，食べるようになった．そして，MMSEで満点をとった．彼女は，自分のアパートに帰って，テニスをしてもよいと許可された．彼女がそのような大騒ぎを起こしたことなど，誰も気づかないくらいだ．

●アイリーン・パルメーターを診断せよ

アイリーンは決して落ち込んでいることを認めなかったが，日常的な活動に対して興味を失っていた．この変化は2週間以上続いていた．そして，以前のエピソードと同様に，他にも疲労感や不眠，体重減少，自殺行動などの症状（診断基準A）が認められた（彼女は病院に来た自分を責めていたが，それは病気であることに対してだけであり，診断基準に挙げられている自責感の項目を満たすものではない）．彼女は障害の診断基準（基準B）を完全に満たしており，入院を必要とするほどの病状であった．

アイリーンは**他の医学的疾患による気分障害**であったかもしれないが，それは彼女を担当する医師が調べなければならない．ただ，今回が再発である経過からすると医学的疾患によるものではないように思える（基準C）．無関心と記憶力の低下の存在から**軽度認知障害**が疑われるが，MMSEでは記憶障害が全く認められなかった．彼女は飲酒を否定しており，**物質誘発性気分障害**は違うだろう（彼女と長い付き合いの主治医は，物質誘発性の可能性をさらに追求することが労力の無駄であることを知っていたのであろう）．

これまで，アイリーンに躁病や軽躁病があったとする根拠は見当たらず，**双極Ⅰ型障害**も**双極Ⅱ型障害**も除外される（基準E）．また，精神病症状も認められず，精神病性障害群も除外される（基準D）．以上より，彼女はMDDの基準を満たしているといえる．そして，彼女は2か月以上あけて，2回以上のエピソードがあり，**反復エピソード**といえる．**表3-2**に戻り，そこにある精神病性の特徴は（彼女は妄想や幻覚は強く否定しており）除外できる．

ここで，彼女のうつの重症度（p.147）を考えなければならない．少ない情報のなかから，いかに最も適したスコアをつけるかがいつも問題となる．自殺企図はあったが，アイリーンは抑うつエピソードに必要な5つの症状をかろうじて満たす程度だった．その規則に従うならば，彼女を中等度以上とすることはできない．しかしながら，自殺しようとしていた患者を軽度と診断するのは，不正確なだけでなく，危険を招きかねない．彼女の症状のひとつである自殺行動は，非常に重大だ．すでに述べたように，コード化という手順は，足かせではなく，ガイドとなることを意図している．だからこそ私は，アイリーンのうつ病を重度とみなすだろう．

今回のエピソードが，何らかの特定用語を付加するだけの基準を満たしていなかったのは，おそらく病識を欠いた彼女からでは十分な情報が得られなかったためであろう（もっと経過を観ていれば，そのうち**メランコリアの特徴**を十分満たすだけの情報が得られるのではないだろうか）．

MDD の患者に，**不安症**や**強迫症**，**物質関連障害**（特に**アルコール使用障害**）など，他の診断もついていることが時々ある．しかし，彼女がこれらのどれかに該当したとする根拠は全くなかった．彼女の入院時の GAF スコアは 15 としよう．彼女の退院時の GAF スコアは 60 まで上がっていた．彼女の最終的な診断は以下のとおりである．

F33.2［296.33］　うつ病/大うつ病性障害，反復エピソード，重度　Major depressive disorder, recurrent, severe

双極Ⅰ型障害 Bipolar I Disorder

双極Ⅰ型障害は，少なくとも1つ以上の躁病エピソードがみられ躁と抑うつを周期的に繰り返す気分障害のひとつである．**気分障害**の名称が用いられてきたのはわずか数十年間のことで，双極Ⅰ型障害は1世紀以上にわたり認識されてきた概念である．かつて双極Ⅰ型障害は**躁うつ病** manic-depressive illness と呼ばれ，熟練の医師のなかには現在もそう呼ぶ者もいる．双極Ⅰ型障害の有病率は一般成人人口の約 1%であり男女による性差はなく，発症する要因には遺伝的要因が大きく関与しているといわれている．

双極Ⅰ型障害のエピソードの評価には，手続き上，考えるべき点が2つある．第一に，ひとつのエピソードが新しいエピソードとしてカウントされるためには，エピソードに方向性の変化が認められるか（例：抑うつエピソードから躁病または軽躁病エピソードへの変化），あるいは，その直前のエピソードとの間に2か月以上の平常気分の時期が存在していることが条件である．

第二に，時折，躁病/軽躁病エピソードが抑うつの治療によって引き起こされたように思えることもある．抗うつ薬，電気けいれん療法，（季節型うつ病に行われる）光療法は抑うつエピソードから本格的な躁病エピソードへ急速に移行させうる．双極Ⅰ型障害は**自然発生的な**抑うつエピソード，躁病/軽躁病エピソードによって定義される．それゆえ，抑うつの治療中に生じた躁病/軽躁病エピソードは，治療の生理学的作用を超えて続くときのみ，双極Ⅰ型（または双極Ⅱ型）の診断に用いることができる．

また，その時間的関係性のみならず，抑うつの治療に伴いいらいらや焦燥が生じる人がいるが，それだけで躁状態と診断することを避け，躁病/軽躁病エピソードの基準に**十分に**該当する症状がそろった時にのみ躁状態と診断するよう，DSM-5 は注意喚起している．

また，気分エピソードは精神病性障害，特に統合失調症，統合失調症様障害，妄想性障害，または特定不能の精神病性障害の経過中に挿話性に生じるものであってはならない．なぜなら，双極Ⅰ型障害の長期的な経過はそれらの精神病性障害とは著しく異なっている．ただ，このような診断上の問題はごくまれにしか起こらないはずである．

通常，その時点で躁病エピソードが認められたとしたら，入院が必要になることだろう．ときに，気分安定薬で治療する患者に，**現在**または**直近のエピソード**が躁病の診断を下すこともあるだろう．そのほとんどでは，それ以前に1回以上の躁病または抑うつ，軽躁病のエピソードが見られるだろう．しかし，躁病エピソードが1回あっただけで済むことは，特に双極Ⅰ型の初期ではきわめてまれである．もちろん，そのような患者の大部分は，その後に抑うつエピソードが生じるだろうし，さらに躁状態だって生じることだろう．男性は女性と比べ初回のエピソードが躁病エピソードであることが多い．

（正式な表現をあえて略して呼ぶが）**現在のエピソードが抑うつ**は，双極Ⅰ型サブタイプのなかで最も頻繁に用いられ，ほとんどの患者は生涯のどこかの時点で現在のエピソードが抑うつの診断を受ける．抑うつ症状はブライアン・マーフィー（p.113）とアイリーン・パルメーター（p.117）のようにうつ病に非常に多く認められる．そして，現在のエピソードが躁病のエリザベス・ジャックス（p.121）も，数週間前まで抑うつだった．

患者のなかには，気分エピソードを繰り返すたびに同じような症状が生じる人もいる．しかし，躁病エピソードが生じたことのある人が，その後に再度，調子が高くなってもさほどは高くない状態，すなわち軽躁状態で済むこともある（軽躁病エピソードを初めてみて双極Ⅰ型障害と診断することはありえず，双極Ⅱ型障害と診断しているはずだ）．双極Ⅰ型の症例では提示してないが，双極Ⅱ型の患者アイリス・マクマスターの症例（p.125）で軽躁病エピソードを挙げた．

長年，双極性障害の診察にあたっている研究者によれば，双極性障害のなかには（抑うつを伴わない）**躁病だけ**の者がいるという．以前から**単極性躁病** unipolar mania の概念についての議論が何度も行なわれてきた．おそらく一部の患者には抑うつがみられないかもしれないが，長期的に経過をみていくとほとんどの患者に抑うつが認められるだろう．私は最初の抑うつエピソードが確認できるまでの20年間に7回もの躁病エピソードがある患者を知っている．ここで重要なことは，すべての双極Ⅰ型（またはⅡ型）障害の患者やその家族が抑うつ症状に気をつけるよう注意を与えることである．双極Ⅰ型患者は自殺完遂の危険性が高く，一部の報告では全自殺既遂事例の1/4を占めているとされている．

双極Ⅰ型障害のポイント

少なくとも1つの躁病エピソードがみられ，何回かの（0回を含む）軽躁病と抑うつエピソードが加わる．

注意事項

治療（薬物療法，電気けいれん療法，光療法）によって引き起こされた躁病エピソードは，その期待される治療の生理学的な効果を超えて持続したときにのみ双極Ⅰ型と診断できる．

Dを見逃すな！

- **D**ifferential diagnosis（鑑別診断）：薬物使用，身体疾患，他の双極性障害，精神病性障害

コードするときの注

エピソードの型や重症度から表 3-2 のコードを決定する．最後に表 3-3 の種々の特定用語から選択する．

高齢者になって初めて躁状態が生じた者には合併症が存在しうる．また，高齢患者は死亡率も高い．高齢者の初回の躁病エピソードは高齢者の躁病が再発した状態とは全く異なり，特定不能の双極性障害のような別の診断を行うべきである．

●エリザベス・ジャックス

エリザベス・ジャックスは二番目の夫であるドナルドとケータリングサービスを営んでいた．

エリザベスにはすでに二人の成長した子どもがいたが，38 歳時に妊娠が判明し彼女が動揺するだろうとドナルドは思っていた．それにしても，彼女は異常なほど悲しげな様子だった．妊娠 4 か月目の頃からは，ベッドの中で一日の大半を過ごし，午後になってだるさが少し和らいでからベッドから起きてくるようになった．妊娠初期は食欲旺盛であったが食欲は落ち，出産の時期には妊娠満期の通常体重よりも数 kg 軽くなっていた．また，集中力を欠き品物の値段や数の計算に困難が生じ，家計の維持や取引先企業とのやり取りを断念せざるをえなかった．さらに，妊娠 9 か月目に入ったある晩，エリザベスは分娩に耐えられそうに思えないことや，彼女なしでドナルドが赤ちゃんの世話をしなければならないだろうと何日も考えていることを話し，それを聞いた彼は心底，心配した．そして，彼女は彼に「あなたはどの道，私も赤ちゃんもいないほうが楽になるんでしょ」と言った．

二人の間に息子が生まれた後，エリザベスの気分はすぐに明るくなった．泣き続けて同じことを延々と考え続けるようなことはなくなり，少しの間は，ほとんど普段の彼女自身であるように思えた．しかし，赤ちゃんが生後 3 週目のある金曜の晩，ドナルドはある宴会の仕出しから帰宅すると，エリザベスはブラジャーとパンツ姿でケーキに砂糖衣をふりかけていた．また他にも砂糖衣のふりかけられたケーキ 2 ホールが調理台に並べられ，キッチンは汚れた鍋やフライパンが散乱していた．

ドナルドは「彼女は私と子どもたちそれぞれにケーキを作り，パーティーを開きたかったようです」と医師に話した．さらに「私は赤ちゃんがベビーバスケットの中で泣いていたのでオムツを取りかえようとしましたが，彼女が私を無理矢理ベッドルームへ連れて行こうとしました．彼女は，『あら，私のかわいい赤ちゃん，お久しぶりね』と言ったんです．たとえ私が疲れ果ててはいなかったとしても，赤ちゃんが泣いている状況で誰が落ち着いていられるのでしょうか」．

翌日，エリザベスはドナルドと赤ちゃんをおいて女友達と家を出て行き，日曜には 4 月のガレージセールで約 300 ドルのクリスマスプレゼントを購入した．エリザベスが一晩にわずか 2～3 時間の睡眠で休息をとり外出する準備をするのを見て，彼は彼女に無限のエネルギーがあるかのように思えた．月曜には彼女はパン屋を開くことを決め，夫婦のクレジットカードを使い電話で1,600ドル以上の調理用品を購入しようとした．翌日も彼女は同様の行動をとったが，彼女があまりにも早口で話すため，電話を受けた相手の人は話を理解できなかった．彼女はいらいらして電話をガチャンと叩きつけ切ってしまった．

エリザベスの行動はより常軌を逸したものになり，ドナルドは育児のために二晩仕事を休んだが，彼の存在は却って単に彼女の性的欲求を誘発しているようであった．間もなくして，マリファナがみつかった．エリザベスは妊娠する前，時折「ハーブ」と呼びマリファナを使っていた．この1週間，家の中を包んでいたのは焼きたてのケーキの香りばかりではなかった．その香りから，ドナルドは彼女がまた「ハーブ」を再開していたことに気づいた．

エリザベスはドナルドを朝5時に揺さぶり起こし「私は神になった」と言ったのは，彼が彼女を検査へ連れて行く予約を入れた前日の出来事であった．

エリザベスは面接中ほとんどじっと座っていられなかった．彼女は突然，新しいエネルギーとパン屋の計画について話し出した．彼女はこれまでの人生のなかで気分がよかったことなど一度もなかったと自ら述べた．そして，矢継ぎ早に，彼女の気分（有頂天になっていること）についてや，彼女が最上のシルクのドレスを身につけたときどのような感じになったのか（性的に興奮したこと），どこでドレスを購入したのか，ドレスを買ったとき彼女は何歳であったのか，そして，その頃彼女は誰と結婚したのか説明した．

双極Ⅰ型障害の疑いがある患者は，アルコール依存の症状にも注意し面接を行う必要がある．アルコール使用障害は双極Ⅰ型障害の併存症として30%もの割合でみられ，しばしばアルコール関連症状は初期の段階に認められる．

●エリザベス・ジャックスを診断せよ

この症例はきわめて典型的な躁病性興奮の特徴を表している．エリザベスの気分は明らかに高揚していたことがわかる．マリファナの問題は（原因ではなく症状のひとつと考えられ）別として，彼女の発病が比較的遅かったのは唯一非典型的な特徴であった．

エリザベスには少なくとも1週間の間に気分の高揚がみられ（躁病エピソード診断基準A），他の典型的な多くの症状も伴い（基準B），睡眠欲求の減少（基準B2），多弁（基準B3），観念奔逸（症例の最後に例が見受けられる：基準B4），また判断力の低下（4月のガレージセールでクリスマスプレゼントを購入したこと：基準B7）がみられた．彼女にとっての苦悩ではなかったが，家族にとっては大変な苦悩が引き起こされており（基準C），そのようなことは躁病エピソードの患者によくみられることだ．症状の重症度（症状の数やエピソードの型ではなく）や障害の程度から，彼女の本格的な躁病エピソードと**軽躁病エピソード**とを区別できる．

他の病状の問題（基準D）については本症例のなかでは扱われてない．確定診断の前に甲状腺機能亢進症や多発性硬化症，脳腫瘍などの医学的な問題について，入院している病院の医師に除外してもらう必要がある．**せん妄**は，産後患者でも除外しなければならないが，エリザベスの集中力や注意力は保たれていた．エリザベスは**マリファナ**を吸っていたかもしれないが，この物質乱用は躁病と混同してはいけない．大麻中毒も離脱症状もどちらも躁病に典型的な併存症として現れる．彼女が妊娠初期にみられた抑うつ状態は**抑うつエピソード**の基準を満たしているが，現在の躁病エピソードによって**うつ病**は除外されるであろう．現在の躁病エピソードは軽躁状態にしてはあまりにも重度であり，**気分循環性障害** cyclothymic disorder には該当しない．そのため，（彼女は入院に至っており**双極Ⅱ型** bipolar Ⅱではなく）**双極Ⅰ型障害** bipolar I disorder と診断するべきであろう．彼女の経過は，短期精神病性障害以外の精神病性障害には合致せず，短期精神病性障害も双極性障害（基準B）から明確に除外された．

前述のように双極Ⅰ型サブタイプは直近のエピソードの特徴に基づいている．もちろんエリザベスの現在のエピソードは躁病である．

次に，エリザベスの躁病の重要度を評価する（表3-2脚注参照）．エリザベスが実際に精神病性の特徴を伴っていたかどうか明らかではないが，重症度のコードは一目瞭然である．彼女の言葉を文字通りに解釈するのであれば，彼女は自分が神になったと考えていたことが**精神病性の特徴を伴う重度**に該当するであろう．高い気分に伴い誇大妄想に至ったことから，**気分に一致した**と判断される．

彼女は産後数日のうちに躁病エピソードを発症したため，唯一該当する特定用語（表3-3）は，**周産期発症**になる．GAF スコアは25，正式な診断は次のとおりである．

F31.2［296.44］　双極Ⅰ型障害，現在のエピソードが躁病，重度，気分に一致する精神病性の特徴を伴う，周産期発症　Bipolar I disorder, currently manic, severe with mood-congruent psychotic features, with peripartum onset

●ウィノーナ・フィスク

ウィノーナ・フィスク21歳は，躁病やうつ病による2回の長期入院歴があった．彼女は炭酸リチウムの血中濃度を1年間維持できていたが，大学3年の春「とても気分がよい」と感じ突如，服薬を中断した．10日後，兄弟二人に付き添われ病院へ来たときには，繰り返し騒いで授業を妨害して大学を停学になっていた．

病棟でのウィノーナの行動は主に躁病性興奮の状態であった．彼女はしばしば他の患者の財布やロッカーを引っ掻き回し，ひっきりなしに話し続け，じっとしていられなかった．しかし彼女の心は，ここ8～10日間は数分間も思わず泣いてしまうことがあり，とても悲しい思いでいっぱいであった．彼女は授業中の自分の行動だけではなく，家族へ負担を掛けていることに気分が落ちこみ罪悪感があると語った．この短期エピソードの間，彼女は父親のお墓から心臓の鼓動が聞こえてくると言い張り，彼女はすでに他界した父親のところへ行きたいと語るようになった．彼女の食欲は減退し体重は7 kg ほど減少した．彼女はよく夜中に泣いて目が覚め，再入眠が困難であった．

入院して1か月間，炭酸リチウムやカルバマゼピン，抗精神病薬による薬物で治療されたがほとんど効果がみられなかった．最終的に両側性 ECT が計6回行われて彼女の気分障害は落ち着いた．

●ウィノーナ・フィスクを診断せよ

ウィノーナの2つの以前のエピソードにより，双極I型障害の診断が明確になる．唯一必要なことは直近のエピソードの型と重症度を決定することである．

ウィノーナの躁病エピソードに典型的な行動として「あまりにも気分がよい」と感じ始め，彼女の炭酸リチウムの内服管理や血中濃度の問題へと繋がった．判断力の低下（彼女の行動により授業を出席停止になったこと）や多弁，精神運動亢進の症状は躁病エピソードの診断基準AとBを満たし，入院したこと（基準C）によって軽躁病エピソードは除外された（彼女の担当医は他の身体疾患や物質使用障害が重畳していないことを確かめておく必要がある：基準D）．

しかし，時折一日のなかで，少なくとも3つの抑うつ症状が生じる「微小抑うつ」が生じており，**混合性の特徴**（躁病エピソード）を伴う特定用語に該当する基準Aを満たした．彼女は抑うつ気分（基準A1）や（不適切な）罪悪感を表し（基準A5），死について思い巡らすようになった（基準A6）．また，彼女の睡眠と食欲/体重の問題を含めて評価することはできない．なぜならそれらは躁病と抑うつエピソードの双方で認められ，混合性の特徴のリストに載せられなかったのがその理由だ．彼女はうつ病の基準を完全には満たしておらず，彼女のエピソードが混合性の特徴を伴う躁病か，または混合性の特徴を伴う抑うつかどうか悩む必要はないだろう（基準C）．また，彼女にアルコールや薬物使用は認められなかった（基準D）．

ウィノーナのエピソードの重症度は症状の数と彼女の疾患が自他に影響を与えた程度の双方に基づいて判断すべきである．すべてのことを考慮すると，彼女は重症であると思われ，またそれに応じたコードを決定した．GAFスコアは25，ウィノーナの診断は次のとおりである．

F31.2［296.44］ 双極I型障害，現在のエピソードが躁病，重度，気分に一致する精神病性の特徴および混合性の特徴を伴う Bipolar I disorder, currently manic, severe with mood-congruent psychotic features, with mixed features
Z55.9［V62.3］ 学業または教育の問題（停学） Academic or educational problem (suspended from school)

■F31.81［296.89］双極II型障害 Bipolar II Disorder

双極II型障害と双極I型障害の症状には重要な類似点がある一方で，主な違いは苦痛や障害が生じる程度の差でしかない．双極II型障害は，精神病症状を伴うことはなく，入院を必要としない，軽躁病エピソードを挟んだ抑うつエピソードの繰り返しで構成される障害だ（双極II型障害の患者が，実際にはその必要がなくとも入院に至ることはあるだろう．そのようなとき私なら，症状そのものの評価を優先し，診断を双極II型のままにしておくだろう）．

双極I型障害と同様に，双極II型障害は自然に躁病/軽躁病エピソードが生じた際に診断が下されるし，抗うつ薬や電気けいれん療法，高照射療法によって生じた躁病/軽躁病エピソードが，その治療の効果により期待される期間を超えて続く際に双極Ⅱ型障害と診断される（患者や情報提供者に治療によるものではない軽躁病エピソードも他になかったのか確認することも重要だ．軽躁病エピソードが1回はあったことが判明することはよくあるものだ）．双極Ⅱ型障害は高率に急速交代型と関連しており，難治の経過を辿るおそれが高い．

女性は男性より双極Ⅱ型障害になりやすい傾向にある（双極Ⅰ型障害では性差はない）が，成人の1％以下に生じるのに対して思春期ではより発症率が高い．特に妊娠中には軽躁病エピソードが生じやすい．

双極Ⅱ型障害には合併症が多い．多くは不安症，物質使用障害だが，摂食障害が特に女性には合併しやすい．

軽躁病エピソードは「軽い躁」と捉えられることを以前に指摘したが，この疾患が無害とまではいえないことは重要だ．加えて，双極Ⅱ型障害は双極Ⅰ型障害より罹病期間が長く，うつ病相が長いといった報告もある．また，衝動的に自殺企図に及ぶ傾向もある．少なからず（10％ほど）はっきりとした躁病エピソードを後に経験することになる．

双極Ⅱ型障害の患者，サル・カモッティの病歴を第11章に掲載した（p.295）．

双極Ⅱ型障害のポイント

少なくとも1回の抑うつエピソードと軽躁病エピソードがみられるが，躁病エピソードはみられない．

注意事項

Dを見逃すな！

- **D**istress or **D**isability（苦痛と障害）：職業的/学業的，社会的，あるいは個人的な機能を損なう．しかし抑うつエピソードまたは抑うつ，軽躁2つのエピソードの移行のみ
- **D**ifferential diagnosis（鑑別診断）：物質使用，身体疾患，他の双極性障害，うつ病

コードするときの注

現在または直近のエピソードが **{軽躁}{抑うつ}** {hypomanic} {depressed} を同定せよ．

表3-3にまとめた特定用語について，直近のエピソードに対して，重症度（軽度，中等度，重度が自由に選べる）を特定できる．

●アイリス・マクマスター

アイリス・マクマスターは「私は作家なんです」と言った．カウンセラーの事務所に来た彼女はタバコを吸いたくなった．彼女はタバコを手にしたが，どうしたらよいかわからないようにみえた．「生きるためにはこれが必要なんです．タバコを吸っているととても落ち着くんです．それが自分の人生なんです．きっと私はドストエフスキー以来の聡明な作家なんです．でも，カウンセラーに会えって友人のシャリーンが言うから，演劇や喜劇小説をほったらかしにして私はここに来てるの」彼女は結局タバコを箱に戻した．

「シャリーンはなぜここにくるべきと言ったと思う？」

「私がハイなんじゃないかと彼女は思ってるのよ．もちろん今の私はハイよ．私は生産的な活動をしている時期にはいつもハイなのよ．私が神経質すぎるだなんて思ってるのは彼女だけよ」．アイリスは華奢で身長も平均的で，服は明るいピンクだった．彼女は長い間タバコのパッケージを見ていた．「神様，どうか私に1本のタバコをお与えください」．

彼女の会話は常に細切れだった．だが，しゃれやきちんとした文節，独特な直喩に富んでいたし，筋の通った病歴を話せていた．現在45歳で，エンジニアの夫がいて，18歳の娘がいた．作家であり，ここ数年はさまざまな話題の記事を（主に女性誌に）掲載していた．

ここ三，四か月は気分が高い時期に入っており，さまざまな話題に及ぶ大量のエッセイを書き上げた．興奮した感情はある意味不快だったが，生産的だと感じていたので本人としては問題ではなかった．創作活動をしている間，睡眠欲求は減少していた．2時間の昼寝で10時間コンピュータに向かえた．同じ時間，夫は自分の食事を用意し，彼女の「一本気」をからかっていた．

アイリスは気分の調子が高い時期にはあまり食べなくなり，体重が減った．しかし，性的逸脱行為や物を買いすぎてしまうなどの問題はなかった．彼女は自ら「幻視も幻聴もないし，みんなが私に従うなどという楽しい考えも浮かばない」と言った．精神科病院への入院が必要になったことはなかった．

アイリスは考えるのをやめて，タバコの箱を握った．頭をほんのわずかに揺らした．何も言わぬまま，財布をつかんで，椅子から立ち上がり，ドアにさっと向かった．これがこの1年半での最後の面談になった．

翌年11月，その同じオフィスの椅子にアイリス・マクマスターと名乗る人物が座っていたが，同じ人物には見えなかった．15 kg ほど体重が増え，ポリエステル製のスラックスにやぼったいニットのセーターを身にまとっていた．「私が言いたいのは……」というのが彼女の最初に発した言葉だった．そのまま口角をひきつらせた．残りの時間は落ち着いて今後の問題「作家としての行き詰まり」について話した．

1年前，演劇が終わり，詩に限界を感じて，コミック小説に移行した．数か月後，昼食を食べに起きた後は，午後のコンピューターをずっと眺めて過ごすようになっていた．「ときどきスイッチさえ入らない」と言った．「保存」ボタンをクリックするに値するだけのものを作り上げるほどの集中力もなかった．たいていいつも夜9時にはベッドに倒れこんでいた．疲れて足がレンガのように重く感じられた．

「私のお腹はチーズケーキみたいなものよ」とアイリスは増えた体重に関して言った．「この数か月間，自分で料理する気が全くわかず，宅配のものばかり食べていたの」と．自殺はしなかったものの，シャリーンに昼食に連れ出されたその間だけは気分よく感じられた．そして，いつもよりたくさん食べて，たくさん喋った．「周りから見れば，最近，私はいろんなことをしていたと思う」しかし，家に帰るとすぐ落ち込みがぶり返していた．

最後に，アイリスは1年半前に出て行ってしまったことを謝った．「私は病気なんかじゃないと思っていた」「私は本当にしたいことはコンピュータの前に戻って紙の上に文字を書くことなのに！」と言った．

●アイリス・マクマスターを診断せよ

この議論はアイリスが最初に訪れた際の調子の高さについて特化している．このエピソードには，躁病と軽躁病の２つの可能性がある．これには期間が関与しており，軽躁病であれば４日間（軽躁病エピソード診断基準 A），躁病であれば１週間必要である．彼女は「興奮した」と感じており，明らかに数か月持続していた．そして，これは通常ではなかった．高揚した期間には，少なくとも４つの症状があり（診断基準 B では少なくとも３つが必要），自尊心の肥大，睡眠要求の減少，多弁，目標指向性の活動の増加（執筆）が該当した．

躁病や軽躁病エピソードのいずれでも，気分は過度に高ぶっているかいらだっており，活力や活動の増加を伴っている．軽躁病と躁病の明確な区別は，本人と周囲に対する気分高揚の**影響**で決まる．躁病エピソードの患者の機能は大幅に損なわれるが，軽躁病エピソードでは他者が観察可能な（基準 D），その人固有のものからの明らかな変化である（基準 C）．高い能力により，アイリスの著作物は実際に増え，社会的な関係性（夫や友人をさし，おそらく不運な担当医は含まない）は損なわれなかった（基準 E）．基準 C, D, E をまとめるといくらかの機能の障害があるということ，それも，ものすごく，ではないということだ．

アイリスは他に**身体疾患**や**物質誘発性気分障害**もなく（基準 F），**双極 I 型障害**，**双極 II 型障害**，**気分変調症**の３つの可能性が考えられた．精神病や入院の必要性がないことから判断すると，アイリスは，躁病エピソードには該当せず，双極 I 型障害は除外された．気分の変動は気分循環性障害の基準を満たすほどたくさんあるわけではなかった．

残るは**双極 II 型障害**である．しかし，この診断を満たすためには，少なくとも１回の抑うつエピソードがなければならない（双極 II 型障害基準 A）．アイリスの２回目の面接では，彼女の抑うつ症状は，ほとんどの時間の抑うつ気分，体重増加，過眠，全身倦怠感，集中力の低下（「書けない」と表現）を含み，抑うつエピソードの診断基準 A を満たしている．仮に抑うつエピソードを満たしていないのであれば，診断は**特定不能の**（または**他の特定される**）**双極性障害**となる．うつ病相がなく軽躁病エピソードのみの人や，もしアイリス・マクマスターが１回目の面接の経過のままであったなら，同様の診断結果となる．

双極 II 型診断と診断する際に，医師は直近のエピソードを特定するよう求められる．アイリスの場合はうつ病相であった．双極 II 型障害の診断の際，軽躁病エピソードについては重症度を特定しないが，他の抑うつエピソードと同じ診断基準を用いて，抑うつ状態にいては重症度の特定が可能だ．彼女は抑うつエピソードに必要な最低数の症状しかないが，仕事が全くできない状態に陥っている．この理由により，中等度がふさわしく，GAF スコアは 60 に該当する．さらに（または重症の）症状が面接でわかれば，重度に変更する．重症度の特定にあたり医師に判断の余地が残されている．

うつ病相の間に，アイリスにはエピソードを特定する数々の症状，非定型の特徴がみられた．それは，友人と昼食をとると気分が明るくなる，体重増加，鉛様の麻痺（レンガのよう）が該当する．４つの症状を総合すると（少なくとも３つが必要），２回目の面接では以下のように下位診断まで可能となる．

F31.81 [296.89]　双極 II 型障害，抑うつエピソード，中等度，非定型の特徴を伴う
Bipolar II disorder, depressed, moderate, with atypical features

その他の気分障害

議論してきたように，精神科の臨床でみられる気分障害の多くは，躁病，軽躁病，抑うつエピソードがあって受診に至る．気分症状がある患者を診る際には，この3つのエピソードについて考えなければならない．そして次は，この3つによらず定義されている他の疾患について扱ってみよう．

■F34.1［300.4］持続性抑うつ障害（気分変調症）Persistent Depressive Disorder（Dysthymia）

ここで論じる病態にはいくつかの名称がある――**気分変調性障害** dysthymic disorder，**気分変調症** dysthymia，**慢性うつ病** chronic depression，そして，今ではこれらが**持続性抑うつ障害** persistent depressive disorder と呼ばれている．どの呼び名で呼ばれようとも（私は気分変調症にこだわっていくつもりだが），慢性的に抑うつ状態が続く患者を意味している．長年にわたり，抑うつ気分，疲労，絶望，集中困難，食欲と睡眠の問題を含む抑うつエピソードと同じ症状がみられる．しかし，症状リスト（と診断基準）から外れているものにも注意しなければならない，それは，不適切な罪責感と死についての思考と自殺念慮である．要するに，我慢しているが比較的軽症の患者のことである．

生涯では，おそらく6%の成人が気分変調症に罹患し，女性は男性の約2倍である．どの年齢でも発症しうるが，遅発性はまれであり，典型例は緩徐に若年で発症し，日常的に存在する抑うつ気分を「十分普通です」と表現する．かつて，臨床家には**抑うつパーソナリティー** depressive personality や**抑うつ神経症** depressive neurosis と呼ばれていた．

気分変調症の患者は緩徐に苦しみ，比較的小さな障害を抱えつつ，活力の多くを仕事に注ぐ傾向にあり，人生の社会的側面への影響は少ない．重度に障害はされないため，症状が抑うつエピソードと明らかに診断されるほどとなるまで治療を受けることは少ない．これはおそらく多くの気分変調症の患者の宿命である．1993年にこの現象が**ニューヨークタイムズ**のベストセラーリストに掲載された本「Listening to Prozac」で，再びとりあげられた．しかし，この本で掲載されている薬剤に対する驚くべき反応は，プロザックだけに限られたものではない．

DSM-Ⅳでは気分変調症と慢性の大うつ病性障害を分けていたが，研究ではこの区別は立証されていない．DSM-5では持続性うつ病性障害は，DSM-Ⅳで二分されていた病態を組み合わせたものである．現在の診断基準では違いを示すために特定用語がある．慢性のうつ病の患者は（どの呼び名で呼ばれるにしても）治療反応性が悪い傾向にあり，双極性障害や何らかのうつ病との関連が高率にみられ，治療中も同様の状態が続くであろう．

気分変調症と慢性大うつ病性障害について，もうひとつ言っておきたいことがある．うつ病の基準にある症状のなかには，気分変調症の診断基準には含まれていない症状があり，慢性大うつ病性障害の一部は気分変調症の診断基準を満たさない人が可能性としてありうる（DSM-5 によるとだが）．というのは，精神運動性の制止，自殺念慮，抑うつ気分/気力の減退/興味の減退の組み合わせがこの状況に該当する（気力の減退のみが気分変調症の診断基準 B に含まれる）．起こりそうもないことだがありうるのだ．もし現在のエピソードが診断基準を満たしているのならうつ病の診断として，満たさないなら特定不能のうつ病性障害と診断することをおすすめする．

持続性抑うつ障害（気分変調症）のポイント

しばしば「軽度の抑うつ」と言い表され，２年間ほとんどの期間でみられる（2 か月を超える期間症状がみられないことはない）．客観的に見て抑うつ状態にあっても，自覚がない患者もいる．倦怠感，集中力低下や決断困難，自尊心の低下，絶望感といった症状を自覚する．睡眠や食欲は減ることもあれば増えることもある．抑うつエピソードの基準を満たしうるが，躁病とは縁がない．

注意事項

子どもでは，抑うつ気分のかわりに易怒性がみられることがあり，必要な期間は２年ではなく１年である．

D を見逃すな！

- **D**uration（期間）：少なくとも２年間
- **D**istress or **D**isability（苦痛と障害）：職業的/学業的，社会的，あるいは個人的な機能を損なう
- **D**ifferential diagnosis（鑑別診断）物質使用，身体疾患，普通の悲嘆や悲しみ，長年のストレスへの適応，双極性障害，うつ病

コードするときの注

▶重症度を特定せよ

▶起始を特定せよ

早発性 Early onset：20 歳以下での発症

晩発性 Late onset：21 歳以上での発症

▶該当すれば特定せよ

純型気分変調症候群を伴う With pure dysthymic syndrome：抑うつエピソードの診断基準を満たさない

持続性抑うつエピソードを伴う With persistent major depressive episode：前述の２年の診断基準を満たさない

間欠性抑うつエピソードを伴う，現在エピソードあり With intermittent major depressive episodes, with current episode：うつ病の基準を現在満たすが，かつては満たさない

間欠性抑うつエピソードを伴う，現在エピソードなし With intermittent major

depressive episodes, without current episode：かつては大うつ病性障害の基準を満たしたが，現在は満たさない

他の特定用語は表 3-3 を参照せよ

●ノア・サンダース

ノア・サンダースにとって，人生は大して楽しいものではなかった．18 歳のとき，「なんだか気分が落ち込んでいる」と感じていることが多い自分に気づいた．彼は聡明でよく勉強したが，大学時代を通して，クラスメートにはかなわないという考えにしばしば悩んでいた．一流電機メーカーに勤務したが，これ以上の責任は負えないと感じ，昇進は断ってきた．この「生まれつきの二流意識」のため，物事の決断に困難があり，人よりも仕事に時間がかかってしまっていた．物事に人より労力を要し，いつも疲労を感じていた．結婚し二人の娘が生まれても，せいぜい数週に 1 度，憂うつが和らぐ程度であった．自信が非常に乏しいことは妻も理解しており，家庭における決定のほとんどを妻が行っていた．

「これがいつものやり方です．私はプロの悲観主義者ですよ」とノアが 30 代前半のとある日に家庭医に言った．医師は，彼のことを抑うつパーソナリティだと言った．

長い間，この描写は彼によくあてはまっていた．ノアが 40 代前半の際に，下の娘が大学進学のために家を出ると，徐々に彼は人生が過ぎ去ったものだと感じるようになった．数か月間かけて，彼の抑うつは悪化した．彼はこれ以上ないレベルの抑うつを感じるところまで悪化した．たまに来る娘に慰められても，気分がよくなることはなかった．

普段は寝坊気味だったノアが，午前 4 時頃に起きるようになり，自分の過ちについてくよくよと考えるようになった．食欲は落ち，体重も減少した．その週，夫がベッドで泣いているのを妻が見るのは三度目だった．そのとき彼は，自らの過ちにつき強い罪悪感を抱いており，自分などいないほうがすべてがうまくいくと考えていることを口にした．妻は彼には治療が必要だと思った．

ノアは抗うつ薬の治療を受け始めた．2 週間で気分は明るくなり，よく眠れるようになった．1 か月を過ぎると人生で「かつて感じたことのないほどよくなった」．仕事では口頭でのプレゼンは避けてきたのに，「自分ができることを示す機会」と捉え楽しみに思えるようになった．慢性的な疲労感は消え，余った活力を使うべくジョギングを始めた．別の時間に，技術革新を発展促進する小さな事業を興した．

その後も，ノアは治療を受け続けた．薬を減らしたくなることや，医師が薬を減らしてみようと思うことも何回かあったが，過去の抑うつ的な精神構造に再び陥るような気がした．小さな事業は副業として続けた．

●ノア・サンダースを診断せよ

成人になってからその人生のほとんどで，ノアの気分の症状は，急性や再発性というよりも慢性的に存在していた．症状がなかった期間が一度に数週を超えず（気分変調症の診断基準 C），一日のほとんどで存在し，ほとんどの日を占める（基準 A）．おしなべて絶望感があり，自尊心は低く，慢性的な疲労感を抱えており，基準 B では必要とされる症状

は2つ以上だ．決断困難により家庭内での決定の役割を妻に任せていたことは，社会的機能の障害を示唆している（基準H）．彼の感じるところではいつもの自分と変わらず，実際にいつもと変わらなかったと言っていた．（罹患した期間が気分変調症と**うつ病**を分ける2つの特徴のうちのひとつである．もうひとつは気分変調症の症状がうつ病ほどたくさんではなく，重度でもないことである）．ノアには，双極性障害や精神病性障害を示唆する，躁病や精神病の症状はみられなかった（基準E，F）．

気分変調症の鑑別診断は，うつ病と全く同じである．**他の医学的疾患による気分障害**，**物質誘発性気分障害**は除外しなければならない（基準G）．顕著で慢性的な自尊心の低下は，ノアの問題が，**回避性パーソナリティ障害**や**依存性パーソナリティ障害**といった，パーソナリティ障害でも説明できるとは考えられる．細かいところまで，こういった診断に必要な診断基準がすべて掲載されているわけではない．しかし，重要な診断原則は，より治療可能な状態をまず診断（して治療）することである．もし気分障害を取り除いたにもかかわらず，ノアは恥ずかしがりやでぎこちなく，低い自尊心をもっているのであれば，パーソナリティ障害の診断をつけるべきだ．

これより特定用語について検討しよう（表3-3）．精神病症状はないものの，ノアには多くの抑うつ症状（希死念慮も含む）が認められ，重度と思われる．気分変調症の症状がはじまったのは若く（18歳で始まったと言っている），早発性といえる．ノアの最近の症状はうつ病に相当し，最近になって始まったことであり，診察を受けるきっかけになった．DSM-5では，気分変調症でも抑うつエピソードの基準を満たすことはありうるとされている（基準D）．よって，**間欠性抑うつエピソードを伴う，現在エピソードあり**と特定できる．経過の特定用語はノアの気分変調症には該当しないが，次の症状は抑うつエピソードに関する特定用語である**メランコリアの特徴を伴う**に該当する．（娘が来て）嬉しいはずの刺激に陽性の感情の反応がないこと，普段と全く違う気分だと言っていること，罪業感，早朝覚醒，食欲の減退である．

治療を受けてからは，ノアは人格が変わったかのような変化をみせた．気分は明るくなり，行動はこれまでとは真逆に，ほとんど軽躁といえるくらいに変わった．しかし，これらの症状は軽躁病エピソードのレベルにまでには至っていない．もしそうなら，診断基準Eにより気分変調症は除外される（治療の生理学的な効果を超えた軽躁症状の持続がみられないのであれば，それは双極Ⅱ障害の診断に該当しない．そして，気分変調症の診断にも該当しない）．最初の評価ではGAFスコアは50だと思うが，その後90まで回復している．回避的パーソナリティ特性の可能性を記しておくとしよう．

ノア・サンダースの全診断は以下のとおりである．

F34.1［300.4］　持続性抑うつ障害，重度，早発性，間欠性抑うつエピソードを伴う，現在エピソードあり，メランコリアの特徴を伴う（ひゃー！）　Persistent mood disorder, severe, early onset, with intermittent major depressive episode, with current episode, with melancholic features

■ F34.0［301.13］気分循環性障害 Cyclothymic Disorder

慢性的に軽躁か抑うつのどちらかがみられ，**2年間**，躁病，軽躁病，うつ病エピソードの診断基準を満たしていないのが**気分循環性障害** cyclothymic disorder（CD）だ．この2年間のその後についてはコラムで説明しよう．

CD は，パーソナリティ障害として扱われていたこともあった．それは，緩徐に始まり長期間続くことからであろう．文献的にはまだパーソナリティのひとつである**循環気質** cyclothymic temperament として扱われることもあり，双極性障害の前駆状態の可能性もある．

臨床的には大変多様な表れ方をする．ほとんどいつも不快気分で過ごす者もおり，ときに1日程度の短期間の軽躁がみられることもある．

一日のうちに何回も気分が変化する者もいる．そして，しばしばその表現形は混じり合うものだ．

成人初期に緩徐に始まるのが典型であり，CD が生じるのは人口の1%以下だ．しかし，実際の臨床のなかで医師がこの診断を下す頻度は思ったよりも少ない．性差はほぼ同じだが，女性のほうが病院を訪れることが多いものだ．当然のことだが，病院を訪れるのはたいてい，抑うつ的なときにだけである．いったん発症すると，その後は慢性的な経過を辿る．

CD の患者が後に躁病/軽躁病エピソード，抑うつエピソードを呈した場合はどうすればいいのだろうか．そんなときは，別の診断に変更しなければならない．気分のエピソードがついたのなら，CD に戻すことはできない．新しいエピソードが抑うつエピソードなら，おそらく特定不能の（ないし他の特定される）双極性障害となる．なぜなら定義上，CD の「上がった」時期は軽躁病エピソードを満たさないからである．これは DSM-Ⅳ からの変更点で，以前は気分循環性障害を伴う双極性障害の診断は認められていた．

気分循環性障害のポイント

気分の上昇と下降がたくさん認められるが，気分のエピソード（すなわち，抑うつエピソードや躁病/軽躁病エピソード）は満たさない．ほとんどの期間に気分のエピソードがみられ，症状がない期間は2か月を超えない．

注意事項

D を見逃すな！

- **D**uration（期間）：2年以上，子どもおよび青年は1年以上
- **D**istress or **D**isability（苦痛と障害）：職業的/学業的，社会的，または個人的な機能を損なう
- **D**ifferential diagnosis（鑑別診断）：物質使用，身体疾患，他の双極性障害

コードするときの注

▶該当すれば特定せよ

不安性の苦痛を伴う With anxious distress

●ハニー・ベア

「ヨーヨーみたいな人生なの！」

衣装やスパンコールなしだと，ハニー・ベアは決して刺激的ではなかった．彼女はメリッサ・シュワルツとして生をうけたが，芸名を使うのが好きだった．海岸近くのフーファーズの舞台に立ち，腰をくねらせながら踊るのが仕事だった．海軍の徴募所には，掲示板に「ときめきはしない」と書かれてしまっていた．4年前に大学を中退し，ハニーはフーファーズの4人組のショーの前列だった．仕事に向かう午後，いつも精神科クリニックの横を通っていたが，中に入るのは初めてだった．

「今の仕事では，自由の女神を演じているわ．疲れて，みじめで，ごちゃごちゃして．それで衣装を脱ぐの」．

「何か問題でも？」と医師は尋ねた．

ほとんどの時間は問題なかった．ハニーはショービズ界の隅っこにいるのも嫌いじゃなかった．4人組が舞台に立つと，人々は雷のような拍手をした．「実際に，自分のすることすべてを楽しんでいます．あまり飲まないし，ドラッグも絶対にやらないけど，パーティーには行きます．聖歌隊で歌い，映画を観て，特に芸術作品はいいですね」気分がいいと，ほとんど眠らず，よくしゃべり，100の事業を始めても，それが完結することはほとんどなかった．「私は本当に幸せな人よ，気分がよければ」．

しかし，2か月に1回，1～2週間ほどハニーは何も楽しくなくなった．顔に笑顔を貼り付けて仕事に臨んでいたが，どん帳が下りると彼女の顔から笑顔は消え去った．自殺念慮を抱くことはなく，睡眠や食欲に変わりはなく，活力や集中力も普通だった．しかし，いわばジンジャーエールからすべての炭酸が抜けきったかのようだった．気分変調には明らかな原因は見当たらず，何年も続いた．「平常の」期間が何週あるか両指で数えられた．

最近，ハニーに交際相手ができた，主任クラスの小役人で彼女と結婚したがっていた．彼女が活発で熱狂的だから好きだと言っていたが，陽気なときの彼女しか知らなかった．彼女が抑うつ的になると，彼はいつも海に出かけた．彼が海岸に行くと，彼女は関係が終わりになるのではないかと恐れた．そう言うと，マスカラを通して涙が2つこぼれ，頬を伝った．

4か月で数回の来院の後，ハニーは笑顔で戻ってきた．炭酸リチウムが，彼女が言うには，効果が大変あるようだった．気分の山谷はなだらかになり，丘陵になった．まだフーファーズで自由の女神を演じている．

「私の船乗りが3か月もすれば戻ってくるわ．彼は私にたいまつを持ってくるの」と言った．

19世紀中旬に遡ると，緊張病を最初に提唱したドイツの精神科医 Karl Kahlbaum が，

高揚と抑うつを頻繁に繰り返すが，穏やかで治療は必要としない人がいることを記述した．観察により得られたその概念は，弟子や同僚のEwald Hecker（破瓜型統合失調症でよく知られる）により確認され，広く知られることとなった．

20世紀中旬になると，最初のDSMでは気分循環性障害は重要な人格のタイプのひとつと考えられるようになった（分裂病質，妄想性，未熟な人格）．この記述は実際，とても面白い．というのも「人生のさまざまな場面や，外見に表れる人の温かさ，親しみやすさと明らかな個人の温かみ，表面的な気前のよさ，環境に対しての感情的な反応，競争に対しての熱中しやすさといったことにみられる，外に向かっての拡大傾向をもち外に出ていくことで適応していく傾向」を意味していた（人によっては，この身体の拡大傾向を解消すべく外に出て運動することこそ適応的なのだが）．とにかく，気分循環性障害は気質や人格の型だと思われていたのだ．

DSM-Ⅱでは気分循環人格は他の人格障害と同様に分類されていたが，1980年に気分障害に移行し，現在の名称に改称された．しかし，この気分障害との関連性は怪しい，と議論を続けている専門家もいる，重篤な双極性障害の前駆状態だとする意見も多い．気分循環性障害と境界性パーソナリティ障害との共通点（動揺性で，内的な葛藤に繋がるいらいらした気分）や，双極スペクトラム——そんな周囲からの抵抗を生むほど行き過ぎた仮説を提案する人もいる．

これらの提案が示していることは，気分循環性障害をどの診断の枠とするのが正しいか決めるのにはまだ研究が必要だということである．DSM-5は，精神障害を切り分ける尊敬に値する挑戦だが，まだ正しい答えを導き出せているとまでは言えないかもしれない．

●ハニー・ベアを診断せよ

最初に抱くべき，最も明確な疑問はこうだ．ハニーは躁病/軽躁病エピソード，抑うつエピソードの基準を満たしていただろうか（気分循環性障害の診断基準C）．気分が落ち込んでも，**抑うつエピソード**でみられる生理的な症状（睡眠や食欲の問題）はなかった．集中力は正常で，自殺念慮はなく，無価値観も訴えなかった．これとは別に，**軽躁**に近い症状はみられた（多弁，睡眠欲求の減少，活動性の増加）が，軽躁を満たすほど重篤ではなかった．ハニーの「上がった」気分は異常な程度（軽躁エピソード診断基準A）まで上がって（いらいらしたり拡散したり）いなかった——通常どおりだった．さらにいうと，双極Ⅱ型障害の典型よりも随分と気分変動が多かった．それゆえに，双極性，うつ病性の診断を除外できる．

ハニーは，ほとんどの期間が高揚しているか抑うつ的だったと言っていた（気分循環性障害の基準Bに戻る）．精神病症状が生じることはなく，**統合失調感情障害**の診断基準を満たすこともなかった（基準D）．薬物やアルコールは使用せず，**物質誘発性気分障害**は除外された（基準E）．**双極Ⅰ型障害，双極Ⅱ型障害，うつ病**は，関連のある症状がなく除外される．（しかし，気分の変調がかなり多く，急速交代型の双極Ⅰ型やⅡ型は時折気分循環性障害と混同される）．気分変調，衝動性，内的な葛藤はもちろん，**境界性パーソ**

ナリティ障害でも多くみられるが，より主要な精神科診断ができるときはパーソナリティ障害と診断すべきではない.

多くの期間で症状がみられ，ハニーは気分循環性障害と診断できる．彼女には気分変調が多くみられたが，ひどく高揚したりひどく落ち込んだりすることはまれであった．気分循環性障害の特定用語は**不安性の苦痛を伴う**だけだが，ハニーの症状ではそれに該当するとは思えなかった．受診時の GAF スコアは 70 で経過中に 90 となった．診断は単純に以下のとおりだ.

F34.0［301.13］　気分循環性障害　Cyclothymic disorder

■ N94.3［625.4］月経前不快気分障害 Premenstrual Dysphoric Disorder

月経前の不快気分の実際について長い間，議論が続いていたが，DSM の初期で付録に追加されて，最終的に，十分な研究を経て DSM-Ⅳから本編に掲載された.

さまざまなレベルの月経前の症状により，出産可能な年齢の女性の 20%に生じる．重度の月経前不快気分障害 premenstrual dysphoric disorder（PMDD）は，7%ほどの女性が罹患し，しばしば 10 代で発症する．出産可能な年代の間，これらの症状は月経周期のうちの 1 週間ほど現れる．程度の差こそあれ，不快気分，倦怠感，乳房の圧痛や体重増加，異常な腫脹といった身体症状を訴える．抑うつエピソードや気分変調症との違いは，主に時期や期間によるものだ.

PDD の経過は深刻だ．出産可能な年代のうち 8 年間もの長い間，気分の症状に苦しむ人もいる．怒りと陰性感情が周りの人に与えた影響の大きさを自覚することなく過ごす者もいれば，重篤な抑うつ状態に陥る者も多く，15%が自殺企図に及んでいると思われる．それでも，30 歳くらいになって初めて治療を受ける人も多く，なかには全く治療を受けずにいる人もいる．症状は加齢とともに悪化するが，月経自体が自然と終わるものだ（ただ，その期間はホルモン補充療法を受けることで延長されることもある）．このように，この障害は「診断を下されずにいる精神障害ランキング」で上位に位置している.

PDD のリスクファクターとしては，体重過多やストレス，（虐待の既往などの）トラウマが挙げられ，強い遺伝的要素が存在するようである．不安障害が併存することがあり，双極性の障害も含んだ他の気分障害も併存しうる.

1944 年に戻るが——**月経前気分** premenstrual tension については少なくとも 1928 年にはすでに記載がある——月経前症候群（PMS）は長い変遷を遂げてきた障害のひとつだ．多くの人に蔑まれ，ふざけた人たちの笑いのネタにされ，女性の権利向上を図る女性運動家にさえ軽んじられてきた．この障害が，そんな悪い扱いを受けてしまっていたことは，驚くには値しない．それは月経前症候群の概念は非常に曖昧で，さまざまに定義はされてきたからだ——それもこの障害自体の曖昧さに由来するものだが.

言うに，PMS に生じうる症状は 100 以上もあり，最低限の数や特定の症状が必要ということはなく，その内容はさまざまである．たとえば，特に胸部や腹部のむくみ（これはよくみられる症状だ），甘いものやしょっぱいものへの渇望，筋肉痛，倦怠感，いらだたしさ，緊張，痤瘡，不安，便秘と下痢，睡眠不足，性的衝動，悲しみや不機嫌や衝動性などの感情が挙げられる．女性であればたいてい，これらのうち一つか二つは，月経前に経験することはあるものだ——それぞれの症状をとってみればよくあるものであり，病的というより正常でも起こりうる体の変化と受け取られるものだ．このため，PMS（省略されない完全な病名はほとんど使われない）の症状を病的と扱うことにつき批判する人もいる．的確な症状，時期，重症度を記録することは非常に重要だ．女性を丸ごと同じものだとみなしがちであることには注意すべきだ．

重要なので繰り返すが，PMS との違いは，PDD には気分症状がみられることである．

月経前不快気分障害のポイント

月経の 2～3 日前に，気分の明らかな変化，抑うつ，不安，怒り，他の不快気分がみられる．また，集中困難，興味の喪失，倦怠感，衝動性，食欲や睡眠の変化などの典型的な抑うつが認められる．乳房の感覚過敏，筋肉痛，体重増加，腹部の膨満感などの身体症状がみられる．月経の開始後まもなく，平常に戻る．

注意事項

D を見逃すな！

- **D**uration（期間）：月経周期あたりの数日，過去の年にもみられた周期
- **D**istress or **D**isability（苦痛と障害）：社会的，職業的，個人的な機能を損なう
- **D**ifferential diagnosis（鑑別診断）：物質使用——ホルモン治療を含む，身体疾患，うつ病や気分変調症，通常の悲嘆/悲しみ

コードするときの注

DSM-5 によると，2 回の生理周期に及ぶ前方視的な評価で確認できるまでは，診断は（**暫定**）とされている．それをすべきはもちろん，臨床医であるわれわれだ．

●エイミー・ジャーニガン

「いいのよ，どこが悪いかなんて教えてくれなくていいの．どこが悪いかは**知っている**から．あなたはただ治してくれればいいのよ」エイミー・ジャーニガンは診察室の椅子に足をくんで座り，主治医をじっと見つめた．「症状のリストをもってきたから，困ることはまるでないわ」彼女は半分に折られたエンボスシートを広げた．

「決まって月経の前に 4, 5 日間続くの」彼女は紙を見ずに言った．「緊張した感じから始まるの，勉強してこなかった試験を待っているときみたいに．それから，1 日か 2 日経って，憂うつが始まって，ただ泣きたくなるの」彼女は顔を上げてにっこりと笑った．「そんな私，今はもうどこにもいないわ——月経が始まれば，私はいつも調子がいいのよ」．

エイミーはまだ 20 代前半であり，ディープサウスの自宅近くのカレッジを卒業した後，

小説が売れるのを待ちながら，政治のブロガーの研究をしていた．もう一度ちらりとシートを見てからエイミーは続けた．「だけどその前は，私は憂うつで，気難しくて，8月の猟犬みたいにだらけるの．それから，どんなことにもまるで興味がなくなるの」．

エイミーの母は，男女平等憲法修正条項への反対運動をしたアンチフェミニストであり，それらがエイミーの月経前の症状であると認めることを拒んでいた．もっとも，彼女自身にも同様の症状があったかもしれないが．エイミーの問題は10代前半に始まった．それは，ほとんど初経の後からだった．「私はすごくいらいらして，友達を全員追い払ったわ．ラッキーなことに，私はかなり社交的だから，友達を長い間失ったままでいることはなかった――ないわね．でも，ほぼ毎月，私の胸は点字が読めるくらい敏感になるの．そうなったら，私は舌に鍵をかけたほうがいいことはわかっているわ．さもないと，翌週にはみんなにビールをおごってあげなきゃいけなくなるんだから」．

エイミーはリストを尻ポケットにしまいこみ，まっすぐ座り直した．「自分がPMSがあるフェミニストだなんてまっぴらよ．PMSなんて，歩く決まり文句に思えるわ」．

●エイミー・ジャーニガンを診断せよ

エイミーが言ったように，彼女はどこが悪いかについて多くの議論を必要としなかった．もっとも，彼女の表現が完全に適切だったとはいえなかったが，彼女の症状のリストは――抑うつ，いらだたしさ，緊張（診断基準B），乳房の圧痛，眠気と興味の消失（基準C）――診断基準BとCの症状を合わせて5つ以上という診断基準を満たした．エイミー自身が，その症状がどれだけ自身を衰弱させるものであるとみなしているかを述べていた（基準D）．反復性とそのタイミングに加え，月経前以外の期間に症状が欠如すること（基準A）は，ほとんど完璧に基準を満たしていた．彼女の低い気分の持続期間は，**抑うつエピソード**や**持続性抑うつ障害**と診断するには短すぎる（基準E）．そして当然，彼女の症状が**物質使用**や**他の身体疾患**によるものかどうかグズグズと悩んでないで，普通の検査で除外すべきだ（基準E）．2か月にわたる前方視的な症状の記録がないので，エイミーの主治医は，うつ病を除外するのに特別な注意を払わなければならないことを注意しておこう．その月の他の時期にもある抑うつ症状を，われわれは容易に見落としがちである．

診断基準Fに合致するためには，エイミーの主治医は，次の2回の周期期間にわたって彼女の気分を評価しなければならない．具合が悪いときの彼女のGAFスコアは60になるだろう．そして，診断は以下のようになされるべきである．

N94.3 [625.4]　月経前不快気分障害（暫定）　Premenstrual dysphoric disorder (provisional)

診断を確定する前に一度暫定的に診断してから，その後の情報を集めるよう求めるようなことは，DSM-5の他に類がなく，DSMの以前の版でも要求されなかった．診断とは，手に入る最上のデータによって下されるものだという確信こそ，その理論的根拠である．しかし，実際には診断の際にこのような手順は求められておらず，この手順の導

入は，臨床の現実をゆるがせるかもしれない．さらに，そのゆらぎは，勢いを増してくる嵐の最初のそよ風にすぎないのかもしれない．

■F34.8［296.99］重篤気分調節症 Disruptive Mood Dysregulation Disorder

DSM–5で新たに加わった重篤気分調節症 disruptive mood dysregulation disorder（DMDD）が示すのは，ある種の極端な子どもである．ほとんどの子どもたちは子ども同士で喧嘩くらいするものだが，重篤気分調節症は，喧嘩のきっかけを増やし，喧嘩を激しいものとする．サンドイッチにチーズが少ないとか，お気に入りのシャツが洗濯中といったささいなきっかけで，重篤気分調節症の子どもは怒り，自制心を失う．かんしゃくを起こすと，彼らは同胞を，ときに両親をも，脅したりいじめたりする．雑用や宿題や，歯磨きや入浴さえ拒む者もいるだろう．このかんしゃく発作は平均して2日に1回起こり，発作と発作の間，その子の気分は持続的にネガティブである――すなわち，憂うつだったり，怒ったり，いらいらしたりしている．

このようなふるまいのために，子どもたちは社会的，教育的，情緒的にとてつもない不利益を被る．うまくやることが苦手だという評価は，仲間や先生や家族との間で生じるトラブルに反映される．両親は彼らに絶え間なく注意を払わなければならないし，学校に行っている間は，彼ら自身と他の者の安全を保障するために監督を必要とする場合もある．こうして彼ら自身の生活が脅かされてしまうことに彼らは苦しんでいるのだ．症状が比較的軽度であっても，子ども同士で遊んだり，パーティによばれたりといった，子ども時代にする，たくさんのふつうの経験を失いかねない．子ども時代の1/3を入院して過ごした患者もいる．

DMDDの子どものおそらく80％ほどが，反抗挑発症の診断基準も満たすだろうが，その場合でも，DMDDとだけ診断される．この障害は女児よりも男児に多い．このことは，他のほとんどの気分障害とは一致しないが，他のほとんどの小児期の疾患とは一致する．公式のDSM–5の診断基準では6歳未満ではDMDDと診断できないが，入学前の子どもにも最も多いとする研究もある．また，ティーンエイジャーの反抗期とは区別しなければならない．ティーンエイジは気分の症状がよく起こる移行期なのである．

なぜDMDDが，秩序破壊的・衝動制御・素行症群と同じ章ではないのか，という疑問はよくきかれる．もちろん，この原始的な衝動には，臨床家に双極Ⅰ型障害に代わる気分に関連した別の何かを与えなければならない．そして，疾患過程を通じて持続する抑うつ的な（あるいはいらいらした）ふるまいは，他の気分障害とともに位置づけるのに十分な理由となるだろう．

この診断が子どもたちに用いられるから，という理由もあるが，何より私は，新たにでっち上げられた，ろくに研究もされていない診断の妥当性について本当に心配しており，私はここで症例やより深遠な議論を出すつもりはない．それと同時に，この疾患をもつ子どもたち全員が双極性障害と乱暴に診断され，薬物治療さえ行われることを，私は**本当に**，心から心配しているのだ．

それまでとは違った方法で診断されることにより患者数が急増した，そんな厄介な障害を，あなたはどれくらい挙げることができるだろうか．私はぴったりな一例を思い浮かべることができる．その疾患がどのように生じたかを記そう．

1990 年代の半ばから，間欠的にではなく，慢性的にいらいらしやすい子どもを双極性障害と診断できるように，ごく少数の有名な米国の精神科医たちが，診断基準を大幅に緩めていった．その後，双極性障害と診断された子どもの数が膨らんでいった．双極性障害の診断基準が破壊されたことを知り，多くの専門家たちが不満の声を上げた．

概して，このような子どもたちには，典型的な双極性障害患者とは大幅に異なる，たくさんの特徴があるようだ．①このような子どもたちは，成長するに従い，躁状態でなくうつ状態を呈しやすくなることが，いくつかのフォローアップ研究からわかっている．②両親の親戚に双極性障害である者が特に多いということはないと，家族歴研究からわかっている．③男女比は 2：1 で男児に多いが，もっと年上の患者では双極性障害の男女比は 1：1 であって，この結果と一致しない．④病態生理学の研究によれば，この 2 つの疾患では脳のメカニズムが異なる可能性がある．⑤小児双極性障害の診断は，米国では世界中の他の国と比べてはるかに多い．⑥典型的な診断基準によって診断された小児双極性障害患者では，重度の気分調節症が主要な問題である子どもたちに比べて，躁病または軽躁病エピソードが遙かに多いことが，フォローアップ研究からわかっている．

米国のメンタルヘルスの専門家たちによる，壮大な内紛は，2008 年の米国の公共放送のドキュメンタリー番組フロントラインの特集（「双極性の子ども」）や，ジェニファー・イーガンによる，雑誌ニューヨーク・タイムズの記事（「双極性のパズル」，2008 年 9 月 12 日）で読むことができる．この論争はまだ続いている．その間に，ひどくイライラしやすい子どもたちの病理をより正確に捉えるために，DMDD のカテゴリーが作られた．DSM-5 の委員会はこの 2 つの状態を区別しようと奮闘してきた．私はこの奮闘は始まったばかりではないかと考えている．

重篤気分調節症のポイント

少なくとも 1 年にわたって，週に何回か，わずかなきっかけで子どもがひどいかんしゃくを起こし――すなわち，叫んだり，実際に誰か，あるいは何かを攻撃したりし――，そのかんしゃくは，患者の年齢や発達の段階をふまえても不適切であるもの．かんしゃく発作と発作の間，子どもはたいてい，怒っているか，不機嫌であるか，悲しんでいるようにみえる．攻撃や発作の間の気分は，自宅，学校，友達といるときなど，さまざまな場面で起こる．患者に躁病エピソードが生じることはない．

注意事項

D を見逃すな！

- **D**uration and **D**emographics（期間と患者層）：1 年以上生じ，症状がない状態は 3 か月以上続かない．10 歳以前に発症し，診断は 6～17 歳の間にしか下されない

- **D**istress or **D**isability（苦痛と障害）：症状は，自宅，学校，他の子どもといるときなど，少なくとも 1 つの場面で著しく，他の場面でも現れる
- **D**ifferential diagnosis（鑑別診断）：物質使用や身体疾患，うつ病，双極性障害，反抗挑発症，注意欠如・多動症，発達年齢に一致した行動に表れるかんしゃく発作

誘発性気分障害 Induced Mood Disorders

■ 物質・医薬品誘発性気分障害 Substance/Medication-Induced Mood Disorders

物質使用は気分障害の原因のなかでも特によく知られているものだ．コカイン中毒やアンフェタミン中毒は，躁症状を引き起こし，コカインやアンフェタミン，アルコール，バルビツールの離脱が抑うつをもたらすこともある．批判に耐えうる診断のためには，以下の点に気をつける必要がある．すなわち，気分障害の症状が，物質中毒や物質からの離脱のエピソードとごく近接して生じていなければならず，かつ，その物質が，その症状を引き起こしうるものでなければならない．

アルコールとストリートドラッグの乱用に伴って抑うつが生じうることは明らかである．DSM-5 によれば，アルコール使用障害の 40％程度に抑うつエピソードが生じ，おそらくそのうちの半数は，アルコールが引き起こしていた，アルコール使用とは独立していないイベントである．しかし，ヘルスケアの専門家でも，医薬品が引き起こす気分障害を見落とすことがある （p.633）．そのため，後で出てくるエリン・フィンの症例が警告的な物語になっているが，このような物語は，世界中の診察室で毎日のように生まれているのかもしれない．

物質・医薬品誘発性抑うつ障害のポイント

ある種の物質の使用が，顕著で持続的な抑うつ気分あるいはふだんの活動への興味の喪失とを患者に引き起こしているようにみえるもの．

注意事項

物質関連性の原因を特定するための TIPS は，p.88 のコラムを参照せよ

D を見逃すな！

- **D**istress or **D**isability（苦痛と障害）：職業的/教育的，社会的，または個人的機能を損なう
- **D**ifferential diagnosis（鑑別診断）：身体疾患，他の抑うつ障害，「普通の」物質中毒や離脱，せん妄

コードするときの注

▶**該当すれば特定せよ**

中毒中または離脱中の発症 With onset during {intoxication} {withdrawal}：一連の語の最後に，これを付けること.

医薬品使用後の発症 With onset after medication use：これを他の特定用語の後に付け足すこともできる. p.87 のコラムを参照せよ

軽度の，または中等度/重度の物質使用障害（第 15 章の表 15-2 と表 15-3 参照）であることを支持する根拠があるかどうかによってコードする

物質・医薬品誘発性双極性障害および関連障害のポイント

ある種の物質の使用が，多幸感やいらいら感といった気分を引き起こしているようにみえるもの.

注意事項

物質関連性の原因を特定するための TIPS は，p.88 のコラムを参照せよ

D を見逃すな！

- **D**istress or **D**isability（苦痛と障害）：職業的/学業的，社会的，または個人的な機能を損なう
- **D**ifferential diagnosis（鑑別診断）：身体疾患，他の双極性障害，統合失調感情障害，「普通の」物質中毒や離脱，せん妄

コードするときの注

▶**該当すれば特定せよ**

中毒中または離脱中の発症 With onset during {intoxication} {withdrawal}：一連の語の最後に，これをつけること

医薬品使用後の発症 With onset after medication use：これを他の特定用語の後に付け足すこともできる. p.87 のコラムを参照せよ

軽度の，または中等度/重度の物質使用障害（第 15 章の表 15-2 と表 15-3 参照）であることを支持する根拠があるかどうかによってコードする

●エリン・フィン

政治運動の現場でメディア・スペシャリストとして働いていたエリン・フィンは，職場から，診療所に直接やってきた. 彼女は，自身の住む州のC型肝炎のスクリーニング・プログラムに参加していた. 輸血時の感染症を防ぐルーチン検査が施行される前に育った彼女と同世代の人を，このプログラムは対象としていた. 彼女の検査結果は陽性で，RNA ポリメラーゼテストでウイルス量が明らかになった. 彼女はインターフェロンを試

みることに同意した.「時々疲れますが, 他の症状はありません」彼女は医師にそう言った.

かっちりした中流階級で保守的な服装をしていたが，エリンがC型肝炎ウイルスに曝露する機会は，実にたくさんあった．最も考えうるものは，1年前の輸血である．しかし，彼女は，「若い頃は荒っぽい生活を送っていたわ．ドラッグの注射も何回かしたことがあるし，タトゥーも入れたわ．だいたいおとなしいものだったわよ――タトゥーのことよ，私が言いたいのは」.

薬物治療を初めて数日のうちに，彼女は抑うつ気分に苦しみ始めた．はじめは軽かったが, 日ごとに悪化していった.「予備選挙に落ちたと思った去年の今頃よりも気分が悪かったわ」と彼女はインタビュアーに言った.「夜はろくに眠れないうえ，日中も完全に覚醒していることがないなんて，ぞっとするようだったわ．おまけに不愉快だし，疲れているし, それに……」彼女はコートに留められた2つのキャンペーンのボタンをいじりながら，言葉を探した.

入職時には，データ入力のために雇われたが，エリンはパンフレットとテレビへのキャンペーンの素材を書く仕事を任されていた．しかし，彼女は一日のほとんどを憂うつに過ごし，集中できず，ミスするようになった.「私はサイテーな社員よ」彼女は言った.「文法やスペリングでいつも単純なミスをするのよ．今度の選挙に負けたとしたら，私のせいよ」.

直後に彼女は付け加えた.「でも，自殺したいとは思わないし，口が重くもならないわ．絶望もしていない．でも，ときどき，自分がもう死んでいたらいいのに，と考えることはあるわ」「あと，彼氏が言うには，私はベッドで使い物にならないんですって．他のどんなこともそうだったけど，私はこれまでセックスについて気にしたことなんてまるでなかったのよ」.

エリンはそれからインターフェロンの使用をやめた．すると彼女の気分や他の症状は徐々に正常に戻っていった.「だから，医師はもう一度インターフェロンを試すべきだと思っているわ，一種のチャレンジとしてね．はじめは，完全に見込みなしよ，と私は言ったわ．でも，後から肝硬変について少し心配になってきたの．だから私はもう一発打ってやろうと思ったの．言ってみればね」.

彼女は袖をまくり上げるように肩をすくめた.「私は肝炎の治療は政治と共通するところが多いと思っているの――どちらもお手玉遊びじゃないってことよ」.

●エリン・フィンを診断せよ

エリンの症状は，たとえ疲労を除外したとしても（インターフェロンの使用に先行するので症状にカウントしない)，（比較的軽度の）抑うつエピソードの診断を与えるだろう．これらの抑うつ症状のすべてを除いたとしても，このような顕著な気分の低下があるという事実だけで，医薬品誘発性抑うつ障害の診断基準Aの要請を満たす．タイミングは正しく（基準B1)，インターフェロンは，かなり多くの患者に，特に気分障害の既往のある患者にはさらに頻繁に，抑うつ症状を起こすことで有名である（基準B2)．そして，対照が設定された実験ではなかったが，彼女の抑うつ症状は，インターフェロンを中止してまもなく消失した．DSM-5にはチャレンジテストについて明記されていないが（ときにそのようなテストは勧められない)，彼女が医薬品を再開した後，彼女の抑うつ症状が再燃すれば，決定的な因果関係となるだろう．

よろしい．つまりわれわれは，抑うつを起こしうる他の原因を考えるべきなのだ（基準C，D）．読者の皆さんに練習問題を与えよう．基準E（苦痛と障害）については，事実から推定する他ない．ICD-10をコードするために，第15章の表15-2に戻るなら，彼女の物質は「その他」（基準F19）であり，彼女がただ処方されたとおりに薬を使用したのは明らかであるから，物質使用はない．気分障害の欄を用いたクロスインデックスからはF19.94が導き出された．ICD-9コードは表15-3による．私なら彼女のGAFスコアを，入院時は55，退院時は90とするだろう．

F19.94 [292.84]　インターフェロン誘発性抑うつ障害，医薬品使用後の発症　Interferon-induced depressive disorder, with onset after medication use
B18.2 [070.54]　C型肝炎　Chronic hepatitis C

■他の医学的疾患による気分障害

多くの医学的疾患が抑うつ症状や双極性症状を引き起こしうる．そのため，気分障害を評価するときは，身体的な原因について常に考えなければならない．身体疾患が治療可能であることが唯一の理由ではない．そもそも，今日の治療的なオプションがあれば，ほとんどの気分障害は高率に治療可能だ．身体的な原因について考えるべき理由は，一般的な病気のなかには，十分に治療されない期間が長きにわたると，それだけで死を含む重篤な転帰がもたらされるものがあるからである．躁症状を引き起こす病気も少なくない．付録の表「精神障害の診断に影響を及ぼす身体疾患」のなかで，そのような疾患のいくつかについて述べてある．ただし，この表は決して包括的なものではない．

次に記す，本当に重要な条件を覚えておいてほしい．ここで扱われる医学的疾患は，双極性症状や抑うつ症状の，直接的かつ**生理学的な**原因でなければならない．**心理的な**原因（たとえば，当然のことながら，患者は「あなたは癌です」と告知されればおそろしく感じる）は，適応障害と診断するときを除いてカウントしない．

後で出てくるリサ・ヴーリーズの症例は，身体疾患が気分障害を引き起こしうると留意することの重要性を説明するには十分だろう．

他の医学的疾患による抑うつ障害のポイント

顕著な抑うつ気分や，ほとんどの活動における興味や喜びの喪失といった体験を，身体疾患が引き起こしていると考えられるもの．

注意事項

いつ身体疾患が精神障害を引き起こしたのかを決定するための指標は，p.89のコラムを参照せよ

D を見逃すな！

- **D**uration（期間）：特に記載はないが，一時的なものではない
- **D**istress or **D**isability（苦痛と障害）：職業的/教育的，社会的，または個人的な機能を損なう
- **D**ifferential diagnosis（鑑別診断）：物質使用性障害，他の抑うつ障害，せん妄

コードするときの注

▶該当すれば特定せよ

F06.31［293.83］抑うつの特徴を伴う With depressive features：抑うつエピソードの症候学的な診断基準を完全には満たさない

F06.32［293.83］抑うつエピソード様病像を伴う With major depressive-like episode：抑うつエピソードの症候学的な診断基準を完全に満たす

F06.34［293.83］混合性の特徴を伴う With mixed features：躁症状や軽躁症状は明らかに存在するが抑うつ症状より目立たない

医学的に誘発された双極性障害と医学的に誘発された抑うつ障害を明確に区別した診断基準は DSM-5 に独特である．区別できないときはどうなるだろうか．いくつかの気分障害は，早期には，気分障害と呼ぶには症状が曖昧すぎることがある．そんなとき，医学的疾患による気分障害（F06.30）や物質誘発性気分障害（F19.94）と診断することには躊躇するであろう．

他の医学的疾患による双極性障害および関連障害のポイント

身体疾患が，躁病エピソードの症状すべてがそろっていないこともあるが，高揚した（あるいはいらいらした）気分と活動性または活力の異常な増加の双方の体験を，患者に引き起こしていると考えられるもの．

注意事項

いつ身体疾患が精神障害を引き起こしたのかを決定するための指標は p.89 を参照せよ

D を見逃すな！

- **D**uration（期間）：特に記載はないが，一時的なものではない
- **D**istress or **D**isability（苦痛と障害）：職業的/学業的，社会的，または個人的な機能を損なう
- **D**ifferential diagnosis（鑑別診断）：物質使用障害，他の双極性障害，他の精神障害，せん妄

コードするときの注

▶該当すれば特定せよ

F06.33［293.83］躁病または軽躁病類似エピソードを伴う With manic- or hypomanic-like episode：躁や軽躁の症候学的な診断基準を完全に満たす

F06.33［293.83］躁病の特徴を伴う With manic features：躁や軽躁の診断基準を完全には満たさない

F06.34［293.83］混合性の特徴を伴う With mixed features：抑うつ症状の存在は明らかだが，躁症状より目立たない

●リサ・ヴーリーズ

その精神科クリニックに辿り着くまでに，リサ・ヴーリーズは3人の医師の診察を受けていた．医師たちの誰もが，彼女の問題は完全に精神的なものであると考えていた．「もう何年も39歳だった」にもかかわらず，彼女はすらっとして聡明だった．そして彼女は，自分自身が男性にとって魅力的であることをよくわかっていた．

彼女は自分を保とうとしていた．広大なミッドウェスタン大学の英文学科の学科長の個人秘書をし，たくさんの年頃の男性を紹介された．そんななか，一人の男性に心を奪われつつある自分に気づいた．

「ロマンス語の素敵な准教授でした」彼女は医師に語った．「彼はいつもオフィスを出入りしていました．私は，彼に気づいてもらおうと，セクシャルハラスメントを除くありとあらゆることをしました．すると，この春のある日，彼は私をディナーとショーに誘ってくれました．それなのに，私は彼をはねつけてしまったんです！　私はちっとも興味をもてなかったんです．まるで，性衝動が安息日に入ってしまったみたいに！」．

数週間，男性に興味がもてないことが続き，ある朝，1か月間避け続けていたはずの「事務長のオフィスにいるムカつく奴」の隣で目を覚ました自分に気づいた．そんな自分に嫌気がさしつつ，それでも彼を部屋から蹴りだすその前に，もう一度セックスしてしまったのであった．

その後数か月間，リサの性欲は2～3週ごとに突然変化した．彼女はこのことをひそかに，「スクリューの回転」と呼んでいた．活動的なフェーズでは，彼女は軽やかで明るく感じ，コンピューターに向かいキーボードを日に12時間も叩いた．しかし，残りの時間は，何も楽しめなかった．憂うつになり，オフィスではグロッキーになった．よく眠れなくなり（しかも，独りで寝るようになり），キーボードとマウスが私を重たい気分にしようと企んでいるの，と冗談を言った．

リサは手首さえも弱まっていると感じた．タイピングをするときのためにリストレストを購入し，しばらくの間は役に立った．しかし，性的欲求の不安定さを救うには，添え木も強壮剤も，どこにもみつからなかった．一人目の医師には「例の変化ですよ」と告げられエストロゲンを処方され，別の医師には「躁うつ病」の診断のもと炭酸リチウムが処方され，三人目の医師には牧師のカウンセリングを勧められ，最後にこのクリニックにやってきた．

イライラしながら彼女は椅子から立ち上がり，窓のところまで歩いて，振り返った．

「ちょっと待ってください．もう一度していただけますか」医師は尋ねた．

「するって何をでしょう？　ただ部屋を横切っただけですけど」．

「わかっています．いつから足を引きずっていますか？」．

「わかりません．長くはないと思います．他の問題のせいで，ほとんど気づきませんでした．これって問題でしょうか？」．

これが問題を解く鍵であったと後で判明した．神経科医を3度受診し，X線撮影とMRIが行われ，リサは多発性硬化症と診断された．神経科医に，多発性硬化症はときに気分変動を起こすのだと説明を受けた．多発性硬化症の治療が行われ，リサは精神療法のため，その精神科クリニックに逆紹介された．

●リサ・ヴーリーズを診断せよ

理論上は，さまざまな診断基準において，「感情的な」原因による気分障害と，一般の身体疾患や物質使用による気分障害とは，合理的かつ明快に鑑別されている．実際には，はっきり鑑別できないこともある．

リサの気分の症状は，高い期間と低い期間との間で変動していた．いずれの期間も2週間以上続いたが，どちらの極も，**躁病エピソード**や**軽躁病エピソード**，**抑うつエピソード**の基準を満たすほど重症ではなかった．**持続性抑うつ障害**と診断するには，憂うつな期間が短すぎた．エピソードを全部合わせても，**気分循環性障害**の基準を満たすほど長くは続かなかった．また，**物質誘発性気分障害**のエビデンスもなかった．

他の医学的疾患による抑うつ障害あるいは双極性障害と診断するには，2つの重要な診断基準を満たさなければならない．まず，症状は，病気にかかったこと自体への単なる感情的な反応ではなく，疾患自体の生理学的なメカニズムによって直接生み出されたものでなければならない．たとえば，膵頭部癌患者は抑うつのリスクが非常に高いと知られているが，この場合の抑うつも重篤な医学的問題の告知や，その問題がもたらす持続的なストレスへの反応によって起こるものではない．

ある医学的疾患と気分の症状との因果関係について考えるとき，いくつかの考え方が存在する．想定される一般的な医学的症状や，ほとんどの人が受けるであろう心理的な影響と比べて，気分の症状が重篤であるなら，そこには何らかの関係があるのかもしれない．しかし，一般の医学的疾患について患者が聞き及ぶよりも前に気分の症状が始まるなら，このような関係は考えがたい．また別の**異なる**医学的な問題が生じたときにも，似たような気分症状が生じるようであれば，「他の医学的疾患による双極性障害/抑うつ障害」の可能性は減るだろう．反対に発症年齢が典型的ではないなど，原発性の気分障害としては通常はみられない臨床的な特徴があるのであれば，気分障害と医学的疾患との関係性を考えるべきであろう．いずれに状況も，リサ・ヴーリーズの症例にはあてはまらなかった．

生理学的に気分症状を説明できる既知の病理学的なメカニズムが存在するのであれば，気分障害と医学的疾患の因果関係は強く支持される．脳の多くの領域に影響する多発性硬化症は，この診断基準を満たすと思われる．多発性硬化症患者は高い確率で気分の変調を示すと報告されてきた．多幸感を示す期間もこれらの患者で報告されているし，不安はより多くの患者にみられるかもしれない．

他の多くの身体疾患が抑うつを引き起こす．**内分泌疾患**は重要な原因である．甲状腺機能低下症や副腎皮質機能低下症は，抑うつ症状と関係し，甲状腺機能亢進症や副腎皮質機能亢進症は，躁症状や軽躁症状と結びついている．**感染症**も抑うつ症状を起こしうる．インフルエンザに罹患すると，倦怠感と気分の低下が多くの普通の人にも生じる．ライム病は最近注目を集めている．腫瘍や膿瘍といった**脳の空間占拠性病変**も抑うつ症状と関係している．**ビタミン欠乏症**も同様である．最後に，**アルツハイマー病**や**ハンチントン病**，さらに**脳卒中**患者の約 1/3 が重度の抑うつ症状を呈することがある．

他の医学的疾患による気分障害の，大きな診断基準の二つ目は，気分の症状は**せん妄**の経過の中だけで起こっているものであってはならない，というものである．せん妄患者は，記憶や集中が困難になり，興味は欠如し，涙もろくなり，軽い抑うつを呈するが，これらはうつ病とよく似ている．リサの場合，せん妄を示唆する根拠はない．

特定用語についていえば，**躁病の特徴を伴う**，または，**混合性の特徴を伴う**（前述のポイントを見よ）のいずれかを選ぶことができる．別のときには，リサには気分の両方の極があり，どちらも優勢ではなかった．そのため，私は診断を……まあいい，下に記載したので見てほしい．GAF スコアは 70 だ．下記のように，一般の医学的疾患の名前とコードも含めたほうがよい．

F06.34［293.83］　多発性硬化症による双極性障害，混合性の特徴を伴う　Bipolar disorder due to multiple sclerosis, with mixed features
G35［340］　多発性硬化症　Multiple sclerosis

気分障害の診断の修飾語

表 3-3（p.157）を見ればすぐに，以下に網羅した気分障害の修飾語を，いつ，どうやって適用すればいいのかがわかる．

■ 重症度と寛解 Severity and Remission

• 重症度のコード

抑うつエピソード，躁病エピソード，軽躁病エピソードは，いずれもコードできない（以前にも聞いた話だとしたら，私のことを止めてくれ）．そのかわり，われわれはそれ以外の診断の根拠として，以下の重症度のコードを使用できる．これらの重症度のコードはその診断に付け加えられるが，同じ重症度のコードが，抑うつエピソードや躁病エピソードにも使われている．これらのコードは，うつ病や双極Ⅰ型障害，もしくは双極Ⅱ型障害において，現在または直近の抑うつエピソードについて用いる．あるいは，双極Ⅰ型障害とⅡ型障害においては，現在または直近の躁病エピソードについて用いる．軽躁病エピソードは，定義に従えば比較的軽症であるため，重症度の特定用語は用いない．

躁病エピソードや抑うつエピソードの基本的な重症度のコードは以下のとおりである．

軽度 Mild：症状の数はかろうじて診断基準を満たす程度であり，そのため患者はほとんど苦しまないか，就労や勉強，社会的活動への参加をほとんど妨げられない．

中等度 Moderate：軽度と重度の中間．

重度 Severe：診断を下すために最低限必要な項目数よりもいくつか症状の数が多く，患者の就労や勉強，個人的な機能を著しく妨げる．

• 寛解のコード

双極性障害患者の大多数が，エピソードの合間には完全に回復する．そして，彼らのほとんどが，さらなるエピソードを経験する．それでも，双極Ｉ型障害患者の 1/3 は完全には回復しない．うつ病患者の病像は，ここまではっきりしていない．以下に，これらの 2 つの疾患と双極Ⅱ型障害，また気分変調症として知られる持続性抑うつ障害における，現状に関する 2 つの特定用語を記す．

部分寛解 In partial remission：以前はすべての診断基準を満たしたが，現在は，①診断に必要な項目数よりも少ない項目しか満たさない，あるいは，②全く症状がないが，まだ 2 か月に満たない．

完全寛解 In full remission：少なくとも 2 か月にわたり，気分エピソードの重要な症状がない．

■ 直近の気分エピソードを記述する特定用語

エピソードの特定用語は，疾患の現在または直近のエピソードの要素を記述する．これらの要素にはコード番号は割り当てられていない．ただ冗長に書き連ねるのみである．もう一度言うが，表 3-3（p.157）を見ればすぐに，以下の特別な限定語をいつ使えるのかがわかる．

• 不安性の苦痛を伴う With Anxious Distress

双極Ｉ型障害，双極Ⅱ型障害，気分循環性障害，うつ病，持続性抑うつ障害のいずれかの患者は，強い不安症状を経験することがある．そのような患者は，自殺の可能性や障害が慢性化する可能性が平均よりも高い．

不安性の苦痛を伴うのポイント

抑うつ/躁病/軽躁病エピソードや気分変調症の間，患者はひどくいらいらするか張り詰めていると感じる．さらに，特に落ち着かないと感じることもある．典型的には，心配のために注意を向けるのが困難となる．「何かおそろしいことが起こるのではないか」「自分をコントロールできなくなり，とんでもない結果になるのではないか……」．

コードするときの注

▶該当すれば特定せよ

軽度 mild（不安性の苦痛のうち，症状が２つある），**中等度** moderate（症状が３つある），**中等度～重度** moderate-severe（症状が４つか５つある），**重度** severe（４つか５つの症状に運動性の焦燥を伴う）

適用するためには表 3-3 を参照せよ

どこかおかしいところがある．われわれはこれまで，重症度のスケールをもつ気分の特定用語を与えてきたが，その重症度は，躁病エピソードや抑うつエピソードとして持続する症状から生まれたものである．DSM-5 が同じ診断に２つの独立した重症度の評価を与える場合，それをいちいち思い出せるだろうか．**メランコリアの特徴を伴う**ものなど，他の特定用語でも，挙げられた症状のうちいくつを満たすか数えることはあるが，重症度は評価しない．それはなぜだろうか．また，重度の不安性の苦痛を伴う軽度の抑うつ患者は少なくとも理論的には存在しうるが，想像しにくい．もちろん，それぞれの重症度を独立して評価してもいいのだが，混乱を招くし，いささかばかげている．私なら，気分エピソードの重症度に絞って評価するだろう．特定用語には，おそらくまだ改善の余地がある．

• 非定型の特徴を伴う With Atypical Features

重度の抑うつ患者の誰もが，典型的なメランコリア（この後出てくる）の古典的な不眠や食欲減退などの自律神経症状を呈するわけではない．非定型の特徴を伴う患者は，ほとんど真逆の症状を呈するようだ．不眠や食欲の減退の代わりに，過眠や過食が生じる．このパターンは若い患者（ティーンエイジや大学生の年代）で特によくみられる．実際，**新型うつ病** nonclassic depression という呼び名がよく用いられるようになったのはよく知られている．

非定型の特徴を伴う with atypical features を特定するのが重要な理由は2つある．まず，そのような患者は，不安や拒絶に対する敏感さをよく呈するため，不安症やパーソナリティ障害と誤診される可能性があること．次に，メランコリアの特徴を伴う患者に比べると，治療への反応性が異なること．非定型の患者は特定の抗うつ薬（モノアミン酸化酵素阻害薬）に反応することがあり，（冬季）季節性うつ病のための光療法によく反応することもある．

アイリス・マクマスターの双極Ⅱ型障害にも，非定型の要素が含まれていた（p.125）．

非定型の特徴を伴うのポイント

抑うつエピソードの最中にあっても，何かよいことがあればいい気分になる．この「気分の反応性」は，憂うつなときでも気分がいいときでも生じる．他にも非定型の症状として，食欲や体重の増加（典型的な抑うつ患者ではいずれも減少する），（不眠ではなく）過眠，身体が動かないまたは麻痺しているといった感覚，（憂うつなとき以外にも）長期間にわたり持続する拒絶に対する敏感さ，である．

注意事項

非定型の特徴を伴うの特定用語は，メランコリアや緊張病の特徴を伴う場合は使用できない．表3-3を参照せよ

• **緊張病を伴う With Catatonia**

緊張病の特定用語は，精神病性障害と関連してすでに第2章で述べているが，気分障害のなかの躁病エピソードや抑うつエピソードにも適用できる．ただし，軽躁病エピソードには適用できない．さまざまな用語の定義を，p.93のコラムに載せてある．緊張病の特定用語を使うときは，他の精神障害を挙げコード化した後，追加コードとして以下の1行を加える必要がある．

F06.1［293.89］「●●●（精神障害の名前）」に関連する緊張病　Catatonia associated with［state the mental disorder］

例として，エドワード・クラッパムの症例を提示済みである（p.93）．

• **メランコリアの特徴を伴う With Melancholic Features**

メランコリアの特徴を伴う with melancholic features の特定用語は，重度の抑うつと，ネガティブな世界観，自律神経症状と呼ばれる典型的症状からなる．メランコリアの患者は，朝は早すぎる時間に目覚め，午後よりも朝により強く不調を感じる．食欲も体重も減る．セックスを含むふだんの活動で喜びを感じることはほとんどなく，いつもなら楽しく過ごせる仲間がいても元気にならない．喜びは相対的に失われるだけでなく，完全か，ほとんど完全に失われる．ブライアン・マーフィー（p.113）はそのような患者の一例である．ノア・サンダース（p.130）もそうである．

メランコリアの特徴は，中年で初めて重度のうつに至る患者に，特によくみられる．人生のいわゆる退行期にあたる，中年期から老年期の患者に生じているように見えたことから，以前，この状況は**退行期メランコリー** involutional melancholia と呼ばれていた．しかし，メランコリアの特徴は現在，どんな年代の患者にも生じうると考えられている．特に，精神病性うつ病の患者に生じやすい．メランコリアを伴う抑うつはふつう，抗うつ薬やECTなどの身体的な治療によく反応する．前述した**非定型の特徴を伴う** with atypical features ものとは対照的である．

何度も言うが，この特定用語を適用するときは，表3-3を参照せよ．

メランコリアの特徴を伴うのポイント

抑うつエピソードのどん底にいるとき，活動に喜びを感じられないか，よい出来事でも気分はよくならない（その両方でもOK）ことがある．そんな患者は，次に挙げるような特徴のうちいくつかを伴うものだ．死別で想定されるよりも深く気分が落ち込む，気分の日内変動（朝により落ち込む），早朝覚醒（普段より2時間以上早く目覚めてしまう），精神運動性の変化（焦燥のこともあるが，多くは遅滞が生じる），著明な食欲と体重の減少，根拠が無いか過剰な罪責感．このタイプのうつ病は，非常に重症であり，精神病状態との境界にあるものである．

コードするときの注

この特定用語は，その患者が抑うつエピソードにあるのであれば，うつ病（単一エピソードでも反復エピソードでも），双極性障害のⅠ型でもⅡ型でも，そして，持続性抑うつ障害であっても，つけることができる．表3-3を参照せよ

• **混合性の特徴を伴う With Mixed Features**

躁と抑うつの混合については，1921年にEmil Kraepelinが記したのが最初であった．DSM-Ⅳまでは，混合エピソードは気分障害に含まれていた．DSM-5では，**混合性の特徴** with mixed featuresの特定用語は，同時期に，抑うつ**と**躁（または軽躁）のどちらの症状も有する患者に対して適用できる．2つの対極の特徴がほぼ同時期に生じているのかもしれないし，抑うつエピソードから躁病エピソードへの緩やかな移行の過程を見ているのかもしれない．

しかし，専門家らは「純粋な」うつ病エピソードや躁病エピソードと混合性の特徴の区別を重要視している．なぜなら，混合性の特徴を有する患者は，そうでない患者と比較してより多くの気分エピソードと，より多くの抑うつエピソードがみられ，罹病期間も長いからである．彼らは，精神障害の合併や自殺リスクが高い傾向がある．仕事への影響も大きい．混合性の特徴を有するうつ病患者では，将来的に双極性障害を発症する可能性が特に高い．

このような注意喚起があるにもかかわらず，今後もわれわれは**混合性の特徴**の特定用語をあまり使わないかもしれない．いくつかの研究では，3回以上のエピソードを有する双極性障害では，少なくともそのうち1回は混合性の徴候が認められると報告されている．混合性の状態は男性よりも女性に多いという報告もある．

混合性の特徴の特定用語は，双極Ⅰ型障害，双極Ⅱ型障害，うつ病に適用できる（表3-3）．躁症状は重症度と生じる支障が強いものであり，躁病エピソードと抑うつピソードを同時に完全に満たすのであればうつ病，混合性の特徴を伴うよりも双極Ⅰ型障害，混合性の特徴を伴うと診断されるべきである．ウィノーナ・フィスク（p.123）は混合性の特徴を伴う双極Ⅰ型障害を患っていた．

混合性の特徴の基準では，躁病エピソードや抑うつエピソードで認められるいくつか

の症状が省かれている．混合性の特徴は，うつ病と双極性障害のどちらの項目にも**挙げられて**おり，混合性エピソードの定義はなくなったのは，これが理由だ．省かれた症状には，睡眠，食欲/体重，易刺激性，焦燥感，集中力の障害が含まれている．すなわち，混合性の特徴の適応の前提として，抑うつ，躁病/軽躁病エピソードの基準を**完全に**満たすことが必要とされている．

混合性の特徴の基準は，一日のうちどのくらいの時間（実際には，どのくらいの日数），混合性の特徴を満たすべきなのか触れておらず，この疑問を解決してくれる情報もない．一日に数分間でも連日混合性の特徴があれば，この特定用語が適応されるように思われる．この枠組みが妥当なのか――もしくは短すぎるのか長すぎるのか――は，さらなる研究により解き明かされるだろう．現時点では，この概念のなかに，明らかにさまざまな要素が混在している．

混合性の特徴を伴うのポイント

この該当する状態には次の２通りがある．

躁/軽躁状態だが，ほぼ毎日，いくつかの顕著な抑うつ症状を有する患者．すなわち，抑うつ気分，興味または喜びの喪失，精神運動焦燥または制止，疲労感，無価値感または罪責感，死や自殺についての反復思考を有する（「コードするときの注」を参照のこと）．

抑うつ状態だが，ほぼ毎日，いくつかの顕著な躁症状を有する患者．すなわち，気分の高揚，自尊心の肥大，普段より多弁であること，観念奔逸，目的志向性の活動の増加，困った結果につながる可能性が高い活動に熱中すること（制御の効かない買いあさり，性的無分別，またはばかげた事業への投資などに専念すること），睡眠欲求の減少を有する．

注意事項

D を見逃すな！

- **D**ifferential diagnosis（鑑別診断）：身体疾患，物質使用障害など

コードするときの注

躁症状は，重症度が強いと同時に，それによって生じる支障も強く，躁病エピソードと抑うつピソードを同時に完全に満たすのであれば「躁状態，混合性の特徴を伴う」と記録されるべきである

- **周産期発症 With Peripartum Onset**

出産後，半数以上の女性が悲しみ，不安，号泣，集中力の低下，不眠などの，いわゆる「**産後うつ**」を経験する．これらの症状は 1～2 週間続くが，多くは治療を受けるには至らない．しかし，約 1 割の女性は，うつ病と十分診断できる症状を有する．彼女らには，しばしば精神障害の既往がある．軽躁病エピソードは，出産後に特に起こりやすい．しかしながら，精神病状態に至るのは 1,000 人に 2 人程度だ．

周産期発症 with peripartum onset の特定用語の骨子は，この本の中で最短だ．エリザベス・ジャックスは出産後，躁病エピソードが認められた（p.121）が，一般的には抑うつエピソードが認められることが多い．**周産期発症**の特定用語は，双極Ⅰ型障害，双極Ⅱ型障害，各種うつ病，短期精神病性障害のいずれにも適応できる（表3–3，短期精神病性障害を除く）．

周産期発症のポイント

妊娠期もしくは出産後1か月以内に出現する気分障害である．

コードするときの注

表3–3を参照せよ

気分障害では，**周産期発症**と呼ばれるが，短期精神病性障害では，「妊娠中もしくは分娩後4週間以内」と表現されているにもかかわらず，原文では**産後発症** with postpartum onset と呼ばれる．これは，今後整理されていくものと思われる．どちらを使っても構わないだろう．

• **精神病性の特徴を伴う With Psychotic Features**

重症度に関わりなく，一部の患者では躁病エピソードや抑うつエピソードの最中に妄想や幻覚が生じる（もちろん，多くは重症だが，少なくとも理論上は，精神病症状も含めてあまり症状がなかったり，その症状に悩まされていなかったりすることもありえる）．双極Ⅰ型障害の約半数が精神病性の特徴を伴うだろう．うつ病患者では，精神病性の特徴を伴う割合はかなり少ない．

精神病性の特徴は気分に一致することもあれば，一致しないこともある．

▶該当すれば特定せよ

気分に一致する精神病性の特徴を伴う with mood-congruent psychotic features：すべての妄想や幻覚の内容が，気分エピソードの典型的な主題と一致する．うつ病であれば，死，病気，罪責感，虚無感，個人の不全感，報いとしての処罰などの内容を含む．躁病であれば，自分自身や知識，権力，自尊心，神や著名人との関連性に関する誇大的な考えを含む．

気分に一致しない精神病性の特徴を伴う with mood-incongruent psychotic features：妄想や幻覚の内容が，気分エピソードの典型的な主題と一致しない．躁病でもうつ病でも，被害妄想，させられ体験，考想伝播，思考吹入（すいにゅう）などを含む．

精神病性の特徴を伴うのポイント

幻覚や妄想を有する.

コードするときの注

▶**該当すれば特定せよ**

気分に一致する精神病性の特徴を伴う With mood-congruent psychotic features：精神病性の症状の内容が，基盤にある躁状態や抑うつ状態から予測できる（上記）

気分に一致しない精神病性の特徴を伴う With mood-incongruent psychotic features：一致しない

■エピソードのパターンに対する特定用語

頻度と気分エピソードのタイミングから，2つの特定用語が挙げられる．適正使用については，他の特定用語とともに，表3-3に示した.

• 急速交代型 With Rapid Cycling

典型的には，双極性障害は多かれ少なかれ緩徐な経過をとる．すなわち，3から9か月程度の抑うつエピソードがそれより幾分短い躁病/軽躁病エピソードに続く．期間は別として，この期間内は抑うつエピソードや躁病/軽躁病エピソードの基準を完全に満たす．年齢が低いほど全体のサイクルは早まる傾向にあるが，アップダウンのサイクルは年に一度もないことがほとんどで，完全なサイクルには5年以上かかることが多い．しかし，一部の患者，特に女性では，サイクルがさらに早い．これらの患者は，数週間のうちに躁からうつ，うつから躁へと行き来する（それぞれの期間で，症状が気分エピソードの基準を完全に満たすことから，気分循環性障害と区別される).

最近の研究は，急速交代型の特徴を有する患者は，より高い社会経済的地位を有することが多いと示唆している．さらに，急速交代型の特徴を有する患者では，今後も同様の傾向が続く可能性がある．急速交代型の特徴を有する場合，標準的な治療が奏効せず，予後が不良なことが多い．**急速交代型** with rapid cycling の特定用語は，双極Ⅰ型障害と双極Ⅱ型障害に適用できる.

急速交代型のポイント

躁病/軽躁病エピソードか抑うつエピソードの基準を満たす気分エピソードを年に4回以上有する.

コードするときの注

エピソードは，少なくとも2か月間の部分または完全寛解，あるいは対極性へのエピソードへの転換（例：躁病エピソードから抑うつエピソードへ）によって区切られる

- **季節型 With Seasonal Pattern**

季節型の気分障害は，ここ数十年で認識されるようになってきた．秋冬の数か月間，抑うつ症状（非定型であることが多い）が出現し，春夏には症状が改善するのが典型例だ．冬季うつ病患者は，うつ病相の時期に疼痛性障害様の症状や炭水化物への渇望などの症状を訴えることがある．冬季うつ病は，寒帯気候，特に北極に多く，若年者がかかりやすい．**季節型** with seasonal pattern の特定用語は，双極Ⅰ型障害，双極Ⅱ型障害，反復するうつ病に適応できる．季節型の躁症状もありうるが，確立されていない（双極Ⅰ型障害では，1つの型のエピソードが規則的な規則型を示しても，もう一方の型のエピソードはこの経過型には従わないことがある）．

サル・カモッティの双極Ⅱ型障害は季節型の特徴を伴う．彼の病歴は第11章に示した．

季節型のポイント

気分エピソードが特定の季節に始まる（そして収束する）．最近2年間で，同期間中におこる気分エピソードは同一の極である．季節型の気分エピソードは，その人の障害に生じたことのある非季節型の気分エピソードの数を十分上回る．

注意事項

夏にはいつも仕事がない，などの季節に関連した心理社会的なストレス因が明らかな場合は「季節型」の特定用語は適応されない

まとめ：気分障害のコード付記と記録の手順

気分障害，特にうつ病と双極Ⅰ型障害のコード化と記録の手順には複雑な決まりごとがある．DSM-5とICD-10が複雑さにさらに追い打ちをかけている．表3-2に双極Ⅰ型障害とうつ病のコードを示した．脚注には，典型的な2症例の記録手順について示した．

表3-2に示した3つの双極性障害のタイプに加えて，特定不能の双極Ⅰ型障害がある．このタイプを使用するのは主に，カルテを記載している際，最も新しいエピソードが躁なのか抑うつなのかを特定するのをサボるときだ．ただ，普通であれば，われわれ臨床医がこのコードを使用することはまれであるべきだ．なぜならば，エピソードの型が不明では，何の特定用語もつけられないからだ．

表3-3（p.157）に，気分障害に適応できるすべての記述語と特定用語をまとめた．また，どの疾患にどの記述語が使えるかを示した．

双極Ⅱ型障害の抑うつエピソードは非定型の特徴やメランコリアの特徴を伴ったり精

神病性の特徴を伴ったりすることについて，DMS-5では触れられてない．しかし，これらの特徴を伴うことはないとも述べていない．そのような特徴を伴う双極Ⅱ型障害の患者に出会ったら，積極的に診断をつけるといい．そうすることは，あなたのためになるだろうから．

他の特定される/特定不能の気分障害

■ F31.89［296.89］他の特定される双極性障害および関連障害 Other Specified Bipolar and Related Disorder

より明確な診断名をつけられない特定の理由を伝える選択をする場合，「他の特定される双極性障害および関連障害」の診断名を使用する．正常範囲内の気分の波について医学

表 3-2　双極Ⅰ型障害とうつ病のコード

重症度	双極Ⅰ型障害，現在または直近のエピソード[a]			うつ病，現在または直近のエピソード	
	躁病	軽躁病	抑うつ	単一	反復
軽度[b]	F31.11 [296.41]	F31.0 [296.40] (軽躁病エピソードには重症度や精神病性の付記はない)	F31.31 [296.51]	F32.0 [296.21]	F33.0 [296.31]
中等度[c]	F31.12 [296.42]		F31.32 [296.52]	F32.1 [296.22]	F33.1 [296.32]
重度[d]	F31.13 [296.43]		F31.4 [296.53]	F32.2 [296.23]	F33.2 [296.33]
精神病性の特徴を伴う[e]	F31.2 [296.44]	—	F31.5 [296.54]	F32.3 [296.24]	F33.3 [296.34]
部分寛解[f]	F31.73 [296.45]	F31.71 [296.45]	F31.75 [296.55]	F32.4 [296.25]	F33.41 [296.35]
完全寛解[g]	F31.74 [296.46]	F31.72 [296.46]	F31.76 [296.56]	F32.5 [296.26]	F33.42 [296.36]
特定不能	F31.9［296.40］		F31.9 [296.50]	F32.9 [296.20]	F33.9 [296.30]

注）記載例を２つ示す：双極Ⅰ型障害，躁病，重度，気分に一致する精神病性の特徴を伴う，周産期発症，混合性の特徴を伴う/うつ病，反復，部分寛解，季節型

記録手順：病名→エピソードタイプ→重症度/精神病性の特徴の存在/寛解状況→その他の特定用語

[a] 双極Ⅰ型障害と断定できない場合はF31.9［296.7］とコードする．

[b] 軽度：診断基準を満たすために必要な数以上の症状はほとんどなく，症状の強さは苦痛をもたらすが，社会的または職業的機能における障害は軽度である．

[c] 中等度：「軽度」と「重度」の間である．

[d] 重度：症状の数，症状の強さが診断を下すために必要な項目より十分に多く，社会的または職業的機能を著しく損なう．

[e] もし精神病性の特徴が現在みられるなら，エピソードの重症度にかかわりなく「精神病性の特徴を伴う」の特定用語を使う（とはいえ重症な場合がほとんどである）．

[f] 部分寛解：症状が基準を完全には満たさない．

[g] 完全寛解：過去２か月の間に，この障害の重大な症状がみられない．

的にラベリングしたり，診断を濫用したりすることを防ぐために，診断の際には双極性障害および関連障害群のどの基準も完全には満たさないが，その症状のために社会的，職業的な障害を引き起こしていることが必要である．DSM-5では以下のような例を挙げている．

短期間の軽躁病エピソード（2～3日間）および抑うつエピソード short-duration hypomanic episodes（2-3 days）and major depressive episodes：1回または複数回の抑うつエピソードの既往があり，躁病/軽躁病エピソードの基準は完全に満たしたことはないが，軽躁病エピソードの症状を完全に満たす2～3日しか持続しない短期間の軽躁病を少なくとも1回は経験している．軽躁病症状のエピソードが抑うつピソードの期間と重畳しないため，本障害は，混合性の特徴を伴う抑うつエピソードの基準は満たさない．

不十分な症状を伴う軽躁病エピソードおよび抑うつエピソード hypomanic episodes with insufficient symptoms and major depressive episodes：1回または複数回の抑うつエピソードの既往があり，躁病/軽躁病エピソードの基準は完全に満たしたことはないが，軽躁病エピソードの症状の基準を完全には満たさない程度の軽躁病を1回または

表 3-3　気分障害に適応できる記述語と特定用語

診断	重症度/寛解状況(p.147)	混合性の特徴を伴う(p.151)	不安性の苦痛を伴う(p.148)	緊張病を伴う[a](p.150)	非定型の特徴を伴う(p.149)	メランコリアの特徴を伴う(p.150)	周産期発症(p.152)	精神病性の特徴を伴う(p.153)	急速交代型(p.154)	季節型(p.155)
うつ病										
単一	×	×	×	×	×	×	×	×		
反復	×	×	×	×	×	×	×	×		×
双極Ⅰ型										
直近が躁病	×	×	×				×	×	×	×
直近が抑うつ	×	×	×	×	×	×	×	×	×	×
直近が軽躁病	×	×	×				×		×	×
直近が特定不能										
双極Ⅱ型										
直近が軽躁	×	×	×				×		×	
直近が抑うつ	×	×	×	×	×	×	×	×	×	×
気分循環性障害			×							
持続性抑うつ障害（気分変調症）	×	×	×		×	×	×	×		

注）この表は，ときに長くなる診断名やコード，修飾語を選ぶうえで役立つだろう．表の左から右に読み，診断にあてはまる修飾語を選べばよい．気分変調症では，発症が早いか遅いか，その他多岐にわたる追加の特定用語がある．

[a]「緊張病を伴う」の特定用語は独自のコードと記述語を有する（p.93）．

複数回，経験している（すなわち，**高揚した気分** subthreshold hypomania に加え，1つか2つの軽躁病エピソードの他の症状，または易怒的気分に加え，2つか3つの軽躁病エピソードの他の症状が，少なくとも連続して4日間）．本障害は，軽躁病症状の抑うつ症状と重畳するものではなく，混合性の特徴を伴う抑うつエピソードの基準は満たさない．

先行する抑うつエピソードを伴わない軽躁病エピソード hypomanic episode without prior major depressive episode：（驚くにはあたらないが，次のような者もいる）1回または複数回の軽躁病エピソードがあるが，抑うつエピソードの基準も躁病エピソードの基準も完全に満たしたことがない．

短期間の気分循環症 short-duration cyclothymia：24か月未満の期間（子どもや青年では12か月未満）にわたり，複数回の抑うつと軽躁病のエピソードがあるが，いずれも抑うつエピソードの基準も軽躁病エピソードの基準も完全に満たしたことがないか期間が短すぎる．もちろん，躁病エピソードや他の精神病性障害の基準も満たさない．短期間の気分循環症を有する患者では，軽躁症状や抑うつ症状がある期間は症状がない期間よりも多く，一度に2か月以上症状がないことはない．

他の特定される双極性障害や，他の特定される抑うつ障害を，実際に存在する障害かのように扱わ**ない**よう，DSM–5に注意書きがあることは覚えておいてほしい．そして，上記の双極のリスト，そして下記の抑うつのリストに挙げられた（面倒なことに）たくさんある障害のなかからサボらず1つを選ぶよう求められている．ただ，ひとつ言えることがある．どれを選んだところで，コードは同じだということだ．

■F31.9［296.80］特定不能の双極性障害および関連障害 Unspecified Bipolar and Related Disorder

より明確な双極性障害および関連障害の診断をつけられない特定の理由を選択しないことを臨床家が選択する場合，この診断名を使用する．

■F32.8［311］他の特定される抑うつ障害 Other Specified Depressive Disorder

「他の特定される双極性障害および関連障害」の項で示したのと同様に，「他の特定される抑うつ障害」の診断名を使用する．DSM–5では以下のような例を挙げている．

反復性短期抑うつ recurrent brief depression：抑うつ気分と4つ以上の他のうつ病の症状が同時に，少なくとも月に1回（月経周期とは関連せずに），2〜13日の間，連続する12か月以上にわたって存在するが，他のどの抑うつ障害の基準も双極性障害の基準も満たさず，現時点でどの精神病性障害の活動性や残遺性の基準も満たさない．

短期間の抑うつエピソード short-duration depressive episode：期間以外の抑うつエピ

ソードの基準を満たす．すなわち，臨床的に意味のある苦痛か機能障害を伴った抑うつ気分と4つ以上の他のうつ病の症状が，4日以上14日未満持続するが，他のどの抑うつ障害の基準も双極性障害の基準も満たさず，現時点でどの精神病性障害の活動性や残遺性の基準も満たさない．

症状不足の抑うつエピソード depressive episode with insufficient symptoms：抑うつエピソードの項目（抑うつ気分や臨床的に意味のある苦痛や機能障害）を有するが，項目数が少ない．また，他のどの抑うつ障害の基準も双極性障害の基準も満たさず，現時点でどの精神病性障害の活動性や残遺性の基準も満たさない．

■F32.9［311］特定不能の抑うつ障害 Unspecified Depressive Disorder

「特定不能の双極性障害および関連障害」と同様に，より明確な双極性障害および関連障害の診断を付けられない特定の理由を選択しないことを医師が選択する際に，この診断名が使用される．「原因不明の気分障害」は，安易に使われてきた経緯があり，ゴミ箱診断的な価値がある．

統合失調症や精神病性うつ病，精神病がベースにある抑うつエピソードを呈した患者では，より慎重に診断すべきだ．同様に，精神病と診断されている患者が躁病エピソードを呈した場合，診断を再考せねばならない．このような場合，統合失調症や他の精神病などではなく，双極Ｉ型障害であるかもしれない．これは，DSM のどの版においても問題となる事柄だ．

第4章

不安症群/不安障害群

Anxiety Disorders

不安症群クイックガイド

不安による症状が顕著に生じ，以下の状態のうち1つ以上を満たす場合に診断が下される．一人の患者に2つ以上の不安症の診断が下されることもありうる．各項目について，記載した頁で，詳しく解説した．

不安症群の基本

パニック症：パニック発作を繰り返すもの．発作は，身体的症状やその他の症状に激しい恐怖が伴う短いエピソードである．また，さらなる発作への懸念から精神状態や行動の変容をきたす（p.166）．

広場恐怖症：店の中など，不安による症状が生じたときに助けが得られないと予測される状況や場所を恐れるもの（p.169）．

限局性恐怖症：特定の物事や状況を恐れるもの．その対象の例として，動物，嵐，高所，血液，飛行機の中，閉所，嘔吐や窒息をしたり体調を崩したりする可能性がある状況，といった物事や状況が挙げられる（p.172）．

社交不安症：人前で話したり書いたり食べたりといった行動をするときや公衆便所を使うときなどに，恥ずかしい思いをさせられることを懸念するもの（p.175）．

選択性緘黙：子どもが独りでいるときや特定の親しい者といるとき以外は話すことができないもの（p.177）．

全般不安症：パニック発作の経験がなく，多数の状況や出来事に対して緊張や不安を生じ，おそれを抱くもの（p.181）．

分離不安症：この患者は，親などの愛着を抱く人物からの分離に対して過剰に不安となる（p.178）．

他の医学的疾患による不安症：パニック発作や全般性の不安は，多くの医学的疾患によっても生じうる（p.186）．

物質・医薬品誘発性不安症：物質や医薬品の使用により，パニック発作やその他の不安の症状が引き起こされたもの（p.183）．

他の特定される，または特定不能の不安症：不安による症状が顕著だが上記の不安症群/不安障害群のいずれにもあてはまらない際に使用されるカテゴリー（p.188）．

不安もしくは不安に関連する症状を起こすその他の原因

強迫症：繰り返し想起される考えや繰り返す行動に悩み，ばかげていると思いながらも止めることができないもの（p.190）．

心的外傷後ストレス障害：戦争や自然災害といった重篤な外傷体験が繰り返し追体験されるもの（p.208）．

急性ストレス障害：ストレスの大きい出来事の最中やその直後に心的外傷後ストレス障害と似た状態になり，1か月以下の期間，持続するもの（p.213）．

回避性パーソナリティ障害：周囲からの批判によって容易に傷つく臆病な人が他者と関係をもつことをためらうもの（p.543）．

不安性の苦痛を伴ううつ病：うつ病患者の多くは緊張や不安を伴っている（p.148）．

身体症状症および**病気不安症**：身体症状症および病気不安症では，パニック発作やその他の不安による症状がしばしば認められる（p.241，p.248）．

はじめに

不安と不安への対処行動によって特徴づけられる疾患をこの章で論じる．パニック症，恐怖症，全般不安症は，DSM–5 に収められたすべての精神障害のなかで最も頻繁に遭遇するものである．不安症群について論じるにあたり，不安に関する事項を 3 つ覚えておく必要がある．

一つ目は，患者はたしかに過剰な不安を感じているかもしれないが，そもそも不安というものは周囲への適応や身体的な健康の維持に必要な機能だということである．たとえば，試験を受けたり大勢の前で話したり多くの人に読まれることを想定して本を書いたりするとき，われわれは，失敗したくないという不安から十分に準備する．同様に，過度の借金を負う，暴力による犯罪の被害に遭う，漆を触ってかぶれてしまう，といった事柄を心配することは健全だが，そこから派生して過剰な恐怖が生じうる．

二つ目は，多くの精神障害において不安がその症状のひとつとして出現しうるということである．しばしば，不安による症状は劇的に生じ，ついついそこばかりに注意が向き，われわれは診断に重要な病歴や他の症状（たとえば，抑うつ症状，物質の使用歴，認知機能障害など）への注意が不十分となる．不安による症状が気分障害や身体的疾患の症状を覆い隠した結果，正しく診断されれば治療に結びついたのに見逃されて致命的にもなりえた患者が，私が今まで診察をしてきたなかに数えきれないほどたくさんいた．

三つ目に強調したいのは，不安による症状はしばしば物質使用に気づく手がかりとなったり，身体的疾患の指標となったり，気分障害，身体症状症，認知機能障害，物質関連障害といった精神障害の指標となったりすることだ．不安や不安を避けるための行動が生じているすべての患者において，これらは検討されるべきである．

典型的な発症年齢について追記すると，多くの不安症は比較的若年で発症する．上記をふまえて，不安症群のなかで（また，その他の多くの障害と比較しても）多く認められるパニック症群から始めよう．

■ パニック発作 Panic Attack

パニック発作で苦しむ人は，不整脈や頻脈のような循環器症状，または息苦しさや胸痛といった呼吸器症状によって予兆を感じることがある．パニック発作はしばしば不意に始まり急速に頂点に達し，多くの場合30分未満で終わる．

以下，パニック発作についての重要事項を示す．

・全成人の30％以上が1回以上発作を経験しており，よくある症状である．10％以上のアメリカ人が1年以内に発作を経験し，ヨーロッパではすべての症状のなかで3番目に多いものである．

・男性より女性に多い．

・この症状は健康な成人に一度だけ出現することもあり，その場合，病名はつけない．

・パニック発作は人によって頻度が異なる．一生の間にエピソードが数回あるだけの者も，週に何度も発作が起きる者もいる．また，**夜間に**発作で目が覚めることもある．

・治療されないままだと患者の衰弱は重篤なものになりうる．多くの患者は，発作が精神的，あるいは身体的な不調を意味しているのではないかと懸念し，また，発作を避けようと行動を変化させる．

・簡単に治療できることもある．場合によっては，少しの自信や息を吹き込むための紙袋が与えられただけで改善する．

・しかし，パニック発作の背後に気分障害から心臓発作に至るまでの他の疾患が隠れている可能性もある．

・橋を渡ったり混雑するスーパーマーケットを歩きまわったりといった特定の状況で起こるパニック発作があり，**きっかけがある**あるいは**状況に縛られている**発作とみなされる．また，パニック症などでは，状況に関係なくパニック発作が生じることもある．そのような発作については「不意の」「予期せぬ」「状況依存性ではない」「きっかけのない」などと表現される．第三のタイプとして，**特定の状況**で起こりやすくなる，すなわち，きっかけに接するたびに（常にではなくても）頻繁に起きる発作もある．

・パニック症状が始まったとき，患者は平穏でいられる場合も不安になる場合もある．

・パニック発作それ自体は，診断名ではなく，どの障害に伴うものかの判断が必要となる．パニック発作はパニック症では常に出現するが，パニック発作があるからといってパニック症と特定できるわけではなく，診断基準に従った判断が必要である．

パニック発作の多くは20代で始まる．パニック発作はしばしば他の症状を伴わず出現し，その場合はパニック症の診断が適切だ．また，広場恐怖症，社交不安症，限局性恐怖症，心的外傷後ストレス障害（PTSD），気分障害，精神病性障害といった障害によっても出現する．パニック発作は，他の医学的疾患による不安症，物質・医薬品誘発性不安症の症状としても出現する．

パニック発作のポイント

パニック発作は，古典的な「闘争・逃走反応」や，胸痛，悪寒，熱感，窒息，息苦しさ，頻脈，不整脈，刺痛やしびれ，発汗，嘔気，めまい，振戦といった症状と同時に，突然に恐怖が出現する．それは時に非常に激しく明白な恐怖である．その結果，非現実的な感覚に陥ったり，気が狂うのではないか，死んでしまうのではないかと恐れたりする．パニック発作と診断するには４つ以上の身体症状が必要となる．

コードするときの注

パニック発作は診断名ではない．パニック症の際に出現するが，心的外傷後ストレス障害，その他の不安症，その他の精神障害（摂食障害，気分障害，精神病性障害，パーソナリティ障害，物質使用障害など）の症状のひとつとして出現することもある．心臓，肺，消化管に影響を与える身体疾患がパニック発作の原因となることもある

●ショーティ・ラインボールド

待合室には柔らかく照明が灯り，穏やかな音楽が流れていた．きらめく水槽の中をエンゼルフィッシュが優雅に泳いでいた．革張りの快適なソファーが置かれ，リラックスして過ごせる空間がしつらえられていた．しかし，そこに座るショーティ・ラインボールドは穏やかさとは無縁だった．受付係とおぼしき女性がパソコンの向こう側にアナグマのようにひきこもっているのを見て，彼の抱える緊急事態を扱うのに彼女は適切ではないかと思っていた．その数分間，彼は動悸で気分が悪くなっていた．

ショーティが最初ソファーに座ったとき，彼はまだ心臓の異変に気づいていなかった．静かに刻まれる時とともに，彼の心臓は胸の中でその仕事を全うしていた．しかし突然，彼は心臓に注意を向けた．最初は１つか２つの鼓動が飛ぶだけだった．数分経つと彼の胸の中で獰猛な発作が始まった．一つひとつの鼓動が痛々しく，彼の胸につかみかかって打ちつけた．彼は周りの注意をひかないように上着から手を出さずにいた．

頻繁に発作が起こるようになって２か月が経っており，ショーティは動悸や胸の痛みが，ただひとつのことを意味すると気づいていた．まさにそのとき，彼は息苦しくなった．心臓が傷ついた左胸から始まって肺を通り喉に昇ってきてかきむしるものがあった．それが彼の首の周りをぐるりとつかみ，彼はとても短い呼吸しかできなくなった．

そう，彼はまさに瀕死の状態となってしまった．ショーティが１週間前に受診した循環器科医は彼の心臓が金属の鐘のように立派に動いていることを保証したが，彼はその診断が間違いだったとこのとき悟った．彼は自身がなぜまだ生きていられるのかわからなかった．発作のたびに死を恐れ，生き残るのは不可能に思えた．むしろ自分は死を望んでいるのではなかろうか，そう自問したとき，彼は不意に吐き気をもよおした．

ショーティは身体を前に傾け，できる限りゆっくりと彼自身の胸や腹をしっかりつかもうとしたが，ほとんど何もつかむことはできなかった．慣れ親しんだ痛みとしびれが指先から始まり，以前も彼の身体に広がっていった苦痛を再び与えるべく両手を揺さぶるのを感じた．

彼は，受付のあのアナグマのような受付嬢が彼の異変に気づいているか確認すべく待合室の反対側に目をやっていた．彼女はキーボードの向こう側にひきこもったままで，この

15 分間彼の助けとはならなかった．どんな患者でも彼のようになったら同様に助けを求めようとするだろう……そのとき突然，彼の様子を見ている者が現れた．なんとショーティは彼自身を見つめていたのだ．彼の一部が浮遊して天井からぶら下がっているように感じた．上から，震えている肉体を，ショーティ・ラインボールドである，あるいはかつてショーティ・ラインボールドであったその肉体を，同情と軽蔑とともに見下ろしていた．

今や分裂したショーティは，彼自身の顔面が火のついたように紅潮しているのを見た．熱気が彼の頭を満たしてあえぐごとに広がっていくように感じた．彼は壁や天井を漂い，次第に消えていった．彼は輝ける陽光の中に舞い上がった．彼はぎゅっと目をつぶったが，目をくらます強い光から逃れることはできなかった．

頻発するパニック発作を訴える患者には，しばしば抑うつ症状も伴うという事実はいくら強調してもしすぎることはない．パニック症の患者のうち半分以上がうつ病にも罹患していると複数の研究が示している．われわれはパニック症状が認められるすべての患者に対して，気分障害の症状も注意深く診察しなければいけない．

●ショーティ・ラインボールドを診断せよ

ショーティの例は典型的なパニック発作である．それは突然始まって急速に進行し，また，診断に必要な症状を多く含んでいた．息苦しさ（診断基準 A4）と動悸（基準 A1）は，古典的なパニック発作の症状である．彼は胸痛（基準 A6），頭が軽くなる感じ（基準 A8），指のしびれ（基準 A10）も感じていた．死ぬことに関する恐怖（基準 A13）は発作時の患者が覚える恐怖のうち典型的なものである．彼自身を見ているような感覚（基準 A11 で示される離人感）は，診断基準のなかでは比較的珍しい症状である．パニック発作の診断基準を満たすには以上の症状のうち 4 つだけでも十分である．

ショーティのパニック発作は原因なく自然と起きており，逃れることは容易ではなかった．彼は発作の誘因となる出来事や対象や考えについて心当たりがなかったのだ．原因が特定できず治療が難しいパニック発作は**パニック症**ではよくあることだが，パニック症でも発作が状況依存的で治療しやすいこともある．**社交不安症**や**限局性恐怖症**によるパニック発作は，繰り返され予測可能な刺激がきっかけとなるため治療しやすい．

パニック発作は他の**身体疾患**によっても起こりうる．ひとつは急性心筋梗塞であり，多くのパニック発作の患者は自分が心筋梗塞なのではないかと恐れる．もちろん，ショーティのような症状を訴える患者に対しては，心筋梗塞や他の身体疾患，たとえば，低血糖，不整脈，僧帽弁逸脱症，側頭葉てんかん，褐色細胞腫などの評価がなされるべきである．また，パニック発作は，**アンフェタミン**や**マリファナ**，**カフェイン**といった**精神作用物質**による興奮の際にも起こりうる．パニック発作を軽くしようとアルコールや鎮静剤を使用する患者もいるが，これは誤った対処法だ．

パニック発作には診断コードは割り当てられていない．ショーティの最終的な診断は後述しよう．

■F41.0［300.01］パニック症/パニック障害 Panic Disorder

予期しないパニック発作を経験し再び発作が起こることを恐れる患者は，不安症のうちパニック症である可能性が高い．発作は通常は1回にとどまらず，複数回経験する．予期しないパニック発作を消失させることは難しいが，パニック症でも状況依存的にパニック発作が起こることもあり，この場合は発作を取り除くことができる．まれに睡眠時にパニック発作が起こることもある．パニック症のおそらく半分程度の患者は，広場恐怖症（p.169参照）とも診断されうる．

パニック症は，不安症のうち最も広く認められるもののひとつで，典型的には20代前半で発症し，成人の1～4%に認められ，特に若い女性に多い．また，パニック発作は成人の10%に認められる．

パニック症のポイント

パニック発作を経験した患者は発作が起こったときにしていた行動をやめたり発作が起こったときにいた場所を避けたりして発作を回避しようとするが，その試みは失敗し発作は繰り返される．

注意事項

D を見逃すな！

診断に際して臨床医が忘れてはいけないことを以下に示す

- **D**uration（期間）：1か月以上であること
- **D**istress or **D**isability（苦痛と障害）：上記のような
- **D**ifferential diagnosis（鑑別診断）：物質使用や身体疾患，他の不安症群，気分障害，精神病性障害，強迫症，心的外傷後ストレス障害，および現実に起こっている危機からの回避行動

●ショーティ・ラインボールドふたたび

ショーティが目を開けると，待合室の床に仰向けになっている自分に気がついた．彼の上に2人がかがみこんでいた．一人は受付係であり，もう一人は誰かわからなかったが質問をしてきたことからして精神科医に違いなかった．

「あなたが私の命を救ってくれたのですね」と言うと，「いいえ」と医師は答えた．「あなたは健康ですよ．こんなことはたびたび起こるのですか」．

「ここ何日か前からこんなふうになるんです」と言いながらショーティは慎重に上体を起こした．そして，彼らに付き添われて立ち上がり，診察室に入った．

彼の厄介事がそもそもいつから始まったのかははっきりしなかった．ショーティは24歳で，これまでの4年間沿岸警備隊として働いていた．彼はその仕事をクビになってしばらくふらふらしていたが，両親と同居して建設業に就いた．その後，転職して，6か月前からガソリンスタンドの出納係をしていた．

それは彼にとって悪くない仕事だった．一日中ガラス張りのブースの中に座り，釣銭を

渡し，クレジットカードを機械に通し，チューインガムを売っていればよかった．さほど給料がよいわけでもなかったが，実家暮らしの彼は家賃を払う必要がなかったので，毎日夕飯を外で食べたとしても土曜の夜には女の子と出かけられるくらいの懐の余裕があった．酒も飲まずクスリもやらなかったので，我を失うようなことはなかった．

彼の症状はガソリンスタンドで働き始めて２か月ほど経ったある日に始まった．彼は整備士のブルースとともにレッカー車で出動するよう命じられた．彼らは部品が吹き飛んで動かなくなった古いビュイックスカイラークを引き上げるべく，東方面行きの高速道路の路肩にレッカー車を停めた．レッカー車にビュイックを連結する際に手間取り，ショーティはレッカー車の車道側に立ちブルースの指示に従って巻き上げ機を操縦していた．突然，トレーラーの隊列が轟音をあげて通り過ぎ，ショーティの油断していたところに大音響と爆風が訪れた．彼はレッカー車の横で転げまわり崩れ落ち，目と鼻の先をトレーラーの巨大なタイヤが通り過ぎていった．

その後，ショーティの顔色や心拍は普段通りに戻った．彼に関する話の残りの部分をまとめるのは簡単だ．彼はレッカー車での出動を続けたが，そのたびに恐怖やパニックのようなものを感じるようになった．彼はブルースと一緒のときにしか出動しなかったし，車道側に立つことを注意深く避けた．

このことだけなら転職してしまえば解決する問題だったであろう．しかし，状況は彼にとってさらに悪くなっていった．最近，この発作はショーティがほとんど予兆を感じることなく生じるようになっていた．今や誘因がなくても発作が起こるようだった．ガラス張りのブースで仕事をしているときだろうが，家にいるときだろうが，突然に発作が起こった．先週，彼は母のための買い物を途中でやめて家に帰らざるをえなかった．もはや彼は映画館に行くことさえ乗り気でなくなり，最近数週間は交際相手と土曜の夜に映画鑑賞に繰り出す代わりに彼女の家でテレビを観ないかと提案していた．今のところ彼女はそれに対して文句を言ってこないが，彼女の不満が募るのも時間の問題だろう．

「僕は丸一日働けるだけ身体は丈夫だ」とショーティは言う．「でも，こうなってしまったんだ．残りの人生を洞窟の中で暮らす隠者のように過ごすには，僕はまだ若すぎるよ」．

●ショーティ・ラインボールドをさらに診断せよ

ショーティの身に起きたことはパニック発作だとすでに診断されている．発作は当初レッカー車の周りで働いているという特定の状況に関連したものであった．数か月が経ち，発作は多くの場合予期せずに起こるようになった（パニック症の診断基準 A）．彼が発作について懸念や心配を抱いていることは疑いなく（基準 B1），ガールフレンドとの行動を変化させている（基準 B2）．いくつかの**身体疾患**はパニック発作を起こしうるが，最近，彼を診断した循環器科医には身体的に健康であることが伝えられている．**物質誘発性不安症**（基準 C）も，病歴より除外される．彼は薬物やアルコールを使用していなかった（一方で，パニック発作を自ら「治療」するための誤った方法として薬物やアルコールを使う患者の存在にも医師は注意すべきだ）．彼の症状はパニック症の診断を示唆するものであり，他の精神障害によってはうまく説明されない（基準 D）．

しかし，広場恐怖症の診断についても検討する必要がある．最近，ショーティは家から離れるすべての状況，つまり，運転や買い物，映画に行くことさえも恐れている（広場恐怖症の診断基準 A）．そして，その状況はほとんどいつも恐怖を誘発する（基準 C）．そのために彼はそういった状況を避けたりブルースやガールフレンドの存在を必要としたりしている（基準 D）．彼の恐怖に対して治療がなされてこなかった結果，ショーティの生活範囲は極端に狭くなり，彼が仕事を解雇されて自宅にひきこもるのは時間の問題のようだ（基準 G）．これらの徴候は広場恐怖症に典型的である．症状は深刻であり，持続期間が不十分だという理由で診断にけちをつけるには及ばないであろう．上記の要素は広場恐怖症の診断基準を満たし，他の病因も除外されている（基準 H, I）．もちろん，診断の決定には助けてもらえないことや逃げ出せないことへの恐怖（基準 B）があるかを彼に聴取する必要があるが，おそらくその恐怖は存在するであろう．

ショーティの不安の焦点は，たとえば閉所のような特定の対象ではなく，社交場面でもないため，**限局性恐怖症**や**社交不安症**の診断は考えにくい．**身体症状症**の患者も診断基準にはないものの不安を訴えることがあるが，身体的に健康な男性を前にして，身体症状症が典型的だとはいいがたい．

このエピソードではその可能性について触れられていないが，**うつ病**患者の半分にパニック症が併存する．多くの症例において，劇的な不安症状の影に抑うつ症状が隠されている危険があり，臨床医はそれを見逃さないように気をつけなければならない．不安症と気分障害の両方の診断基準を満たす場合，どちらも記述される必要がある．また，パニック症の患者には，**全般不安症**や**限局性恐怖症**といった他の不安症も併存しうる．

ショーティの気分の変化は不安によるものであり，抑うつや興奮性のものではなかった．私は彼に GAF スコア 61 を付ける．彼の診断は以下のようになるだろう．

F41.0［300.01］　パニック症/パニック障害　Panic disorder
F40.00［300.22］　広場恐怖症　Agoraphobia

パニック症や広場恐怖症を，限局性恐怖症や社交不安症など特定の状況からの逃避を伴う他の不安症と鑑別することは非常に難しい．以下の事項が，確定診断の際に参考となる．

1. パニック発作の回数やタイプはどうだろうか．状況にかかわらず起こる発作はパニック症を，状況依存的で避けることのできる発作は限局性恐怖症や社交不安症を示唆する．しかし，同じ人物に両方のタイプの発作が起こることもある．
2. 発作が起こる状況は多様だろうか．限定した状況であれば限局性恐怖症や社交不安症が考えられる．多様な状況で発作が起こるようならパニック症や広場恐怖症を示唆する．
3. 夜間，発作によって目覚めることがあるだろうか．このような発作はパニック症に典型的である．
4. 恐怖の焦点は何だろうか．さらなる発作が起こることそれ自体を恐れているようならパニック症の診断が示唆される．一方，たとえば飛行機に乗ったときのような特定の状況を恐れているようなら，それは「限局性恐怖症，状況」と診断できる．

5. 患者は，たとえばエレベータに乗ったときのように通常は恐怖を感じない状況のときでも常にパニック発作を恐れているであろうか．もし恐れているならパニック症や広場恐怖症を示唆する．

F40.00［300.22］広場恐怖症 Agoraphobia

広場 agora は，古代ギリシャでは市場を意味していた．そして，今では**広場恐怖** agoraphobia という語は，その場からの脱出が難しいか，そうでなくとも困ったことになるか，あるいは助けてもらえないかもしれない状況や場所に対する不安を意味する．劇場や混みあったスーパーマーケットといった広い場所や公共の場がこれに該当する．自宅を離れて旅に出ることも同様である．広場恐怖症を抱く者は恐怖の対象とする場所や状況をいつも避け続け，そのような場面や状況に直面せざるをえないときには著しい不安を感じるか，同伴者を要する．広場恐怖症という言葉は，古代ギリシャ人が使っていたものではない．この語が初めて用いられたのは 1873 年のことだ．

広場恐怖症は通常，外出や人混み，自宅で独りになること，橋の上，あるいは，バスや自動車，電車での移動で生じる．広場恐怖症はパニック発作 （p.163）の後，数週間で急に生じることがあり，そんなときには，パニック発作を繰り返すことへのおそれから，外出や他の活動への参加を避けるようになる．そして，人によってはパニック発作が先行することなく，広場恐怖症を発症することもある．

近年では，広場恐怖症の有病率の推定値は約 1～2％にのぼっている．パニック症は，男性よりも女性に多い．10 代から 20 代に発症するのが一般的だが，なかには 40 歳を過ぎて初めて発症する者もいる．広場恐怖症の発症にはしばしばパニック発作が先行する．そして，広場恐怖症は非常に遺伝性が強い．

広場恐怖症のポイント

広場恐怖症の患者は独りでいるときや外出時は，ほぼ常に不安や恐怖に襲われている．このような状況は日常的によくあるものである．たとえば，バス（あるいはその他の公共交通機関）の利用，買い物，観劇などが挙げられる．人によっては，（グラウンドやフリーマーケットなどの）ひらけた場所や，人混みに行くこと，列に並ぶことも恐怖の対象になりうる．彼らがいったいどう考えているのか……それは，その場から逃げ出せない，あるいは（パニックになるような出来事があったときに）助けが得られないことを恐れているというのが彼らの考え方だ．それゆえ，彼らはこのような場面を避け，あるいは行かざるをえないときには信頼できる友人を伴い，あるいはどうしようもなければ多大な苦痛を耐え忍ぶことになる．

注意事項

D を見逃すな！

- **D**uration（期間）：6 か月以上
- **D**istress or **D**isability（苦痛と障害）：職業的/学業的，社会的，または個人的な苦痛および機能不全
- **D**ifferential diagnosis（鑑別診断）：物質使用，身体疾患，その他の不安症，気分障害および精神病性障害，OCD，PTSD，社交不安症および分離不安症，限局性恐怖症（状況），パニック症

●ルーシー・グールド

母親にはオフィスの外で待っていてもらうように，という医師の提案に対して「もし差し支えなければ母親にそばにいてもらいたいのですが」と，ルーシー・グールドは答えた．「私は今まで彼女に隠し事をしたことがないんです」．

18 歳のころから，ルーシーは母親の同伴なしには外出したことがなかった．実際に，ここ 6 年間，彼女はほとんどどこにも行っていなかった．「独りで外出するなんてとんでもない――それは戦場に足を踏み入れるようなものです．誰かが一緒にいてくれなければ医師の診察なんかに行くのもやっとのことです．誰かが一緒でも，それでも緊張がひどいんです」．

ルーシーが訴える緊張に，パニック発作は含まれていなかった．すなわち，彼女は呼吸ができない，死んでしまいそうと感じたことはなかった．むしろ，強い精神運動焦燥が生じたこともあり，それにより彼女はショッピングモールやスーパーマーケット，映画館などから逃げ出していた．彼女は同様に公共交通機関を利用できず，バスも電車も恐怖の対象であった．いつも漠然と，何か恐ろしいことがその場で起きるのではないかという感覚を抱いていた．彼女は気を失ったり失禁したりしかねないほどに非常に強い不安を感じるであろうし，その不安は誰かが助けられるものではない．彼女は高校が始まる前の週まで，公共の場に独りで行ったことがなかった．卒業証書を受け取るにも，壇上に上がるのはやっとのことであった．そうできたのも，彼女が助けを求めたらどうすればいいかを理解している親友がいたからであった．

ルーシーは繊細な女子というよりむしろ，いつも臆病な女の子であった．幼稚園の最初の週には，母親に幼稚園に独りで残されるたびに泣きわめいたものであった．しかし，彼女の父親に「強くなる」ように求められ，数週間で，その恐怖感をほぼ忘れて過ごせるようにはなった．その後はほぼ無遅刻無欠席で学校に通った．そして，17 歳の誕生日の直後に，父親は白血病で他界した．父親の葬儀から数週間後には，家を出ることに恐怖するようになった．

どうにかやっていくために，母親は家を売り払い，高校から通りを渡った向かいにあるアパートに転居した．「それは私が昨年度を切り抜ける唯一の方法だった」とルーシーは説明した．

数年間，母親が町外れの電気屋で回路基板の組み立てをしている間，ルーシーは留守番をしていた．母親が一度に数時間は不在にしたにもかかわらず，ルーシーは恐怖せず留守

番できていた. 彼女の身体的健康は良好であり, 薬物やアルコールを使用したことはなかった. そして, 彼女には一度も抑うつ気分, 自殺企図, 妄想, 幻覚が生じたことはなかった. しかし, 1 年前にインスリン依存型の糖尿病を発症し, しばしば医師にかからなければならなくなった. 彼女は独りでバスに乗ろうと試みてきたが, 何度かの失敗（かつては運転中に後部ドアをこじ開けて家に向かってかけ出したこともあった）を経て諦めた. 現在は, 彼女が家にいたまま治療を受けたり付き添いをしてもらったりできるよう, 彼女の母親は障害の援助を申請している.

●ルーシー・グールドを診断せよ

彼女の著明で, 現実的な危険に釣り合わない恐怖によって（診断基準 E), ルーシーはスーパーマーケットや, ショッピングモールや, バスや, 電車（基準 A）を含むさまざまな状況や場所を避けてきた. もし, 彼女が実際にそのような場所に行くのであれば, 彼女は同伴者を必要としていた（基準 D). そこで何が起きるのを恐れているのかを彼女は具体的に語ることはできず, ただそれが（失禁だってしかねないような）何か恐ろしく困ったことだということや, 助けが得られないかもしれないことを述べるのみであった（基準 B). 何か他の問題（糖尿病）で家を離れなければならないときにのみ症状が現れるということはおかしなことではない. 広場恐怖症は糖尿病そのものによるものではない（基準 H). そして, 基準 C（その状況でほとんどいつも不安が誘発される）と基準 G（患者に臨床的に著しい苦痛や機能障害が生じている）の判断には, 症例提示文の行間を読みとる必要がある.

ルーシーの症状は**限局性恐怖症**や**社交不安症**としては多様すぎるものであった（広場恐怖症で生じる危機感は環境によって生じ, 社交不安症で生じる危機感は他者との関係によって生じる点にも留意すべきだ). 彼女の問題は**分離不安症**のように独りにされることへのおそれではなかった（彼女が 5 歳のときは明らかに分離不安症の一部の要素をもっていたが). 彼女には **PTSD** のように顕著な心的外傷があるわけではなかった（父親の死がトラウマになる可能性はあったが, 彼女自身の症状はこれを再体験することを主とするものではなかった). **OCD** の徴候は見受けられなかった. したがって（ついに！）基準 I を満たしたということになる.

広場恐怖症には多様な障害が併存しうるものであり, そのなかでも最も重要なのがうつ病を含む気分障害である. しかしルーシーには, 抑うつ症状や精神病性症状, 物質使用はなかった. 彼女は糖尿病を患ってはいたが, それは広場恐怖症が発症してから何年も経ってから発症したものであった. 加えて, 広場恐怖症と糖尿病の間に生理学的な関連性を想定するのは困難であり, 平均的な糖尿病患者の現実的な懸念よりも彼女の不安症状ははるかに顕著なものであった.

ルーシーには, 広場恐怖症とは別にパニック発作があったことはなく, パニック症の診断基準は満たしていないと考えられる. そして, 彼女が家から出られないという事実からは, 31 という低い GAF スコアを付与することになるだろう.

F40.00 [300.22]　広場恐怖症　Agoraphobia
E10.9 [250.01]　インスリン依存型糖尿病　Insulin-dependent diabetes mellitus

■限局性恐怖症 Specific Phobia

限局性恐怖症の患者は，特定の対象や状況について，実態とは釣り合わないおそれを抱く．最もよく知られているものは動物恐怖，血液恐怖，高所恐怖，飛行恐怖，閉所恐怖，嵐恐怖である．これらの刺激にさらされたときに生じる不安は，パニック発作やより一般的な不安感といったかたちで現れうるが，それは常に何か特定のものに向けられたものである．ただ，恐怖の対象が何であれ，それに向き合わなければならなくなったときに，失神する，パニックに陥る，自制がきかなくなるなど，自分がどんなふうになってしまうのかを心配することも同様にありうる．一般に，恐れている刺激に接近するほど（そして，よりその刺激から逃れることが困難と思われるようになるほど），感じられるおそれは強くなる．

限局性恐怖症の患者には，一般的に2つ以上の恐怖の対象があることが多い．恐れている行為や物事に直面しそうになれば，すぐに緊張やパニックを感じ始める．この状態は**予期不安** anticipatory anxiety として知られている．しかし，不快感の程度はしばしば軽いものであり，ほとんどの人は専門家の支援を必要とはしない．予期不安によって患者が恐れている場面を避けるようになると，予期不安により大きな困難が生じることがあり，仕事にも支障が生じうる．血液や負傷，注射などの限局性恐怖症では，いわゆる**血管迷走神経系反応** vasovagal response がしばしば生じる．これは，心拍数と血圧の低下によって実際に患者が失神するものである．

一般人口においては，限局性恐怖症は不安症のなかで最も頻繁に報告されるもののひとつである．これらの限局性恐怖症を，少しでも患ったことのあるアメリカの成人は10%にものぼる．しかし，そのすべてがDSM-5の診断基準を満たすわけではない．その恐怖が臨床的に著しいといえるのか，その判断は非常に難しい．

発症は一般に児童期か青年期であり，動物恐怖は特に早期に発症する傾向にある．動物に噛まれるなどの外傷的な出来事の後で発症するものもある．状況的な恐怖（閉所恐怖や飛行恐怖など）は，うつ病や物質誤用などと併存する率が他の限局性恐怖症よりも高い．ただ，さまざまな併存症の存在は，精神障害ではいつものことだ．おそらく2：1程度の比率で，女性の患者は男性の患者よりも多い．

限局性恐怖症のポイント

ある特定の状況や対象が習慣的にこのような即時的な，尋常でない（そして実態と釣り合わない）おそれや不安を引き起こし，患者はそれを避ける，または強い不安を感じながら耐え忍んでいる．

注意事項

Dを見逃すな！

- **D**uration（期間）：6か月以上
- **D**istress or **D**isability（苦痛と障害）：職業的/学業的，社会的，個人的な苦痛およ

び機能を損なう

- **D**ifferential diagnosis（鑑別診断）: 物質使用，身体疾患，広場恐怖症，社交不安症，分離不安症，気分障害，精神病性障害，神経性やせ症，OCD，PTSD

コードするときの注

▶ICD-10 のコードにあてはまる，あらゆる型を特定せよ

F40.218［300.29］動物 Animal type（蛇，クモ）

F40.228［300.29］自然環境 Natural environment type（嵐，高所）

血液・注射・負傷 Blood-injection-injury type（注射針，手術）

F40.230［300.29］血液の恐怖 Blood

F40.231［300.29］注射や輸液の恐怖 Injections and transfusions

F40.232［300.29］他の医療処置の恐怖 Other medical care

F40.233［300.29］負傷の恐怖 Injury

F40.248［300.29］状況 Situational type（航空機，閉所）

F40.298［300.29］その他 Other type（窒息や嘔吐につながる状況，子どもでは大きな音や着ぐるみ）

●エスター・ドゥゴーニ

華奢な体格の 70 歳に近い女性であるエスター・ドゥゴーニは，この 1～2 年で早期パーキンソン病に特徴的な振戦を発症したほかは，健康で快調であった．短大での園芸教育の仕事を辞めてから数年の間，彼女は自分の庭の作業に没頭していた．1 年前の園芸展で，彼女のツツジは 1 位を獲得した．

しかし 10 日前に，彼女の母親がデトロイトで亡くなった．彼女と彼女の姉は共同遺言執行者に指定されていた．財産は莫大なものであり，遺言の検認や家屋の処分には，何度も旅をしなければならなかった．それはすなわち飛行機に乗るということであり，これが彼女が精神科クリニックに助けを求めた理由であった．

「飛行機には乗れません！」と彼女は臨床医に話していた．「私はここ 20 年の間，飛行機ではどこにも行ったことがないんです」．

エスターは大恐慌の頃に育てられた．したがって，彼女は子どものときには飛行機に乗ったことが一度もなかった．大人になってからも，教師である彼女の夫の給与で 5 人の子どもの面倒をみなければならなかったこともあり，長距離の旅行をしたことがなかった．何年も前に，子どものうち 2 人が別の都市で結婚するときに何度か小旅行をしたことはあった．これらの小旅行のうちのひとつで，雷雨のなか，オマハに着陸しようとして，1 時間近く彼女が乗っている飛行機が旋回を続けたことがあった．飛行機は実にひどく揺れた．飛行機は満員で，彼女の両側に座っている男性を含めて多くの乗客が飛行機酔いをしていた．頼れる人は誰もいなかった——客室乗務員は自分たちの座席につかまったままだったのである．彼女は目を閉じたまま，客室に広がる悪臭を防ごうとハンカチを口にあてていた．

飛行機は最終的には安全に着陸したが，エスターが飛行機に乗ったのはそれが最後であった.「誰かに会いに空港に行くのさえも嫌なんです」と彼女は話した.「ただそれだけで息が切れる感じがして，不快な気分になります．そうなると胸に鈍い痛みを感じて，震え始めます．今にも死ぬのではないかと思ったり，何か恐ろしいことが起こるのではないかと感じたりします．全く馬鹿みたいな話ですが」.

エスターには実際のところ飛行機に乗る以外の選択肢はなかった．あらゆる厄介ごとが片付かないことには，彼女はデトロイトにいるわけにはいかないのだ．そして，それには数か月を要するだろう．電車は通っていなかったし，バスで行くのも無理な話であった.

●エスター・ドゥゴーニを診断せよ

エスターの不安症状は飛行機旅行を予期することによって引き起こされた（診断基準A)．空港に行くだけであっても必ず不安が生じた（基準B)．そして，彼女は飛行機による旅行を長年にわたって避け続けた（基準C，E)．彼女はこの恐怖が現実と釣り合わない（「馬鹿みたいな」）ものであることを認識しており，それは彼女を当惑させた（基準D)．そして，今まさに彼女自身の行動に問題が起きようとしているところであった（基準F).

限局性恐怖症は，一般にはいかなる**全般的な身体疾患**や，**物質誘発性障害**とも関係がない．**統合失調症**の患者は，妄想に対する反応として，特定の対象や場面を避けることがある（「盗聴されている」電話や，「毒入りの」食べものなど）だろう．しかし，このような患者には自分たちの不安は実際には事実に基づいたものではないという，あるべき病識がない．もちろん，限局性恐怖症はその他の障害と関連する恐怖とは鑑別されなければならない（**広場恐怖症**，**OCD**，**PTSD**，**社交不安症**など：基準G)．エスターの臨床医は併存しうる疾患について聴取すべきである．その点については保留することとして，かつGAFスコアとしては75を付与し，彼女の診断は以下のようになるであろう（エスターは単一の，状況に対する恐怖症しか示していない．恐怖の対象の数は平均して3つであり，それぞれは独自のコードを付与して別の行に示される).

F40.248［300.29］ 限局性恐怖症，状況（飛行恐怖） Specific phobia, situational（fear of flying)
G20［332.0］ パーキンソン病，原発性 Parkinson's disease, primary
Z63.4［V62.82］ 非複雑性悲嘆 Uncomplicated bereavement

1～2種類の動物に対する恐怖は非常に一般的なものである．子どもは特に動物恐怖に陥りやすく，多くの成人はクモ，ヘビ，ゴキブリを好まない．しかし，患者が真にその症状によって支障をきたしていない限り，限局性恐怖症の動物型の診断はなされるべきではない．たとえば，終身刑に服している囚人にはヘビ恐怖の診断をしないだろう──この状況下ではヘビに直面したり，その結果としての活動の制限が生じたりする可能性は低いと考えられるからだ.

■F40.10［300.23］社交不安症/社交不安障害 Social Anxiety Disorder

社交不安症/社交不安障害 social anxiety disorder（SAD）は不格好に，間抜けに，あるいはみっともなく思われることへのおそれである．SAD の患者は，人前で食事をしているときにむせたり，ものを書いているときに手が震えたり，あるいはスピーチや楽器の演奏ができなかったりといった社会的な失態を恐れる．男性のなかには公衆の小便所を利用するときに不安を感じる者もいる．赤面することへのおそれは特に女性において支障となるものだが，赤面することの何がそれほど問題であるのかを言語化できないかもしれない．一度食べものでむせた後だと，さらにむせることへのおそれがしばしばみられるようになるが，このようなことは子どもから老人まで，誰にでも起こりうる．患者のなかには複数のこのような公共の場を恐れる（あるいは回避する）者もいる．

性別にかかわらず，多くの SAD 患者は赤面，声のかすれ，振戦，発汗などの顕著な身体症状を示す．このような患者のなかには実際にパニック発作を体験する者もいる．子どもの場合，まとわりついたり，泣いたり，凍りついたり，縮みあがったり，かんしゃくをおこしたり，話すことを拒んだりといった形で，不安が示されることがある．

一般人口における研究によると，SAD の生涯有病率は 4～13％にのぼる．しかし，真にその症状によって支障が生じている患者のみを考慮にいれるとすれば，有病率の数値はおそらく低くなるだろう．実際の有病率がどうであるにせよ，これらの数値は，SAD が珍しい疾患であるという以前の印象と相反するものだ．おそらく面接者は，患者が静かに耐え忍んでいるところが見逃されやすい傾向にあるのだろう．治療場面においては男性が女性よりも多いが，一般人口においては女性が優位を占める．

典型的には，発症は 10 代半ばである．SAD の症状は回避性パーソナリティ障害と重複する部分がある．回避性パーソナリティ障害はより重症だが，いずれも早期に発症し，長年継続する傾向にあり，家族歴において共通性が見受けられる．実際に，SAD には遺伝的基盤が存在することが報告されている．

社交不安症のポイント

他人の注視を浴びるような場面──人前でスピーチやパフォーマンスをしたり，飲食をしたり，ものを書いたり，あるいは単に他の人と話したりするような場面において，尋常でない不安が生じる．これらの活動によってほとんどいつも，恥をかいたり社会的に排斥されたりすることに対する，現実とは不釣り合いなほどのおそれが引き起こされ，患者はこのような場面を回避するか，強い不安を感じながら耐え忍ぶ．

注意事項

子どもの場合，これらの「他人」には必ず，大人だけでなく仲間たちも含まれなければならない

D を見逃すな！

- **D**uration（期間）：6 か月以上

- **D**istress or **D**isability（苦痛と障害）：職業的/学業的，社会的，個人的な苦痛および機能を損なう
- **D**ifferential diagnosis（鑑別診断）：物質使用，身体疾患，気分障害および精神病性障害，神経性やせ症，OCD，回避性パーソナリティ障害，正常の範囲内の人見知り，その他の不安症（特に広場恐怖）

コードするときの注

▶該当すれば特定せよ

パフォーマンス限局型 Performance only：患者が人前でのスピーチやパフォーマンスを恐れるが，その他の状況を恐れない場合

●ヴァレリー・タブス

「ちょうどここから始まって，山火事のように広がるんです．本当に火事みたいなんです！」ヴァレリー・タブスは青いシルクのスカーフで注意深く隠したまま，自分の首の右側を指さした．「それ」はほぼ10年にわたって，彼女が誰かといるときに起こり続け，とりわけ大勢の人といるときにひどくなった．そして，彼女は誰もがそのことに気づいていると感じていた．

彼女は自分の反応が自らコントロールできるものだとは思えなかった．コントロールしようと試みたこともなかったが．彼女は人に見られていると思ったときはただただ赤面していた．このようなことが始まったのは高校のときのスピーチの授業のなかで，彼女が発言しなければならなかったときであった．彼女はポリプとクラゲの違いを混同しており，そのとき男子のひとりが彼女の首の赤い吹き出物をからかった．クラス中が沸き上がるのに対して，彼女はすぐにすっかり顔を赤くして，座り込まざるをえなかった．

「ダーツの的みたいって言われたんです」と彼女は話した．そのときから，たとえ少数の人前でも恥をかく可能性のある場面を避けようとしてきた．彼女はデパート向けのファッションバイヤーになる夢を諦めた．仕事上じろじろ見られることに耐えられなかったからだ．代わりに，過去5年間，同じ店舗でマネキンの着せ替えの仕事をしてきた．

ヴァレリーは，そこまで怖がるのは「ばかげている」と思うと話した．彼女は単に赤くなるのではなく，**「ビーツのように」**真っ赤になるのであった．「首から頬にかけて熱がひりひりと少しずつ這い上がってくるのが感じられます．顔が火事になっているみたいで，肌が錆びた剃刀でひっかかれているような感じがします」．いつにせよ赤面するときは，彼女は必ずしもパニックに陥るわけではなかった．感じられるのは不安と焦燥感であり，それは，自分の身体が誰か他の人のものであればいいのに，と彼女に思わせるものであった．誰か見知らぬ人と会うことを考えるだけでも彼女は過敏になり，緊張した．

●ヴァレリー・タブスを診断せよ

長年にわたって，ヴァレリーは他人と話すときはいつでも，赤面して恥ずかしい思いをすることを恐れてきた（この一文で診断基準A，B，C，Fに該当する）．彼女の恐怖は過剰であり（基準E），彼女もそれを理解していた——病識力の有無は診断には必要とされ

ないが．人前で話すことをためらい（およびスカーフを身につけて），彼女は他人の注視を浴びることを避けた（基準 D）．彼女は不安のために，より就きたかったであろう仕事に就くこともできなかった（基準 G）．

実際，パニック発作はなく，**他の医学的疾患による不安症**や**物質誘発性不安症**もみられず（基準 H），彼女の診断を決めるにあたり，他の恐怖症との鑑別診断の段階に移ろう．**限局性恐怖症**は，それに該当する典型的な病歴がないことから，すぐに除外できる．**広場恐怖症**の患者は，公共の場でパニック発作が生じることで恥ずかしい思いをすることを恐れて外食を避けるかもしれない．その場合，SAD が広場恐怖症の発症以前から存在し，かつそれが広場恐怖症と関連しない場合にのみ SAD として診断できるだろう（不安症の診断と治療を専門とする臨床医でさえも，これら２つの鑑別診断は困難かもしれない）．**神経性やせ症**の患者は食事を避けるが，このような患者にとって，焦点は自分の体重であり，吐き気をもよおしたり口に食べ物がついたままになったりすることで生じる恥ずかしい思いをすることに焦点があるわけではない．

子どもやその他の若年者に非常によくみられる，**正常の範囲内の人見知り**と SAD を鑑別することは重要である．このことは，子どもだけでなく成人にも適用される DSM-5 で必要とされる，症状が少なくとも半年は存在していなければならないという基準の意義を示すものであると考えられる．また，多くの者が人前で話すことなどの社会的活動について心配したり，不快感をもったりするということは念頭においておく必要がある（**ステージ恐怖**あるいは**マイク恐怖**）．彼らの社会的，職業的，個人的な機能が，重大な影響を受けていない限り，彼らにこの診断がなされるべきではない．

社交恐怖 social phobia（社交不安症の以前の呼称）は，しばしば自殺企図や**気分障害**と関連づけられる．SAD 患者は誰でも，**薬物**や**アルコール**で自己治療しようとするリスクがありうる．ヴァレリーの担当医はこれらの状態について注意深く聴取すべきである．社交不安症と**回避性パーソナリティ障害**には共通の要素がある．それは，批判されることに対する過度な過敏で，全般的に社会的に抑制されており，社会への不適格感を抱いており，そんな患者には妥当な診断といえよう．ヴァレリーの場合には問題にならないが，ときには鑑別する必要があるかもしれない他の精神障害として，**パニック症**，**分離不安症**，**醜形恐怖症**，**自閉スペクトラム症**などが含まれるだろう．

ヴァレリーはパフォーマンスをする場面以外にもはるかに多くの場面を恐れているため，特定用語はあてはまらないだろう．GAF スコアは 61 で，彼女の診断は次のようになるだろう．

F40.10［300.23］　社交不安症/社交不安障害　Social anxiety disorder

■ F94.0［313.23］選択性緘黙 Selective Mutism

選択性緘黙とは，独りでいるときや数人の親しい仲間といるとき以外は，静かに黙っている子どものことである．典型的には正常な言語機能が発達した後，就学前の期間（2～4 歳）に生じる．そのような子どもは，家では家族と適切に話すが，知らない人がいるところでは黙ってしまう．学校教育が始まるまでは，臨床的な関心の対象となることはない．そのような子どものほとんどは，多くの場合恥ずかしがり屋だが，正常な知性と聴覚をもち，正常な発音や文構造，語彙を用いて会話する．たいていは数週間や数か月以内に自然に軽快してしまうため，症状をもつ子どもに出会うことは珍しい．

選択性緘黙は珍しく，有病率は1,000人に1人以下であり，男女に差はほとんどない．多くが社交不安症の家族歴があり，選択性緘黙の親族がいることも多い．他の不安症（特に分離不安症や社交不安症）を併発することもある．反抗挑発症や素行症のような外在化障害を併発することは**少ない**．

選択性緘黙のポイント

通常は普通に話すのにもかかわらず，授業のように発言が求められる状況では決まって話せない．

注意事項

就学最初の1か月間はたいてい不安を抱える時期であり，その間は除外する

Dを見逃すな！

- **D**uration（期間）：1か月以上
- **D**istress or **D**isability（苦痛と障害）：社会的，または職業的/学術的機能を損なう
- **D**ifferential diagnosis（鑑別診断）：使用している言語に不慣れ，吃音，精神病性障害，自閉スペクトラム症，社交不安症のようなコミュニケーション障害

F93.0［309.21］分離不安症/分離不安障害 Separation Anxiety Disorder

長い間，分離不安症/分離不安障害 separation anxiety disorder（SepAD）は小児期に診断が下される障害であり，小児期の障害とされていた．しかしながら，最近は成人期にもみられるとするエビデンスが蓄積されている．この障害の生じ方には幼少期と成人期があるのかもしれない．SepADは，その障害をもつ子どもの1/3で，成人しても持続するであろう．しかしながら，10代後半またはそれ以降の年齢になって初めて発症する患者もいる．ときには，老年期に始まることさえある．小児のSepADの有病率は4%であり，大人の有病率は6%である．約2%の大人で12か月間障害が続く．専門的な治療を受ける人には男性が多いが，この障害自体は男性よりも女性に多い．

幼小児期に，新居への引っ越し，新しく学校に入学すること，医療行為や重篤な病気の診断を下されること，大切な友人やペット（または両親）の喪失などの唐突な出来事でSepADを発症することがある．その症状は不登校としてよく現れ，より幼少の子どもでは，託児所に残されるときや姉と留守番するときに駄々をこねて表されることもある．両親に家にいてもらおうと，身体の不調を訴えることもある．

この障害をもつ大人は，配偶者や子どもなど愛着のある大切な人に，何か恐ろしいことが起きるのではないかと恐れる．結果として，家や安全な場所を離れることを嫌がる．また，独りで眠ることも恐れ，別離を主題にした悪夢を見る．最も大切な人から離れると，

一日に何度も電話をかけ，さもなければ電話機をいじり続ける．また，何かをするにも，誰かの後に，その人と同じようにすることで安全性を確保しようとする人もいる．

発症が幼少早期の場合は，この障害は寛解しうる．しかし，発症が遅いと，成人しても（症状は増悪と寛解を繰り返しながら）持続し，徐々に重くなる．子どもであれば，臨床的には問題がない，あるいは全く問題がない程度まで回復する傾向にある．子どもでも大人でもほとんどは，他の障害（特に気分障害，不安症，物質使用障害）を合併し，多くの場合，分離不安症が最も長く持続する．

分離不安症をもつ子どもの両親は，ほとんどが不安症であり，同じ分離不安症であることも多い．そこには，遺伝的関係性が強く示唆される．

分離不安症のポイント

人生において大切な人や両親に，何か起きるのではないかとおそれ，独りでいることに抵抗する．両親が死ぬ，または両親を見失う（自分が死ぬ，または迷子になる）ことを想像し，そして，離れることを考えるだけで，不安や悪夢，おそらく嘔吐や他の身体症状が生じる．それゆえ，登校や出勤，家以外で（人によっては自分のベッド以外で）寝ることを嫌がる．

注意事項

D を見逃すな！

- **D**uration（期間）：大人で６か月以上．子どもで４週間以上，完全な不登校のように重度な場合，より短い期間でも診断を確定することができる．
- **D**istress or **D**isability（苦痛と障害）：職業的/学業的，社会的，または個人的な機能を損なう
- **D**ifferential diagnosis（鑑別診断）：気分障害，他の不安障害，PTSD

●ナディン・モルチマー

24 歳のナディン・モルチマーは今でも自宅に住んでいた．母親と義父が平和部隊のボランティアへの参加の契約書にサインしてしまい，独り残されて暮らさなければいけなくなることが，医師の診察を受けに来た理由だと彼女は語った．

「私には耐えられないと**思うの**」と彼女はすすり泣いた．

彼女はとても小さい頃から，独りでいることを怖がっていた．彼女は父親の死にその原因があると思っていた．彼女の父親は趣味でレーシングカーを運転する機械工だったが，週末に地元の競技場での走行中に曲がりきれず壁に激突した．彼女の母親は奇妙にも感情を表に出さなかった．ナディンは「私は，母の分までひどく悲しんでいたと思う」と述べた．その年に母親は再婚した．

小学１年生の最初の日，ナディンがひどく怖がっていたので，彼女の母親は教室に残った．彼女は「何か恐ろしいことが母にも起きるといけないから，母の安全のためにも母のそばにいたかった」と言った．数週間して，ナディンは，独りで残されることに耐えられるようになった．しかし，翌年の労働者の日が近づくと彼女は嘔吐するようになった．2

年生になって，数週間後には自宅に引きこもり，在宅教育を受けることになった．

高校1年生時に，彼女は高校3年生レベルの国語や数学を学んでいた．「でも，私には社会で生活する力はほとんどないから，女の子とするお泊まり会に参加することなんて絶対に無理」と語った．だから，彼女の両親は彼女に携帯電話を与え，いつでも電話できるように安心させた．彼女は高校よりも離れたところに出かけられず，短大在学中にすぐに母親の居場所を確認できるGPS付きのスマートフォンを要求した．「それを使えば，望むときにはいつでも母親の居場所を確認しながら，快適にお店やいろいろな物を歩いて見ることができる」と語った．しかし，スマートフォンのバッテリーがなくなった際には，パニック発作を起こした．

それにもかかわらず，彼女はいまだに短大を卒業していなかった．学期終了後，母親と過ごすために実家に戻った．「自分が変なのはわかっているの．でも，いつかは母と一緒にいられなくなることをいつも想像してしまうの．まさに父のときのように」と語った．

●ナディン・モルチマーを診断せよ

彼女は就学したときから，SepADの明らかな症状があった（診断基準B）．不幸が母親に起きるかもしれないと心配し，母親と離れた際にはひどく苦しんだ．彼女は新学年が始まることを考えただけで嘔吐した（基準A）．結果として，友人はほとんどなく，自宅から離れて眠ることができなかった（基準C）．除外する他の疾患を示す徴候はなかった（基準D）．

成人になると症状に変化はあったが，多くの症状は同じように続いていた．母親が見えなくなるとパニック症状が生じ，母親から離れて生活できなかった．母親と離れていると母親に不幸が起こるのではないかとの恐怖心を彼女はいつでも抱き続けていた．両親がボランティアに出かけると考えることでも，彼女に大きな不安を与えた．子どものときに症状がなかったとしても，SepADと診断するのに十分なほど，成人期に問題となる症状があった．

SepADの鑑別診断をするうえで重要な問題が残っている．どのようにして**広場恐怖症**と鑑別したものだろうか．症状に重複する部分はあるが，SepADの患者は両親や大切な人から離れると怖がるが，広場恐怖症の患者は逃げることが難しい場所にいることを怖れる．彼女の心配は前者であり，後者でないことは，スマートフォンのエピソードが明確に示している．私は現在のGAFスコアは45とした．

F93.0［309.21］分離不安症/分離不安障害　Separation anxiety disorder

この障害は成人初期にも起こりうるが，実際には成人初期にこの診断が下されていることは少ない．それは，DSM-IVからあるこの基準が，子どもでよく見受けられる行動を基に作られているからだ．しかし，ときにパニック症状が成人期のSepADの手がかりとなりうることに臨床医の関心が寄せられており参考になるだろう．

■F41.1［300.02］全般不安症/全般性不安障害 Generalized Anxiety Disorder

全般不安症/全般性不安障害 generalized anxiety disorder（GAD）は診断が難しい．その症状は比較的不明瞭で，神経質さは控えめで慢性的である．パニック発作は生じない．さらに言えば，結局のところ，まさに心配になることが主症状であり，その心配事は私たちでも心配と感じうる内容だ．しかし，違いがある．普通の心配は，それほど深刻なものではない．私たちは気にせず，すぐに別のことに集中（十分に，いつでも）できる．GAD の心配は，しばしば，原因なく自然に生じる．また，GAD の心配は抑えることは難しい．次から次へといらいらした落ち着かない感覚に加え，一連の身体症状の連鎖が生じていく．

GAD の患者は，いったい何で不安になっているのかを説明できることもあるが，説明できないことは多い．GAD の心配は，典型的には，客観的に正しい事実よりも，多くの場合は気になった事柄から生じる．典型的には 30 歳頃から症状が出現し，多くの患者は症状があっても何年も病院にかからない．おそらく症状の程度が必ずしも重篤ではないからであろう．GAD の発症には，遺伝因子が重要な役割を演じている．一般成人で生涯有病率は 9%であり，他の不安症でみられるように，女性に多い．

全般不安症のポイント

コントロールが難しいことや健康，家族問題，金銭，学校，仕事のようなさまざまな問題点について過剰に不安がった結果，筋緊張，落ち着かなさ，易疲労感，いらいら感，集中力の低下，不眠のような身体症状や精神症状が生じる．

注意事項

D を見逃すな！

- **D**uration（期間）：6 か月間以上
- **D**istress or **D**isability（苦痛と障害）：職業的/学業的，社会的，または個人的な機能を損なう
- **D**ifferential diagnosis（鑑別診断）：物質使用，身体疾患，気分障害，他の不安症，OCD，PTSD，現実の心配

●ベール・パルマリー

ベールは，大人になってからのほとんどの期間を，小さなことにくよくよして過ごした．35 歳時になっても，夜には彼は電気工学学科の試験をすべて落とす夢を見続けていた．しかし最近，彼は物事が綱渡りするがごとくギリギリのように感じていた．この年，彼は製品技術者として以前働いていた一流企業の最高経営責任者の経営補佐であった．

「出世の梯子を上がるのに最善の方法と思い，この仕事に就いた．しかし，毎日のように梯子を踏み外すのではないかと思っていた」と語った．6 人の野心的な部長のそれぞれが，ベールを最高経営責任者へのパイプ役として見ていた．

彼の上司はいつでもよい考えが閃き，それがすぐに実行されることを望むほどの猛烈な

ワーカホリックであった. ベールの実績について満足だと何度も言っていたし, 実際にベールはこれまで就任したどんな重役補佐よりも最高の仕事をしていた. しかしそれでも, ベール自身が安心できることはなかった.

「私はこの仕事に就いてから毎日が不安です. 私の上司は実行と結果を期待するばかりで, どうしたら事態がすべてうまくいくかをじっくり考えるだけの辛抱強さが全くないんです. 部長は皆自分自身のやり方で仕事を進めたがります. もし私が仕事を手助けしないのなら, 上司に悪い評価を伝えるとほのめかす部長もいます. だから私は, 後ろに誰か立っていやしないか確認せずにはいられないんです」.

ベールは仕事への集中が困難になった. 夜は疲れきっていても眠りに就くことが難しくなり, いったん眠っても何度も目を覚ました. 家にいても絶えずいらいらし, 理由もなく子どもたちを怒鳴った. パニック発作は一度だって起きたことはなく, 病気だとは考えていなかった. 実際, 日曜日の午後のフットボールのテレビや土曜日の夜の妻との生活を楽しめ, 十分な満足を得ていた. しかし, 最近, 少しでも負担が軽減できるようにと, 数週間子どもたちを彼女の母に預けることを妻に提案された. この出来事の後から, 自分が妻とうまくいかず, 妻に誰か他の男ができて出ていかれてしまうのではないかという, 昔よく抱いていた心配がぶりかえした.

ベールは少し体重が増え, 髪が薄くなった. また, 不安げに見えた. きちんと身なりは整っていたが, 少しそわそわしていた. 彼の話は, 明快で筋が通っており, 適切で自発的なものであった. 強迫観念, 強迫行為, 恐怖症, 妄想, 幻覚の存在は否定した. MMSEでは, 30 点満点であった. 彼の主な問題――彼の唯一の問題――は不安が絶えずつきまとうことであった.

ジアゼパムを服用してみたが眠くなってしまった. 瞑想を試みたが, 期待したような集中は得られず, ただ抱えている不安材料ばかりに集中して終わった. 数週間前から夕食前にカクテルを飲むようにした. リラックスできるようになったが, アルコール依存症が心配になった. 二度ほど義理の兄と AA（アルコールアノニマス）のミーティングに参加した.「今, 私は不安なことにちゃんと向き合うことに決めました」.

●ベール・パルマリーを診断せよ

ベールは人生における複数の局面（仕事で問題が生じること, アルコール依存症になること, 妻を失うこと）について不安を感じていた. これらの不安のそれぞれは, 事実に比べて過剰な反応であった（診断基準 A）. 彼の過剰な不安は, 病的ではない通常の不安とは区別できる. 繰り返された努力（瞑想や薬物, 保証）にもかかわらず, これらの不安をコントロールできなかった（基準 B）. 加えて, 集中の困難さ（基準 C3）, 疲労（基準 C2）, いらいら感（基準 C4）, 睡眠障害（基準 C6）というように, 少なくとも 4 つの身体や精神の症状（診断上必要な項目は 3 つのみ）があった. 必要な 6 か月よりも長い期間中ほとんど毎日困難を抱えていた（基準 A）. おそらく普通の GAD 患者よりも症状が酷いため, かなりの障害が引き起こされていた（基準 D）.

GAD と診断するうえでの難しさのひとつは, 多くの他の疾患を除外することである（基準 E）. 多くの**身体疾患**は不安症状を引き起こす. ベールの不安を詳細に調べ, このような可能性を考えなければならないだろう．これまでの病歴から**物質誘発性不安症**は除外できる．

不安症状は，**精神病性障害**，**気分障害**（抑うつまたは躁），**摂食障害**，**身体症状症**，**認知障害**を含めた精神障害のほとんどのカテゴリーでみられる．ベールの病歴は，これらの障害にほんのわずかもあてはまらない（基準 F）．たとえば**不安を伴う適応障害**は，ベールの症状が他の何らかの精神障害の基準を満たしていることから除外される．

重要なことは，患者に心配や不安がある場合，他の精神障害，特に他の不安症の特徴的な症状だけに焦点をあてないことである．たとえば，**神経性やせ症**の患者が体重増加に対し不安になっても，「単なる不安」と考えるべきではない．**強迫症**（OCD）が抱く不潔に対する不安，**分離不安症**の愛着ある人物からの分離に対する不安，**社交不安症**の社交場面での困惑，**身体症状症**の身体症状に対する不安も然りである．さらに，GAD の症状が他の疾患から独立しているならば，多くの場合，気分障害や他の不安症であるが，他の精神障害と併存して GAD を罹患している患者がいることに注意が必要である．

GAD は診断基準上，特定用語も重症度の尺度もない障害のひとつだ．ベールの診断には，GAF スコア 70 をつけるのみであり，トッピングのないバニラアイスのような平凡なものとなる．

F41.1 [300.02]　全般不安症/全般性不安障害　Generalized anxiety disorder

抑うつ状態の患者に GAD の診断を追加することは，その患者の評価の手助けになるかという疑問は合理的だ．不安症状に注目することは患者の病理像をより完成されたものにする価値があると思われる．結局，抑うつを十分に治療すれば，不安症状は消え去るかもしれない．おそらく，GAD の診断を下す意義はこうだ．不安症状に旗を立てておくことで，より完全な臨床像を描き出せるし，後に不安症状が残ったときにはその治療にあたれるだろう．

■ 物質・医薬品誘発性不安症/物質・医薬品誘発性不安障害 Substance/Medication-Induced Anxiety Disorder

不安症状やパニック症状が化学物質の使用によるものであれば，物質・医薬品誘発性不安症の診断が下される．物質・医薬品誘発性不安症は急性中毒（または大量服薬．たとえば，カフェインを使用した場合）や離脱（アルコールや鎮静剤を使用した場合）ときに生じるが，その症状は通常の中毒や離脱で起こりうる症状よりも重篤であり，臨床において十分な注意が必要とされる．

不安症状を生じる物質には多くのものがあるが，最もよくあるのが，マリファナ，アンフェタミン，カフェインである．中毒や離脱で不安症状を引き起こすと考えられる物質の要約については，第 15 章の表 15–1 を参照してほしい（p.395）．もし 2 種類以上の物質が関与しているのであれば，それぞれ別にコードするべきである．率直に言って，このような複数の物質が関わることはおそらくまれだろう．

物質・医薬品誘発性不安症のポイント

ある物質を使用することによって，不安症状やパニック発作が引き起こされる．

注意事項

物質使用との因果関係を同定するヒントについては，p.88 のコラムを参照せよ

D を見逃すな！

- **D**istress or **D**isability（苦痛と障害）：職業的/学業的，社会的，または個人的な機能を損なう
- **D**ifferential diagnosis（鑑別診断）：通常の物質中毒や離脱，せん妄，身体障害，気分障害，その他の不安症

コードするときの注

▶**特定せよ**

中毒中または離脱中の発症 With onset during {intoxication} {withdrawal}：この特定用語が注記される

医薬品使用後の発症 With onset after medication use：他の細目に加え，この特定用語を追加できる

特定用語をコードする手順は，第 15 章の表 15-2 と表 15-3 を参照（pp.455～458）

●ボニータ・ラミレス

ボニータ・ラミレスは 19 歳の大学 1 年生で，二人の友人に付き添われ ER に連れて来られた．彼女は意識がはっきりし，認知障害はみられず，インフォームド・コンセントは得られて，以下の情報を得るのに十分協力的であった．

ボニータの両親はともに学位をもち，専門職として成功し，サンディエゴの裕福な地区に住んでいた．ボニータは長女で一人娘であった．キリスト教徒として厳格に育てられ，1 年前までデートすら許されていなかった．女子学生クラブの勧誘週間が来るまで，彼女は聖餐式でのワインしかアルコールを口にしたことがなかった．彼女や友人の話によると，大学キャンパスに来る 2 週間前まで彼女は幸せで健康的で活発な生活を送っていた．

この 2 週間で，彼女は大きく変わってしまった．今や，ボニータは足を引き寄せ縮こまって机の上に座り，膝を腕で抱えて，目立つほど震えていた．まだ 9 月だったが，セーターを着ており，風邪をひいたと訴えていた．今すぐ必要と言わんばかりに，近くにある嘔吐用のボウルに何度も手を伸ばしていた．

「先週はビールを飲んだけど，次の日の朝に頭が痛くなる以外は，困ることは何もなかった．これまでこんなことは一度もなかったわ」と彼女は声を震わせて言った．

今日の夜にボニータが入会を約束した「big sister, little sister」というクラブの女子学生歓迎のパーティーがあった．彼女はビールを数杯飲んだ影響で，みんなでまわして吸っていたマリファナの高揚感を得やすくなっていた．ビールを飲んだことで喉の感覚が麻痺し，友人に教えられるがままマリファナの煙を深く肺まで吸い込めたのだ．

約 10 分間，ボニータは何も感じなかったが，髪に緩くまきつけていたウィッグに頭がきつく締め付けられているように感じ始めた．突然，彼女は息を吸い込もうとしたとき，胸の痛みで声を上げ，すぐにでも死んでしまうのではないかと思った．その場を逃げ出そうとしたが，足がゴムのようで力が入らず，立ち上がれなかった．

友人は薬物で起こる症状についてよく知らず，近くにいる男子学生クラブの男子学生が呼ばれた．やってきた彼に，ボニータは横になるよう指示された．1 時間経っても，死んでしまいそうに感じ，狂ってしまいそうに感じるパニック発作の症状が続いていた．そのため，周りは彼女を ER に連れて行くことを決めた．

彼女は最後に「彼らは，それでリラックスできて，意識を拡大できると言っていました．ぜひまたやってみたいわ」と言っていた．

●ボニータ・ラミレスを診断せよ

普通の人でも不安を引き起こしうる，特に神経質な人であればなおさら不安を引き起こしうる，その物質を摂取するまでは健康であったという，そのボニータの病歴が，診断の際には動かぬ証拠となる（診断基準 A，B）．不安症状を引き起こすよくある他の物質には**アンフェタミン**があるが，それはパニック発作の症状も引き起こすことがある．また，大量摂取したときには**カフェイン**も不安症状を引き起こす．さまざまな物質で，その使用中のさまざまなタイミングで不安は生じうるものであり，不安症状が通常の**離脱**や**中毒**で考えられるよりも重症であるならば，物質使用で二次的に生じた不安症とコードできる．彼女は ER で診察や治療を必要としたほどであり，ボニータの症状に対して物質使用に対する二次的な不安症と診断できよう（基準 E）．

その症状が生じたのは物質使用の直後だったが（基準 C），彼女を診察した医師は不安症状を説明しうる**他の身体疾患**に罹患していなかったこと（または疾患に対する**薬物治療**をしていなかったこと）の確認をしたかったことであろう．

彼女が ER に到着したとき重度のパニックの症状が認められたが，ボニータの GAF スコアは，比較的高い 80 をつける．彼女の症状が（苦痛は十分なほどであったが）実際上の障害を引き起こすことなく，また，症状は一時的なものであった．別の医師が診断すれば，違った数字になるかもしれない．これまで彼女はマリファナを使用したことがなかったので，使用障害とはいえない．そのため，表 15-3（p.457）の大麻の行の，使用障害「ではない」列の中から，彼女に該当するコードを選ぶことになる．

F12.980［292.89］　大麻誘発性不安症/大麻誘発性不安障害，中毒中の発症　Cannabis-induced anxiety disorder, with onset during intoxication

■F06.4［293.84］他の医学的疾患による不安症/他の医学的疾患による不安障害 Anxiety Disorder Due to Another Medical Condition

医学的疾患に罹患すると不安症状が現れることがある．その症状はパニック症や全般不安症の不安症状によく似ている．ときには，医学的疾患は強迫症の症状が生じることもある．医学的疾患が不安症状を引き起こすことは多くはないが，不安症状を伴っていれば，その医学的疾患を同定することはきわめて重要だ．医学的疾患を未治療のまま放置しておくと，不安症状や後遺症を生じることにもなりうる（進行する脳腫瘍の危険性を考えてほしい）．

他の医学的疾患による不安症のポイント

身体の医学的疾患がパニック発作や著しい不安を引き起こすことがある．

注意事項

身体疾患が精神障害を引き起こしたかを判断するヒントとして，p.89 のコラムを参照せよ

D を見逃すな！

- **D**istress or **D**isability（苦痛と障害）：職業的/学業的，社会的，または個人的な機能を損なう
- **D**ifferential diagnosis（鑑別診断）：物質使用障害，せん妄，気分障害，他の不安症，適応障害

コードするときの注

診断を記載する際に，主要な医学的疾患名を使用し，**最初に**そのコードナンバーを使って医学的疾患を記載すること

●ミリセント・ワーシー

「ドアを開けっ放しにできないかしら．ドアを閉めないほうが気分がいいんです」ミリセント・ワーシーは，椅子から立ち上がり，診察室のドアを開けた．診察を始めてから彼女はそわそわし，落ち着きがないように見えた．やっと落ち着き始めると，彼女は話を始めた．

ミリセントは 24 歳で，離婚歴があった．これまで薬物やアルコールを摂取したことは一度もなかった．事実，4 か月前まで彼女はこれまでどおり健康に過ごしてきた．以前に一度だけ精神科クリニックを受診したことがあった．そのとき彼女は 12 歳で，彼女の両親は夫婦の問題を抱えており，家族全員でカウセリングを受けていた．

彼女は勤務するビデオレンタル店でレジに向かおうとしたときに足がけいれんし，身動きが取れなくなり，不安を感じたのはそのときが最初だった．ある日の午後，独りで店番をしていて，レジに残らなければならなかったときに，心臓が急にドキドキし，汗をかき，呼吸が速くなり始め，もう死んでしまうのではないかと思った．

その後の数週間にわたって，ミリセントはだんだんと他の症状にも気になるようになった．仕事が終わり，レシートの計算をしているときに，手が震えていることに気づいた．食欲は旺盛だったが，6週間で体重が約4.5 kg減少した．映画を見ることが好きだったが，最近は夜になるとひどく疲れ，テレビの前で目を開けているのもやっとの状態であった．気分もいくらかいらいらしていた．

「考えてみると，この症状が始まったのはすべて，恋人との結婚を決めたときからだったんです．1年間一緒に暮らし，本当に彼を愛していました．しかし，最初の結婚で私は疲れきってしまったんです．私を悩ませているのは結婚だったから，私は指輪を外して出てきちゃいました．でも，何があったにせよ，今は以前よりもずっと調子が悪いんです」．

問診中何度も，ミリセントは落ち着きなく座り直した．彼女の話す速さは速かったが，話を遮ることはできた．彼女の目は突き出ているように見え，また，体重が減少しているにもかかわらず，首が膨らんでおり，甲状腺腫が示唆された．彼女は暑くて，それを我慢していることを認めた．「私が働いている店にはエアコンがないんですよ．この前の夏にはドアを開けっ放しにしていたんで，問題にはならなかったけれど．でも，今は酷いんです．もしあれ以上の薄着で働くんだったら，アダルトビデオの売り場しか働く場所はなかったわ」．

ミリセントは，甲状腺機能を検査され，著しい異常が指摘された．内分泌科医の治療を受け甲状腺機能亢進症の症状は2か月以内に正常に戻った．彼女の不安症状は完全に消失した．6か月後，彼女は婚約者と結婚した．

●ミリセント・ワーシーを診断せよ

ミリセントには，少なくとも1回のパニック発作の経験あり（診断基準A），その症状は明白だった（基準E）．唯一残っている必要項目は，他の原因を除外することだけだ．

彼女がパニック発作を繰り返していたら，さらに甲状腺腫の症状を見逃されていたら，**パニック症**と誤診されていただろう（ミリセントでさえ自身の症状を精神的なものと解釈していたが，基準C）．彼女の落ち着かなさを**全般不安症**と診断したかもしれないし，部屋に閉じ込められていると感じたことを**限局性恐怖症**だと診断したかもしれない．このように精神面を重視するあまり誤診してしまうことを避けるために，鑑別診断のリストの上位に身体疾患をおくことはより大切だ．

いらいらすること，落ち着かず多動なこと，体重減少もまた，**躁病エピソード**を示唆するが，躁状態であれば，これらの症状とともに疲労感もなく主観的に感じられる高い活力を伴っていたはずだ．ミリセントの早口は，遮ることができた．しかし，双極性障害の躁状態では，しばしば遮ることはできない．抑うつ症状や躁症状はこれまで生じていたことはなく，気分障害の診断基準を満たしていない．彼女の病歴から**物質・医薬品誘発性不安症**は除外できる．注意力は持続し，見当識障害はなく，せん妄を考える必要はない（基準D）．最終的に，ミリセントに生じた不安症状は，甲状腺機能亢進症による生理的な影響によるものであったことが判明した（基準B）．

結婚生活がうまくいかなかったことを記したのは，彼女の不安症状がその原因であったからではなく，婚約者との関係に治療として対処するべき問題があったからである．ほとんど健康と考えるが，まだ対処するべき問題があるので，GAF スコアを 85 とした．

E05.00［242.00］ 甲状腺クリーゼを伴わない甲状腺腫のある甲状腺機能亢進症 Hyperthyroidism with goiter without thyroid storm

F06.4［293.84］ 甲状腺機能亢進症による不安症 Anxiety disorder due to hyperthyroidism

Z63.0［V61.10］ 婚約者からの離別 Estrangement from fiancé

■F41.8［300.09］他の特定される不安症/他の特定される不安障害 Other Specified Anxiety Disorder

不安，おそれ，または恐怖回避の著明な症状があるが，あらゆる特定される不安症の診断基準を満たさない患者であれば，他の特定される不安症としてコードされる．その場合，よりしっかりと定義されたカテゴリーに該当しない理由を叙述するべきでる．DSM-5 では，いくつかのさまざまな可能性が示唆されている．

不十分な症状 insufficient symptoms：これには，あまりにも症状が少ないパニック発作や GAD が含まれるだろう．

出現した症状が非典型的 the presentation is atypical

文化的症候群 cultural syndromes：DSM-5 では，p.833（日本語版 p.827）の付録にいくつか述べられている．

■F41.9［300.00］特定不能の不安症/特定不能の不安障害 Unspecified Anxiety Disorder

第5章

強迫症および関連症群/強迫性障害および関連障害群

Obsessive-Compulsive and Related Disorders

強迫症および関連症群クイックガイド

ここに挙げられている障害に該当しうるのは，強迫的な考えと行動の繰り返しに悩まされている患者である．各項目について，記載した頁で，詳しく解説した．

強迫症：無意味に思える思考や行動の繰り返しに悩まされるもの（p.190）.
醜形恐怖症：身体的に正常であるにもかかわらず，体の一部が奇形か醜いと感じているもの（p.194）.
ためこみ症：生命活動や生活の邪魔になる（おそらく価値のない）物品を集積するもの（p.197）.
抜毛症：体のさまざまなところから毛を抜き，しばしば「緊張と安心」を伴うもの（p.200）.
皮膚むしり症：外傷になるほどに，しつこく皮膚をむしるもの（p.202）.
他の医学的疾患による強迫症および関連症：さまざまな医学的要因によりもたらされる強迫観念や強迫行為（p.204）.
物質・医薬品誘発性強迫症および関連症：上記のいずれの診断基準も満たさない，さまざまな物質によって強迫症状がもたらされるもの（p.203）.
他の特定される，あるいは特定不能の強迫症および関連症：上述のどのグループにも該当しない，顕著な強迫症症状を伴う障害のコードに，これらのカテゴリーが用いられる（p.206）.

はじめに

DSMにおいて新しく作られた本章に含まれるのは，侵入的な思考と時間浪費的で繰り返しの行動の点で共通する以下の障害である．すなわち，皮膚むしり症，ためこみ症，身体の欠陥を確認するもの，そして，もちろん，この章の代表である強迫症/強迫性障害 obsessive-compulsive disorder（OCD）である．これらの行動は，完璧な身体の追求（醜形恐怖症）や，物品の蓄積（ためこみ症）のように，少なくとも初期においてはすべてが望ましくない行動というわけではない．しかし，これらは結果的に症状になるのだ．すなわち，元々は自主的な行動であったものが，不安と苦痛を伴う義務へと変化し，患者を苦しめるのである．

その他に若年発症，類似する併存症，OCDの家族歴，類似する治療反応性，線条体前部神経回路の障害（尾状核の過活動）などの多くの特徴が，一見するとかけ離れたこれらの状態を結びつけている．

F42［300.3］強迫症/強迫性障害 Obsessive-Compulsive Disorder

強迫観念 obsessions とは，人の精神状態を支配する，思考や信条，アイディアの繰り返しである．これらは非現実的であり抵抗しようとしても持続する．**強迫行為** compulsions は身体的なものであれ精神的なものであれ不適切なのに，有用でもないのに繰り返される．なぜそんなことが行われるのだろう．多くの場合は，強迫的な思考を中和しようと行われている．繰り返される思考も，強迫的な心配を減らすことが目的であれば，それ自体が強迫行為となりうる．

単語や防御的なフレーズを発したり考えたりするなど，比較的単純な強迫行為もある．しかし，なかには信じられないほど複雑なものもある．たとえば，服を着るとき，床に就くとき，手を洗うときに，複雑な規則に縛られた面倒な儀式を必要とし，それも患者自身が「これでいい」と思えるまで繰り返すことになる．そんなことだから，このような行動には毎日何時間も費やすことになる．

多くの患者には，強迫観念と強迫行為の両方があり，不安と恐怖を抱えることになる．そして，これらにつき，患者の多くは非合理的だと思い，抵抗したがっている．

OCD には 4 つのよくある症状パターンがあり，これらの特徴は同時に存在することもある．

- 最も一般的なのが，不潔恐怖により，過剰に手を洗うことだ．
- 「ガスコンロを閉めただろうか」などと疑問を抱いて過剰に確認する．患者は何度も家に帰りコンロを確認する．
- 強迫行為を伴わない強迫観念は，あまり一般的なパターンではない．
- 強迫観念や強迫行為は，朝食や他の日常動作に何時間も費やすなど，患者の行動を遅くする．

対称性（物事を特定の順序に並べたり，数えたりすること）や禁断的思考（冒涜的アイディア，性的タブー）に関する強迫観念は頻繁に起こる．

OCD の患者を分類するのに役立つ特徴のひとつとして，病識の程度が挙げられる．患者の多くは自分の行動が奇異で異常であるとよくわかっており，事実としてしばしばそれに困惑し，隠そうとする．しかし，他の 10～25％の患者は，行動の非合理性を認識せず，相当に病識を欠いている．病識を欠く場合，しばしば予後は不良である．少数だが妄想を呈する患者もいる．しかし，彼らは強迫観念があるという点で妄想性障害とは区別される（他の診断名をつける必要はない）．重要なことだが，小児はしばしば行動の合理性を評価する経験をもたないため，病識の有無による特定は必須とはいえない．

OCD が臨床的に重要な理由のひとつは，慢性的でしばしば疲弊することだ．症状は強くなったり弱くなったりするが，独身や家庭不和のある患者においては，学校や仕事での能力を低下させる．併存症としては2/3の患者がうつ病を経験し，15%が自殺企図に及ぶ．

男女とも概ね同じようにOCDに罹患する．罹患率は2%もあり，社会経済的地位が高い人や，知的レベルの高い人のほうが，罹患しやすいと報告されている．OCDは家族性が強く（第一度近親者における家族歴がある場合の罹患率は12%であり，通常の約6倍である），おそらく少なくとも部分的には遺伝性である．しかし，遺伝子や環境の影響がどのように相互作用するかは，いまだ明らかではない．

OCDは典型的には思春期（男性）か若年成人（女性）で発症するが，臨床的な関与を必要とするようになるにはしばしば10年以上かかる．思春期以前に発症する際は，強迫行為で症状が始まることがある．そして，しばしばチック症を併存する．

• チック特定用語 Tic Specifier

DSM-5で慢性的な（一時的でない）チック症の既往が特定用語に加わった．これらの患者は通常男性であり，しばしば11歳以前の非常に早期にOCDを発症する傾向がある．彼らはとりわけ正確性と対称性に固執しやすく，強迫行為は順序づけと配列に関連する．慢性的なチック症が存在することで，抗うつ薬への反応率が低下すると示唆する研究もある．しかしながら，チックの既往がより重症な患者を意味するかどうかは明らかでない．チック特定用語はOCDの患者の1/4に適応される．

「The Atlantic」誌の2008年12月号で，食器洗浄機にすでに入っている皿を，改めて並べ直さずにいられない抵抗しがたい衝動について質問してみたところ，多くの読者が「強迫症」ということになってしまった．

強迫症のポイント

患者は強迫観念または強迫行為（あるいはその両方！）に関連した儀式に干渉することに多くの時間を割かれ，苦痛を感じる．

注意事項

強迫観念は繰り返される不要な着想として認識される．患者は通常それらを抑制するか，無視するか，中和しようとする．

強迫行為は身体的に（ときに精神的に）繰り返される行動であり，苦痛を軽減しようと一定の規則（あるいは強迫観念）に従う．患者はそれらに抵抗しようとするのだ．しかし，行動は非合理的で，現実的には強迫の苦痛を和らげることはできない．

Dを見逃すな！

- **D**istress or **D**isability（苦痛と障害）：典型的には，強迫観念および/または強迫行為が一日につき1時間以上を占める，あるいは職業的/学業的，社会的，または個人的な機能を損なう

• Differential diagnosis（鑑別診断）：物質使用および身体疾患，実際は苦痛や障害を起こさない「通常の」迷信や儀式，うつ病および精神病性障害，不安や衝動性の制御における障害，トゥレット症，強迫性パーソナリティ障害

コードするときの注

▶病識の程度を特定せよ

病識が十分または概ね十分 With good or fair insight：患者は OCD の思考と行動が真でないと明確に（あるいはおそらく）理解する

病識が不十分 With poor insight：患者は OCD の懸念がおそらく真だと考える

病識が欠如した・妄想的な信念を伴う With absent insight/delusional beliefs：患者は OCD の懸念が真だと強く信じる

▶該当すれば特定せよ

チック関連 Tic related：慢性的なチック障害の既往をもつもの

●レイトン・プレスコット

レイトン・プレスコットは少し止まって，机上の学術誌の山をまっすぐに直すために，前方へ乗り出した．彼の手の甲はひび割れており，汚れたレンガのような色をしていた．彼は語り始めた．「私が感じるのは，精液が自分の手についており，女性と握手すると，それが移動し妊娠させてしまうのではないかということです．そこで私は自慰のたびに特別注意深く手を洗うようになりました」．

レイトンは 23 歳の植物生理学を専攻する大学院生である．彼は非常に優秀で科学に身を捧げてきたが，ここ数か月は成績がとても悪かった．彼はこれを手洗いの儀式のせいだと思っていた．手に精液がついていると考えるたびに，彼は手を洗うことを強要されるように感じていた．

1 年前までは石鹸とぎりぎり我慢できる熱さのお湯で 3〜4 分洗う程度だったが，すぐに爪ブラシを必要とするようになった．そして，手と手首にもブラシをかけるようになった．今やその儀式は進行し，最初に刃で爪を削ってからブラシをかけるようになった．石鹸を肘まで泡立て，別のブラシで片腕につき 15 分こすり洗いするようになった．そして，またはじめの爪からやり直さなくてはならなかった．なぜなら腕から洗い落とされた精液がまた爪に溜まったかもしれないからである．たった一つでもステップが正確に実施されていないように思えたら，彼はすべてを最初からやり直さなくてはならなかった．ここ数週間はこれが普通になった．

「おかしいのはわかっているんです」．手を見ながら彼は言った．「私は生物学者です．その部分においては，精子が肌の上で数分と生きていられないことをわかっています．でも洗わないとプレッシャーがどんどん大きくなり，洗うことでしか不安を和らげることができないんです」．レイトンの症状に対する心配は適切だったが，落ち込むことはなかった．彼の睡眠と食欲は正常だった．罪悪感や希死念慮もなかった．

「ばかげています．特にガールフレンドが私に会うのをやめるまでに至ったのは．彼女

とレストランに行ったとき，私がトイレに45分も居続けたことで，彼女は店員にトイレを見に行かせなければなりませんでした」．彼は空笑いして言った．「もしこれらの行為をやめれば，彼女はまた会ってくれると言いました」．

●レイトン・プレスコットを診断せよ

レイトンの強迫観念と強迫行為（診断基準A）は容易にOCDの要件を満たす．彼は汚染に関する繰り返す思考を抑圧しようとした．彼自身の精神の非合理的な産物であると理解していたのである（病識が十分）．この考えを防ぐのに手洗いを繰り返すよう強いられているように感じる一方で，それが著しく過剰であることも理解していた．彼が医療を必要とする頃には，症状は一日に数時間に及び，学校や社会生活を障害し，**かつ**著しい苦痛をもたらしていた（基準B）．症状を説明する他の精神障害は伴わなかった（基準D）．

OCDの患者を評価するうえで重要なステップは，彼らの懸念が病的かどうかである．たとえば，スラム街や戦場に住んでいる人は，ドアに三重に鍵をかけ，セキュリティの確認に慎重であるかもしれない．もしレイトンが多数の現実的な問題（試験に合格することや，ガールフレンドとうまくいくことなど）に関して過剰に懸念しているならば，代わりに**全般不安症**の基準を満たすかもしれない．

反復運動は**トゥレット症**と**側頭葉てんかん**にも特徴的であるが，**他の医学的疾患**で強迫観念あるいは強迫行為を呈することはまれである（基準C）．しかしながら，ときとして**物質使用**の結果としてこれらが生じることはある．

過去または現在のチック障害は，OCDの患者の全体の1/4にみられ，注意深く問診する必要がある．OCDはトゥレット症に関連があるだけでなく，かなりの比率で慢性的なチックの既往をもつのである（レイトンはそうではないが）．

強迫観念や強迫行為は他の種々の精神障害でもみられる．人々は，**ギャンブル**や**飲酒**，**セックス**などの活動を強迫的に追い求めるかもしれない．鑑別診断には**醜形恐怖症**（外見を強迫的に気にする）と**病気不安症**（健康に固執する）も含む．**精神病性障害**の患者はときに強迫的な着想が妄想にまで至る．そして，もちろん**神経性やせ症**と**神経性過食症**の患者には食行動に対し多少強迫的である．

おそらく20%のOCDの患者が発病前から強迫的な特色をもつ．その名称から，**強迫性パーソナリティ障害**（p.548）はOCDと混同されうる．パーソナリティ障害のみの患者は強迫観念や強迫行為を全く呈さない．彼らは完璧主義的で，規則，リスト，そして，細かなことに心を奪われている．正確に行われていると確信できるまでチェックするので，彼らは作業の達成が遅い．しかし，彼らはこれらの行動に抵抗しようとは望んでいない．強迫性障害と強迫性パーソナリティ障害は合併しうる．このような場合OCDはしばしばとても重度である．強迫性障害と**統合失調型パーソナリティ障害**の境界は，その鑑別においてしばしば問題になりうる．

レイトンの担当医はOCDに他の病態を伴っていないかを確認すべきだ．すでに述べた二つのパーソナリティ障害の他に，私はとりわけ気分障害（うつ病であれ双極性障害であれ）と不安症（全般不安症，社交不安，そして，パニック症）を調べるようにしている．

ほとんどのOCDの患者は強迫観念や強迫行為が非合理的または過剰と認識しているが，

疾患が進行するに従って，病識を失う患者もいる．レイトンはそれを非合理的と認識しており，「病識が十分」のコードがつけられる．GAF スコアは 60 で，彼の診断は以下である．

F42［300.3］　強迫症/強迫性障害，病識が十分　obsessive-compulsive disorder, with good insight

---

なお，半分もの OCD の患者に気分障害を併存している．そのなかには，重度の抑うつに苛まれているときのみ強迫症状を呈する患者もいる．OCD の患者には高い確率で不安症が併存する（実際，以前の DSM では OCD は不安障害に分類されていた）．

■ F45.22［300.7］　醜形恐怖症/身体醜形障害 Body Dysmorphic Disorder

醜形恐怖症/身体醜形障害 body dysmorphic disorder（BDD）の患者は身体上の外見――多くは胸や，生殖器，髪型，鼻，その他の顔の部位――の形に何か欠陥があるのではないかという考えにとらわれている．体の形に関し患者が抱く心配は妄想的なものではなく，病気不安症にみられるような支配観念である．ひところは**醜形恐怖** dysmorphophobia と呼ばれていた頃があり，いまだにそう呼ぶ臨床医もいる（訳注：DSM-5 における日本語訳こそ，その誤りの一例である！）．しかし，決して恐怖症ではない（すなわち，BDD には非合理的な**恐怖感**があるわけではない）．ただ，この疾患は重篤なものになりうる．

彼らは想像上の欠陥を正すのに皮膚切除術などの医療処置や形成外科手術を求めがちだが，手術をしたところでその結果に満足することはめったにない．それゆえ，BDD の患者に外科手術は禁忌である．彼らは（これもまた効果があっても一時的だが）大丈夫だと言ってもらいたがり，彼らが思う衣服や髪型の欠点を隠そうとし，公の場を避け，なかにはひきこもる人もいる．そのような先入観が，たとえば抑うつ気分，希死念慮，自殺企図など臨床的に著しい苦痛をもたらす．病識は人によってさまざまであるが，たいていは不十分である．

一般人口のうち，BDD の頻度は約 2% である．皮膚科を受診した患者の約 10% を身体 BDD が占め，鼻形成術を希望する患者の 1/3 を占める．BDD 患者は（10 代に発症する傾向にあり）比較的若年者に多いが，閉経後の女性にも多い．理由はわからないが，男女比はほぼ均等である．しかし，生殖器や髪型については男性のほうが，よりとらわれがちである．

醜形恐怖症のポイント

非常に小さな，ときに目にも見えない外見上の欠点を気にして，鏡を何度も確認し，安心感を求め，何度も皮膚をつまむ――もしくは他者と心のなかで比較をするもの．

注意事項

D を見逃すな！

- **D**istress or **D**isability（苦痛と障害）：職業的/学業的，社会的，または個人的な機能を損なう
- **D**ifferential diagnosis（鑑別診断）：物質使用障害，身体疾患，気分障害，精神病性障害，神経性やせ症などの摂食障害，強迫症，病気不安症，自分の外見に対する正常な不満足

コードするときの注

▶該当すれば特定せよ

筋肉に関する（筋肉醜形恐怖） With muscle dysmorphia：そのような人々は自分の体の造りが小さすぎる，または筋肉が不十分であるといった考えにとらわれている

▶病識の程度を特定せよ

病識が十分または概ね十分 With good or fair insight：その人は BDD の概念や信念が全く（おそらく）正しくないと認識している

病識が不十分 With poor insight：その人は BDD の信念がおそらく正しいと思っている

病識が欠如した・妄想的な信念を伴う With absent insight/delusional beliefs：その人は BDD の信念が正しいと完全に信じている

• 筋肉に関する（筋肉醜形恐怖）特定用語

BDD のうち，この特定用語がつくものは，ほとんどが男性である．その人は自分がとても小柄，もしくは華奢だと思っている．その結果，極端な減量やウェイトトレーニングに励み，アナボリックステロイドなどの薬物を乱用することもある（このような患者は他の体の特徴――皮膚，髪型など何でも――にもとらわれている可能性がある）．

●セシル・クレイン

セシル・クレインが紹介されたのは 24 歳のときだった．「先週受診して鼻形成術を希望してきた患者なんだ」．形成外科医が続けて電話で語った．「でも，彼の鼻は私からしたら完璧だと思うんだ．だからそう彼に言ったんだけど，鼻の形が何か変だって言ってきかないんだ．以前にもそんな患者を見たことがあるけど――結局その人は手術したところで満足しやしなかったんだ．あわや裁判沙汰だよ」．

数日後の診察時，彼の鼻は担当医が今まで見たなかで最も美しい鼻で，それを上回るのはギリシャ彫刻の像くらいであった．

「どこも悪くは見えないな」「そう言われるんじゃないかと恐れていたんだ」とセシルは答えた．「みんなそう言うんだ」「それでも信じられないというんだね」．「でもたしかに，みんなが僕のことをおかしな顔で見るんだよ．仕事中でさえ，デパートで服を売っているときに，客が僕の鼻に気づいている気がするんだ．この出てるとこのことだと思うよ」．

角度によっては，セシルが指摘した場所が凸に全く見えなくもない．そして，自分の鼻のことをきれいだと言っていた恋人にも，結局鼻のことでふられたんだと語った．セシルが行く先のあらゆる鏡に立ち止まっては外見のすべてを確認し，形成外科のドアを叩いてばかりいることにうんざりして，恋人はついに他のよい相手を探すようになってしまった．

セシルは不幸せであったが落ち込んではいなかった．人生が滅茶苦茶になったとは言うが，映画や読書への興味関心は保たれていた．性欲は十分だったが，前の彼女と別れてからは新たな出会いはなかった．食欲は良好で，体重は身長と比べ平均的な値であった．思路の乱れはみられず，鼻に関する悩み以外には思考の内容はごく普通であった．自分の鼻は思っているよりひどくはないのかもしれないけど，それでもそうは思えないとセシルは言った．

鼻へのとらわれはいつから始まったのか，正確には言えなかった．髭剃りを始めた頃かもしれない．夏休みに海辺に家族と行ったとき，自分の姿を切り絵で切ってもらったこと，そして，その黒い紙を見つめていたその光景を，彼はしょっちゅう思い出していた．親戚や友人は皆，よく似ているといったが，彼は鼻がなんだか気になってしまっていた．壁から降ろし，ハサミでその鼻を切った．その鼻だった紙切れを台所のテーブルに置くと，セシルは1か月間床にふせった．「形成外科医には，絶対に私よりも優れた芸術的センスをもってほしいんだ」と彼は言った．

●セシル・クレインを診断せよ

BDDの診断基準は難しくない．セシルは完璧な鼻にとらわれており（診断基準A），外科手術を希望するほど十分に悩んでいた――そして恋人を失った（基準C）．2人以上にごく普通の鼻だと言われ続けており，彼の悩みは常識からは考えられないものだった．そして，常に自分の体を鏡で確認せずにはいられなかったことが客観的にも確認されている（基準B）．症状は十分そろっているが，鑑別診断として考慮すべき疾患がいくつかある．

病気不安症では，患者がとらわれるのは外見ではなく，病気にかかるおそれである．**神経性やせ症**では，患者にボディイメージの歪みがみられるが，体重増加への不安以上のことはない．**妄想性障害身体型**では，自分の言っていることが常識的でないという病識が欠如しているが，セシルは他の人が自分の鼻のことを自身が思うのと同じようには思っていないことを受け入れつつある（BDD患者のなかには病識が欠如した患者もいるが，その違いは妄想の内容に影響を及ぼす．妄想性障害は外見ではなく体の一部の感覚に影響を及ぼしうる）．外見に関する不満にしても，**統合失調症**の患者が抱く不満は奇異なことが多い（鏡を覗き込んだら自分の頭がマッシュルームになっちゃったと言う女性もいた）．**性別違和**の患者が抱く不満は自分の本来の性と逆の性に生まれたに違いないという確信に限られる．

上記症状はすべてセシルの中核症状には該当しない（基準D，E）．しかし，担当医はBDDの併存疾患である，**社交恐怖**，**強迫症**，**うつ病**の併存を注意深く評価している．これらの疾患について評価が済んでいないが，セシルの最終診断は下記となるであろう．GAFスコアは70とする．

F45.22［300.7］　醜形恐怖症/身体醜形障害，病識が概ね十分　Body dysmorphic disorder, with fair insight

■ F42［300.3］　ためこみ症 Hoarding Disorder

1000年以上昔のベオウルフの伝説に，将来のためにと**ためこまれた**たくさんのお金や宝物が登場した．現在，この定義が用いられるのは，ほとんど使い物にならない無用なガラクタを意味することがほとんどである．

ためこみのきっかけはさまざまである．今や価値のないものに価値があると信じている人もいれば，ただ家族と同じように行動している人もいる（遺伝的素因も疑われる）．大人になってからも使い慣れたものがあると何となく落ち着く人もいるし，後に必要になると思っている人もいる．誘因は何であれ，ためこみ症の人の生活の場は散らかっており，完全に足の踏み場もなくなってしまうこともある（もしその生活の場に住むところがあるとしたら，おそらく誰かが部屋をきれいにしたからである）．ためこみ症によって社会生活に出る影響のひとつとして，（友達などの）人が家を見に来るのをひどく恐れるようになることだ．たしかにそんな場所じゃ家事の基本が身につくわけがない！　どうしたって適応しようのない，不衛生で，みすぼらしく，危険な生活のなかに取り残されかねない子どもたちのために，今ではオンラインサポートグループがある．

全人口の約2〜5%と言われているなか，ためこみ症はDSM-5で新たに掲載されたばかりの疾患である．かつてOCDの亜型と考えられていたが，実際にはOCDの診断基準を満たす患者はためこみ症患者の20%にも及ばない．その理由のひとつとして，ためこみ症患者は自分の症状を不満にも苦痛にも邪魔にも思わないことが挙げられる．彼らが手をかけて家に持ち帰ったゴミを，捨てざるをえなくなったときに初めて苦悩するのがたいていだ．

ためこみ症は以下の亜型に分類される．本をためこむ人，動物（家から溢れそうなほどの猫を想定している）をためこむ人，賞味期限を過ぎたような（オエ！）食べものをためこむ人もいる．動物をためこむ人は，少なくとも衛生面ではマシな他のものもためこむ．ためこみ症は若年発症し徐々に悪化し，年を重ねてから見つかることが多い．女性より男性のほうが多いとされる．遺伝性は強いようである．

ためこみ症のポイント

ためこみ症患者は抑えがたい何かに苦しめられている．それは物を集めようとする並々ならぬ衝動である．彼らは集めたものを捨てようとすると，たとえそれがどんなに価値のないもの（感傷的かどうかに問わず）に見えても，困難（実際には苦悩）が生じる．その結果，物はどんどんたまり，部屋はどんどん散らかり，足の踏み場もなくなる．

注意事項

Dを見逃すな！

- **D**uration（期間）:「永遠」でなければ記載しない
- **D**istress or **D**isability（苦痛と障害）: 職業的/学業的，社会的，または個人的な機能を損なう
- **D**ifferential diagnosis（鑑別診断）: 物質使用障害，身体疾患，気分障害，精神病性障害，認知症，強迫症，正常な物質収集

コードするときの注

▶該当すれば特定せよ

過剰収集を伴う With excessive acquisition：不要な物，部屋に置き場のないほどの過剰な収集，過剰な購入，過剰な窃盗

▶病識の程度を特定せよ

病識が十分または概ね十分 With good or fair insight：その人はためこみ症の概念や信念により問題が生じていることを認識している

病識が不十分 With poor insight：その人はたいてい，ためこみが問題にならないと考えている

病識が欠如した・妄想的な信念を伴う With absent insight/delusional beliefs：その人はためこみは問題ではないと強く確信している

●ラングレー・コリヤー

半世紀以上たった今でもコリヤーの症例は「ためこみ」史上に名を残している．

高学歴（コロンビア大学）であっても才能のあるピアニストであっても，ラングレー・コリヤーは職には就けなかった可能性が高い．産婦人科医だった彼の父は，いとこだった母と結婚し，その両親が残したハーレムの家に本人と兄のホーマーは住んでいた．ホーマーは弁護士としての職業訓練を受け，しばらくの間，働いていたが，視力が悪化し関節炎を患った．それで，年を重ねるにつれ，その兄弟は相続資金で生活するようになった．彼らは多くを求めなかった．電気，ガス，電話を契約せず，水さえも止めていた．彼らは屋内で野宿しているも同然だった．

ラングレーは生活用品を見つけては，ワゴンに乗せて紐で引き，何 km も歩いて帰った．そんな長旅を通じて，たくさんのガラクタを集め，しまいにはそのガラクタで生活の場は埋め尽くされた．彼は大分時代遅れの服装をしていたが，他人との交流を一切避けていたというわけではなかった．彼を知る人の記録によると，彼は人付き合いを楽しみ，人付き合いがあることに感謝することもあった. 自分が社会から隔絶されていると認識していた.

1947 年，二人でためこんだものが盗まれるのを恐れ，何年もかけて設計し，取り付けられた罠に自らかかり，61 歳でラングレーは死亡した．取り除かれた新聞などのゴミが戸口に詰め込まれて高さ 3 m の壁をなし, それを前にした警察は, そのゴミの壁を突き破って入らなければならなかった．ラングレーの遺体を見つけるのに 2 週間かかり，その 3 m

先でホーマーが餓死しているのも発見された．

遺体が運び出された後，家にためこまれたものはすべて処分された．ドレスメーカーの飾り人形や，ブライユ（訳注：点字を開発したフランス人ルイ・ブライユ）の点字が打たれたシート，人形車両，自転車，ミッキー・ルーニーの写真，昔の広告，拳銃と弾薬，古いラジオのパーツ，コンクリートの塊，靴ひもがみつかった．体からでた老廃物を瓶にためていた．（おそらく産婦人科医の父親の産物である）ホルムアルデヒドで保管された双頭の乳児や，カヌー，解体されたＴ型自動車，２つのパイプオルガン，多数の空き缶，14台のピアノもあった．おそらくは視力が回復したらすぐにニュースの遅れを取り戻せるようにと，新聞も大量にためてあった．家には全部で180トンを超えるゴミがためこまれており，すべて多量の埃に覆われていた．

●ラングレー・コリヤーを診断せよ

ラングレー･コリヤーを診断するにあたり，言い訳が必要だ．その理由を簡単に言えば，ためこみ症の診断基準のひとつにつき推測でしか語れないからだ．それは，他に症状をよりうまく説明できる**医学的疾患**がないことについてである（診断基準Ｅ）．ホーマーは重度の関節炎と，おそらくは失明を患っていたが，ラングレーとホーマーが治療を強く拒んでいたことは有名だ．しかし，ラングレーはアルコールと薬物使用を避けていたし，最後には全く文字通り崩れ落ちたが，それまでは十分に健康だったものと思われる．

ためこみは**OCD**の症状としても生じる可能性があるが，ためこむ患者の大半と同じように，強迫症の診断に必要な強迫観念や強迫行為はなかった（基準Ｆ）．他の精神障害が併存していたことを示す根拠はなく，（OCDと並んでためこみ症と併存することが多い）**うつ病**もラングレーに存在していたとする根拠も見当たらなかった．

ためこみ症の他の診断基準に関して考えてみても，疑う余地なく物のコレクターであったし，彼が集めた大量のものは，世間から離れた二人の生活空間を侵害するだけでなく二人を飲み込んでしまった（基準Ａ，Ｂ，Ｃ）．ためこまれた大量のものは自身の健康を危険にさらし，支援に入る際に必要になるだろう公共サービスの職員の健康をも危険にさらした．つまり，安全な環境を維持できないことは，ストレスや機能障害の基準を満たす（基準Ｄ）．

ラングレーからの直接の証言がないなか，どのくらい彼の状態を深く理解できたかはわからず，病識の特定については目をつぶらなければならない．しかし，彼の収集癖は――大部分のためこみ症のように――**過剰収集を伴う**ものに特定することができることについてはおそらく同意はできる．「特定不能のパーソナリティ障害」のように何かをコードすることはできないが，もしラングレーが生きていたら，その影響を概略に記述しておくだろう――自分だけでなく他の街中の臨床医に，もっと診断をするうえですべきことがあると警告するために．私ならGAFスコア60をつけるだろう．

F42［300.3］　ためこみ症，過剰収集を伴う　Hoarding disorder, with excessive acquisition

■ F63.3 [312.39] 抜毛症 Trichotillomania (Hair-Pulling Disorder)

抜毛症 trichotillomania は「毛を抜く情熱」という意味のギリシャ語に由来する．放火症や窃盗症と同様に，このような患者の（すべてではないが）多くは，その衝動に屈するそのときまで緊張の高まりを感じている．そして，彼らは毛を抜いた瞬間にその緊張感から解放される．一般的に幼少期に始まり，抜毛症の患者は繰り返し自分の髪の毛，髭，眉毛，睫毛を引き抜くようになる．頻度は低いものの，腋窩，恥部，その他の体の部位から毛を抜くこともある．彼らはヒリヒリすると訴えることはあるものの，通常，抜毛に伴う痛みを訴えることはない．

一部の人々は毛を口に入れ，約 30％の人はそれを飲み込む．髪が長い場合，胃や腸に胃石（毛球）として蓄積し，外科的除去が必要になることもある．まだら状の脱毛に気づいた皮膚科医に紹介されて精神医療の専門家のもとを訪れることもある．

抜毛症の発病は，通常，幼少期か青春期である（成人期発症の場合，精神病と関連している可能性がある）．症状は増悪と寛解を繰り返す傾向にあるが，一般に慢性的である．

抜毛症は患者にとって気恥ずかしいもので，隠しがちであることから，正確にどの程度一般的であるかは不明である．ある程度の抜毛は成人人口の 3％程度，特に女性に多くみられるが，完全に障害の診断基準を満たす人はそれよりもはるかに少ない（おそらく 1％以下）．抜毛症の頻度は男性よりも女性のほうがずっと高く，特に知的能力障害の人々に多くみられる．抜毛症の患者には，指の関節を鳴らす，爪を噛む，自分の皮膚を剝がすといった傾向もみられる．

抜毛前の緊張の高まりと，その後の解放やストレスの軽減は，多くの患者に特徴的である（DSM-5 における診断の必須条件からは外されたが）．しかし，抜毛に「緊張と解放」を伴う患者は，それを伴わない患者に比べて，より重い疾患の経過を辿る可能性が高い．

抜毛症のポイント

患者が自分自身の毛髪を繰り返し抜くことにより，自らの行動を制御しようと試みながらも，結局できてしまうまだらはげ．

注意事項

D を見逃すな！

- **D**uration（期間）：再発性
- **D**istress or **D**isability（苦痛と障害）：職業的/学業的，社会的，または個人的な機能を損なう
- **D**ifferential diagnosis（鑑別診断）：物質使用および身体疾患，気分障害および精神病性障害，醜形恐怖症，強迫症，通常の身繕い

●ロザリンド・ブルーアー

「自分でもなぜそうしてしまうかわからない，ただそうしてしまうのです」．ロザリンド・ブルーアーは皮膚科医によって精神科クリニックに紹介された．「私はある種の緊張した

気分になり，そこで毛を１本抜くと，どういうわけかその緊張が解けるんです」．彼女は長い金髪の髪の１本を選び，人差し指の周りに２回丁寧に巻きつけると，それを引き抜いた．彼女はそれを掃除されたばかりの絨毯に落とす前に一瞬見つめた．

ロザリンドは30年の人生のうち約半分の期間，髪の毛を抜き続けていた．彼女によれば，それは高校１年か２年生の期末試験の勉強をしているときに始まったという．皮膚のヒリヒリ感が覚醒を維持するのに効果的だったのかもしれないが，実際のところは彼女にもよくわからなかった．「今となっては単なる癖です．私はいつも頭の頂点の髪だけを抜いてきたんです」．

ロザリンドの頭の頂点には，丸くくりぬかれた，１ドル硬貨程度のほとんどはげた部分があった．そこには数本のちぎれた髪とわずかに生えた新しい髪があるのみであった．それは小さな剃髪のように見えた．

「このことで以前はよく母を怒らせました．母には，いずれ父のような見た目になるわよと言われていました．母にやめるように命令されたけれども，あなたも子どものことはわかるでしょう．私は，母も短髪になればいいのにくらいに思っていました」．彼女は少し笑った．「ところが今となっては，私はやめたいのにやめられないのです」．

ロザリンドは８歳まで指しゃぶりをしていたが，それ以外に幼少期に特記すべき点はなかった．身体的な健康状態は良好で，他の強迫行為や強迫観念はなかった．違法薬物や飲酒は否定した．重篤な抑うつ症状は認められなかったが，自分自身の抜毛が重大な問題だと自覚していた．かつらで自分のはげた部分を隠せていたが，かつらがそこにあると思うと男性との深い関係の構築を避けてしまっていた．「僧侶みたいで見た目が悪いから」，とロザリンドは言った．「でも，みんなと同じように生きていられるのも，かつらがあるからなの」．

●ロザリンド・ブルーアーを診断せよ

ロザリンドのような繰り返される抜毛（診断基準 A）には，しばしば「緊張と解放」が伴うものだ．「緊張と解放」は，かつて抜毛症の診断に必須だったが，DSM-5では必須項目ではなくなった．彼女は，（彼女は皮膚科医に紹介されてきた）その状態を説明しうる**皮膚科的疾患**やその他**全身疾患**は認められなかった（基準 D）．抜毛症と混同する可能性のある精神障害としては，衝動が自己終結せずに，不安を回避する手段として行われる**OCD**がある．抜毛症は時折，**醜形恐怖症**でもみられるが，ロザリンドの場合はむしろ抜毛が美容的な欠点となったことは明らかだ．もうひとつの可能性の**作為症**は，ロザリンドには患者でいたいという意向が全く見られなかったことから除外される．彼女は，苦痛（基準 C）が止められない（基準 B）ことを除いて，**精神病**やその他明らかな精神障害（特に**気分障害**，E）は認められなかった．GAF スコアは 70 で，彼女の完全な診断は明らかに以下のとおりである．

F63.3［312.39］　抜毛症　Trichotillomania

■L98.1［698.4］皮膚むしり症 Excoriation（Skin-Picking）Disorder

皮膚むしり症は通常，青春期からその後の一定期間に始まる．これらの患者は多くの時間――おそらく毎日数時間――を皮膚を掘り起こすことに費やしている．ほとんどが頭部か顔面に集中し，指爪が手段として使われることが多く，ピンセットを用いる人もいる．これらの患者にはしばしば，放火症のような他の衝動的な疾患と同様に，行為前の緊張が認められる．そして，むしる行為は満足感を生み，続く後ろめたさと恥ずかしさが治療を遅らせうる．感染症が頻繁に起き，ときに潰瘍を生じることもある．患者は傷とすりむきを隠すために化粧し，一部の人は結果的に人との関わりを回避するようになる．

なかには，悲惨な結末を迎える人もいる．ある患者は首と頭皮をあまりにむしり続け，頭蓋骨をむしり貫き，硬膜外膿瘍を形成した．結果的に至った四肢麻痺は部分的にしか回復せずに車いすを余儀なくされ，最終的にはまた皮膚をむしり始めてしまった．もちろんこれは極端な例だが，傷やもっと軽い感染症はよくみられる．毎日 1 時間かそれ以上を，むしり行為やそれがもたらす結果に費やす患者も多い．

皮膚むしり症の 1/3 の患者は現時点で他の精神障害を有しており，とりわけ抜毛症，気分障害，強迫症が多く，その一部は爪噛みをする．醜形恐怖症の患者の半分近くは自分をむしっている．むしり症は発達の障害，特にプラダー・ウィリー症候群（p.205 コラム参照）に認められる．

（1889 年と早期に記述されたものの，正式な精神障害としては DSM–5 収載が初登場である）「新しい」疾患として，皮膚むしり症は驚くほどありふれており，その有病率はおそらく 2％かそれ以上である．皮膚むしり症は青春期に始まる傾向があり，慢性的な経過を辿る．大多数において患者は女性であり，多くの者が関係する類似の疾患を患っている．

皮膚むしり症のポイント

皮膚損傷の原因となる繰り返しの皮膚の掘り起こし，引っ掻き，つつくことをたびたびやめようとするもの．

注意事項

D を見逃すな！

- **D**uration（期間）：再発性
- **D**istress or **D**isability（苦痛と障害）：職業的/学業的，社会的，または個人的な機能を損なう
- **D**ifferential diagnosis（鑑別診断）：物質および身体疾患，精神病性障害，強迫症，醜形恐怖症，常同運動症

●ブリタニー・フィッチ

診断根拠はあからさまであった．ブリタニー・フィッチの顔はくぼみと傷でいっぱいだった．病変の一部はいまだに炎症が続いており，額のものはかさぶたとなっていた．彼女は

指爪をテープで覆っていた．そして彼女は母親を嫌っていた．

11 歳のときにブリタニーはにきびができるようになり，母親は吹き出物と黒ずみを，まるで「黄金」のように押し出して「治療」していた．それを彼女は頭を固定して立ち，何分も耐えていた．ようやっと解放されると，彼女は風呂場に走り，傷つきヒリヒリした顔を冷水で洗った．

今では大学生となったブリタニーは，押し出すことやつつくことが皮膚を傷めつけることにしかならないと知りつつも，自分で続けていた．週に何回か彼女は自分自身を痛めつけ，通常は一度に数分間にすぎなかったものの，風呂場に一人のときにはもっと長くなった．彼女は鏡に引き寄せられては自分の顔を確認していた．これらの確認の後には必ず，さらなる破壊の発作が続いた．彼女は自分が引き起こした傷を恥ずかしく思い，デートを避けていた．劇やコンサートは，一人で行くことも含めて，6 か月以上行っていなかった．

「助けてください」彼女は口を歪めた笑顔で言った．「母親にされていたことを自分が続けてしまっているのを，私はやめたいんです」．

●ブリタニー・フィッチを診断せよ

ブリタニーの状態は診断に難くない．くぼみと傷（診断基準 A）とテープを巻いた指（基準 B）が物語のほとんどを語り，クリニックの受診は彼女の症状から生じる苦痛を証明していた（基準 C）．ここで最も重要な疑問は，**他の精神（身体）疾患**が彼女の症状を説明できるかだ．そのためには，より深く掘り下げる必要があり，病歴について語らせて，OCD がないことを確認する必要がある（基準 E）．彼女はもちろん**醜形恐怖症**は呈していなかった．彼女の皮膚の状態は，それを見た誰にとっても完璧に明らかであった．

彼女の主治医の見る限りでは**内科的疾患**（疥癬やその他の皮膚疾患）や**物質使用障害**（コカインやメタンフェタミンといった，虫が皮膚の上や下を這いまわるような感覚がつつくことを引き起こす，基準 D）の証拠は認められず，ブリタニーの診断は確実なものと思われた．私は彼女が経験している社会的障害の程度を考慮して GAF スコア 60 と判断した．

L98.1 [698.4]　皮膚むしり症　Excoriation disorder

■物質・医薬品誘発性強迫症および関連症/物質・医薬品誘発性強迫性障害および関連障害 Substance/Medication-Induced Obsessive-Compulsive and Related Disorder

強迫観念と強迫行為がコデインやコカイン，エクスタシー，メタンフェタミンの使用と関連しているという報告がある．これらの診断基準が物質・医薬品誘発性不安症のものと酷似しているようにみえるのは，これら 2 つのセクションは元々 DSM-Ⅳでは同じ項目だったからである．そしてそれが，私がここに追加の項目を入れなかったひとつの理由でもある．もうひとつの理由は，これらの症状はおそらくほとんどといっていいほど見ないからだ．

主要な例としてはクラック，コカイン使用者にみられる採食行動である．長ければ，数時間，重度使用者たちは薬物の粉を落としてしまったのではないかとカーペットやフローリングの床をしらみつぶしに調べることがある．この行動はいつも禁断症状として現れ，無駄とわかっていてもどうしてもやめることができないものだ．

物質・医薬品誘発性強迫症および関連症のポイント

強迫観念や強迫行為，ためこみ，抜毛，皮膚むしり，その他の身体に焦点化された反復行為の原因として，ある物質の使用が考えられるもの．

注意事項

物質関連の原因であると判断するコツはp.88のコラムを参照せよ

D を見逃すな！

- **D**istress or **D**isability（苦痛と障害）：職業的/学業的，社会的，または個人的な機能を損なう
- **D**ifferential diagnosis（鑑別診断）：通常の物質中毒や離脱による症状，せん妄，身体疾患，強迫症群，不安症群

コードするときの注

▶該当すれば特定せよ

中毒中または離脱中の発症 With onset during {intoxication} {withdrawal}：一連の言葉の最後につける

医薬品使用後の発症 With onset after medication use：他の特定事項とともに記述可能

特定のコード手順については第 15 章の表 15-2，15-3（pp.455～457）を参照せよ

■F06.8［294.8］他の医学的疾患による強迫症および関連症/他の医学的疾患による強迫性障害および関連障害 Obsessive-Compulsive and Related Disorder Due to Another Medical Condition

時折，別の医学的疾患に関係している強迫症状に出会うこともあるだろう．もちろん，関連性が原因を意味するわけではないが，病気のなかでも B 型日本脳炎やクモ膜嚢胞との因果関係が主張されている．

強迫観念と強迫行為は小児のレンサ球菌の感染症によるシデナム舞踏病でも認められている．溶連菌感染症関連小児自己免疫性神経精神疾患 pediatric autoimmune neuropsychiatric disorders associated with streptococcal infection（PANDAS）については多くの研究がなされてきたが，この病気は幼い子どもたちが，強迫観念や強迫行為を発症するとともにチックや他の症状を呈すが，舞踏病にみられる動作性障害は認められないものである．長年の研究にもかかわらずまだ依然としてわからないことも多く，PANDAS が実際に一つの病気なのか，推測されている関係性が本物なのかさえもはっきりとわかっていない（2013 年に米国，オレゴン州のポートランド近郊で若い男性が自分の高校に爆弾を仕

掛けようとして逮捕された．その際，弁護側は青年のPANDASを原因とするOCDを引き合いに出していた）．

プラダー・ウィリー症候群は15番染色体に由来する遺伝子の働きによる希少疾患（5万人に１人）である．症状はおそらく新生児筋緊張の著しい低さがみられ，生誕時の遺伝子検査で確定診断できる．この症候群の人は，知能は，平均の境界域のこともあるが，軽度から中等度の知的能力障害がよくみられる．典型的な患者は低身長で性機能が低下しており，食欲が旺盛で，重度の肥満がみられる．なかには気分（感情）の症状や衝動制御に問題を抱える患者もいる．プラダー・ウィリー症候群の患者はためこみ行動や食べものをあさる採餌行動，皮膚むしりや清潔への没頭など，この章で紹介する症状をほぼ網羅するような行動がみられることが報告されている．

他の医学的疾患による強迫症および関連症のポイント

強迫観念や強迫行為，ためこみ，抜毛，皮膚むしり，その他の身体に焦点化された反復行為の原因として，身体的な状態が考えられるもの．

注意事項

身体症状が精神障害の原因になっていると判断するためのヒントはp.89のコラムを参照せよ．

Dを見逃すな！

- **D**istress or **D**isability（苦痛と障害）：職業的/学業的，社会的，または個人的な機能を損なう
- **D**ifferential diagnosis（鑑別診断）：物質使用障害，せん妄，気分障害，不安症や強迫症

コードするときの注

▶表出の症状によって特定せよ

外見へのとらわれを伴う With appearance preoccupations：醜形恐怖症に似た症状がみられる場合

強迫症類似の症状を伴う With obsessive-compulsive disorder-like symptoms

ためこみ症状を伴う With hoarding symptoms

抜毛症状を伴う With hair-pulling symptoms

皮膚むしり症状を伴う With skin-picking symptoms

■F42［300.3］他の特定される強迫症および関連症/他の特定される強迫性障害および関連障害 Other Specified Obsessive-Compulsive and Related Disorder

このカテゴリーは患者に強迫症の特徴がみられるものの強迫症と診断するには完全にあてはまらず，それでも，その症状が強迫症に由来していると説明したい場合に使用する．

以下のような場合には適切であるかもしれない．

醜形恐怖症に似た症状がみられるが，実際に欠点/欠陥がみられる場合：欠点・欠陥があるにせよその心配の程度が度を越している．

強迫的な嫉妬の場合：他の精神障害にあてはまらないが，患者がパートナーの不貞について極度の不安や機能障害を抱えており，その結果反復的な行動や思考が生じている．

醜形恐怖症に似た症状がみられるが，反復行動が伴わない場合

■F42［300.3］特定不能の強迫症および関連症/特定不能の強迫性障害および関連障害 Unspecified Obsessive-Compulsive and Related Disorder

この章に出てくるような強迫観念や強迫行為，その他の行動を呈しているがそれ以上の説明をしようが**ない**もの．

第6章

心的外傷およびストレス因関連障害群

Trauma- and Stressor-Related Disorders

心的外傷およびストレス因関連障害群クイックガイド

この章で議論する障害はさまざまなタイプの心的外傷やストレスによって引き起こされる．おわかりのように，各項目について，記載した頁で詳しく解説した．

心的外傷およびストレス因関連障害群の基本

反応性アタッチメント障害：両親やその代わりである養育者に，安楽をほとんど求めない子ども（p.220）．

脱抑制型対人交流障害：見慣れない大人に近づき，交流することへのためらいが少ない子ども（p.220）．

心的外傷後ストレス障害：思春期の子どもや大人が，戦闘や自然災害などの厳しい心的外傷の出来事を繰り返し追体験するもの（p.208）．

6歳以下の子どもの心的外傷後ストレス障害：子どものひどい心的外傷となる出来事，たとえば自動車事故や天災，戦争を繰り返し思い起こすもの（p.213）．

急性ストレス障害：心的外傷的出来事後すぐに，もしくはその最中に生じ，持続時間が1か月以下であること以外は，この状態は心的外傷後ストレス障害と同じ（p.213）．

適応障害：ストレス因が生じその後，いったんストレスの原因がおさまるならば，その症状は消失するもの（p.217）．

他の特定される，または特定不能の心的外傷およびストレス因関連障害：ストレスや心的外傷によって上記の障害とは違ったかたちで症状が生じている患者は，これらのカテゴリーのひとつに分類されうる（p.222，p.223）．

心的外傷やストレスに関連した別の問題

虐待やネグレクトに関連する問題：驚くべき数のZ-コード（ICD-9のV-コード）が，子どもや大人の身体的/性的虐待もしくは育児放棄から生じる困難なカテゴリーをカバーしている（p.588）．

分離不安症：親や他の愛情を受けている人物，家から離れるときに不安になるもの（p.178）．

はじめに

DSMの別の新しい章には，以前，不安障害や発達障害，適応障害として記載されていた診断がある程度，取り入れられている．本章の内容は，心的外傷やストレスが，症状の生じるに至る過程と関係していると思われるものが扱われている．本章では，発達段階で患者を分けるよりむしろ，どの年齢の患者でも症状が混在して生じる傾向があると考えるべきだ．

多くの障害が，その病因について述べられて**いない**．しかし，この章だけは病因が推定されている例外であり，その病理が生じる過程が心理的に解釈されている．

反応性アタッチメント障害と脱抑制型対人交流障害を例にすると，病的な不安の証拠がなければならない．それは，心的外傷後ストレス障害（PTSD）とその類縁疾患であればおそろしい出来事のこと，適応障害であればストレスフルな物事のこと，つまりストレス因のことである．それぞれの診断基準は満たす症状をパズルのようにチェックをつけるだけである．

われわれは因果関係を見出して喜ぶばかりでなく，心のどこかでもっと多くの患者背景があるという感覚をもっている必要がある．そうでなければ，ある人には症状が生じるのに，一方で他の人で同じ刺激を与えられても症状が生じないのはなぜだろうか．さらにまた，研究によれば，遅かれ早かれ，重篤なストレス因にわれわれの大多数が遭遇するといわれている．外的な状況の理解だけで，受けたストレスが問題だと決めつけるのは十分とはいえないだろう．

少なくとも，このDSM-5の章は大部分のそれら病因に特有な診断をひとつにまとめており，注意深く読むべきであろう．

F43.10［309.81］心的外傷後ストレス障害 Posttraumatic Stress Disorder

著しい心的外傷となる出来事に遭遇し生き残った人の多くは，PTSDを発症する．PTSDの犠牲者となる頻度が最も高いのは，戦闘で生き残った人たちであろう．しかし，PTSDは他の災害（自然災害や人工的な災害の両方とも）に遭った人々でも発症する．これらには，誘拐や人質によってもたらされうる脅威だけでなく，強姦や洪水，誘拐，飛行機墜落が含まれる．実際に怪我を負ったかどうかを問わず，子どもたちは不適切な性的経験の結果としてPTSDを発症することがある．子どもや配偶者，他の近親者など近しい人の誰かが受けた著しい心的外傷（またはその脅威）について聞いただけでも，PTSDと診断されうる．全身麻酔を受けた1,000人に1〜2人が，痛みや無力感，不安感，死が差し迫るような恐怖を感じたと後に報告しており，その半分はその後にPTSDになりうるだろう．当然，たとえば死別と離婚，重病のような，ストレスを伴うにしても通常の人生でよくある体験は，定義から除外されている．しかし，手術を受けている最中に麻酔から覚めてしまうのは，配偶者の突然の事故死や子どもの命に関わる病気について知らされたときと同様に，心的外傷の出来事と認められるだろう．災難のテレビ映像を見ただけでは，視聴が仕事に関連がある場合を除いては，十分なストレス因とはいえない．

症状は通常，心的外傷の直後に発現せず，若干の遅れを伴い，人は何らかの形で心的外傷となる出来事を思い起こしては，それについて考えることを避けようとする．過剰な驚愕反応のような，生理的過覚醒の症状が出現することもある．PTSD 患者も，罪の意識や個人の責任（「私は，それを防がなければならなかった」）のような否定的な感情を表出する．

心的外傷となる出来事そのもの以外にも，他の要因が，PTSD への進展に関与しているかもしれない．個々の要因は，その人の生来の性格構造と遺伝を含む．相対的な低い知能と低い学歴は，PTSD と明らかに関係している．環境要因として考えられるものには，相対的に低い社会経済的な地位や，少数民族人種であることが含まれている．

一般に，心的外傷がよりおそろしいものであるほど，あるいは，より長く続いたものであるほど，PTSD が発症する確率は高くなる．激しい戦闘を生き延びた人であれば 1/4 に，元戦争捕虜であれば 2/3 に生じる．火事や洪水のような天災に遭った人々には通常，PTSD は生じない（ヨーロッパの研究者は通常，低く報告する傾向があるが，PTSD の生涯有病率はおよそ 9%と推定される）．歳をとった人は若い人より症状が生じることは少ない．そして，女性は男性よりいくらか発症率が高い傾向がある．患者のおよそ半分は，2～3 か月以内に回復する．残りの患者は，長期に症状が持続する．

子どもでは，後述するように，重点がおかれている症状数が異なるが，概略は典型的な症状のリストにある 5 つの一般的な症状とほとんど同じだ（p.213）．

気分障害や不安症，物質使用障害は，しばしば併存する．調査結果によれば，新しい特定用語は患者の 12～14%に生じ，解離は PTSD の症状の維持と発症に大きく関与しているという．

心的外傷後ストレス障害のポイント

本当にひどいことが起こったときのものだ．深刻な負傷をした人もいれば，性的虐待を受けたと思われる人もいた．また別の人は，他の誰かの死亡や怪我に密接に関係していた人もいた．親しい誰かが事故や他の暴力に遭ったと耳にしただけの人もいる．一方で，救急労働者（警察，消防士）が度重なる曝露を通して心的外傷になることもあるだろう．

その結果として，何週も，または何か月もの間，これらの患者たちは

- 苦痛な夢のなかで，侵入的な心像や解離性フラッシュバックを繰り返し，その出来事を再体験する．出来事を思い出させるものへの反応として，生理的感覚（激しい鼓動，息切れ）や不快な感情が生じる
- 恐怖を避けようとする．映画やテレビを見ること，その出来事の文書を読むことを拒む，あるいは，意識から思考や記憶を消す
- 悲観的に考え続ける．否定的な気持ちが持続し，「私は役に立たない」「世界は混沌としている」「私は誰も信じられない」などと暗く考える．彼らは重要な活動に対する興味を失い，他者からの孤立を感じる．心的外傷のため健忘症が生じることがある．ある人は愛や喜びを感じられず，麻痺したようになる
- 過覚醒が生じる．短気や過度の警戒心，集中困難，睡眠障害，驚愕反応

注意事項

D を見逃すな！

- **D**uration（期間）：1 か月以上
- **D**istress or **D**isability（苦痛と障害）：職業的/学業的，社会的，または個人的な機能を損なう
- **D**ifferential diagnosis（鑑別診断）：物質使用と身体疾患（特に外傷性脳損傷），気分障害群と不安症群，ストレスの多い出来事に対する通常の反応

コードするときの注

▶該当すれば特定せよ

遅延顕症型 With delayed expression：その出来事から少なくとも 6 か月間まで診断基準を完全には満たしていない

解離症状を伴う With dissociative symptoms

離人感 Depersonalization：患者の精神機能や身体から遊離し，まるで夢見るように感じる

現実感消失 Derealization：患者にとって，周りの世界が遠く，歪んでおり，夢のようで，非現実のように体験される

●バーニー・ゴース

「彼らは，東洋人だ！　東洋人の職員がいる！」

バーニー・ゴースの後に座っていた人がタイルの床の上に本を落とした．そして，彼の注意が向いた．彼の瞳孔は大きく散大し，そして，額に汗が目立ち，ひどく息を切らしていた．彼は，部屋の反対側で茫然として立ちつくすアジア人の学生を震える指でさした．「このいまいましい間抜けな東洋人をここから出すんだ！」彼は拳を作り，学生のほうにまっすぐに向けた．

「ちょっと待って，バーニー．大丈夫だよ」とバーニーを新しく担当していたセラピストは彼の肘をつかむと，オフィスに連れて行った．彼らはそこに座り二，三分の間，静かに待った．するとバーニーの呼吸が徐々に落ち着き，そして，担当医はカルテに記載した．

バーニー・ゴースはそのとき 39 歳だった．しかし，兵役が来て，ベトナムで第 9 歩兵師団に加わったときは，彼はまだ 20 歳になったばかりだった．そのとき，ニクソン大統領は，戦争を終結させようとしていたが，バーニーの分隊が北ベトナム正規軍から砲射撃で攻撃を受け，戦争終結はなおいっそう難しくなっていた．

他の退役軍人と一緒に「怒りの転移」の集団療法の間さえ，彼は戦争のことについて決して話さなかった．戦争の話を話すように頼まれたときはいつも，彼は激昂していた．しかし，砲射撃で攻撃を受けたとき，破壊的な何かがバーニーに起きたに違いない．それを大腿の傷が物語っていた．彼は，分隊のなかでその攻撃で生き残った，たった一人の隊員だった．彼は，パープルハート勲章（訳注：Purple Heart；アメリカ合衆国の戦傷章）と年金を与えられた．

バーニーは，攻撃の数時間を全く思い出せなかった．そして，彼は常に戦争についての

映画とテレビ番組を避けるように気をつけていた．戦争で最後の生き残りになることはこりごりだ，と彼は言った．実際，彼は，必死にそれについて考えることを避けようとした．彼は飲んだくれて，軍からの除隊を祝った．そして，彼は酒の力で誤魔化し，6年間生き続けた．最終的にはお酒から，麻薬に切りかえた．麻薬でも，まだ彼を悩ました悪夢を消すのに十分ではなかった．彼は，週に数回，叫んで目を覚ました．突然の音に驚愕し，パニック発作を起こした．

今，抗酒薬であるジスルフィラムと，彼が持続的な公的不法妨害容疑で郡刑務所に拘束されたときに出会った牧師のおかげで，バーニーは6か月間で，はっきりし，しらふになった．物質使用の治療を継続している間という条件のもと，自由の身となった．物質不正使用の治療の専門家は彼には他の問題があることにすぐに気づき，彼をここに紹介した．

先週の面接の際に，セラピストは彼が過去についての感情を掘り下げる必要があると再度彼に指摘した．バーニーは，感情は何もないよと答えた．しばらくの間，彼らは口をきけなくなった．その問題に関して，将来につきよい見通しは立っていなかった．「仕事もない，妻もない，子どももいない．生きている意味がない」「仕方がないんだ．それについて語ることができないよ」と彼は立ち上がり，手をドアノブにかけ，立ち去った．

●バーニー・ゴースを診断せよ

PTSDと診断するため満たされなければならない基準をまとめ，言い換えてみよう．

1. **ひどい心的外傷**がなければならない（診断基準A）．バーニーの場合は戦闘の環境で起こった．しかし，さまざまな一般人のストレス因は死や重傷，性的虐待において生じうる．十分に心的外傷になると考えられるストレス因により，2つの症状が存在しなければならない．①死や傷，怪我，性的暴行の事実または脅威を含まなければならない．②直接の目撃（テレビで観たものではない）を通じて，あるいは，個人的関与があるものを通じて，親類や親しい友達が巻き込まれたという事実の後に得られる情報を通じて，個人的に経験しなければならない．

   最初の応答者（警官，救急隊員）はものすごい出来事への度重なる曝露を通じ，PTSDに至る（9・11直後のGround ZEROでの労働者を少し考えてみてほしい）．離婚や癌による配偶者の死は疑う余地なくストレスを感じるが比較的ありふれており予期できる．これらは，PTSDを発症しない．
2. 侵入的なメカニズムを通じて，**ストレスが再び起こっている**ように感じる．バーニーにはフラッシュバックが出現した（基準B3）．そして，その間，彼はベトナムでのことを実際に体験しているように感じた．彼は，外的刺激（ベトナム兵士に似ていたスタッフを見かけること）に対し，激しい反応を示した．記憶の再形成は，繰り返す普段の記憶や夢の他，苦悩や生理的症状をもたらすその出来事を思い出すあらゆるものが含まれる．
3. 患者は，意識・無意識にかかわらず，心的外傷を思い出させるものを避けることによってストレスの多い出来事から**感情に影響されない距離**をとろうとする．思い出させるものは内なるもの（感情，考え）か，外部のもの（人々，場所，活動）がある．バーニーは，ベトナムについての映画やテレビ番組やそれについて話すことを拒絶していた（基準C）．

4. 患者には，心的外傷に関連した**認知と気分の否定的な変化**が2つ以上生じる．戦闘の時の多くの記憶喪失（基準 D1）や，持続的な否定的な気持ち（「生きている意味がない」という発言：基準 D4），と肯定的な気分の欠如（感情が「枯渇した」：基準 D7）がバーニーに認められた．
5. 最後に，PTSD として，心的外傷的出来事と関連した，**著しい覚醒度と反応性**が少なくとも2つはなければならない．バーニーは，不眠症（基準 E6）と過剰な驚愕反応（基準 E4）で苦しんだ．他は，過敏性や集中困難，過度の覚醒が生じるかもしれない．すべての症状と同様，覚醒状態がバーニーのベトナムでの心的外傷の出来事の前にはなかったことを，臨床医は確認しなければならない．

バーニーの症状は，最低限要求される1か月より長く持続した（基準 F）．明らかに，ストレスを感じ，いくつかの領域の機能に障害を起こす（基準 G）．そして，その障害は，物質使用の直接的な影響によるものではない．今や彼は半年の間，薬物はやっておらず，しらふだった（基準 H）．

戦闘におけるひどい心的外傷経験と典型的な症状は，他のもので説明できそうにない．**間欠爆発症**の患者は，攻撃的になり，制御できなくなるかもしれないが，心的外傷の病歴はないだろう．しかし，不安症状が出現する可能性もあり，PTSD の代わり，もしくは併存診断（基準 H）の可能性に，臨床医は常に気を配らなければならない．たとえば，頭部外傷は，戦闘や他の激しい心的外傷を経験した退役軍人の間で，比較的普通にみられる．われわれはどんな併発する頭部外傷でも見つけ，診断しなければならない．状況的な**適応障害**は PTSD と混同しうる．心的外傷のひどさははるかにより少ない．そして，影響は一時的であり，ひどいものではない．

PTSD において，併存症はよくみられる．バーニーは薬物やアルコール摂取の併存症があった．彼の臨床医は他の物質の使用についての情報を集め，そして，診断でそれらを確定した．PTSD を発症している戦争の退役軍人の半数以上は**物質使用障害**を併存し，通常いくつか物質を使っている．不安障害（**恐怖症**，**全般不安症**）と気分障害（**うつ病**と**持続性抑うつ障害**）は，この集団によくみられる．**解離性健忘**やどんな**パーソナリティ障害**も併存しうる．しかし，患者が PTSD で急性増悪したとき，確定診断をするのは難しい．事故や身体発作から結果として得られる物質的利益（保険，障害，法律問題）の可能性があるようなときはいつでも，**詐病**は考慮する診断である．

描写がこの点で不正確であるけれども，バーニーの発症は，軍隊から退役する頃だろう．そのため，彼は**遅延顕症型**という特定用語はつかなかった．エピソードは，顕著な解離症状は確認されなかった．彼の GAF スコアを 35 とした．物質使用に関する詳しい情報の結果が出るまで，バーニーの診断は，以下のとおりとした．

F43.10［309.81］　心的外傷後ストレス障害　Posttraumatic stress disorder
F10.20［303.90］　アルコール使用障害，中等度，寛解早期　Alcohol use disorder, moderate, in early remission
Z60.2［V60.3］　独居　Lives alone

Z56.9 [V62.29] 無職 Unemployed

遅延顕症型という特定用語についてはまだかなりの論争がある．PTSD の症状が心的外傷の後，多くの年月を経て発症しうることを多くの専門家は否定する．それにもかかわらず，実際にはそれは使用されており，妥当なものであろう．

---

6 歳以下の子どもの心的外傷後ストレス障害 Posttraumatic Stress Disorder in Preschool Children

疑う余地なく，就学前の子どもたちは，ときとして心的外傷となる出来事に曝されることがある．主に，これらは，自動車事故，自然災害，戦争である．つまり，現代生活の利益がもたらしたものである．疑問としては，非常に小さい子どもに典型的な PTSD の症状が生じるかということである．信頼できる研究によると，年長児に比べて非常に低い（0〜12%）といわれている．

表 6-1 は，子どもの PTSD と大人の PTSD，急性ストレス障害（次項で議論されている）の DSM-5 診断基準を比較している．子どもの PTSD の改訂された診断基準では，われわれが思うように，この年齢層で症状はより敏感なものとなっている．両親へのインタビューに基づくと，それぞれ，1 か月/6 か月にひどいやけどを負って生き残った子どもたちのそれぞれ 25%/10% で PTSD が出現したと算出された．

F43.0 [308.3] 急性ストレス障害 Acute Stress Disorder

外傷性ストレス後すぐに症状が出現する人々がいることに基づいて，数十年前に急性ストレス障害 acute stress disorder（ASD）は考案された．そのときでさえ，ASD は新しい概念ではなかった．米国南北戦争のすぐ後の 1865 年まで遡って，同様の考えが注目された．長年，それは「戦争神経症 shell shock」と呼ばれていた．PTSD のように，ASD が一般人の間でもみられた．心的外傷の性質と個々人の性格に依存するが，ASD の全体的な率は 20% になる．

症状の数と分布が異なるけれども，診断基準は PTSD で要求されるのと同様の要素を満たす必要がある．

- 身体を脅かす出来事への曝露
- 出来事の再体験
- 出来事と関連する刺激の回避
- 気分や考えの否定的なものへの変化
- 過剰な驚愕反応
- 苦痛または障害

患者が出来事にさらされる（またはそれについて知る）とすぐに，通常，症状は出現す

表 6-1　6 歳未満の子どもの PTSD，大人の PTSD と急性ストレス障害の比較

子どもの PTSD	大人の PTSD	急性ストレス障害
	心的外傷	
直接体験 直に目撃（単にテレビではない） 耳にする	直接体験 直に目撃 耳にする 繰り返す曝露（単にテレビではない）	直接体験 直に目撃 耳にする 繰り返す曝露（単にテレビではない）
侵入症状（1/5）	**侵入症状（1/5）**	**すべての症状（9/14）**
・記憶 ・夢 ・解離症状 ・心理的苦痛 ・生理学的反応	・記憶 ・夢 ・解離症状 ・心理的苦痛 ・生理学的反応	・記憶 ・夢 ・解離症状 ・心理的苦痛か生理学的反応
回避もしくは陰性感情（1/6）	**回避（1/2）**	
・記憶の回避 ・思い出させるものの回避	・記憶の回避 ・思い出させるものの回避	・記憶の回避 ・思い出させるものの回避
	陰性感情（2/7）	
		・自己や環境の現実感の変化
	・健忘 ・否定的な信条 ・歪曲→自己非難	・健忘
・陰性感情状態 ・興味の減退 ・ひきこもり ・陽性感情の減少	・陰性感情状態 ・興味の減退 ・他者から離れる ・陽性感情がない	・陽性感情がない
生理学的なもの（2/5）	**生理学的なもの（2/6）**	
・いらいら，怒り	・いらいら，怒り ・向こうみずな，自滅的な	・いらいら，怒り
・過覚醒 ・驚愕反応 ・集中困難 ・睡眠障害	・過覚醒 ・驚愕反応 ・集中困難 ・睡眠障害	・過覚醒 ・驚愕反応 ・集中困難 ・睡眠障害
	期間	
1 か月以上	1 か月以上	3 日以上 1 か月未満

分数は，上記リストで最低限必要とされる症状の数を示す．

る．しかし，期間として診断基準を満たすためにはストレスの多い出来事から 3 日以上の症状の持続が必要である．これは，ストレスの多い出来事そのものとその直後の状態の期間を越えると発症するということだ．症状が 1 か月より長く続くならば，それらはもはや急性でなく，もはや ASD を満たさない．そして，多くの患者は，PTSD の診断に変更される．ASD の患者の 80％に，この診断の変更が生じる．しかし，PTSD 患者は，通常 ASD を経て発症するわけではない．ほとんどは，1 か月以上経った後に明らかになる．

急性ストレス障害のポイント

本当にひどい何か，たとえば，ひどい怪我や性的虐待，もしくは，他人のひどい死や怪我が起こったとする（他人が暴力や怪我を経験したことについて耳にすることを通して，または，救急労働者が繰り返し曝露されることを通して，ASD は生じうる）．結果として，最大１か月の間，患者は多くの症状を経験する．その症状とは，侵入的な記憶や悪い夢，フラッシュバック，非現実的であると感じるような解離性体験，喜びや他者の愛情を感じることができない，出来事の部分的な記憶喪失，出来事を思い出させるもの，たとえば，それに関わる映画やテレビ，読みものを避けようとする，思考や感情を回避する，などである．患者は，過覚醒を生じるかもしれない．その症状は，たとえば，いらだたしさ，過度の警戒心，集中困難，睡眠障害，過剰な驚愕反応である．

注意事項

D を見逃すな！

- **D**uration（期間）：３日〜１か月
- **D**istress or **D**isability（苦痛と障害）：職業的/学業的，社会的，または個人的な機能を損なう
- **D**ifferential diagnosis（鑑別診断）：物質使用と身体疾患（特に外傷性脳損傷），パニック症，気分障害，解離症群，PTSD

●マリー・トルドー

マリー・トルドーと彼女の夫アンドレは，面接者のオフィスの入り口に座った．マリーは患者だった．しかし，彼女は多くの時間，拳をこすり合わせ，ぼんやりと部屋を見つめていた．アンドレが，ほとんど話していた．

「私は，妻が変わってしまったことをまだ信じられない」と，彼は言った．「1 週間前，妻は完全に普通だった．妻の人生でこんなことは決してなかった．「なんてこった」，妻は何も悪いことはしていない．本当に，突然なんだ，急に！　妻は，混乱しているんだ」

アンドレが嘆いたことに反応して，マリーは，彼と向き合うためにぐいと動いて，椅子から半分起きた．二，三秒の間，マリーは，部屋をきょろきょろと動かしていた視線以外は凍っているかのように，そこに立っていた．

「おやおや，ごめんよ．忘れてた」と，アンドレはマリーに腕をかけた．アンドレは，しっかりと，しかし，穏やかにマリーの肩をつかんで椅子に座らせた．マリーがアンドレの腕の力を緩めるまで，アンドレはマリーを離さなかった．

1 週間前，マリーはちょうどガーデニングを終えて，レモネードを飲みながら読書をしつつ，裏庭に座っていた．飛行機エンジン音を聞き，マリーが見上げると，二機の小型飛行機が頭上高くを飛んでいるのが見えた．「なんてこと」と，彼女は思った．「衝突しそうじゃない！」彼女が恐怖を感じて見ていると二機の飛行機は衝突した．

マリーは，はっきり見てしまった．太陽は低く，そして，遅い午後の空の濃い青に対して，見事に二機の飛行機が明るく光を放った．何かが飛行機の一つを引き裂いたかのように見えた．一機の飛行機の右翼がもう一方のコックピットを通って裂いたと，ニュースメ

ディアが後に報じた．911をダイヤルしようと思って，マリーは彼女の携帯電話を取り出したが，彼女はしなかった．突然，二つの小さい物が傷ついた飛行機のそばに現れ，ゆっくり弧を描き，自分のほうへ転がってきたのをマリーは見ているだけだった．

「それは物じゃなかったの．それは人間だったのよ」と面接が始まって初めて彼女は喋った．マリーのあごは震えた．そして，髪の束は彼女の目にかかっていた．彼女は，後ろに束ねようとしなかった．

彼女が見続けていると，身体の一つは彼女が座っていたところから約4.4 m先に突っ込み，マリーのバラ園の後ろにあった柔らかい地面に15 cmほどめり込んだ．

次に起こったことはなんだったのだろう．マリーは完全に意識を失ったようだった．他の身体は，1ブロック離れた通りに落下した．30分後に，警察が彼女の家のドアをノックしたとき，マリーは夕食のためにニンジンの皮をむいていて，泣きながらシンクにそれらを入れているところであった．アンドレがその1時間後に家に到着したとき，彼女は茫としていた．マリーは，「私は，ここにいません」と言うだけであった．

6日経っても，マリーはあまりよくならなかった．彼女は何か話そうとしたが，何かが彼女を混乱させているように見え，そして，途中でやめてしまっていた．彼女は，自宅であまり仕事に集中できなかった．エイミー（9歳の娘）は，むしろ**マリーの**世話をしているようだった．睡眠は戦いの連続だった．マリーは3日続けて夜に夢から覚めた，叫ぼうとしたが，ひどい金切り声が出るだけであった．

「私が第二次世界大戦映画のなかで見た人のようだ」「妻は戦争神経症だと思われるだろう」と，アンドレは結論づけた．

●マリー・トルドーを診断せよ

不安と抑うつは，厳しいストレスの後に起こるのが一般的だ．しかし，通常これらは，比較的短く，ASDに必要とされる症状を完全に満たさない．おそろしい出来事へ曝露後，主な症状が3日以上後に続くときのみ，この診断は考慮すべきだ．そのような出来事は，マリーが目撃した飛行機墜落だった（診断基準A2）．彼女は茫としていて（基準B6），感情的な感受性が鈍く（基準B5），事故の一部を，何が起きたのかについて思い出せなかった（基準B7）．少し眠れたとき（基準B10），彼女は悪夢を見た（基準B2）．裏庭を避けようとし（基準B9），過剰に驚き（基準B14），面接者のオフィスの中でさえ過剰に警戒しているように見えた（基準B12）．会話を正常にできないことから，集中困難（基準B13）と出来事の侵入的な回想によって取り乱し（基準B1）を推定する．われわれが気づく限り，彼女はこれらの症状（DSM-5は基準Bにリストされる14の症状のうちの9つを必要とする）のどれも事故を目撃する前にはなかった．ちょうど1週間前（基準C）のそれ以来，彼女は自宅で仕事を続けられなかった（基準D）．

他の診断はありうるだろうか．アンドレによると，マリーは以前は健康だったので，**他の医学的な状態**による可能性は低い（基準E）．彼女がアルコールか薬物を使ったかどうかについて話していないが，彼女が事故のときにレモネードを飲んでいたという事実が彼女がそうではないだろうことを示唆している（わかったよ．私はたしかにここでは孤立無援の状態だ．彼女の臨床医としては，**物質使用障害**の除外が必要だ）．**短期精神病性障害**は，妄想，幻覚またはまとまりのない発語や行動がないことで，除外される．

うつ病の併存する診断が時々正当化される点として，ASDの患者は，重度の抑うつ症状（「生存者の罪の意識」）がありそうだ．マリーは，それらの線に沿ってさらなる検討に値する．今のところ，彼女の診断は急性ストレス障害だけであり，GAFスコアは61だった．

F43.0［308.3］　急性ストレス障害　Acute stress disorder

■適応障害 Adjustment Disorder

適応障害 adjustment disorder（AD）の患者は単一もしくは複数のストレス因に反応しており，そのストレス因は1回のみのこともあれば複数回生じることもある．子どもが夫婦喧嘩の絶えない両親と暮らしているような場合，ADは慢性化する可能性がある．臨床の場面では通常，1つのストレス因の影響を受けるのは1人だが，ときに複数の人が影響を受けることもある（たとえば洪水，火災，飢饉など）．しかしながら比較的ありきたりな出来事でさえ，ストレス因になることがある．大人であれば結婚，離婚，引っ越し，経済的な問題が，思春期の子どもであれば学校の問題などがそれにあたる．ストレス因がどのような性質のものであれ，患者はその環境下におけるストレスに圧倒されるのである．

その結果，患者は気分が沈み，泣き喚き，いらいらし，パニック状態となり，抑うつ症状や不安症状をきたす．それらの症状は気分障害，不安症の診断基準を満たしてはならない．また，素行の問題が生じる者もおり，危険な運転，喧嘩，責任放棄に及びうる．

持続期間は通常，比較的短い．DSM-5の診断基準によれば，症状はストレス因から6か月以上の期間持続してはならないと明記されている（半数には満たないが，かなり多くの患者は症状が6か月以上持続している）．もちろんストレス因が持続する慢性疾患のような場合，患者は環境に適応するためにより多くの時間を要する．

プライマリ・ケア全体においてADと診断される患者の割合は10%程度であり，成人であればそれ以上の割合に及ぶ．精神科においてADと診断される患者は多いが，最近の研究によるとADの有病率は3%程度であり，これらの患者に対して不適切な向精神薬の治療が行われ，たった2例のみADの診断がなされていた．このような矛盾が生じるのは，ADの診断基準が未発達であり，ADの誤った理解が原因と考えられる．

ADはあらゆる文化圏，子どもを含んだ幅広い年齢層でみられる．思春期の子どもよりも成人に主にみられ，初期症状は次第に精神障害に発展していく．ADの信頼性，妥当性はきわめて低い．近年の研究によれば，2/3以下の患者がICD-10の診断基準によって診断されている．

パーソナリティ障害や認知障害の患者はよりストレスに弱く，ADと診断されやすい．ADの患者で物質乱用も同様によくみられる．

適応障害のポイント

ストレス因によりうつ，不安，行動異常が引き起こされるが，AD の患者の場合多くの健常人が同様のストレス因を受けたときよりも過剰な反応を示す．ストレス因が取り除かれても，症状は持続するかもしれないが，6 か月を超えない．

注意事項

D を見逃すな！

- **D**uration（期間）：ストレス因が発生してから 3 か月以内に起こり，ストレス因が取り除かれてから 6 か月以上持続しない
- **D**istress or **D**isability（苦痛と障害）：職業的/学業的，社会的，または個人的な機能を損なう
- **D**ifferential diagnosis（鑑別診断）：すべての精神障害（物質使用障害，身体疾患，気分障害，不安症，心的外傷関連障害群，身体症状症，精神病性障害，素行症と他の行動障害，人生におけるストレスに対する軽度の反応，死別反応）

コードするときの注

▶いずれかを特定せよ

F43.21［309.0］抑うつ気分を伴う With depressed mood：主な症状が落ち込み，涙もろさ，である場合

F43.22［309.24］不安を伴う With anxiety：主な症状が神経質，心配，過敏，または分離不安である場合

F43.23［309.28］不安と抑うつ気分の混合を伴う With mixed anxiety and depressed mood：抑うつと不安の組み合わせである場合

F43.24［309.3］素行の障害を伴う With disturbance of conduct：不適切なまたは軽率な行為に及ぶもの．それは社会的なルールや規範，他者の権利を侵すものかもしれない

F43.25［309.4］情動と素行の障害の混合を伴う With mixed disturbance of emotions and conduct：情動の症状と素行の症状を合わせた臨床像のもの．

F43.20［309.9］特定不能 Unspecified：ストレスに関連して，上記以外の不適応的な反応――たとえば身体愁訴や社会的ひきこもり，仕事・勉強をしなくなるなど――が生じるもの

▶該当すれば特定せよ

急性 Acute：その障害の持続が 6 か月未満

持続性（慢性） Persistent（or chronic）：ストレス因が終わってもその障害が 6 か月以上続く

●クラリッサ・ウェザビー

「これが一時的だというのはわかっているわ，過剰反応していることもわかっている，

でもダメなのよ，気が動転しているの」．

クラリッサ・ウェザビーは夫の新しい仕事の予定について話していた．夫アーサー・ウェザビーは道路舗装の工事長を務めており，最近は，自宅から数 km 離れた州間高速道路の拡張，舗装工事をしており，作業が行われている場所は他の主要な高速道路とのインターチェンジであり，仕事は夜間行われていた．

ここ２か月間，アーサーは昼間に寝て，午後８時から仕事に行く生活であった．クラリッサはレストランのレジ打ちとして昼間のシフトで働いていた．週末を除いて，アーサーが睡眠リズムを元に戻さない限り，二人はめったに会うことがなかった．「私，見捨てられたみたい」と彼女は言った．

二人は結婚して３年になるが，子どもはいなかった．お互い再婚であり，35 歳だった．お互い酒もたばこもしなかった．クラリッサが初めて精神の不調をきたしたのは７年前であり，最初の夫が男性の恋人をつくり彼女のもとを去ったときであった．「彼を尊重して別れたの，偽りの生活を送らずにすむように，とても孤独で，屈辱的だったわ」．

クラリッサの現在の症状は，過去のものと比べ，より際立ったものとなった．仕事中であれば「おおよそ通常通り」に過ごし，自分がやっていることに関してしっかりと興味を持てていた．しかし，家に帰り，夜，独りになると，悲しさに襲われるのだった．実際に動けない状態が続き，テレビをつけるのも億劫になった．彼女は嘆き，罪責感が生じた．「誰かが死んだわけではないのに，こんな状態になるなんて」．元々入眠困難があったが，朝方にようやく眠るのであった．体重は一定であり，食欲もあり，希死念慮はなかった．集中力の低下もみられなかった．躁病のエピソードは否定された．

過去に彼女が精神科を受診した際，彼女は離婚が完全に成立してから数週間が経過するまでは抑うつ状態であった．その後再び前向きに歩き始めることができるようになった．

「アーサーが仕事の予定を変更してくれたら，これらの症状はよくなると感じているわ」「私なんて価値のない人間で，彼にとって脇役でしかないと思ってしまうの」．

●クラリッサ・ウェザビーを診断せよ

彼女自身も自覚しているが，他の人からみれば，クラリッサが夫の仕事の予定に対して過剰反応していると思うかもしれない．しかし，それがこの疾患を診断するうえで重要なポイントである．患者は，実際に生じたストレス以上のものを感じ，悲しんでいるようにみえる（診断基準 B1）．彼女の生活歴を探ると，彼女のストレスに対する反応の仕方について理解できる．彼女はストレスを感じると，病的な反応としてではなく前夫にないがしろにされ，屈辱的と感じたさまざまな状況を思い出してしまうのである．患者の反応様式が病的な反応かどうかを常に考える必要がある．

クラリッサの臨床経過は AD に合致すると考えられる．彼女がアーサーの新しい予定を知ってから症状が徐々に生じた（基準 A）．このエピソードが今後どの程度続くかということはわからないが，彼女の過去のエピソードは離婚のほとぼりが冷めてから数か月経過した後に終わった（基準 E）．もちろん死別反応は鑑別には挙がらなかった（基準 D）．

AD は除外診断によって診断されることを意図されているのではないことを強調したい．残念ながら通常はそのように診断されてしまう．AD と診断できるのは，DSM–5 に記載されている他の疾患を鑑別してからである（基準 C）．クラリッサの場合，気分障害が最も顕著である．躁病の既往歴はなく，**双極性障害**とは診断できない．気分の落ち込みはあるが，夕方独りになったときのみである（一日中ずっとではない）．仕事への興味は保たれていた（他のほとんどの活動に関しては，興味を消失していたが）．罪責感，意欲の低下，入眠困難が認められたが，これらの症状だけでは，**うつ病**を診断するのに十分でない．彼女の症状は 2 年以内だが，**持続性抑うつ障害**は除外する必要がある．実際仕事はできていたものの，多大な精神的な苦痛を感じており，仕事をするのに大変苦労していた．

PTSD（または**急性ストレス障害**）が AD との鑑別に挙げられる．両方の疾患に共通していることは，ストレス因が重大な障害を引き起こし，患者はさまざまな反応をきたすことである．クラリッサは PTSD や急性ストレス障害ではないと考えられる．また彼女は同様に**全般不安症**の症状を有していないが，AD の鑑別として重要である．**パーソナリティ障害**はストレスにより症状が悪化するが，クラリッサがそのような性格を有していたか明らかではない．彼女の GAF スコアは 61 とした．

F43.21［309.0］ 適応障害，抑うつ気分を伴う，急性 Adjustment disorder, with depressed mood, acute

---

AD の有用性を支持するデータはあるものの，また，長年臨床で使用されてきたが，AD という診断は「最後の手段」にしたほうがよいと考える．これにはいくつかの理由がある．まず診断がなかなかつかないような難しい症例の場合に，安易に使用してしまう可能性がある．次に DSM-5 はうつ，不安，逸脱行為をきたすのに十分なストレスがかかるエピソードとは何かということに関して明確に定義していない．感情的，行動的な問題を引き起こすのに十分なエピソードであると推測されるが，少し曖昧である．

■ F94.1［313.89］反応性アタッチメント障害/反応性愛着障害 Reactive Attachment Disorder

■ F94.2［313.89］脱抑制型対人交流障害 Disinhibited Social Engagement Disorder

両疾患とも一見まれな疾患だが，とても重大な障害である．（意図的にしろ意図的でないにしろ）不適切な育て方をされた子どもが過度に感情を抑制し，また逆に馴れ馴れしい反応をきたす．両疾患ともに十分な情報がなく，子ども（大人にも関連がある）に影響をきたす精神障害であるという認識に乏しい．

これらの障害は，得られる保護が一定しない（親や，それに代わる者が頻繁に替わる），あるいは，保護に問題がある（虐待やネグレクト）といった環境への反応だと考えられている．このどちらでも，この障害は生じうるのだ．

反応性アタッチメント障害/反応性愛着障害 reactive attachment disorder（RAD）では幼児であっても社会的な接触を避け，内気でよそよそしい態度を取る．心理的に抑圧された幼児はかんしゃくを起こし，強くせがみながら，離れるのを嫌がる．重篤な場合，成長障害をきたすことがあり，頭囲，足の長さ，体重が標準成長曲線で３パーセンタイル内におさまってしまう．

一方で脱抑制型対人交流障害 disinhibited social engagement disorder（DSED）では，幼児は慎重さに欠き，見知らぬ人に馴れ馴れしく接する．また親から離れていることに関して無関心であるようにみえる．両疾患ともに，中心的な養育者がいなくなると異常反応がより顕著になる．

RAD または DSED が孤児院や他の施設で増加するリスクとしては，以下のものが挙げられる．長期入院，養育者が頻繁に変わること，重度の貧困，虐待（身体的，精神的，性的すべて），家族との死別，両親の離婚，家庭不和がある．これらの疾患の合併症としては，成長障害，自尊心の低下，非行，易怒性の問題，摂食障害，栄養失調，抑うつ，不安，将来的な物質乱用が挙げられる．

どちらの疾患にせよ，養育者との安定な人間関係が身体的，精神的な成長を再構築するのに必要である．治療がなされなければ，思春期まで症状は遷延してしまう．成人までの追跡調査はほとんどない．信頼できる情報はないが，インターネット上ではいくらかの情報を得ることはできる．

DSM-Ⅳではこれらの２疾患を一つの疾患のサブカテゴリーとして記載している．それら２つの疾患は症状，経過，治療反応性やその他の事項で異なるため，DSM-5 では別々の疾患として扱っている．それにもかかわらず，疫学的な内容は同様であるとされている．しかしながら，ある子どもは幼い頃にとても内気でひきこもりがちであったが後に馴れ馴れしくなり，一方で他の子どもは同時に両方の症状をきたすこともある．結果として，観察者は二分法で理解することを強いられる．

反応性アタッチメント障害のポイント

不適切な子どもの養育（虐待，ネグレクト，不十分で頻繁に変更される養育）により，子どもは抑制され情動的にひきこもった状態となる．子どもは大人から安楽を求めず，反応しない．それらの子どもは常に情緒的，社会的交流をもとうとしない．陽性の情動表出は少なく，いわれのない怒りや悲しみを感じている．

注意事項

原因としてトラウマとなるような養育が行動異常をきたすと推測される．

D を見逃すな！

- **D**emographics（患者層）：５歳以下で生じる，少なくとも発達年齢として９か月以上
- **D**ifferential diagnosis（鑑別診断）：自閉スペクトラム症，知的能力障害，抑うつ障害群

コードするときの注

▶**該当すれば特定せよ**

持続性 Persistent：その障害は 1 年以上存在している

重度 Severe：すべての症状が高い水準で現れているとき

脱抑制型対人交流障害のポイント

不適切な養育（虐待，ネグレクト，不十分で頻繁に変更される養育）により，子どもは見慣れない大人にためらいなく近づき交流する．そのような子どもに恥じらいはなく，見知らぬ大人から躊躇なく去って行く．よく知っている養育者のもとにとどまろうとせず，次第に過度に馴れ馴れしくなっていく．文化的，社会的規範を逸脱している．

注意事項

D を見逃すな！

原因としてトラウマとなるような養育が行動異常をきたすと推測される．

- **D**emographics（患者層）：5 歳以下で生じる，少なくとも発達年齢として 9 か月以上
- **D**ifferential diagnosis（鑑別診断）：自閉スペクトラム症，知的能力障害，ADHD

コードするときの注

▶**該当すれば特定せよ**

持続性 Persistent：その障害は 1 年以上存在している

重度 Severe：すべての症状が高い水準で現れているとき

■ F43.8 [309.89] 他の特定される心的外傷およびストレス因関連障害 Other Specified Trauma- and Stressor-Related Disorder

このカテゴリーは心的外傷およびストレス因関連障害で出現する特徴的な症状が，すでに先に挙げたどの疾患にもあてはまらない場合に診断する．DSM-5 では適応障害のような 2 例を含むいくつかの例が示されている（ひとつは発症が遅いもの，もうひとつは適応障害と比較して遷延しているものである）．その他のものを以下に示す．

持続性複雑死別障害 persistent complex bereavement disorder：少なくとも 1 年間，親しい人が亡くなった際に深い悲しみに浸る．故人について考えることに没頭し，死についての出来事を反芻する．多くの症状が患者の自己同一性の喪失，反応性の抑うつ症状をきたす．診断基準，考察に関しては DSM-5 のⅢ章，p.789（日本語版 p.781）に記載されている．

他の文化症候群 various cultural syndromes：DSM-5 の付録，p.833（日本語版 p.827）を参照せよ．

■ F43.9［309.9］特定不能の心的外傷およびストレス因関連障害 Unspecified Trauma- and Stressor-Related Disorder

このカテゴリーは心的外傷およびストレス因関連障害で出現する特徴的な症状がすでに先に挙げたどの疾患にもあてはまらない場合，また臨床家がどの特定の心的外傷およびストレス因関連障害の基準も満たさないとする理由を特定しないことを選択する場合に診断する．

第7章

解離症群/解離性障害群

Dissociative Disorders

解離症群クイックガイド

この章では主として解離症の症状について論じるが，いくつかの状態（特に記憶の喪失や減退）については他で分類する．各項目について，記載した頁で，詳しく解説した．

解離症群の基本

解離性健忘：個人史などの重要な情報を思い出せないもの．健忘はストレスと関連することが多い（p.229）．

解離性同一症：1人以上の交代人格が，代わるがわる患者のふるまいをコントロールするもの（p.234）．

離人感・現実感消失症：自身のふるまいを外部から観察しているかのような離脱のエピソードがあるもの．この状態では実際の記憶の喪失は伴わない（p.226）．

他の特定される，または特定不能の解離症：上記の症状を示唆しながら，いずれの診断基準も満たさないものは，この2つのうちいずれかのカテゴリーに分類される（p.237）．

著しい記憶喪失を示すその他の原因

その他の精神障害にすでに罹患している患者が解離症状を示した場合，通常，解離症の診断は付与されない．

パニック発作：急性のパニック発作の一部として離人感や現実感消失を経験する患者がいる（p.163）．

心的外傷後ストレス障害：重篤な外傷の1か月から数か月後に，個人史の重要な側面について患者は記憶を喪失することがある（p.208）．

急性ストレス障害：重篤な外傷の直後，個人史の重要な側面の記憶を喪失することがある（p.213）．

身体症状症：既存の疾患メカニズムでは説明できない身体症状の既往がある患者もまた，個人史の重要な側面を忘れてしまう可能性がある（p.241）．

ノンレム睡眠からの覚醒障害，睡眠時遊行症型：目的指向性のふるまいを忘れてしまう点において，睡眠時遊行症は解離症に類似する．しかし，他の睡眠障害と一緒にしておくために，他の箇所に分類する（p.322）．

境界性パーソナリティ障害：重大なストレス下で，離人感などの解離を経験することがある（p.535）．

詐病：記憶喪失を意識的に装う患者が存在する．罰を逃れる，金銭や薬物を手に入れるなどの具体的な利益を得ることが目的である（p.593）．

はじめに

解離は正常な心理プロセスの一群が残りの部分から引き離されることによって生じる．個人の考えや感情，行為が，本質的に意識やその支配から引き離されてしまう．たとえば，健康な大学生が2週間前からの出来事を何も思い出せない，などである．

他の精神症状と同様に，障害とまではいえなくても解離を示すことはある．軽いものであれば完全に正常である（たとえば，退屈な授業の最中，返事を求められているのに気づかず，週末の予定を夢想していた，なんてことはないだろうか）．また，解離現象と催眠には近しい関係がある．実際，いくつかの調査において対象者の半数以上は解離を経験している．

障害といえるまでの重度な解離エピソードにはいくつかの共通する特徴がある．

- 通常，症状は突然出現し，突然終わる．
- 個人にとって必要な情報の混乱として知覚される．それらは何かが加えられるという意味で**ポジティブ**であることもあるし（たとえばフラッシュバックなど），**ネガティブ**であることもある（記憶のない一定の期間など）．
- 医師のなかにはその病因を否定する者もいるが，多くのエピソードは心理的葛藤により生じるようだ．
- 一般的にはまれであると認識されているが，症例は増えている可能性がある．
- （離人感・現実感消失症を除く）ほとんどが，重度の記憶の障害を伴う．
- 機能障害や主観的な苦悩は解離性健忘と離人感・現実感消失症においてのみ必須である．

変換症状（身体症状症における典型）と解離は同様の心的メカニズムをもつ傾向にある．解離の患者を見たときには，変換症などにも該当しないか考慮する必要がある．

F48.1 ［300.6］ 離人感・現実感消失症/離人感・現実感消失障害 Depersonalization/Derealization Disorder

離人感 depersonalization は自分自身から切り離され，引き離された感覚と定義できるかもしれない．この感覚は自身の心理プロセスや行為を眺めているように経験されるかもしれないし，夢を見ているように感じる患者もいる．患者が離人感に繰り返し苦しんでおり，その症状をよりよく説明するような他の障害がみられないとき，離人感・現実感消失症/離人感・現実感消失障害 depersonalization/derealization disorder（DDD）の診断をつけることができる．

DSM-5 には，この診断に至る異なる道筋が示されている．周囲の世界が非現実的で奇妙に感じるという，**現実感消失** derealization の経験を通した道筋である．患者は物体の形や大きさが変化したと感じるかもしれないし，他の人間がロボットのようだとか，死んでいるとすら感じるかもしれない．しかし，これらは知覚の変化でしかなく，世界自体は不変だとの病識は，患者のなかで常に保たれている．

およそ半数の成人が，これらのエピソードを少なくとも一度は経験しているため，診断には慎重でなければならない．症状は持続的で反復的でなければならないし，機能障害を引き起こしており，重大な苦悩を伴っていなければならない（「あれは変だったな」といった単なる困惑を超えたものでなければならない）．実際，離人感や現実感消失は，診断としてというより症状として遭遇することのほうがはるかに多い．たとえば，現実感消失や離人感は，パニック発作の症状のひとつでもある（p.163）．

DDD のエピソードはストレスによって引き起こされることが多く，突然始まり突然終わることがある．この障害は，通常 10 代や 20 代早期に始まり，慢性化する．十分に研究されてはいないが，罹患率はおよそ 1～2％で男女比はほぼ同等である．

離人感・現実感消失症のポイント

患者は離人感や現実感消失を経験するが，現実認識そのものは，終始完全に保たれる（定義はp.226 を参照）．

注意事項

D を見逃すな！

- **D**istress or **D**isability（苦痛と障害）：職業的/学業的，社会的，または個人的な機能を損なう
- **D**ifferential diagnosis（鑑別診断）：物質使用障害群，身体疾患，気分障害群，不安症群，精神病性障害群，心的外傷およびストレス因関連障害群，他の解離症

●フランシーヌ・パーフィット

「心を失くしたみたい」フランシーヌ・パーフィットはまだ 20 歳だったが，すでにおよそ 2 年間，銀行窓口で働いていた．何度か昇進もして，良心的で，魅力的で，信頼に足る自分はこの仕事に向いていると感じていた．健康でもあったが，彼女が呼ぶところの「身体から離れちゃうような感じ」という症状に日に日に悩まされるようになっていた．

「デスクの後ろに立っていて，突然数 m 離れたところに立っているようにも感じるの．お客と話しているときも自分の肩越しから覗いているみたい．まるで別人みたいに，自分の行動を頭のなかで批評しているの．たとえば……さて，資金移転の承認を得るために，マネージャーを呼ぶのね，といったみたいに．数日前の夜にテレビで同じようなことが放映されていて，その人はショック療法を受けていたの．だから病院に来たの．そのとき，本当にひどくて何かがおかしいんじゃないかと不安になったの」．

フランシーヌは意識消失やけいれん，頭部外傷，重度の頭痛，めまいなどの既往は否定した．高校時代に 1 回や 2 回，大麻を使用したことがあるが，それ以外の薬物やアルコールの使用歴はなかった．身体的にも優れて健康で，病院にかかったのは予防注射，子宮頸

部の検診，2年前の就労前健康診断のときだけであった．

症状は突然，前触れもなく始まった．まず初めに強い不安感に襲われ，それから少し頭が浮遊しては沈むような感じで，制御不能になったように感じた．時々，頭頂部が温かくなるような感覚もあった．それは半熟卵を頭で割って，その黄身が髪の間をしたたるような感じだった．症状はほとんど数分も続かなかったが，今では1週間に数回と，頻繁になっていった．職場で症状が出れば，それらが過ぎるまで休憩をとった．しかし何回か，車の運転中にも症状が出たことがあり，車を制御できなくなるのではないかと彼女は心配した．

フランシーヌは一度も幻聴や他の幻覚を経験したことはなかった．誰かに噂されたり，狙われていたりするように感じることはなかった．自殺願望ももったことはなかったし，ひどい抑うつにも悩まされたことはなかった．

「ただ怖いのよ．なんだか死んだみたいに感じるのは薄気味悪いわよね」と彼女は話を結んだ．

●フランシーヌ・パーフィットを診断せよ

自分自身を外部から観察する者になるという感覚は非常に落ち着かないものだろうが，患者ではない健常者でも，一度や二度くらいは経験しているものと思われる．

フランシーヌの症例は，離人感が十分に繰り返されていること（診断基準 A1）と，かなりの苦痛だと感じられるほど強烈である点において際立っている――これではいずれにしても，何らかの評価が必要だろう（基準 C）（彼女の症例が少し非典型的なのは，他の多くの人の場合とは異なり，エピソードがストレス因によって引き起こされているわけではなさそうなところだ）．自分自身の経験を「自分ではない」とは言わず，「まるで自分ではないよう」と表現したことに注目してほしい．このことは現実との接触が維持されていることを示唆している（基準 B）．

フランシーヌの体験や感情は，**パニック症**の症状であったという点以外はショーティ・ラインボールドのものと酷似していた（p.164）．他にもさまざまな状況において離人感は症状となりうる．**心的外傷後ストレス障害**，**不安症**，**認知機能障害**，**気分障害**，**パーソナリティ障害**，**物質関連障害**，**統合失調症**，**てんかん**である（基準 D，E）．しかし，フランシーヌにはパニック発作の訴えはなかったし，離人感を説明しうる他の疾患の症状は認められなかった．

DSM-5 における新しい診断基準であることに注目し，もしも現実感消失だけを症状として経験していたとすれば，フランシーヌは以下の診断となる．GAF スコアは 70 で，診断は次のようになる．

F48.1 [300.6] 離人感・現実感消失症/離人感・現実感消失障害 Depersonalization/derealization disorder

---

DSM-5 では触れられていないが，特に若年女性において，**恐怖不安性離人症** phobic anxiety depersonalization syndrome と呼ばれるような症状の集合がみられること

がある．このような患者は抑うつに加えて，恐怖症や不安，そして離人感を示す．この状態はうつ病，非定型の一型といえるかもしれない．

■ F44.0［300.12］解離性健忘 Dissociative Amnesia

解離性健忘 dissociative amnesia（DA）には２つの主たる症状がある．①重要な何かを忘れてしまっていること，②他の障害が除外されていることである．もちろん，中心となる特徴は，重要な出来事を思い出せないことである．100 年以上も前に，Pierre Janet らが，健忘のパターンをいくつか挙げている．

限局性（もしくは状況的） localized（or circumscribed）：戦時中の戦闘や自然災害など，ある特定の時間内に起こった苦痛を伴う出来事を何も思い出せない．

選択的 selective：あるまとまった期間，たとえば子どもの誕生などが忘れ去られている．このタイプはあまりみられない．

次の３タイプはさらにまれで，最終的に解離性同一症と診断されるかもしれない．

全般性 generalized：人生において経験したことすべてが忘れ去られている．

持続性 continuous：ある特定の時間から現在までの出来事が想起できない．これは現在非常にまれである．

系統的 systematized：家族や仕事に関する情報，といったある特定の情報が忘れられている．

DA は一般的に，身体的外傷，不倫への罪悪感，配偶者に捨てられることや内的な性的葛藤などに引き続いて突然起こる．目的もなく家の周りを徘徊することもある．持続期間は数分から数年までとさまざまである．このような健忘の後，記憶は通常，突然に完全回復する．人によっては，１回だけでなく反復的に出現するかもしれない．

DA の研究はいまだ不十分であり，人口統計パターンや家族内発症などについてはほとんど知られていない．成人早期に始まり，若年女性の報告が多い．最近の調査では，いくらか高いかもしれないが，一般人口の 1%かそれよりも少ないという．DA 患者の多くは子ども時代に性的外傷を受けたと報告するが，実際の虐待の記憶については思い出せないことがほとんどである．

• 解離性とん走 Dissociative Fugue

解離性とん走は DA の一型として知られ，この患者は突然家から旅に出てしまう．夫婦間の争いや自然もしくは人為的な災害などの重度のストレスに引き続いて起こることが一般的で，見当識を失って困惑する．患者は新しい人格と名前をもち，仕事までしているかもしれない．しかし，ほとんどは短い旅のエピソードであり，数時間か数日にとどまる．ときには，突然，暴力行為に及ぶこともある．突然に回復し，その間の記憶は残っていないことが多い．

解離性とん走は非常に興味深く，まれな疾患であり，小説や映画の題材にされるが，最近の研究ではほとんど取り扱われていない．たとえば，性差や家族歴などについてほとんど知られていない．よって，解離性とん走はDSM-IVでは独立した診断であったが，DSM-5では解離性健忘のサブタイプとへとその地位は失墜してしまっている．また，DSM-5ではとん走状態は解離性同一症において最もよくみられると記載されている．

解離性健忘のポイント

通常の物忘れでは説明できないほど，重要な個人情報の想起ができない（多くは苦難に満ちた外傷的な個人情報である）．

注意事項

Dを見逃すな！

- **D**istress or **D**isability（苦痛と障害）：職業的/学業的，社会的，または個人的な機能を損なう
- **D**ifferential diagnosis（鑑別診断）：物質使用障害群，身体疾患，認知障害，心的外傷およびストレス因関連障害群，解離性同一症，身体症状症，一般的な物忘れ

コードするときの注

▶該当すれば特定せよ

F44.1［300.13］解離性とん走を伴う With dissociative fugue

●ホリー・カーン

精神科医は以下の問題を病院の医療倫理担当者に報告した．

ある38歳の独身女性は，クリニックを何度か訪れていた．抑うつ気分や不安を口にしていたが，比較的軽いものであった．これらの症状は，彼女が38歳で独身であり，「生殖可能年齢が刻々と過ぎ去ろうとしている」ことに集約されているようであった．睡眠や食欲，体重の増減などの問題もなかったし，自殺についてなど考えたこともなかった．

ホリー・カーンは何か月もの間，交際相手との子どもを得ようとし，故意に妊娠しようとしていた．このことを知った交際相手は彼女との連絡を断ち切った．その翌週，彼女は流産した．彼女には学用品販売店での退屈で収入の低い販売員としての仕事しかなかったため，「人生の目的を見つける」手助けとするべく，クリニックへ通うのだと言っていたという．

米国中西部の家庭に長女として生まれたホリーは，その青春の多くの時間を兄弟の世話に費やした．20代半ばの2年間，短大に通ったものの，他人に自慢できる学位もキャリアも得ることはできなかった．過去10年間，三人の異なる男性と同棲し，最後に付き合っていた交際相手との関係は，それまでで最も長く続いていたし，安定したものでもあった．薬物乱用や，アルコール症の既往はなく，身体的にも健康であった．

担当医は彼女について，もはや若くない（もしかしたら若々しかったことなどないかもしれない），顎が目立ちくたびれた髪型のがっしりした女性だった，と口頭で簡潔に述べた．「実際そんな感じに見えたんだ」と彼は話した．彼は女性の似顔絵も作成した．不明瞭ではっきりしなかったが，特徴はよく捉えていた．医療倫理担当者はそれを見て，その当時に広く普及していたビラを思い出した．ビラに描かれた似顔絵の下に書かれていた文章はこうだ――「誘拐の疑いでFBI捜索中」．

当時，生後１日の新生児が地元病院の産科病棟から誘拐されていた．母親は初産婦で，20歳になったばかりだったが，手術着を着た女性に女児を手渡したという．その女性は自らを看護監督者と名乗り，赤ん坊を自宅に返す前に体重測定と検査が必要であると言った．それっきり，その赤ん坊とその女性を見た者はいなかった．似顔絵は，その取り乱した母親の詳述から警察の美術担当者によって描かれたものであった．報奨金は赤ん坊の祖父母から提供されていた．

「最後の診察の前に，彼女自身の人生を取り戻せるような方法を話し合ったんだ．彼女はかなり自信を取り戻して，抑うつも軽減したようだったけど，次の週に遅刻してきたときには，茫としている様子だった．数日間何をしていたか，全く覚えていないと言っていたよ．私は頭でも打ったりしなかったか，または何か病気にかかっていたのではないかと尋ねたんだけど彼女はすべて否定した．私は記憶を呼び起こせるように，揺さぶりをかけて過去を突き詰めようとしたんだけど，彼女は動揺して診察室から飛び出していってしまったんだ．彼女は次の週にまた来ると言っていたけど，それ以来，彼女を見ることはなかったんだ．昨日ようやく気づいたんだ，彼女が似顔絵の女性に似ているって」．

その精神科医はそのビラをじっと見つめたまましばらく座っていた．そして，「どうしようか．このひどい事件を起こした人物は知っているけど，その人と私は，医師–患者関係にある．倫理的には，どうするのが正しいんだろうか」と言った．

●ホリー・カーンを診断せよ

ホリーが実際に赤ん坊を誘拐したのかはここでは問題ではない．問題なのは健忘であり，それが彼女の最近の問題を促進した原因の最たるものだ（診断基準Ａ）．子どもをもちたいという願望のために，ストレスを感じていたし，このことが健忘を引き起こす刺激になったのかもしれない．このエピソードは，記憶を呼び起こそうとした医師から逃げ出そうとするほどに，明らかにストレスフルなものだった（基準Ｂ）．

この短い症例のなかの情報だけでは，健忘の他の原因（多くは生物学的な）は見当たらない（基準Ｄ）．特に，**認知障害を引き起こす可能性があるような頭部外傷**はないし，**物質誘発性認知症**，**持続性**もホリーの病歴からは除外できるだろう（基準Ｃ）．彼女の体は健康であったし，異常な身体運動も認められず，**てんかん**の可能性も低い．流産の既往はあるが，**流産後の精神病**としては時間が経ちすぎているため否定的である．健忘症を示す患者は緘黙を呈することもあり，**緊張病を示す他の疾患**であると誤診されることがある．そして最後に，彼女の記憶の喪失はわれわれ人間がいつも経験するような**通常の忘れっぽさ**からは，著しさや重大性という点で，かけ離れていることに注目しよう．

急性ストレス障害を示唆するような，最近の重大な心的外傷の既往はない．もし**詐病**であったとしても，明らかな動機がない（もしも刑罰を逃れたいのであれば，ただ医療機関から離れているだけでよかったはずである）．明らかに通常の**白昼夢**の症例とも違う．ホリーの自我同一性はしっかりしていたし，旅に出るようなこともなかったため，**解離性とん走**のサブタイプの診断にもあてはまらない．われわれは直接面談をし，十分な二次的情報を得ていない患者について診断を下さないよう注意が必要であるが，その後の調査で情報が得られれば，診断は以下のようになり，GAF スコアは 31 をつけるだろう．

F44.0［300.12］ 解離性健忘 Dissociative amnesia

●ジョン・ドウ

最初にホームレスの避難所に入ってきたとき，その男性は名前を示すようなものも，名前すらも持ち合わせていなかった．彼は病院の救急外来から紹介されてきたが，当番医に話したところによれば，救急外来で寝泊りしたかっただけだったという．彼が知る限り，身体的には健康であった．問題は夜明け頃に公園のベンチの上で目を覚ましたときより前のことは何も覚えていなかったことであった．後に医者が書類に記入した際には，患者の名前は「ジョン・ドウ（名なしの権兵衛）」と記載されていた．

たった 8 時間の記憶しかなかった他は，ドウの精神状態に関する検査は驚くほど正常であった．彼は 40 代前半に見え，スラックスにピンクのシャツ，そして皮の肘あてのついた品のよいコーデュロイのスポーツジャケットというカジュアルな格好をしていた．会話は明瞭で筋が通っていた．記憶の欠如に明らかに戸惑ってはいたが，快活に話した．「私の知る限り，幻覚や妄想はないと思います．でも，昨日自分がどんな狂った考えをしていたのか，責任はもてませんね」と論理的に指摘したうえで，幻覚や妄想を否定した．

ジョン・ドウは理知的に見えたし，情報量は豊富であった．最近の歴代大統領 5 人を列挙できたし，国内外の出来事につき論じることもできた．8 桁の数字の復唱と 6 桁の数字の逆唱もできた．MMSE は 30 点満点中 29 点で，避難所のある州を誤答したのみだった．結婚しているはずだと推測されたが（実際彼は指輪をしていた），30 分ほど話しても，家族，職業，住所，個人情報に関することは何も思い出せなかった．

「スポーツジャケットの中を見させてください」と医師は言った．

ジョン・ドウは困惑した様子であったが，ジャケットのボタンをはずして服を開いた．タグには 800 km ほど離れたオハイオ州のシンシナティにある紳士洋服店の名前があった．

「そこを調べてみよう」と医師は言った．何度か電話でのやりとりがあり，シンシナティ警察署にて身元が特定され，彼は弁護士で，2 日前に妻から行方不明になっていると報告されていたことがわかった．

翌朝，ジョン・ドウはバスで家へ向かっていた．その時点では，医師は数日後に聴取することになる残りのストーリーを知らなかった．ジョン・ドウは 43 歳で，遺言検認の専門家だったが，クライアントの銀行口座を自分のものにしたとして告訴されていた．彼は無実を主張し弁護士を雇ったが，オハイオ州法曹協会は対決の構えであった．帳簿を正し，法律上の実績を保ち，法廷で自分を守り，彼自身の州法と対立するという重圧はすさまじいものであった．失踪する 2 日前に彼は妻に向かってこう言った．「これ以上このことに関わったら，おかしくなってしまうかもしれない」.

●ジョン・ドウを診断せよ

ジョン・ドウは自分自身の重要な伝記的情報を思い出せない典型的な状態だった――実のところすべてを思い出せないのであった（診断基準 A）．そして診断の必要事項として，彼は当然のごとく，このことで苦悩していた（基準 B）．

評価の時点でも，その後のフォローアップ時にも，他に代わりうる診断の根拠は見当たらなかった（基準 D）．繰り返される人格交代は認められず，**解離性同一症**は除外されるだろう（この２つの疾患は同時に併記できない）．明らかな健忘以外に，**認知障害**とする根拠も認められない．43 歳の時点で**側頭葉てんかん**の発症は否定的だが，完全な評価のためには神経学的な検査が必要だろう．もちろん健忘のエピソードのある患者は皆，**物質関連障害**の鑑別を行わなければならない（特にアルコールは重要である，基準 C）．

詐病にみられるように，故意に健忘を模倣されてしまうと，解離性とん走を示す DA 患者の健忘との鑑別は容易ではない．ジョン・ドウは法律上の問題を抱えていたが，それは詐病では解消されることではなかっただろう（もしも詐病を疑うのであれば，親戚や友人などからそのような既往があるか，もしくは**反社会性パーソナリティ障害**の既往があるか確認するとよいだろう）．永続的な複数の症状の既往がある場合は**身体症状症**を疑うべきであろう．ジョンは，徘徊やその他の奇妙な行動を示しうる**躁病エピソード**や**統合失調症**といった疾患の横断的特徴を呈してはいない．

てんかんはいつでも解離症群の鑑別診断に挙げられる．しかし，てんかんと解離は実際のところ，脳波を利用せずとも鑑別は可能である．てんかんのエピソードは，通常数分と続かず，言動の異常は反復性で非合目的的だ．一方，解離性の行動は数日もしくはそれ以上続き，目的指向性の複雑な言動がみられる．

ジョン・ドウのケースはあまり典型的とはいえないが（新たな人格を装わず，新たな人生を取り入れてもいない点で），彼は家から遠く離れて旅をし，避難する場所を求めて合目的的に動いていた．このことは彼の診断の決め手になる．診断としては，GAF スコアは 55 をつけ，以下となる．

F44.1［300.13］　解離性健忘，解離性とん走を伴う　Dissociative amnesia, with dissociative fugue
Z65.3［V62.5］　州法曹協会による調査　Investigation by state bar association

---

とん走のサブタイプは単なる典型的な解離性健忘とは別コードであることに注意すべきだ．このことは ICD-10，ICD-9 においてとん走状態は解離性健忘とは別に診断されていることを反映した結果である．コード番号が変わっても間違いではない．

■F44.81 [300.14] 解離性同一症/解離性同一性障害 Dissociative Identity Disorder

複数の人格をもつ障害であるということで有名になった解離性同一症/解離性同一性障害 dissociative identity disorder（DID）においては，少なくとも2つの異なった人格がなければならない．最大で200もあるという人格は，それぞれ固有の名前をもつことがある．元の人格の性別と違うこともあるし，ただ「労働者」というように，象徴的なものかもしれない．年齢や形式は実にさまざまである．患者が普段は恥ずかしがりで，おとなしい人物であっても，別の人格は外交的で，乱暴でさえあるかもしれない．一度に外界に現れてくる人格は1人だが，それぞれの人格はある程度，お互い気づき合っているかもしれない．別の人格への交替は多くは突然であり，ストレスに起因することが多い．他の人格がコントロールしている間は，時間的記憶がなく，そのことに気づく患者は多い．しかし，患者によっては，仲のよい友人に指摘されるまで，時間によって人格交代が起こるという奇妙な状態に気づいていない場合もある．

診断上特に注目すべきことは，病理学的**憑依** possessionであり，これにはDIDに類似した特徴がある．憑依は，患者の機能が他の精神や外的な何か，に奪われてしまった状態ということで特徴づけられる．このような状態が，広く認知され受け入れられている宗教的な実践の一部であれば，DIDの診断は通常下すことはできない．しかし憑依が繰り返され，患者が苦痛を感じており，その他のDSM-5診断基準も満たしているならば，診断は適切であろう．もちろん，想像上の遊び相手をもつことが多い子どもにはDIDの診断はできない．

DIDの罹患率は最大で一般人口の1%といわれ，ヨーロッパよりも北アメリカで診断されることがずっと多い．この事実は長い間，論争の的にされてきた．ヨーロッパの医師たちは，元来，この障害はまれで，新大陸の医師たちは，解離患者に注意を向けすぎたことがこの疾患の症例を増やす原因になったと主張している．現時点でも論争は続いているのである．

この魅惑的すぎる疾患は，その時点では気づかれることは少ないが，子ども時代に発症することが多い．ほとんどが女児であり，そのうちの多くは性的虐待を受けている．DIDは慢性の経過を辿ることが多い．家族性に認められることもあるが，遺伝性であるかは不明である．

解離性同一症のポイント

少なくとも2つ以上の，他とはっきり区別される人格をもち，それぞれが独自の感情や知覚，記憶や考え方，行動の仕方などの特性をもつ．

結果，通常の物忘れでは説明できない個人的な情報に関する記憶の断絶が生じる．

注意事項

Dを見逃すな！

- **D**istress or **D**isability（苦痛と障害）：職業的/学業的，社会的，または個人的な機能を損なう
- **D**ifferential diagnosis（鑑別診断）：物質使用障害群，身体疾患，気分障害，不安症，精神病性障害，心的外傷およびストレス因関連障害群，他の解離症，非西洋文化圏で認められている宗教的な憑依状態，小児期の想像上の友達/空想上の遊び

●エフィー・ジェンス

エフィーはメンタルクリニックでの初診で泣きながら，記憶力が低下している，と訴えた．26歳にして――アルツハイマー病にしては若すぎる――彼女は老いぼれてしまったと感じる時もあった．何か月かのうちで，二，三日続くこともある「記憶の穴」があることに気づいていた．彼女の記憶は，ムラがある，というだけではなく，その間の活動すべてがすっぽり抜け落ちていたので，麻酔にでもかかっているようなものだった．しかし，冷蔵庫から食料が消えていたり，最近に届いた手紙の封が開けられたりしていることから，その間自分は覚醒して，活動しているに違いないと思うようになった．

彼女は，最近離婚してその財産処理の片をつけている段階にあり，小さなアパートで独り暮らしをしていた．家族は遠くの州に住んでいた．読書をしたり，TVを見たりして，余暇を静かに楽しんでいた．彼女は内気で人付き合いが苦手であり，記憶喪失について説明するのを手助けしてくれるほど，頻回に会う人はいなかった．

さらに言えば，エフィーは幼少期の記憶が曖昧なことがあった．彼女は地方巡回の伝道師の家の子で，三人姉妹の次女だった．幼少期の記憶は，労働キャンプ，安宿の一室や熱狂的な説教などがごたまぜになったものであった．13歳になるまで，15もの学校を転々とした．

面接も進んでくると，彼女は13歳の頃の記憶が全くないという事実を明かした．父親の説教はまずまず成功をおさめており，南オレゴンの小さな町でしばらくの間暮らしていた．同じ学校で１年間を修了することができた唯一のときでもあった．しかし，その間にいったい何があったのだろうか．彼女は何も思い出すことができなかったのである．

次の週にもエフィーはやってきたが，様子がおかしかった．いきなり，「リズと呼んで」と言いつつショルダーバッグを下ろし，椅子にもたれかかった．促しもしないのに，彼女は3日間の間に起こったことを詳細かつドラマティックに，長時間語った．彼女はスーパーで会った男性とディナーをし，ダンスに出かけ，その後数軒のバーをはしごしたと言った．「でもジンジャーエールしか飲まなかったの」と，にこりとしながら足を組んで彼女は言った．「私って全く飲まないの．美容によくないでしょ」．

「先週のことで何か思い出せないことはある？」「いいえ，思い出せないのは彼女のほうよ」．「彼女」とはエフィー・ジェンスであり，リズがはっきりと自分とは違うと認識していた人物であった．リズは幸せで，あっけらかんとしていて，社交的であったが，エフィーは内向的で孤独を好んだ．「彼女って本当の人間じゃないとまでは言わないけど，」リズは

言った.「あなたも会ったことあるでしょ．彼女って小さなネズミみたいなやつだと思わない？」

何年もの間, リズはエフィーと「リビングルームを共有」してきたが, リズが実際に「出てきた」のはエフィーの離婚のときからであった．始めは一, 二時間の間だけで, エフィーが疲れていたり，落ち込んでいたり，休憩が必要なときだけだった．最近になってリズはますます長い時間を占有するようになり，それが3日にも及んでいた.

「あの子を怖がらせるといけないから気をつけているんだけどね」リズは心配した様子で言った.「これからは私がずっと実権を握ってあげようかと思い始めたの．私のほうがよい仕事をするし，確実によい社会生活が送れるから」.

エフィーが治療を求めた空白の時間の活動を詳しく語ることができる以外にも，リズはエフィーの意識的な活動のすべてを観察して，それについて語ることができた．13歳のころの「失われた」年のことも知っていた.

「あれはお父さんだった」渋面を作って，彼女は言った.「あいつは，これは受胎告知の再演で，宗教的な実践の一部だと言ってたわ．でもそんなんじゃなかった，ただ欲情した男が自分の娘を凌辱しただけよ，最悪だわ．エフィーは母親に言ったんだけど，最初，母親は信じようとしなかった．そして最終的にそうだとわかったとき，母親はエフィーに誰にも言わないように約束させたのよ．もし言ったら家族が崩壊するって．それ以来このことを知っているのは私と母親だけだったのよ．彼女は今，確実にやばいわ．私もおかしくなりそうよ」.

●エフィー・ジェンスを診断せよ

エフィーの2つの人格はDIDに典型的である（診断基準A)．静かで控えめな，ほとんどネズミのような人格と，独断的ともいえる性格の2つである（エフィーの場合は2つ以上の人格があることが基準である，という点では典型的でない)．エフィーはリズが実権を握っている間の記憶をもたず，それらのエピソードを物忘れとして認識している．想起の困難さは，通常の物忘れと比較してはるかに広範囲にわたる（基準B)．このことでエフィーは苦痛を感じ，クリニックに通うまでに至っている（基準C).

このケースでは他にも健忘を引き起こす疾患を考慮すべきだろう．もちろん，可能性のある**医学的疾患**は除外されなければならないが，エフィーとリズには**けいれん性の疾患**や**物質使用**のいずれを示唆する病歴も認められない（ここでは，アルコール性の意識消失や部分発作を考慮している)．エフィー（リズ）の場合，健忘は重大な問題となっているが，「**主要**」な問題ではない．それは，より再発が少なく，複数の明らかな別人格の関与をもたない**解離性健忘**のケースとは異なる点だ．健忘を説明するようなトランスや儀式などを行う文化的もしくは宗教的な団体に所属していたという事実がないことにも注意しなければならない（基準D).

統合失調症は，しばしばDIDと混同される．大体がずぶの素人で,「精神分裂」（多くの人はこれを統合失調症の特徴だと考えている）と，DIDの以前の名称である多重人格障害を一緒くたにしているのだ．DIDでも奇妙な行動がみられることはあるが，人格のいずれも精神病的ではない．他の解離症群と同様，**詐病**との鑑別は容易ではない．これには物質的な利得に関する第三者からの情報がもっとも有用である．エフィーの病歴は，これらの疾患に典型的ではない．

DID 患者で**境界性パーソナリティ障害**を併発することがある．代わるがわる交替する人格を BPD 特有の気分易変や行動の不安定さによるものと誤って判断して，DID が見逃されてしまうことは危険である．**物質関連障害**も DID に併発することがあるが，エフィーもリズもアルコールは飲用しない（基準 E）．GAF スコアは 55 で，診断は次のようになる．

F44.81［300.14］　解離性同一症/解離性同一性障害　Dissociative identity disorder
Z63.5［V61.03］　離婚　Divorce

■F44.89［V300.15］他の特定される解離症/他の特定される解離性障害 Other Specified Dissociative Disorder

このカテゴリーは通常の人がもつ人格，記憶や意識の統合的な機能の変化を示すが，以上に示したような特定の解離症の診断基準を満たさないものである．いくつか例を挙げよう．特定の状態は，特定の診断がついてから付記されるべきだ．

長期および集中的な威圧的説得による同一性の混乱 identity disturbance due to prolonged and intense coercive persuasion：洗脳もしくは教義の叩き込みによって，解離性の状態に陥ることがある．

ストレスの強い出来事に対する急性解離反応 acute dissociative reactions to stressful events：混在性の解離症状（離人感，現実感消失，健忘，意識の混乱，昏睡）を示すことが特徴で，持続期間は，典型的には 1 か月未満，DSM-5 ではほとんど数時間しか続かないとされている．

解離性トランス dissociative trance：今，ここ，への集中ができず，自動的な行動に至る（文化的に受け入れられている宗教的な儀式でみられる場合は，解離性トランスにあてはまらない）．

■F44.9［V300.15］特定不能の解離症/特定不能の解離性障害 Unspecified Dissociative Disorder

この診断は，解離性の症状を示す証拠はあるが，すでに述べてきた診断のどれにもあてはまらず，それらの診断を満たさないとする理由を特定しない患者の分類に役立つ．

第8章

身体症状症および関連症群

Somatic Symptom and Related Disorders

身体症状症および関連症群クイックガイド

医師の診察を受ける，その主な理由が身体症状である場合，よく以下に挙げた疾患（またはカテゴリー）が挙げられる．これまでどおり，詳細は各項目の後に記載した頁で，詳しく解説した．

身体症状症の基本

身体症状症：かつて身体化障害と呼ばれてきた疾患であり，説明不能な身体症状が慢性的に続く状態として特徴づけられる．この疾患はもっぱら女性に多くみられる（p.241）．

身体症状症，疼痛が主症状のもの：明らかな身体的または生理学的な背景を欠くか，患者の実際の状態に比して過剰であることから，身体的原因に疑問のある疼痛（p.246）．

変換症/転換性障害（機能性神経症状症）：身体的原因が見つからず，他の疾患に合致しない症状を訴えるもの（p.251）．

病気不安症：身体症状からしてほとんど原因は見当たらず，身体的に健康なはずの人が，癌や心臓病などの生命に危険が及びうる深刻な病気ではないかと不安を抱く障害であり，かつて心気症と呼ばれていた（p.248）．

他の医学的疾患に影響する心理的要因：患者の精神的および感情的な要因が，医学的疾患の経過や治療に影響を与えているもの（p.255）．

自らに負わせる作為症：医療従事者からの注目を集めるために，意図的に症状を捏造して病人を演じるもの（ひょっとすると病院で注目を得ることを楽しんでいるのかも）（p.257）．

他者に負わせる作為症：他者（たいていの場合に子ども）に疾患があると周囲に示すもの（ひょっとすると注目を集めることが目的かも）（p.258）．

他の特定される，または特定不能の身体症状症および関連症：他の障害の基準に該当しない身体症状がある患者に対応するための分類（pp.263～264）．

身体症状の訴えに関連する他の原因

現実に存在している身体疾患：身体疾患である可能性が除外されて初めて，身体症状の原因に心理的要因があるとみなされる．

気分障害：一部のうつ病（p.112），双極Ⅰ型障害，最も新しいエピソードがうつ病（p.119）患者の特徴として，明らかな身体的原因の所見がない疼痛がある．このような疾患は治療可能で時に生命を脅かすことがあるため，気分障害の可能性は早期に調べておくべきである．

物質使用：物質を使用している患者は疼痛や他の身体症状を訴えることがある．それは，物質の中毒（p.401）または離脱（p.393）の影響によることもある．

適応障害：生活のなかでの環境への反応として疼痛やその他の身体症状を訴えることがある（p.217）．

詐病：この場合，患者自身はその身体（または精神）症状が捏造であることをわかったうえで身体症状を訴えている．その目的は，罰や仕事を逃れるため，あるいは金銭や薬物を得るためなど，物質的な利益を得ることである（p.593）．

はじめに

何世紀も前から，臨床家は，身体症状や健康に対する心配が感情に端を発していることに気づいていた．DSM-Ⅲやその一連の書籍は，感情が起因するいくつかの障害を，身体的な診断の代わりとして身体症状症という一つのカテゴリーに分類している．これらの障害は身体的な（身体の）疾患として表出される点で共通しており，今ではひとまとめにして身体症状症および関連症群と呼ばれている．この本のなかで説明されている他の多くの疾患分類でも同じ問題を抱えているのだが，これらの状態は共通した病因や家族歴，治療法や他の要因で集約されているわけではない．本章は身体疾患を主な主訴とする状況を便宜的にまとめたものにすぎないのだ．

身体症状症の問題を分類する方法はいくつか存在し，それらの方法は次のとおりである．

- 過剰なまたは慢性的な痛み
- 変換症/転換性障害（下の説明文書を参照）
- 説明不能な慢性的で多様な症状
- 本来は効くはずの治療によっても改善しない症状
- 健康や外見についての過剰な心配

身体症状症および関連症群の患者は通常（たいていは何度も）身体的疾患の検査を受けてきている．このような検査や治療は高額で時間がかかり，効果的でなく，ときに検査や治療に危険が伴うこともある．このような治療を行っても，実際には存在しない病気に対して恐怖と信念をただ強めるだけかもしれない．ある時点で，医療者は精神的問題が根底にあることに気づき，精神科の医療者に紹介してくる．

このとき理解しておくべき重要な点は，作為症である場合を除外して，患者は症状を捏造しているわけではないことである．むしろ，彼らは身体に深刻な問題があると信じており，このような考えが強い不安や機能不全を起こしうる．そして，本人は意図していないが，その人自身や周囲の人間に対して苦痛を与えている．

一方で，単なる身体症状症だからといって，その後に医学的な疾患に発展する可能性がないわけではないことを私たちは覚えておかなくてはならない．このような患者は他の形での精神障害が生じるかもしれない．

■ F45.1［300.82］身体症状症 Somatic Symptom Disorder

DSM-5 の身体症状症 somatic symptom disorder（SSD）の診断基準は，身体症状が 1 つでもあれば満たされる．そして，その 1 つだけでも，その症状は苦痛を与え，患者の生活機能を著しく害する．そして，典型的な患者において症状は 1 つにとどまらず，身体と精神の両方でさまざまな症状が生じる．それらの症状は疼痛や呼吸・心拍の問題，腹部の病気や月経障害など，身体のあらゆる（かつ多くの）部位に生じる．変換症状（解剖学的にも生理学的にも原因を欠く，麻痺や失明などの体の機能不全）も身体症状を起こしうる．本当の身体疾患による症状であれば通常有効なはずの治療も，長い年月を費やしたところで SSD には無効だ．

SSD（ここや，この章の他の場所で示したたくさんの情報は，DSM-Ⅳの基準で定義された患者をもとにした研究に基づいている．DSM-5 の基準が登場したが，新しい基準で定義されたばかりのこの障害には，参考にするべきデータは存在しない）は 10 代や 20 代前半という人生の早い段階で始まることが多く，その罹病期間は長く，場合によっては一生涯にわたり続く．それはしばしば医療者に見逃される．SSD は女性の 1%に生じ，男性には少ないとされている．しかし，SSD は定義されたばかりの障害であり，実際の割合は明らかでない．精神科の患者のうち 7〜8%が SSD であり，おそらく病棟に入院している患者における割合もほぼ同等であろう．SSD は家族内発症する傾向が強い．発病の経緯には遺伝と環境が関わっていると考えられ，SSD は社会経済的地位や学歴が低い患者によく生じる．

SSD の半数以上の患者が不安や気分障害を抱えている．そんなとき，臨床家が内在する SSD を無視して不安や気分障害として診断してしまえば，内在する SSD へのアプローチ法を欠いた，気分や不安障害に特化した治療を受けてしまうことになり，注意が必要だ．

身体症状症のポイント

1 つ以上の身体症状に関する心配があり，健康管理に過剰な時間をかけたり，あたかも深刻な症状であるように過剰に心配したりして健康に対する強い不安を訴える．

注意事項

D を見逃すな！

- **D**uration（期間）：6 か月以上
- **D**ifferential diagnosis（鑑別診断）：DSM-5 には記載されていないが，物質使用，身体疾患，気分障害または不安症，精神病性またはストレス障害，解離症群

コードするときの注

▶該当すれば特定せよ

疼痛が主症状のもの With predominant pain：主な主訴が疼痛の場合．詳細は p.246 を参照せよ

持続性 Persistent：深刻な症状により多くの機能不全が生じ，6 か月以上続いている場合

過度な思考，持続する高い不安，過剰に費やされる労力や時間．それらをふまえて重症度を評価してみよう

軽度 Mild：これらの行動のうち 1 つ

中等度 Moderate：2 つ以上

重度 Severe：2 つ以上，かつ身体症状の訴えが多い（または 1 つの過剰な訴え）

私の専門家としての生涯のなかで，この精神障害は 4 つの異なる名前で呼ばれてきた．**ヒステリー** hysteria という語は 2000 年以上前にギリシャ人によってつくられた．その症状は子宮から始まり身体全体にさまよい，痛みや呼吸停止，喉のつまりを生じさせると多くの人に信じられていた．この古代用語は，この障害が 20 世紀中期に新たな名称でより複雑に定義されるまで使われ続けた．

その後，ヒステリーは**ブリケ症候群** Briquet syndrome と名づけられた．障害に伴う典型的な合併症を初めて表現した 19 世紀フランスの外科医がその名の由来だ．この診断を下すには，（60 個のうち）25 個の症状が必要であり，身体所見や血液検査で異常がないと判断されなくてはならなかった．この症状のリストには偽神経学的症状（たとえば一時的な失明や失声症）が含まれるだけでなく，抑うつ，不安発作，幻覚などの感情などの症状も含まれ，さらに他にも多くの症状が含まれていた．

25 個の症状というのは臨床家にとって，あまりにも多かった．1980 年，DSM-Ⅲに改訂されるときに**身体化障害** somatization disorder という語が作られ，新しい基準となった．基準はブリケー症状のリストから精神や感情の症状が削除され，基準となる症状の数が減らされた．DSM-Ⅲ-R や DSM-Ⅳはさらに定義が修正され，症状リストが短縮された（人によっては欠陥品になったと捉える者もいるだろう）．ブリケ症状は，実際の身体疾患ではないことが判明した患者や心理的および行動的治療の効果が期待できる患者をひとつの分類として切り離した点で素晴らしかったといえよう．しかし，この診断はほとんど用いられなかった．臨床医は問題に巻き込まれたくなかったのかもしれないし，ただ単にブリケ症状は制限が多すぎて実践では使いづらかったのかもしれない．

それでは，SSD について最初の話に戻ろう．症状が 1 つあり，ある程度の心配事が伴えば，DSM-5 の診断は十分に満たされる．注目すべき点は，診断名が長くなった一方で，診断基準が短くなったことだ．そして，偽神経学的な症状をもたらすヒステリー，すなわち変換症は，生じる症状 1 つを見て経験と勘で診断する必要があり，SSD には含まれていない．身体症状症および関連症群のなかの他の診断がつくべき患者や，身体疾患の患者と，SSD がよりよく鑑別できるようになったのかについては疑問が残る．しかし，話が一周して元に戻ってきていることを私は恐れている．複雑で不可解な症状をもつ患者に対して，深刻な身体疾患の前兆であるにもかかわらず，誤って SSD と診断してしまう危険に再度向き合わなければならない．

他にも再検討すべき問題がある．DSM-5 の診断基準には患者の症状に対して他の原

因を同定する必要性がどこにも書かれていない．それゆえ，SSD の診断は，鑑別診断（知的能力障害，パーソナリティ障害，物質使用，神経性やせ症やパラフィリア障害）につき考慮せず，それらと並列に位置づけられる．

ここで結論に至る．本章について，はっきりと**とても簡潔に**述べよう．DSM-5 の SSD の基準は「疼痛が主症状のもの」以外については用いられるべきではない．SSD が役に立つ概念であり，患者の生活を豊かにさせることがデータとして示されない限り，個人的に私は古い DSM-Ⅳの身体化障害のガイドライン（p.245 コラム参照）か，もっと古いブリケー症候群の基準を使い続けるだろう．この基準のどちらかで診断がつく患者であれば，DSM-5 の SSD の診断基準も満たすことを私が保証する．

●シンシア・フォーラー

シンシア・フォーラーは，35 歳になるまでさまざまな医療者と関わってきた．そして，医療者のもとを訪れ泣きながら自らにつき語った．彼女の病歴は複雑だった．それは 10 代半ばに始まり，あらゆる関節に次々と関節炎が生じた．彼女はその症状を「成長する痛み」と呼び，20 年間，痛みは強くなったり弱くなったりを繰り返した．その後，さまざまな種類の関節炎の診断名が下されたが，血液検査などで異常が指摘されることはなかった．長い間，治療が試みられたが，どれも奏効しなかった．

20 代半ば，シンシアは左側腹部痛を訴え診察を受けたが，それでもまた何も異常はみつからなかった．その後，胃部痛や嘔吐を訴え，胃内視鏡やバリウム検査を受けたが，異常は見当たらなかった．彼女の薬は増える一方で，抗ヒスタミン薬，さまざまな抗炎症剤だけでなく，処方薬に加えて市販薬も飲んでいた．

シンシアは女性雑誌を見て，いくつもの症状が悪化しているのは月経前症候群のせいではないかと思ったことがあった．彼女は月経前には常に急激な腹痛で苦しみ，その痛みは深刻で，数日間ベッドで寝込んでしまうこともあった．そのため，26 歳のときに子宮全摘出を受けた．6 か月後，持続する嘔吐のため内視鏡検査を受け，癒着以外の異常は見つからなかった．下痢と便秘が交互に繰り返され，腸の動きの検査を定期的に受けた．

性行為について質問されると，シンシアは居心地が悪い様子を見せた．そのようなことに関してはあまり気にしておらず，オルガズムを経験したことがないと答えた．このようなことへ関心がないことは彼女にとっては問題ではなかったが，彼女のそれまでの三人の夫達は不満を強く訴えていた．彼女は，10 代の頃，何らかの性的な出来事があったことは認めたが，それは彼女の人生の一部にしかすぎず，本当に思い出せないと話した．彼女は「それはまるで日記帳の丸一年分を誰かが抜き取ってしまったかのようだ」と言った．

彼女が 2 歳で，弟が生まれて 6 か月のとき，シンシアの父親は家族を捨て，家から去った．彼女の母親はその後ウェイトレスとして働き，続けざまに何人かの男性とともに住み，そのなかのひとりと結婚した．シンシアが 12 歳のとき，母親はシンシアの義父から逃げ，二人の子どもを里親に出した．

シンシアはこれまでさまざまな医師に出会い，そしてさまざまな理由で失望し続けてきた．「誰も私を助けるすべを知らない．けれど，あなたなら何が問題なのかをみつけてくれるはず．だって，この町であなたが一番の名医だとみんな言っているわ」と言った．涙を流しながらも，確信をもった笑みを浮かべていた．

●シンシア・フォーラーを診断せよ

一見して，シンシアは身体症状によって（診断基準A），何年も苦しみ（基準C），多くの時間や労力を費やしてきたこと（基準B）がわかる．基本的に，彼女はDSM-5のSSDの診断を受けるに値する．しかし，旧式となったDSM-Ⅳの身体化障害のガイドラインに則って彼女の状況を分析してみよう（再度，p.245のコラムを参照せよ）．

4つの症状の領域から少なくとも8つの症状が必要であり，シンシアはその基準を満たす．症状として，疼痛（腹部，わき腹，関節，月経），胃腸（下痢，嘔吐），性的症状（過剰な月経出血，性的無関心），偽神経学的症状（記憶喪失）がある．このような症状が身体疾患では説明できないことと，何らかの形で患者に機能不全をもたらしていることが，DSM-Ⅳの診断基準では必要とされている．どちらについても異議はない．このような症状は彼女が30歳になる前から始まり，彼女が意図的に症状を装っていると考える根拠はない．これにて診断は完了だ．

たとえここまでSSDの診断基準を満たしていたとしても，ほとんどすべての精神障害と同様に，まずは考えられる**他の身体疾患**を疑って除外すべきだ．疑うべき身体的または神経学的障害は，多発性硬化症，脊髄腫瘍，心臓や肺の疾患だ．シンシアはすでにさまざまな医学的疾患の検査を受け，複数の薬物治療を受けてきたが，どれも十分な効果は得られなかった．症例の最後の段落の文章からすれば，彼女の前医は診断に当惑し，彼女に有効な治療を提供できずにいたことだろう．

シンシアのような症例を，実際の身体疾患と鑑別するには，①さまざまな症状が，いくつもあること（しかし，種類も数もどちらもSSDの基準Aでは求められていない），②病歴や検査結果，身体的な所見が，身体疾患では適切に説明できないこと，③普通なら効果があるはずの治療で十分な改善が得られないこと，の3点が重要である．説明を繰り返せば，SSDと診断するにはシンシアよりももっと少ない症状で十分だが，シンシアの病歴こそがこれまで数千年もの間，臨床家たちが助けようと試みてきた患者の典型である．

他の身体症状症および関連症との鑑別については解説が必要だ．**疼痛が主症状のもの**は深刻で，ときに何もできなくなるほどの身体的痛みに注意が生じる．シンシアは身体のさまざまな部位の痛みを訴えていたが，それはより広域な身体症状の全体像の一部でしかない．**病気不安症**（かつての心気症）の患者には複数の身体症状がありうる．しかし，彼らの心配の焦点は特定の身体疾患にかかることであり，シンシアとは異なる．シンシアには特に認められなかったが，SSDではしばしば典型的な転換性の身体症状（たとえば手袋靴下型感覚消失や片麻痺）が認められる．そのため，**変換症**は鑑別すべき疾患に挙がりうる．しかし，疼痛が主症状のSSDと同様に，SSDの評価をより満たしている患者に変換症の診断を下すべきではない．加えて，シンシアの健忘は**解離性健忘**に値するかもしれないが，それはその症状が最も目立った問題である場合に下すべき診断であり，シンシアに下すべき診断ではないだろう．

SSD患者の1/4以上に認められる**物質関連障害**については，いつも注意して質問すべきだ．また，気分障害や不安症を伴うことがよくあり，精神医療従事者の治療対象となる．

SSD 患者の多くは１つ以上の**パーソナリティ障害**を伴っている．特に多いのは**演技性パーソナリティ障害**で，**境界性**や**反社会性パーソナリティ障害**もありうる．症例の最後の文章にあった臨床家に対するシンシアの言葉はパーソナリティ障害の可能性を示唆しているが，情報が不十分であり現時点では診断を保留する．鑑別する手段がなく，私なら「パーソナリティ障害の疑い」があるとするか，あるいは，概略を長々と述べることになるだろう．

GAF スコアは 61 で，シンシアの現在の診断は次のとおりである．

F45.1［300.82］　身体症状症　Somatic symptom disorder

DSM-Ⅳの身体化障害 somatization disorder（SD）の概要は以下のとおりである．

- このような患者は，若い頃から身体症状を訴え始め，多数の症状が強まったり弱まったりし，ひとつが解決しても新たに別の症状が生じる．基本的に治療は効果がなく，患者は治してもらおうと医療者を次々に代えていく傾向がある．
- 幅広い種類の症状はいくつかのグループに分類される．
  - （いくつかの異なる部位に現れる）疼痛：頭部，背中，胸，腹部，関節，腕や足，性器，または排尿，月経，性行為などの体の機能に関するもの
  - 胃腸（疼痛以外）：膨満感，便秘，下痢，（妊娠中以外の）嘔気や嘔吐，またはあらゆる（一般的に３つ以上の）食物が耐えられないこと
  - 性的または生殖機能（疼痛以外）：勃起・射精困難，月経不順，過剰な月経出血，または妊娠中に持続する嘔吐
  - （疼痛でない）偽神経学的症状：失明，聴覚喪失，複視，喉の腫れ，嚥下困難，失語，バランスや協調運動を損なうこと，虚弱で機能不能な筋肉，排尿保持，幻覚，触覚や痛みの麻痺，てんかん発作，健忘（またはその他の解離性症状），意識喪失（失神以外）
- 典型的な患者には８つ以上の症状があり，うち４つ（以上）は疼痛のグループ，２つは胃腸のグループ，少なくとも１つはその他の２つのグループに含まれる．ほとんどの患者には８つよりもはるかに多い症状がある．症状は治療を必要とし，社会的，個人的および職業的機能を損なわせる．
- DSM-Ⅳでは 30 歳までの発病が診断基準とされているが，ほとんどの患者は 10 代や 20 代前半から発病している．SD の症状は（物質乱用を含む）内科疾患では説明できない．実際の身体疾患をもつ患者もまた，想像以上に不安を伴うことがよくある．
- 当然のことながら，まずはじめに実際の身体疾患の鑑別診断を行う．また，SD の治療は困難であり，SD よりもまず精神および感情の障害などの精神障害の可能性を考えるべきである．気分障害および不安症，精神病性障害，解離症，ストレス障害なども鑑別すべき疾患に含まれる．物質使用障害は SD と併発しうる．作為症と詐病も鑑別すべき疾患に挙げるが，これらを疑うのは最後にすべきだ．

■身体症状症，疼痛が主症状のもの With Predominant Pain Specifier for Somatic Symptom Disorder

SSD患者のなかには，主に疼痛を訴える者がいる．その際には「疼痛が主症状のもの with predominant pain」の特定用語を用いることになっている．DSM-Ⅳでは疼痛性障害 pain disorder と呼ばれ，それ独自の評価基準があり独立した状態として扱われていた（以下，SSD-Pain）．その名称が何であれ，注意すべきは次の事柄だ．

・痛みは主観的であり，人それぞれ感じ方が違う．

・解剖病理学ですべてを説明できるわけではない．

・痛みは測定しがたい．

これらの理由から，慢性的で苦痛を伴うものの客観的な病理学では明確に説明できない痛みがある患者がいたとき，それが本当に精神障害なのかを明らかにすることは難しい（DSM-5では，実際に痛みがあり，過剰に心配している患者であればSSD-Painの診断が下される）．

問題とされる痛みはたいてい，慢性的で深刻なものだ．さまざまな形で生じるが，特に多いのは腰や頭，骨盤，顎関節の痛みだ．通常，SSD-Painは，時間によって強まったり弱まったりすることはなく，気を紛らわしても軽くならない．鎮痛剤は，たとえ効いても，その効果はほんのわずかであろう．

慢性疼痛は認知機能を妨げ，記憶力や集中力，処理能力に問題が生じる．抑うつや不安，自尊心の低下，睡眠障害をよく伴う．刺激に対する反応が低下し，痛みの悪化を恐れ，身体的活動を控えてしまうこともあるだろう．当然，仕事に支障が生じる．そんな慢性疼痛の半分以上の例は，医師も十分に対応できずにいるものだ．

SSD-Painは一般的に30代や40代に始まり，事故や何か他の身体疾患をきっかけに起きることが多い．男性よりも女性のほうが多い．痛みが持続すると，仕事や社会生活への適応が悪くなり，ときに異常なほど健康に気を遣うようになる．一般人口の多くの成人が何らかの形で疼痛を経験しており，米国人口の3割程にのぼるかもしれない．ただ，SSD-Painの正確な有病率は誰にもわからない．

●ルビー・ビッセル

ルビー・ビッセルは椅子の肘掛けに手を置いたり移したり，居心地悪そうにしていた．彼女が話し始めて30分に及ぼうとしており，鈍い痛みは続き，徐々に強くなっていた．両手で自らを押し上げるように，ようやく立ち上がると，彼女は苦しげに腰を拳で押した．彼女は45歳のはずだったが，眉間にしわが寄り，10歳は上に見えていた．

ルビーは約6年間，このことに悩んでいたが，それが正確にいつ始まったのかは定かではない．患者を手術台からストレッチャーに移すのを手伝ったときからだったかもしれない．しかし，最初に受診した整形外科医に靭帯の傷は軽傷だと説明を受け，その後も約一年間，手術室看護師として勤務を続けた．座位や立位でも背中が痛むようになり，仕事を辞めた．数分間でも姿勢を維持できなくなった．

「しばらくの間，管理職をさせてもらえたけど，それも辞めることになったの．自分にある選択肢は座っているか立っているかのどちらかだったし，時々横にならないといけなかったから」.

ルビーは肉体労働をしてきた両親から仕事に対する道徳心を引き継いできた. 17 歳のときから経済的に自立していたため，今回の強制退職はショックだった. しかし，彼女はそのことで落ち込んでいるわけではなかった. 実際，彼女は自分の気持ちについて深く内省的になったことはなく，数多くのことについて自分がどう感じているかをきちんと説明できなかった. 妄想や幻覚があったことはなく，背中の痛み以外には身体的には健康であった. 背中が痛くて目が覚めることはあったが，不眠だったわけではなかったし，食欲や体重はいつもどおりだった. 面接者に希死念慮や自殺企図がなかったかと尋ねられ，少し気分を害した様子でそれを強く否定した.

いろいろな治療が試みられてきたが，ルビーの状態にはほとんど変わりはなかった.

疼痛治療では，ほとんど何もいいことはなく，依存症になってしまう前に，そんな治療は止めてしまった. 理学療法ではかえって痛みが増し，電気刺激療法では火傷した.

神経外科医を受診したが解剖学的な異常は指摘されず，椎弓切除や脊椎癒合術をしても改善はしないだろうと説明を受けた. 夫についてのさまざまな経験からして，どんな外科的治療にも疑惑をもたずにいられなかった. 彼女自身に問題が出てきた 1 年前，彼女の夫はトラックの事故で怪我を負った. そして，椎弓切除術を受けたが，仕事に戻れなかっただけでなく，性的不能にも陥った. 子どもはなく支援は得られず，二人は障害年金でほどほどの生活を送っていた.「家ではいつもこう言ってるんです」とルビーは言った.「私たちはお互いを助け合ってるんです. その絆は，私の人生の一部であり，実に素晴らしいものなんです」.

面接者に，何か性生活を送ることなどできるのかを尋ねられたルビーは，性生活などないと答えた.「かつては，とても積極的だったし，私はとても楽しんでたの. でも，夫が事故に遭ってからは，そのようなことは彼にはもう無理. グレゴリーは，私を満足させられないことを，申し訳なく思ってたわ. でも，今や私には背中の痛みがあって，私だってセックスなんてできやしないの. 彼が責任を感じずに済むのは，せめてもの救いよ」.

●ルビー・ビッセルを診断せよ

（6 か月以上という SSD の診断基準 C よりもはるかに長い）複数年の間，ルビーは深刻な痛み（基準 A）の苦痛を訴え，その痛みは彼女の人生，特に仕事において，著しく影響を及ぼした. 痛みの緩和のために，彼女は明らかに多くの時間や労力を割いてきた（基準 B）. つまり，簡潔に述べれば，SSD–Pain の 3 つの基準を満たしているということだ.

DSM–5 の基準では他の原因を鑑別することは求められていないが，臨床家であれば鑑別すべきなのは当然だ. 原則として，疼痛が**他の身体的疾患**で生じていないかは知らなければならない. 彼女の病歴から，整形外科医が徹底的に診察したことは明らかだ. 医師は彼女の症状の深刻さを十分に説明できる原因はないと判断している（たとえ明らかな原因があったとしても，痛みの部位のばらつきや，発症のタイミング，痛みの表現方法が身体疾患として典型ではないことが疑われる場合もまた SSD–Pain がありうる）.

ルビーは**詐病**を使っていた可能性はないだろうか. この疑問は特に労災を訴える人には

関係がある．しかし，ルビーの苦痛は見せかけではなく，仕事のときより遊んでいるときのほうが身体が楽になるような特徴はなかった．裁判などの問題を背景として紹介されてきたわけでもないし，検査にはとても協力的だった．また，彼女が長い間もち続けている仕事に対する倫理観において詐病は矛盾するように思える．

疼痛は**うつ病**の症状としてもよくみられる．多くの開業医は，強い，または慢性的な疼痛を訴える患者を診たら抗うつ薬を処方し続けるのが当たり前になっている．ルビーは特に抑うつ気分は否定したが，彼女の疼痛は気分障害の代わりに生じたのかもしれない．希死念慮はなかったが，睡眠や食欲の乱れがあり，それらが気分障害の診断の可能性を支持している．ときに物質関連障害の患者は，薬物の入手を目的に疼痛を捏造（または想像）するが，ルビー自身は鎮痛薬に依存しないよう気をつけてきていた．

あらゆる他の身体症状症についても手短に検討するべきだ．**病気不安症**の患者の症状は疼痛以外が多い傾向があり，症状はその時々によって変動する．疼痛は，変換症としては典型的とはいえない．**適応障害**の患者が身体症状を抱えることもあるが，そのような状況には症状が生じるきっかけとなる特定の出来事が結びついており，ストレス因がなくなるとともに症状も消失する．

DSM–5 では，疼痛の根底にある心理的要因の特定は求められていない．心理的なメカニズムがあるという仮説はもはや SSD の診断基準ではない．しかし，患者の疼痛の発症または持続に関わる可能性のある心理的要因について考えておくことは有用だ．ルビーの病歴にはいくつかの可能性がある．無気力な夫に対する彼女の捉え方や，彼女が一家の稼ぎ手であることへの不安と，もしかすると 10 代のときから働いていることへの憤りもあるかもしれない（いくつかの心理的な理由が多くの患者に存在する）．

ルビーの疼痛の原因や増悪要因となりうる心理的要因は対人関係や仕事，経済的なものによるストレスが含まれる．彼女の GAF スコアは 61 であり，次のとおり診断ができるだろう．

F45.1［300.82］ 身体症状症，疼痛が主症状のもの Somatic symptom disorder, with predominant pain
Z65.8［V62.89］ 健康問題と夫の無力さ Health problems and disability in husband

---

ルビーのように，疼痛に伴う感情的要因をうまく説明できない患者がいる．自身の感情を言語化できないことは**アレキシミア** alexithymia と称され，ギリシャ語で「気分の表現がないこと」を意味する．

■ F45.21［300.7］病気不安症 Illness Anxiety Disorder

病気不安症 illness anxiety disorder（IAD）の患者は，深刻な病気になるかもしれないと，いつもひどく心配している．その心配に反する医学的な根拠があるにもかかわらず，心配に固執し，医療者に保証を求める．典型的な例では，心臓病への恐怖（たまたま起きた動悸から始まるかもしれない）や，癌への恐怖（今まで気づかなかったが，ホクロが少し濃くなってきたのではないか）が含まれる．このような患者は精神病的なわけではない．それが気のせいであることを一時的には認めることができるかもしれないが，すぐにまたおそろしい考えにとらわれてしまうことだろう．そして，身体疾患はないという助言を否定し，さらに怒りや拒絶を精神医療従事者に向けるかもしれない．

このような患者の多くには，これまで述べてきたような身体症状症に値する身体症状がある．しかし，このような患者の 1/4 は病気になることを心配ばかりして，実際には身体症状がない．ときに，検査でも確認できるような器質性疾患があることもあるが，その心気的な心配の程度は実際の病状の深刻さに釣り合わない．より明確に言い表すため，心気症は改名されるとともに（**心気症** hypochondria という呼び名は軽蔑的と考えられ），新しい診断基準が作られた．

IAD は何世紀もの間，認知されてきたが，十分な研究はされておらず，遺伝的かどうかも明らかになっていない．しかし，多くの人の話では IAD はかなり一般的で（一般人口の 5%ほどと考えられ），特に精神科以外の診療科に多い．20 代から 30 代での発症が多く，有病率のピークは 30 歳から 40 歳である．性別における頻度の違いはおそらくない．その時点で内科的疾患を有する率は高くないが，このような患者は小児期に病気があった率が高かったという．

歴史的にみて，心気症は漫画家や脚本家の話のネタであったが〔モリエールの「病は気から（The Imaginary Invalid）」を参照〕，実際には，見せかけているのではなく，そこには苦痛が存在している．完全によくなることもあるが，慢性的な経過を辿ることが多く，何年にもわたって仕事や社会生活に支障が続く．多くの患者は医者を次々と替え，あるに違いない深刻な病気をよくしてくれる人を探すことに力を注ぐ．そしてなかには少数ながら，モリエールの書いた作品に登場するアルガンのように，弱りきってしまう者もいる．

病気不安症のポイント

深刻な身体疾患がないにもかかわらず，病気であることを過度に心配する．警戒心の閾値が低いことにより強い不安が生じ，それにより頻繁に健康を心配する行動（再保証を求めることや身体的症状がないかを繰り返しチェックすることなど）となって現れる．一部の患者は，逆に，病院や診察の予約を避けるといった対処をとる．

注意事項

D を見逃すな！

- **D**uration（期間）：6 か月以上であるが，その心配の内容は変わりうる
- **D**ifferential diagnosis（鑑別診断）：物質使用，身体疾患，気分障害・不安症，精神病性障害またはストレス障害，醜形恐怖症，身体症状症

コードするときの注

▶**下位分類を特定せよ**

医療を求める病型 Care-seeking type：普通よりも医療機関を利用するもの

医療を避ける病型 Care-avoidant type：不安が高まり医療を受けることを拒むもの

●ジュリアン・フェンスター

「すごい！　そのカルテの厚み，5 cm もある！」とジュリアン・フェンスターは言った．この1か月間に救急治療室にやってきては検査を受けることを繰り返し，これで3回目になる．「これは第三巻であって，あなたのシリーズの一部でしかないのよ」と看護師は言った．

24歳のとき，ジュリアンは母親と10代の妹と住んでいた．数年前，彼は数百 km 離れた大学に通い始めた．1学期を終えたばかりのところで，彼は実家に戻った．「主治医からあまりに離れたところは心配だ．心臓病を防ごうと思ったら，どれだけ注意したって注意しすぎることはない」と彼は言った．手慣れた手つきで上腕に血圧計を巻きカフを操作した．

ジュリアンが10代の若いときに，父親は亡くなった．「彼の死は，自ら招いたものだ」とジュリアンは指摘している．「幼い頃リウマチ熱にかかり，それが原因で心臓が大きくなっていた．彼がもっぱら行っていたことは，トゥインキーズなどのお菓子を含め，揚げ物を食べることだった．また，喫煙者でもあり，一日に2箱吸うことを誇りに思っていた．そして，その結果があれだ」．

ジュリアンには，健康上のリスクに該当するものが何もなく，身体に何かちょっとでもあると注意深くなること以外には何も問題がなかった．食事に関する情報をインターネットで調べるのに数時間かけ，ディーン・オーニッシュ（訳注：低脂肪の食事療法による生活習慣病の改善を提唱している医師）の講義を受けていた．「野菜を主とした食事をその後ずっと続けていた．特に豆腐とブロッコリーにはまった」と彼は話した．

ジュリアンは症状を訴えることは特になかった．ただ，普段と違ったこと，すなわち動悸や火照りのようなものが，特に湿気の多い日にあったときだけは訴えが増えた．「気分は悪くはない．ただ怖いだけだ」と彼は話した．

あるとき，彼は心臓病の若者についてラジオで聞いていた．彼はぞっとして，食器棚にしまっていた食器を落としてしまった．割れた食器を片づけないまま，彼はバスに乗ってER へ向かった．

彼が必要としているのはER で受けるような医療ではなくもっと違った医療であることを彼は理解していた．認知行動療法を試す気にはなった．「でも，その前に……」そう前置きをして，「もう一度だけ血圧を測ってもらえませんか」と言った．

●ジュリアン・フェンスターを診断せよ

IAD の診断基準は難しいものではない．ジュリアンの症状は，基準に容易に達していた．彼は，自分の健康状態につき実際の状況に不釣り合いなほど心配し，病気ではないことを過度に確認しようとしていた（診断基準 A）．彼は，不安の度合いが高く，危険の認識の閾値が低い（彼はラジオのニュースを聞いただけで，怖くなりERに行ったことがあった．基準C）人だった．彼の実際の身体的な症状は軽いというよりはむしろ，存在しないに近かった（基準B）——それが**身体症状症**を除外する根拠である．彼は非常に多くの時間を，健康について情報をインターネットで探すことに費やしていた（基準D）．最後に，彼の症状の持続期間は，IADの6か月以上という基準をはるかに上回っていた（基準E）．

本章で扱う他の〔駄目な基準だと（私に）見限られている身体症状症を除いた〕障害と同様に，最初に除外すべきは，**他の身体疾患**である．過度なものでなければ，外来患者が健康に不安を抱くことは一般的なことだ．身体疾患は見逃されやすく，特に，原因が身体的ではないと思われる身体的な訴えが長期間続いた経過がある人については，さらに見逃しやすくなる．しかし，ジュリアンの症状は，危険を伴う何らかの異常が見逃されていやしないか，何度も調べられていた．心気的でも死ぬわけではないが，それでも身体的な異常が除外すべきものであることには変わりないことだと，臨床医はいつも気にとめておくべきだ．

健康に関する不安は他の精神障害でもみられることではあるが，その鑑別のポイントを挙げておこう．考えられる疾患は，**醜形恐怖症**や不安および関連障害（たとえば，**全般不安症**，**パニック症**，**強迫症**）だ．ジュリアンには，これらを疑うべき症状は全くなかった．**統合失調症**で生じうる身体についての懸念は，「私の脳はパンになってしまった」というような妄想的で奇妙なものだ．**うつ病**における身体への懸念は，自我親和的で，「私の腸はセメントになった」といった内容で，それらはメランコリアによるものだ．精神障害の患者のほとんどすべてに抑うつ症状があるというのが私の考えだが，本例に抑うつ症状はみられなかった．私は彼のGAFスコアを65と判断した．

ジュリアンの分厚いカルテから，下位分類は医療を求める病型と考えられた．

F45.21 [300.7]　病気不安症，医療を求める病型　Illness anxiety disorder, care-seeking type

■ 変換症/転換性障害（機能性神経症状症）
Conversion Disorder（Functional Neurological Symptom Disorder）

変換症とは，①身体機能の変化が，②その原因となる身体的・生理的異常が認められないにもかかわらず生じたものと定義しよう．これらの症状は**偽神経学的** pseudoneurological と呼ばれることもあり，感覚性と運動性のいずれもが含まれ，意識障害の有無にはよらない．

変換症の症状は一般的に，われわれに理解可能な身体的な原因による解剖的なパターンに沿わない．たとえば，**靴下型感覚障害** stocking anesthesia では，患者は下腿を囲むあるラインまでの足の痺れを訴え，それは，実際の足の神経のパターンとは異なるものであり，そのようなラインで痺れが生じるはずはない．感覚性変換症の症状には，失明や難聴，複視，幻覚などがある．運動性変換症の症状には，平衡異常，よろめき歩行（起立歩行不能と呼ばれたときもあった），筋肉麻痺または筋肉機能低下，腫れた喉または嚥下異常，失声，尿閉などがある．

数十年間にわたり，変換症の診断には，（たとえば，失明した男が，その直前に妻が隣人とベッドにいるのを目撃していたなどの）変換症を引き起こす感情的葛藤や特定の心理的ストレスが必要であった．しかし，因果関係についての解釈は必ずしも意見が一致するものではなく，DSM-5ではこの項目は診断基準に含まれなかった．変換症と心理的出来事の関係性について，「因果関係がある」と考える医師もいれば，「因果関係はない」と考える医師もいる．

変換症は，医療にかかる人たちのなかではよくみられ，成人の約1/3には人生で少なくとも1つ以上の症状が生じる．しかし，メンタルヘルスにかかる患者が変換症と診断されることは非常にまれである——もしかしたら，10,000人に1人程度かもしれない．これは，若い年代でよく発症する疾患であり，男性よりは女性に多いと思われる．教育水準が低く医学的知識が乏しく，医療が発展途上にある地域の患者に多い傾向にある．そして，総合病院でコンサルテーションされてくる患者はもっと多いであろう．

診断には，血液検査や画像検査などを必要としないことには注意が必要だ．必要なのは，ただ慎重な身体的および神経学的診察であり，その症状が医学的または神経学的に説明できないことの確認だ．上記の靴下型感覚障害の場合この基準を満たすし，完全に見えないはずの患者の瞳孔が，光に反応して収縮するのもこの一例だ．偽神経学的症状に対する臨床検査に関しては興味深い文献も存在している．

変換症の診断を下したところで，その患者のその後の経過を予測できるわけではないのだ．多くのフォローアップ研究によると，変換症だった患者の多くが，後に精神障害ではなかったというのだ．数年後には，変換症患者の多くは改善しており，身体的にも精神的にも障害はなかった．ただ，一部の人には身体化障害（または身体症状症）や何らかの精神障害があった．そして一部は，脳腫瘍や脊髄腫瘍，多発性硬化，その他の医学的または神経学的疾患などの本当の身体的な（ときに神経学的な）疾患であることが判明した．たしかに臨床的に，変換症と「本当の疾患」を鑑別できるようになってきているが，われわれはまだ容易に判断を誤りうることに注意が必要だ．

変換症のポイント

感覚または随意運動機能の変化が生じ，臨床的に既知の医学的疾患で説明できないと考えられるものである．

注意事項

「普通」の検査にしろ「普通でない」検査にしろ，検査で変換症と診断することはできない．もっと積極的に変換症だと診断する根拠が必要だ．たとえば視野狭窄のように不可能な結果が出るか，（患者の気がとられてか）あっちの検査では陽性の結果が出たのに，こっちの検査では陰性の結果が出るといった矛盾した結果が出ることが根拠となりうる．

Dを見逃すな！

- **D**istress or **D**isability（苦痛と障害）：職業的/学業的，社会的，または個人的な機

能を損なう

- **D**ifferential diagnosis（鑑別診断）：物質使用および身体疾患，気分症または不安症，醜形恐怖症および解離症

コードするときの注

▶**該当すれば特定せよ**

急性エピソード Acute episode：症状の持続期間が６か月未満

持続性 Persistent：症状の持続期間が６か月以上

▶**該当すれば特定せよ**

心理的ストレス因を｛伴う｝｛伴わない｝｛With｝｛Without｝psychological stressor

▶**症状の型を特定せよ**

F44.4［300.11］**脱力または麻痺を伴う** with weakness or paralysis

異常運動を伴う with abnormal movement：振戦，ジストニア運動，歩行障害

嚥下症状を伴う with swallowing symptoms

発話症状を伴う with speech symptom

F44.5［300.11］**発作またはけいれんを伴う** with attacks or seizures

F44.6［300.11］**知覚麻痺または感覚脱失を伴う** with anesthesia or sensory loss

特別な感覚症状を伴う with special sensory symptom：幻覚またはその他の視覚，聴覚，嗅覚の障害

F44.7［300.11］**混合症状を伴う** with mixed symptoms

DSM-5の変換症の診断基準には抜けていることがある．DSM-Ⅳでは，臨床医は意図的に症状を作り出していること，特に詐病と作為症を除外しなければならなかった．もちろん，他のその症状をより説明できる別の診断の可能性についての確認は必要だが，これら２つの診断について特に言及されることはなかった．個人的な意見としては，患者が症状を捏造しているか否かの判断は困難（しばしば不可能）であり，基準から削除したことはよいことだ．しかし，変換症と診断する際には，他の間違いうる障害をはじめとしたさまざまな除外診断の可能性につき，常に注意が必要だ．

●ロザリンド・ヌーナン

ロザリンド・ヌーナンは吃音を主訴に大学の学生健康相談を訪れた．彼女は18歳であり，吃音になってまだ２日間しか経っていない非常に珍しいケースだった．火曜日の午後，女性問題について講義を聞いた際に始まったという．その日の講義で，セクシャルハラスメントについてのディスカッションがあるなか，性的暴行に話が及んだ．ディスカッションが進むと，参加者は全員，大学院生に一言ずつコメントを求められた．ロザリンドの順がきたとき，彼女はひどくどもってしまい，結局，彼女は発言を諦めてしまった．「私はまだ理解がで……で……できません」と彼女は面接者に言った.「こ……こんな，しょ……しょ

うじょ……こんなこと，今まで一度もありませんでした」.

ロザリンドは心理学専攻の1年生であり，「自分自身のことをもっと詳しく知りたい」と望んで入学したという．彼女自身，自分について次のようなことを語った．

ロザリンドは彼女の実の親について何も知らなかった．彼女は生まれた1週間後には，子どもがいない高校の物理の先生夫婦の養子になった．その養父は頑固で完璧主義であり，ロザリンドと母をコントロールしようとする人だった．

小さい頃のロザリンドは活発すぎるぐらいの子だった．低学年の頃には物事に集中することが困難だった．彼女は注意欠如・多動症の診断基準を満たしたかもしれないが，家庭医にしか診察を受けたことがなく，その家族医には成長過程の「ただそういう時期なだけ」としか言われなかった．その後も診断を下されることなく，彼女は12歳から特に問題なく（？）成長していった．彼女が高校に入ってからは，学校の成績のほとんどがAだった．

高校では，たくさんの友達をつくり，たくさんの男性と交際したが，真剣に付き合った交際相手は一人もいなかった．身体的には非常に健康で，病院には予防接種のときぐらいしか行くことがなかった．気分の面でも，彼女は常に明るくて元気だった．妄想や幻覚もなく，薬物やアルコールの使用も一切なかった．「私は健康で幸せにそ……育ちました」と彼女は言った．「だから私はこんな症状が出るなんて全く理解で……できないんです！」．

面接者は「何の問題もなく大人になる人なんてまずいませんよ」と言い反応を待ったが，反応は得られず，続けて言った．「たとえば，あなたが小さかった頃，誰かに性的関係を求められたことはありませんでしたか？」．

ロザリンドの視線がぼんやりと焦点を失ったように見えたそのとき，彼女の目から涙がポツポツと流れた．最初は躊躇しているようだったが，すぐにこのような話が語られた．彼女が9歳か10歳のとき，彼女の親は父の学校で英語を教えている夫婦と仲良くなった．彼女が14歳のとき，その夫婦の奥さんが突然亡くなった．その後から，いろいろな行事のときには残ったその旦那さんを夕飯に誘うようになった．ある日の夕食後，彼がワインを飲みすぎてしまい，彼女の家のリビングにあるソファーで寝ることになった．ロザリンドが起きたときは，彼が彼女のベッドの上で彼女を押さえつけていて，彼の手は彼女の口を塞いでいた．彼女は最後まで行為が行われたかについては曖昧だったが，彼女が抵抗するなか，彼は射精し，そして，部屋から出て行った．その後，彼が家に来ることは一度もなかった．

次の日，彼女は母にその話をしたが，母はロザリンドが夢を見ただけだと決めつけた．汚れたシーツなどの証拠を見た後，父には絶対そのことについて言わないように告げた．その後，二度と彼女の家でその事件について話題にされることはなかった．

「父がそれを知ったら何をしたか，わかりませんでした」とロザリンドは流暢に話した．「でも，私たちは父が怖かったんです．自分が何か怒られることをしてしまったと思ったし，母は多分，父がその先生に何かしかねないと心配したんだと思います」．

●ロザリンド・ヌーナンを診断せよ

ロザリンドの吃音は典型的な変換症の症状である．医学的な症状やそれに似たような症状が突然に出現するのが変換症であり，大学生になって初めて発症する吃音は**流暢症**（診断基準 A，B）の吃音だとは考えがたい．それが長年隠していた性的虐待についてディスカッションしたストレスに誘発されたものであることには，多くの医師が同意することだろう．心理的な要因が症状に関連すると推定されるという変換症の性質は，DSM-5 の改訂で削除された項目のひとつだが，変換症を疑う際には現在でも考慮すべき項目だ．

このような場合に臨床医が犯しがちな深刻なミスは，**他の身体疾患**（基準 C）による症状であるものを変換症と診断することである．非常にまれな医学的な異常が後に発覚することもある．しかし，吃音が成人になってから突然に発症することは，ほぼ確実に，その原因は器質的なものではないといえる．ロザリンドの症状が対話のなかで消えたことも，彼女が変換症状だったといえるもうひとつの根拠である．

ロザリンドは身体的には常に健康だったと述べたが，彼女を診察した医師は，変換症によく伴う**身体症状症**が疑われる他の症状の有無についてもよく確認していた．ロザリンドは，他の重い疾患である可能性を恐れるよりも症状に注意しており，このことから**病気不安症**（心気症）の可能性は除外できる．痛みは診断基準に含まれておらず，一般的に痛みは変換症の症状として扱われていない．痛みが心理的要因により発症または増大したときには，**身体症状症，疼痛が主症状のもの**と診断される可能性が高い．また，**統合失調症**でも変換症がときには生じうるが，ロザリンドが精神病的だったことは特になかった．彼女が自身の症状を演じていたと思われる根拠もなく，**作為症**や**詐病**の可能性も除外した．

ロザリンドは，変換症との関係が深い満ち足りた無関心（**unconcerned indifference/la belle indifférence**）とは真逆で吃音について心配していた（基準 D）．変換症をもつ患者は，**演技性**，**依存性**，**境界性**，**反社会性パーソナリティ障害**と診断されることが多いが，ロザリンドの場合はいずれにも該当していなかった．また，身体症状症は，**気分障害**や**不安症**，**解離症**と同様にしばしば変換症との関連性がある．

ロザリンドは性的暴行によりひどいストレスを受けたが，彼女の全体的な機能はかなり良好であった．そのため彼女の GAF スコアは 75 である．症状の種類と推定される心理的ストレス因に関しては最終的な診断にその詳細を記述した．

F44.4 [300.11]　変換症/転換性障害，発話症状を伴う（吃音），急性エピソード，心理的ストレス因を伴う（性的虐待の懸念がある）　Conversion disorder, with speech symptom (stuttering), acute episode, with psychological stressor (concerns about molestation)

■ F54 [316] 他の医学的疾患に影響する心理的要因 Psychological Factors Affecting Other Medical Conditions

メンタルヘルスの専門家は，医学的疾患の経過やその治療に影響を与える可能性があるすべての種類の問題について取り組んでいる．他の医学的疾患に影響する心理的要因の診断はこのような問題をもつ患者に使用できる．これは他の精神障害と同様に，一つの精神障害としてコード化されているが，実際には単一の疾患ではない．よって，ひと通りの症例を挙げずに，どのような状況で診断されるものか断片的な情報を提供しよう．実のところ，この場合Ｚコードを付け，他の疾患とともに後ろに付けるべきかもしれなかったが，そうはならなかった．ICD-10による縛りがあった．この障害はまだ一軍に昇格できずにいる選手のような存在だ．

他の医学的疾患に影響する心理的要因のポイント

身体的な症状や疾患が，心理的または行動的な要因によって，治療の必要性が生じるか，悪化するか，妨害されるか，延期されている．

注意事項

Dを見逃すな！

- **D**ifferential diagnosis（鑑別診断）：パニック症，気分障害，他の身体症状症および関連症，心的外傷後ストレス障害のような他の精神障害

コードするときの注

▶現在の重症度を特定せよ

軽度 Mild：医療上の危険性を増加させる

中等度 Moderate：基礎にある医学的疾患を悪化させる

重度 Severe：入院や救急受診に至る

最重度 Extreme：重篤で，生命を脅かす結果になる

関連のある医学的疾患名を先にコード化する

- **いくつかの例**

DSM-Ⅳには身体的な状況の経過を変化させうる6つの特定のカテゴリーが含まれていた．使用されることがほとんどなく，DSM-5ではこれらのカテゴリーが削除されている．しかし，治療のための判断に関係しうる問題として注意喚起すべく，例としてそれらを使用しよう．もし，1つ以上の心理的要因が存在する場合は，最も顕著なものを選ぶ．

精神障害：15年間フィリップの統合失調症治療へのアドヒアランスは断続的であった．現在，彼には透析を断るように言う声が聞こえていた．

精神症状（DSM-5の診断基準は満たしていないもの）：アリスの気分はあまりにも落ち込み，他にも精神的な不調があり，2型糖尿病の治療のための処方箋をもらうのに必要な書類に記入する気になれなかった．

パーソナリティ特性またはコーピングスタイル：ゴードンは長い間，権威ある人に対して嫌悪感を抱いており，医師が勧めたステントを断り続けていた．

健康に関する不適応的な行動：ティムの体重は約180 kgもあり，ソフトドリンクを避けるべきであることは知っているが，ほぼ毎日，炭酸飲料の誘惑に負けてしまっていた．

ストレス関連生理的反応：エイプリルの仕事は，州知事のスポークスマンという非常に大変な仕事であり，降圧薬を2倍に増量せざるをえなかった．

他のまたは不特定の心理的要因：ハロルドの宗教では輸血が禁止されている．ナンジャを担当する内科医はデレックだが，ナンジャの文化では，女性が夫以外の男性に服を着

ていない姿を見せてはいけない．

もちろん，心理的要因の１つや２つはどのような医学的疾患でもみられうる．この診断を有効に使うには，疾患の経過に悪影響を与えている心理的要因が明確になるまで保留したほうがいい．

■ F68.10［300.19］作為症/虚偽性障害 Factitious Disorder

作為 factitious とは人工または人偽的という意味である．精神障害の患者の場合は，本当の病気のようにみえても実際にはそうではないことを意味する．そのような患者は，(痛みなどの）症状を訴えたり（体温計をコーヒーで温めたり，砂を入れた尿を提出したりして）身体症状が出現したふりをしたりする．時々，幻覚や妄想，抑うつ，不安，希死念慮，まとまりのない行動などのような精神的な症状も訴える．このような症状は主観的であるため，作り出された精神的な症状の鑑別は非常に難しい．

DSM-5 での作為症は２つの下位分類で構成されている．その行動がその人自身に影響を与えるものと，他人に影響を与える行動であるものである．

• 自らに負わせる作為症 Factitious Disorder Imposed on Self

自らに負わせる作為症 factitious disorder imposed on self（FDIS）の人は，ドラマチックな症状を，過度に苦痛だと嘘をついて訴える．徴候や症状，その全体的なパターンは，本人が訴える本来の疾患からすれば典型的なものではないかもしれない．なかには，話を繰り返すうちに，話の内容が変化する患者もいる．どちらの場合であっても，矛盾は鑑別の助けになる．しかし，疾患の症状や専門用語に詳しい FDIS 患者もおり，その際には鑑別が非常に難しくなる．患者のふりをしようと（痛みやリスクを伴いうる）さまざまなことをする人もいる．彼らの言う「病気」に対して十分な治療をしても，それは治らないか，あるいは，場合によっては新たに合併症が生じるのが一般的だ．

いったん入院すると，FDIS の患者は病院職員に激しく頻繁にクレームをつけたり，口論したりしがちだ．彼らが数日間入院していても，面会者はほとんどおらず，検査で陰性の結果が出ると，医学的助言を無視して退院するのが特徴である．医学的な治療を求めて町から町へと渡り歩くこともある．そのように渡り歩き訴え続ける人たちのなかでも顕著な例は，ミュンヒハウゼン症候群 Münchausen's syndrome と呼ばれる．その名前は自身の冒険について突拍子もない嘘をついたことで知られる伝説的な男爵に由来している．

人の心を読むような無茶を臨床家に求める基準であってならない．DSM-Ⅳから大きく変わり，DSM-5 では FDIS（そして，その同類であり次に語られる FDIA）の診断の際に，その動機の存在を推測することを必要な条件としなくなった．診断には，他者との関わりの様式のなかから作為症の患者をみつけ出すことで十分なはずだ．

FDIS 患者は，検尿の際に異物を混ぜたり，自身の苦しみについて誇張して訴えたりする行動の面では詐病と似ているが，FDIS と詐病は全く異なる．詐病の者は（保険金のような）金銭的な補償をもらうこと，薬物をもらうこと，仕事や処罰を免れること，少し前だと兵役を避けることを目的としている．しかし，FDIS の動機はもっと複雑だ．FDIS の患者たちは，心配されること，医療関係者をだますこと，または重要な人々からの注目を得ることを目的としている．彼らは何らかの理由で，身体または精神における症状を作り出し，それを自分で抑えられずにいるのだ．

FDIS の診断は，身体疾患や他の障害を除外することで行われる．FDIS 患者の多くがパーソナリティ障害を伴う（もちろん，彼らがパーソナリティ障害をも捏造していることも理論上は考えられるが，私はそのようなケースを聞いたことがない）．

この障害は人生の早い段階で発症する．どのくらいまれか，それは誰にもわからないが，女性より男性に多いと考えられる．しばしばそれは本物の身体的な問題での入院で発症する．これは重度な障害をもたらす．このような人たちは無職であったり，家族や友人と親密な関係をもてていなかったりすることが多い．検査や薬物治療，不必要な手術などで悪化する（そして，ときには危険に曝される）．

• 他者に負わせる作為症 Factitious Disorder Imposed on Another

他者に負わせる作為症 factitious disorder imposed on another（FDIA）は，登場してまだ数年しか経っておらず，DSM では付録にあったものが本編に昇格したところである（そのイメージは多少あいまいな部分がある）．症状が患者自身に生じるのではなく，以前は「**代理人による** by proxy」作為症（または代理人によるミュンヒハウゼン）と呼ばれていた．身体的な症状が出るのは患者自身ではなく「他者」であり，その「他者」の保護者がその症状の原因であり，その保護者こそが FDIA の診断が下される対象となる．その「他者」について，Medline で検索したところ，高齢者と犬の症例が見つかった他はほぼすべてが子どもだった．

3/4，あるいはそれ以上が女性であり，たいてい，その症状を示すのはその子どもである．多くは背景として何らかの医療を受けているなかで発症しており，作為症に気づくことは難しい．作為症であることが判明したとき，気分障害かパーソナリティ障害，あるいはその両方を伴っていることが多いが，精神病性の障害はまれである．なかには FDIS の者もいる．

FDIA である親は，子どもが病気だと信じているかのように見える．彼らは病気の子どもがいることで注目を得ようと必死になり，その行動はまるで「医者依存症」だ．たいていは，発作や無呼吸といった疾患の徴候や症状について虚偽の訴えをするにとどまるが，なかには実際に症状を発症させる人もいる．すなわち，実際に窒息させたり毒物を入れたりすることも多く，尿検査や検便など検査時の検体に手を加える者もいる．おそらく被害者の半分には実際に身体的な疾患が生じているだろう．

その率は人口 100,000 人あたり年間 0.4〜2 人と FDIA はまれである．すなわち，新しいケースの発生は米国では毎年 600 程度ということだ．そのほとんどは一人親の家庭ではない．彼らは模範的な親のようにみえることも多いが，悪い知らせを聞いた際には（興奮するなど）不適切な反応を見せうる．FDIA の 3/4 は病院のなかで起きる．

被害者の男女比はほぼ同程度である．たいていは5歳以下だが，5歳以上のこともある．被害者が10代のときには，加害者と共謀していることもある．おそろしくもその死亡率は10%にのぼり，毒物や窒息が用いられるときにそのリスクは最大になる．

医療者は，そんな子どもの治療のためにと，不必要または危険な処方を求められることがある．実際，最も巻き込まれているのは医師だ．そのような医師のなかには，親たちの捏造の証拠を集める職員に対して怒りだす者もいる．そのような親を調査する際には，医師が親に密告するのを避けるため，親のみならず医師にも秘密裏に調査を進めるよう助言する専門家もいる．

理解不能な症状や適切に治療が行われた後にも持続する症状などを訴え，病気になった子どもに対してさほど心配していないようにみえる親に対して医療者は疑念を抱く．しかし，犯人である親のなかには，そのような行為が医師に疑われないことに対して，すごく取り乱す人もいる．その後も，親が逮捕されるか，子どもが死亡するか，あるいは，年月が経つなかで，その下の子どもに対象が移るまで症状は持続する．ある調査によると，70%以上の被害者に，外見に残る障害か永続的に続く身体障害が生じる．

作為症の親はしばしば，新しい（または，研究がまだ不十分な）病気の症状を訴えるものだ——これが**今日の障害** disorder du jour 現象だ．作為症の診断基準はあまり特異的なものではないし，そんな親は扱いにくく，ときに気難しい．その他に可能性のある精神的（または身体的）な状態すべてを除外しないまま作為症と診断してしまうのは，あまりに安易と言わざるをえない．

詐病も鑑別診断に挙げられるが，この本でその語はめったに用いていない．それはなぜだろうか．たしかに人々は詐病で症状や病気を訴えことがある．もちろん，それは可能なことであり，実際に行われることだ．しかし，医師は詐病を一つの診断として扱うには非常に慎重であるべきなのだ．

作為症のポイント

身体的または精神的な，症状や病気の徴候，病気や障害の誘発要因を，患者のようにふるまう他人が捏造し，病気や障害，外傷を負っていると訴えるもの．さらに，この行為は金銭的利益や報復，法的責任からの回避などの明らかな外的な報酬を目的としない．

注意事項

Dを見逃すな！

- **D**uration（期間）：6か月以上
- **D**ifferential diagnosis（鑑別診断）：物質使用，身体疾患，気分障害や不安症，精神病性障害，心的外傷およびストレス因関連障害，解離症，認知障害，または詐病

コードするときの注

▶診断

自らに負わせる作為症：加害者自身が患者でもあるもの

他者に負わせる作為症（従来の，代理人による作為症）：加害者と被害者は別人であるもの（加害者に作為症のコードを，被害者には虐待のZコードを与える）

▶特定せよ

単一エピソード Single episode

反復エピソード Recurrent episodes

●ジェイソン・バード

ジェイソン・バードには健康保険証がなかった――土曜日の夜中，激しい胸骨下の胸痛を訴えミッドウエスタン病院のERに来た彼は，数時間前に道で強盗に会い財布を奪われたと主張していた．彼の心電図は著しく異常だったが，典型的な急性心筋梗塞のような変化はみられなかった．循環器内科医は，彼の灰色で蒼白な顔色および明らかな苦痛から，彼を心臓集中治療室へ入院させ，心筋酵素の検査結果を待った．

翌日，ジェイソンの心電図には変化がなく，血清酵素からも心筋損傷の徴候はみられなかった．彼の胸痛は続いた．彼は，自分は無視されていると大声で苦情を言った．循環器内科医は緊急で精神科にコンサルテーションを依頼した．

47歳のジェイソンは輝きのある目をした華奢な体格であり，ヒゲを4日間分，生やしていた．彼は鼻声のボストンアクセントで話した．彼の右肩にはブーツと「最高にクールだ」というタトゥーが入っていた．面接の間ずっと，彼は胸痛を訴えていたが，呼吸や話は問題なくできており，彼自身，病状について懸念している様子が見受けられなかった．

彼の話によれば，彼はマサチューセッツ州のクインシー出身であり，彼の親は医師だった．高校を卒業した後，数年間は大学で勉強をしていたが，自身は一つの専門家または平凡な職業に就くには「創造力がありすぎた」ことに気づいたという．その代わり，彼は医療機器を発明し，彼の成功作のひとつは，彼の名前の入った陽圧人工呼吸器であった．彼は金銭的にかなり成功したにもかかわらず，株に強い興味をもち，その結果，財産の大部分を失った．胸痛が襲ってきた際，彼はその地域を訪問しリラックスしていたという．

「胸痛は以前もありましたか？」カルテを見ながら面接者が聞いた．ジェイソンはこれまで心臓系の問題は一切なかったと否定した．「ズキズキしたことでさえないです．私はいつも健康にだけは恵まれていました」「入院されたことは？」「ないです．あ，子どもの頃に扁桃腺摘出術を受けてからはないです」．それ以降の面接はほとんど非生産的なものだった．面接者が部屋を出た後，ジェイソンは食事の追加サービスを申し込んだ．

直感的に面接者はボストン地域にある救急外来へ電話し，ジェイソンといった名前の患者や独特なタトゥーがある患者について聞いてみた．3回目の試みが大当たりだった．

「ジェイソン・バードですか？　私たちも彼からいつまた連絡が来るのか気にしていました．彼は州内の半分くらいの施設に入退院を繰り返しているんです．彼の変な形の心電図――多分陳旧性心筋梗塞だと思いますが――はかなり深刻に見え，毎回，入院になりますが，何か深刻な症状があったことはないです．依存症ではないと思います．数年前に，彼は本物の肺炎になって，1週間，鎮痛剤を飲まずに過ごし，離脱症状もみられませんでした．彼は集中治療室に数日間入院し，スタッフに嫌がらせをしました．その後，『実は，医療関係者をからかうのが好きなんだ』と言っていたんです」．

「医者の息子で，裕福な発明家だと彼から聞きましたよ」と伝えると，電話の向こう側の人は含み笑いをした．「あの古い人工呼吸器の話も，彼がこちらに3回目の入院をしたときに調べてみました．そうしたら，全く違うバードさんでした．ジェイソンが発明したものなんて，彼オリジナルのあの病気以外何もないと思うよ．彼のお父さんについても，私はカイロプラクターなんじゃないかと思っています」．

この追加情報をカルテに記録しようと病棟に戻ると，ジェイソンが病院の運営者へのクレームを手紙に書きおいて，アドバイスに逆らい退院していたことを知らされた．

●ジェイソン・バードを診断せよ

ジェイソンは作為症の診断の難しさを説明するのにいい例だ．診断は，訴えられた症状や徴候が意図的に作られたものであるか否か（診断基準A）を決める医師の能力にかかっている．しばしば患者は，自分の傷を開こうと引っ掻いたり，体温計をラジエーターに乗せたりするが，そんなところが発見できたとしたら，診断は簡単だ．しかし，同じような訴えのためにさまざまな医療施設を相次ぎ受診するジェイソンのケースのように，意図的な偽りかどうかを，推測に頼らざるをえないことはよくある．ジェイソンの心電図に変化がなく，心筋酵素の値も高くなかったため，彼の面接者はジェイソンが胸痛を装っているか非常に大げさに訴えていると考えたのだ．その仮定通りだったかもしれないが，裏付ける証拠はERからの報告のみであった．

ジェイソンは金銭的利益または処罰の回避などの外的な動機がないにもかかわらず（基準C），彼自身が病気だと主張していた（基準B）．これは作為症を**詐病**と鑑別する最も重要な要素だ——その点で妥当か否かについて，われわれは熟慮するべきだ．詐病には，診断基準はない．しかし，詐病の患者は，何か価値のあるもの，（保険，訴訟，補償からの）お金や，（同情した医師が処方する）薬物，有罪判決からの回避，兵役などの免除などを得ることを目的に，意図的に障害があるふりをするのが一般的だと考えられている．ジェイソンの場合，彼が得るものは何もなかった．

他の鑑別診断についても考えられる推測できる．もちろん，最も重要なのはFDISが**身体疾患**と鑑別されることだ．これはジェイソンのケースではすぐ満たされた．また，他の精神障害も除外する必要がある．**身体症状症**の患者は器質的な根拠とは無関係な症状を訴えることがある．**反社会性パーソナリティ障害**の患者は，症状について嘘をつくかもしれないが，彼らは（処罰の回避や金銭などの）物質的な利益を求めていることが多い．**統合失調症**の患者のなかには，典型的なミュンヒハウゼン症候群と紛らわしい奇妙な生活スタイルを送るものがいるが，彼らが考えている内容には常に明確な妄想や幻覚が含まれている．精神的な症状を偽る患者は，**認知症**や**軽度の精神病性障害**かのようにみえることもある．いずれの障害でも，ジェイソンの既往歴や横断的訴えは説明できない．

いくつかの他の疾患がFDISと合併する可能性がある．それには（鎮静薬や鎮痛薬を含めた）**物質関連障害**，**依存性**，**演技性**，**境界性パーソナリティ障害**が含まれる．FDISの患者の多くは重度のパーソナリティ障害を有しているが，ジェイソンのケースでは，診断についての情報はまだわずかだ．ここまでをまとめて，可能性として考えられる診断を決め，記述する必要がある．GAFスコアは41であり，ジェイソン・バードの診断は下記のものと考えられる．

F68.10［300.19］自らに負わせる作為症　Factitious disorder imposed on self

●クローディア・フランケル

警察の記録は通常事実のみの簡潔なものであり，涙を誘うものではない．しかし，フランケルのケースはそこに例外が存在することを証明した．

ローズ・フランケルが2歳のとき，腸や他の症状が出現し，その後6年間続いた．嘔吐がしばらく続くことから始まり，それは難治だった．彼女は小児科などの病院に，合計200回ほど通った．毎回ゴールのない新しい検査，新しい治療の試みが行われた．彼女は手術を24回も受けていたし，下痢や感染症，発作，引き続く嘔吐のために飲んだ薬は数えきれない．やってきた彼女の母クローディアに個室に連れていかれる頃にはいつも症状が改善していることに，最近ようやく小児集中治療室の看護師たちは気づいた．ローズがまた泣きだしたのが聞こえ，彼女の状態はまた悪化した――退院してもいいだろうと考えられていた矢先であった．

ローズはたくさんの感染症に苦しんでいた．そのひとつは生死に関わる複数の臓器にわたる敗血症であった．その間ずっと，クローディアは彼女たちのかかりつけの医師と密接に連絡をとっていた．彼らは直接会って話したり，日に何度も電話したりして，ベント博士はしばしばクローディアをローズの問題の原因を突き止めるための「よい右腕」だと呼んでいた．

彼女の苦しい試練のような4年間の治療の間，ローズが1か月以上元気だったのは，クローディアが祖母の看病のために家を空けた間だけであり，それは祖母が亡くなる前の最後の病気であった．彼女の幼稚園の最後何週間か，ローズの状態はよくなっていた．しかし，祖母が亡くなり，クローディアが家に戻った後すぐまたローズの病気は再燃した．

病院の複数の看護スタッフが強く彼女を疑っていた．ローズが入院していた部屋でトコンシロップの瓶が捨てられているのが発見されたこともあった．また，1時間前にスタッフ3名が確認していたモニタリング機器の電源が切れていたこともあった．彼らが調査官に伝えたとおり，ほとんどのスタッフはクローディアが彼女の娘の病気に直接な原因だと考えており，ローズが何度も入院している間クローディアが常に使用していた個室に隠しカメラを設置した．ベント医師がこのことに気づいた際，彼は信頼を失うことを心配し，クローディアに「おとり捜査」が迫っていることにつき警告した．その日の午後，彼女がローズを退院させたため，その後の経過は追えなくなった．スタッフはすべての詳しい情報を集めたが，有力な情報には至らず，それを警察に伝えた．

FDIA は DSM–5 の新しい疾患のひとつであり，DSM–Ⅳでは今後の研究を必要とする考えられる障害として付録に含まれていた．月経前不快気分障害，軽度認知障害，過食性障害，（個人的に最も好きな）カフェイン離脱もまた，これから何年もの研究の時代を迎えることになった．新しい障害たちよ，ようこそ！

●クローディア・フランケルを診断せよ

作為症の２つの診断基準は問題なく満たされている．クローディアの行動には金銭的利益（診断基準 C）のような外的報酬は全くみられず，ローズが病気であることを確実に訴えていた（基準 D）．われわれは他の２点についても検討する必要がある．ローズの作られた症状は環境的要因が強かったにもかかわらず，スタッフが決定的な証拠を確認する直前で逃げられてしまっていた（基準 A）．また，ここではクローディアが妄想性障害のように彼女の行動についてもっと説明可能な精神障害がなかったのかにつき確信はもてない（基準 D）．そのため，現時点での診断は仮のものである．私はパーソナリティ障害について，今後，調査が必要となりうるため，彼女のカルテにメモを残した．ICD–10 ではそのカテゴリーのなかの「診断保留」コードを使用できなくなった．

クローディアの GAF スコアを決めるにはいくつかの議論の余地が残っている．彼女は日常の大部分における領域の機能が十分にできていた事実を元に判断するべきであるか，またはローズに影響を与える彼女の行動や二人の関係をもとに判断するべきであるか．個人的には，彼女の判断力の低下による悲惨な結果がここでの決め手だと考えている．したがって 30 という非常に低い GAF スコアにしよう．しかし，彼女の状況をかなり異なった視点から見て，反論をする人もいるだろう．

ローズ自身には親による身体的虐待から苦しんでいる事実を反映し，Z69.010［V61.21］コードを与えられる．

F68.10［300.19］　他者に負わせる作為症（暫定）　Factitious disorder imposed on another (provisional)

■F45.9［300.89］他の特定される身体症状症および関連症 Other Specified Somatic Symptom and Related Disorder

このカテゴリーは，これまで述べてきたいずれの身体症状症および関連症群の診断基準も満たさない身体症状を有する患者に与えるためにある．そして，それについていくつか伝えるべきことがある．このように提案されている診断名は，いずれも正式には DSM–5 に含めるにはまだ十分な研究がされておらず，仮のものとして考えられている．別の章にある診断や，本章にある他の診断を満たすような情報の有無には留意する必要がある．

想像妊娠 pseudocyesis：想像妊娠は「偽の妊娠」といった意味であり，患者自身が妊娠していると間違えて信じこむことを示す．腹部の膨らみ，吐き気，無月経，乳房腫脹のような妊娠の徴候が生じ，さらに胎動の感覚や陣痛のような症状が生じることもある．

短期病気不安症 brief illness anxiety disorder：6 か月未満である．

短期身体症状症 brief somatic symptom disorder：この定義は課題として残しておく．

■ F45.9［300.82］特定不能の身体症状症および関連症 Unspecified Somatic Symptom and Related Disorder

このカテゴリーは，本章で述べた上記のいずれの疾患の診断基準も完全に満たさず，かつ，その原因や可能性のある説明を明記することを避けたいときに用いられる．

第9章

食行動障害および摂食障害群

Feeding and Eating Disorders

DSM-5では食行動と摂食の障害の章が急激に増加した. 成人同様子ども(乳幼児も含む)に特有な診断も含まれるようになった. 状態像を示すコードナンバーの実数は2倍になったどころではない.

食行動障害および摂食障害群クイックガイド

これまでどおり, 各項目について, 記載した頁で, 詳しく解説した.

食行動障害および摂食障害群の基本

各々の主要な食行動障害および摂食障害には食行動に関連した異常行動が含まれている. 神経性やせ症は神経性過食症に比べて少数であるが, いずれも新しく加わった過食性障害よりは少ない. これら3つの障害の全体の罹患率は増加している可能性がある. 残りの3つの特定の障害は, DSM-Ⅳにおけるかつての幼少期/青年期の項目から移された.

神経性やせ症：有意に低い体重であるにもかかわらず, 自分のことを太っていると思っているもの(p.266).

神経性過食症：過食し, 体重増加を防ぐために自己誘発嘔吐, 緩下剤使用や過剰な運動を行うもの. 自己評価が体型の影響を受けているが, 神経性やせ症に特徴的なボディーイメージの歪みはない(p.270).

過食性障害：過食するが, 嘔吐, 過剰な運動や緩下剤の使用などの代償行動は行わないもの (p.273).

異食症：食物でないものを食べるもの (p.277).

反芻症：食べたものを吐き戻したり, 再び噛んだりを繰り返すもの (p.278).

回避・制限性食物摂取症：患者自身の問題で十分に食べられず, 体重が減少したり, 体重が増えなかったりするもの (p.279).

他の特定される, または特定不能の食行動障害または摂食障害：上述の診断基準のいずれも満たさない食行動障害または摂食障害に対する診断カテゴリーとして, どちらかを用いるもの (pp.280〜281).

異常な食欲と体重を引き起こす他の原因

気分障害：抑うつエピソード（または気分変調症）の患者には体重減少を伴う食欲不振や体重増加を伴う食欲増加を生じうる（pp.112，128）．

統合失調症と他の精神病性障害：精神病性の患者のなかには，奇異な食習慣を有する者がいる（p.58）．

身体症状症：これらの患者のなかには，著明な体重変動と食欲の障害を訴える者がいるかもしれない（p.241）．

単純肥満：これはDSM-5の診断には含まれない（精神および感情の病理と関連している根拠がないからだ）．しかし，肥満を助長したり，維持したりする原因となる感情の問題は，他の医学的疾患に影響する心理学的要素としてコードされうる（p.255）．現在，体重過多や肥満には別の医学コードが適応されている．

はじめに

食べなければ人間は生きていくことはできず，そこに食べる人がいる限り，食事の量が少なすぎたり多すぎたりすることに，問題が生じうる．ほとんどの人は，一度くらいはこれらの行動をとったことがある．しかし，他の多くの行動と同じく，やりすぎれば危険ともなるし，死に至ることもある．診断基準では明確に区別されているが，実際には障害と診断閾値以下を行ったり来たりすることは起こりうる．

神経性やせ症/神経性無食欲症 Anorexia Nervosa

発見されてほぼ200年が経つ神経性やせ症 anorexia nervosa（AN）は，主に3つの要素から成り立っている．患者は，①体重が著しく減少するまで食事を制限するが，それでもなお，②体重増加や肥満を過度に心配し，③自分は太りすぎているという認知の歪みが生じる．他の症状として，食事制限，過剰な運動，嘔吐や緩下剤の使用といった不適切な摂食行動がある．多くの女性患者は月経が止まるが，月経の有無で区別する意味はなく，診断基準から除外された．ANの患者は，バイタルサインの異常（徐脈，低血圧）を伴うことがある．また，血液検査やその他の検査でも異常値を示すことがある（貧血，骨密度の低下，心電図変化など）．

ANは健康上重篤な結果を招く．地域から抽出された患者のうち，2/3は5年間のうちに寛解したが，致死率は，物質使用，自殺や低栄養により，一般人口と比較して約6倍だった．驚くには値しないが，臨床場面でみられる患者の摂食状況はより悪いかもしれない．ANの2つのサブタイプのうち，過食し，緩下剤を用いて体重を維持しようとする患者は，摂取制限だけする患者に比べて，より高齢，重症かつ予後不良の傾向がある．この2つのサブタイプはときに切り替わるが（摂食制限型から過食・排出型に変わることが多い），その予測は難しい．ANは，しばしば抑うつと不安を伴う．

ANの有病率は全女性人口の1％以下であり，男性の割合はおそらくその1/3である．青年期と成人早期に多く，特に女性ではフィギュアスケーターと体操選手，男性では騎手と長距離のマラソン選手に多い．摂食制限型はより一般的だ．一卵性双生児のほうが，二卵生双生児より一致率は高く，遺伝的要素が示唆される．

AN 患者は，精神科専門医よりも家庭医を受診していることが多い．

神経性やせ症のポイント

患者は通常若年女性で，①その多くは少量しか食べずに骸骨のようにやせ細っているにもかかわらず，②なおも体重増加や肥満を恐れ，③自分が太っているという認知の歪みを生じている．

注意事項

体重増加を恐れていることを否認する患者もいるかもしれないが，いずれにせよ体重増加を避けるために何らかの対策を講じている

D を見逃すな！

- **D**uration（期間）：診断基準では期間について特記されていないが，下位分類を特定するうえで過去３か月間の評価が適応されており，これが最短期間であろうことに注目したい
- **D**ifferential diagnosis（鑑別診断）：物質使用障害，身体疾患，気分障害および不安症，強迫症，身体症状症，神経性過食症

コードするときの注

▶過去３か月間にあてはまる下位分類を特定せよ

F50.02［307.1］過食・排出型 Binge-eating/purging type：過食か排出行動（つまり，自己誘発性嘔吐，緩下剤・利尿薬，または浣腸の乱用）の反復的なエピソードがあること

F50.01［307.1］摂食制限型 Restricting type：最近の過食か排出行動（すなわち，自己誘発嘔吐または緩下剤・利尿薬・浣腸の乱用）がないこと

体格指数（body mass index；BMI，kg/m^2）に基づき，重症度を特定せよ（機能障害の程度に応じて，重症度は上がることもある）．成人の場合，重症度は以下のとおり．

軽度 Mild：BMI≧17

中等度 Moderate：BMI 16～17

重度 Severe：BMI 15～16

最重度 Extreme：BMI＜15

▶該当すれば特定せよ

部分寛解 In partial remission：DSM-5 でいうところの「維持期」にあたり，患者はもはや著明な低体重ではないが，体重への過度の懸念，または体重や体型に関する自己認識の障害はみられる状態

完全寛解 In full remission：「維持期」において，患者は神経性やせ症のいずれの診断基準も満たさない状態

●マレーネ・リッチモンド

金髪，均整のとれた体型で，身長 170.1 cm のマレーネ・リッチモンドは，入院当日 36.3 kg しかなかった．ジョギングスーツとレッグウォーマーに身を包み，初回面接の最中に膝の屈伸運動をしていた．彼女の病歴は，病院へ同伴した彼女の姉によって補完された．

マレーネは，イリノイ州南部の小さな町に育った．彼女の父は井戸の掘削を生業としていたが，アルコールの問題を抱えていた．彼女の母は極度の肥満で，何度も気まぐれにダイエットを試みたが，成功したことはなかった．マレーネの最も早期の記憶のひとつは，両親のいずれのようにもならないぞ，と決意したことだった．

高校 1 年生のとき，周囲の関心は，見た目や洋服，ダイエットにまつわるものばかりだった．この一年だけで彼女は，今までの最も多い体重から 6.8 kg も落として 56.7 kg になったが，それでも友人に自分が太りすぎていると愚痴っていた．高校時代ずっと，彼女の興味は食べものに対するものばかりだった．初級と上級の家政学を専攻し，どんなレシピのカロリーでも計算できるデータベースを作成するため，コンピュータサイエンスの授業に多くの時間を費やした．

彼女は，許される限りテレビを見ながら自室で食事を摂っていた．家族と食べるよう強制されていたときには，たいてい，皿の上で食べ物をあっちこっちに移動させたり，フォークでつぶし，その歯からかろうじて落ちないくらいのちっちゃなかけらをつまんだりしていた．

「お腹がすかないわけじゃあるまいし」と彼女は入院時の面接中に語った．「私は食べものについてばかり考えているわ．それでも太って見えるし，うんざりするわ．鏡で自分を見るのは我慢ならないの．ほんの少しでも食べすぎたら詰め込みすぎだと思って罪悪感がわくから，その分を取り返さなきゃ，と思うの」．

2 年前から，彼女は食べ過ぎたと思ったときにはいつも吐くようになった．最初は指や鉛筆を喉に突っ込んでいた．一度彼女は友人の自宅の薬棚で見つけた吐根（訳注：トコン．ブラジル原産の小低木で，催吐，緩下，去痰作用を持つ民間薬として使われる）を試した．そのうち，彼女は化学薬品や機械的刺激を用いることなく思いのままにただ吐くという技を身につけた．彼女は利尿剤や緩下剤を用いて体重を落とすこともした．利尿剤では 0.5〜1 kg 程度削ぎ落とせたが，とても喉が渇き，すぐに元の体重に戻ってしまった．週に 1，2 回，高炭水化物の食べもの（彼女はコーンチップスやコーラを好んだ）を摂り，食べた後に嘔吐した．

著しいるい痩と，後に貧血によるものと判明した蒼白を除き，入院時のマレーネの容姿は正常だった．彼女は臨床医から指示されたときは運動をやめたが，診療後には病院職員に使えるようなフィットネスマシーンが病院にあるかどうか尋ねていた．彼女は快活で，思考は論理的だった．妄想や幻覚はみられなかったが，体重増加が怖くてたまらないことを認めた．しかし，彼女は他の恐怖症，強迫観念，強迫行為は否定し，パニック発作もなかった．自分から話す内容は食事のメニューや調理に関することばかりで，栄養士になるかもしれないということを進んで述べていた．彼女は明るく，親切で，MMSE で満点をとった．

マレーネの唯一の健康上の不安は5，6か月間，月経が来ていないことだった．彼女は一年間デートすらしておらず，自分が妊娠しているはずがないことはわかっていた．「あと1，2kgやせたらもっと魅力的になると思うわ」と，彼女は話した．

●マレーネ・リッチモンドを診断せよ

身長に比して極端に低体重であったにもかかわらず（診断基準A），マレーネは体重増加について不適切に心配し続けていた（基準B）．鏡で自分の姿を見るのが嫌でたまらないことは，AN患者にみられる認知の歪みを示唆している（基準C）．彼女の体重減少は何か月も月経がないほど根深いものであった．すべての患者が体重増加を避けるために積極的な手段をとるわけではないが（摂食制限のみの者もいる），マレーネの用いた嘔吐，緩下剤や利尿薬の乱用などはAN患者ではよくある方法である．

食欲低下と体重減少はさまざまな**身体疾患**（ほんの数例を挙げれば，肝疾患，重症感染症や癌など）においても広くみられるので，既往歴や検査によって適切に除外されなければならない．ANの症状は他と明確に鑑別できるため，他の精神障害と間違われることはめったにない．

体重減少と食欲の減退は，**身体症状症**でも出現することがある．しかし，身体症状症の場合，患者は症状について過度に心配することが多く，マレーネの態度は心配とは正反対にあるようにみえた．**統合失調症**患者は，時折，独特の食行動を示すが，危険なほどやせていたり，特異的な自己認知の歪みが存在したりする場合を除いては，両方の診断が下されるべきではない．**ハンガーストライキ**は，通常短期間に，個人的または政治的利益のために他者の行動に影響を与えようとする状況で起こる．**神経性過食症**患者の体重は通常，問題のない範囲に維持されている．マレーネは過食と緩下剤乱用の事実はあるものの，過食と緩下剤の乱用がANの経過中にのみ認められており，神経性過食症や**過食性障害**と診断すべきではない．しかしながら，はじめANだった患者が後に過食症となることはある．ANの診断基準を満たさない期間に，患者が食べ吐きを繰り返せば，神経性過食症と診断されうる．

ANと関連する精神障害はいくつもある．マレーネに気分障害の症状があるのであれば，**うつ病**と診断されうる．**パニック症**，**広場恐怖症**，**強迫症**や**物質使用**は診断と治療を複雑にしうる．AN患者が人前での食事を恐れることもあり，不安症状が厳密に食行動にのみ限定されるのであれば，**社交不安症**の診断はつかないだろう．ANに特有の**パーソナリティ障害**はないが，AN患者は幾分柔軟性に欠け，完璧主義であると報告されている．

マレーネの繰り返される過食と嘔吐は，われわれが下位分類に追加した過食・排出型にあてはまる．彼女のGAFスコアは45，診断は下記に記載する．

E44.0 [263.0]　栄養失調，中等度　Malnutrition，moderate
F50.02 [307.1]　神経性やせ症/神経性無食欲症，過食・排出型　Anorexia nervosa, binge-eating/purging type

■F50.2［307.51］神経性過食症/神経性大食症 Bulimia Nervosa

まずは理想的な食事の時間を思い描いてみよう．そこでは，美味しい食事を友人と分けあい楽しいときを過ごしていたり，人々とテーブルを囲んで，会話し親睦を深め，食事を時間をかけて少しずつ味わっていたりするのではないだろうか．神経性過食症 bulimia nervosa（BN）の患者の食事はそのようなものではなく，むしろ逆だ．一般的には抑うつ気分やストレスに伴いがつがつ食べ，普通の食事量をはるかに超えて摂取する．彼らは自分の食行動を抑制できず恥ずかしいと感じ，独りで食べる．その後，トイレに行き，すべて排出する．彼らの自己評価が体型の影響を受けているという点で神経性やせ症と類似している．しかし，太ってもいないときにも太っているように見えるような歪んだ認知は持ち合わせていない．

10代後半から20代前半に始まり，BN患者は1週間に1度以上，不快で満腹を通り越し，気持ち悪くなるほど莫大な量を食べる（彼らの過度な摂食行動は断続的であり，旅行中には止まることもあるだろう）．もし不適切な代償行為なしに，患者の多くが標準体重（なかには太りぎみの人もいる）を維持しているのであれば，それは驚くべきことだ．嘔吐によって歯のエナメル質が傷つくことがあり，神経性やせ症患者と同様に緩下剤や他の薬剤の利用，過剰な運動をすることがある．過食の間に断食するものもいる．しかし，大半は嘔吐している．

BNは神経性やせ症より多く，成人女性の1～2%が罹患している（男性ではもっと少ないが）．（神経性やせ症と重複している割合は10%近くにもなる）．プロアマ問わず，華奢な体型が求められる体操選手，フィギュアスケーター，ダンサー，モデルなどでより多くみられる．理由はわからないが，過去20年間，罹患率はやや減少傾向にある．他の摂食食害患者同様に，BN患者はしばしば他の障害を併存していることが多い（特に気分障害や不安症，衝動制御や物質使用の問題さえも）．

時間とともに，BN患者の半分近くは完全に回復し，1/4も改善はする．しかし，残りの1/4は慢性的に過食行動が続く．死亡率は同年齢のグループに比べて高いが，健康状態は神経性やせ症より致命的にはならない．しかしながら，自殺率は健常人より高い．神経性やせ症や次に論議する過食性障害と神経性過食症を**表 9-1** で比較した．

表 9-1　3つの摂食障害の比較

	神経性やせ症	神経性過食症	過食性障害
過食	なし	あり	あり
自己認識	異常 （自己を太っていると認める）	体重や体型の影響を受ける	目立たない
運動や緩下剤による代償	あり	あり	なし
低体重	あり	なし	なし
コントロールを失う感覚	なし	あり	あり

神経性過食症のポイント

過食を抑えられず，費やす時間は通常の食事と大して変わらないが，その時間内に大量の食べものを食べてしまう．絶食，嘔吐，過剰な運動，緩下剤や他の薬物の乱用が行われ，体重がコントロールされる．

注意事項

D を見逃すな！

- **D**uration（期間）：３か月以上持続
- **D**ifferential diagnosis（鑑別診断）：物質乱用，身体疾患，気分障害および不安症，強迫症，身体症状症，神経性やせ症，伝統的な感謝祭の食事

コードするときの注

▶該当すれば特定せよ

部分寛解 In partial remission：DSM-5 でいうところの「一定の期間」，BN の診断項目の一部のみ満たす

完全寛解 In full remission：一定の期間，BN の診断基準を満たさない

▶不適切な行動の回数により重症度を特定せよ（機能障害により重症度は上昇しうる）

軽度 Mild：週に１～３回

中等度 Moderate：週に４～７回

重度 Severe：週に８～13 回

最重度 Extreme：週に 14 回以上

●バーナディーン・ホーレー

バーナディーン・ホーレーは「気分が憂うつだと食べちゃうし，食べるときには憂うつになるの．全然コントロールできないの」と過去を振り返り，時折，何枚ものティッシュをとっては涙をぬぐった．彼女は 32 歳の独身で小学２年生を教えていた．今まで精神科の受診歴はなかった．

短大での最初の２年間，バーナディーンは程よくやせていた．それにもかかわらず彼女はとても太っていると思うようになり，165 cm の身長に対して 44 kg まで落とすために飢餓状態となり，緩下剤も使った．その頃，彼女は常に空腹で，「冷蔵庫から自分のものも誰かのものもすべてなくなる」まで頻繁にむちゃ食いをした．

彼女は後に「私は細くてかわいかったに違いないわ」と認めた．自己誘発性の嘔吐によってコントロールしていたにもかかわらず，短大を卒業する頃には体重は 54 kg まで戻っていた．

面接中に過去 10 年間のことを尋ねると，バーナディーンはむちゃ食いしては排出するパターンを繰り返していた．平均して週に２度，彼女は仕事から自宅に戻るといつもの３倍もの食事を集め消費した．彼女は甘いものとスターチを好み，冷凍食品のラザニアを２つ，1 L 弱のフローズンヨーグルト，１ダースのドーナッツを消費し，いずれも準備に手

間がかからないものであった．食事中に彼女は自分が食べたもののほとんどを吐いた．たとえ彼女が「料理」好きでなくても，ファストフード店に駆け込み30分でビッグマック4個分同様の量を急いで食べていただろう．彼女は味よりも消費する行為そのものを楽しんでおり，ある夜には粉砂糖に浸されたバターをまるごと1本食べることもあった．発作的に良心にかられて，一晩でどれだけの量を食べたか計算したところ，10,000 kcalを超える量を食べては吐き戻していた．

彼女は頻繁に緩下剤を用いて摂った食べものを体の中から一掃していた．緩下剤は効果的だったが，彼女にとっては高価であり，盗まざるをえなかった．できるだけ見つからないよう，彼女は一度に1箱だけ注意深く万引きした．彼女は常に最低3か月分は維持するようクローゼットの裏の棚に保管した．

バーナディーンは「まじめな機能不全家族」と形容した米国中西部の夫婦の一人っ子だった．両親は自分たちの結婚記念日を祝ったことがなかったので，彼女は自分の出産がきっかけで結婚したものだと決め込んでいた．彼女の母は銀行で働き，冷たく，支配的な人だった．父は理容師でアルコール依存症だった．夫婦喧嘩の最後にはバーナディーンをかわるがわる非難したり，無視したりした．バーナディーンには幼少期から大人になってからも友人はいたが，友人のなかには彼女が自分の体重や容姿を気にしすぎていることに対して文句を言う者もいた．彼女は短大で二，三度セックスを経験し，セックスによって健康的にお腹がすくということを発見した．しかし，過食症であることの恥ずかしい気持ちと気後れから，長続きするような関係を築くことはできなかった．彼女はたびたび孤独で寂しい気持ちになったが，数日以上続くことはなかった．

バーナディーンは自分の体重が一般的には正常であることを理解してはいたが，彼女はそれをとても気にしていた．彼女は低脂肪のレシピを切り抜いたり，健康クラブに所属したりした．彼女は過食を取り除くことができたらすべてのものが得られるだろうと度々自分自身に語りかけていた．

最近，彼女は歯科医に2,000ドルで針金を使って顎を閉じてしまうよう依頼した．歯科医は，そんなことをしたら餓死してしまうと断り，精神科外来の受診を指示した．

●バーナディーン・ホーレーを診断せよ

多くのBN患者同様に，バーナディーンの障害は，節度ある典型的な**神経性やせ症** anorexia nervosaの行動として始まった．しかしながら，現在は彼女にそのような診断は下されていない（彼女は標準体重で自己イメージの歪みもない：診断基準E）．彼女の過去の食べ吐きのエピソードでは，抑制できず，通常食べるよりも明らかに多い食物を食べた（基準A1，A2）．彼女は嘔吐したり，緩下剤を用いたりして体重を維持した（基準B）．友人から容姿や体重を過剰に気にしていることを指摘されていた（基準D）．彼女のエピソードは週に1回以上起き，最低3か月以上続いた（基準C）．

万引きはBNの診断項目には入っていないが，両者が同時に起こることはしばしばある．窃盗歴は**反社会性**もしくは**境界性パーソナリティ障害**の可能性を示唆するが，どちらの根拠も症例には存在しない．もし**窃盗症**の診断基準に合致するのであれば，診断されるべきだ．

めったにないが，**神経疾患**（ある種のてんかん，クライネ-レヴィン症候群）によって過食が生じることもある．過食は**非定型の特徴を伴ううつ病**でも生じることがある．バーナディーンはどちらの症状も呈していない．多くのBNの患者は**アルコールや薬物**を乱用するが，彼女は否定した．

バーナディーンは週二，三回の頻度で食べ吐きを繰り返している．この頻度をふまえると重症度は軽度となる．しかしながら，症例では彼女の機能に関する情報がなく，彼女の食行動からGAFスコアを61とする．彼女の主治医は食行動がどの程度，人間関係や就労経験に影響を与えたか，深く掘り下げて尋ねるべきだ．その結果，より重症であったならば，BNの重症度（DSM-5ガイドラインでは許されている）とGAFを変更（個人的考えでは推奨する）したくなるだろう．現時点では，彼女の診断は下記のようにする．

F50.2［307.51］神経性過食症/神経性大食症，軽度　Bulimia nervosa，mild

■ F50.8［307.51］過食性障害 Binge-Eating Disorder

話は食事のことだ．われわれのなかで食べ過ぎたことのない人などいるのだろうか（気がたしかでも，スコーンを食べ始めてしまったら，1つだけでやめることは難しいはずだ）．感謝祭での追加のパイの一切れ，昼食後の三段重ねのコーンアイス，そして，私たちは満腹となり，うめき，これ以上の罪は犯さないと誓うのだ．恥ずかしいとは思いつつ，ついつい軽率にも余分な料理で皿を山盛りにしてしまい，あなたにも過食性障害 binge-eating disorder（BED）の条件がそろうのだ．

過食は通常，10代か20代早期に始まり，ダイエットを終える頃に始まることもある．中心的な2つの特徴は，食べる速度（総量は膨大となりうる）と食行動の制御不能の感覚である．特定の物への渇望はなく，その時々でさまざまなものを過食する．神経性やせ症や神経性過食症の患者と違い，BEDは通常，他の摂食障害へと移行したり，他の摂食障害から移行したりすることはない．

BEDは公式に認められた障害としては新参者だが（DSM-Ⅳでは，さらなる研究が必要なものとして扱われていた），摂食障害のなかでは最も一般的で，罹病率は成人のおよそ2%であり，おそらくその半分が青年である．女性は男性の2倍なりやすく，いくつかの理由で2型糖尿病の患者によく見受けられる．BEDではしばしば肥満が生じるが，肥満者のうちBEDを合併しているのは約1/4にすぎない．しかし，肥満者は一般人口と比較して過食のエピソードの経験が多く，BEDを罹患している肥満者は特に体重を落とすことが困難かもしれない．

この部分的に遺伝性の病態は，しばしばダイエットを終えようとしている時期に始まる．過食行動は典型的には，気分が憂うつで不安を感じているときに起き，そこで登場するのは，美味しい食事に脂質と砂糖と塩，そして罪悪感だ．食べるのがあまりに早く，満足感を感じ損ねて大量に食べ，不快感と食べ過ぎたという感覚に至る．過食を恥じ，きまりが悪く思え，そして秘密にする．それゆえ，肥満という単純な事実だけでなく，多くの苦痛とQOLの問題が生じる．

過食性障害のポイント

患者はコントロールを失い，食べる時間は普通と大差ないのに，普通よりもたくさんの食物を過食する．過食中，患者は実際には空腹感がないのにもかかわらず，速く食べ，（苦痛を感じるくらい）大量に食べようとする．過食は罪悪感（しばしば抑うつも）を引き起こし，（恥ずかしさを避けようと）一人で食事するようになる．しかし，嘔吐や過剰な運動のような行動には**至らない**．

注意事項

D を見逃すな！

- **D**uration（期間）：毎週，3 か月以上
- **D**istress over eating beharior（食行動に対する苦痛）
- **D**ifferential diagnosis（鑑別診断）：気分障害，神経性やせ症または過食症，単純肥満

コードするときの注

▶**該当すれば特定せよ**

部分寛解 In partial remission：DSM-5 でいう一定の期間，過食するが週 1 回未満

完全寛解 In full remission：一定の期間，BED の診断基準を満たさない

▶**重症度を特定せよ**（水準は機能不全に基づき増加することがある）

軽度 Mild：週に 1～3 回

中等度 Moderate：週に 4～7 回

重度 Severe：週に 8～13 回

最重度 Extreme：週に 14 回以上

●モニカ・ハジェンズ

「自分が一般体型よりも太っているのはわかってます」とモニカ・ハジェンズ内科医に話した．「そして，それも自分自身の行動の結果なんです」．

モニカは子どもの頃から太っていた．現在，身長は約 160 cm，体重が約 91 kg だ．「今，私は 37 歳だけど，ここ数年は BMI が年齢を追いかけているの」．

モニカの過食は数年前に離婚してから始まった．現在，モニカは週に最低 2 回は夕食をつくっていた．特にヘーゼルナッツのパスタを好んでいた．そして，次から次へと貪り食っていた．お腹が空いてないにもかかわらず，アイスクリーム（「**最低でも** 2 個，がつがつと無心で食べていた」）とクッキーを食べた．食べもの（と自責の念）で胃がいっぱいになっても，決して食べたものを吐くことはなかった．排出を目的とした下剤や他の薬物を使用することもなかった．食後に食器を洗いながら，それでもまだ 30 分しか経っていないことに気づいて驚いた．

「以前から太ってたの．でも，数年前まではすごくハードにダイエットしていたわ．今では諦めてるけど」モニカは，ハンドバッグの中のマフィンを触りながらそう言った．違法薬物の使用歴をすべて否定した．内科医は，彼女について肥満以外は健康と言い切った．

モニカは米国西海岸で生まれ育ち，結婚と離婚を経験した．現在，彼女は 15 歳になる

――体重は正常の――息子のローランドと暮らしている．彼女は仕事のない週末に過食する傾向にあった．ローランドが友達を作って用事で出かけるようになってから，過食が悪化していた．

モニカのセルフイメージはグチャグチャだった．「私はとてもユーモラスで，顔はすごくかわいい．でも，太ってることも知ってる．元夫は山へハイキングに出かけるのが好きだったけど，最後は独りでいるのを選んだの」．

モニカは地元の公共放送団体でラジオアナウンサーとして働いていた．そんな離婚後の彼女に追い打ちをかけたのは，彼女がよりよい仕事のオファーをもらったときのことだった．「ケーブル TV のプロデューサーがラジオで私の放送を聞き，私の声を気に入ってくれたの．でも，一緒にお茶をしたら，彼は私への興味を失ったの」彼女は悲しげだったが，それから少し微笑んで付け加えた．「だって，私が TV に出てるの，見たことないでしょ？私が出るならワイドスクリーンのテレビじゃなきゃ無理だもの」．

●モニカ・ハジェンズを診断せよ

食事中，モニカはたいていの人が同様の状況で食べるよりも多くのものを食べ，彼女は明らかにコントロール不能だったと言っている．〔「ダイエットは諦めてる」，「無心で食べた」（診断基準 A1，A2）．これらの過食のエピソードは週に１回以上あり，何か月も続いている（基準 D）〕．過食のエピソードの間，彼女の食べるスピードは速く（食事をがつがつ食べる），満腹感で気持ち悪くなり，身体的には空腹感がなくても食べていた（基準 B1，B2，B3）．また，自分の食行動を軽蔑し，一人で食事していた（基準 B4，B5）．それは恥じるがゆえかもしれないが，症例の記載ではその点が明らかになっていない．診断には，診断基準 B の３項目が必要とされる．彼女の苦痛（基準 C）は主治医との初回の診察での発言からして明らかである．モニカは他の摂食障害の診断に該当しない．過食を補う排出行動などの行動はなく（基準 E），**神経性過食症**は除外される．体重からして明らかに**神経性やせ症**ではない．そして，彼女は完全に BED の診断に該当する．

重大な過食を引き起こす**医学的疾患**は，すでに BN との関係で言及されている．それらに加え，モニカを**プラダー・ウィリー症候群**（15 番染色体のいくつかの遺伝子欠失によって引き起こされる）と診断する根拠は全くない．プラダー・ウィリー症候群は肥満傾向となり貪り食う．しかし，その病態は通常は幼少期から始まり，低知能を伴う．**大麻中毒**はときに食欲増加を伴うが，その使用は否定された．

多くの過食性障害の患者には，特に気分障害と不安症，そして物質使用に関する問題など，他の DSM–5 にある障害の既往があることが多い．多くの場合，物質使用障害を伴っている．いずれにしても併存症の存在からいえるのは，その患者の過食性障害の症状がより重症ということだ．過食と体重増加を引き起こしうる，**非定型の特徴を伴ううつ病**についても十分に評価されるべきだ．

モニカの過食は週に２回だけであり，重症度の基準では軽度と診断すべきだ．しかし，彼女が主治医に話した内容のなかに自暴自棄が読み取れる．GAF スコアは 61 と比較的健康な値ではあるが，私は彼女の重症度を中等度としようと思う．そこに異論がある者などいるだろうか．

F50.8 [307.51] 過食性障害，中等度 Binge-eating disorder，moderate
E66.9 [278.00] 肥満 Obesity

多くの身体疾患では，正常との間に明確な線を引けるものだ．しかし，たいていの精神障害は基本的には日々の行動がひどくなったものである．障害された食行動，物質使用，抑うつ，不安，身体症状，そしてパーソナリティ障害は，完璧に普通の人々でも一度は経験したことのあるものだ．診断すべき病と起きて当たり前の日常とを区別するのに，DSM-5 はいくつかの特徴に着目している．

症状の数：もしあなたが時折，多少なりとも不安を感じていることがあるとすれば，それこそ21 世紀に生きるというものだ！ しかし，もしあなたに，明らかな不安，息苦しさ，動悸，発汗，脱力感が生じるエピソードがあったのであれば，それはパニック症かもしれない．

苦痛の程度：多くの（もしかするとほとんどの）DSM-5 の診断基準は患者が障害によって（もしくは関連して）明らかな苦痛を感じていることが診断基準に含まれている．

支障：そして，もし苦痛を感じてなかったとしても，仕事や社会生活，個人の生活といった状況で支障が生じているものが障害と扱われている．

時間：持続性の要因や，症状の最低限の**期間**，**頻度**が診断には必要かもしれない．たとえば，持続性抑うつ障害（気分変調症）であれば期間，気分循環性障害であれば期間と頻度を考慮するように．

重大な結末：これらには自殺や自殺企図，急激な体重減少，暴力的なアクティングアウトが含まれている．

除外：ほとんどの障害では医学的疾患と物質使用を除外することが求められている．過食性障害の場合，神経性やせ症や神経性過食症の除外が必要となる．多くの場合，その他の精神障害が鑑別に挙がる．

これらのメカニズムのうち 1 つだけを採用した診断基準もあれば，間違ってもズボンが落ちないように，ベルトをしたうえにサスペンダーもつけたかのような慎重な診断基準もある．これらのメカニズムのほとんど，あるいはすべてを活用できている診断基準はごくわずかであり，たいていが「用心のため，ベルトをおおざっぱに穴に通しておく」程度のものだ．

この章の残りの病態は主に幼児期に認められる．2つ（異食症と反芻症）は一般的な児童期初期の発達中に起こる．成人にどのくらいの頻度で起こるのかは全くわからないが，多くのメンタルヘルス人口においては相対的に存在感が小さいようにみえる．よって症例は省かせてもらおう．

■ 異食症 Pica

少年や妊娠女性における異食症や非栄養物質の摂取は，よく報告されている．摂取されるものは多種多様であり，土，チョーク，石膏，石鹸，紙，（まれに）糞便など，ときには驚くような内容であることもある．インド出身のある患者は大量の釘とガラス玉を飲み込んでいた．異食症は鉄欠乏と関連し，他の無機物（亜鉛など）も関係しうる．もちろん，この多様で厄介な問題は鉛中毒や，土壌や非食用物質に生息する多様な寄生虫の摂取に発展しうる．腸閉塞になり手術を受けることになって初めて異食が明らかになることもある．

自閉スペクトラム症と知的能力障害を併せもつ患者は，特に異食症の傾向があり，それぞれの疾患の重症度を上げる要因である．罹患した子どもは低い社会経済状況や虐待を背景にしているかもしれない．この異常な行動は通常，2 歳までに始まり，青年期には終わる．あるいは，鉄（や他のミネラル）などの原因と推定された欠乏症が改善すれば終わる．注意すべきは，もし異食症が他の精神や身体疾患によって生じているのであれば，それはより重篤でさらなる臨床的ケアを必要とするということだ．

そして，成人になった後に異常な食物摂取を始めた人たちが数多く報告されている．異食症の患者には，しばしば成人の異食症の家族歴があり，その成人自身の症状は彼らが子どもの頃から始まっていることもある．妊娠と関連していることは多い（それでも，デンマーク人の妊娠女性の有病率は 0.02％だった）．そして，統合失調症の患者に見受けられることもある．

医学の専門家たちは異食症をまれな障害だと考えがちだが，きちんと診れば，実はたくさんの異食症患者がいることに気づかされることだろう．たとえば，消化管出血で鉄欠乏性貧血が生じた患者の大多数は異食症と診断されるに至る．食氷 pagophagia（氷への欲求 ice craving であって氷の彫刻 ice carving ではない）は鉄欠乏の患者では特に多い．そのようなときでも，統合失調症や知的能力障害，自閉スペクトラム症と同様に，その診断を下して終わらず，異食症によって生じている物事についても臨床的注意を向ける必要性があることにつき，自分自身に言い聞かせなければならない．

Pica という言葉は，カササギという白黒の鳥の学名 *Pica* に由来しており，この異常な食行動のひとつを意味した言葉は最低でも 400 年前に記されている．おそらく，カササギが巣のために泥を集めているのを実際に見た誰かが，食べていると決めつけたのだろう．4000 年も前から，それもさまざまな文化圏で，人は土を噛み，飲み込んできた．なぜそんなことが行われているのか，研究者にもわからずにいる．ただ，ひとつの仮説だが，解毒やミネラルの摂取が目的ではないかといわれている．

異食症のポイント

泥や非食用物質を食べ続けるもの.

注意事項

Dを見逃すな！

- **D**uration and **D**emographics（期間と患者層）：2歳以上で1か月以上の期間
- **D**ifferential diagnosis（鑑別診断）：栄養失調，精神障害，その個人の文化で容認されるもの

コードするときの注

▶**該当すれば特定せよ**

寛解状態 In remission

▶**患者の年齢をコードせよ**

F98.3［307.52］ 子どもの異食症 Pica in children

F50.8［307.52］ 成人の異食症 Pica in adults

F98.21［307.53］反芻症/反芻性障害 Rumination Disorder

食べものの塊を胃から吐き戻して噛みなおす**反芻** rumination，それは逆行性の蠕動運動によって行われ，牛や鹿，キリンなどの反芻動物では正常なことだ．しかし，人間がそれをすれば異常であり，問題を引き起こしかねず，反芻症 rumination disorder（RD）と呼ばれている．また，固形食を食べ始めた幼児では反芻は普通なことではない．患者は女児より男児に多い．

反芻する人の多くは，反芻後に食物を再度嚥下する．しかしながら，そうしない者もおり，特に幼児と知的能力障害を伴う幼児はそうであり，嚥下せずに食べものを吐き捨て，栄養失調となるリスクを増やし，幼児においては成長不良となり，病気にかかりやすくなる．致死率は25%程度と報告されている．RDが，何年間もずっと診断されずに見過ごされていることがある．それは，われわれが患者自身に尋ねようともしなかったのが理由だろう．

原因はわかっていないが，一般的にはいくつかの要因が指摘されている．可能性のある要因として器質的要因（胃消化器反射による症状かもしれない），心理的要因（母子関係の障害を反映しているのかもしれない），行動上の要因（その行動が注意をひきつけることを学習することにより強化されているかもしれない）がある．

施設で暮らす知的能力障害の者の6〜10%に生じうる．ときには，知的能力障害のない成人にRDが生じた例が報告されることもある．RDはまた神経性過食症と関連しているが，両方に罹患した患者は食物を再嚥下しない傾向にある．多くの症例で反芻は自然と落ち着いてくるが，生涯にわたって持続することもある．報告によれば，そのような成人の反芻者のひとりとして，18世紀の辞書編集者であるサミュエル・ジョンソン（訳注：a dictionary of the English languageの編集者）がおり，知人が彼の「食い戻し，咀嚼」行

動に言及している．

留意することは，異食症（そしてこれまでのDSM-5の章の他の病態）とも同様に，他の精神障害や医学的疾患のなかで生じるRDは，とても重症で，さらなる臨床的ケアが必要となる．

RDと異食症は臨床的な重大さが基準として必要とされていない，DSM-5のなかでは珍しい存在だ．そのため，他の精神障害の経過のなかで生じない限り，害，苦痛または機能障害が本人や他者に生じていることや，さらに他に追加すべき検査は要求されていない．それゆえ，この行動と正常との間に明確な線を引くことはできない．

反芻症のポイント

少なくとも１か月以上，食物を吐き戻しているもの．

注意事項

Dを見逃すな！

- **D**uration（期間）：１か月以上
- **D**ifferential diagnosis（鑑別診断）：身体疾患，知的能力障害，他の摂食障害

異食症とRDは現在神経性やせ症，神経性過食症と一緒に分類されており，初めてDSM-Ⅲで登場したときもこの章だった．しかし，DSM-Ⅳでは，小児期発症が典型である他の障害と一緒に分類されていた．異食症と反芻症よ，ようこそおかえり！

F50.8［307.59］回避・制限性食物摂取症/回避・制限性食物摂取障害 Avoidant/Restrictive Food Intake Disorder

幼い子どもたちの多く（約半数）が大なり小なり食物摂取の困難を経験するが，多くは成長し乗り越える．回復せず続いたものは，かつて乳児や小児期早期の摂食障害と呼ばれていたものが作り直された，回避・制限性食物摂取症 avoidant/restrictive food intake disorder（ARFID）という新しいタイプに該当するだろう．新しく名前がつけられたという事実から言えることは，その理由はわからないが食事を少量しか摂らずに健康を害する者がいるということ，そして，発症がいつも小児期早期だとは限らないということだ．

両親と子どもの衝突という状況により，食事を回避するという行動が引き起こされたのかもしれない．ネグレクトや虐待，両親の精神病理（抑うつや不安，パーソナリティ障害など）も原因として挙げられる．しかしながら，多くの場合はおそらくある種の医学的疾患によるものだろう．そこには，咀嚼と嚥下機能，歯ごたえ，味，見た目のような食物へ

の過敏さなどの物理的な障害が含まれる．実際，DSM-5はわれわれにARFIDの小児に次の3つのカテゴリーに分けて考えることを提案している．食事に関心がない人，感覚的な問題から食事を制限してしまう人（ある食べものに対してただ食欲がわかない人），そして，好ましくない経験から食事を嫌うようになった人だ（飲み込もうとしたときに窒息した人もありうることだろう）．いずれにしても，食行動に関する項目は，単なる「食事の選り好み」をも含みうる．

多くのARFIDの小児は6歳以下であるが，成人にもこの診断は下りうるだろうか．DSM-5の診断基準にはそれを防ぐものはない，しかし，多くの症例と出会うことはないだろう．

回避・制限性食物摂取症のポイント

セルフイメージの異常はないが，患者はごく少量の食事しか摂らず，十分な栄養の確保（小児では成長）や体重を維持（小児では体重増加）できずにいるもの．その結果，患者は経管栄養や補助食品が必要になるかもしれない．社会的そして個人的な生活が破綻するかもしれない．

注意事項

Dを見逃すな！

- **D**ifferential diagnosis（鑑別診断）：医学的疾患，文化的に容認された慣習，食物が手に入らない，気分障害，不安症，神経性やせ症，精神病性障害や作為症

コードするときの注

▶該当すれば特定せよ

寛解状態 In remission：DSM-5における一定期間において患者が診断基準を満たさない

■F50.8［307.59］他の特定される食行動障害または摂食障害 Other Specified Feeding or Eating Disorder

多くの患者は主要な食行動障害および摂食障害群の診断基準から外れるが，その多くの人々の病状は深刻である（ここで特に重要なことは，そのような患者が気分障害，統合失調症，身体症状症，他の医学的状況によって引き起こされた疾患でないことを明らかにすることだ）．「他の特定される食行動障害または摂食障害」に続けて，下記のものを特定し記述できる．

非定型神経性やせ症 atypical anorexia nervosa：有意の体重減少があるにもかかわらず体重は正常範囲内だが，自分が太っていると信じ，太ることを恐れ，神経性やせ症の他の診断基準を満たす患者．

（頻度が低い，または期間が短い）神経性過食症 bulimia nervosa（of low frequency or limited duration）：過食の頻度や期間が神経性過食症の診断基準を満たさないが，神経性

過食症の他の診断基準を満たす患者.

夜間食行動異常症候群 night eating syndrome：睡眠のいずれかのステージで，夜間の過食のエピソードがあるもの．翌日に患者自身はそのことを忘れていることもある.

排出性障害 purging disorder：過食には及ばないものの，体重を落としたり見た目を細くしたりしようと（意図的な嘔吐や薬物の使用などの）排出行動を繰り返すもの.

■ F50.9［307.50］特定不能の食行動障害または摂食障害 Unspecified Feeding or Eating Disorder

DSM-5 の他の章における特定不能の診断と同様に，患者がこれまでに記述された診断の基準のどれも完全には満たさず，あなたがさらなる特定を望まない場合，特定不能の食行動障害または摂食障害を使用する.

第 10 章

排泄症群

Elimination Disorders

排泄症群クイックガイド

遺糞症：4 歳以上で，繰り返し不適切な場所で排便するもの（p.284）.

遺尿症：5 歳以上で，（意図的でも無意識にでも）ベッドや衣服の中に繰り返し排尿するもの（p.283）.

はじめに

遺糞症と遺尿症はほとんどの場合単独で生じるが，ときに両者は併発する．特に，ひどく育児放棄された，あるいは愛情が与えられなかった子どもでは併発しやすい．**原発型** primary（症状は子どもの成長期間中ずっと存在する）の診断と，**続発型** secondary（排泄訓練が当初は成功していた）の診断に分けられる．泌尿生殖器と胃腸管の奇形を疑うべきケースに遭遇することもあるがきわめてまれであり，通常は詳細な病歴で正確な診断が行える．

■ F98.0［307.6］遺尿症 Enuresis

原発型の遺尿症（失禁せずにいたことがない子ども）は続発型の遺尿症よりも多く，その比率は 4：1 である．この比率はベッドへの（夜間の）失禁に限定されており，日中の失禁は考慮されていない．メンタルヘルスの専門家に紹介された子どもの両親は，たいていは一般的な治療法――就寝前の水分制限や，深夜にトイレに行く――を試みるが，うまくいかない．遺尿症の子どもは週に数回失禁するのが典型であり，友達と一緒に泊まることを恥ずかしがる．

遺尿症がノンレム睡眠と関連して生じる子どももいる．その場合，失禁は睡眠の最初の 3 時間に生じる．

他の例として，入院や両親との別居などの心的外傷は続発型の遺尿症を引き起こしうる．この状況の睡眠では，一晩に 1 回以上，規則性のない失禁が生じる．遺尿の子どもが尿路感染症や身体的奇形（遺尿症の**診断には該当しない**ようなもの）である場合もあるが，多くの場合で病因は不明である．公式な基準では尿失禁は意図的にされうると述べられているが，ほぼすべての子どもにとって尿失禁とは予想外で気恥ずかしいものである．

強い遺伝関係があり，遺尿症の子どもの3/4に，遺尿症歴のある第一度近親者がいる．両親がともに遺尿症の場合，その子どもが遺尿症となる可能性は非常に高い．

6歳未満では，男児と女児の差はない（全体として，幼少児のおよそ5～10%が遺尿症である）．より高年齢の子どもでは，遺尿症は男児に多い．成熟に伴って有病率は低下し，青年期ではわずか1%となる．ベッドへの失禁をする成人は，生涯にわたって持続しやすい．

遺尿症のポイント

衣服やベッドの中に繰り返し排尿し，原因不明である．

注意事項

Dを見逃すな！

- **D**uration and **D**emographics（期間と患者層）：週2回以上の頻度で，3か月以上持続し，5歳以上
- **D**istress（苦痛）：または上記のような頻度
- **D**ifferential diagnosis（鑑別診断）：薬物の副作用，身体疾患

コードするときの注

▶いずれかを特定せよ

夜間のみ Nocturnal only

昼間のみ Diurnal only

夜間および昼間 Nocturnal and diurnal

■F98.1［307.7］遺糞症 Encopresis

遺糞症の患者は不適切な場所，たとえば着ている衣服の中や床の上などで排便をする．2種類の型があり，ひとつは常習的な便秘と関連し，肛門周囲の裂傷を起こす．排便が痛みを引き起こすため，子どもは排便を我慢して痛みから逃れようとする．そして，便は硬くなり（裂傷を悪化させ），液状の糞便が張り詰めた直腸から衣服や寝具に漏れ出す．

もうひとつの，あまり一般的でない型は便秘を伴わず，ときに秘密にされたり否認されたりする．子どもは普通の便を，普通ではない場所——トイレの裏側，机やタンスの引き出し——に隠し，なぜそうなったのかは知らないと言い張る．便秘を伴わない遺糞症はストレスや他の家族精神病理学と関連することがある．こういった子どもたちは，身体的または性的虐待を受けている可能性がある．

小学生の約1%が遺糞症であり，男女比は6：1である．

遺糞症のポイント

不適切な場所や衣服の中に繰り返し排便するもの.

注意事項

D を見逃すな！

- **D**uration and **D**emographics（期間と患者層）：月に 1 回以上の頻度で，3 か月以上持続し，4 歳以上
- **D**ifferential diagnosis（鑑別診断）：緩下剤の使用，身体疾患

コードするときの注

▶いずれかを特定せよ

便秘と溢流性失禁を伴う With constipation and overflow incontinence

便秘と溢流性失禁を伴わない Without constipation and overflow incontinence

■ 他の特定される排泄症 Other Specified Elimination Disorder

遺糞症や遺尿症の診断基準を完全には満たさない症状で，臨床家が基準を満たさない理由を述べる場合は他の特定される排泄症カテゴリーを用いる．診断コードは以下のものを使用する．

N39.498［788.39］　排尿の症状を伴う　With urinary symptoms
R15.9［787.60］　排便の症状を伴う　With fecal symptoms

■ 特定不能の排泄症 Unspecified Elimination Disorder

遺糞症や遺尿症の診断基準を完全には満たさない症状で，臨床家が基準を満たさない理由を述べない場合は特定不能の排泄症カテゴリーを用いる．診断コードは以下のものを使用する．

R32［788.30］　排尿の症状を伴う　With urinary symptoms
R15.9［787.60］　排便の症状を伴う　With fecal symptoms

第11章

睡眠–覚醒障害群

Sleep-Wake Disorders

睡眠–覚醒障害群クイックガイド

またしても, DSMは分類を改定した. 今回は, この分野の進歩が反映された, より複雑な構成となった. このクイックガイドでは, 最も一般的で基本的な診断を重視したため, DSMにおける配置とはやや異なった障害群の配置となっている（各項目につき記載した頁で詳しく解説しておいたので, そう, うんざりせずに読んでいただきたい）.

睡眠不足（不眠）

不眠は, ときに主症状であることもあるが, たいていは症状のひとつでしかない. 主症状であることは時々だ. ごくまれに, 独立した主な精神障害あるいは別の医学的疾患として診断が下される（p.289コラム参照）.

不眠の原因となるものが, 他の精神障害なのか, あるいは医学的疾患なのかを最初に評価することは大変重要だ.

不眠障害：医学的疾患（p.291）や, 原発性不眠（他に識別できる原因がない, p.298）, 他の睡眠障害や精神障害（p.294）と併存しうる. 最も見受けられるのは, 抑うつエピソード（p.102）や躁病エピソード（p.106）, パニック発作（p.163）への併存だ.

物質・医薬品誘発性睡眠障害, 不眠型：さまざまな処方薬や, 精神活性物質の誤った使用によって睡眠が妨げられているものが最も多い（p.337）.

睡眠時無呼吸：睡眠時無呼吸のような, 呼吸に問題を抱える患者のほとんどは過眠を訴えるが, なかには過眠ではなく不眠を訴える者もいる. 3つの基本的な型として, 閉塞性睡眠時無呼吸低呼吸, 中枢性睡眠時無呼吸, 睡眠関連低換気が挙げられる（p.308, p.312）.

睡眠過剰（過眠）

hypersomniaは睡眠過剰の患者だけを意味すると思われているかもしれないが, 起きているべきときに眠気がくるような状態もまた過眠だ. hypersomnolenceという新しい用語は, われわれがその両方について検討するために導入された.

過眠障害：過剰な眠気や睡魔は，精神障害や身体疾患，あるいは他の睡眠障害に伴って生じることがある．なかには原発性の過眠障害もある（p.300）．

ナルコレプシー：ナルコレプシーの人々は，日中でも圧倒的な睡眠欲求に襲われ，たいていは瞬時に眠りに落ちる——ときに立ったまま眠ることもある．突然力が抜ける（脱力発作）のようなカタプレキシーや，眠りに落ちたときあるいは目覚めたときに幻覚が生じることもある（p.304）．

物質・医薬品誘発性睡眠障害，日中の眠気型：不眠よりも頻度は低いが，物質使用による過眠も起こりうる（p.337）．

睡眠時無呼吸：DSM-5 では，日中の眠気をもたらすようなものを通常，呼吸関連睡眠障害群と呼んでいる．3 つの基本的な型が挙げられており，上述の不眠の箇所で述べられている（pp.308，312）．

概日リズム睡眠-覚醒障害群

体内時計と環境との不適合．以下 5 つの基本的な型が挙げられる．

睡眠相後退型：睡眠開始と覚醒時間が望むよりも後退しているもの（p.314）．

睡眠相前進型：睡眠開始と覚醒時間が望むよりも前進しているもの（p.315）．

不規則睡眠-覚醒型：睡眠時間と覚醒時間がバラバラであるもの（p.316）．

非 24 時間睡眠-覚醒型：睡眠時間と覚醒時間が（たいていは）望んだ時間帯に対して漸進的に後退していくもの（p.315）．

交代勤務型：仕事の時間帯の変更により眠気が生じるもの（p.316）．

時差ぼけ：標準時刻の異なる地域を行き来した後の眠気や「二日酔い」のような状態は，もはや睡眠障害とはみなされない．それは現代の生活における生理学的事実である．とはいえ，簡潔にコラムで取り扱っておこう（p.314）．

睡眠時随伴症群および他の睡眠障害群

これらの障害群は，ときに患者が眠りに落ちているときや起きているときに生じる，睡眠（あるいは睡眠段階）に関連した異常行動である．

ノンレム睡眠からの覚醒障害，睡眠時驚愕症型：これらの患者らは睡眠時間帯の序盤に，はっきりとした恐怖の叫び声を上げる．彼らは完全に起きているわけでは全くない．この行動は，大人にのみみられ，病的なものとみなされている（p.324）．

ノンレム睡眠からの覚醒障害，睡眠時遊行症型：たいてい睡眠時間帯の早い段階から生じ持続する夢中歩行（p.322）．

ノンレム睡眠からの覚醒障害，錯乱性覚醒：患者らは部分的には覚醒しているが，歩いたり，明らかな恐怖を示したりすることはない．この診断は DSM-5 に記載のある公式なものではないが，それでも起きうるものだ（p.327）．

レム睡眠行動障害：レム睡眠中に覚醒して話したり，のたうちまわったりするもの．自分やベッドパートナーを傷つけてしまうこともある（p.334）．

悪夢障害：悪夢による苦しみが他の人よりも大きい人（p.331）．

レストレスレッグス症候群（むずむず脚症候群）：低活動時（特に夕方/夜間）に生じる脚を動かした

いという強い欲求は，疲労や他の行動/感情を引き起こしうる（p.327）.

物質・医薬品誘発性睡眠–覚醒障害，睡眠時随伴症型：アルコールや他の物質・医薬品（の中毒中や離脱後）が，睡眠におけるさまざまな問題の原因となっているもの（p.337）.

他の特定される，または特定不能の睡眠障害：これらのカテゴリーは，上述のどのカテゴリーにも分類できない不眠，過眠，あるいは睡眠全般の問題である（pp.340～341）.

はじめに

睡眠は人間だけではなく，他のすべての動物にとっても基本的な活動である．人間の通常の睡眠についての留意点として以下を挙げる.

1. 睡眠の正常性を規定するものは広範囲に及ぶ．総睡眠量，入眠から覚醒までの時間，睡眠中に何が起こるかなどである.
2. 睡眠の異常は，健康に深刻な影響を及ぼす.
3. 個人の睡眠はライフサイクルを通じて変化する．赤ちゃんがほとんどの時間を寝て過ごすことは誰でも知っている．人は年をとると，寝つくまでに時間がかかるようになり，必要な睡眠時間は短くなり，夜間に目覚めることが増えるものだ．最もよく眠るのは 9 歳児だと聞いたことがある．そう，残念なことに，これを読む皆の眠りは今後，悪くなるばかりということだ．われわれは，賢く眠らねばならないのだ.
4. 睡眠は均一ではなく，夜間を通じて深さや質が変化する．睡眠の主たる 2 つの相(段階)は，その睡眠中はほとんど夢を見ているとされるレム睡眠と，ノンレム睡眠である．さまざまな障害が，これらの睡眠相と関連している.
5. これくらい眠るべきだと考えているほど深く眠れていなかったり，あるいは短時間しか眠れていなかったりする人々の多くは，睡眠障害だ.
6. 今日でさえ，睡眠障害の診断基準は主に臨床所見をもとにしている．EEG や他の睡眠検査室の研究では，確認はなされるだろうが，ここに記述された状態の存在のみが診断の際には要求される.

睡眠の専門家は，睡眠障害を**睡眠異常群** dyssomnias と**睡眠時随伴症群** parasomnias とに分類している．**睡眠異常群**に含まれる患者は，睡眠不足，睡眠過剰，あるいは睡眠のタイミングが不適切だが，睡眠自体は実に普通だ．**睡眠時随伴症**は，質や量，タイミングは基本的には普通だ．しかし，睡眠中や，睡眠と睡眠の間に異常が生じ，睡眠中や入眠と覚醒の間に，運動，認知，あるいは無意識的な神経システム過程が活性化し，大騒動となる.

たとえば，睡眠時無呼吸は睡眠異常，対して悪夢は睡眠時随伴症とみなされる．両方とも睡眠中に生じるが，悪夢が問題となるのは，たいていそれ自体がおそろしいからだ．睡眠が妨害されることや，翌日の覚醒状態が損なわれることは，悪夢では生じず，たいていの睡眠時無呼吸では生じる問題だ.

睡眠不足・過剰

■F51.01［307.42］不眠障害 Insomnia Disorder

われわれが**不眠** insomnia を通じて最もよく理解できるのは，不眠時の睡眠がいかに短く，寝た気がしないものかということだ．不眠を抱える人々のなかには，自分が緊張しているのを自覚していない人もいる．股関節部損傷のような他の身体疾患の二次障害として不眠が生じている人もいる．しかし，股関節が癒えても，患者は夜間眠れないことに慣れてしまっている．言い換えると，不眠は学習された行動なのかもしれない．たしかに，多くの身体疾患は不眠障害の症状の原因となりうる．

不眠の患者らは，ベッドを睡眠やセックスの際に使うだけでなく，食事をしたり TV を見たりといった他の行動でも使っているかもしれない．医師が**睡眠環境不良** poor sleep hygiene と呼ぶとき，それはベッドで行われている本来の目的外のそれらの行動が，入床と不眠を条件づけてしまっていることを意味している．週末や休日，休暇といった，いつもの習慣や住まいから離れている間は睡眠が改善することから，問題の原因が睡眠環境であることが判明することもあるだろう．原因が何であれ，不眠の問題は，効果的な取り組みをしない限り持続しうる．不眠障害 insomnia disorder（ID）は，特に高齢者や女性に多いとされる．

多くの人々は，ベッドパートナーに毎晩よく眠れていると断言されても，起きても爽快感がない，体力が回復しない，あるいは夜間に目が覚めるなどと訴える．だからこそ，不眠は「睡眠不足」であるとの**陳述**はもっともだが，それよりもむしろ実際に眠れているかどうかの問題ではなく睡眠不足だという「不満」がある状態なのだ．しかし，そういった不満を軽く扱うべきではない．自身らが満足するだけの時間を睡眠にあてることは，問題の病因を探し出すのには重要だからだ．

ID の定義の要素としては，臨床的に著しい苦痛や障害が引き起こされていることが求められる．その苦痛自体は夜間に生じているにもかかわらず，仕事や家事の能率の低下や，日中の疲労感や眠気など，結果的に障害は日中に生じる．睡眠困難に不満を抱いても，苦痛や障害を訴え**ない**者は，ID と診断されるべきではない．このような生活上の制限が生じていても，成人の ID の 10％は障害を放置している．そして，ID は男性よりも女性のほうがやや多い．

DSM-5 では，独立した臨床的留意が必要なほど ID が深刻なのであれば，精神的な疾患や医学的疾患，他の睡眠-覚醒障害と併存していても，診断基準を満たせば ID の診断を使用すべきであると規定されている．

不眠障害のポイント

不眠障害の特徴は，睡眠の質や量に関する訴えに伴い，入眠困難や中途覚醒，再入眠できない早朝覚醒といった症状があることだ．翌日に疲労感やいらいら感，集中力困難，機能障害を感じることもあり，非回復性の睡眠も問題となる．

注意事項

D を見逃すな！

- **D**uration（期間）：少なくとも 3 か月以上，1 週間に 3 夜以上で起こる
- **D**istress or **D**isability（苦痛と障害）：職業的/学業的，社会的，または個人的な機能を損なう
- **D**ifferential diagnosis（鑑別診断）：物質使用や身体疾患，気分障害・不安症，精神病性障害，心的外傷後ストレス障害，他の睡眠–覚醒障害群，睡眠環境不良，あるいは睡眠時間の確保不足

コードするときの注

▶該当すれば特定せよ

一時性 Episodic：症状は少なくとも 1 か月持続するが，3 か月は超えない（もっと期間の短い不眠障害は，他の特定される不眠障害と診断されるべきだ）

持続性 Persistent：症状は少なくとも 3 か月以上持続する．

再発性 Recurrent：1 年以内で 2 回以上のエピソードがある．

▶該当すれば特定せよ

非睡眠障害性の併存する精神疾患を伴う With non-sleep disorder mental comorbidity

他の医学的併存疾患を伴う With other medical comorbidity

他の睡眠障害を伴う With other sleep disorder

どのケースにおいても，併存する障害を特定せよ．

他の医学的疾患でも精神障害でもない患者の，不眠に関する不満がどれほど日常的にあるものかは誰にもわからない．精神科の専門家がそのような患者に出会うことはおそらく滅多にない．ひょっとしたら，それらの人々は，一次医療の提供者に援助を求める傾向が強いのかもしれない．テキストには，持続性不眠はきわめてありふれたものだと書かれているにもかかわらず，彼らは家庭医や内科医による治療を求めずにはいられない．私が診察した 15,000 人以上のメンタルヘルスに関する患者のうち，他の医学的疾患あるいは精神障害もない原発性不眠障害の診断がついたのはたった 1 人だけであった．

• 不眠障害，他の医学的併存疾患を伴う

Insomnia Disorder, with Other Medical Comorbidity

多くの医学的疾患は睡眠の問題（多くは不眠）をもたらすものだ．そこで生じる問題はたいてい，安眠できないこと，入眠潜時が増加すること，夜間頻回に覚醒することだ．日中や夜間に不快感を生じさせるような医学的な問題は，以下に挙げるようなものである．

・さまざまな感染症による発熱
・頭痛（特に片頭痛），関節リウマチ，悪性腫瘍，持続性夜間陰茎勃起，狭心症などによる痛み
・さまざまな全身性の疾患や皮膚疾患による掻痒
・喘息あるいは慢性閉塞性肺疾患（COPD），肥満や妊娠あるいは脊髄奇形による肺活量の制約，嚢胞性線維症などの呼吸の問題
・甲状腺機能亢進症，肝不全，腎疾患を含む，内分泌疾患や代謝性疾患
・ギプスの装着などによる睡眠姿勢の強制的な固定
・筋ジストロフィーやポリオウイルス感染症のような神経筋疾患
・ハンチントン病，捻転ジストニア，パーキンソン病，発作性疾患のような運動性疾患や神経疾患

●ホイル・ガーナー

ホイル・ガーナーが不眠の治療を求めてきたとき，彼は58歳だった．予約の日に妻のイーディスに付き添われて来院した．彼らは一緒に小さな食料雑貨店を経営していた．

数年前，彼の肺気腫が判明した．さまざまな肺機能の検査結果から，主治医に禁煙を指示された．3週間後，彼は5kgほど太り，毎晩店の収益計算をするのが困難なほど集中力が落ちた．「私はうつ状態で，ピリピリしていました．煙草がないと2時間続けて眠ることもできなかったんです」とホイルは言った．

「私は彼に再びタバコを吸わせてもらえるよう懇願しました」イーディスは言った．「彼がタバコを吸っていたほうが私たち二人にとって安心だったんです」．

ホイルは通院をやめ，彼の眠りは元通りになった．しかし，数か月後，彼は再び夜中に何度も目が覚めるようになった．1時間ごとに目が覚めるような夜もあった．彼は休めた感じがせず，寝心地が悪く感じ，タバコをやめようとした際に経験したのと同様の不安を抱いた．数回，試しにベッドの端に座ってタバコを吸ってみたが，助けにはならなかった．いずれにせよ，イーディスは夜間のタバコのにおいに不満を抱いていた．彼らはその後も食料雑貨店を経営し，ホイルが計算を苦にすることは全くなくなった．たいてい午後になると，彼はビールを飲み，それはいつも1杯では済まなかった．

「彼は，目が覚めることにはもうさほど悩んでないわ」とイーディスは文句を言った．「彼はたいていまた眠りに落ちるもの．翌日に眠気が残ってないもの．でも，私はすっかり目が冴えてしまって，いつまた彼が目を覚ますのかと思ってしまうのよ」．

イーディスは目が冴えてしまい，夫をじっくり観察していた．彼は30分かそこらで静かに寝た後，早く浅い呼吸になっていた．その呼吸が数秒以上止まることはなく，いびきをかくこともなかった．(彼女の心不全を患うおじも助けられている)極上の枕を試しても，彼の睡眠はよくならず，むしろ「首を少し痛めた」という．

「私はこの問題の原因を突き止めたいんです」そうイーディスは締めくくった．「彼がすごく思い悩んでいるようには見えませんが，私自身がぐっすり眠れるように」．

ここで厚かましくも宣伝しておこう．ある物事 A の原因が，別のある物事 B にあると，あなたはどう判断しているだろうか．もちろん臨床で診断する際，絶対的な確信をもつことは難しい．しかし，B が原因となって A が引き起こされたことについて，ある程度の信頼性をもって判断するのに役立つ特徴はいくつかある．それらの問題については，この本とは別に「Diagnosis Made Easier〔日本語版：高橋祥友（監訳），高橋晶，袖山紀子（訳）**モリソン先生の精神科診断講座—Diagnosis Made Easier**，医学書院，2016〕」で論じられている．

●ホイル・ガーナーを診断せよ

ホイルの主な問題は睡眠に関することであり，数か月間続く，毎晩の頻回の覚醒（ID 診断基準 A2，C，D）が，睡眠の適切な機会があるにもかかわらず生じている（基準 E）．その影響は，彼にとっては決して重要なことではないが（COPD に起因した不眠は，典型的には昼間に眠気を生じさせない），彼の妻にとっては大きな不満である．そして，ある人の不眠がベッドをともにするパートナーや世話する人に影響を与えているということは，われわれにとって検討するに値する問題があるということだ（基準 B）．

ホイルの不眠の特徴から，早朝覚醒を伴うような重度の**気分障害**ではないことが示唆された．なお，軽度の気分障害や，**抑うつ気分を伴う適応障害**は，典型的には入眠障害と関連している．イーディスが夫の睡眠状況を観察したところによれば，ホイルは**ナルコレプシー**や**睡眠時無呼吸**（他の医学的併存疾患を伴う患者すべてに対し，睡眠時無呼吸をチェックするべきだ．少ないながら，両方を有する患者群が存在するだろう）ではなかった（基準 F）．彼はその時点でいかなる薬剤も摂取していなかったが，内科的疾患をもつ多くの患者においては薬剤が投与されていることから，**物質誘発性不眠**を除外しなければならない．

ホイルには，おそらく最初の肺気腫の原因となった，タバコ使用障害もある．しかしながら，ニコチンの生理的作用で不眠が起こったとは考えにくい（基準 G）．禁煙を試みた際，彼はタバコの明白な離脱症状を経験し，COPD にもかかわらず禁煙を再開した（p.452 参照）．GAF スコアは 61．彼のすべての診断は以下のものであろう．

F51.01 [307.42] 不眠障害，肺気腫を伴うもの，持続性 Insomnia disorder，with pulmonary emphysema，persistent
J43.9 [492.8] 肺気腫 Pulmonary emphysema
F17.200 [305.1] タバコ使用障害，中等度 Tobacco use disorder，moderate

DSM-5 による診断ではもはや，不眠が併存する医学的疾患によるものか，または精神障害によるものかを特定する必要はない．それらが併存していると記載されれば十分だ．それは，ある疾患，あるいは症状によって，実際に別の疾患，あるいは症状が生じ

たと断定することが，並外れて困難だからだ．われわれは，独立した臨床上の注意を払うべき重篤な症状を有するいずれの疾患も診断してよいし，実際のところ，それが推奨されている．

• 不眠障害，非睡眠障害性の併存する精神疾患を伴う
Insomnia Disorder, with Non-Sleep Disorder Mental Comorbidity

他の精神障害による症状がある際，不眠はたいていその診断の重症度と正比例する．そして必然的に，睡眠は通常，基礎疾患の改善とともに改善する．その一方で，患者らはときに睡眠薬や他の薬剤を乱用する．以下，概説を要約する．

抑うつエピソード：不眠はおそらく，気分障害の症状として最も現れやすいものである．実際，睡眠障害はうつ病の最も初期の症状のひとつとなりうる．不眠は，抑うつ症状をもつ高齢患者に特に影響を与える．重症うつ病のいくつかのケースでは，末期の不眠（早朝覚醒があり，再入眠できない）が特徴的で，それは実に憂うつな体験である．

心的外傷およびストレス因関連障害群：急性ストレス障害や心的外傷後ストレス障害の診断基準では，症状として睡眠障害があることが明確に記載されている．

パニック症：睡眠中にパニック発作が起こることがある．

適応障害：特定のストレッサーへの反応として不安，あるいは抑うつを生じた患者は，特定のストレッサー，あるいは日中の出来事について心配しながら，眠れぬ夜を過ごしうる．

身体症状症：身体化している患者は，睡眠の問題について，特に入眠困難や中途覚醒について不満を述べるだろう．

認知症：認知症患者の多くが，ある程度睡眠障害を抱えており，典型的には，中途覚醒が含まれる．彼らは夜間徘徊したり，日中覚醒している時間が短くなったりするだろう．

躁病・軽躁病エピソード：典型的には，躁・軽躁状態の患者らは，正常気分のときに比べ，24時間のうちの睡眠時間が短くなる．しかしながら，彼らは不眠について**不満**を抱かない．家族や友人の心配（疲労）をよそに，彼ら自身は，身体は休まっており，いつでもより活動的に動ける状態だと感じている．そのような患者らが不満を言うとしたら，たいてい，睡眠潜時の延長，つまり眠りに落ちるまでの時間が長いということだ．

統合失調症：統合失調症の患者らは，調子が悪いとき，夜が更けるにつれて妄想，幻覚，あるいは不安に心が占められていく．総睡眠時間は一定で変わらないだろうが，起床時刻が次第に遅くなっていき，ほとんどの睡眠を日中にとることになる．DSM-5には，精神障害に関連した概日リズム睡眠-覚醒障害のコード化の方法が示されていない．統合失調症に関連したID（あるいはひょっとすると，他の特定される不眠障害）という診断のつけ方が，われわれにできるベストだろう．

強迫性パーソナリティ障害：このパーソナリティ障害は，通常，不眠障害に関連したものとして挙げられている．

不安や躁状態によって，他の精神障害の過程で生じた不眠が隠されてしまうことがある．運転中に眠ったり，業務中に事故を起こしたりするまでは，睡眠不足に気づかれずにいることがある．他方では，臨床家が睡眠の問題に注目し，関連する精神的問題を過小診断する危険もある．

●サル・カモッティ

「フットボールをするには睡眠が足りなすぎるよ」サル・カモッティは，フットボールの奨学金で南カリフォルニアにある小規模なリベラル・アーツ・カレッジ（訳注：米国において，人文，自然，社会科学などの教育研究を行う 4 年制大学）に通う 3 年生だった．11 月上旬のシーズン途中，彼は自分が成果を出し続けられないことに悩んでいた．彼はいつも規則正しい生活を送っていたし，「健康的な食生活」であったが，1 か月以上毎朝 2 時半に目が覚めてしまっていた．

「アラームをセットしているようなものだよ．ぱちっと目が開き，次のゲームのことだとか化学の試験をパスすることだとかを心配しているんだ．5 時間しか眠れていないんだ．僕にはいつも 8 時間の睡眠が必要なのに．やけっぱちだよ」．

少しの間，サルは市販の睡眠薬を試していた．少しは助けになったが，大部分はその薬のせいで翌日ひどくだるく感じた．だから睡眠薬はやめた．彼は常々，アルコールや薬剤の使用を避けており，身体に科学的作用を感じるのを嫌っていたのだ．

サルはひとつ前の秋シーズン，そしてその前のシーズンにも，同じような問題を抱えていた．そのとき彼は同じように睡眠困難を感じており，食欲も減退していた．しかしながら，そのときは今ほど深刻ではなかった（この年，彼の体重はすでに 4.5 kg 減少しており，ラインバッカーとして体重はこれ以上減らせなかった）．サルはいつも人生を楽しんできたはずの自分が，今や人生を楽しめていないことが不満だった．フットボールへの興味やフィールド上での集中力が低下していたにもかかわらず，前のシーズンほど成績は悪くはなく，統計上では立派な成績でこのシーズンを終えた．

高校時代のある夏，サルは身体がだるく，睡眠過多になった．伝染性単核球症の検査を受けたが，身体的には健康であった．秋になり，学校が始まる頃には，いつもの彼に戻っていた．

この前の春や，それ以前の春は状況が違った．サルが野球をするとなると，あたかもエネルギーが爆発したかのようで，打率は 4 割，毎試合に出場した．彼はそのときもあまりよく眠れていなかったが，考えてみると，そのときは毎晩 5 時間の睡眠で十分に思えていた．「僕はエネルギーに満ちていて，人生においてこれほど幸せだと思ったことはなかった．まるでベーブ・ルースになったような気分だった」．

コーチはサルについてこう記述している．「野球のシーズンの間，彼はすさまじかったよ．やる気に満ち溢れていたけど，口数は多かったね．なぜフットボールに対しても，同じように取り組まないのかね？」．

---

primary〔primary insomnia（原発性不眠）にあるような〕は，英語圏の大部分で理解されているのとは異なった意味が採用された，特異な言葉のひとつである．臨床の世界では，**primary** は原因のみつからない疾患や症状を意味する．もちろん，それは原因がないという意味ではなく，誰もはっきりした原因がわからない，というだけのことである．この文脈において，**primary** はある疾患・症状が別のものよりも重要であるということや，あるいはある疾患・症状が他よりも早く発生するということを意味するのではない．〔世界保健機関（WHO）は，複数の身体の臓器や組織のうちのひとつとして脳を標的とするのではなく，直接的，選択的に脳に影響を及ぼす障害の意味としても **primary** を用いている〕．DSM-5 では，原因が記述できる障害とできない障害とを区別するのに，**primary** の用語は公式には全く使用されていない．

医師はまた，脳の解剖学的，化学的，生理学的に原因がみつからない障害について記述するのに，**functional** という用語を用いている．気分障害や精神病の多くは，この意味で **functional** と呼ばれる．なぜ，どうやってそれらが発病するかは，今なおわからない．混乱を招くかもしれないが，医療の場面では，“I haven't faintest idea what's behind it”（背後にあるものの見当が全くつかない）ということを意味する他のフレーズを考えてみよう．たとえば，essential hypertension（本態性高血圧）における **essential**，idiopathic thrombocytopenic purpura（特発性血小板減少性紫斑病）における **idiopathic** や，**cryptogenic**（文字通り，「隠れた原因」）などの言葉である．時にわれわれは **psychogenic** という言葉を使うが，原因がわかっているようにみえても，多くの場合単にそういう気がするだけだ（あるいは幻想だ）．

こんな状態では，研修医がよく眠れずにいるのも無理はない．

●サル・カモッティを診断せよ

サルの病歴から，彼の睡眠障害が**物質使用**や他の**身体疾患**に関連したものではないことはわかった．同様に，**他の睡眠障害**である証拠もなかった．

サルの睡眠困難は，実は抑うつの氷山の一角にすぎない．まず探すべきは，**抑うつエピソード**に含まれるようなその他の症状だろう．彼は抑うつ的に感じることについて，それほど言葉を費やして訴えていなかったが，人生に対する熱意が失われたことについては訴えていた．そのことと睡眠の問題以外にも，サルには食欲不振，興味関心の喪失や集中力低下がみられた．まとめると，彼の症状はかろうじて抑うつエピソードの基準を満たしただろう．病歴では，希死念慮や自殺企図については触れられていなかった．

抑うつ以外では，診断上，明らかな高揚気分のエピソードを考慮する必要があるだろう．彼には，複数の時期，多幸感，活力の亢進，多弁，睡眠欲求の減少がみられていた．特に，現在の気分とは対照的に，自尊心の顕著な肥大がみられた（彼は「ベーブ・ルースのように感じた」と述べている）．この気分の変化は，他者が気づいたりコメントをしたりするほど明らかなものであったが，彼の機能を損なったり，入院を要したりはしなかった．もしそうなら，躁病エピソードと診断したところだ．彼の症状は，**軽躁病エピソード**を満たしたといえよう．

これらすべてを総合して，**双極Ⅱ型障害**の診断となる（p.124 参照）．サルの現在のエピソードは，言うまでもなく抑うつエピソードだ．「**メランコリアの特徴を伴う**」の基準もほぼ満たしているが，抑うつ症状が始まるのが毎年同じ季節（秋）で，それ以外の季節は抑うつ症状がなくなるか，軽躁状態へと切り替わる（春）という病歴から，典型的な季節型といえよう．サルは高校時代に一度だけこのパターンを踏襲しない抑うつエピソードを経験しているが，季節型の診断に求められるごとく，たいていのエピソードはこのパターンに一致している．そして，ここ 2 年間，パターンは完全に繰り返されている．

サルの不眠は，双極Ⅱ型障害の診断がなかったとしても，臨床的に重要なものだっただろう（ID 診断基準 A,B）．それは，不眠が疲労の原因となり，1 週間のうち複数回出現しているからだ（基準 C）．しかし問題がある．サルの症状は 1 か月しか続いていないが，DSM–5 の ID の診断基準では 3 か月以上の持続が求められており，60 日不足しているのだ．サルは DSM–Ⅳの基準ならば ID と診断される．サルは何も変わっていないのに，基準が変わったのだ．これはどうすべきか．

私の考えでは，定義上の症状の持続期間が相対的に短いとしても，症状をもつ患者に ID の診断をつけられないというのは非合理的のように思われる（季節型の気分障害の患者は，季節に応じて病気になったり回復したりするではないか）．診断基準は単なるガイドラインであって，足かせではない．この了解のもと，私はサルについて，独自の評価に固執したいと思う．私の判断に賛成であろうとなかろうと，彼の症例は DSM 診断基準という迷路を抜ける目印になるだろう（もし同意できないのであれば，G47.09［780.52］他の特定される不眠障害，短期間の不眠障害として診断することも可能だ）．

サルの GAF はスコア 55 だろう．関連性を明確にするため，睡眠障害の記載の直後に関連した精神（あるいは医学的）疾患を記載するよう指示されている．私は，治療の必要性がより強い気分障害を先に記載したいと思うが，少なくとも両者を隣り合って記載することには従おうと思う（そうはいうものの，診断が 2 つしかないときにそれ以外の書き方をすることは難しいのだが）．

F31.81［296.89］　双極Ⅱ型障害，抑うつ，季節型　Bipolar II disorder, depressed, with seasonal pattern
F51.01［307.42］　不眠障害，双極Ⅱ型障害を伴う　Insomnia disorder, with bipolar II disorder

---

他の精神障害を併発している際に睡眠障害の診断をするかどうかは，大部分が好みの問題だ．DSM–5 には，睡眠の問題がそれ自体として評価することができるほど深刻なものであれば，他の医学的疾患が併発している場合でも，診断をつけることが適切であると記載されている．患者の主訴が睡眠の問題であれば，臨床的に重要とする根拠といえるだろう．しかしながら，これらの状況はしばしば不明瞭であり，通常は判断を要する．気分障害を例にとると，いかなる睡眠障害の症状も，抑うつが適切に治療されればほぼ

確実に解決する．それゆえ，気分障害のみ診断したところで非難するものなどいないだろう．

• [原発性] 不眠障害 [Primary] Insomnia Disorder

また別のIDのタイプ——すなわち，不眠を引き起こす明らかな他の疾患がないというIDのタイプは，実際最もよく診断される障害だ．それでも，ごくごくシンプルなタイプの睡眠障害は除外診断のひとつであり，他の可能性（物質使用に伴う不眠を含む，p.337参照）を除外して初めて使われるものである．

もちろん，不眠の原因を鑑別できないからといって原因がないというわけではなく，単に原因をピンポイントに指摘できないというだけだ．ときには，睡眠を妨げる騒音や他の刺激によって，不眠が生じることもあるかもしれない（雑音環境などの理由で眠れないことは，厳密な意味では不眠ではない．信じるかどうかは定かではないが，それは環境的睡眠障害 environmental sleep disorder と呼ばれる．しかし DSM-5 にはその診断は載っていない）．

他の寄与要因としては，就寝時刻まで強い光を浴びることが挙げられる．激しい運動や議論も，不眠を増悪させる原因の例である．入眠のためには，リラックスした気持ちになれる静かな時間が必要なのだ．いったん不眠が生じると，それからは横になったときの筋緊張や，しつこいネガティブな考え（「私の睡眠はひどいものだ」など）が問題を持続させる．その結果として，夜間に何時間もフラストレーションがたまり，そのうえ，翌日も疲労感や不快感が残るのだ．

この**原発性不眠** primary insomnia と呼ばれるタイプの有病率はどの程度だろうか．正確なところを知る者はいない．もしかすると，成人の1/4は自らの睡眠に不満を感じているかもしれないが，IDの診断が妥当であるのは10%未満だろう．特に高齢者や女性に多く，経時的に変化する可能性もあるが，たいていは慢性的な経過を辿る．

●カーチス・アッシャー

「薄気味悪いんだけど，9時半だろうが，10時だろうが，10時半だろうが，ベッドに行く時間にかかわらず，夜中の2時に目が冴えてしまって，その後も起きたままなんです」．

カーチス・アッシャーにとって，この問題は年余にわたり不規則に続いていたのだった．最近になって，それが頻発するようになった．「実際，1週間ずっと最悪な状態が続いているんですよ．いつ横になっても仕事のことが心配で」．

カーチスは広告代理店のプロジェクトマネージャーとして勤務していた．好景気のときは素晴らしい仕事だったが，そんな時期はここ数年来ていなかった．カーチスの上司は，やや横暴なところがあり，悩んで頭痛になるなんてことはあったためしがない，と言って人生を謳歌するタイプだった．しかし，上司自身は部下であるカーチスの頭痛の種になっていたのだ．正確には頭痛はなかったが，代わりによく眠れなくなっていた．

カーチスは年齢53歳，健康で規則正しい生活習慣の男性だった．面白みがないと妻に不満を言われ，3年前に離婚してからは独居していた．時折，現在の交際相手が彼のワンルームアパートに一泊することもあったが，たいていの夜はそれ以上起きていられなくなるまでベッドに横たわり，公共のテレビ番組を観ていた．飲酒や薬物使用歴はなく，気分も安定していた．彼もその家族も，精神的な問題を抱えたことはなかった．

「日中，昼寝はしていないんです．でもしたほうがよさそうですね．これ以上，仕事を抱えないほうがいいのはわかってるんです」と，彼はまとめた．

●カーチス・アッシャーを診断せよ

カーチスに睡眠の問題があるのは明らかだ．入眠時と睡眠の終了時の両方に問題を抱えており（ID 診断基準 A1，A3），診断に必要とされる 3 か月以上持続している（基準 D）．カーチスの睡眠障害は，一週間で複数回起こり（基準 C），仕事の能率を下げている（基準 B）．現病歴からは，時折ガールフレンドが泊まりに来る他に，彼の睡眠を妨げるような環境要因は指摘されない（基準 E）．

本当に難しいのは，カーチスの不眠を独立事象と捉えるか，彼の睡眠を妨げる，背景にある問題も含めてコード化する必要があるか，を決定することだ．症例はすべての可能性を網羅していないが，重要なポイントには触れているだろう．

カーチスはおそらく，**他の精神障害**には罹患していなかった（基準 H）．**抑うつエピソード**と診断するには，気分は良過ぎた．仕事について心配していたが，**全般不安症**に典型的にみられるような，広範囲に及ぶ心配ではなかった．彼は，飲酒も薬物使用もなかった（基準 G）．**パーソナリティ障害**を除外する情報はないが，睡眠障害が，パーソナリティ障害のみによって起こることはおそらくまずない．

彼が**他の身体疾患**を有していなかったことを確かめる手がかりとして，彼自身の「自分は健康だ」という言葉しか与えられていない（基準 H）．そのため，臨床医は彼に医学的評価を勧めるべきだ．他の睡眠障害はどうだろうか（基準 F）．カーチスは昼寝をしておらず，**ナルコレプシー**を除外できるだろう．**睡眠時無呼吸**も除外できそうだ．彼の前妻は彼をつまらない男だとは言うものの，いびきについては不満を述べていなかった．**概日リズム睡眠–覚醒障害**，**睡眠相後退型**であれば起きるのが以前より遅くなっただろうし，**睡眠相前進型**のように早く眠たくはならなかった．症例には，**悪夢障害**や，**ノンレム睡眠からの覚醒障害**（**睡眠時驚愕症型**，**睡眠時遊行症型**など）といった，睡眠時随伴症群の診断を示唆する情報は含まれていない．

カーチスの不眠は，2 つのメカニズムにより説明できるだろう．仕事に関連した不安はそのひとつだ（上司は要求が多いし，彼の分野は厳しい時代を迎えていた）．もう一方は，彼がしばしばテレビを見ながらベッドに横になっていたことだ．ベッドに入っているのに，覚醒関連活動であるテレビ鑑賞を行っていたため（睡眠環境不良），彼は目が冴えたままだったのかもしれない．

医学的評価の結果が出るまで，カーチスの診断を以下のようにしよう（GAF スコアは 65，改善すべき領域を示す Z コードを付記しよう）．

F51.01［307.42］　不眠障害，持続性　Insomnia disorder，persistent
Z72.9［V69.9］　生活様式の問題（睡眠環境不良）　Lifestyle problem（poor sleep hygiene）

全般不安症は，ID の鑑別診断として重要だ．不安症のように，ID の患者は不安に苛まれながら横になっている（違いは，自分が期待するほどには眠れていないことに不安の焦点が向けられることだ）．「仮面うつ」にも注意が必要だ．ID のみだろうと患者を評価する場合でも，抑うつエピソードにみられる自律的な症状（食欲，体重減少）がないか丁寧に聴取せよ．

■F51.11［307.44］過眠障害 Hypersomnolence Disorder

睡眠の専門家は，おなじみの**睡眠過剰** hypersomnia という用語の代わりに，**過眠** hypersomnolence を採用した．過眠となることや覚醒時の質がいまひとつになるという事実を，新しい hypersomnolence という用語はよりよく伝えられるだろうからだ．最近では，覚醒や覚醒維持の問題も含まれ，ときに**睡眠慣性** sleep inertia と呼ばれる．それは，われわれがしっかりと目を覚ましておかなければならないときに，完全に目を覚ましていられない（あるいは覚醒し続けられない）という感覚だ．**過眠障害** hypersomnolence disorder（HD）には，身体疾患や精神障害，あるいは他の睡眠障害を併発する過眠の状態と，みたところ独立したものである状態とが含まれる．

HD の人々は，簡単にかつ急速に（およそ 5 分以内に）眠りに落ちる傾向があり，翌日遅くまで眠ってしまう．総睡眠時間は 1 日 9 時間以上であるにもかかわらず，日中に昼寝してさらに夜間も普通に眠り，それでも慢性的に疲れや眠気を感じている．これらは長期化し，爽快感を得られず，改善は乏しい．そのような人々は，朝の覚醒にも問題を抱えている傾向にあり，意識はもうろうとし，見当識や記銘力，集中力に厄介な問題が引き起こされていることもある．注意力が低下した状態では，程度の差はあるものの，無意識で行動し，後で自分のふるまいについてなかなか思い出せないものだ．

HD についての情報は多くはないが，発症に男女差はなく，たいてい 10 代〜20 代の比較的若年時に始まる．ヒポクレチン欠乏によって引き起こされる情動脱力発作を伴うナルコレプシーと比べて頻度は低いものの，ヒポクレチン欠乏は HD を引き起こす．HD は完全に遺伝現象であるとの立場をとる者はいないが，特定との対立遺伝子（*HLA DQB1* * 0602，誰もがもちうるものだ）と関連していることはよくある．HD の患者のなかには，ストレスへの対処に苦心し，生活のなかで欠けている感覚を埋め合わせようと眠る者もいる．いずれにせよ，結果として総睡眠時間は標準をはるかに超え，なかには薬物治療を受ける者もいる．中枢神経系刺激薬は，昼間の眠気を減じる助けとなるが，精神安定薬は症状を悪化させる．

HD は，医学的疾患や他の精神障害と併発することも単独で生じることもあるが，他の睡眠覚醒障害が存在するときに**のみ**過眠が生じているのであれば，HD と診断すべきではない．

過眠障害のポイント

主な睡眠時間帯に睡眠が 7 時間以上持続するにもかかわらず，昼間の眠気の訴えがあり，昼寝や睡眠に陥ることを繰り返すもの．十分な覚醒の維持が困難であり，1 日 9 時間以上の長い睡眠があっても，回復感がない（すなわち爽快感がない）．

注意事項

D を見逃すな！

- **D**uration（期間）：少なくとも 3 か月以上，1 週間に 3 夜以上で起こる
- **D**istress or **D**isability（苦痛と障害）：職業的/学業的，社会的，または個人的な機能を損なう
- **D**ifferential diagnosis（鑑別診断）：物質使用や身体疾患，他の睡眠-覚醒障害群や精神障害，正常睡眠

コードするときの注

▶該当すれば特定せよ

急性 Acute：1 か月未満の期間

亜急性 Subacute：1～3 か月の期間

持続性 Persistent：3 か月以上の期間

▶該当すれば特定せよ

精神疾患を伴う With mental disorder

医学的疾患を伴う With medical condition

他の睡眠障害を伴う With another sleep disorder：過眠が他の睡眠障害に併発するだけであれば，この診断を下してはならない

どのケースにおいても，併存する障害を特定せよ

▶昼間抗しきれない睡眠の発作の 1 日に起きる回数で，重要度を特定せよ

軽度 Mild：日中の覚醒維持困難が週に 1～2 日

中等度 Moderate：日中の覚醒維持困難が週に 3～4 日

重度 Severe：日中の覚醒維持困難が週に 5～7 日

●コリン・ロードボウ

コリン・ロードボウは 15 歳のときから，建築家になることを夢見ていた．彼はクリストファー・レンとフランク・ロイド・ライトの伝記を読んでおり，毎年夏には材料がどのように調和するかを学ぶため建築計画に取りかかっていた．現在彼は 23 歳で，建築学校の 2 年生だが，授業中に起きていられなかった．

「瞼の上におもりが乗っているようなものです」彼は言う．「この 6 か月間，1 日のうち二，三回は昼寝をせざるをえなかったんです．それがたとえ授業中であっても．あるときなん

て，彼女と愛し合っているときに寝てしまったんです．終わった後ではなく，最中に！」．

コリンは四六時中疲れていると訴えるが，彼は健康そのものであった．アリゾナで家庭医をしている彼の父親は，息子に人間ドックを受けるようにと言った．コリンは特に突発性脱力や意識消失，発作性疾患の既往歴について疑ったが，どれもなかった．彼の母はオレゴンで心理臨床に従事しており，息子が精神的には健康であることをいつでも保証する準備ができていた．

「僕は少なくとも9時間，たっぷりと夜に睡眠をとっています．それは問題じゃないんです．そんなに眠ろうともほとんど休めたように感じられないんです．昼寝をしたとしても，起きたときは居眠りをする前と同じくらいひどくだるく感じているんです」．

コリンの睡眠の問題を別としても，学校は彼にとってストレスだった．彼は，技術的には十分優れていても，他のクラスメートたちのような鑑賞力が自分にはないと思っていた．これまで学校で学んできて，自分のもっている才能はデザインではなく製図であると気がついた．アドバイザーとキャリア変更の可能性について話し合った際，反対はされなかった．

●コリン・ロードボウを診断せよ

不眠と同様，過眠の診断において最初にすべきことは，過眠を引き起こしている可能性のある他の疾患を除外することだ．エピソードには彼の担当医が必要としたであろう情報のすべてが含まれているわけではないが，主要点は触れられている．

身体疾患は，鑑別診断のためにおそらく最も重要な検討事項である．精密検査や理学的検査から判断して，コリンは健康と思われた．さらに，**精神運動てんかん**（DSM–5による基準F，併存する精神障害や医学的疾患では，顕著な過眠の訴えを十分に説明できない）を疑うような脱力発作や意識消失の既往はなかった．コリンの担当医が評価すべき，物質の使用（基準E）についても情報はない．少なくとも，メンタルヘルスの専門家である彼の母親は他の精神障害の症状はないと考えていた（基準F）．

昼間の眠気を引き起こす他の睡眠障害には**ナルコレプシー**がある（基準D）．しかしナルコレプシーの患者らは，典型的には短時間の睡眠でリフレッシュできるのに対し，コリンはもうろうとしていた．担当医は，彼の交際相手にコリンがいびきをかいていないかなど，**睡眠時無呼吸**を示唆する症状はないかどうかを尋ねた．**夜間の睡眠が短すぎること**（平均睡眠時間が7時間であれば疑わしい）は，ときに見落とされるが，この可能性についての答えは明白だ．コリンは一晩で9時間以上と十分な睡眠をとっていると感じており，彼が睡眠不足だとはみなさないだろう（診断A）．

このエピソードからわれわれが判断する限りは，コリンの睡眠障害は6時間以上持続し，それがほぼ毎日――授業のある日は毎日――生じている（基準B，C）．学校生活を送るうえでの問題も彼の評価に含めとり，それが治療的介入の方向性を示す助けとなりうる．彼のGAFスコアは65であった．

F51.11［307.44］ 過眠障害，持続性，重度 Hypersomnolence disorder，persistent，severe

Z55.9［V62.3］　学業上の問題　Inadequate school performance

---

10 代や大学生くらいの年齢の男の子は無愛想でたくさん寝たがるものじゃないのか，なんて議論はやめてくれ！

クライン・レビン症候群（Kleine-Levin syndrome：KLS）――身体障害を伴う無数にある HD の下位診断のうちのひとつ――が原因でそのような症状が出ているとしたら，非常にまれで痛ましいことだ．一体どれほどまれなのだろうか．今まで報告されているのは世界で 500 症例未満であり，DSM-5 に記載されている（いくつかの重要な疾患の）なかで最も珍しい疾患かもしれない．もしそのような患者に遭遇したら，ここの記載を参照すべきだ．

KLS の症例の 80%は 10 代で発症している．2：1 か 3：1 の割合で男性に多く，女性が発症した場合，重症であることが多い．すべての患者に一日 12～24 時間に及ぶ（平均・中央値はそれぞれ 18 時間）深い過眠が生じる．加えて，ほとんどの人は，認知の変化を自覚しており，現実消失感や混乱，おそらく集中力の欠如や記憶障害を経験する（経過中に健忘が生じる患者もいる）．患者らは，特に睡眠を妨げられると，ぶっきらぼうになったり，あるいは理屈っぽく，怒りっぽくなったりする．患者の 5 人のうち 4 人は，食習慣も変化する．具体的には，食欲が亢進し（お腹いっぱいになっても）食べ過ぎてしまい，神経性過食症の患者に典型的にみられるような排出行動がみられることもある．

2/3 は，発語にも異常をきたし，口がきけなくなったりあるいは自発語がほとんどなくなったりする．また，「はい/いいえ」の応答しかできなくなったり，発語がゆっくりとした呂律の回らないものになったり，まとまりに欠けたりする．半数近くに，性欲過剰が生じ，陰部を露出させたり，人前で自慰に及んだり，他者に不適切な性的な誘いをしたりすることがある．同時に半数近くが，たいていエピソードの終わりの寛解する際に気分が落ち込むと報告されている．実際，エピソード中，ほぼすべての患者は全く普通にみえる．

KLS の原因はわかっていない．時折，感染により発症することもあり，ひょっとしたら風邪のような軽症のものもあるかもしれないし，脳卒中や腫瘍，多発性硬化症のような神経学的疾患によって引き起こされるものもあるかもしれない．エピソードが 1～3 週間続き，典型的には 1 年に数回引き起こされる．このパターンは 8 年間ほど続き，平均すると 12 回のエピソードが繰り返される．それから，はっきりとした理由もなく，同じように始まり，たいてい簡単に消えていく．エピソードが続くうちに，たいていは症状が軽くなるものだ．

KLS の患者を診ることがあったら，経過をまとめて発表すべきだ――そして，もし可能ならそのコピーを私に送っていただきたい．

■ ナルコレプシー Narcolepsy

ナルコレプシーは，1880 年ほどからその存在が認識されるようになった，過剰な眠気を主症状とする症候群である．典型的には，睡眠発作，脱力発作，幻覚，覚醒発作の 4 つの症状が挙げられる．ほとんどの人はそれらの症状のすべてがそろうわけではないが，その臨床像は，睡眠に関連しない他の精神障害と誤診されることがときにあるほど，奇妙に見えうるものだ．

・レム睡眠は入眠した数分後から始まり，1 時間半ほど続く（高齢者は，睡眠潜時が増加する傾向にある）．たいてい彼らは，普通に覚醒している状態のときに，抑えがたい睡眠衝動に襲われる．それらの睡眠発作は，数分から 1 時間以上の短時間の睡眠で終わる傾向にある．過眠障害の患者らがたいてい経験するようなフラフラな状態とは対照的に，ナルコレプシーの睡眠発作時の睡眠は気分をすっきりとさせる——子どもでは目覚めたときに疲れを感じこともありうるが．そして，その状態は，彼らが完全に覚醒し続けている間中，1 時間かそれ以上，根強く続く．睡眠発作は，ストレスや情動体験（たいてい，冗談や笑いといった「ポジティブな」情動）によって引き起こされる．結果として生じる日中の眠気は，たいていナルコレプシーの患者が初期症状として訴える．

・最も印象的な症状は，**情動脱力発作** cataplexy であろう．突然に生じる短時間の筋緊張低下で，顎や膝などの特定の筋肉群に限られることもあるが，ほとんどすべての随意筋に作用する．脱力する筋肉が少ない例や，発作が短い例では，情動脱力発作に気づかないこともありうる．情動脱力発作は，睡眠発作の後に生じるが，意識消失がないという点で，それらは区別できる．たいてい，笑ったり，泣いたり，怒ったりといった激しい感情によって生じ，オルガズムでも引き起こされる．脱力発作は通常，睡眠過剰の出現から数か月以内に起こる（腫瘍や感染，損傷などの脳障害によって，ナルコレプシーの他の症状がなく情動脱力発作が引き起こされる者もいる）．

  幼児，特に発症後間もない子らは典型的な情動脱力発作はなく，それどころか，情動によるきっかけなく，顎運動やしかめ面，舌を突き出す発作が生じうる．これらの発作は徐々に，より典型的な情動脱力発作へと変化する．

・主に視覚的な幻覚は，ナルコレプシーの初期症状だ．幻覚は，眠ろうとするときや起きようとするときに生じるため，レム睡眠が突然，覚醒段階に割り込んでいることを示唆する．

・人は睡眠麻痺を怖がるものだ．起きている感覚はあるが，動くことも，話すことも，呼吸でさえ十分にできないのだ．睡眠麻痺は死への不安や恐怖と関連している．通常少なくとも 10 分以上続き，幻視や幻聴を伴いうる．

レムは比較的浅い睡眠段階である．頭文語は **rapid eye movement**——閉じられた瞼の下で，夢を見ながら眼球が行ったり来たりしている——を表しており，その際の大部分の時間は，出来事を思い返しながら夢を見ている．通常のレム睡眠の間，われわ

れの骨格筋は麻痺しているが，安全に眠っているため気づかない．レム睡眠は夜間を通じて生じ，最初に寝入ってから約 90 分後に始まり，総睡眠時間の 20～25%を占める．レム睡眠の間，心拍と脈拍は不規則で，強烈な夢を見たり，レム睡眠中に見たそういった夢は後に思い出せる傾向にある．またペニスやクリトリスの勃起が生じる．

上記の標準的な 4 つの症状のうち，少なくとも 3 つが含まれるような典型的な病歴は，ナルコレプシーのよい推定証拠である．しかし，手なずけることが難しく，生涯にわたる治療の必要性を必要とする慢性疾患であるため，診断は適切な臨床検査により確認されるべきである．その際，最近では神経ペプチドのヒポクレチン（オレキシンと呼ばれることもある）の関与がある．

ヒポクレチンは外側視床下部で生成され，覚醒を促進する．ナルコレプシーの患者は健康な人々よりもヒポクレチンが乏しい．ヒポクレチンをつくる神経が自己免疫過程で破壊されていると考えられている．それらの研究結果は，この障害の診断基準に入り込むのに十分なほど頑強だ．

強い遺伝性があり，ナルコレプシーの発症率は男女でほぼ等しい．珍しい疾患とはいえ，決してまれではなく，2,000 人に 1 人の割合で発症する．典型的には，子どもの頃や青年期に発症するが，30 歳代の患者がほとんどである．いったん発症すると，たいていゆっくりとではあるが着実に進行していく．そして，抑うつやインポテンス，仕事上のトラブル，交通事故，労働災害といったことをも導く．合併症としては体重増加や，日中の覚醒維持を試みるための薬物乱用が含まれる．気分障害や全般不安症もときに併発する．

下記にある一組の**太字**の単語はほぼ異形同音異義語であるが，その違いに注意して記載してほしい．**カタプレキシー** cataplexy はギリシャ語からきており，「襲うこと」を意味する．つまり，たいていは 2 分以下で終わる，ナルコレプシーの症状だ．**カタレプシー** catalepsy は「抑えること」を意味し，緊張病/カタトニアによって生じる身体の長期的な不動だ．

入眠時 hypnagogic と**出眠時** hypnopompic は，人がそれぞれ眠ろうとしたり起きようとしたりするときに生じることについて記述するのに，広く使われる言葉だ（ギリシャ語で，**hypn**＝睡眠，**agogue**＝先導，**pomp**＝送り出す，を意味する）．そしてさらにスペルを記載しておく．hypn**a** と pypn**o**――ギリシャ語についての補講はここまでにしておこう．

ナルコレプシーのポイント

日中に抑えがたい睡眠欲求があり，脱力発作や脳脊髄液のヒポクレチン低値，夜間睡眠ポリグラフィー検査によるレム睡眠潜時の減少がみられる．情動脱力発作は笑うなどの強い情動表出によって引き起こされる．

注意事項

D を見逃すな！

- **D**uration（期間）：少なくとも３か月以上，１か月に何度か起こる
  Differential diagnosis（鑑別診断）：物質使用や身体疾患，気分障害，睡眠時無呼吸

コードするときの注

▶**いずれかを特定せよ**

G47.419［347.00］情動脱力発作を伴わないがオレキシン（ヒポクレチン）欠乏を伴うナルコレプシー Narcolepsy without cataplexy but with hypocretin deficiency

G47.411［347.01］情動脱力発作を伴うがオレキシン（ヒポクレチン）欠乏を伴わないナルコレプシー Narcolepsy with cataplexy but without hypocretin deficiency（まれ）

G47.419［347.00］聾とナルコレプシーを伴う常染色体優性小脳失調，あるいは**肥満と２型糖尿病を伴う常染色体優性ナルコレプシー** Autosomal dominant cerebellar ataxia, deafness, and narcolepsy；or autosomal dominant narcolepsy, obesity, and type 2 diabetes

G47.429［347.10］他の医学的疾患に続発するナルコレプシー Narcolepsy secondary to another medical condition

G47.8［780.59］他の特定される睡眠-覚醒障害，情動脱力発作とオレキシン（ヒポクレチン）欠乏を伴うナルコレプシー，あるいは**他の特定される睡眠-覚醒障害，情動脱力発作は伴うがオレキシン（ヒポクレチン）値は不明であるナルコレプシー** Other specified sleep-wake disorder：Narcolepsy with cataplexy with hypocretin deficiency；or other specified sleep-wake disorder：Narcolepsy with cataplexy with unknown hypocretin status

（最後２つの状態のナルコレプシーは，DSM-5 には明確な記載がないが，われわれが出会う最も一般的なかたちであるかもしれない．これらの“other specified”コードは，少なくとも現在使う必要がある）

どのタイプにおいても，下記の重症度を記載せよ．

▶**いずれかを特定せよ**

軽度 Mild：情動脱力発作は週に１回以下で，うたた寝の必要性は日に１～２回

中等度 Moderate：情動脱力発作は週に１～７回で，日に複数回のうたた寝が必要で，夜間睡眠が障害されている

重度 Severe：薬剤抵抗性の情動脱力発作が日に複数回起き，夜間睡眠は障害されている

●エマ・フラワーズ

「この数年間ずっとこんな調子なんです．最近ではただ悪くなっていくばかりです」エマの夫であるエリック・フラワーズは言った．彼女はもはや安全な運転などできず，クリニックに行くにしても夫に送ってもらう必要があった．

エマ自身は，このインタビュー中，夫の隣の椅子に前かがみになって座っていた．顎が胸につくほどうつむいて，彼女の左腕は横に垂れていた．突然，数分前から眠りに落ちたのだ．「座っていられなくなったら椅子から落ちてしまうでしょうに」エリックは言った．「落ちそうになった彼女を押さえるなんてことを，もう何度も繰り返しているんです」．

10 代の頃，エマは生気に溢れており，それが午後の短いうたた寝であっても，眠りに落ちる際に見る夢を時折怖がっていた．エリックと結婚するときにはすでに，横になりたいという衝動に抵抗できず短いうたた寝をするような，「睡眠発作」が時折出現していた．それから数年経ち，それらのうたた寝はより頻回になった．28 歳の現在，エマは 10 分程度のうたた寝を，合わせて日に 3〜4 時間している．夜間の睡眠は彼女にとっては全く普通のように思えたが，実際には何度もけいれんし，寝ている多くの時間あちこち動くため，エリックにとっては問題だった．

この診察を受けようと思ったのは，突然眠りに落ちる発作のためである．当初，エマは眠気を感じる際に首の筋肉が多少弱くなるのに気づいていた．1 年間の経過のなかで，その脱力は徐々に増し，今では体のすべての随意筋が影響を受けるようになった．いつでもそれは起こりうるが，たいていは突然の睡魔の出現と関連していた．そのようにすべての力が抜けるのも，時折座る隙もないほど突然のときもあった．そんなとき，すぐに彼女は車を止めようとしなければならなかった．先々月，彼女は神経科医に会いにいったが，脳波では発作性疾患の所見はみられず，MRI も正常だった．

エマは起きてあくびをし，目を開いた．「私また寝ていたわよね」．

「気分はいい？」夫が尋ねた．

「いつだっていいわ」．

●エマ・フラワーズを診断せよ

この短いやりとりの場面で，ナルコレプシーの典型的な症状の大部分が示されている．日中に繰り返される睡眠発作（診断基準 A）や，情動脱力発作（脱力発作が原因でいつも寝てしまうということではなく，起きている間中，いつでも脱力が起こりうる）（基準 B1）である．入眠時に鮮明な夢を見る者もいれば，覚醒発作が起こる者もおり，通常のレム眠時に気づかれることなく生じる．

睡眠時無呼吸もまた，日中の眠気を引き起こすが，中年や高齢の男性に起こることが多い．鑑別診断には，過度の傾眠を引き起こす可能性のあるすべての疾患が含まれる．**物質誘発性睡眠障害**，**非定型の特徴を伴う抑うつエピソード**，さまざまな**認知障害**（特にせん妄），そして甲状腺機能低下症，てんかん，低血糖，重症筋無力症，多発性硬化症，クライン・レビン症候群やプラダー・ウィリー症候群などのまれな**神経学的疾患**のようなすべての**身体疾患**だ．もちろん，エマの担当医はこれらについて考慮すべきだ．ごく普通の**睡眠不足**や**概日リズム睡眠–覚醒障害**，**睡眠相後退型**——どちらも青年期によくあることだ．

エマの臨床症状はDSM-5のナルコレプシーの診断基準にすべてあてはまるにもかかわらず，特定用語を決めることが求められており，彼女は腰椎穿刺をして脳脊髄液のヒポクレチンの測定を受けなければならない．それだけのために，彼女（あるいは他の多くの患者）が喜んで検査を受けたがるとは思えない．脱力発作を伴うナルコレプシーには，ほぼ必ずヒポクレチン欠乏があり，GAFスコアは60，彼女の診断はほぼ確実に，結局こうだとわかるだろう．

G47.8［780.59］ 情動脱力発作を伴うがオレキシン（ヒポクレチン）値は不明であるナルコレプシー Narcolepsy with cataplexy with unknown hypocretin status

---

生化学的検査が，徐々に睡眠障害の評価や診断に用いられるようになってきているとDSM-5では記載されており，いくつかの障害の診断では必要な条件とされている．それらのうちのひとつが，睡眠潜時反復検査であり，睡眠検査室で睡眠ポリグラフィー検査により評価される．最初の記載があるのは，1977年のDement & Carskadonによるもので，現在われわれが過眠の判断をするための基準となっている．それはこんなふうに行われる．

患者が通常起きている時間に，静かで部屋で昼寝をしている際の脳波を計測する．20分後，患者を起こし，さらに2時間後に再び昼寝をするよう指示される．これを2時間ごとに計4～5回繰り返す．それぞれの睡眠の際に，レムを検出したらすぐに覚醒させ，その後の睡眠でもそれを繰り返す．患者が眠りに落ちるまでの時間（睡眠潜時）の平均を計算し，診断に使われる値が算出される．その値が5分であると，たいていナルコレプシーの診断に有意な値であるとみなされるとはいえ，年齢とともにいくらか増大する傾向にある．

睡眠潜時反復検査はナルコレプシーに限定されたものではない．陽性の値は睡眠時無呼吸や睡眠不足の人々にもみられ，何の症状もない人でもわずかだが2～4%にみられる．

呼吸関連睡眠障害群 Breathing-Related Sleep Disorders

■ G47.33［327.23］閉塞性睡眠時無呼吸低呼吸 Obstructive Sleep Apnea Hypopnea

■ 中枢性睡眠時無呼吸 Central Sleep Apnea

無呼吸 apneaの定義は簡単で，単に呼吸をしていない状態のことをさしている．これに対し，浅く頻度の低い呼吸をさす**低呼吸** hypopneaという言葉の定義はさまざまだ．現在の取り決めによれば，少なくとも30%以上の気流低下が10秒間はあり，4%以上

の血中酸素飽和度の低下も伴うことが要件とされている.

おそらくは推測のとおり, 混合性というものもあるが, 混合性の無呼吸は中枢性からしばしば閉塞性へと移行する.

ここでは人を死に至らしめうる 2 種類の睡眠–覚醒障害を紹介したい. これらの疾患をもつ患者は眠りにつくと（起きているときにはそうでないにもかかわらず）, 10 秒から 1 分もしくはそれ以上にわたり, 上気道の気流が完全に止まってしまうことがあるのだ. ガス交換が妨げられ, 患者はベッドに行くたびに窒息を味わうことになる.

より一般的にみられる閉塞性では, 眠っている最中も深く息を吸い込むことで胸郭自体は持ち上がる. しかし, 口腔と咽頭の組織がこの気流を妨げてしまうのだ. この気流を巡る戦いは 2 分間にも及ぶことがあり, 結果として非常に大きないびきが引き起こされる. 患者にとっては知る由もないことであるが, 隣で眠る者はたいていの場合, 気がついている. こういったエピソードは, ほとんどの患者で一晩に 30 回で済まないほど頻繁に認められる.

中枢性は上記に比べれば珍しい. さまざまな病因によって生じるが, 患者はただ呼吸しようという努力を止めてしまうのだ. 横隔膜が一休みしてしまうといった様子である. いびきをかくこともあるが, あまり派手でないことが多い. なお, 罹患している男性はとりわけ過眠を, そして女性は不眠を訴えることが多いとされている. ただし, 診断的にはこういった症状は必須でなく, ポリソムノグラフィーの所見で十分であることには留意してほしい. とはいえ, 患者は典型的には夜間に覚醒してしまい, 息が切れ, 結果として翌日に眠気を感じる. 中枢性はオピオイドの慢性的な使用や重篤な神経疾患もしくは内科疾患とともに見つかることもあるが, 救急の病棟以外でこういったケースを見かけることはまれだろう（チェーンストークス呼吸は脳梗塞や心不全の既往がある者でみられる）.

病型にかかわらず, 患者の血液は呼吸が再開されるまで低酸素状態となる. なかには目覚める者もいるが, ほとんどはこの事実に気づくことなく日々を過ごす. 患者はいびきや日中の眠気に加え, しばしば高血圧や不整脈を呈し, 起床時の頭痛や性的不能を訴えることもある. 夜には著しく落ち着かなくなることがあり, 寝具（ときとしてベッドパートナー）を蹴ったり, 立ち上がったり, 歩き始めたりする. 続発する症状としては, 易怒的になったり認知機能障害を呈したりすることもあり, これらは転導性の亢進や知覚そして記憶の異常, うろたえた様子といったかたちで現れる. 睡眠中に大汗をかいたり, 入眠時幻覚を訴えたり, 寝言や睡眠時驚愕（夜驚症）を示すこともある. 夜間頻尿もまた原因は定かではないが睡眠時無呼吸と関係している.

閉塞性睡眠時無呼吸低呼吸は一般人口の 5％ほどにみられ, 年齢とともに増加し 65 歳時点での有病率は 20％ともいわれている. 危険因子としては, 高齢に加えて肥満（成人男性においてシャツの首周りが 42 cm）, アフリカ系アメリカ人, そして（相互に排他的であるが）男性もしくは妊婦であることが挙げられる. 家族集積性が強く遺伝的な素因も大きいとされている. 小児でも扁桃腺肥大がリスクとなる.

睡眠時無呼吸は死に至りうる疾患であることから, 過眠症や不眠症の鑑別診断として常に念頭におく必要がある．早期発見・早期治療が命を救うのだ．ちなみに，観察眼の鋭いベッドパートナーからの指摘があれば，ほとんど診断は確定的なのだが，今のところ診断にはポリソムノグラフィーが必要とされている．

なお，症状はどちらのタイプとも似ており，ポリソムノグラフィーの所見が異なる程度であることから，症例の提示は1例にとどめたい．

中枢性睡眠時無呼吸はDSMにおいて純粋に臨床所見のみから診断を下すことができない数少ない疾患のひとつである．実際，診断基準に臨床所見は全く記載されていない．精神遅滞すなわち，DSM-5における知的能力障害においてさえ，（重症度を評価するうえでは）IQテストがお払い箱になってしまったというのにである．精神科の診断がもはやベッドサイドでなく検査室で決まってしまうのではないか，その変化の潮流を目の当たりにしているという懸念が拭えない．

閉塞性睡眠時無呼吸低呼吸のポイント

夜間の呼吸に問題を抱え，結果として日中の眠気を訴える．大きないびきや鼻息に続けてしばしば長い時間にわたって呼吸を停止させる．ポリソムノグラフィーの所見は閉塞性の無呼吸や低呼吸を示す者．

注意事項

診断には1時間あたり最低でも5回の無呼吸か低呼吸が必要である．ただし，夜間の呼吸症状や日中の眠気といった随伴症状を呈していない場合には，1時間あたり15回以上が要件となる．

コードするときの注

重症度は1時間あたりの無呼吸/低呼吸の回数による

軽度 Mild：15回以下

中等度 Moderate：15～30回

重度 Severe：30回以上

中枢性睡眠時無呼吸のポイント

患者のポリソムノグラフィーは睡眠1時間あたり5回以上の中枢性無呼吸を示す．

注意事項

Dを見逃すな！：

- **D**ifferential diagnosis（鑑別診断）：その他の睡眠-覚醒障害

コードするときの注

▶いずれかを特定せよ

G47.31［327.21］特発性中枢性睡眠時無呼吸 Idiopathic central sleep apnea

R06.3［786.04］チェーンストークス呼吸 Cheyne-Stokes breathing（1 回換気量は周期的な漸増漸減の様式で，頻回の覚醒を伴う，本文を参照せよ）

G47.37［780.57］オピオイド使用に併存する中枢性睡眠時無呼吸 Central sleep apnea comorbid with opioid use

重症度は 1 時間あたりの無呼吸/低呼吸の回数や酸素飽和度，睡眠の断片化の程度に基づく．DSM-5 はこれ以上の助言を提供していない．

●ロイ・ダルディス

「30 年以上は続いていると思うんだけれど」とリリー・ダルディスは夫のいびきについて訴え始めた．「昔はぐっすり眠っていたものだから，煩わされることもなかったのよ．でも，関節炎を患ってからは目がさえちゃって．ロイのいびきは窓をガタガタさせるのよ」．

夜が更けて，鎮痛剤が効くのを待ちつつ横になれば，夫の睡眠習慣に関する綿密な研究の時間がやってくる．ロイはいつもうるさい寝息を立てていたという．5 分かそこらで呼吸が止まっては，その間も彼の胸郭は上下しているのだが，20〜30 秒で大きないびきとともに沈黙はやぶられていたようだ．その後はいつもよりも大きないびきが続いていたという．「お隣さんが文句を言ってこないことが不思議なくらいよ」とリリーは述べた．

ロイ・ダルディスは背が高く（リリーの田舎料理のおかげもあり）巨漢であった．彼は自分がいくらかはいびきをかいているとわかっていた．子どもの頃に部屋をともにしていた兄弟からは，いびきのことでからかわれることもあったのだ．しかし，冗談で言われていたことであったし，もちろん，いびきについて彼自身が悩むことは全くなかった．あたりまえのことであるが，いびきをかいているとき，彼は寝ているのだ．ロイの症状はただ身体が休まった感じがしないということだけであった．彼は仕事中であろうとテレビを見ているときであろうと，うとうとしていることが多く不機嫌そうにみえた．

朝になればロイは前頭部に限局した頭痛とともに目覚めることが多かった．そしてたいていは濃いコーヒー 2 杯でその痛みをやり過ごしていた．

●ロイ・ダルディスを診断せよ

リリー・ダルディスの証言からロイは睡眠時無呼吸であることが強く疑われた．彼女はロイが息を止めている時間がしばしばあり，大きないびきとともに呼吸を再開するところも観察していた．彼女が述べた無呼吸時の彼の様子から，彼は閉塞性の睡眠時無呼吸を呈しているものと考えられた．ロイの体躯や起床時の頭痛，一日中うとうとしてしまうといった訴えもまた睡眠時無呼吸に典型的なものである．臨床家はロイのような患者を診た場合，必ず入眠時幻覚や性格の変化（易怒性，攻撃性，不安，抑うつ），性的な興味の喪失，性的不能，睡眠時驚愕，夢遊病といった所見が随伴していないか確かめる必要がある．これらは睡眠時無呼吸の患者においてさまざまな頻度でみられる．また，患者はときとして心疾患や高血圧，脳梗塞を有することがあり，アルコールを飲用していることもある．これらの中には，疑いようもなく原因というより合併症というべきものが含まれている．

ロイのケースではあてはまらないだろうが，過眠については他の原因も考えなくてはならない．たとえば，日中の眠気と入眠時幻覚は**ナルコレプシー**でも起きるが，ロイの場合，カタプレキシーがなく，昼寝で気分がすっきりすることもない．もちろん，いびきをかくこと自体は普通の人でもよくあることで，こうした普通のいびきについても，いびきが主訴の患者では鑑別診断として考えなくてはならない．

典型的な病歴であるが，ロイはさらに検査を受けなくてはならない．診断的に必要なポリソムノグラフィーに加えて，無呼吸発作時の血中酸素飽和度も評価されるべきであろう．その他の精神障害（とりわけ**気分障害**と**不安症**）そして**物質関連障害**の有無も評価される必要がある．とりわけ**うつ病**や**パニック症**，そして**認知症**は併存疾患としてみつかることが多い．

GAF スコアは 60 とする．重症度はポリソムノグラフィーに基づいて決めればいいが，臨床的な見地からすれば，ロイは少なくともこの疾患により中等度以上の障害を抱えているものと考えられる．よって，少なくとも追加の検査を受けるまで重症度は下記のとおりとする．

G47.33［327.23］ 閉塞性睡眠時無呼吸低呼吸，中等度 Obstructive sleep apnea hypopnea，moderate
E66.9［278.00］ 肥満 Obesity

■ 睡眠関連低換気 Sleep-Related Hypoventilation

健康かつ快適であるためには安定した血液ガスの調整が必要とされる．酸素は十分に高く，すなわち 95％以上であること，二酸化炭素はちょうどよいぐらい，すなわち高すぎず低すぎず 23～29 mEq/L であることが求められるのだ．われわれの身体はシンプルなフィードバックループによってこれを成し遂げている．低酸素血症や高二酸化炭素血症になると，脳の呼吸中枢へ信号が送られ，肺はより働くのだ．しかしながら，睡眠関連低換気の患者では，化学受容体や脳幹の神経ネットワークが正しく信号を送れず，呼吸は浅いままになってしまう．起きているときには，わざと呼吸を速くしたり深くしたりすることで代償できるが，寝ているときにはそうもいかず，呼吸は浅いままになってしまう．症状はたいていの場合，睡眠中に増悪し，無呼吸さえ起きるのだ．

この状況はとりわけ重度の肥満や筋ジストロフィー，灰白髄炎，筋萎縮性側索硬化症といった疾患，脊髄や中枢神経系に腫瘍やその他の病変を有する患者にみられる．ほとんどの成人患者（たいていは 20～50 歳の男性）は呼吸に関する症状を訴えない一方，日中の眠気や疲労感，起床時の頭痛や夜間頻尿による覚醒，睡眠が爽快でないといった訴えを強めていく．くるぶしの浮腫やチアノーゼがみられることもある．鎮静薬や麻薬は少量でも，ただでさえ不十分な呼吸をさらに悪化させうる．痛ましいことに，これは小さな子どもでも起きることだ（次のコラムを参照せよ）．

日中の眠気，疲労感，起床時の頭痛といった多くの手がかりがあろうとも，DSM–5 の診断はポリソムノグラフィーの結果に基づく．この疾患はまれなものであるため，提供できる症例はない．

睡眠関連低換気のポイント

患者のポリソムノグラフィーは呼吸回数の減少と二酸化炭素の高値を示す．

注意事項

D を見逃すな！

- **D**ifferential diagnosis（鑑別診断）：その他の睡眠–覚醒障害

コードするときの注

▶いずれかを特定せよ

G47.34［327.24］特発性低換気 Idiopathic hypoventilation

G47.35［327.25］先天性中枢性肺胞低換気 Congenital central aveolar hypoventilation

G47.36［327.26］併存性睡眠関連低換気 Comorbid sleep- related hypoventilation（肺疾患や肥満，筋ジストロフィーのような医学的疾患の結果として生じる）

重症度は低酸素血症と高二酸化炭素血症の程度に基づく．

研究報告においても，睡眠関連低換気はときとしてオンディーヌの呪いと呼ばれることがある．この名前にはオンディーヌ（ときとしてウンディーネとも呼ばれる）の伝説が引用されている．オンディーヌとは騎士と恋に落ちた水の精のことである．彼女は人間と結婚し子どもをもうければ自らが不死の身でなくなってしまうことを知っていた．しかし，愛の虜となりプロポーズをし，案の定，年をとり始めたのだった．彼女の美貌は徐々に衰え，夫からの愛情もまた同様であった．彼女は他の女の腕に抱かれいびきをかく夫の姿をみて，彼が以前，起きている間，息をするごとに貞節を誓うといったことを思い起こした．起きている間しか呼吸ができないよう彼女に呪いをかけられた彼は否応なく眠りに落ち死ぬのだった．

オンディーヌの呪いがどのようにしてその力を維持しているのかは定かでないし，低換気の先天的な様式に限ってその言葉が用いられている訳もよくわからない．しかし，第 4 染色体上の常染色体優性遺伝なのであるが，およそ出生 50,000 名あたり 1 人の頻度で *PHOX2B* に遺伝子変異を有している者がおり，該当する子どもたちは寝ている間呼吸をしない．これらの子どもたちは若くして亡くなってしまうことがほとんどであるが，近年は気管切開と夜間の人工呼吸により，普通と言って差し支えないのない成人となるまで生き延びることもある．

概日リズム睡眠-覚醒障害群 Circadian Rhythm Sleep-Wake Disorders

サーカディアン circadianという語はラテン語の「約一日」に由来する．体の睡眠および体温，視床下部前部の視交叉上核で作られるホルモン産生のサイクルをさす．体外の時間を測るもの（自然光や時計のような人工的なリマインダー）がないとき，自然な人間のサイクルは，実際は24時間9分である――その誤差は，私たちのほとんどには小さすぎて，大きな問題にはならない．しかし時々，私たちの体の自然なリズムと，仕事や社会生活の要求とに不一致が起こると，本人が望まぬ不眠や眠気，またはその両方が起こる．

一般的な概日睡眠-覚醒サイクルは人生を通じて変化する．それは思春期で長くなる．これは10代の人たちの夜が遅くなり，眠るのが遅れる理由のひとつである．老年期になると再び短くなり，老人が本を読むかテレビを見ているときに眠りに落ちる原因となり，交代勤務の仕事や時差ぼけが辛くなる．

時差ぼけではいったい何が起きているのだろうか．DSM-Ⅳでは概日リズム障害のひとつであった．しかし，飛行機に乗ることはあまりにも一般的であり，(それを考えれば)時差ぼけは逃れようもなく，なっても短時間で終わるものであり，DSMの疾患群の神殿からは追い出された．それでも，その症状について語ることには意味がある．

あなたも，いくつかの標準時をまたぐ空の旅の後，強烈な眠気や疲労に襲われた経験があるだろう．吐き気をもよおし，インフルエンザ様の症状を感じた人もいたことだろう．しかし，次の日までには，新しい時間に適応し始め，そして，数日で元気になったはずである．

西方への飛行のほうが，その逆より，時間への適応が早く，容易であるのはよく知られたことだ．おそらく，これは体の自然なサイクルは24時間より少し長いからであろう．そのため，ヨーロッパから米国へと帰る長い旅でも起きていることができる．

研究が示すところによると，西方への飛行では1日あたり約90分の体の調整が生じる．一方，東方への飛行での調整は1日あたり約1時間しかその調整は生じない．これはあなたが自宅からどちらの方向に飛行しようとも実際に起こる．もちろん，北や南へは除くが．

だから，もし時差ぼけに襲われたら，普段の生活の他の一般的なことに対処するように対処するといいだろう．これは病気ではなくても病気みたいに苦しむ状態の一例なのだ．

■ 概日リズム睡眠-覚醒障害，睡眠相後退型
Circadian Rhythm Sleep-Wake Disorder，Delayed Sleep Phase Type

夜遅くまで起きて活動し，睡眠相が後退した人々――「フクロウ」や「夜型人間」などさまざまに呼ばれるが――は夜遅くに寝て（時々夜ごとに段々遅くなる），朝遅く，また

は昼になってから起きる．彼らは自然にしていると，調子がよい．しかし，もし彼らが授業に出席したり，仕事に行ったり（または昼食を食べに行ったり）するために早く起きなければならないようなときには，眠気に襲われて「眠りの酔っ払い sleep-drunk」と呼べるような状態に陥りうる．いつもとは違う睡眠習慣や，カフェインや他の刺激物の使用は彼らの窮状をより悪くしかしない．

そのような人々で，慢性の不眠を訴えて睡眠クリニックを訪れるのは 10％程度かもしれない．睡眠相後退型は最もよくあるタイプである．特に 10 代や若年成人では多い．睡眠相後退型は，成人（40～64 歳）一般の約 3％に認められるという見積り（電話調査）さえある．家族内では 40％までみられうる．

睡眠相の後退は，単に遅くに床に入り，遅くに寝るのを好む人々の生活習慣の問題から切り離さなければならないということに注意すべきだ．そのような人々のなかには，その普通ではない習慣を嫌だとは全く思っていない人もいる．そして，そのような人は何とかしてそのスケジュールを変えようと頑張るようなことはしないし，この障害に実際に罹患している人は過眠を訴え，変わろうとするものだ．

■概日リズム睡眠–覚醒障害，睡眠相前進型 Circadian Rhythm Sleep-Wake Disorder，Advanced Sleep Phase Type

睡眠相前進型の患者は前述の患者たちと反対である．私たちはこれを「早寝，早起き」病と呼んでもいいかもしれない．彼らは遅くではなく，早い時間に寝たがる．ゆえに，朝はとても調子がいいが，昼遅く，または夕方になると眠くなる．時々，彼らは夜明けを告げる鳥「ヒバリ」と呼ばれることもある．睡眠相前進型は睡眠相後退型に比べて，頻度がずっと低いようである．その理由のひとつに，睡眠相前進型はそれほど不快でなく，それほど大きな社会問題にならないことが挙げられる．歳を重ねた人でしばしば起こり，家族内の罹患率は高い．

■概日リズム睡眠–覚醒障害，非 24 時間睡眠–覚醒型 Circadian Rhythm Sleep-Wake Disorder，Non-24-Hour Sleep-Wake Type

非 24 時間型は**非同期型** free-running type とも呼ばれ，盲人に主にみられる．彼らには生物学的体内時計に同期させる光が全くないのだ（全盲となる年齢までに始まり，50％ほどの盲人は罹患しているであろう．わずかな光――ろうそくの光程度の光――であっても見えていれば，たいていの人では同期は維持されている）．罹患している人たちは主に若く（10 代と 20 代），男性に多い傾向がある．彼らはしばしば他の精神障害に罹患している．潜水艦内の 18 時間スケジュールでの生活もまた，非同期の生活リズムを引き起こしうる．研究で光のないところにいさせられた人たちのほとんどは，最終的に非 24 時間睡眠–覚醒型の概日リズムとなるだろう．

■概日リズム睡眠–覚醒障害，不規則睡眠–覚醒型
Circadian Rhythm Sleep-Wake Disorder，Irregular Sleep-Wake Type

この型のパターンは……そこにパターンなんてものは存在しない．全体の睡眠時間は正常かもしれない．しかし，彼らは一日のうち何回も，予測不能に，眠気を感じ，さまざまに不眠を訴える．彼らは昼寝をしている可能性があり，睡眠が減少する疾患を除外しておくことが重要である．不規則型はさまざまな神経学的疾患で出会う．たとえば認知症や知的能力障害，頭部外傷などである．頻度はよく知られていない．しかし，おそらくまれである．私たちが知っている限り，この疾患に性差はない．年齢はひとつのリスク因子である．主に，アルツハイマー病のように晩年に出現する疾患が原因で起きることが多い．

■概日リズム睡眠–覚醒障害，交代勤務型
Circadian Rhythm Sleep-Wake Disorder，Shift Work Type

勤務者が他の時間帯に勤務を変更しなければならないとき，特に彼らが以前寝ていた時間帯に活動しなければならないとき，眠気が襲い活動の効率は低下する．新たな睡眠時間はしばしば分断され，とても短い．交代勤務をする人たちの1/3ほどにみられるが，彼らは十分に適応することを求められるなか，症状は夜間帯に変わったときが最も悪い．他の要因としては年齢と通勤距離，その人が早起きの「ヒバリ型」なのか夜更かししがちな「フクロウ型」なのかが影響する．勤務者が週末か，休暇に自然睡眠を取り戻そうとすると，症状は3週間かそれ以上持続する．

概日リズム睡眠–覚醒障害群のポイント

繰り返される患者の睡眠–覚醒パターンと環境の要求との齟齬は不眠と過眠を引き起こす．

注意事項

Dを見逃すな！

- **D**istress or **D**isability（苦痛と障害）：職業的/学業的，社会的，または個人的な機能を損なう
- **D**ifferential diagnosis（鑑別診断）：物質使用障害，他の睡眠障害

コードするときの注

▶いずれかを特定せよ

G47.21［307.45］**睡眠相後退型** Delayed sleep phase type：予定どおりに睡眠と覚醒をすることに問題を抱えているもの．

G47.22［307.45］**睡眠相前進型** Advanced sleep phase type：期待される時間まで起きていることが困難で，起床時間前に起きてしまうもの．

G47.23 [307.45] 不規則睡眠–覚醒型 Irregular sleep-wake type：睡眠と覚醒の時間帯は不規則に，24 時間のなかで変化するもの.

G47.24 [307.45] 非 24 時間睡眠–覚醒型 Non-24-hour sleep-wake type：睡眠開始と覚醒時間が 24 時間に同期せず，毎日少しずつ（通常はより遅い時間に）ずれていくもの.

G47.26 [307.45] 交代勤務型 Shift work type：夜間勤務やしばしば変わる勤務時間によって，主要睡眠時間帯に起こる不眠または（または，および）主要覚醒時間帯に起こる過剰な眠気.

G47.20 [307.45] 特定不能型 Unspecified type

▶該当すれば特定せよ

家族性 Familial：睡眠後退型または前進型の家族歴がある

非 24 時間睡眠–覚醒型との重畳 Overlapping with non-24-hour sleep-wake type：睡眠相後退型と重畳することがある

▶該当すれば特定せよ

エピソード型 Episodic：症状は少なくとも 1～3 か月未満続く

持続型 Persistent：症状は 3 か月またはそれ以上続く

再発型 Recurrent：1 年の間に 2 回以上のエピソードが起こる

●マルセル・クリンガー

マルセルは 60 歳の正看護師で，カルフォルニア北部の丘にある小さな地域の病院に雇われた 7 名のうちの一人であった．設備は全部で 32 床しかなく，看護助手や准看護師はいたが，州の法律により，正看護師は常にいることが求められた．夜勤（午後 11 時から朝の 7 時半まで）をする看護師がついに辞めると，病院の管理者は代わりの志願者を募った.

「結局，誰も手を挙げなかったんです．だから，頭のいい人たちが話し合い，皆で交代でするのが唯一公平な方法だということになったんです」とマルセルは言った.

結果，4 週間ごとの勤務調整になった．1 年を通して，各看護師は 6 日間の日勤と，4 日間の準夜勤務，そして，2 日間の深夜勤務を行うことになった．皆が不平を口にしたが，マルセルにとっては最悪だった. 日勤から準夜勤務へ変わることはそれほど悪くなかった. なぜなら彼女は近くに住んでいたので夜中に帰って寝ることもできただろう．しかし，深夜勤務は災難だった.

「そこでは私は唯一の正看護師です．私は常に起きていて，注意していなければなりません．私は患者に頼られているんです．しかし，まるで眠りに就こうするかのように，瞼は自然に閉じられようとし，頭では音楽が鳴っているようでした．お腹の調子が悪くなるときもありました．あるときなんて，仕事中なのに 10 分くらい，眠っちゃったこともありました．電話が鳴って目覚めたとき，それはまるで二日酔いみたいでした」.

マルセルの体と心はとても健康だった．彼女はいつも眠りの浅い人だったので，日中に寝ることはほとんど不可能なことがわかった．光は分厚いカーテンで遮ることはできても，車や通行人の立てる音は寝室にいる彼女の眠りを妨げたのだ．

さらに職場で寝ないように飲んでいたコーヒーのために，ベッドに行っても眠りにつくまでに時間がかかった．さらに，眠れず，少なくとも1〜2回は風呂に入ることになった．夫が午後に，学校での授業を終えて帰ってくるまでに，3〜4時間以上眠れていたことは滅多になかった．週末には家族と一緒にいるために，いつもどおりの生活に戻ろうとはしていた．しかし，さらに事を悪くするだけだった．「パリへ1回行ったことがあるの．そのときの時差ぼけは一週間続いたわ．でも，今は同じような状態が1か月も続いているのよ」．

●マルセル・クリンガーを診断せよ

彼女を苦しめているいくつかの特徴を以下に挙げる．

1. 交代勤務をしなければならない多くの人のように（診断基準A），週末に，睡眠と覚醒を再調整しようとした．
2. 寝ようとても，窓の外からの音で眠れずにいた．
3. 彼女は60歳だった．睡眠の生理機能により，さらに高齢の人にとって，これらの適応はしばしば困難である．
4. 彼女は起きていようとしてコーヒーを飲んだ．カフェイン刺激による二重の効果と排尿するために起きている必要性によって，よりいっそう，彼女は得られるべき睡眠を妨げられた．結果として，不眠と過剰な眠気に苦しみ（基準B），明らかな苦痛を伴った（基準C）．

彼女の話から，私たちはマルセルには**身体疾患**，**物質の使用**や**他の精神障害**がないことはわかっている（**統合失調症**のような精神病患者は時々，幻覚のために進行性に夜遅くまで起きることがある．また**気分障害や不安症**の人は一般的に不眠だけか，または過眠を催すだけである）．この話には他の睡眠–覚醒障害とする根拠はない．マルセルが昼寝をしても，回復は得られなかった（これには**ナルコレプシー**かもしれないという議論はあるが）．彼女はいつも深く眠らないようにしていたが，そのような人は睡眠障害（いくつかの睡眠の浅い人たちを除いて）は考慮されない．

下位分類は明らかである．マルセルのGAFスコアは65だろう．

G47.26［307.45］ 概日リズム睡眠–覚醒障害，交代勤務型，再発型 Circadian rhythm sleep-wake disorder，shift work type，recurrent
Z56.9［V62.29］ 変動するスケジュール Varying work schedule

●フェントン・シュミット

フェントン・シュミットは，できるだけ朝早くの時間枠への予約を希望していた点でちょっと目立っていた．彼は，睡眠専門家に「私は今，最悪の状態なんです．あなたなら私がよくなるためにどうしたらいいのか知ってるはずです」と言った．彼は眼をこすったが，彼の眼の縁には黒くクマができていた．「私はまるでドゥーンズベリーの漫画のキャラクターのようでしょうね」．

フェントンの問題は高校の頃からのことだった．「母親なしには，絶対に 8 時の授業には間に合わなかったでしょうね」彼は再び目をこすってあくびをした．「母親にたらい一杯の冷水を浴びせられてやっとベッドから出られたことが 2～3 回ありました」．

大学に出席しようとは思っていたが，午前中の授業に出席できたことは一回もなかった．しかし，状況は好転した．父親と住むことになったのだ．父親はあるコンビニエンスストアの夜間のマネージャーとして同じ生活を 35 年間続けていた．それは朝起きるのが早すぎても，酔ったように感じないですむ方法だった．「私は一回だけ，父が早い時間の飛行機で出発するのを見かけました．父は歩きながら寝てました．**彼の**父は移民の家庭に生まれで，家族はまだ少しドイツ語を話していました．彼はドイツ語で**眠り酔い** Schlaftrunkenheit と呼んでいました」．

「『早寝，早起き』なんてサディストの言葉に違いない」フェントンは言った．年に何回かは，早くベッドに入って睡眠のリズムを変えようと頑張ってみた．しかし，数日もすると諦めるのが常だった．「この人生ずっと，夜中の 2 時前に床に入っても，私はそこにただ横になるだけです．もううんざり」．

2～3 年間，フェントンは電子部品の組み立ての仕事を，勤務時間を変えて働くことができた．「その方法は私にとって，パーフェクトでした．夜の 11：30 にベッドから起きたときは，私は家で時間を自由に使えたんです．ストレスはありませんでした．私は寝たくなってからベッドに行けました．そして，私は 4 時の勤務時間に間に合うように，起きるだけでした．午後 4 時のことです」．

「そうであるなら，今の問題は？」と医師は疑問を抱いた．

今，フェントンは婚約者ジェイソンのお父さんが経営しているパンケーキハウスで働き始めたのだった．「パンケーキは，皆何時に食べるか知っていますか？」彼は聞いた．彼とジェイソンの両方とも店を開けるために早くに起きる生活になっていた．「それは彼女にとっては好都合でした．彼女はヒバリみたいな人だからです．しかし，午前 5 時に鳴くフクロウはいないでしょうに」．

●フェントン・シュミットを診断せよ

フェントンの問題は明らかである．彼の睡眠にとって必要なものは，仕事が必要とするものと，社会的，個人的な生活とに全くあっていない（診断基準 A）．もうひとつの説明を与えうる（頭部外傷のような）**身体疾患**をもたず，**物質使用の障害**もない．その結果，過剰な睡眠（基準 B）とストレス（基準 C）は概日リズム睡眠-覚醒障害の診断基準を完全に満たすだろう．もちろん医師は**睡眠環境不良**を除外しなければならない．

彼が本当に困っていたという事実は単に**ライフスタイルの問題**ではなかったことを示唆している．

フェントンの話から，彼の睡眠の障害のタイプは，睡眠相後退型だろう．さらにポリソムノグラフィで検査する必要性はなかった．GAF はスコア 62 といったところだ．

G47.21 [307.45] 概日リズム睡眠-覚醒障害，睡眠相後退型，家族性 Circadian rhythm sleep-wake disorder, delayed sleep phase type, familial

Z60.0 [V62.89] 人生の段階に関する問題（間近に迫っている結婚） Phase of life problem (impending wedding)

Z56.9 [V62.29] 転職 Job change

睡眠時随伴症群 Parasomnias

ここでは（寝ている本人が言うには）睡眠の構造そのものは正常かもしれないが，寝ている最中に何らかの異常が生じる障害について説明しよう．

■ノンレム睡眠からの覚醒障害 Non-Rapid Eye Movement Sleep Arousal Disorders

真夜中に電話の騒音で起こされるのはつらいことかもしれないが，たいていそうなればすぐさま寝ている状態から完全に目が覚める．それは嬉しいことではないし，気分の悪いことだし，電話の主を呪わずにはいられないし，呼び出し音が聞こえないように寝返りをうってしまうのももっともだ．しかし，私達はたしかに目が覚めているし，それに気づけている．だが，原因はあまり明らかになっていないものの，必ずしもそのようにうまくいくとは限らない．一部の人に対して，眠っている状態と起きている状態の中間の駅には，混乱や恐怖などが待っている．

そのような反応すべては，身体と精神で生じうる3つの状態像から生じる．起きている間には，身体と精神は両方とも活動している状態にある．一方で，ノンレム睡眠（深い睡眠）の状態では，それらは多かれ少なかれ活動していない状態にある．しかし，レム睡眠（夢を見る睡眠）の間は，精神は活動しているが身体は活動していない状態にある．実際，随意筋は麻痺して動けない状態にある（なお，想定しうる4つ目の組み合わせは，精神が眠っていて身体が活動している状態だが，これはゾンビ映画の登場人物である）．ノンレム睡眠からの覚醒障害の間，患者は睡眠時と起床時の脳波パターンを同時に体験し，それに続いて症状が生じる．

ノンレム睡眠から突然生じる部分的な覚醒は，たいていは入眠1〜2時間後の，徐波睡眠が優位なときに生じる．行動的特徴には重なりがあることもあるが，覚醒の異常は主に3つに分類できる．症状が軽いものから並べると次のようになる．

錯乱性覚醒＜睡眠時遊行症＜睡眠時驚愕症

これらのいずれにおいても，その出来事はほとんど思い出されない傾向にある．そして，いずれも子どもにおいてよりよくみられるが，一般に健康を害するおそれはないと考えられており，おそらく神経系がいくらか未成熟であることに由来すると考えられる．3つのうちのひとつである，錯乱性覚醒は，公式のDSM-5という神殿のなかにはない（p.327のコラムを参照）．

自発的に生じるエピソードもあるが，ストレスや不規則な睡眠，睡眠不足などを含む，明らかな誘因によって生じるものもある．家族歴はしばしば存在するが，遺伝的因果関係の有無は明らかではない．

ノンレム睡眠からの覚醒障害のポイント

睡眠時遊行症や睡眠時驚愕症を伴い，睡眠からの不完全な覚醒を繰り返す（コードするときの注を参照）．他者が関わろうとしたり，慰めようとしたりしてもあまり反応しないもの．患者は，そのときの夢の光景を全く（あるいは少ししか）思い出せず，そのエピソードを次の朝には覚えていない傾向にある．

注意事項

D を見逃すな！

- **D**istress or **D**isability（苦痛と障害）：職業的/学業的，社会的，個人的な機能を損なう
- **D**ifferential diagnosis（鑑別診断）：物質使用および身体障害，不安症および解離症，その他の睡眠障害

コードするときの注

▶特定せよ

F51.3［307.46］睡眠時遊行症型 Sleepwalking type：覚醒することなく，患者はベッドから起き上がって歩きまわる．患者はうつろな表情で，他の人が話しかけようとしてもあまり反応せず，覚醒させるのがきわめて困難である

▶該当すれば特定せよ

睡眠関連食行動を伴う With sleep-related eating

睡眠関連性行動（睡眠時性行動）を伴う With sleep-related sexual behavior (sexsomnia)

F51.4［307.46］睡眠時驚愕症型 Sleep terror type：恐怖の叫び声から始まり，睡眠から突然覚醒し，強い恐怖と，瞳孔散大，呼吸促迫，頻拍，発汗などの自律神経系の覚醒の徴候がある

睡眠麻痺 sleep paralysis は病気ではなく，通常の睡眠に生じるものである．しかし，部分的には意識がある，睡眠の始まり（か終わり）のまさにそのときに生じると，おそろしいものになりうる．このエピソードは，ほんの数秒から数分間にわたって続き，すぐに消えるある種の「生きもの」が近づいてくるのを幻で見るかもしれない．その頻度は睡眠不足，ストレス，（交代制勤務などによる）不規則な生活といった，さまざまなよくある注意すべき要因で増加する．患者を安心させることを除いては，治療は一般的には不要である．

・ノンレム睡眠からの覚醒障害，睡眠時遊行症型
Non-Rapid Eye Movement Sleep Arousal Disorder，Sleepwalking Type

睡眠時遊行行動はかなり決まったパターンに沿って行われる傾向にある．それはたいてい，ノンレム睡眠がより優位な時間帯である，一晩の最初の1/3の時間帯に起こる．睡眠時遊行症の患者はまずベッドで起き上がり，何らかの反復的な動作（シーツを引っ張るなど）を行う．その後，着替えたり，食事をしたり，用をたしたりといった，より意図的な行動が続きうる．一般的に，そんなときの患者はうつろな表情をしているものだ．そんな患者が，少し話すこともあるが，要領を得ないのが一般的であり，文章で話すようなことはまれだ．彼らの動作はあまり協調がとれていない傾向にあり，それは大きな危険を生みうる．エピソードについての記憶は保たれていないのが一般的だが，その人によってさまざまだ．

個々のエピソードは数秒間から30分間にわたって続き，その間，その患者を起こすことは難しいことが多い．短時間の失見当識を伴い自然と目が覚める者もいれば，目覚めることなく単にベッドに戻るだけの者もいる．いつも決まった場所で寝る人は，時折，違う場所で目覚めて驚くものだ．

DSM-5には睡眠時遊行症の2つの亜型が挙げられる．睡眠関連食行動を伴うものと，睡眠関連性行動（セクソムニア sexsomnia――実際にDSM-5でもそのように呼ばれている）を伴うものである．前者は主に女性でみられ，患者は次の日，目覚めた後にそのことを覚えているものであり，夜間摂食症候群とは異なる．後者は，マスターベーションや，ときに他者との性行為に及ぶものだが，これは男性によりよくみられ，法的な問題をもたらしうる．

睡眠時遊行は，一般的には頻度が高いものではないが，毎晩のように生じうる．悪夢や睡眠時驚愕と同様に，そのエピソードが繰り返されて機能の障害や苦痛が生じているのでなければ遊行症型の診断を下すべきではない．そして，他のたくさんある睡眠障害と同様に，睡眠時遊行のエピソードは，疲れているときやストレス下でより起こりやすい．成人の睡眠時遊行には家族性と遺伝性の要素があるものと思われる．

おそらくすべての子どもの6%に睡眠時遊行が生じるが，そのようなものは病的とはみなされない．子どもの睡眠時遊行は一般的には6～12歳の間に始まり，ほとんどは15歳までに生じなくなる．おそらく20%ほどには成人してからも睡眠時遊行が続く．睡眠時遊行症の患者は成人男女の4%にのぼるが，その発症は典型的には10～15歳の間である．そして，それは慢性化し，40歳頃まで続く傾向にある．睡眠時遊行症の成人にはパーソナリティ障害がありうるが，子どもの頃の睡眠時遊行の存在は予後を占う因子としては重要ではない．

●ロス・ジョセフソン

「ビデオを持ってきました．私の問題を説明するのに役立つと思いまして」と，ロス・ジョセフソンは医師にフラッシュメモリを手渡した．ロスは2人の同居人と暮らしており，その同居人がビデオを提供してくれたのだ．

ロスは睡眠中によく歩いていた．彼によると，それは彼がかなり幼いときに始まったと

いう．もっとも，12 歳時のある暑い 7 月の明け方に，テラスのブランコで丸まって，パジャマを着たまま目覚めるという出来事が起こるまでは，それを自覚していなかったが．そのことについて聞いた母親は，彼女も彼女の 2 人の兄弟もみんな，幼いときには眠ったまま歩いていたものだと話した．母親は，ロスも同じように治るだろうと思っていた．

彼だけは治らなかった．ロスは今，大学に入学したところだが，彼は月に 1〜2 回の深夜徘徊を続けている．最初は彼の同居人も楽しんでいた．彼らが企画した即興パーティで，そのビデオが階下に住んでいる女子にうけたのだ．彼らはそのすべての流れを撮影できるまで，幾晩も眠らずに横たわっていた．ロスはその悪ふざけに付き合った．というのも，実際，自分が睡眠時遊行をしているときどんな様子なのか知りたいと思っていたのだ．

しかし，先週，彼が開いた窓から建物の 3 階の屋根に踏み出すのを同居人が目撃したとき，彼らは声をかけずにいられなかった．縁に低い枠があった以外に，彼が 10 m ほど下の庭に落ちるのを防ぐものは何もなかったことには，ぞっとさせられた．彼らはロスを部屋の中へと引き戻したが，それは一苦労であった．明らかに，眠っているロスは引き戻されるのに抵抗していたのだ．

学生健康サービスの相談員による問診と身体検査の後，ロスに身体の問題はないと判断され，大学の精神科クリニックを紹介された．

医師とロスはビデオを一緒に見た．そのぶれている映像から，カメラマンが笑いをこらえているのが見て取れた．パジャマ姿のロスがベッドで起き上がるのが映っていた．彼の目は開いていたが，どこにも焦点が合っていない様子で，顔には表情がなかった．最初は，目的なく，シーツと毛布を引っ張っていた．突然，彼は足を床に向けると，立ち上がった．彼はパジャマの上着を脱いで，ベッドの上に投げた．そして，彼は歩いてドアを抜けて廊下へと出た．

2〜3 分の間，カメラはロスを追っていた．彼は何度も廊下を行ったり来たりして，最終的にトイレへと消えていったが，そこは撮られていなかった．彼が現れたとき，もう一人の若い男性（「彼は同居人のテッドです」とロスは説明した）が画面に現れて彼と会話しようとしていた．ロスは数音節で返答していたが，言葉として認識できるものはなかった．最終的に，テッドは彼を優しくベッドに連れ戻すことができた．彼は横たわってすぐ眠りに落ちたようだった．ビデオは全部で 10 分ほど続いた．

「翌朝，彼らにこれを見せられて驚きました．私はその晩，寝ている以外に何かしていたとはちっとも思っていませんでした．私がそんなことをしていたなんて」．

●ロス・ジョセフソンを診断せよ

睡眠時遊行症は子どもにおいては病気とはみなされないが，睡眠時遊行症型のノンレム睡眠からの覚醒障害の成人には，**パーソナリティ障害**やその他の精神障害が存在しうる．彼らは十分に調べられ，注意深く診断が下されるべきだ（精神医療提供者に相談する者のほとんど誰もがそうされるべきであるように）．しかし，睡眠時遊行も時々生じる程度であれば，病気というよりは煩わしい問題というほうがふさわしい．

ノンレムからの睡眠覚醒障害の診断基準と，ロスの関係について簡単に振り返ろう．彼の覚醒は不完全で（実際に，ほとんど覚醒していない），反復的であり，その間彼はうつろな目をして遊行していた（診断基準 A1）．ビデオのなかでは，彼の同居人は正確には彼を落ち着かせようとしていたわけではないが（大学の同居人は**愛と追憶の日々**というよりは**アニマル・ハウス**のようであった），彼はロスと会話しようとし，無駄に終わった．その場面からはロスが夢の光景を見ていたかは明確ではないが（見ていたはずだ；基準 B），彼は翌日にエピソードについて一切の記憶がなかったことは特筆すべきだ（基準 C）．ロス自身は苦痛を感じていなかったが，彼の同居人はそうではなかった．彼らは，ロスが屋上から飛び降りるのを看取りたいとは思っていなかった（基準 D）．

鑑別診断には**精神運動性てんかん**が含まれるが，これは睡眠時に始まり，睡眠時遊行とともにみられうる．**解離性とん走を伴う解離性健忘**として知られる解離状態も睡眠時遊行症と混同されるかもしれないが，とん走はより長時間持続し，完全な文を話すなど，複雑な行動を見せる．夜間の徘徊は**睡眠時無呼吸症候群**にもみられる．ロスには**物質使用**はなかった（基準 E）．

その他の夜間の困難や睡眠障害も睡眠時遊行と関連する可能性がある．これには**夜尿症**や**悪夢障害**，そして**睡眠時驚愕症型のノンレムからの睡眠覚醒障害**が含まれる．**全般不安症**，**心的外傷後ストレス障害**，**気分障害**も同様に想定される．しかし，これらの状態のいずれも，今回の症例では考えられない（基準 F）．ロスの GAF スコアは 75 で，診断は以下のようになるであろう．

F51.3 [307.46]　ノンレム睡眠からの覚醒障害，睡眠時遊行症型　Non-rapid eye movement sleep arousal disorder，sleepwalking type

---

睡眠時遊行症が認識されてきた数百年の間，適切とはいえないかもしれないが，膨大な神話が蓄積されてきた．それは**夢遊病** somnambulism（驚くことなかれ，「睡眠時遊行症」のことである）としても知られているが，脚本家（シェイクスピア氏の出番だ）や多くのミステリー小説作家にとって，ずっと定番の題材である．広く知られたある神話は，睡眠時遊行症患者を起こすのは危険だというものである．おそらく起こすのが**難しい**という観察に基づくものであるが，いずれにせよ，この信念を裏付ける根拠は私が知る限り存在しない．

• ノンレム睡眠からの覚醒障害，睡眠時驚愕症型
Non-Rapid Eye Movement Sleep Arousal Disorder，Sleep Terror Type

睡眠時驚愕症（夜驚症としても知られる）になるのは一般的には子どもであり，典型的には 4〜12 歳の間に発症する．成人になって発症するのであれば，一般的には 20 代か 30 代であり，40 歳以降ではほとんどみられない．悪夢と悪夢障害の比較と同様に（p.331），反復的で，苦痛や機能の障害を引き起こされているものだけがレム睡眠からの覚醒障害である睡眠時驚愕型の診断に該当する．

睡眠時驚愕発作は，患者が床についてからあまり時間が経っていないノンレム睡眠期の

間の，大きな泣き声や悲鳴で始まる．患者は起き上がって，怯えた様子で，目覚めているかのようだが，なだめられても反応しない．心拍の早さや，発汗，立毛（肌から毛が立ち上がる）などの交感神経系の覚醒の徴候もあるだろう．呼吸は深くなり，瞳孔が散大して，闘争・逃走反応を示している．すなわち，興奮状態にはあるが覚醒できずにいるのだ．発作は一般的には 5～15 分間持続し，その後，自然と治まり眠りに戻る．成人の場合は断片的に出来事を思い出せるかもしれないが，ほとんどの患者は，翌朝にはその出来事について覚えていないものだ．

発作の頻度はストレスや疲労によって増加しうるが，一般的には睡眠時驚愕症発作は数日から数週間の間隔で起こる．成人では，障害は男性と女性に同程度にみられる．

子どもでは，ピークは 6 歳，有病率は 3％程度である．これは成人における割合よりも少ないが，珍しいとはいえないよくある障害である．子どもの場合，睡眠時驚愕症は病気とはみなされない．その症状は，その後の人生のどこかで，概ね間違いなく消え失せ，何か他の医学的，心理学的な問題に発展することはないだろう．成人になって発症するのであれば，不安症やパーソナリティ障害といった，その他の精神障害により生じる．

●バッド・スタンホープ

バッド・スタンホープと彼の妻であるハリエットは，カップルセラピーを受け始めたばかりだった．彼らはあることについてぴったりと意見が一致していた．それは，彼らの問題の多くはバッドの過剰な援助希求に帰着するであろうということであった．彼らは，お互いが立ち直ろうとしているとき，すなわちバッドが最初の妻と離婚した直後に結婚した．「独りでいるととても辛いんです」とバッドは語った．

バッドは慢性的に自尊心が低く，それゆえハリエットに意見を聞くことなしには垣根一つを建てることすらできずにいた．かつて，ハリエットが会議で他の町に出ていたときには，彼は前妻に電話してアドバイスを求めることさえあった．そして，彼はハリエットと意見があわないことを恐れ，彼らはいかなる問題も解決できずにいた．「彼がその夜驚で私を起こすことが，私にとってどれだけ煩わしいことか彼にはわかってもらえないでしょう」と彼女は言った．

「夜驚？」とバッドは言った．「数か月前に治ったと思っていたんだけど」．

ハリエットが説明するには，バッドの「夜驚」にはいつも同じようなパターンがあった．彼らが眠りについてから 1 時間ほどしたときに，彼の血も凍るような叫び声で目が覚めたものであった．バッドは正真正銘の恐怖を顔に浮かべ，ベッドの上でまっすぐに立ち上がり，部屋の隅や壁のほうをじっと見ていた．彼女は彼が何かを見ているのか否かが全く定かではなかった．というのも，彼は理解可能な言葉を全く話さず，うわごとを言ったり，時折でたらめな言葉を言ったりするだけであったからである．彼は興奮した様子で，シーツを引っ張ったり，時折ベッドから出ようとしたりすることもあった．

「彼の腕の毛がぴんと立つんです．たいてい呼吸が早く，どんなに部屋が寒くても汗をかいています．前に彼の胸に手をあててみたら，ウサギと同じぐらい早く鼓動しているようでした」．

ハリエットがバッドを落ち着かせるのには 10～15 分程度かかっていた．彼は完全に目を覚ますことはなかったが，いつも最後には横になることができていた．そうすると彼はほとんど間をおかずにまた眠りにつき，彼女は数時間も眠れないこともあった．バッドは2〜3週に1回はこのような発作を起こしていた．かつて一度だけそれが2夜連続で起こったことがあったが，それはバッドが自分の職を失いそうだと確信していた，特に状態の悪い時期のことであった．

●バッド・スタンホープを診断せよ

バッドの発作のいくつかの特徴は睡眠時驚愕症に特有のものである．具体的には自律神経系の覚醒（心拍の早さ，発汗），入眠直後における発生，ハリエットが彼をなだめられないこと，彼の不完全な覚醒，翌日にエピソードを思い出せないことなどがそれにあたる．全体としてみれば，このストーリーは実質的には診断を下すに値するものだが，いずれにせよ重要な要素を挙げてみよう．バッドの覚醒のエピソードは不完全かつ反復的であった（診断基準A）．ハリエットは彼をなだめることが全くもって不可能だったと報告していた（基準A2）．彼が夢の光景を見ていたとしても，それを語ることはなく（基準B），そのエピソードを思い出すことはなかった（彼は自分がいまだに驚愕のエピソードを起こしていることに驚いていた）．議論する余地もなく（バッドやハリエットからしてみれば間違いなく），彼らはそのとき苦痛を感じていた（基準D）．彼の履歴において薬物使用が症状に影響していないことをさらに確認すべきである（基準E）．練習として，これらの特徴のそれぞれが，どのようにこの障害と**悪夢障害**の鑑別に役立つか確認してみるとよい．

バッドにはあてはまらないが，**睡眠時遊行**（睡眠時走行の場合もある）は，多くの睡眠時驚愕症患者にみられる．成人の場合，睡眠時遊行症を伴いうる，**精神運動性てんかん**と睡眠時驚愕症の鑑別をしなければならないだろう．パニック発作は夜間に起こることもあるが，**パニック発作**の患者は完全に目覚め，睡眠時驚愕症に典型的にみられる失見当識や無秩序な行動はみられない．

バッドはパーソナリティにも顕著な問題があった．ストーリーのなかで示されていたように，彼は多くの相談や支援を必要とし（彼はハリエットが町を出ているときには前妻のアドバイスにさえ頼った），他人に反対することに困難を感じていた．彼の自尊心の低さや，独りでいることの苦痛，そして初婚の解消直後の再婚などは，**依存性パーソナリティ障害**と診断する強固な根拠となりうる．患者のなかには**境界性パーソナリティ障害**の者もいるかもしれない．バッドのGAFスコアは，覚醒障害というよりもパーソナリティ障害に基づいて，61となるだろう．彼の場合は違うが，関連しうる状態として，**心的外傷後ストレス障害**や，**全般不安症**などを伴うこともありうる．

Z63.0［V61.10］　パートナーとの関係による苦痛　Partner relationship distress
F51.4［307.46］　ノンレム睡眠からの覚醒障害，睡眠時驚愕症型　Non-rapid eye movement sleep arousal disorder，sleep terror type
F60.7［301.6］　依存性パーソナリティ障害　Dependent personality disorder

錯乱性覚醒はノンレム睡眠から覚醒状態への移行の間で生じる．錯乱性覚醒の者は目覚めているかのようだが，錯乱しており，見当識を失っており，不適切にふるまいうる（それゆえに，**睡眠酩酊** drunkenness という言葉が用いられることがある）．

錯乱性覚醒は睡眠不足や，就寝時のアルコールや睡眠薬の使用によっても生じうる．無理やり起こされることが引き金となって生じることもあり，それは身体の動きやうめき声に始まり，そして興奮状態に移行して，叫んだりのたうちまわったりしながらも，（目は開いていることもあれば閉じていることもあるが）目覚めることはない．起き上がったり，でたらめなことを言ったり，意図的だが合理的でない（そして，ときに危険な）行動をとったりといった，より複雑な行動がみられることもある．

1 世紀にわたって，さまざまな著者によって，錯乱性覚醒状態の間に行われた凶悪犯罪の記録が出版されてきた．このなかには殺人も少なくなく，その大部分は本人（あるいは家族の場合もあるが）に睡眠障害の既往がある者によって犯されてきた．眠っている者が他者を殺す，または負傷させた場合の過失の欠如についての言及は 14 世紀のフランスにまで遡る．その原則は後の世紀でスペイン，イギリス，そして米国でも認められた．

錯乱性覚醒の者をなだめようとするとしばしば抵抗され，その者の興奮を強めてしまうこともある．平静が取り戻され，通常の睡眠に戻るまでに，エピソードは典型的には 5～15 分，ときにはそれ以上かかる．典型的には出来事についての健忘がみられ，一般的には夢を見たことさえも思い出せない．怪我をすることがあるとすれば，それは誰かが寝ている人に近づいたり，その人の行動を阻止しようとしたりしたからかもしれない．同様に，錯乱性覚醒のエピソードのほとんどは攻撃や暴力を含まないということは重要であり，安心できることだ．

この比較的新しい症状（最初に言及されたのは 1968 年であった）は主に乳児や幼児でみられると言われてきたが，自己報告によれば 15 歳以上の者の 3～4%にこの障害があったという．男女比は同程度であり，交代制勤務や夜間勤務の者に特に生じやすいであろう．

■ G25.81［333.94］レストレスレッグス症候群（むずむず脚症候群）Restless Legs Syndrome

レストレスレッグス症候群 restless legs syndrome（RLS）の症状は，残念ながら医師から無視されてしまいがちだ．というのも，患者にとっては非常に苦しい症状にもかかわらず，外からはさほど深刻なことには見えないからである．通常，RLS では痛みこそないものの，脚の奥のほうには筆舌に尽くしがたい不快感がある．この不快感は脚を動かさないと改善されず，ときには（誇張ではなく）数秒ごとに脚の位置を換えないと気が済まないほどの焦燥感にまで達する．患者はこの感覚を「ムズムズする」「ヒリヒリする」「ゾクゾクする」「虫が這う感じ」などと訴えるが，患者の本当の苦しさを的確に表しているものはない．この苦しみは，体験しないものにとっては理解も想像もできないものなのだ．

RLSは就寝前に始まることが多く，患者は寝つきが遅くなり，ときには一晩中眠れないこともある．そして睡眠障害や睡眠時間の減少に繋がる．RLSの症状は，歩く，うろつく，ストレッチをする，脚をこする，エアロバイクをこぐといったことで改善するのだが，どれも目が冴えてしまうという難点がある．患者は翌日には疲れてしまい，ときに抑うつ状態になったり不安を感じたりする．症状は夜が更けるとともに弱まり，明け方には心地よく眠れるようになるものだ．また，数週間単位でみれば症状が強まったり弱まったりするが，全体的にみれば時間経過とともに悪化していく．これまでにRLSはうつ病，全般不安症，心的外傷後ストレス障害，パニック症と関係があるとされてきた．

RLSの原因は明らかではないが，大脳基底核に障害のあるパーキンソン病患者がこの症状を訴えることが多いことから，神経伝達物質であるドパミンの関与が疑われている．RLSの症状は，妊婦の1/4，特に妊娠第3期において起こりやすく，ニューロパチーや多発性硬化症，鉄欠乏症，腎不全の患者でも生じる．また，抗ヒスタミン薬，制吐剤，ミルタザピン，その他の抗うつ薬で増悪することがある．それから，軽度の閉塞性睡眠時無呼吸による寝苦しさが，RLSによる周期性四肢運動に見えることもある．

実際に調査すれば，おそらく一般人口の2%に（睡眠障害を主とする）機能障害を引き起こすRLSがあるだろう．また，学童期の子どもの1%にも生じるといわれている．アジア系アメリカ人よりはヨーロッパ系で多く生じ，有病率は女性のほうが高い．発症は10代から20代の比較的若い時期のことが多い．家族性のRLSもあり，遺伝マーカーも特定されたが，通常の診断には簡単な質問で十分である．

人によっては，RLSにこんな疑問があることに気づくことだろう．RLSは睡眠障害と言えるのだろうか．RLSと睡眠に関係があるのだろうか．RLSが睡眠障害の章に分類されている理由は３つある．一つ目に，RLSには睡眠に関連した他の要素と同じように周期がある．二つ目に，RLSによって患者は寝つきが遅くなり，ときに一晩中眠れないことさえある．最後に，RLSは日中の過眠をもたらし，しばしば苦痛や機能障害の原因になる．ここまで説明されてもピンとこない人は，一晩中眠らずに悶々と考えてみるしかない．

レストレスレッグス症候群のポイント

脚を動かしたくなるような不快な感じがあり，実際に脚を動かすことで症状が緩和される．症状が最もひどくなるのは夕方以降である．

注意事項

Dを見逃すな！

- **D**uration（期間）：３か月以上にわたり週３回以上
- **D**istress or **D**isability（苦痛と障害）：職業的/学業的，社会的，または個人的な機

能を損なう
• **D**ifferential diagnosis（鑑別診断）：物質関連障害または身体疾患

●イーノック・ダイモンド

イーノック・ダイモンドはたった一人でセットに残りメイクを落とした．夜 10 時のニュースを 2 回再生してチェックし，その映像のなかの自分に対して震え上がってしまった．ベテランのテレビ司会者である彼の顔に深く刻まれた忌々しい皺は，高級化粧品を使ってもほとんど隠せていなかった．彼の視線は落ち着かず，まるでカメラを見るのを拒んでいるかのようだった．半開きの目は，原稿に集中できていないことを露呈していた．カメラの死角になる机の下で，自分の脚が落ち着きなく動きまわる様子が，彼にはありありと見えるようだった．

確かにイーノックは集中力をなくしていて，周囲で何が起こっていてもすぐに空想世界に入りこむほどだった．先週，ついにフロアディレクターから「イーノックさん，どうかしたんですか？　最近，番組にも喋りにも身が入ってませんよ」と言われてしまった．

「そう，全くそのとおりなんだよ」とイーノックは思った．「3，4 週間前まではいたって順調だったんだ．今の自分は，この前の特番でやった金融システムと同じさ．いわば，ちっぽけな銀行をまわしていく利息すらない状態ってやつさ」．常に念入りな準備をする司会者だった彼が，今や自分の番組になんの楽しみも感じなかった．それどころか，何もかもがつまらなかった．「セックスでさえもうんざりなくらいだ」．

彼は何に対してもやる気になれなかった．自分の人生が下り坂にあるということを，じわじわと感じるようになっていた．「何かとてつもなくひどいことが起こっている」そんな不安を抱き始めていた．

「うつ病じゃないの？」彼の妻はそう言い続けたが，彼は自分がうつ病だなんて思ってもいなかった．「だって，昼も夜も泣いているなんてことはないじゃないか．そりゃたしかに，ものすごく気分がいいということもないけれど．食事は美味くないし，食欲も少し落ちたのは事実だ．だが，自殺しようなんてことは考えたこともない．死とか自殺とか，そんなことを考えるようになったら要注意なんだ．それくらいは，自分の番組でもやったからわかっているよ」．「そうね，でも私にはうつ病に見えるのよ！」というのが妻の最終弁論だった．もちろん，それが最終でないことくらい彼にはわかっていたが．

イーノックはとにかく冷静であろうと心に決め，実際カメラの前では冷静だった．しかし，自分自身と家族について考え出すと，とても冷静ではいられなかった．彼は自分のふるまい——作り笑いと無理やりな親近感——が自分のみじめさを隠してくれることを期待した．

しかし，それは到底無理な話だ．彼が感じているのはもっととてつもなく辛いものだったのだから．言うなれば，どうしようもないほどの倦怠感．疲れすぎていて，たとえいつもどおりに 8 時間眠ったとしても，ベッドから這い出ることすらきつかった．筋肉が壊れたバネみたいにひどくこわばっているのも，きっと風呂でもリラックスできないくらいな疲れのせいに違いない．

だが脚の緊張は，彼がここ数年で感じてきたものとは全く違っていた．カメラの前で30分座っていることさえ難しかった．彼は，ふくらはぎの奥に癌でもあるのかと不安になったが，実際には両足とも健康そのものだった．ほんの少しでも立ったり歩いたりすれば不快感はすっきり治るのだが，ニュース番組の司会中にそんなことはできない．夜になりベッドに入っても，彼は何度となく起き上がったり歩いたりしなくてはならなかった．そして，そのせいで次の日は散々だった．番組の放送中にうろつくことなど許されない．「自分はお天気キャスターにでもなるべきだったんだ」一度ならずとも彼はそう考えた．そういうわけで，オンエア中にむずむずする脚を和らげるたった一つの方法が，机の下で両足をゴシゴシとこすり合わせることだった．彼のその症状は横になると悪化し，夕方以降は最悪だった（「それなら朝の番組に出なさいよ」）．

彼は元々そんなに心配性でもなかったはずなのに，最近では解雇されたらどうしようとばかり考えていた．どこにもそんなことを心配する理由なんてなかった．というのも，彼は社長の娘と結婚していたからだ．しかし，そんなことは彼にとって何の慰めにもならなかった．なぜなら妻とは何か月も寝ていなかったし，セックスも含めてあらゆることに興味をもてなくなっていたからだ．それに，彼は自分の体型が恥ずかしかった．妻はそのままでいいと言ってくれるのに……．それでもなお，仕事というものはそう世に溢れているわけではなく失うわけにはいかないと何度も思わずにいられなかった．

●イーノック・ダイモンドを診断せよ

イーノックの問題点は，気分と脚の2つである．気分の問題については議論すべきことが多いので後述する．

イーノックにはRLSの典型的な症状がすべてある．両脚の制御不能なひどい感覚があり（診断基準A），それを和らげるために脚を動かしたいという強い欲求が起こり（基準A2），症状が安静時か低活動時にだけ現れ（基準A1），夕方以降に悪化する（基準A3）．睡眠が障害され，ときに翌日が「散々になる」ほどであり，頻度も期間も診断基準を満たす（基準B）．ただし，あくまでも他の診断が当てはまらないという条件がある（基準D，E）ので，鉄欠乏性貧血と腎不全を除外するための血液検査は必要である．

さて，ここでイーノックの気分の問題について検討しよう．彼には興味や関心の低下，喜びの喪失，倦怠感といった抑うつ症状はあるが，**うつ病**の診断基準は満たさない．また，予期不安や緊張といった症状もあるが，これも**パニック症**や**社交不安症**と診断するには不十分である．DSM-5の執筆陣は混合性不安抑うつ症という診断名を検討したようだが，診断のためには他の気分障害や不安症の診断基準を満たさないような，とてつもなくデリケートでバランスのとれた診断基準が必要になっただろう．結局，この診断名は採用されなかった．現時点で，もしイーノックにどうにかして診断をつけるとしたら，DSM-5では「他の特定される抑うつ障害」となる．また，彼の症状がうつ病の診断基準を満たすのであれば，**不安性の苦痛を伴う**という特定用語を付記することになる．

しかしながら，できれば数日待って，彼のうつ症状と不安症状が自然に軽快するかどうかを確認するほうがよい．というのも，時間が経つにつれて物事が整理され，診断がより確かになることもあるからだ．早すぎる結論は，誤診と不適切な治療につながりかねない．

実際，ある症状が複数の疾患の診断基準に入っているということは，DSM-5 のあらゆる章で何度となく起こる問題である．では，イーノックの脚に生じたひどい感覚が焦燥感を伴う気分障害のせいなのか，それとも他の疾患のせいなのかということを，どうすれば明確に決定できるだろうか．その答えは 2 つある．(1) イーノックの障害は全身ではなく脚に限局していて，さらに重要なのは，(2) 脚の不快感は気分や不安にまつわる症状より少なくとも 1 年以上前からあった，ということである．これらのことから，イーノック・ダイモンドの確定診断は 1 つに絞られる．不眠やその他の障害を引き起こす，決して良性とは言いがたい病気，RLS だ．また，GAF スコアは 61 である．もし私が医事係から診断コードまで求められたなら，ちょっと誤魔化して下記に示すように「他の特定される抑うつ障害」と答えるだろう．そして，「もうちょっと待ってみよう」と抵抗はするはずだ．

F32.8 [311]　他の特定される抑うつ障害，症状不足の抑うつエピソード　Other specified depressive disorder, depressive episode with insufficient symptoms
G24.81 [333.94]　レストレスレッグス症候群（むずむず脚症候群）　Restless legs syndrome

F51.5 [307.47] 悪夢障害 Nightmare Disorder

悪夢 nightmare という名称ではあっても，われわれの知る雌馬 mare とは全く関係がない．というのも，13 世紀以前には，悪夢は悪魔である雌馬がわれわれの胸にまたがって生じているとされてきたのだ．しかし，現代のわれわれが見る悪夢はそのようなものではない．われわれはたいていすぐ悪夢から完全に目覚め，その内容を鮮明に思い出せることが多い．たいていその内容は，われわれの安全や自尊心を脅かすものである．こういった長くおそろしい夢を見たり，日中の眠気やいらだち，集中力の低下に悩まされたりする者には悪夢障害の診断があてはまるかもしれない．

悪夢はレム睡眠の間に起こるが，その大部分は明け方に起こる（睡眠時間帯の早期に生じるものは特定用語をつけるに値する）．レム睡眠抑制物質の使用から離脱すると増加する可能性がある．ある程度心拍が速くなることはよくみられるが，悪夢障害の患者は，一般的には睡眠時驚愕症型のノンレム睡眠からの覚醒障害患者と比較して交感神経系の亢進（発汗，心拍の速さ，血圧の上昇）は生じにくい．

子どもの悪夢，特に幼い子どもにみられるものには，精神病として扱うだけの重要性はない．成人の約半数に，過去に何らかの悪夢があったという．成人の 5% 程度は頻繁に悪夢を見ると報告されているが，病気とみなされるほどに悪夢を見る者の数はよく知られていない．患者は男性よりも女性に多いと思われる．悪夢を見る傾向は，いくらかの遺伝的な傾向があるかもしれない．

頻繁に悪夢をみる成人には，精神障害が多い傾向があるが，それがどんな精神障害であるかについては睡眠の専門家の間でも合意が得られていない（調査してみればおそらく，悪夢を実際によく見ることよりも，悪夢をよく見ると訴えることのほうが，何らかの疾患と関係しているのではないだろうか）．鮮明な悪夢は精神病の発症に先立つことがある．

しかし，悪夢のほとんどはストレスに対して予想される（ゆえに正常な）反応である．悪夢は外傷的な体験の処理を助けていると考えている医師もいる．

少なくとも半分の人は，過去に悪夢を見たことがある．では，これらの人すべて（すなわち，**私たち**）に睡眠–覚醒障害があるのだろうか．他の多くの状態と同様に，これは量（悪夢エピソードの回数）と患者のエピソードに対する反応から判断されるべき問題である．これらの要素は臨床家の判断を通して選別されなければならない．さあ，今宵も皆さんによい夢が訪れんことを．

悪夢障害のポイント

不快な夢から急速かつ完全に目を覚まし，その夢はありありと思い出されるもの．

注意事項

D を見逃すな！

- **D**istress or **D**isability（苦痛と障害）：職業的/学業的，社会的，または個人的な機能を損なう
- **D**ifferential diagnosis（鑑別診断）：物質使用および身体障害，ノンレム睡眠からの覚醒障害（睡眠驚愕症型），レム睡眠行動障害，その他の精神障害

コードするときの注

▶該当すれば特定せよ

入眠時に生じる During sleep onset

▶該当すれば特定せよ

非睡眠障害を伴う With associated non-sleep disorder

他の医学的疾患を伴う With associated other medical condition

他の睡眠障害を伴う With associated other sleep disorder

▶該当すれば特定せよ

急性 Acute：1 か月以下持続

亜急性 Subacute：1 か月から 6 か月持続

持続性 Persistent：6 か月以上持続

▶重症度を特定せよ

軽度 Mild：週に 1 回未満

中等度 Moderate：週に 1～6 回

重度 Severe：毎晩

●ケイス・レディング

「絶対に来たくなかったのですが，同居人に来させられまして」とケイス・レディングは指でギャリソン・キャップをいじりながら，恥ずかしそうな様子であった．「同居人のうち 2 人は，情報が必要になったときのために廊下で待ってます．本当のところは私が診察を受けるのを確認するために来たんだと思いますけどね」．

陸軍で 6 か月を過ごし，ケイスは上等兵に昇進したばかりであった．彼は整備工になって優れた技能を身につけたいと考え，高校を卒業してすぐに陸軍に志願した．しかし，試験の結果，彼は非常に優秀であったため，医学生に抜擢され，基礎訓練の後，学校に送られた．現在，彼は新しくテキサスの勤務地に滞在して 2 週間になり，3 人の同居人と，兵舎の中では比較的豪華な部屋で暮らしている．

彼の睡眠は，他に一人でも同じ部屋に住む者がいれば，その人にとって大問題であった．「私はこんな悪夢を見るんです」とケイスは説明した．悪夢は毎晩ではなかったが，週に数夜は見ていた．彼はたいてい起床ラッパの 1〜2 時間前に目を覚まし，他の人が起きるほどの声を出してすすり泣いていた．彼はこの問題を数年間にわたって抱えていたが，多かれ少なかれ彼はそれに慣れてきていた．しかし，当然ながら同居人はそれを非難した．実家を離れたとき，引っ越したとき，新しい仕事を始めたときには，数か月の間，悪化するのが常であった．

ケイスの夢の内容はさまざまであったが，ある程度共通の筋書きがあった．そのひとつに，彼が全裸で人の集まりの中にいるというものがあった．最近では視察を受けている場面の悪夢も見た．他の兵士は全員整列し，クラス A の制服を着てきちんとした様子であった．誰も気づかない様子であったが，彼は一糸もまとわず，身体を隠そうとし続けていた．他の夢では，彼は旧型のクラッカー・ボックスタイプの救急車の運転手だった．何らかの理由で，彼は怪我をしたゴリラを救出した．痛みに怒り狂い，そのゴリラは前に身を乗り出し，毛むくじゃらの腕を伸ばしてケイスに覆いかぶさった．

「残念ながら，そのひどい夢を思い出せてしまうんです．すぐに目が覚めて，悪夢がありありと，テレビで見たばかりかのように鮮明に思い出されます．そうなると私は 1 時間，場合によってはそれ以上の間，眠れないんです．そして，眠れないのは同室の仲間もなんです」．

彼の既往歴に目立ったところはなかった．彼は薬物使用や飲酒もせず，健康状態はずっと良好であり，特に抑うつや不安状態に陥ったことはなかった．彼は医務室での仕事を非常に気に入っており，彼の指揮官は自分のことを注意深く勤勉であると評価していると思っていた．彼は仕事中に居眠りをしたことがないのは確かであった．

「戦場に行った後に悪夢を経験したことがある人に会ったことがあります」とケイスは言った．「それなら私も理解できます．でも，私が志願してから起こった最悪なことといえば，タイヤがパンクしたことぐらいです」．

●ケイス・レディングを診断せよ

ケイスの悪夢は彼をあまり煩わせるものではなかった．彼はだんだんそれに慣れていったのだ．彼の同居人に関連する苦痛こそが，彼の悪夢に診断を下すほどに重篤なものにしていたと考えられる（診断基準 C）.

ケイスの体験のうち 3 つの側面はほとんどの悪夢障害に典型的にみられるものである. それは睡眠時間帯の後期に起こり，それによって彼は完全かつ急速に目覚めた（基準 B）. そして，彼は悪夢の内容をはっきりと思い出せていた（典型的には彼の安全や自尊心を脅かすものであった：基準 A）. これらの特徴のそれぞれは悪夢障害と**ノンレム睡眠からの覚醒障害，睡眠時驚愕症型**を鑑別するのに役立つものである. 睡眠時驚愕症はノンレム睡眠の早期に起こり，エピソードはあまり思い出されず，患者はたとえ目覚めたとしても部分的である. そして，患者が目覚めようとするときにいくらか発声はあるかもしれないが（ケイスの場合，抑えこまれたすすり泣きであった），レム睡眠時に通常みられる筋肉の麻痺のため，睡眠時驚愕症に典型的にみられるような大きな叫び声や身体運動は妨げられる.

もし患者の訴えが日中の眠気であるなら，何らかの形の**睡眠時無呼吸症候群**といった，その他の要因を考慮すべきである. 悪夢は**ナルコレプシー**の特徴としても起こりうるが，ケイスには日中の睡眠発作はなかった. 悪夢がみられうるその他のさまざまな障害も考慮しなければならない. 具体的には**気分障害，統合失調症，不安症，身体症状症，適応障害，パーソナリティ障害**などが挙げられる（基準 E）.

ケイスが薬物治療を受けていなかったという事実も鑑別診断においては重要である. これは，三環系抗うつ薬や，アルコール，バルビツール酸系薬といった**レム睡眠抑制物質**から離脱すると悪夢を見やすくなることがあるためである（基準 D）. **発作性障害**（複雑部分発作など）でも，ときに悪夢がみられることがある. 悪夢を見ていると思われる時間に，同床者によって異常行動が報告されるのであれば，脳波検査を行うべきかもしれない（基準 E）. ケイス自身が話していたように，外傷的な出来事についての悪夢は**心的外傷後ストレス障害**の患者においてもしばしばみられる（これらの悪夢はノンレム睡眠時にも起こるかもしれず，このため PTSD の患者はより叫び声を上げやすい）.

ケイスは GAF スコア 75 に相当するだろう. 彼の診断全体は単純なものだろう.

F51.5［307.47］ 悪夢障害，持続性，中等度 Nightmare disorder，persistent，moderate

■ G47.52［327.42］レム睡眠行動障害 Rapid Eye Movement Sleep Behavior Disorder

通常，われわれは，レム睡眠の間は，骨格筋を麻痺させることで，意識を失っている間の受傷から自らを守っている. しかし，レム睡眠行動障害 rapid eye movement sleep behavior disorder（RBD）の患者では，そのメカニズムが機能しないことがある. それにより夢が実際の行動に現れ，悪いことが起こりうるのだ.

問題の行動は軽度のけいれんだけのこともあれば，その行動は突然悪化し，暴力的になることもあり，殴ったり蹴ったり噛みついたりすることもある. 患者はときに本人やベッドパートナーに深刻な危害が及ぶことすらある. そうした行動の代わりに，または，そんな行動に加えて，ささやき，話し，叫び，ののしり，笑い，泣くこともあるが，本人や周囲の人の受傷率は 90％を超える.

通常，目を閉じ，夢遊病とは異なり，彼らがベッドから出ることはまれである．RBD 患者は容易に覚醒し，多くは鮮やかな夢を見ていたと報告し，その内容は動物や人によって脅かされたり，攻撃されたりするものであることもある．明白な行動が夢での出来事を綿密に反映していることがあり，ときに「夢の行動化」と言われる．時折，面白い夢を見て笑顔になったり笑ったりすることもある．ときに深刻な事態を招くこれらの行動は，毎週，あるいはそれ以上の頻度で起きうる．

RBD の患者は，圧倒的に男性が多い（80％以上）．通常，発症は 50 歳以降のため，典型的な患者は中年や高齢者である．しかし，小児が発症する場合もある．患者の 1/3 はその症状に気づいておらず，半数は不快な夢を覚えていないだろう．発症率は，一般成人人口の 1％未満である．

初期診断は，ベッドパートナーの様子から推測できる．（1 つの例外を除いて）確認にはポリソムノグラフィが必要である．その例外というのは，患者に RBD を示唆する症状があり，パーキンソン病や他のいくつかの病気（下記コラムを参照）のようなシヌクレイン病がある場合である．

RBD で睡眠外来を受診する患者のうち，約半数は下記疾患がすでに存在するか，後に下記疾患を発症することになる．レビー小体型認知症やパーキンソン病，多系統萎縮症．その根本的な原因は，αシヌクレイン蛋白質の異常な細胞内蓄積であり，これらは総称して**シヌクレイン病** synucleinopathies と呼ばれる．これは精神疾患が，遠い将来に発病する医学的疾患を強力に予測すると考えられる，唯一の例である．RBD を診たときわれわれは病状の悪化を予見し，脅威を感じるものだ．

レム睡眠行動障害のポイント

睡眠中に，叫び，発言，患者やベッドパートナーを傷つけうる身体的な行動を伴う症状が頻発する者．これらの症状は多くの場合，夢の内容と相関する．その後に，完全に覚醒できる傾向がある．症状はレム睡眠中に発生するので，これらの症状は昼寝中ではなく，かなり長い間眠った後に現れる傾向がある．

注意事項

上記で記述したように，患者にシヌクレイン病（パーキンソン病やレビー小体型認知症のような）の典型的な既往がある場合，ポリソムノグラフィは必要ない．この既往がない場合は，レム睡眠での筋緊張をポリソムノグラフィで確認しなければならない．

D を見逃すな！

- **D**istress or **D**isability（苦痛と障害）：職業的/学業的，社会的，または個人的機能を損なう
- **D**ifferential diagnosis（鑑別診断）：物質使用障害と身体疾患，その他の睡眠–覚醒障害群

●ジャクソン・ルディ

ジャクソン・ルディは自身で装着した拘束具により死の瀬戸際に追い込まれ，かなりの臨床的注目を集めた．ある11月の夜明け，彼の妻，ショーナは，救急隊を要請しなければならなかった．

ジャクソンは後に説明したが，数年間，彼は本当に鮮やかな夢を見ていた．通常これらは無害なものであったが，「私は顎から涎を垂らした大きな毛むくじゃらの動物に追われていた夢を見ました．そして，やつらは私を噛むと，ショーナに向かっていきました」という．彼は睡眠中に，手足を振りまわして暴言を吐いたが，勿論その対象となりうるのは彼の妻だけであった．「私は彼女の安全を守らなければならなりませんでした．それも『私』から守らなければならなかったんです！」．

幼少期に，ジャクソンはまだ狼がうろつくような牧場に住んでいた．彼は実際に襲撃を見たことは全くなかっただろうが，彼は家族の牧牛の周りをうろつく狼を複数回目撃していた．数か月前，彼の夜間行動が叫び，と時折の手足のけいれんに限定されていた頃，彼はかかりつけ医に相談した．「彼女は私がゲストルームでなら眠れるだろうとは思ってはいましたが，ショーナも私も，それでは不便だと思ったんです」．そこで，ジャクソンは彼の牧場時代からの革の加工技術を活かし，彼の動きを制限する拘束具を作製した．「それは私が彼女に暴力を振るわないよう，私の腕と胸の周りを縛っていました．ただそれが首に巻きつき，私はまるで絞首刑みたいになっちゃったんです」彼は述べた．

医師は，ジャクソンの許可を得てショーナに問診した．彼が攻撃的になるのは，ほとんどいつも夜明け前だったと言いきり，目が覚ますときには，即座にしっかりと目覚めることができていた．彼は抑うつ状態にあったのか，彼に飲酒や薬物使用の問題があったか……その疑問はすべて否定された．さまざまな物事に関心をもつことはできていただろうか．そして，性行為への関心は……ショーナは微笑んでこう答えた．「彼って60歳にもなって，物作りもすごいけど，夜の生活はもっとすごいのよ」．

●ジャクソン・ルディを診断せよ

まずは診断基準を確認しよう．われわれは，ジャクソンの病歴（ショーナの情報も合わせて）から，症状が物理的に繰り返され（診断基準A），それは彼が夜遅く（寝入りばなではなく．基準B）に夢を見ている際のものであり，そして，彼の夢での行動が現れているということが判明している．彼はすぐに目覚め（基準C），類似の行動を起こしうる飲酒，薬物の使用はなかった（基準F）．救急隊を必要としたことは，行動が危険で臨床的に重要であること（基準E）を示している．

ポリソムノグラフィは，睡眠中に暴力を伴う，いくつかの他の疾患の鑑別診断に役立ちうる．その鑑別には，**夢遊病**，**睡眠時驚愕症型ノンレム睡眠からの覚醒障害**，**夜間発作**，および**閉塞性睡眠時無呼吸低呼吸**が挙げられるだろう．しかし，彼の病歴は，これらの疾患のいずれにもあてはまらず，私はそれらを除外することに迷いはない．他の医学的疾患や精神障害を考える根拠はない（基準G）．

残った基準，ポリソムノグラフィによる確認（基準D）は，必要だとDSM-5は言うけれど，さほど重要ではない．専門家の中には，比較的軽症で他の疾患についての重大な懸念がなければ，ポリソムノグラフィを省いてもいいと言う者もいる．しかし，ジャクソンの暴力は深刻なものであり，診断のうえで安全性こそより重要といえよう．ジャクソンは，おそらくまだ自身が老いているとは考えていないが，それでもわれわれは，彼が RBD の原因となりうる神経変性疾患のいずれもないことを確認する必要がある．**レビー小体型認知症**（その約 70％が RBD を伴う），**パーキンソン病**（50％），そして，**多系統萎縮症**（90％以上）．RBD は，**脳卒中**，**腫瘍**やいくつかの**薬剤**（β ブロッカー，いくつかの抗うつ薬）を服用する者に生じることがある．それが問題になることは，アルツハイマー病ではまれであろう．

ジャクソンが死の瀬戸際まで陥った状況から，必ず性的倒錯の可能性につき頭をよぎるだろうし，担当医は，自殺企図の可能性につき気をつけるべきだと考えるであろう．これらは迷うものだが，それは迷うべきわれわれが常に心にとめておかなければならないものである．

ジャクソン・ルディの診断は下記のとおりだ．救急搬送を要したが，彼自身に危険が及んだのは一度きりで，繰り返される可能性は低いと思われる．彼の GAF スコアは 70 と高めにつけよう．彼の担当医は，注意深く追加の疾患進行（前述のコラムを参照）を観察していくべきである．

G47.52 [327.42] レム睡眠行動障害　Rapid eye movement sleep behavior disorder

その他の睡眠–覚醒障害群 Other Sleep-Wake Disorders

■ 物質・医薬品誘発性睡眠障害 Substance/Medication-Induced Sleep Disorder

薬物乱用は主に不眠や過眠といった睡眠障害を引き起こす．また，これらの睡眠障害はたいてい中毒中か離脱時に起こる．

アルコール alcohol：アルコールを大量に摂取すると，レム睡眠が強く阻害され，睡眠時間が短くなり，その結果ぐっすりとは眠れなくなる．たいていの患者はひどい不眠に陥るが，なかには過眠になる者もいる．そして，その状態が数年間続くこともある．アルコールの離脱時には寝つきが顕著に悪くなり，頻繁に中途覚醒が起こり，安眠できなくなる．さらには「振戦せん妄」という手のふるえを伴ったせん妄が発症したり，幻覚，特に幻視が生じたりする．

鎮静薬，睡眠薬，抗不安薬 sedatives, hypnotics, and anxiolytics：バルビツール酸，薬局で買える抗ヒスタミン薬や臭化物，短時間作用型のベンゾジアゼピン系薬物，高用量の長時間作用型ベンゾジアゼピン系薬物などは，いずれも不眠治療のために用いられることがある一方で，中毒や離脱時には睡眠障害の原因になりうる．

中枢神経刺激薬 central nervous system stimulants：あるいはその他の中枢神経刺激薬はたいてい寝つきを悪くし，レム睡眠を減少させ，中途覚醒を増加させる．薬物を中断すると，ただ長いだけで質の悪い過眠に陥ったり，レム睡眠のリバウンド的増加によって夢が多くなったりする.

カフェイン caffeine：さほど驚く話でもないが，この広く普及している「薬物」は，中毒による不眠と，離脱による過眠を引き起こす.

その他の薬物 other drugs：三環系抗うつ薬，神経遮断薬，ACTH，抗けいれん薬，甲状腺治療薬，マリファナ，コカイン，LSD，オピオイド系，PCP，メチルドパなど.

物質・医薬品誘発性睡眠障害のポイント

ある種の物質を使用した患者では，深刻な睡眠障害が生じたように見えることがある.

注意事項

物質関連の原因を特定するため，p.88 のコラムを参照せよ.

D を見逃すな！

- **D**istress or **D**isability（苦痛と障害）：職業的/学業的，社会的，または個人的な機能を損なう.
- **D**ifferential diagnosis（鑑別診断）：身体疾患，せん妄，その他の睡眠障害

症状が臨床的関与に値するほど重篤で，かつ一般的な中毒や離脱で予想されるよりも重症である場合にのみ，この診断は下される.

コードするときの注

ICD-9 ではシンプルに，アルコールによるものを 291.82，それ以外の場合を 292.85 としていた．ICD-10 では，使用された物質ごとに分類され，また症状が物質使用による障害に適合するかどうか（さらにどれくらい重症か）によってコードがつけられる．第 15 章の表 15-2 を参照せよ.

▶特定せよ

中毒中または離脱中の発症 with onset during {intoxication} {withdrawal}：これは診断の最後のほうに付記される

医薬品使用後の発症 With onset after medication use：他の特定用語の後に付記する（p.87 コラム参照）

▶特定せよ

不眠型 Insomnia type

日中の眠気型 Daytime sleepiness type

睡眠時随伴症型（睡眠時の異常行動）Parasomnia type

混合型 Mixed type

●デイブ・キンケード

デイブ・キンケードはフリーライターである．「フリーランスというのは，失業中をかっこよく言い換えたものですよ」デイブは主治医にそう語った．実際のところどうかというと，彼の仕事の腕はなかなかのもので，なかでも話題性のある人物へのインタビューを得意としていた．もっとも，たいてい話題性だけで中身のない人物ばかりではあったが．彼が書いた記事のほとんどは，マイナーな雑誌や専門誌に掲載された．彼は小説や旅行記も出版していて，それらはよい書評をもらうものの売れ行きはパッとせず，早々に値下げして特売されるのだった．

彼は一時しのぎの生活費を得るため，短期の仕事をすることがあった．そういうときには執筆の題材集めにもなるように，できるだけ幅広い仕事にチャレンジした．タクシー運転手やバーの用心棒，不動産売買なんかもやったし，若い頃にはディズニーランドのジャングルクルーズでガイドをしたこともある．35 歳になった現在，彼はサンフランシスコのコーヒー専門店で働きながら，自身の三作目となる殺人ミステリーを執筆していた．店の待遇は最低賃金だったが，そのかわり仕事は楽なほうだった．昼時の 2～3 時間は忙しくなるが，それ以外の時間には小説の構想を練る時間がたっぷりとあった．

それから，コーヒーを飲む時間も多かった．店ではコーヒー豆を挽いたり売ったりするだけでなく，カップコーヒーも販売しており，従業員は好みのコーヒーを飲むことができたのだ．デイブはもともとコーヒー好きだが，1 日に飲むのは 4 杯までと決めていた．「だから，どうして今みたいな感じになるのかがわからないんです」．

どんな感じかを一言でいうなら，ピリピリしているのだ．それも特に夜．「悪い意味で変に昂揚した気分になって，執筆意欲は高まるんですが，時々パソコンの前にじっと座っていられなくなってしまうんです．そんなときには筋肉がピクピク動くような感覚があって，動悸も打つんです．それから，お腹がずっとグルグルなってトイレにこもりっぱなしということもあります」．

デイブは布団に入っても何度となく寝返りを打ち，夜 2 時前に寝つけることがほとんどなくなった．日曜日には昼まで眠れるのだが，月曜日から土曜日までは目覚まし時計に叩き起こされ，二日酔いのようにぐったりとした彼の頭と体は，1 杯のコーヒーを渇望するのだった．

彼はこれまでずっと非常に健康だった．健康保険のつかない仕事ばかりしてきた彼にとって，自身の健康体はありがたかった．また，朝以外は気分良好だった．かつてはマリファナを吸っていたこともあるが，今ではそんなに好きではなかった．水以外で飲むものと言えばコーヒーだけだ．「といっても，1 日に 3 杯か 4 杯ですよ」と彼は主治医に言った．紅茶，ココア，コーラといったカフェインを含むものは飲んでいないと答えたが，ちょっと考えてから「そういえば，いつもコーヒー豆を食べているんでした」と付け加えた．

店の仕事が一段落する午後になると，デイブは店で販売しているコーヒー豆のお菓子を食べながら小説の構想を練るのだった．そのお菓子はコーヒー豆を（ホワイトかダークの）チョコレートでコーティングしたもので，値段は 220 g で 12 ドル，彼の好みはダークのほうだった．カフェイン抜きのもあるが，それはヨーグルトに浸してあり，全くもって彼の口に合わなかった．

「あくまでも大雑把にですが」そう前置きしてからデイブは言った.「毎日午後になるとコーヒー豆を手のひらに2杯か3杯くらいは食べています」.

●デイブ・キンケードを診断せよ

デイブが飲んでいたコーヒーの量自体は大したことがなかったが, 非常に濃いコーヒーで, カフェインの総量は中毒になるとされる250 mg以上だったのだろう. さらに彼はコーヒー豆も食べていた. 豆の産地にもよるが, 1杯の濃いコーヒーを作るには約70粒の豆が必要である. 彼はコーヒー豆の菓子をわりと多めに食べており, これは濃いコーヒーを追加で1杯か2杯飲むのに等しい. それからチョコレートには, カフェインと同じ効果をもつキサンチンの一種であるテオブロミンが含まれている. これらのことから, 彼がピリピリなるのも当然だった. デイブのカフェイン中毒の症状については, p.408で改めて検討しよう.

さて, カフェインを多くとるようになってから, 彼は寝つくまでの時間が長くなった. また, 起床時間には体がだるく, コーヒーを飲まないと行動を開始できなかった. 以上から, 物質誘発性睡眠障害の基本的な診断基準はすべて満たされた. すなわち, ある物質の使用が原因で(診断基準B1), 臨床的な関与に値する重篤な睡眠障害が引き起こされた(基準A, E)ということだ. 言うまでもなく, カフェインは不眠の原因としても有名である.

ここで, デイブの症状を引き起こすような, その他のあらゆる睡眠障害について検討する(基準C, D)こともできるが, この場合に合理的な方法は, まずカフェインの摂取を(徐々に!)やめさせた後で睡眠について再評価することである. 実際, デイブの主治医はそうした. ケースによっては, 身体疾患とその治療のために用いられている薬が混乱を招くこともあり, またときには正式な診断が2つ下されることもありえる.

デイブのGAFスコアは65で, 特定用語を付ければ診断は以下のようになる.

F15.929 [305.90] カフェイン中毒, 中等度 Caffeine intoxication, moderate
F15.982 [292.85] カフェイン誘発性睡眠障害, 不眠型, 中毒中の発症 Caffeine-induced sleep disorder, insomnia type, with onset during intoxication

---

どんな疾患でも「物質誘発性である」と診断するには, その症状が通常の中毒や離脱から予想されるよりも重篤であると判断しなくてはならないが, これはいわば「審判の判定」のようなもので, 判定者の主観が入ってしまうことは避けられない. デイブ・キンケードに関しては, 症状が際立っていたので診断は明らかだった.

■G47.09 [780.52] 他の特定される不眠障害 Other Specified Insomnia Disorder

DSM-5では次の例が挙げられている.

短期間の不眠障害：罹患期間が 3 か月未満である．

非回復性不眠のみに限定：熟睡感がなくスッキリしないが，他の睡眠症状ははっきりしない．

■ G47.00 [780.52] 特定不能の不眠障害 Unspecified Insomnia Disorder

患者の症状が，あらゆる睡眠障害の診断基準を完全には満たさず，かつ満たさない理由を特定しないことを選択した場合に用いる．

■ G47.19 [780.54] 他の特定される過眠障害 Other Specified Hypersomnolence Disorder

■ G47.10 [780.54] 特定不能の過眠障害 Unspecified Hypersomnolence Disorder

患者に生じている過眠症につき，他の可能性がすべて否定されるのであれば，これらのカテゴリーから 1 つを選んで使用せよ．「他の特定される」を選ぶのか「特定不能の」を選ぶのかは，いつものガイドラインに従うといいだろう．

■ G47.8 [780.59] 他の特定される睡眠–覚醒障害 Other Specified Sleep-Wake Disorder

■ G47.9 [780.59] 特定不能の睡眠–覚醒障害 Unspecified Sleep-Wake Disorder

ここまで読んだ人に対しては，もう説明不要だろう．

第 12 章

性機能不全群

Sexual Dysfunctions

性機能不全群クイックガイド

DSM–5 では，性機能に直接関係する 3 種類の問題が扱われている．DSM–Ⅳ以前で性機能についての障害すべてが同じ章にまとめられていたものが，DSM–5 では，性機能不全群，性別違和，パラフィリア障害群と 3 つの異なる章に分けられている．多くの他の診断と同様に，患者は，複数の領域の精神障害が併存しうるという問題を抱えている．

物質誘発性の性的機能不全を除いては，性機能不全はどちらか一方の性に限られる．DSM–5 の構成は機械的に分類されている．機能障害が生じる性行動における性別と段階でグループ分けされている．各項目について，記載した頁で，詳しく解説した．

性機能不全群の基本

男性の性欲低下障害：いったん性行動を始めれば十分なパフォーマンスを発揮することもあるが，セックスにそれほど興味をもてずにいるもの（p.345）．

勃起障害：性行為中ほとんどいつも十分に勃起できない男性（p.348）．

早漏：腟への挿入後すぐに射精してしまうことを繰り返す男性（p.350）．

射精遅延：普通に性的に興奮しているにもかかわらず，全く射精しないか，射精が遅れる男性（p.352）．

女性の性的関心・興奮障害：セックスに対する関心や興奮が欠如している女性（p.354）．

性器–骨盤痛・挿入障害：性交の間（多くは挿入の間），生殖器の痛みが生じる（女性のみ）（p.357）．

女性オルガズム障害：普通に性的に興奮しているにもかかわらず，全くオルガズムに至らない女性（p.360）．

物質・医薬品誘発性性機能不全：大部分は，アルコールまたは他の物質による中毒や離脱によって生じる（p.363）．

他の特定される，または特定不能の性機能不全：これらは，前述の性機能不全のどの基準も満たさない性的問題のためのゴミ箱分類である（p.364）．

他の原因による性機能不全

パラフィリア障害群：多くの人が不愉快であるか，珍しいか，異常であると考える多種多様な行動を含む．ほとんどすべてが，男性によるものだ（p.555）．

性別違和：割り当てられた性別役割を不快に感じ，反対の性になりたいと望むもの（p.365）.
性に関係ない精神障害：他の精神障害の結果として性機能不全となる患者は多い．特に，身体症状症（p.241），うつ病（p.112），統合失調症（p.58）でセックスに対する関心の欠如が見受けられる.

はじめに

性機能不全は，人生の後半まで経験せずにいる人もいるが，生じるとすれば通常は成人期の早期に生じるものであり，それは性的な状況であればいつでも生じうるものであり，よくあることだ．心理的要因や生物学的要因，あるいは，それらの組み合わせによって，性機能障害は生じうる．通常，性機能障害が別の精神障害の経過で生じただけであれば，性機能不全の診断は下されないことだろう.

また，性機能不全のいずれも，生来型か獲得型である．**生来型** lifelong（**原発性** primary とも呼ばれる）は，性機能不全が，活発な性機能が始まって以来ずっと存在しているという意味である．**獲得型** acquired とは，患者が性機能不全なしで性交渉できていた時期があるという意味である．想像どおり，生来型の性機能障害はかなり治療抵抗性である.

さらにまた，多くの性機能不全は**全般型** generalized か**状況型** situational（つまり，特定の状況に限られる）に分けられる．たとえば，別の女性とでは問題がないのに，妻との性交渉では早漏になるような男性がいるかもしれない．性機能不全は，パートナーの有無とは関係なく，たとえば，マスターベーションでも起きうる（全般型と状況型，性器–骨盤痛・挿入障害にはあてはまらない）.

どれくらいの機能不全が診断には必要とされるかが，DSM–5 では細かく設定されている．患者は，6 か月間以上，その多くの時間において（診断基準では，「ほとんどいつも，または常に」と表現されている）症状がなければならない．その時間は明白に 75％以上とされた．しかしながら，診断基準では，「臨床的に意味のある苦悩」を引き起こさなければならなく，そして，問題がどれくらいの期間生じているのか，その影響が患者やパートナーにどの程度影響が及んだかについて特定しなければならない．この判断には特定の性的活動，たとえば，性的刺激の程度，性的活動量，誰と性的活動を行うのかなどの環境要因が影響する．たとえば，女性の性的関心・興奮障害が，前戯がほとんどないか全くない状況で挿入されたときに生じただけであれば，診断が下されるべきではない.

これらの検討に加えて，考慮するべきいくつかの追加要因がある（DSM–Ⅳでは，各々の性障害の疾患名にサブタイプが存在していた．しかし，DSM–5 では，サブタイプがアドバイザー的な立場になってしまった）.

- パートナー要因（たとえばパートナーの性的な問題や健康状態）
- 関係要因（たとえば，コミュニケーション不足，関係不一致，性行動に対する欲求の不一致）
- 個々の脆弱性の要因（たとえば虐待歴や偏った身体像）
- 文化的な/宗教的な要因（たとえば，性行動禁止令に関連した抑圧）
- 医学的要因に関する予測，進行，または治療（どんな慢性疾患でも例になりうる）

よくあることではあるが，性機能不全は専門としない臨床医に無視される傾向がある．性機能障害について簡単には尋ねられないことが多い．精神的な問題とは関係がない相談で受診する，いくつもの体調の問題を訴える患者を診るなか，鋭い医者であれば性機能不全にきちんと気づいて診断を下せることもあるだろう．

■F52.0［302.71］男性の性欲低下障害 Male Hypoactive Sexual Desire Disorder

女性に比べて，男性の性欲低下に関しての知見は少ない．その理由は，男性の性欲低下があまりよく見受けられるものではないという，根拠のない思い込みによる部分が大きい．しかし，1994年の1,400人以上の男性を対象にした調査では，16％の男性が，数か月間セックスに興味も欲求もわかなかった経験があると答えた（女性では33％）．そういった男性には，年齢が高い，婚姻歴がない，学歴が低い，黒人，所得が低いといった傾向があった．また，彼らは，思春期以前に不適切に「触られた」経験や，それまでの人生で同性愛的体験をしている傾向が高く，加えて日常的に飲酒している人も多かった．男性の性欲低下障害 male hypoactive sexual desire disorder（MHSDD）の水準にまではいかなくとも，20代の男性でさえ，数％に性欲の低下の経験があることだろう．

MHSDDは生来型と獲得型に分けられる．より少ないと思われる原発性は，ある種の性的な秘密（たとえば，性的指向に関する恥の意識，過去の性的外傷体験，パートナーとの性交渉よりもマスターベーションを好む傾向など）と関連しているかもしれない．男性の性欲低下による問題は，恋愛（性愛）の初期では目立たないが，たいていは数か月かけて患者とパートナーに苦悩と欲求不満をもたらすことになる．

獲得型のMHSDDは，生来型よりよくあるタイプである．勃起障害や射精障害（早漏，射精遅延）によって生じることが多い．それらの障害の原因はさまざまである．たとえば，糖尿病，高血圧，物質使用，気分障害，不安症など．ときにはパートナーへの愛情の欠落も原因となるだろう．原因が何であれ，勃起させること，勃起を維持すること，またはパートナーを満足させることへの男性の自信は，過去の失敗や予期不安によって脅かされるものだ．男性が自分の性的な問題の存在を認めるのは困難であり，その問題に関して話し合うことを避け，やがて打ちひしがれ，口を閉ざすだろう．

獲得型のMHSDDはどの年代にも生じうる．約2/3のカップルは70歳代中盤までに性交渉をしなくなるが，その決定は圧倒的に（90％）男性側が担っているようだ．

男性の性欲低下障害のポイント

男性における，性的・官能的な思考，または性的活動への欲求の欠如・低下

注意事項

年齢や，性機能に影響する他の要因の考慮が必要となる

Dを見逃すな！

- **D**uration（期間）：6か月以上
- **D**istress to the patient（苦痛の存在）
- **D**ifferential diagnosis（鑑別診断）：物質使用，身体疾患，人間関係の問題，他の精神障害

コードするときの注

▶特定せよ

生来型，獲得型 {Lifelong} {Acquired}

全般型，状況型 {Generalized} {Situational}

▶現在の重症度を特定せよ

軽度，中等度，重度 {Mild} {Moderate} {Severe}

●ナイジャル・オニール

「ジェマは決して若くて美人というわけではありませんが，とても有能だし，気が利くし，なんといっても性格がよいですから．私は妻を愛しています」．

ナイジャル・オニールは治療者に，秘密を打ち明けていた．

「でも，彼女とは，かつてビーとしていたようにできないんです」．

ナイジャルは，前妻を悪性黒色腫で亡くしてから3年後の53歳のとき，ジェマと再婚した．ジェマは，彼が大きな出版社に勤めているときに，彼の個人秘書を務めていた．前妻であるビーの死の前後，彼は朝のダージリンティー以上にジェマが心の支えだった．最初の面談で，彼はそのことでまだ自責の念を感じていることを認めた．

ナイジャルはロンドンで生まれ，厳格なカトリック教徒として育てられた．

「結婚前，私とビーはじゃれ合う程度にしか触れ合わなかった．私たちはお互いにとても若かったし，経験もなかった」．

しかし，その後，彼は性交するのに支障はなく十分に勃起できていた．

「色々なことがあったけど，たいてい私たちは……」と，その後は言い淀んでしまった．

ジェマはナイジャルより15歳若かった．最初のうちは，彼らは積極的にセックスをしていた．彼女はオフィスでは秀でたスケジュール管理能力を発揮していたが，「家庭ではそんなにまめなほうじゃないです」と，ナイジャルは言った．ここ半年間，彼女がセックスを求めても，彼は「疲れた」とか「他にやることがある」とか言い訳を作って，彼女を避けるようになった．彼女が強引に誘ったこともあったが，挿入まで勃起を維持させることができなかった．一度は，セックスの最中に「つい，仕事に気を取られて」，二人が絶頂に達する前に中断せざるをえなくなったこともあった．

内科では，テストステロンを測定したが，正常範囲内だった．2回目の診察時には，ジェマも同席した．彼らは，少量の飲酒は認めたが，薬物やタバコの使用は否定した．事態を変えられないかと，数か月前にジェマは雑誌「**プレイボーイ**」を彼に買って来た．しかし「プレイボーイを手にして，記事を読むだけの男なんて初めて見たわ」と彼女は呆れるこ

とになった．

ナイジャルは他の女性が気になっていたわけでもないし，マスターベーションしていたわけでもなかった．「雑誌をベッドに持って行っただけで，性的な空想なんて全くしなかった」この問題で，彼自身は特に困ってはいなかった〔「だって，全然（性的なことを）考えることさえしないのですから」〕．しかし，自分がどんなにジェマのことを思い，幸せにしたいかと話すときには涙ぐんでいた．また，自分がジェマに見捨てられるのではないかとも考えていた．

ある面談のとき，ジェマはこう言った．「私たちの会社は，本や雑誌だけじゃなくて，映画も制作しているんです．でもその内容は，たいてい恋愛やセックスに関するもので，ナイジャルは全く皮肉なことだと思っているみたい．でも，私たちのストーリーはまだ終わっていない．私はそう思っています」．

●ナイジャル・オニールを診断せよ

ナイジャルの病歴には，持続的な性に関する障害を示唆する複数の症状が認められる．彼は，勃起障害，性的意欲の欠如，妻の誘いに対する拒否があり，さらには性的な空想さえ欠如している（診断基準 A）．彼の仕事に対する意欲は保たれ，抑うつ気分もないため，**気分障害**は否定的だ（基準 D）．しかし，何らかの**不安症**の可能性を検討するのはよい考えかもしれない．原因として，**薬物**や**アルコール**も除外できる．持続期間は 6 か月以上であり（基準 B），彼の臨床的苦痛は明白である（基準 C）．

加えて，彼は**勃起障害**の診断もあてはまる可能性が高い．もしそうであれば，診断をつけ加えるべきだ（MHSDD は他の性機能障害を合併しうる）．それは，彼と治療者に，もうひとつ検討しなければいけない問題があるということだ．

主要な診断が確定したら，治療者の本当の仕事が始まる．すなわち，彼の性欲低下の原因を考えることだ．それは治療法を考えることに繋がる．そのときには，次に挙げるような複合的な要因を考慮しなければならない．

対人関係の要因：ナイジャルは，ジェマの管理的な性格を負担に感じていないだろうか．
医学的要因：糖尿病や心血管障害はないだろうか．もし医学的な要因が原因であれば，MHSDD の診断はあてはまらない（基準 D）．
文化的・宗教的な要因：まだビーと結婚しているときにジェマと関係をもっていたとしたら，そのことは影響を及ぼしているかもしれない．

相手の要因とその人の脆弱性の要因（精神障害の併存）に関してはまだ情報が足りないが，今後，ナイジャルとジェマ両者への問診を進めることで明らかになるだろう．

ナイジャルはビーとの性生活で問題を抱えていなかっただろうか．そのことを確かめるまでは，彼の問題が生来型か獲得型かについては考える余地が残されている．彼女とのときでも性欲は低下していただろうか．彼女はそれを不満に感じていただろうか．彼は他の女性（あるいは男性）に性欲を感じていただろうか．彼らは夫婦としてどれくらい愛し合っていただろうか．

現状では，ナイジャルは以下のように診断される．しかし，確定にはより多くの情報が必要だ．性的活動に障害を抱えてはいるが，GAF スコアは比較的健康な 70 とした．

F52.0［302.71］ 男性の性欲低下障害，獲得型，全般型，重度 Male hypoactive sexual desire disorder, acquired, generalized, severe

■ F52.21［302.72］勃起障害 Erectile Disorder

インポテンスとして知られている勃起障害 erectile disorder（ED）は，部分的にも完全にも起こりうる．いずれの場合においても，勃起は満足のいく性交渉には不十分である．インポテンスはまた，状況の影響を受けることがあり，その場合，患者は特定の状況下（たとえば売春婦と）でのみ勃起できる．ED は，若い男性のおそらく 2％と見積もられ，少なくとも時折は発生する最もよくある男性の性の障害である．その割合は年齢とともに改善するものではない．すべての性的機能不全のなかで，これは晩年になって初めて発生する可能性が最も高いものである．

ED の増悪や持続には，恐怖，不安，怒り，罪悪感，性的パートナーの不信感など，さまざまな感情が影響しうる．これらの感情を男性が先に抱くことで，その男性は性的快楽に十分に集中できなくなる．たった一度の失敗が予期不安に繋がり，それがその後の悪循環を促進する可能性がある．性交渉の著名な研究者であるマスターズとジョンソンは，**観察者化現象** spectatoring と呼ばれる要因について言及しており，それは患者が自身の性機能をあまりに頻繁に気にしすぎるばかりに，性行為の楽しさに集中できないものである．このような患者は，前戯の間は勃起できるかもしれないが，挿入時に勃起に支障が生じる．

生物学的要因が主要な，または唯一の原因である場合は，ED と診断されてはならない．勃起が自慰行為や他のパートナーの行為により自然と起きる人に，ED はほとんどない．現在，前立腺癌治療の前立腺摘除術のような生物学的原因を有する患者が，インポテンスを訴える患者の半分以上を占めると推定する権威もいる．心理的要因が原因の一部であると判断されるのであれば（よくあることだが），ED の診断を下すことは可能となる．

他の性的機能不全と同様に，ED は生来型としても獲得型としても起こりうる．前者はまれであり，治療は困難だ．

勃起障害のポイント

性行為を完了するのに十分な勃起やその維持が，ほとんど毎回，困難な患者．

注意事項

D を見逃すな！

- **D**uration（期間）：6 か月以上
- **D**istress to the patient（苦痛の存在）

- Differential diagnosis（鑑別診断）：物質使用や身体疾患，対人関係の問題，他の精神疾患

コードするときの注

▶**特定せよ**

生来型，獲得型 {Lifelong} {Acquired}

全般型，状況型 {Generalized} {Situational}

▶**現在の重症度を特定せよ**

軽度，中等度，重度 {Mild} {Moderate} {Severe}

●パーカー・フリン

「私はビーナスの丘を越えなければならない」.

もし彼が 3 回のカウンセリングセッションを受けていなかったら，彼の新婚生活は破たんしていただろう．これはパーカー・フリンが初めて精神科の専門家を訪ねたときであった．彼は新婚わずか 7 か月で 45 歳となり，彼は自身の性機能が失われていくことにおそれを抱いていた．

結婚前は全く問題なかったが，彼らの新婚旅行の初夜で，パーカーは彼や彼の妻が満足するのに十分な勃起を得られなかった．普段はアルコールを口にしない彼は，その夜，シャンパンを飲みすぎたのだろうと思った．彼の妻は離婚歴があり，何人かとの男性との経験があった．彼女に責められることはなかったし，それでもいいとすら言われた．彼女は魅力的でパーカーより 10 歳年下であったが，彼はそれを気にかけていた．それ以来ほとんど，彼は十分に勃起できなくなっていた．

パーカーは「それは年をとるとこういうことが起きるもんだと，私に警告した人がいました．簡単だったはずのことが困難なことになり，硬くあるべきものがそうではなくなっています」と言った．

彼はプロポーズ前に，身体検査をひととおり受けた．数 kg 太りすぎ（パーカーはチョコレートアイスクリームをよく食べていた）であること以外，彼が健康であることは証明されていた．アイスクリームを除き，彼はアルコール，薬物，およびタバコを含む，他の依存症を否定した．

パーカーは述べた.「性行為をするときが来ると，私はとても緊張します．じゃれあってる間は随分と勃起するんですけど，本番となると勃起が弱まります．彼女の最初の夫は絶倫だったそうなんです．私はどうしたら，自分の性機能が彼に及ぶかを考え続けてしまうんです」.

●パーカー・フリンを診断せよ

パーカーの性行為への関心は適切と思われた．彼は興奮時には何の問題もなく，毎回，正常な徴候（勃起）が得られていた．しかし，勃起の維持を気にかけ，彼は勃起維持に困難を抱え（診断基準 A2），気にするに十分な苦痛を抱えた（基準 C）．彼には，彼自身が

行為中に自分の性機能を気にすることで悪化する現象“spectatoring”が生じていた．彼にはこの問題は7か月間続いていた．DSM-5の期間の要件をちょうど満たした（基準B．この要件について，明らかにこの障害に該当しそうなケースでは，私は少し基準を緩く扱うことにしている．何せ，基準に「約」と書かれているのだから）．

パーカーの体調はかなりよく，原因となりうる**身体疾患**を除外するのに十分であった（基準D）．インポテンスの患者は**睡眠時無呼吸症候群**であることがあり，これは潜在的に致命的な性質があり，睡眠時無呼吸症候群の可能性を精査することは重要だ．彼は，EDの診断を妨げるだけの，精神障害は抱えていなかった．彼の勃起障害はアルコール摂取で始まっているかもしれないが，彼のアルコール摂取歴から，物質使用はその持続維持に何の役割も果たしていない．また，男性は年齢とともに，若い頃よりも勃起するのにより多くの刺激を必要とするようになる．そのような生理学的変化は，EDの診断根拠とされるべきではない．重大な苦痛を引き起こすことのない，**散発的な勃起の問題**には，この診断が下されるべきではない．

パーカーの問題は生来型のものではなく，獲得型のものだった．この症例文には，特定の状況でのみ発生したとする根拠はなく，状況型も全般型も特定されない．他に付けるべき特定用語は特になく（GAFスコアは70），彼の診断は下記のとおりとなる．

F52.21［302.72］　勃起障害，獲得型　Erectile disorder, acquired

■ F52.4［302.75］早漏 Premature（Early）Ejaculation

その名が示す通り，望んでいるより早く射精に達してしまう――しばしば腟挿入に至る前に．しかし，実際に「**早い**」をどの程度の時間とするかは研究によって大きく異なっている．7分とするか，あるいは1分とするか，どちらの基準も提案されている．基準となる時間がどうであれ，本人もパートナーも失望と失敗の念を抱くことになり，しばしば二次的な陰萎がそれに追い討ちをかける．二人の関係におけるストレスは本人の状況を悪化させうるし，当然，射精の制御がさらに困難さを増すことになる．一方で，早漏をありがたがる女性もいるかもしれない．というのも，望まない性交渉や妊娠にさらされる可能性が減るからだ．

早漏はありふれたものであり，性機能障害で治療を受けている男性の半数近くはこの障害を抱えていると見積もられている．また，高等教育を受けた男性には特に多い．おそらく，そのような男性がいる社会的グループでは，パートナーを満足させられるかに関して特に神経質だからであろう．不安はしばしば早漏の要因となり，身体疾患や異常が原因となることはほとんどない．

早漏のポイント

ほぼ毎回，腟に挿入してすぐ，本人が望む前に射精に至る．

注意事項

D を見逃すな！

- **D**uration（期間）：6 か月以上
- **D**istress to the patient（苦痛の存在）
- **D**ifferential diagnosis（鑑別診断）：物質使用，身体疾患

コードするときの注

▶特定せよ

生来型，獲得型｛Lifelong｝｛Acquired｝

全般型，状況型｛Generalized｝｛Situational｝

▶重症度を特定せよ

軽度 Mild：腟挿入後 30～60 秒以内に射精する

中等度 Moderate：腟挿入後 15～30 秒以内に射精する

重度 Severe：腟挿入後 15 秒以内に射精する（腟挿入の前のときもあるだろう）

実践的にみていこう．これは正直なところの話である．射精までの時間に関わる基準には 2 種類あり，つまるところ「約 1 分」とするか単に「早過ぎ」とするかだ．DSM-5 では 1 分以下とされているが，それはかなり正確に時間を推定できることを前提としており，性交渉に熱中している最中，ストップウォッチを携えて測定するような野暮な真似があるはずもない．したがって，ほとんどの患者に対し，客観的な時間の厳密さより本人が申告する推定時間を優先することになるだろう．

●クロード・キャンベル

彼は初めて早漏になったときの様子について，詳細にわたりそのいまいましい内容を覚えていた．彼は戦争の最後の年にベトナムに駐留していた若き海兵で少尉だった．ある日突然，街へ行くことになり，従軍牧師から A 級制服のズボンを借りなければならなかった．

彼と友人二人が歩道のテーブルに座り，軍では “Bombs Away” と呼ばれるカクテルをあおっていたところ，娼婦がやってきて彼の隣に座った．彼女が手を温めようとふいに彼の太ももの間へ手を置いたとたん，彼は思わず射精してしまったのだ．借りていたカーキ色のズボンの前面に暗い染みができてしまい，彼は恥ずかしさのあまり真っ赤になった．

「人生最悪の瞬間のひとつだったよ．それきりではなかったのだけどね」と彼は語った．その後，退役してから大学を卒業し，コンピュータを売る仕事に就いた．そして，間もなく高校時代に付き合っていた相手と結婚した．結婚式当日にせよその他多くの日にせよ，夜の生活は毎度件のベトナムバーでの災難と同じだった．彼は挿入から 1 分やそこらももたなかったのだ．

「彼女はそれを悩む様子でもなくてね」彼は残念そうにこぼした．「どちらにせよ，彼女

はセックスをそれほど楽しんでいる様子はなくて，毎回さっさとやりすごしてたんだ．今ならなぜ彼女が結婚後にそうしていたのかわかる．そもそもセックスが好きではなかったんだよ」．

最初の妻の上品ぶった言動や拒否の態度にこそ原因があったのではないか，と彼は期待していたが，新しい伴侶との結婚生活を数か月経ても早漏はそれほど改善しなかった．「彼女は随分我慢してくれたけど」彼は続けた．「やはりお互いに絶望していったんだ」．

●クロード・キャンベルを診断せよ

早漏は初めての性交渉のときに始まり，その後も続きその問題は毎回ついてまわった（診断基準 B）．若い頃や新しいパートナーとの性交渉ではこのような失態も少しはあるかもしれないが，（彼の年齢は不明だが）もっと年をとって大人になり頻繁な性交渉を伴う関係性を続けていながらであれば，やはりそれは病的といえるに違いない（基準 A）．また，早漏は明らかに彼に苦痛をもたらしていた（基準 C）．併せて，早漏となりうる物質の使用歴も尋ねる必要があった（基準 D）．先に記したように，**身体疾患**は早漏にはさして重要ではない．

早漏は特定の状況によるものではなかった（相手が妻であれ，娼婦であれ変わりはなかった）．われわれが知る限りでは，彼が性的活動を始めて以来，問題はずっと続いていた．私は GAF スコアを 70 と評価し，以下のとおり診断した．

F52.4［302.75］ 早漏，全般型，生来型，中等度 Premature ejaculation, generalized, lifelong, moderate

■ F52.32［302.74］射精遅延 Delayed Ejaculation

射精遅延 delayed ejaculation（DE）の患者は，勃起には支障がないが，射精に至るまでに問題がある．単に時間がかかるだけの患者もいれば，全く射精できない患者もいる．性交が長すぎると，パートナーは痛みに悩まされるかもしれない．性交に関する不安が生じ，二次的に勃起障害が生じる可能性がある．

DE が生来型だとしても，通常はマスターベーションでなら射精が可能なことが多い．生来型の DE の患者のパーソナリティは，柔軟性に欠け，厳格・禁欲的である傾向がある．なかには，性交渉を罪とみなす人もいる．また，人間関係の問題によって，障害が獲得される場合もある．たとえば，妊娠に対する恐怖や，パートナーが性的魅力に欠けているなどの理由が挙げられる．DE は，不安症を有する患者にやや多い傾向がある．

DE は，おそらくそんなに一般的ではない．射精の問題には，しばしば医学的原因がある．たとえば，高血糖，前立腺切除後，腹部大動脈の術後，パーキンソン病，脊髄腫瘍などである．解剖学的な異常があり，精液が膀胱に流れる障害（逆行性射精）もある．α-メチルドパ（降圧薬）や thioridazine（抗精神病薬）といった薬剤は，アルコール同様に DE の原因となる．そういった要因が**単一の**原因として特定されれば，DE とは診断されない．

thioridazine は射精機能を障害するため，ときに早漏の治療に用いられることがある．

射精遅延のポイント

射精の遅延，または射精に至るのに困難がある．

注意事項

D を見逃すな！

- **D**uration（期間）：6 か月以上
- **D**istress to the patient（苦痛の存在）
- **D**ifferential diagnosis（鑑別診断）：物質使用，身体疾患，人間関係の問題

コードするときの注

▶特定せよ

生来型，獲得型 {Lifelong} {Acquired}

全般型，状況型 {Generalized} {Situational}

▶現在の重症度を特定せよ

軽度，中等度，重度 {Mild} {Moderate} {Severe}

●ロドニー・ステンスルート

ロドニー・ステンスルートとガールフレンドのフラニーは，彼の「性機能上の問題」の改善を求めて，クリニックを訪れた．彼らは同棲して約 1 年が経過していた．

ロドニーは，射精するまでに時間がかかることを悩んでいた．今では，40 分以上経っても射精できないことがあり，プレッシャーから勃起を維持できなくなることもあった．フラニーは，彼より楽観的だった．前のボーイフレンドは，5 分以上持続できなかったことに彼女は不満に感じていた．

「私は，今は必ず 1 回はイクことができます」と，彼女は満足そうに言った．しかし，最近ではロドニーはさらに時間がかかるようになり，フラニーは痛みを感じることもあった．「30 分くらいならいいんだけど」と彼女は付け加えた．

ロドニーは両親に厳しく育てられた．子ども時代は教区学校に通い，「善という概念を教え込まれました」と振り返った．彼は，教会の公認がない状態で，フラニーと同棲していることに罪悪感を感じていた．しかし，フラニーはまだ教会に行くような心の準備はできていなかった．「そういうのは赤ちゃんができてからでいいわよ」と，彼女は笑いながら彼にそう言っていた．

フラニーに出会う前，ロドニーは海軍にいたときに，二人の娼婦との経験があっただけだった．そのときにはそんなに時間はかからなかった．「自分が遅いなんて思ったことはありませんでした」と彼は言った．これまでマスターベーションでは何の問題もなかった

し，今もフラニーが出張旅行に行ったときには問題なく一人でできていた．

ロドニーはすでに泌尿器科を受診しており，身体的な異常はないと言われていた．飲酒に関しては，たまにワイン一杯程度を飲むだけだった．昔，パーティーでマリファナを吸ったことがあったが，フラニーは薬物をとても嫌っていたので，彼女と付き合い始めてからは一度も使用していなかった．

●ロドニー・ステンスルートを診断せよ

一見正常な性的欲求と興奮の高まりがありながらも，ロドニーは常に射精までに非常に時間がかかっている（診断基準A）．彼のこの問題は性的活動を始めた当初から存在していたわけではないが，現在数か月間以上持続している（基準B）．彼はこの問題に苦痛を感じ，助けを求めている（基準C）．すでに二次的なインポテンスが生じかけている．

ロドニーの問題は状況依存的だ．娼婦との性交渉やマスターベーションでは射精の遅延はみられていない．原因となりうる**身体的異常**や**物質使用**はなく，**他の精神障害**に罹患している可能性も低い（基準D）．彼が宗教的に厳格に育てられていることは，問題の背景に心理的な要素がある印象を強めている．

ロドニーの問題に対するフラニーの反応はやや非典型的である．女性のパートナーは，長すぎる性交を嫌うことが多い．この問題に対して彼女が見出しているある種の価値（オルガズムが得られること）は，治療にどのように作用するだろうか．ロドニーの治療者は，相手（フラニー）側の要因も考慮に入れなければならない．また同時に，不安症の可能性も検討しなければならない．

ロドニーのGAFスコアは70くらいだろう．診断は以下のようになる．

F52.32［302.74］ 射精遅延，獲得型，状況型，中等度 Delayed ejaculation, acquired, situational, moderate

■F52.22［302.72］女性の性的関心・興奮障害 Female Sexual Interest/Arousal Disorder

女性の性的関心・興奮障害female sexual interest/arousal disorder（FSIAD）は，以前，性的欲求低下障害hypoactive sexual desire disorderと女性の性的興奮の障害female sexual arousal disorderの2つだったものを合わせたものだ．いくつかの理由があって，DSM-5では2つを合わせた．特に女性において，欲求と興奮との共通部分が多い．欲求を単なる興奮の認知的成分と考える専門家もいる．さらにいえば，興奮の前に必ず欲求があるわけではなく，それらの関係は個々人によって異なっている．そして，欲求の低さを治療すると，興奮が改善することもある．

性的な欲求は，患者自身の活力や自尊心，過去の経験での性的な満足感，パートナーになりうる人物の存在，性交以外の領域でのパートナーとのよい関係など，いくつかの要因に依存する．性的な欲求は，長期間，性行為から離れていることで抑制されうる．これにより，パートナーに魅力を感じないこともあれば，性行為をめったにしないこともある．

性的接触への嫌悪を伝えて性行為を拒むこともある．

性行為への関心の欠如は，治療に訪れる女性では最もよくある訴えだ．18〜59歳の女性の約30％には，性的欲求が欠如していた期間が少なくとも数か月あるという．結果として，自分自身やパートナーとの関係に影響が及び，約半数はそのことを思い悩む．女性は，閉経後（自然によるもの手術によるものどちらでも）に性的欲求が大きく低下する．幼児期や早期に経験した性体験のなかで，痛みを伴う性交や罪悪感，強姦などの性的な心的外傷を経験していることもある．

その問題が，たとえばうつ病や物質使用障害のような，別の精神障害によって起きているのであれば，FSIADと診断してはならない（薬によっては抗ヒスタミン剤と抗コリン作用薬によりFSIADを引き起こしうる）．閉経後の女性は，滑らかな性交のためには若かりしときよりも多くの前戯が必要になることがある点に注意すべきだ．FSIADは別の性的状態（たとえば女性のオルガズム障害）を，併存することが多いが，性交に興味を示さなくても性行為で興奮する女性であるならば，FSIADの診断には該当するものではない．これらはどれも「私は一生セックスとは無縁だ」と思うような人たちとは異なる存在である．

女性の性的関心・興奮障害のポイント

女性の性的な関心や興奮の低下は，性行動，エロチックな思考，パートナー交渉の反応や性交中の楽しみといったものの興味の低下によって示される．一般的に，性行動はなく，エロチックな文学，映画，などに興奮しない．

注意事項

Dを見逃すな！

- **D**uration（期間）：6か月以上
- **D**istress to the patient（苦痛の存在）
- **D**ifferential diagnosis（鑑別診断）：物質使用障害と身体的な障害，関係の問題

コードするときの注

▶いずれかを特定せよ

生来型，獲得型｛Lifelong｝｛Acquired｝

全般型，状況型｛Generalized｝｛Situational｝

▶現在の重症度を特定せよ

軽度，中等度，重度｛Mild｝｛Moderate｝｛Severe｝

●アーネスティン・パジェット

「彼女は，なかなかセックスする気になってくれないんだ」と，ジェームズ・パジェットは結婚セラピストに話した．

「それは正確じゃない」「本当は，私はいつだって絶対に嫌なの．うんざりだわ」と，アー

ネスティンは答えた.

3年前に結婚したとき，アーネスティンは夫との性交渉を受け入れたが，そのときも無関心だった.「性交渉は彼にとって大きな意味をもつので，私はそれを我慢しました」と，彼女は説明した.「でも，彼は決して満足しなかったの. 私たちがどんなに愛しあったとしても，数日後に彼はもっと求めてくるの. すぐに飽きてしまったわ」.

「予想どおりだ. 妻がどのように育てられたかは，私にはわからない」彼女の夫は淡々と述べた.

アーネスティンの家庭では，性交渉について決して話題にはでなかったし，裸は許されなかった. アーネスティンは，性交渉について，興味も好奇心をもつことも忘れていた. 彼女は，一人っ子だった.「私は思うに，彼女の両親は子どもを作るためだけに性交をしただけだったんじゃないか」と，ジェームズは述べた.

最初の数か月の間，アーネスティンは単にじっと横たわって，他のことを考えていた. それは，彼女にとってうんざりするような活動であり我慢するものであったが，夫にとって重要なものだと考えていたからだ. 婦人科医は，アーネスティンの身体とホルモン類については，正常だと彼女に伝えた. 経口避妊薬の処方薬を飲み始めなければ，彼女は性交渉について考えもしなかった.

「セックスについてだなんて全く考えたことがない」と，アーネスティンは言った.「多分，夫がもっと徐々に性交に向けて上手に導いてくれたら，変わっていたと思う. 夫は，前戯を，コメディアンの前説のようなものだと考えてるのよ」彼女は，かつてこのことをジェームズに説明しようとした. しかし，彼は彼女を「非常に冷たい」と言うだけで，それ以上，彼らはその話題について話し合おうとしなかった.

ジェームズはアーネスティンを無視することが多かった. アーネスティンは，クローゼットで服を脱いでいた. キングサイズベッドでは二人は離れて眠った. アーネスティンは夫がこの頃，自宅ではなく，どこで性的処理をしているのかわからなかった. しかし，彼女は気にしないと言った.

「少なくとも，私が，夫のペニスを切ったボビット夫人の事件のように，夫は私にペニスを切られることを夫は心配する必要はないわ」「10インチのナイフを使ってペニスに触れたくもないし，見たくもない」と，アーネスティンは言った.

●アーネスティン・パジェットを診断せよ

アーネスティンの性的関心の低さは，性行為への関心の欠如（診断基準 A1）として示される. また，彼女は性的な思考や空想（基準 A2）や性行為中の性的興奮や快楽さえ（基準 A4）否定した. これは重要な点だ. 現在の（または誰とでも）パートナーとの性交渉について考えることを拒む者もいるが，しかし，性交渉の空想や，理想的な人との性交渉について心に抱いているかもしれない. アーネスティンが3年前，夫と性生活を始めたとき（基準 B），彼女は単にセックスに無関心なだけだった. 彼女が性的接触についての考えを受容できなかったことから，診断基準 A3 を推測することができる（FSIAD の診断基準 A の6つのうち3つは満たされなければならない）. アーネスティンは平然として性交渉はないものとして受け入れることはできたが，夫はそれができなかった. その両者の格差が夫婦に苦悩を引き起こしていた．診断基準 C を満たすものである．

アーネスティンに，何か他の主要な障害がなかったことを，担当医は確認しなければならない．たとえば，**うつ病**や，**身体症状症**や**強迫症**などでも，性交渉に対する不安を説明できるからだ（基準 D）．性的な問題がそれらの障害の存在下で存在したのであれば，それらの障害が軽快した後でも性的な問題が残存したときにのみ FSIAD の診断は下されうる．似たような議論が，物質使用や他の身体的な疾患の存在下でも存在する．

パジェットは，結婚における深刻な，伴侶との関係の問題といえるほどの問題を抱えていた．彼女の性的接触に対する嫌悪はもはや**限局性恐怖症**の基準をほとんど満たすものであった．しかしそうであっても，そのような診断を加える必要はない．DSM-Ⅳでは，性嫌悪障害 sexual aversion disorder の診断に該当しうるが，DSM-5 でその障害は削除された．

その状態は，アーネスティンの性にまつわる人生，その全体を通して一貫しているようだが，現在，われわれが手にしている情報からでは，彼女の問題が全般型なのか状況型なのかは判断がつかない．彼女が受けた躾に根がありそうだと推測できるが，DSM-5 では病因を推測するためのコードは設けられていない．現時点での GAF スコアは 61 とし，診断は以下のものとする．

F52.22［302.72］　女性の性的関心・興奮障害　生来型　重度 Female sexual interest/arousal disorder, lifelong, severe
Z63.0［V61.10］　夫との関係による苦痛（感情的に疎遠）Relationship distress with with husband（emotional withdrawal）

女性の性的興奮の障害とオルガズムの障害は高頻度で併発する．それらに精神科臨床で対応する際には，何も奴隷のように診断基準に従うばかりがよいわけではないだろう．

■ F52.6［302.76］性器–骨盤痛・挿入障害 Genito-Pelvic Pain/Penetration Disorder

性器–骨盤痛・挿入障害 genito-pelvic pain/penetration disorder（GPD）は，DSM-Ⅳでは性交疼痛症 dyspareunia と膣けいれん vaginismus に分けられていたが，その厳密な区別は難しく，DSM-5 で新たに統合された．診断名は変わっても，一目でその特徴的な不快症状がわかるような名称である．

性交時に著しい不快な症状が生じる女性がいる．膣の筋肉のけいれん（膣けいれん）による疼痛は，人によって，うずくような痛み，ずきずきとした痛み，鋭い痛みなどと表現される．不安は骨盤底筋の緊張をより高め，疼痛のせいで性的関係を（ときには何年間も）もてなくなることもある．性的な喜びは不安に取って代わられる．患者のなかには月経用タンポンを使用できなくなるものや，膣検査のときには麻酔が必要となるものもいる．

婦人科手術を受けた約 1/3 の女性は，性交時に痛みを経験するという．感染，創傷，炎症性疾患が原因として挙げられる．しかし，疼痛が，他の医学的疾患や不適切な物質使用によるものであれば，GPD とは診断されない．どれくらいの女性が GPD の診断基準を満たしているかは不明である．

性器–骨盤痛・挿入障害のポイント

腟性交の際に，著明な疼痛やその他の不快症状が，繰り返し認められる．それに伴い，不安，恐怖，骨盤底筋の緊張が生じうる．

注意事項

D を見逃すな！

- **D**uration（期間）：6 か月以上
- **D**istress to the patient（苦痛の存在）
- **D**ifferential diagnosis（鑑別診断）：物質使用，身体疾患，人間関係の問題

コードするときの注

▶特定せよ

生来型，獲得型 {Lifelong} {Acquired}

▶現在の重症度を特定せよ

軽度，中等度，重度 {Mild} {Moderate} {Severe}

●ミルドレッド・フランク

ミルドレッド・フランクと彼女の双子の妹，マキシン・ウォーレンは，性交時の疼痛に悩まされていた．彼女たちの症状はそれぞれ違っていたし，とても個人的な問題であったが，二人は何でも話し合う仲だった．そして，ついに，二人は他の誰かに相談することを決めた．婦人科の医師は，精神科のクリニックに行くようにと言った．

「ひりひりするような痛みです」ミルドレッド・フランクは，自分の症状をこう表現した．「ひどいときには，縄を滑り降りるときの掌の痛み，あんな感じよ．ワセリンを使っても，全然ダメなんです」．

紹介状には，子宮脱の手術を受けたことがあると記載されていたが，他に健康的な問題はないという．「出産に関連したこと以外で，医者にかかったことはないわ」と彼女は言った．

問診を進めていくと，痛みは毎回生じるわけではないことがわかった．しかし，ここ一，二年は，痛みが生じるのではないかといつも恐れ，夫と性交渉するときは骨盤底筋が緊張していた．腟の感染症に罹患したことはあったが，それは過去のことであり，婦人科医は現在の痛みと感染症の関連はないと考えていた．紹介状には彼女の身体検査の結果も簡単に記載されていたが，腟の筋けいれんは認められなかったという．

「もしかしたら，私は気にしすぎなのかもしれない」と彼女は言った．「少なくとも，夫はそう言っています．私は神経質すぎるって．もっとリラックスしないといけないのかもしれない」．

●**ミルドレッド・フランクを診断せよ**

性交時の痛みを感じる女性は多いが，通常はGPDとは診断されない．しかし，ミルドレッドは何年間も（診断基準B），痛み，緊張，恐怖といった，かつて性交疼痛症といわれていたものの症状（基準A2，A3，A4）があり，GPDの診断基準を満たす．彼女の苦痛は明白である（基準C）．もちろん，他の原因の除外が必要であることは言うまでもない．

彼女は自分の健康面に問題を感じていなかったし，婦人科医は他の**医学的疾患**に言及していない．膣の感染症に罹患したことはあったが，それが現在の痛みと関連している可能性は低いとみられている．**物質誘発性障害**の除外は必要だが，その可能性も低そうである．性機能障害はさまざまな精神障害（**不安症**，**気分障害**，**精神病性障害**）に合併しうるが，彼女の病歴のなかに，それらを示唆するものはない．性交時痛は**身体症状症**の患者によくみられるが，自分は健康だと彼女は述べており，身体症状症の診断は否定的だ．このような検討から，彼女の性機能障害の明らかな原因を特定することができない（基準D）．

彼女の性交時の痛みは比較的最近生じたもので，頻度も決して高くない．しかし彼女は治療を求めている．彼女は夫以外にパートナーはおらず，誰かとデートしている様子もない．パーソナリティ障害を示唆するような症状があれば，今後の診察で検討していかなければならない．GAFスコアは71とした．

F52.6［302.76］　性器-骨盤痛・挿入障害，獲得型，軽度から中等度 Genito-pelvic pain/penetration disorder, acquired, mild to moderate

---

男性においては，性交時の痛みというのはかなりまれで，あったとしてもペイロニー病（勃起時にペニスが片側に曲がってしまう）や前立腺炎，淋病などの感染症といった身体疾患に関連したものがほとんどだ．それらは性交を妨げ，痛みに対する恐怖を生じさせるだろう．しかし，予想に反して，男性は骨盤周囲の痛みがあっても，対人関係への影響は小さいという研究結果がある．こうした知見は，GPDの診断が男性に適応可能とされる日がくるとすれば，過剰診断に警鐘を鳴らすものとして重要になるだろう．

●**マキシン・ウォーレン**

マキシン・ウォーレンと彼女の双子の姉，ミルドレッド・フランクは，性交時の疼痛に悩まされていた．先の病歴にあったように，二人は他の誰かに相談することを決めた．彼女たちは二人とも解剖学的な異常はなく，婦人科の医師は，精神科のクリニックに行くようにと言った．

マキシンはまだ結婚していなかった，そして，結婚したいとも思っていなかった．「性的に興奮しないわけじゃないんですけど」と彼女は言った．「前戯は好きだし，一晩中だってやっていられるわ．でも男って必ず入れたがるでしょう．私はきつ過ぎて，きっと鉛筆だって入らないわ．ペニスなんてもっての外よ．タンポンさえ入らないんだから」．

彼女は，いつもマスターベーションで欲求を解消していた．マスターベーションでは必ずオルガズムに達することができた．オーラルセックスをすることもあったが「それで満足する男はそんなにいないわね．それって私には全然わからない感覚だけど」と彼女は言った．

彼女の腟の筋収縮によるけいれんは強く，著明な痛みをもたらしていた．筋収縮が強すぎて，婦人科では腟検鏡を施行するのに，全身麻酔が必要となった．そして，検鏡の結果，身体的な異常は何も見つからなかった．

2回目の診察の時，彼女はミルドレッドも覚えていなかったことを思い出した．まだ4歳だったとき，彼女たちは性的ないたずらをされていたという．何が起きたかはっきりとは覚えていなかったが，ある男（おそらくおじのマックス）にバーに連れて行かれ，他の常連客に「遊んでもらった」という記憶だった．

●マキシン・ウォーレンを診断せよ

マキシンの病歴は生涯にわたり（診断基準B），著明な疼痛があり，挿入が阻害されており（基準A1，A2），GPDの診断を支持している．婦人科で検鏡を試みられたときに筋けいれんが出現したことは，診断するうえで重要な事実だ．恋人や結婚相手がおらず性交しないことに満足している場合を除いては，腟のけいれんは患者に苦痛と対人関係の問題を引き起こすだろう（基準C）．

彼女の腟の筋けいれんは，性的活動を始めた当初からずっと存在して（基準B）おり，これは生来型といえる．婦人科の診察では身体的な原因はみつからなかった（基準D）．彼女のGAFスコアは65とした．

DSM-Ⅳ-TRでは，彼女は腟けいれんと診断されただろう．

F52.6［302.76］ 性器-骨盤痛・挿入障害，生来型，重度 Genito-pelvic pain/penetration disorder, lifelong, severe

■F52.31［302.73］女性オルガズム障害 Female Orgasmic Disorder

研究ではそれが何を意味するのかという永続的な矛盾を抱えているが，絶頂とは多くの女性にとって達することが難しいものである．おそらく女性の30％に重大な困難が生じており，10％は全く絶頂に達したことがない．甲状腺機能低下症，糖尿病や，腟の構造的な損傷を含めたいくつかの身体疾患は，障害に影響しうる．そうした排他的な原因であると判断された場合，女性オルガズム障害 female orgasmic disorder（FOD）の診断は除外される．オルガズムはまた，降圧薬，覚せい剤，三環系抗うつ薬や，モノアミン酸化酵素阻害剤などの薬物によって阻害されうる．妊娠の恐怖，患者のパートナーへの敵意，性行為への罪悪感が，一般的に心理的な阻害要因になりうる．年齢，以前の性的経験，前戯の妥当性もFODを診断する際に考慮されなければならない．

いったん，オルガズムに達した女性は，生涯にわたってその能力が持続し，さらに向上することは多い．しかし，女性はただ，男性にあるような早すぎるオルガズムを訴えることはない．早すぎるオルガズムは（調査によって確認されているように）存在してこそいるものの，多くの場合，問題とならない．多くの女性は，絶頂ができなくても性行為を楽しむことができている．FODは多くの場合，他の性機能障害，特に女性の性的関心・興奮障害と併存している．

女性オルガズム障害のポイント

あまりにも遅く，過小な，弱すぎるオルガズムに悩まされている女性．

注意事項

物質関連因果関係を特定するためには，p.88のコラムを参照せよ

Dを見逃すな！

- **D**uration（期間）：6か月以上
- **D**istress to the patient（苦痛の存在）
- **D**ifferential diagnosis（鑑別診断）：物質使用および身体疾患，パートナーとの関係での苦痛

コードするときの注

▶該当すれば特定せよ

いかなる状況においてもオルガズムを経験したことがない Never experienced an orgasm under any situation

▶特定せよ

生来型，獲得型 {Lifelong} {Acquired}

全般型，状況型 {Generalized} {Situational}

▶現在の重症度を特定せよ

軽度，中等度，重度 {Mild} {Moderate} {Severe}

●レイチェル・アトキンス

「私の**悩み**を本当に理解している人なんて誰もいません」レイチェル・アトキンスは，担当の婦人科医に言った．

彼女の初期の病歴は，「社会学的な悪夢」であった．16歳で高校を中退し，生涯にわたり結婚を繰り返し，アルコール依存症となった母親のもとに生まれた．彼女は中学生の頃から継父に性的いたずらをされ，それは彼女が16歳で売春をするようになるまで続いた．

「売春することで性行為から逃げるとは，何と皮肉なことでしょうか」と彼女は述べた．彼女がAIDSにならなかったのは幸運なことであった．22歳のとき，気がとがめた客の支援を得て大学進学のチャンスが訪れた．

セックスワーカーとして，レイチェルは何百人もの男性と性行為をした．「それはあな

たが想像するほど悪くはなかった．私は自分の客を選ぶことができ，そのなかにはむしろ好ましい人もいた．母の卑劣なコレクションとは全く違って」と彼女は説明した．ただ，彼女が犠牲にしたものとしてひとつ挙げられるとすれば，彼女のオルガズムであった．オルガズムがあまりに弱かったのだ.「私が本当に絶頂を望んでも，それだけは無理だったの」

今やしっかりと学問の世界で過ごし，大学の卒業生となり（彼女はコミュニティの大学で人類学を学んだ)，レイチェルは30歳に近づき，彼女との結婚を望む交際相手がいた．「彼は私の過去をすべて知っているし，彼はそれについて了承してるの．セックスするとき，私にイッてもらいたがってるの．私を抱いた今までの男たちには私をイカせられなかったけど，もし彼とのセックスで絶頂に達することができたとしたら，彼は喜ぶはず．彼に喜んでもらいたくても，私には欠けてるものがあるの．それが私の大きな悩みなんです！」．

レイチェルはヘンリーと親密に愛し合い，彼女の性器は十分に潤滑した．「私は絶頂に達したことがありません．それはくしゃみをしそうになるときのようです．わかります？そしてくしゃみをすることなく，鼻の中で治まってしまいます」．彼女は絶頂に至るために，ムード音楽，アルコール，マリファナ，官能文学，クリトリスへの刺激を試していた．「しかし，私はどれをやっても，十分に絶頂にイケなかったんです」

一般的な10代の経験からは離れていたことと，白ワインやマリファナとのちょっとした「治療的な」遊び以外，レイチェルにはドラッグの使用はなかった．彼女の全身的な健康状態は優れていたと，彼女は言った．

「私は彼と一緒のときは常に正直でいるとヘンリーに約束し，私はその約束を守るつもりです．だから私は絶頂の演技をするのは嫌なんです．確かに私は過去にそんなことばかりしてきましたが！」．

女性がなぜオルガズムに至るかは，実は知られていない．もちろん，相対物である男性での絶頂の理由は明らかである．その不在は男性や女性であることを喪失させる．より一般的な理論のひとつは，男性のオルガズムと並行して発達し，単にそれを失わせるような進化的圧力がなかったというものである．その理論の著者は男性であったに違いない．

●レイチェル・アトキンスを診断せよ

レイチェルの問題は，性行為への興味の欠如ではなかった．彼女はボーイフレンドとの性行為を楽しみにし，前戯の間，性器は正常に潤滑した．彼女の困難は，これまで全く絶頂に達することができないことであった（診断基準B)．もし彼女が時折オルガズムに達していることがあったとすれば，もしくは自慰行為のみで絶頂に達していたとしても，DSM-5の診断基準A 1により，この診断を受けることはできる．オルガズムが弱いことは，(基準A2）を満たすことになる．**他の医学的状態や精神状態**，または**物質使用**が，わずかでもオルガズム障害の原因になったとする根拠はなかった（基準D)．彼女は確かに多大な苦痛を抱いていた（基準C)．

彼女は絶頂を経験したことがなかったので，われわれは，彼女の診断にその（他の可能な特定用語を取り除く）文言を追加する必要がある．彼女の全身状態はとても良いため，GAF は 95 ととても高かった．私は彼女が担当医との話し合いの際に示した，彼女の生活の平静とよいバランスから，彼女の FOD の重症度を中等度として評価する．

F52.31 [302.73]　女性オルガズム障害，いかなる状況においてもオルガズムを経験したことがない，中等度　Female orgasmic disorder, never experienced an orgasm under any situation, moderate

■ 物質・医薬品誘発性性機能不全 Substance/Medication-Induced Sexual Dysfunction

身体疾患と同様に，多くの精神作用物質も，男女問わず性機能へ影響を与えうる．物質・医薬品誘発性性機能不全は，一般的な物質中毒における性機能不全症状の予想を超えて重度である場合にのみ，これに代わって診断されるべきである．

平均して，抗精神病薬や抗うつ薬を内服している者の約半数に性機能に関わる副作用が生じていると報告されているが，臨床的に有意ではない場合もある．ストリートドラッグの使用者にも，性機能に関わる副作用が現れる場合があるものの，それを不服とする者は少ないかもしれない．というのも，彼らにとっては性交渉よりドラッグのほうが重要となりうるからである．

このセクションでは，可能な限り具体的な描写を含まないようにした．

物質・医薬品誘発性性機能不全のポイント

物質の使用により性機能不全に至っている．

注意事項

D を見逃すな！

- **D**istress to the patient（苦痛の存在）
- **D**ifferential diagnosis（鑑別診断）：身体疾患，せん妄，原発性の性機能不全

症状が臨床像において優勢であり，**かつ**予想される一般的な中毒や離脱症状より重度である場合にのみ診断される

コードするときの注

診断の際，正確な物質名をタイトルに記録する

例：アルコール誘発性性機能不全

ICD-9 ではコードはシンプルで，291.89 はアルコール，292.89 はその他のすべての物質である．ICD-10 でのコードは第 15 章の表 15-2（p.456）を参照せよ

▶**該当すれば特定せよ**

中毒中または離脱中の発症 With onset during {intoxication} {withdrawal}：診断の最後に付記する

医薬品使用後の発症 With onset after medication use　他の特定用語に加えて使用可能

▶**現在の重症度を特定せよ**

軽度 Mild：性的活動の 25～50%の機会で生じる

中等度 Moderate：性的活動の 50～75%の機会で生じる

重度 Severe：性的活動の 75%以上の機会で生じる

■F52.8［302.79］他の特定される性機能不全 Other Specified Sexual Dysfunction

■F52.9［302.70］特定不能の性機能不全 Unspecified Sexual Dysfunction

これまで説明した性機能不全のどの診断基準も完全には満たしていないものに，これらのカテゴリーを用いる．具体的には，性機能に問題があるものの以下のような場合である．

・非定型の症状が混合していたり非典型的であったりし，特定の性機能不全の基準を満たさない．
・**原因が不明である**
・**得られる情報が不十分である**

例によって例のごとく，他の特定される性機能不全のカテゴリーは，臨床家が，特定の性機能不全の基準を満たしていないことについて，一定の理由を明確にする状況で使用される．特定不能の性機能不全のカテゴリーは，臨床家が，特定の性機能不全の基準を満たさない理由を明確にしないことをあえて選択した状況で使用される．

第 13 章

性別違和

Gender Dysphoria

性別違和クイックガイド

各項目について，記載した頁で，詳しく解説した．

性別違和の基本

青年および成人の性別違和：自分に与えられた男女の役割を不快に思い，もう一方の性別を強く主張するもの．性別適合手術を受けることで，この不快感は和らぎうる（p.365）．

子どもの性別違和：与えられた性別に不満を抱く 3〜4 歳ほどの幼い子ども（p.366）．

他の特定される，または特定不能の性別違和：性別に不快感を抱いていても，完全に診断基準を満たすことはない人に用いるカテゴリー（p.370）．

トランスジェンダーとしての不満足や行動が生じる他の原因

統合失調症：統合失調症の患者の一部に他の性別になる妄想を抱く者がいる（p.58）．

異性装障害：これらの人々には，異性の服装をすることに関連した性的衝動がある．しかし，他の性別になることを望むものではない（p.575）．

■ F64.1［302.85］青年および成人の性別違和 Gender Dysphoria in Adolescents and Adults

性別違和 gender dysphoria（GD）の成人患者は，その人に与えられたジェンダー（時に**出生時のジェンダー**と呼ばれる）に激しく違和感を感じる．なかには，実際に自分の性器を嫌悪する者もいる．彼らは，もう一方の性別のメンバーのひとりとして生きることを望み，彼らの多くは反対の性別の服や型にはまった特徴を取り入れる．（性的刺激のためでなく）異性の服装をすることは，完全な性別の変更に向けた一般的な最初のステップである．次に，彼らは，月経を止めたり，彼らの乳房を膨らませたり，男性の特性を抑制し，またはそうでなければ自分の身体の外観や機能を変えるために，ホルモンを摂取することを求めることもある．

GD の人のなかには，彼らの公の，与えられた性別をとても不快に感じ，ホルモン治療や適合手術を求める者もいる．そして，そのような手術を受けた患者の多くは，その新しい性別に満足して生きているという報告があるが，なかには最終的に元に戻すことを求める者もいる．いくつかの遺伝子的には男性の者は，彼らの乳房を化学的に，または手術を介して膨らませながらも，自分の性器を保持する者もいる．

一般にまだ**性転換** transsexualism と呼ばれている（ただ，そのすべてが性別適合手術を求めているわけではないが）GD は，DSM-5 で最も新しく記載された障害のひとつである．1950 年代までは，臨床医も彼らを GD とは認識していなかった．その概念は，1952 年に宣伝を通して広く知れわたることになった．Christine Jorgensen がデンマークで性別適合手術を受けた女性として登場し，この障害はよくあるものとして認められるようになった．今でも，GD は比較的少ない（出生男性の約 1%，女性はおそらくその 1/3）．幼児期（通常は就学前）に始まり，慢性に経過するものと考えられている．原因は不明だ．しかし，少なくとも弱い遺伝的要素が影響しているとするエビデンスがある．

GD の多くの男性は，性欲が低く，彼らはセックスの際，ほとんど男性を好む．ほぼすべての GD の女性は女性を性的対象とする．

• 性別移行後の特定用語 Posttransition Specifier

性別移行後 posttransition の特定用語は，1 つにしろ複数にしろ，性転換の処置を受けた（または受けている）ことによって，現在では患者自身が望むジェンダーとして生きることができていることを示している．これらには，通常のホルモン療法や希望する性別への性別適合手術などの療法が含まれている．手術は遺伝的男性で睾丸摘出や陰茎切除，腟形成術が行われうるし，遺伝的女性には乳房切除術と陰茎形成術が行われうる．

陸軍上等兵のブラッドリー・マニングは，ウィキリークスに 70 万もの文書を公表したことで 2013 年に有罪判決を受けた．彼は刑務所で 35 年の刑を宣告された翌日，ホルモン療法を望んでおり，女性チェルシー・マニングとして残りの人生を生きることを望んだことを発表した．

ミシェル・コシレクは，（結婚したとき，その人生のほとんどを性別違和の問題を抱きながら，生まれたときのジェンダーのまま暮らしてきたなか）家庭内の口論で妻を殺害した罪で判決を下され，マサチューセッツ州の刑務所で 20 年間，悩み抜くことになった．5 人の専門家は性転換手術を推奨した．

彼ら二人の人生が物語っているのは，満足できるだけの答えにはまだほど遠いところにわれわれがいるということだ．

■ F64.2［302.6］子どもの性別違和 Gender Dysphoria in Children

一般的な集団では少数の男子（1～2%）――そして，もっと少数の女子――が他の性別になることを望むものだ．今まで主に男子が臨床的に診断が下されてきたのは，おそらく両親はおてんばな娘より，女々しい息子のほうが，より思い悩む対象となりやすかったからであろう．クロスジェンダーの行動はしばしば3歳から始まるが，病院を受診するのは，それから数年経ってからのことだ．

ここでわれわれが扱うのは，どんな行動のことだろうか．とても若い頃からこれらの子どもたちは，自分が他の子とは異なっていることに気づいている．男子は女性の役割を想定し，異性の服を着て人形で遊ぶのを好み，特に女子のグループと仲間になる．性別違和 gender dysphoria（GD）の女子は家族ごっこで男性の役割を取り，人形遊びなどの女性的な活動を強く拒む．もちろん，このようなすべての子どもたち，特に男子はからかいや，いじめ，仲間からの拒絶反応などのリスクがある．彼自身の，ジェンダーアイデンティティをもつ子ども時代の苦悶が語られた2011年のChaz（旧姓Chastity）Bonoの本のなかで，胸の発育と思春期月経が始まったとき，物理的にも感情的にも苦痛を引き起こされた苦悩が回想されている．

もちろん，GDが「通常とは異なる」行動をとることについて可能な説明はない．男性の中には，スポーツや荒っぽい遊び，そして，女性を好まないが，男性であることに社会的な利点を意識して男性の服を好む者もいる．そして，臨床的にGDに該当する行動がみられて受診に至った子どもたちをフォローアップした研究では，彼らのほとんどが，10代後半になったころには，正式な診断の対象とならなくなっていたという．概して，（「持続性」とも呼ばれる）障害が続く者は，子どもの頃にはより性別違和の傾向が強かったという．女子のほうが男子よりも嫌だと思い続けていることが多いものだ．

それはGDとしてよりも，ゲイの男性に成長するほうがずっと多いからだ．普通の異性愛者になるのは少数派だ(研究は割合に関して大幅に変わるが)．女性として出生した場合，持続する割合が高いが，それでも50%以下である．子どもや青年を診た際，完全な診断を下すには長期間，診察を続けることが必要だ．

次頁のビリー・ワースの症例には，子どもと成人の両方のGDについて，多くの情報が含まれている．

性別違和のポイント

青年または成人

公称（出生）性別と，自己の感覚などの患者本人の体験の間に著しい差がある．これは拒絶反応のように表現されたり，性的特性が自分に存在することを拒んだり，もう一方の性別になることを望んだりしうる．もう一方の性別に属し，そのように扱われることを望んでいると表明することもある．そんな患者のなかには，自分の反応が，もう一方の性別に典型的なものだと考えている者もいる．

子ども

子どものGDの特徴は，成人の場合と同様だが，年齢に応じたかたちで現れる．もう一方の性別に強く憧れ，子どもたちは自分が何であるかを主張する．彼らは，衣類，玩具，ゲーム，遊び仲間，ごっこ遊びでの役割について，自分自身の性別のものを拒み，もう一方の性別のものを好む．そして，彼らは自分の性器を嫌い，逆の性別の性器を望むこともあるだろう．子どもの診断の際には，成人（6のうちの2）よりもずっと多くの基準（8のうちの6）を満たす必要があることは知っていてほしい．これは，まだ未成熟の彼らに対して誤った診断を下さいないための安全装置なのだ．

注意事項

Dを見逃すな！

- **D**uration（期間）：6か月以上，年齢に関係なく
- **D**istress or **D**isability（苦痛と障害）：職業的/学業的，社会的，または個人的な機能を損なう
- **D**ifferential diagnosis（鑑別診断）：物質使用障害と身体疾患，精神病性障害，醜形恐怖症，および（青年/成人における）異性装障害

コードするときの注

▶該当すれば特定せよ

性分化疾患を伴う With a disorder of sex development（実際の先天性発達障害にコードされる）

性別移行後 Posttransition（青年/成人用）：患者が望む性別で生活しており，1つ以上の外科的手技や治療（ホルモン療法など）が行われている．

性別移行後の特定用語がつくことは，彼らが望む性を手に入れる手続きが完了したことを意味し，もはやGDの基準を満たしていない．しかし，一度その診断を下された彼らは，心理療法やホルモン療法，他の救いを求め続けるものだ．

●ビリー・ワース

「私は取り除いてしまいたいんだ，すべてを」三度目のその日，ビリー・ワースは，彼の思いを語った．彼は抑うつ的でもなければ演技的でもなかった．辛抱強く，静かに，彼は事実を述べた．

昔，テレビである女優を見ていたときの思い出のひとつ．彼女がスカートをつまんで歩く姿が，踊っているかのように見え，彼はその姿を真似ようとし，母親に拍手をして喜んでもらえたのだった．彼の父親は，偽造の罪で何年間も収監されていた．

彼が6歳のとき，ビリーは，他の男の子みたいにおもちゃの銃と宇宙船で遊ぶと，ひどい頭痛が生じることに気づいた．彼は別の子がゴミ箱に捨てていたバービー人形を好み，彼はできるだけ，遊び相手に同い年の近所の女の子を選んでいた．家で遊ぶときには，友達のひとりのことを「お父さん」と呼んでいた．

彼が赤ん坊のとき，彼の6歳上の姉，マーシャは髄膜炎で死亡した．ビリーの母親は，彼女が死んだときマーシャの部屋をそのまま保管した．彼の最も幸せな子ども時代の午後

の一部は，マーシャのドレスを着用し，バービー人形と一緒に彼女のベッドに座ることに費やされた．時々，彼はもし自分が女の子だったらと願い，マーシャのふりをした．彼が成長してそれが不可能になるまで，彼女の黒のパテントレザーの靴に足を押し込むことが続けられた．

10代前半で，青年は自分自身について真剣に考え始め，実際に**彼が女だった**ことに気づいた．「私が男性であることを示すものは，左脚と右脚の間にぶらさがってる不快な塊以外には何もないことに気づいたんです」そう，しばらくして医師に語った．慢性喘息の持病があると主張して，医師を説得し，高校の4年間，体育の授業を免除されていた．彼は泳ぎが得意だったが，チームのために競技に出ようにも，ロッカールームで味わう嫌悪感がそれを阻んだ．彼は速記と家庭経済学（各4学期）を取った．性別の差のない科学クラブにも参加した．1年間，彼はベーキングパンのさまざまな酵母の使用に関する科学のプロジェクトに入っていた．

ビリーが16歳のとき，彼はベビーシッターをして得たお金で最初のブラジャーとショーツを買った．彼は初めてそれらを身につけたとき，緊張感が少し緩和されるのを感じた．彼は時々学校でもその下着を身につけることはあったが，大学生活を始めるまで，本格的な女装はしたことがなかった．彼はキャンパスから離れて住んでおり，スカートやブラウスを身につけたり化粧したりすることはあっても，誰かに知られるようなことはなかった．医師にエストロゲンを処方され，3年生時には名前の綴りを変更し，女性として生きるようになった．

大学を卒業して2年後，性別適合手術を受けた．彼女は，何人かのゲイの男性と交際した――ただ，そのことについて彼女自身は納得していなかった．「私はゲイの男じゃない．私はストレートな女性なの」今ではホルモンのおかげで，小さいとはいえ発達した胸をもち，彼女のペニスと睾丸は「ただの邪魔」でしかなかった．

彼女はそれらを取り除きたいと思っていた．そして，他に方法がないのであれば，メキシコでそれらを片付けてしまおうと思っていることを医師に話した．

●ビリー・ワースを診断せよ

子どもの頃，なんだか他の男の子と合わないと，ビリーが思ったのはGD児の典型的なものである．それらは，子どもならではの，この障害を示唆する基本的な特徴として，いくつかの行動に表れていた．マーシャのふりをし，彼は女の子であることを望んでいた（診断基準A1）．彼は姉のドレスと靴を着用することを好んだ（基準A2）．異なった性別の役割を好み，父親役には女の子を割り当て（基準A3），男子の遊びを拒否し（基準A6），女子の遊びを好み（基準A4），彼は女の子と遊ぶのを好んだ（基準A5）．

成人した彼は，DSM-5の基準のいくつかを満たしていた．彼の生まれもった性別と望む性別の間で深刻な不適合を表明し（基準A1），性器を取り除き（基準A2），胸と膣を手に入れ（基準A3），女性になりたいと望み（基準A4），ストレートに女性の特性を有していたという確信があった（基準A6）．彼が，DSM-5の基準を満たすには，これらのうちたった2つでよかった．

間違った性別に生まれてきたというビリーの完全な認識は，思春期まで来なかった．その頃，彼は性別適合手術に必要な段階——まず女装し，そしてホルモン治療を受け女性としての人生——を開始した．症例文には，半陰陽の状態がないかどうか明記されていないが，どちらにしても，そのような状態を示唆する情報は含まれない（これは重要ではない．DSM-5 は，性分化疾患の患者は GD と診断することができる．そのような人には，特定用語を追加することになる）．彼の幼年期，思春期，そして，成人してからの人生を通して，ビリーの苦痛は「臨床的意義」が十分にある水準であった．

GD の鑑別診断には，自分について異性だと妄想を抱く**統合失調症**が含まれる．ビリーには妄想や幻覚，他の典型的な症状はみられなかった．異性の服を身に着けて性的興奮を得ていたわけではないことから**異性装障害**は除外される．ただ，GD 患者のなかには，初期にそのようなパラフィリアを伴うことはありうる．

GD の患者の多く（おそらくほとんど）は，**境界性**や**自己愛性などのパーソナリティ障害**を伴っている（これは元々女性として生まれた GD の患者には頻度は高くないかもしれない）．パーソナリティ障害と診断する根拠は，症例文には示されていなかったが，ビリーの担当医は，ビリーに何らかの病理が存在しないか調べるべきだ．なぜなら，それは，この障害を扱ううえで重要であり，そして，予後に強い影響を与えうるからだ．つまり，このステップは重要であり忘れてはならないということだ．そして，私が次に言うことは予測できているだろう．**不安症**や**気分障害**もまた，よく関係している．**物質使用**（アルコールやストリートドラッグ）は，特に女性として出生した患者では押さえておくべきだ．

GAF スコア 71 と評価されたときのビリーの診断は次のようになる．

F64.1［302.85］ 成人の性別違和 Gender dysphoria in an adult

彼が子どもの頃に診察を受けていたとしたら，子どものとき，すでに完全に DSM-5 の基準を満たしていたであろう．

F64.2［302.6］ 子どもの性別違和 Gender dysphoria in children

■ F64.8［302.6］他の特定される性別違和 Other Specified Gender Dysphoria

現在，その障害は性別違和の基準を満たしているが，その期間がまだ 6 か月未満のもの．

■ F64.9［302.6］特定不能の性別違和 Unspecified Gender Dysphoria

診断基準を完全に満たさず，その理由を特定しない GD に用いられる．

第14章

秩序破壊的・衝動制御・素行症群

Disruptive, Impulse-Control, and Conduct Disorders

秩序破壊的・衝動制御・素行症群クイックガイド

各項目について，記載した頁で，詳しく解説した．

秩序破壊的・衝動制御・素行症群の基本

素行症：規則や他者の権利を反復的に侵害する子ども（p.374）．

向社会的な情動が限られている素行症：問題となる行為が冷淡で破壊的であり，後悔や自責感がなく，他者の感情を考慮しないもの（p.375）．

反抗挑発症：多様な反抗的行動が少なくとも6か月間存続しているもの（p.372）．

間欠爆発症：他の明らかな病理（心理的にも一般医学的にも）原因がないにもかかわらず，攻撃的な行動をすることがあり，その結果，身体的に他者を傷つけたり，所有物を破壊したりしてしまうもの（p.377）．

窃盗症：必要ないものを盗んでしまう抑えられない衝動があり，何度も繰り返してしまうもの．その行為は「緊張と解放感」で特徴づけられている（p.382）．

放火症：火をつける行為により「緊張および弛緩」を感じ放火するもの（p.380）．

反社会性パーソナリティ障害：反社会性パーソナリティ障害（ASPD）の人の，無責任で，時に犯罪的な行為は，児童期や前期青年期から始まる．それは，ずる休み，逃走や残虐な行為，闘争，秩序破壊性，嘘，窃盗といったかたちで現れる．成人では，犯罪的行為に加えて，債務不履行や，さもなければ無鉄砲で衝動的な行動に示される無責任さや，自分たちの行為に後悔や自責の念を抱かないというかたちで現れるかもしれない．意外なことに，詳細には他のパーソナリティ障害の症状を呈するにもかかわらず，DSM-5ではASPDをこの章に加えている（p.532）．

他の特定される，または特定不能の秩序破壊的・衝動制御・素行症：これらのカテゴリーは，このグループに含まれる他の疾患基準を満たさないが，問題となる行為や反抗的行動がある場合に用いられる（p.384）．

秩序破壊的行動，または衝動的行動に関連した他の障害

抜毛症：あらゆる体毛を抜くことに，「緊張および弛緩」の感覚が伴うもの（p.200）．

パラフィリア障害群：他者へのさまざまないかがわしい行動など，頻回に性的衝動に駆りたてられて

しまうもの（ほとんどが男性である）．彼らは喜びを得ることを目的としてこれらの性的な衝動行為に及びうる（p.555）．
物質関連障害：さまざまな物質が，しばしば衝動的に乱用されてしまうもの（p.388）．
双極Ⅰ型障害：双極Ⅰ型障害の患者は，窃盗や，ギャンブルや，暴力的行為や，他の社会的に望ましくない行動をとるかもしれないが，それは激しい躁病エピソードのときにのみ起こる（p.119）．
統合失調症：幻覚や妄想に対する反応として，統合失調症の患者は，多様な非合法的さもなければ無分別な行為に衝動的に及びうる（p.58）．
重篤気分調節症：頻繁に激しいかんしゃくを起こし，その間，否定的な気分が永続的に続くもの（p.138）．
児童または青年の反社会的行動：この項目（Z72.810［V71.02］）は，反抗挑発症や素行症のような精神障害によらない，若年者の反社会的行為に用いられる（p.587）．
成人の反社会的行動：この項目（Z72.811［V71.01］）は，精神障害によらない，成人の非合法な活動に用いられる（p.587）．

はじめに

この節は，他の専門職が「悪行」の鑑定をするのに用いられることを考慮している．幸い，臨床医である私たちは「悪行」を鑑定することはせず，むしろ，なぜ彼らがそのような行為をするのかを理解し，どうすれば改善できるのかを学ぶ立場にある．

これらの障害は，行動統制と感情の問題を伴っている．当の行動は一瞬の刺激で起こるかもしれないし，計画されて起こるかもしれない．必死に耐えようとすることに付随して起こることもある．その行為自体はしばしば非合法的であり，結果として犯罪者または他者に対する傷害を伴う．

いずれの障害も，患者に社会的標準との葛藤を生じさせる．また，どの障害（疾患）も，圧倒的に男性に多く，典型的には小児期や青年期から始まる．ときに，反抗挑発症（ODD）から素行症（CD）へ，CD から反社会性パーソナリティ障害（ASPD）へ発展することもある．しかし，ODD がすぐに ASPD になってしまうという，間違った結論を描くべきではない．事実，ODD の患者の多くは CD には発展しないし，CD の患者のほとんどは ASPD には至らない．しかし，一部の患者がそのような経過を辿るのは事実だ．

私はいつも子どもの診断をそれぞれの章の最後に載せている．しかしここでは，ひとつの障害から次の障害への（副次的な）発展を強調するために，章の最初に記載した．

■ F91.3［313.81］反抗挑発症/反抗挑戦性障害 Oppositional Defiant Disorder

反抗挑発症/反抗挑戦性障害 Oppositional Defiant Disorder（ODD）とは，普通に起こりうる言動を少し超えた程度のものから，まさに忌まわしい行動までをも含むスペクトラムを成す3つの症状で現れる障害である．反抗挑発症そのものは比較的軽い障害であり，子どもなら誰にでもある正常な自立の探求のなかで反抗的または挑戦的な症状が生じる．一方では，重症度と期間の点で正常な反抗とは区別され，他方では，ODD の子どもは他者の基本的人権や年齢相応の社会的ルールを侵害しないという事実によって，より問題のあるCDと区別されてきた．

ODDの症状は，3〜4歳の頃からみられ，診断は通常数年後につけられる．より幼い子どもは反抗的行為にほぼ毎日及ぶが，年齢が上がるとその頻度は減る傾向にある．その影響は先生や仲間との関係に及び，家庭での問題が最も大きい．より早期に重度の症状が始まることは，悪い予後を予測する．DSM-5は発育年齢や文化，性のような修正可能な要素を考慮することを忠告している．そしてその症状は他の血縁者にも生じるとされている．

ODDは家族内発症が認められるが，遺伝学的関係は確実とはいえない．それは厳しくて一貫性のないしつけによって起こると言う研究者もいるし，親の行いを模倣して起こると言う研究者もいる．社会経済的に貧困状態にあることは，生活のストレスの一因となるかもしれない．

CDに加えて，ODDもまたメンタルヘルスの専門家に紹介される最もよくある原因のひとつである．1〜16％に生じるといわれており報告によってそのばらつきは大きいが，すべての子どものおよそ3％(圧倒的に男児に多い)に生じるといえる．女児に生じる場合，それは言語的に現れ，わかりにくいこともある．そして，診断から予測されることは，男児よりもはっきりしないだろう．

ODDの診断基準を初めて満たした人の過半数は，数年後には診断基準を満たさなくなっているだろう．しかしながら，特にODDが早期に生じた場合や，ADHD（併発しやすい）が併存している場合は，後に患者の約1/3はCDに発展する．10％の人はやがてASPDと診断されることになるだろう．ASPDの易怒的気分症状は後の不安と抑うつ症状を予測する．挑戦的な症状は，CDへと進展する傾向にある．

ODDは成人にも下されうる診断であり，成人のADHDの12〜50％に存在すると報告されることもある．しかしながら，成人におけるODDの症状は他の障害で隠されてしまうか，あるいはパーソナリティ障害の一部として現れるかもしれない．

反抗挑発症のポイント

これらの患者はしばしば怒りっぽく，短気で，神経過敏でかっとなりやすい気質をもつ傾向がある．彼らは権威的肖像に反抗し，彼らと論争し，単にイライラさせるためだけに規則に協力し従うことを拒否する．彼らは自分の悪事を人のせいにすることがあり，それはときに単なる悪意で行われる．

注意事項

Dを見逃すな！

- **D**uration and **D**emographics（期間と患者層）：6か月以上 ── 5歳またはそれ以下の子では多かれ少なかれほぼ毎日で，より大きな子は毎週
- **D**istress（苦痛）：患者または他者，**D**isability（障害）：職業的/学業的，社会的，または個人的な機能を損なう
- **D**ifferential diagnosis（鑑別診断）：物質使用障害，ADHD，精神病性障害，気分障害，重篤気分調節症，通常の初期発育や発達

コードするときの注

▶**重症度を特定せよ**

軽度 Mild：1つの場所（家庭，学校，対人場面）でのみ，症状がみられる

中等度 Moderate：2つ以上の場所で，いくつかの症状がみられる

重度 Severe：3つ以上の場所で，症状がみられる

■素行症/素行障害 Conduct Disorder

2歳以降，通常，男児は女児よりも攻撃的な行動が目立つものだ．しかし，その範囲を超えて，一部には無理やり規則を破る子どもたちがいる．ある患者にとって，素行症/素行障害 conduct disorder（CD）の症状というのも単に，自分は両親とは違うんだと主張しているにすぎないこともあるだろう．しかし，CDの多くは，幼少期に起ころうと，そうでなかろうと，非常に深刻で，逮捕に至るか他の法的な措置に至りうる．CDはそのような行為によって，家庭，社会，学校生活がどの程度影響を受けるかによって定義される．それは5〜6歳でも起こりうる．

DSM-5に挙げられる15個の行為は，①攻撃，②破壊，③嘘と窃盗，④規則違反という4つのカテゴリーで構成されている．その15症状のうち3つに該当すれば，診断基準を満たす（複数のカテゴリーにまたがる必要はない）．これらの基準によると，男児の6〜16%がCDに該当する．女児ではおそらくその半分の罹患率と思われる．CDは環境的要因（大家族，ネグレクト，虐待）や遺伝的要因（物質乱用，CD，ADHD，精神病）に起因している．

CDと診断された子どもの約80%は，それ以前にODDと診断されている（事実，ODDとCDは別の障害か，それとも同じものかと疑問をもつ研究者もいる）．しかし，私たちが本当に知りたいことは，どの程度，思春期やその後にそのような行動が存続するのかということである．

7〜8歳から強い攻撃性を呈する子どもは，深刻かつ持続する反社会的・攻撃的な生活様式をもつようになるリスクがある．彼らは他の子どもと比べて，成人になったとき逮捕された経歴をもつことが3倍多い．発症の年齢がいくつかということが（10歳よりも前か後か），CDか否かの判断のよい指標となる．幼い年齢（ほとんど少年）で始まった場合はより攻撃的になりやすく，彼らの半数はASPDの診断に発展する．遅く始まった場合は，あまり心配な結果にはならない．早期にCDと診断された女児は，男児と比べてASPDに発展することは少ない．その代わりに身体症状症，自殺企図，社会的・職業的問題，その他の情緒障害に発展するだろう．

成人のCDとはどのようなものだろうか．ODDとの併診は少なくとも理論上は可能だが，成人の場合はCDの症状をわかりにくくするその他の障害を有することが非常に多い．

ミロ・タルクの生育歴（p.533）ではいくつかのCDの症状が描かれている．ダッドリー・ランゲネガーの生育歴（p.429）はわずかにCDの要素を含んでいる．

素行症のポイント

素行症の人は，さまざまな形で，慢性的に規則や他者の権利を軽視する．最もひどいことに，彼らは仲間に（ときには年配者に）対しても攻撃性をもち，いじめ，喧嘩，危険な武器の使用，人や動物に対する残虐な行為，レイプに及ぶ．彼らは故意に放火や不法侵入，嘘や，窃盗など，他の破壊的特質にも及びうる．ずる休み，繰り返す家出，夜には家に帰ってほしいという家族の願いへの拒否で，彼らの悪業のセットがそろうだろう．

注意事項

D を見逃すな！

- **D**uration（期間）：1 年以内に症状が起こり，過去 6 か月間に 1 つ以上の症状がみられる
- **D**isability（障害）：職業的/学業的，社会的，または個人的な機能を損なう
- **D**ifferential diagnosis（鑑別診断）：ADHD，OCD，気分障害，通常の幼児期の成長と発達，ASPD，間欠爆発症

コードするときの注

▶発症年齢に基づいて特定せよ

F91.1［312.81］小児期発症型 Childhood-onset type：10 歳までに少なくとも 1 つの問題行動が始まる

F91.2［312.82］青年期発症型 Adolescent-onset type：10 歳までには問題なし

F91.9［312.89］特定不能の発症年齢 Unspecified onset：情報不足

▶重症度を特定せよ

軽度 Mild：基準は満たしているが，症状は多様でなく，他害が最小限である

中等度 Moderate：症状と他害が中程度である

重度 Severe：多くの症状と他害がある

▶該当すれば特定せよ

向社会的な情動が限られている With limited prosocial emotions：以下の頁を参照してほしい

■向社会的な情動が限られている素行症/素行障害 With Limited Prosocial Emotions Specifier for Conduct Disorder

上記の素行症の基準は，患者の行動に焦点を当てている．「向社会的な情動が限られている」という特定用語は，その行動の感情的基盤（あるいは反応）を扱うことを求めている．

素行症の行動は，次の二つの形のどちらかをとるものだ．ひとつは，患者は，力強く，怒りに満ちた，敵対的な感情の統制に問題を抱えているかたちだ．これらの子どもには，身体的虐待の傾向がある機能不全の家族でよくみられる．彼らは仲間から拒絶され，攻撃的になり，ずる休みし，非行少年とつるむ傾向がある．

素行症患者の少数は，そのような怒りに満ちた敵対的な感情よりもむしろ，共感や罪悪感が欠乏している点に特徴がある．これらの子どもには，自分の利益のために他者を利用する傾向がある．不安を感じることが少なく，すぐに退屈してしまいがちで，奇抜で刺激的で危険でさえある活動を好む．その結果として，彼らには，まとめて「向社会的な情動が限られている」の特定用語で扱われる，4つの症状が生じる．

その4つの症状を彼らの口から聞き出すことになるが，彼らは自分の気持ち（や彼らの行い）について必ずしも正直に語るとはいえない．それゆえ，彼らの話を聞くばかりでなく，他の情報も同時に得ておくことは重要なことだ．

前版を読むと，なぜこれがときに素行症の無神経–無感情的特性と呼ばれるのかわかるだろう．それは，古い特定用語は軽蔑的に聞こえたため，名前を変更されたからである（素行症の診断は近年減少しており，いずれにしても，幾分不名誉である）．この素行症の特殊型は，思春期には行動の問題が頻発し，より重篤になることが予測される．

向社会的な情動が限られている素行症のポイント

この障害の患者は重要な感情的基盤が欠落している．彼らは無情で共感しない（すなわち，彼らは他者の感情や苦痛に関心がないのだ）．彼らの情動が限られており，（逮捕されたときに悔いるような）後悔や罪悪感がない．彼らは自らの行いの良し悪しに無関心である．

注意事項

この診断を下すには，これらの症状が過去1年以内に存在しなければならない

DSM–5の診断基準では，素行症と診断するうえで「向社会的な情動が限られて**いない**」とコードすることはできない．これは間違いであり，訂正するべき問題であり，臨床医であれば実践のなかで訂正してしまえる問題だ．向社会的な情動が限られていることについて，数字は割り振られていない．それは素行症の診断に**添える**用語にすぎない．それゆえ，素行症のすべての患者に「向社会的な情動が限られている」または「向社会的な情動が限られていない」と付け加えることはできるのだ．この二重の反証は重篤度が何であれ，患者についての重要な情報を示すことはできる（それを読んだ者が**向社会的**という言葉の意味を理解していれば，だが）．

F60.2 [301.7] 反社会性パーソナリティ障害 Antisocial Personality Disorder

ODD から CD に繋がる道は，最後に ASPD に至る．ASPD は多かれ少なかれ，すべての社会的な場面で**犯罪者**と呼ばれるような，攻撃的で破壊的な行為に及ぶ人間の最たるものであり，この章で語ることも可能であろう．しかし，ここは DSM-5 に従い，第 17 章 (p.532) の**他の**パーソナリティ障害のところで語ることにしよう．

F63.81 [312.34] 間欠爆発症/間欠性爆発性障害 Intermittent Explosive Disorder

間欠爆発症/間欠性爆発性障害 intermittent explosive disorder（IED）は DSM にずっと前からあったと聞けば，意外に思う人も多いことだろう．1952 年に発行された DSM-Ⅰにその名はなかったが，その概念は，DSM-Ⅰの p.36 に，密かに，そして，わかりやすくたしかに存在していた．それは，「破壊的行動，かんしゃく気質，イライラしたフラストレーションへの持続的な反応」といった症状をもつ**受動攻撃性パーソナリティ障害** passive-aggressive personality, aggressive type として隠れていた．DSM-Ⅱでは，爆発性人格と名づけられていた．DSM-Ⅲでは，IED に近いものとして姿を変えていった．

これだけの長い歴史がありながら，きちんとした研究が始められたのが最近であることは驚くべきことだ．そのような研究の遅れについて IED 患者の耳に届こうものなら，それもまた彼らの怒りを招くことになるかもしれない．

IED の人々は理由がわずかでも，場合によっては理由なんかなくても，怒りが突然わき起こる（激高性の気性）．そのきっかけは全く些細なものかもしれない――たとえば友人の何気ない言葉，横を歩く通行人の肩がぶつかったこと――その結果として，とんでもないことになる．その大混乱は，言葉だけのこともあれば，身体的な暴力に及ぶこともあるだろう．どちらにしても，混乱はたちどころにエスカレートし，ときに完全にコントロールを失ってしまうこともあるだろう．その怒りが 30 分以上続くことはめったにない．そして，良心の呵責を口にし，場合によっては保釈金を払って終わることもあるだろう．

IED 患者の多くは若い男性であり，多くが（高卒以下の）低学歴である．アメリカ人の生涯有病率は 7% 程度，1 か月有病率は 2% 程度である．この割合は，若い人のほうが高く，高校を中退した人のほうが高い．米国以外の国での有病率はもっと低いと報告されている．

第一度近親者（訳注：両親，同胞，子どものこと）の IED の割合は 1/3 に及び，遺伝的要因の強さを指摘する研究者もいるが，IED 患者ではそうではない者に比べて幼児期のトラウマの既往がより多いこともわかっている．

IED は物質使用や気分障害，不安症などの他の精神障害に伴って生じることもある．双極Ⅰ型障害を伴う患者であれば IED の診断を下すには，躁状態ではない時期を選ばなければならないと注意するなど，臨床家はIEDの診断には慎重であり，IEDの診断が実際に下されるまでには何年もかかりがちである．しかし，ここで何より重要なのは，きちんと診断しようとすることそのものだ．

間欠爆発症のポイント

患者は，（言語的，または怪我こそさせないものの身体的な）攻撃的で一時的な爆発を頻繁に繰り返し，そこまで多くはなく**とも**，実際に動物や人物，物を傷つけてしまうこともある．こういった爆発は，無計画のものであり，目的を伴わず，過剰な怒りの表出にすぎない．

注意事項

D を見逃すな！

- **D**uration（期間）：3 か月間に平均週 2 回の身体的損害がない爆発，あるいは過去 1 年間の間に 3 度の身体的損害を伴う爆発
- **D**emographics（患者層）：6 歳以上，あるいはそれと同等の発達水準
- **D**istress or **D**isability（苦痛と障害）：職業的/学業的，社会的，または個人的な機能を損なう
- **D**ifferential diagnosis（鑑別診断）：物質使用や身体疾患による障害，認知症，気分障害，パーソナリティ障害，通常の怒り，18 歳以下の適応障害，重篤気分調節症

IED の基準には「3 か月間，週 2 回の攻撃性」または「年に 3 回の暴行」のどちらかというように基準が 2 つあることは，DSM–5 で新しい試みだ．事実，強度と頻度につき 2 つの基準で診断されたものなど，これまでの DSM で**どの**障害をとっても，そんなものはなかった．もちろん，ほぼすべての障害の基準で，さまざまな重症度のものが扱われてはいた．しかし，それらは，基準を満たした数，質，頻度，基準に挙げられた症状の期間について語られたものであった．そういった理由で IED は診断スペクトラムのなかで個性的なのだ．

基準が 2 つ設けられた理由は，攻撃性の爆発には（強く低頻度，そして弱く高頻度という）2 つのパターンが存在することが観察されていたこと，そして，片方に限定してしまえば，反復する攻撃衝動に関連した問題を有しているはずのもう一方のパターンを無視することになってしまうからだ．IED の患者には，実際，2 つの行動のパターンが混在している．

DSM–5 は，強く低頻度にしても弱く高頻度にしても，治療成績はおおよそ同様だから同じようなものだと言っているのだ．何らかの特定用語などで，その患者がどちらの基準を満たして診断がくだされたのかを記載するように指示されていないのだ．これは，おかしなことではないだろうか．その点で，この基準は典型例を適切に定義できたものではなく，その曖昧さに恥ずべき点を残しているといえよう．

●リアム・オブライアン

10 代の頃から短気であった．彼は，高校 1 年生のある日，間違った色の服を着てきたとクラスメイトにからかわれ，その級友をハサミで襲い，停学になった．数年後，野球でバックホームした際に，きわどい判定の末でアウトにされて憤り，コーチの車のヘッドライトを破壊して警察に逮捕された．ヘッドライトの代金を払い，告訴は取り下げられた．コーチは，「リアムは赤毛なだけのいい子だ」と述べていた．神経内科医が脳波や MRI で精査したが異常は認められなかった．

学校の最初の数年の間，授業が終わるまで座っていることが難しく，勉強に集中することが難しかった．中学校に入る頃には，そのような問題はなくなった．事実，学校の成績のほとんどが A か B だった，ときに怒りが爆発することはあっても，その間の 2〜4 か月間は，「他の子どもと比べてトラブルが多いわけではなかった」とリアムは語った．

高校卒業後も，ときに激高してしまうパターンは変わらず続いた．せっかくうまくいっていた仕事を同僚との喧嘩で解雇されることを 2 回繰り返した後，彼は軍隊に入隊した．6 週間後，最初の上官を銃剣で襲い懲罰を受けた．それぞれの出来事は，些細な相違や挑発されているようには聞こえないやりとりにより引き起こされていた．彼は，後から自分の行動について悪いことをしたと口にし，彼の攻撃のターゲットになった人は，悪気があるわけじゃない，ただ怒りっぽい人だ，と口をそろえた．

今やリアムは 25 歳になり，最近，裁判所の指示で受診する機会があった．彼はスーパーマーケットで，簡易処理専用レジにツナ缶 15 個を持ち込んだ女性を見て腹を立てて突き飛ばし，非番だった女性警察官に逮捕されたのだ．X 線と脳波で異常は認められなかった．これまで幻覚も妄想も経験したことはないと言い，彼の父は酒を飲んでは母親に暴力をふるっていたと言い，彼自身はアルコールやドラッグの使用を恐れ，避けていたという．

リアムは気分の波を否定し，予測不能な怒りの爆発への後悔が語られた．「怒りの爆発のコントロールをつけられるようになりたい」「誰かを殺してしまいそうで怖い，自分は狂ってなんかいない」と話していた．

●リアム・オブライアンを診断せよ

リアムには，10 歳以前から何度も攻撃性を爆発させた過去があった（診断基準 A2）．ここでは，彼が実際に何をしたのかは問題ではない．年齢（基準 E），頻度，要因に不釣り合いな怒り（基準 B），文脈（著明な苦痛，基準 D），計画性の欠如（基準 C）といった基準を容易に満たしている．そして，臨床医であれば，リアムが治療でより有益な結果が得られうる他の障害が存在しないか慎重に評価すべきであろう．

リアムの気分に躁やうつを示す根拠は認められず，**気分障害**による激高は除外できる．神経学的診察を 2 回受けており，どちらでも，**てんかん**を示す所見は得られていない．**薬物**や**アルコール**には全く手をつけておらず，**精神病性の症状**も否定している．何らかの病気が隠れていたとすれば，**他の医学的疾患によるパーソナリティ変化**を示唆しているかもしれないが，いずれの所見も認められない．

反社会性パーソナリティ障害の患者は，よく予測不能な暴力的な行動を起こすが，彼らはリアムと違い，後に自責の念を感じない．リアムには，DSM による ASPD で必要な，ごまかし，詐欺，良心の呵責の欠如はいずれも認められない．**境界性パーソナリティ障害**の患者は，しばしばかんしゃくを起こしたり，争いごとを起こしたりするが，パーソナリティ障害の一般的基準（p.521）は，第一に他の精神障害を鑑別することを促している．私は，リアムをIEDと診断し，GAFスコアは51とした．

F63.81［312.34］ 間欠爆発症/間欠性爆発性障害 Intermittent explosive disorder

■ F63.1［312.33］放火症 Pyromania

万引き犯のすべてが窃盗症と言えるわけではないのと同様に，放火犯のすべてが放火症とは言えず，一部でしかない．抑えがたい衝動とそこからの解放という典型的な経過が認められたときにのみ診断に値する．

この疾患は男性が80％近くを占め，幼少期に始まる．彼らは炎についてさまざまな興味をいだき，火災報知機を鳴らしたり，火事の見物人として現れたり，消防士の装備を集めたりする．彼らは消防士のボランティアに参加することもあり，自ら火を放ち，そして，駆けつける．

放火症は，衝動制御の障害に分類されているが，犯行場所を探したり，可燃物を集めたりするなど，周到な準備をしている．彼らは，まるで発見されたり，逮捕されたりしたいかのように手がかりを残していく．放火犯は，自尊心が低く，仲間内で問題を起こしていることが多い．CDやASPD，物質乱用，不安症を併存していることが多い．

独立した診断としての放火症はおそらく珍しく，（これもまた）男性の報告例が多い．

放火症のポイント

放火症の患者は，何度も計画的に火事を起こす．その際，利益，復讐，テロリズムや他の利得を目的としていない．むしろ，炎や関連するもの（消防車，火事の結果）全般に対して興味を抱く．このような患者は，火事を起こす直前には興奮あるいは緊張しており，そして犯行後は解放感を感じる．

注意事項

Dを見逃すな！

- **D**ifferential diagnosis（鑑別診断）：気分障害や精神病性障害，CD，せん妄や認知症，知的能力障害，通常の犯罪行為

●エルウッド・テルファー

エルウッド・テルファーの思い出といえば，子どもの頃，キッチンのテーブルの上で燃えているキャンドルを見ていたことだ．彼は，暗闇のなかで母の膝の上に乗り，父の帰りを待っていた．大酒家だった父親の帰りは，しばしば随分と遅くなった．時折，彼は自分の髪の毛を炎にかざしては，天井へと鼻をつくらせん状の煙を送っていた．

「私は炎に魅了されている」と27歳のときに法廷の調査官に語った．「私は消防士の記

念品をコレクションし，古いヘルメットや 1896 年の消防隊のバッジなどをたくさん，アンティーク市で入手したんです！」

エルウッドの起こした最初の火事は，彼が 7 歳のときだった．彼は火打ち石が十分に残っている古いジッポーライターを見つけ，干し草畑に敷いてある油まみれの布きれに火をつけた．消防車が到着して消火するまでの爽快な 20 分間で，1,000 m^2 が燃え尽きた．酔いが覚めた父親に怒られ殴られたことを差し引いても，その日，その火事で味わった興奮は忘れがたいものであった．

エルウッドの放火は，ほとんどが更地や野原で行われていた．まず，空き家を訪れては中に誰もいないことを確かめたうえで放火することを 2 回ほど繰り返した．

「私は決して誰かを傷つけたいわけじゃない」と調査官に話していた．「炎の温かさ，色，そして興奮が好きなんだ．私は狂っているわけじゃない」と．

エルウッドには，友人がほとんどいなかった．高校に入学したとき，Fire squad と呼ばれるクラブがあることにとても感激した．しかしフットボールで表彰されたことのある人だけが入れる名誉ある集団だと告げられ，そして笑われた．エルウッドは，ひどく落胆した．ある晩，彼は隣人の納屋を焼きつくした．彼は，そのとき初めて，炎による癒しの効果に気づいた．

彼は，しばらくの間，落ち着いて過ごしていたが，人気がない格好の建物や野原に気づくと，緊張感が高まった．彼は，緊張感を解消するべく数日をかけて慎重に計画を立てた．しかし，火事で性的な満足感を得ているわけではないと憤慨して言った．「私は，性的倒錯者なんかじゃない」と語った．

高校卒業後，エルウッドは会計学を学び，警備会社の簿記の仕事に就いた．彼は現在まで堅実に働いていた．彼は結婚せず，デートもしなかった．親密な友人もいなかった．事実，彼は周囲の人々に不満足感を感じていた．法医学者は，思考内容，認知，感情の異常は認められないとしていた．

エルウッドが法廷にかかるに至った唯一の逮捕歴は，天候が変わったことにより起こった．それは夏で，毎日海からの風が吹いていた．エルウッドは，ところどころに木の生えた乾いた芝の安全な場所にいた．休日の土曜の朝，風はまだ吹いていた．緊張感が高まったとき，彼は火をつけるのにガソリン缶を使っていた．突然，海からの風が吹き彼は恐れおののき，パニックになった．小さなドライブロードに停めていた彼の車に火が燃え移ったのだ．そして，彼の車を燃やし尽くし，いくつものビーチまで延焼した．そして，岩場のビーチで静かに泣いて座っているところを消防士と警察に発見された．

警察が彼のアパートを捜索し，火事のニュース映像が収められている大量のビデオテープを発見した．

●エルウッド・テルファーを診断せよ

放火症の診断に必要な「緊張と解放」は，症例のなかでも認められた．そして，エルウッドが放火したこと（診断基準 A），そして，放火や消防士の活動に魅せられていたこと（基準 C）に議論の余地はない．彼の担当医がすべきは，窃盗癖と同等に，鑑別診断を考えることである．**ASPD**，**他のパーソナリティ障害**の患者は，自身の利益や復讐のために放火を行うことがある．しかし，エルウッドは長い間，一つの仕事に就いていたし，彼の法律上の問題は放火することに限られている．**認知症**の患者は，不注意ゆえにキッチンやクローゼットを燃やしてしまうことがある．しかし，エルウッドには他の症状は認められなかった（基準 F）．

統合失調症や**躁病エピソード**，他の精神病性障害は，ときに自身の望みを伝える手段として放火することがある（たとえば，留置場から出るため，以前の自宅に戻るため）．この行動は，コミュニケーションとしての放火と呼ばれている．鑑別診断で考慮すべきは，**目的をもった放火**である．それは，法律的な主張や破壊行動としての放火，利益を得るための放火であり，エルウッドはいずれにもあてはまらない．

エルウッドは他者と関係を築くことを苦手としているが，症例の文章からは**回避性パーソナリティ障害**と診断するだけの情報は得られなかった．これは回避性パーソナリティ障害ではないということを言っているわけではなく，より詳細な情報が必要だと言っているにすぎない．私は「回避性パーソナリティ障害の特徴を有している」と記載することにした．彼の行動により他者を傷つける可能性があり，非常に低い GAF スコア 20 を与えた．

F63.1［312.33］ 放火症 Pyromania

さまざまな精神障害があるなか，2 つの「マニア」はこの章に含まれている（もうひとつのマニアである抜毛症は，DSM-5 では，強迫症に移された）．これらの障害においては，「マニア」という用語は，躁病エピソードを意味してはいない．むしろ，語尾についたものでしかない．意味しているのは，情熱と熱狂（ギリシャ語で「狂気」）である．

■ F63.2［312.32］ 窃盗症 Kleptomania

窃盗症は，彼らの欲求を満たすものや必要なものを盗むわけではない．彼らが捕まったとき，彼らは盗んだその品物を購入できるだけの所持金を持っていることが多い．彼らは，見つからないようにその場をいったんは去り，その後に盗品を捨てたり手放したりする．彼らは自身の行動が犯罪であることをわかっているが，彼らはやめられずにいる．おそれ，罪悪感，抑うつを伴うことが多い．

誰であれ万引きの経験はあるだろう――ある研究では，窃盗の経験がある者は大学生の 1/4 を超えると報告されている．しかし，窃盗症の診断を満たす者は，0.5% 以下である（臨床群では，8% を超えるとされている）．この傾向は若い人の間で特徴的であり，思春期に始まるものだ．女性が男性より，約 2:1 で多い．幼少期に始まり，慢性化する傾向がある．

200 年遡ると，窃盗症は診断マニュアルのなかで最も古い診断のひとつである．そして濫用されていた．しかし，万引き犯は，窃盗症と診断されるのはそのうち 20 人に 1 人にも満たないが，捕まった際には，皆が起訴を逃れようと口をそろえて「逃れられない衝動に駆り立てられた」と主張するものだ．物質の乱用と抑うつの併存には注意すべきだ．

窃盗症のポイント

彼らは，必要のないものを盗む衝動によって窃盗を繰り返している．窃盗の前に，彼らの緊張感が高まり，窃盗を犯した後にその緊張感から解き放たれる．

注意事項

D を見逃すな！

- **D**ifferential diagnosis（鑑別診断）：気分障害，精神病性障害，パーソナリティ障害と素行症，犯罪，報復や怒り

●ローザンヌ・ストラウブ

「15 年よ！」涙を浮かべてそう言った．それはローザンヌ・ストラウブが万引き犯であった長さである．それは彼女が苦痛を味わってきた長さともいえる．

思春期の頃の逮捕をカウントしなければ，27 歳になったローザンヌにとって 2 回目の逮捕であった．3 年前，彼女は逮捕され，150 ドルのシルクのブラウスを盗んだブティックに二度と入店しないという誓約書を書いて，釈放された．彼女にとって幸運なことに，この店は 2 週間後業績が悪化し，オーナーは対応に苦心し，起訴をしなかった．彼女はひどく怯え，その後数か月間，万引きの誘惑に耐えていた．

ローザンヌは結婚していて，4 歳の娘がいた．夫は司法助手をしていた．先の逮捕の後，夫には離婚，そして，ローザンヌが再犯した際の親権の放棄を要求された．彼女は，軍の土建業者のリサーチアシスタントとして働いていたが，仕事とセキュリティ権限の停止が確実となった．

「私はなぜこんなことをしてしまうかわからない．私は何千回も自問しているの」．窃盗は別として，ローザンヌは自身をかわいらしい一般的な人間と考えていた．たくさんの友人がおり，敵対する人物もいなかった．彼女はいつも幸せだと感じていた．友人たちも，彼女を善良な市民として尊敬していた．彼女は，夫が税金を準備するときでさえ，彼をだますことはなかった．

ローザンヌが初めて万引きを犯したのは，彼女が 6～7 歳の頃であった．そのときは，二人のクラスメイトからたきつけられてのことだった．コンビニエンスストアから盗ったキャンディーが母親に見つかり，母親に連れられてその店まで行き，盗品を返却させられた．それは窃盗への誘惑を感じる以前の出来事であった．

中学生の頃，彼女は自分のなかで緊張が高まることに気がついた．それは，自分では届かない腰の内部の痒みのように感じられた．数日間，増加していく落ち着かなさを感じ，その予感は日増しに強まった．そしてついに，彼女はたまたま通りかかった店に飛び込み，いくつかの品物をコートの下やバッグの中に入れ，立ち去った．そして，緊張の緩和を感じた．これは月経に関係しているようであるが，彼女が 17 歳の頃まではランダムに起こっていた．

「なぜこんなことをしてしまうかわからない」と再びローザンヌは話す．「もちろん，捕まりたくはないわ．でも，私は罰を受けるべきなの．自分の人生と家族の人生を台なしにした．私は別にコンパクトを必要としていたわけじゃないの——だって，コンパクトだっ

たらすでに家に帰れば15個もあるの」.

●**ローザンヌ・ストラウブを診断せよ**

一般の万引き犯は，盗みを計画し，利益を得る．彼らには，ローザンヌの万引きエピソードのような緊張の高まり（と続いて起こる緩和）はない．**ASPDや他のパーソナリティ障害群**は衝動的に盗みを犯す．しかし，彼らには多くの反社会的行動にかかわったエピソードも認められる．窃盗癖の症状をもつ犯人が嘘の主張をすれば，**詐病**と診断されるかもしれない．**統合失調症**や**躁病エピソード**の患者は，盗みを働くように仕向ける幻聴があるかもしれない．

不安，罪悪感，抑うつはこの障害には頻繁に認められる．それゆえ，**全般不安症**，**持続性抑うつ障害（気分変調症）**，**うつ病**だと思われることもある．盗癖は，摂食障害との関連性，特に**神経性過食症**との関連性が指摘されている．**物質使用障害**は薬物を手に入れるために盗みを犯すかもしれない．しかし，それもローザンヌにはあてはまらない．GAFスコアは65，彼女の診断は次のとおりである．

F63.2［312.32］　窃盗症　Kleptomania

「**緊張と緩和**」は，DSM–5の障害のいくつかに記載されている．放火症と窃盗症だけでなく，抜毛症にも認められる（診断の基準ではないが）．それは不安や緊張の高まりとして表現され，1日以上続き，行動への衝動は，抗えなくなるまで続く．いったん，行動に移すと，苦痛の軽減や喜びとして知覚されるような緩和の感覚を経験する．しかし，自責や後悔が，情緒的な風景を支配するためにやってくるかもしれない．

■F91.8［312.89］他の特定される秩序破壊的・衝動制御・素行症 Other Specified Disruptive, Impulse-Control, and Conduct Disorder

■F91.9［312.9］特定不能の秩序破壊的・衝動制御・素行症 Unspecified Disruptive, Impulse-Control, and Conduct Disorder

前述あるいは他の診断基準を満たさない衝動制御や素行の問題をコードする際は，これら2つのいずれかを用いる．慣例通り，他の特定されるカテゴリーは診断を満たさない理由を特定する場合に，特定されないカテゴリーはそれを特定しない場合に用いられるべきである．

第15章

物質関連障害および嗜癖性障害群

Substance-Related and Addictive Disorders

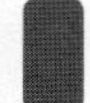

物質関連障害および嗜癖性障害群クイックガイド

あらゆる向精神作用性物質は，物質中毒，物質離脱，物質使用障害（以前は物質依存や物質乱用と呼ばれていた）という3つの障害をもたらす．これらのDSM–5の用語は，議論の対象となるほとんどすべての物質に適用される．例外についてはその都度説明しよう．加えて，ギャンブル障害の診断的特徴や生理的特徴は物質使用障害のものとほとんど同じと考えられ，DSM–5ではギャンブル障害はこの章で扱われている．

基本的な物質関連障害のカテゴリー

物質使用障害：頻繁に薬物を使用し，一定の行動的特徴が生じ，臨床的に重大な苦痛や機能低下が生じているもの．物質使用障害は，カフェインを除くあらゆる薬物で生じ，特に慢性な疼痛の治療薬の使用によって，偶発的に発症することもある．p.388から，アルコール使用障害をモデルとして説明する．

物質中毒：直近の過度な薬物使用から生じる急性の状態である．物質依存には誰もがなる可能性がある．物質を一度しか使用したことがない者でも該当しうる物質関連障害は物質中毒のみである．ニコチン以外の薬物には特有の一連の中毒症状がみられる．これらの一連の症状を表15–1にまとめた．p.401から，アルコール使用をモデルとして，物質中毒に関して全般的に説明する．

物質離脱：それぞれの物質に種類に特有の一連の症状があり，物質を頻繁に使用してきた者がその使用をやめたり，大きく使用量を減らしたりしたときに生じるものである．フェンシクリジン（PCP）や他の幻覚剤，吸入剤を除くあらゆる薬物には公式に認められた離脱症状がある（表15–1を参照）．p.393からアルコール使用を再度モデルとして，物質離脱について説明する．

特定の物質の分類

クイック・リファレンスとして，これからの頁で説明する物質の一覧を示す．

アルコール（p.389）

アンフェタミンおよびその他の精神刺激薬（コカインを含む）（p.442）

カフェイン（p.406）

大麻（p.411）

幻覚薬（PCP を含む）（p.417）
吸入剤（p.427）
オピオイド（p.431）
鎮静薬，睡眠薬，抗不安薬（p.437）
タバコ（p.452）
他の（または不明の）物質（p.454）

■その他の物質誘発性障害群

DSM–5 のほとんどの章には物質使用と関連する障害が含まれている．ニコチンを除いてあらゆる種類の物質が示されている．これらの障害は中毒の期間中や離脱の期間中，あるいは乱用や離脱症状が終わった後にもずっと持続するものもありうる．これらの物質・医薬品誘発性の障害には以下のものがある．

精神病性障害（p.86）
気分障害（双極性障害や抑うつ障害）（p.140）
不安症（p.183）
強迫症および関連症（p.203）
睡眠–覚醒障害（p.337）
性機能不全（p.363）
せん妄（p.473）
認知症または軽度認知障害（p.512）

■非物質関連障害群

ギャンブル障害：ギャンブルを，多くは金や仕事や友人を失うまで，繰り返すもの（p.460）．

はじめに

21 世紀の私達には利用できる向精神作用性物質が豊富にあり，これらの物質の使用は基本的な行動的，認知的，生理学的問題に影響しうる．これらの物質には医薬品，有毒化学物質，違法薬物が含まれるが，いずれも中枢神経系に作用するものである．しかし，これらの物質のなかには処方せんなしでも合法的に入手できるものがある．アルコール，カフェイン，タバコ，そして一部の吸入薬である．

DSM–5 では 300 番代のコードを付与された（そして，ICD–10 でも扱われている）物質関連障害が挙げられている．すべての下位コードと特定用語を考慮すると，物質関連障害の患者に付与できるコードは数百種類増える．これらのいずれに対しても，医師は原因となる物質，問題の種類，そして一部のケースにおいては問題行動の開始と物質使用の時間的関係について特定しなければならない．

DSM–5 では，物質を分類するために 9 つの主要なグループに加えて，包括的な**その他（または不明の）**というグループを使用している．これらの分類はすべて人為的に決められたものであるが，それぞれのグループのなかで次のような一定の共通点はみられる．

・中枢神経系抑制薬（アルコールおよび鎮静薬，睡眠薬，抗不安薬）
・中枢神経系刺激薬（コカイン，アンフェタミン，カフェイン）
・知覚変容薬〔吸入薬，大麻，幻覚薬，フェンシクリジン（PCP）〕
・麻酔薬（オピオイド）
・ニコチン
・その他（コルチコステロイドおよびその他の医薬品）

用語こそ変わり続けているものの，基本的な問題はずっと同じであり，それは人々がアルコールや薬物を誤用するという事実である．物質使用障害に関する課題のひとつは，それが異なる著者によって，異なる物質について，異なる時代において（異なるDSMの版において），非常に多様に定義されてきたために，その実態とそれに従事する者に関する正確な見解に大きな不一致があり続けてきたということであった．

DSM-5ではDSM-Ⅳの伝統を受け継ぎ，すべての物質に関する障害を多かれ少なかれ一様の用語で定義している．問題は，その一様の用語が再設定され続けているということである．現在用いられている定義は，向精神作用性物質を使用する者に対して長年にわたって適用されてきた，**アルコール依存**，**飲酒問題**，**誤用**，**挿話的過量飲酒**，**嗜癖**，**依存**，**馴化**，**依存**，**乱用**，あるいは（しばしば差別的な）その他の用語にとってかわったものである．

もちろん，ほとんどの成人は何らかの物質を使用するが，私達のほとんどは，その使用が病的と扱われるようなことはない．しかし，**病的な使用**とは何なのだろうか．これをネガティブな効果がポジティブな効果を上まわるような使用として定義してみよう．この点は一部の患者や物質に関して，最初の使用の際にはしばしば急速にみられる．たいていこのような使用は頻度や量，あるいは両方が多く，常に症状や行動における不適応的な変化を含む．

物質使用の症状には，なぜ使用者が当該の物質を好むかを説明するものはないということにも注意が必要である．客観的で一貫した記述を行なうために，DSM-5の基準では特定の物質への依存の多くのニュアンスは考慮されていない．たとえば，アルコール依存の段階についての豊富な記述は削除された．これらの基準を補うには，精神医学の教科書や科学論文，文学作品などから学ぶべきである．

最後に――私は何か月もの間，学術的に新たに用いるべき名称を探してきた．結局，思い切って**嗜癖** addictionと呼ぶことにした．これは物質使用障害の専門家の多くがその消失を嘆いている用語であり，その行動を適切かつ簡潔に表現するものであるように思われる．

基本的な物質関連障害群，アルコール関連障害群による解説

ここでの私のアプローチは，DSM–5の形式とは異なる．アルコールを例に用いながら，物質使用障害の基本的な特徴，中毒と離脱について解説していくこととしよう．本章の後半では，その他物質の障害群でどのような中毒または離脱の症状がみられるのか説明する．そして，それぞれの物質に関連してどのような障害がみられるのか，そして併用されうる他の物質について簡潔に説明しよう．

■ 物質使用障害 Substance Use Disorder

前述したように，医師らは長年にわたり，嗜癖の定義について議論を重ねてきた．DSM–5では，物質使用障害は，物質を乱用する行動の中核行動だと定義されている．この基準では，中毒の種類を行動症状，身体症状，そして認知症状で明記されている．まずは，アルコール使用障害（他の物質にも共通するが）に使われる言葉について詳しくみていこう．

1. その使用は問題である．他の問題への対処行動として始まったかもしれないが，使用によって，状況は本人またはその家族や関係者にとって悪化している．
2. その使用にはパターンがある．使用の継続によって，予想できる使用パターンが形成される．
3. その影響は臨床的に重大である．その使用パターンによって専門家の治療対象になる，またはそれを必要とする〔DSM–5では，「臨床的に意味のある clinically significant」という言葉が使われている．しかし，「意味のある significant」という表現は，統計学的なニュアンスをもち，臨床の場では頻用される表現ではない．個人的には「重大 important」という単語が最適であると考える．本書では，「**重要な material**」という形容詞をしばしば置き換えている〕．
4. その使用によって，苦痛や障害が生じる．これは，物質の使用が，患者の人生を妨げるに十分な程度に重篤であることを意味する．したがって，物質使用障害は，他の精神障害と同様に定義されている．
5. 患者の生活に現れる問題は，以下の11項目のうち少なくとも2項目みられる．意図していたよりも大量に使用する．使用を減量するよう試みる．それを得るためや，その使用に多くの時間を費やす．渇望する．役割や責任を果たせなくなる．社会的な問題が起きる．活動の縮小．身体的な危険があっても使用する．身体的または精神的問題があっても使用する．耐性．離脱．重症度は，現れている症状の個数を数えて評価する（これについては，p.393のコラムを確認すること）．

物質使用障害，中毒，そして離脱の診断にあたっては，発現の速度と排出の速度が，その患者がその物質で問題を抱えるか否かに影響するという点を留意する必要がある．物質の吸収が速い（煙の吸引，鼻からの吸引，または注射）場合は，作用が早急に現われ，それは短時間にみられ，そして物質使用障害のリスクは高くなる．半減期（体内に取り込ま

れた物質の半分がその効力を失うまでの時間）が長いと，離脱症状が現れる可能性は低くなるが，生じた離脱症状が続く期間は長くなる．

多剤物質依存 polysubstance dependence はどうなったのであろうか．DSM-Ⅳでは，患者が 2 つ以上の物質を使用していても，そのどれ 1 つに対しても中毒と診断されるに十分な問題がなく，しかし統合的にそれらの物質使用により十分な症状が現れ，「集団」として中毒の診断に該当する際にこの診断が適用された．この定義は，少し複雑で，あまり使われることがなかった．この診断が誰にとっても有用でないとする重要な研究もある．

DSM-5 では，上記の複雑な診断基準に該当する患者は，特定不能，または使用されているそれぞれの物質の使用障害として診断される．個人的には，この方法も有用であるとは思えないが．

■ アルコール使用障害 Alcohol Use Disorder

アメリカ人成人のおよそ半数が人生において一度はアルコールに関する問題に直面するが（飲酒運転，二日酔いによる仕事の欠席），アルコール使用障害の診断に該当するのに十分な問題をもつ人は少数（約 10%）である．診断基準は，他の物質障害と同じであり，それは以下に記載する．

アルコール依存症は，きわめてよくあることである．米国では人口の 10% 以上が人生のどこかの地点で抱える問題であり，男性は女性よりもそのリスクが 2 倍高い．10 代で発症することが多いが，その後の発症もまれではない．離脱症状などの身体的な合併症は発症後しばらく経ってから現れることが多い．

アルコール依存症は，遺伝的要因が大きいとされる．第一度近親者は一般人口より数倍もリスクが高い．併存疾患も多く，特に気分障害や反社会性パーソナリティ障害との併発が多い．

物質使用障害のポイント

その物質の使用によって生活のさまざまな領域において慢性的，または反復的な問題を抱えている者．

- **私生活や対人関係：**家庭生活（配偶者，パートナー，扶養者への責任）や娯楽的活動までもおろそかにし，それよりも物質の使用を選ぶ．大切な人と喧嘩（身体的な喧嘩や口論）をする．対人関係に問題を起こしていると自覚しながらも使用を続ける．
- **仕事：**これまで仕事（または他の重要な活動）に費やしていた努力は物質を入手，使用，そして作用から回復するために費やされる．結果，仕事の欠席が続く，または解雇される．

- **コントロール：**意図するよりも大量に，そして長期にわたって使用する．使用を止めようと，または，減量しようと試みる（が，不成功に終わる）．その間に渇望が強まる．
- **健康と安全：**身体的に危険な行動に及ぶ（よくあるのは，自動車の運転）．法理的な問題が結果的に起きる．肝硬変やC型肝炎など健康的な問題を引き起こすと自覚していながら使用を続ける．
- **生理的な結果：**耐性：使用によって効果が減弱するため，患者はより大量に使用するようになる．一度使用を止めると，それぞれの物質に特徴的な離脱症状が出る．

注意事項

耐性はほとんどの幻覚剤において問題とはならないが，PCPの刺激効果に対する耐性がつくことがある．

PCP，その他の幻覚剤または吸入抗原では，離脱は問題とならない．

処方されたとおりに服用した薬剤による耐性や離脱は考慮しない．

Dを見逃すな！

- **D**uration（期間）：対象となる症状は12か月以内に起こること
- **D**ifferential diagnosis（鑑別診断）：身体的疾患，DSM-5のほぼすべての章にある一次的障害，**単なる**遊びでの使用

コードするときの注

p.400にある経過の特定用語を適用する

章の終わりにある表15-2と15-3にあるコードを参照せよ

●クウェンティン・マッカーシー

「止めることはできるけど，また飲んじゃうんだ」と43歳のクウェンティン・マッカーシーはアルコールについて話した．「大人になってから成功したことは二つ，飲酒と保険販売だ」が口癖だった．今となっては，その二つともに問題を抱えていた．

クウェンティンは，三人兄弟の次男として，ともに弁護士である両親のもとに生まれた．彼の兄弟は成績がとてもよかった．クウェンティンは賢かったが，活発でクラスのお調子者だった．学校では，何にも注意が持続せず，唯一得意だったのは体育であった．

両親を喜ばせようと，クウェンティンは高校卒業後に短大に入学した．しかし，状況は高校よりも悪く，罪悪感にだけ突き動かされて通学を続けた．兄は法科大学院に入学し（優等賞を受賞して入学した），弟は州の化学コンクールで賞を総なめにしたが，クウェンティンは，その年4回目の徴兵抽選は自分の誕生日であり，合格の報せを聞き安堵した．その翌日，彼は入隊した．

在学中にタイピングを学んでいたクウェンティンは，大隊の事務部門に配属された．軍隊に在籍した4年間に，怒りにまかせて発砲するようなことが一度もなかったことが彼の自慢だった．軍隊の先輩らと比較すると彼の飲酒量は適量であった．喧嘩は人並みにしたが，重大な問題を起こすことはなかった．22歳で除隊するまでに，彼は軍曹の袖章を身に着けてベトナムに二度，従軍した．

その後，彼の人生は急転した．売店でアルバイトをしている際に，クウェンティンは自分には販売の才能があると自覚した．そこから，生命保険のセールスマンとしての仕事に就いたのは，とても自然に思えた．そして，上司の娘との結婚も理にかなっていると思った．2年後，彼の義父が急死すると，クウェンティンは代理店の個人事業主となった．

「ビジネスで自分を確立したが，そのビジネスが自分をだめにした」と彼は話した．「顧客とランチをしては高い保険の契約を獲得して，大儲けした．酒を飲むのも，彼らから保険の契約を取りつけるためだと思っていたが，それは単に飲酒を正当化していただけかもしれない」．

時が経つにつれ，マティーニ2杯のランチはマティーニ4杯のランチになった．31歳になる頃には，ランチを全く摂らずに「血色を保つために」と昼からちびちびと酒を飲み続けた．一日の終わりに，机の引き出しに入れておいた酒瓶から消えた酒量を見て驚くこともあった．

去年は悪いニュースが二つもあった．一つ目は，へその上あたりの痛みが続き，胃潰瘍が原因だったと判明し，健康のために飲酒を断つようにと医者から言われた．自尊心を傷つけられたという理由で一つ目よりも悪い二つ目のニュースは，あるランチのときに起こった．付き合いの長い顧客から，大口の保険を他社に乗り換えると申し訳なさそうに言われた．その顧客が，その妻に「大酒飲みと取引をするのは不安だ」と言われてのことだった．振り返ると，この顧客ほど露骨に理由は明かさなかったが，同じような理由で失った顧客が他にいることにクウェンティンは気づいた．

その結果，彼は断酒する，そうでなくても，少なくとも飲酒量を減らそうと決意した（「断酒は簡単だ」と彼は悲しそうに話した．「1か月で2回も断酒したことがあるんだ」）．まず彼は，午後5時以前には飲まないと誓った．しかし，実際にはうまくいかず，その後「昼食の時間には」と目標を変えた．しかし，机の引き出しにしまわれた酒は以前よりも速いスピードでなくなり，クウェンティンは断酒会への参加を試してみることにした．「全くといって役に立たなかった．他の参加者の話を聞いていると，自分には全く飲酒の問題がないように思えた」と彼は説明した．

彼の妻の発言によって，彼はやっと専門家にかかることにした．「以前は楽しむためにお酒を飲んでいたけど，今は必要に迫られて飲んでいる」と妻に言われたのだ．

●クウェンティン・マッカーシーを診断せよ

物質使用障害の基本的特徴（前項参照）は，特に複雑ではないが，長い．クウェンティンの飲酒歴はその特徴の多くを解説している．診断には最低でも2項目への該当が必要であり，それらが過去1年の間に存在していたことが条件だ．それは評価の1年以内に始まっている必要はなく，あくまでもその問題が過去1年のうちにあったことを意味する．なかには散発的に新しい症状を訴える者や，それまであった症状が消えたと語る者もいる．

- **飲酒量の増加**：少量の飲酒から始めても（「夕食時に少しだけ」），最終的には食事を摂らずに，飲酒だけを続ける人は多い．結果的には，意図しているよりも大量にその物質を使用するに至る．クウェンティンは一日の終わりに自分の飲酒量に気づいて驚いていた（診断基準 A1）.

- **制御の問題**：使用をコントロールしようと試みる，または何度も失敗する．クウェンティンはルールを設定したり，禁酒会に参加したりして禁酒を試みていた（基準 A2）．物質を断つことがあまりにも極端，または難しいと感じる者は，使用量の減量を試みるものだ．
- **費やされた時間**：この症状はアルコール以外の物質を使用する者に特徴的である（アルコールの使用者は酔っていようがいまいが，他の活動を続けることが多い）．タバコと同様に，アルコールは合法で簡単に入手できる．クウェンティンは多くの時間を飲酒に費やし，仕事は継続できていたが，おそらくこの基準を満たすであろう（基準 A3）．アルコール以外，特に薬物を使用する患者は，物質をきらさぬよう入手に多くの時間を費やす．カーク・アウフデルハイデのケースがよい例である（p.438）.
- **渇望（基準 A4）**：これは唯一，DSM-Ⅳでは含まれていないことにつき専門家の指摘があり，DSM-5 で新しく追加された基準である．渇望は，物質使用や賭博などの行動に伴うドパミンの放出に関連している．クウェンティンのケースでは特記されていないが，面接者が質問するのを忘れたのかもしれない．
- **責任の放棄（基準 A5）**：アルコール使用障害の患者の多くが飲酒を優先し，家庭やコミュニティ，仕事における責任を放棄してしまう．クウェンティンは該当しない．
- **対人関係/社会関係の悪化**：患者は親しい者と喧嘩や口論を起こすとわかっていても使用を続ける．クウェンティンのケースでは，彼の顧客が保険会社を乗り換えたことがこれにあたるといえるであろう（基準 A6）.
- **他の活動の減少（基準 A7）**：物質使用障害の患者は仕事や社会的活動に気を向けなくなる．クウェンティンは，仕事に十分の時間を費やしていたため，この基準に該当しない（彼の顧客には飲酒に反対する者もいたが）.
- **身体的危険を無視する（基準 A8）**：物質の影響下での自動車の運転が最も一般的であるが，重機の運転なども多い．このケースでは，クウェンティンの身体的な危険な行動について触れられていない．
- **心理的/身体的な徴候を無視する**：クウェンティンは潰瘍の危険性がありながらも飲酒を続けていた（基準 A9）．肝臓の病気（肝硬変または肝炎）や，吐気が続くと破裂する可能性のある食道静脈瘤を無視する患者もいる．薬物を静注して使用する者は，HIV や肝炎のリスクがよく知られているにもかかわらず，注射針を他者と共有することが多い．物質の多くが，自殺念慮や気分障害，そして精神病を悪化させる可能性があるが，それも同様に無視される．
- **耐性**：物質が大量に使用され使用者の体がその化学的な効果に慣れてしまった状態になることを，「耐性がついた」という．これは，特にアルコール，オピオイド，そして鎮静剤において顕著だが，幻覚剤を除くすべての他の物質群でもみられる．耐性がつくと，患者は同レベルの効果を得るのにより多くの物質が必要になるか，または同量で感じられる効果が減弱する．クウェンティンは，「血色」を保つためにと，午後はずっと飲酒していたことからして，耐性がついていたと考えられる（基準 A10）.
- **離脱（基準 A11）**：それぞれの物質の中断で生じる特有の症状が診断基準に挙げられ

ている．そして，患者はその症状が出るのを回避しようと，または，出た症状を自分なりに治療しようとその物質を使ってしまうものだ．物質からの離脱については，次項で詳しく検討しよう．クウェンティンは，アルコール使用障害の診断基準の 11 項目のうち，少なくとも 5 項目か 6 項目に該当している．

次の項で，クウェンティンがアルコール離脱の項目を満たすか否かについて説明する．

DSM-5 は，それぞれの物質使用障害における重症度を明記した初めてのマニュアルである．これは，1980 年代から DSM の定番であった物質乱用のカテゴリーを排除したことで必要となったことや，これまで物質乱用が「簡易版物質使用」として誤解されていたのが理由である．近年なされた数多くの研究によって，物質乱用の診断基準は，妥当性も信頼性も欠けていることが示されている．仮にアルコール乱用が該当するとされると，それは飲酒運転という 1 つの診断基準に準ずる結果である，飲酒運転そのものは危険だが，診断が下される対象ではない．何よりも，乱用の診断基準は，それだけでは何も予測するに足らないものであった．

重症度の基準は有用だが，その特定の方法は，単純にその患者が満たした診断基準の項目数を数えるという方法であるため，不満の種をまくことになるであろう．なぜなら，すべての基準の重みが同じなわけがない．診断基準のなかには，他よりもより多くの機能障害や苦痛を意味するものがある．たとえば，耐性や離脱は，その個人が物質を大量に長期にわたり使用していることを示唆する（多くの場合，何か月，おそらく何年にもわたってであろう）．

その他の項目は，比較的重要度が低い．配偶者やパートナーとの口論は，無意味ではないが（この点についてはわれわれの多くが証言できるであろう），その患者の実際の使用具合ではなく，その使用を見た人の主観的な判断やその行動への許容程度に委ねられる．渇望は，物質使用障害の他の基準を満たさない人であってもみられることがある．幸い，これらはより多くの研究や経験から解決できる事項である．DSM-5.1 で解決されることを願う．

■物質離脱 Substance Withdrawal

物質を頻繁に摂取する人の脳内で物質の濃度が低下すると，離脱症状が現れる．物質離脱の包括的な基準は単純だ．物質の多量摂取者が物質摂取を中止した後，一定の時間が経過すると特定の症状が現れることのみが必要とされている．苦痛や障害が生じていなければならず，その症状がよりあてはまる身体的疾患や他の精神障害があってはならない．

物質離脱時に現れる症状は物質使用後に固有のものであり，この章の関連項で説明されている．しかし，特定の症状は多くの物質からの離脱でみられる．

・気分変動（不安，易怒性，抑うつ）
・異常な運動活性（落ち着きのなさ，制止）

・睡眠障害（不眠症や過眠症）
・他の身体的な問題（疲労，食欲の変化）

より網羅的なリストについては，表 15–1 を参照せよ．

離脱症状を引き起こす物質に対し，患者にはまずその物質に対する耐性が生じていなければならない．これは，特定の物質により決まる一定の期間，頻繁な物質使用を必要とする．アルコールでは，臨床的に確認できるような耐性が獲得されるのに通常数週間の大量飲酒を要するのに対し，ヘロインはわずか数回の注射で耐性が獲得されうる．物質に依存している患者が物質摂取を突然断たれた場合，ほとんどの患者に離脱症状が現れるだろう．

離脱を生じない物質もある．たとえば幻覚薬では依存症が生じるが，離脱症状は報告されていない．一方，DSM-Ⅳではカフェインの離脱症状は記載されていないが……急にデカフェのコーヒーに切り替えたコーヒー愛好家が証言するように，これは深刻なことになる．幸い，DSM–5 にはカフェインの離脱症状が適切に記載されている．

離脱の時間経過は，薬剤の**半減期**（物質の半分が体外に排出されるまでに要する時間）に依存する．通常，離脱症状は物質の最終使用から 12～24 時間以内に現れ，持続するのは長くても数日である．離脱症状に伴い，物質の使用を再開したくなる強い衝動が生じる．

物質が使用されていたことについて，血液や呼気，尿の検査で確認が可能だが，それ以上に病歴からの情報はしばしば有用だ．否認により事実と異なる自己申告が行われることはよくあり，病歴については，親戚や友人（患者本人以外であれば誰でも）の情報からより確かなことがわかることがある．臨床にたずさわる医師たちの経験則から言えば，患者が実際に使用している実際の量は，患者が主張する量の 2 倍くらいと考えたほうがよい．

物質離脱のポイント

患者が物質を重度に長期間使用した後，物質摂取を突然止めたり著しく摂取量を減らしたりすることで，物質固有の有害な症状が現れる．

注意事項

D を見逃すな！

- **D**uration to symptom onset（発症までの期間）：一般的に，数時間から数日
- **D**ifferential diagnosis（鑑別診断）：身体疾患，主要な精神障害

表 15–1 に物質ごとの離脱症状の詳細が記載されている

■ アルコール離脱 Alcohol Withdrawal

アルコール依存が生じるには，数日間，あるいはそれ以上の期間の大量飲酒が必要だ（酒飲みによって飲める酒の量はまちまちであり，あまり正確なことは語れない）．離脱症状はアルコール使用の中止後数時間で，急速な血中アルコール濃度の低下と同時に起こる．ほぼすべての患者に発汗や脈拍亢進，反射亢進のような中枢神経系過活動（後述のコラム参照）がみられる．最も一般的な症状は振戦であり，嘔気や嘔吐も起こりうる．短時間の幻覚が生じる患者もおり，幻覚は 12～24 時間続く．二，三日後にけいれんが生じる患者も

表 15-1　物質中毒と離脱症状

		物質中毒								物質離脱					
		アルコール・鎮静剤[a]	大麻	覚醒剤[b]	カフェイン	幻覚薬	吸入剤	オピオイド	フェンシクリジン	アルコール・鎮静剤[a]	大麻	覚醒剤[b]	カフェイン	タバコ	オピオイド
社会的機能	社会的機能障害			×											
	不適切な性的行動	×													
	社会的ひきこもり		×												
	対人関係過敏			×											
気分	気分の不安定さ	×													
	不安		×	×		×				×	×			×	
	多幸症		×	×			×	×							
	感情鈍麻			×			×	×							
	怒り			×							×			×	
	不快気分，抑うつ					×		×			×	×	×	×	×
	いらいら										×		×	×	
判断力	判断力低下	×	×	×		×	×	×	×						
	攻撃性						×		×						
	衝動性								×						
睡眠	不眠症				×					×	×	×		×	×
	悪夢										×	×			
	過眠症											×			
活動性	攻撃的行動	×									×				
	精神運動興奮，活動性増加			×	×			×	×	×		×			
	疲れ知らず				×										
	落ち着きのなさ				×						×			×	
	活動性低下，緩慢			×			×	×				×			
覚醒度	注意低下	×						×							
	過覚醒			×											
	昏迷や昏睡	×		×			×	×	×						
	時間延長の感覚		×												
	集中力低下												×	×	
	混乱			×											
	眠気							×					×		

（つづく）

[a] このグループには睡眠薬や抗不安薬が含まれている．

[b] コカインとアンフェタミン

表 15-1　物質中毒と離脱症状（つづき）

		物質中毒								物質離脱					
		アルコール・鎮静剤[a]	大麻	覚醒剤[b]	カフェイン	幻覚薬	吸入剤	オピオイド	フェンシクリジン	アルコール・鎮静剤[a]	大麻	覚醒剤[b]	カフェイン	タバコ	オピオイド
知覚	知覚の主観的な増強					×									
	「正気を失う」という恐怖					×									
	被害念慮					×									
	知覚の変化					×									
	幻覚					×				×					
	離人症					×									
自律神経	口渇		×												
	縮瞳							×							
	瞳孔散大			×		×									×
	発汗			×		×				×	×				×
	立毛														×
筋	筋力低下			×			×								
	けいれん				×										
	筋肉痛												×		×
	筋硬剛								×						
神経学的	ジストニア，ジスキネジア			×											
	眼振	×					×		×						
	振戦					×	×			×	×				
	霧視					×	×								
	複視						×								
	反射障害						×								
	発作			×					×	×					
	麻痺								×						
	頭痛										×		×		
胃腸	下痢				×										×
	嘔気，嘔吐			×						×			×		×
	腹痛										×				
	食欲増加，体重増加		×									×		×	
	食欲減少，体重減少			×							×				

（つづく）

表 15-1　物質中毒と離脱症状（つづき）

		物質中毒								物質離脱					
		アルコール・鎮静剤 a	大麻	覚醒剤 b	カフェイン	幻覚薬	吸入剤	オピオイド	フェンシクリジン	アルコール・鎮静剤 a	大麻	覚醒剤 b	カフェイン	タバコ	オピオイド
運動	協調運動障害	×	×			×	×								
	不安定歩行	×					×								
	常同行動			×											
	歩行障害								×						
	精神運動制止						×								
	構音障害								×						
	呂律不良	×					×	×							
循環器	胸痛			×											
	不整脈			×	×	×									
	徐脈			×											
	頻脈		×	×	×	×			×	×					
	高血圧や低血圧			×					×						
全身	呼吸抑制			×											
	めまい						×								
	結膜充血		×												
	悪寒			×							×				
	発熱										×				×
	記憶低下	×						×							
	神経過敏，興奮				×						×				
	散漫な会話				×										
	聴覚過敏								×						
	顔面紅潮				×										
	利尿				×										
	疲労感											×	×		
	流涙や鼻漏														×
	あくび														×

いる．

ときにこれら共通の症候群は**単純性離脱** uncomplicated withdrawal と呼ばれる．これは二, 三日続き，第 2 のピークに達することもあるがたいていは短時間である．しかし，不安やいらいら，不眠といった付随する症状はより長く続く可能性がある．

飲酒が重度であればあるほど，症候群も重度となりうる．つまり，「単純性」離脱は変化し，より重篤になりうる．最もよく知られている症候はせん妄であり，離脱で入院した患者の約5%に生じる．重篤なアルコール離脱の経過中に生じたせん妄は，一般に**振戦せん妄** delirium tremens（DTs）と呼ばれる．ある患者に振戦とせん妄が両方生じる場合，たいてい振戦が先に生じる．アルコール離脱せん妄が生じたロドニー・パートリッジという患者については後に記述する（p.474 参照）.

他のアルコール離脱症候群として幻覚を伴うアルコール誘発性精神障害がある．以前は**アルコール性聴覚幻覚症** alcoholic auditory hallucinosis として知られ，一般的でない障害で（まれではないが），まさに偽統合失調症といえる．この障害が生じたダニー・フィンチについて第2章に記述されている（p.87 参照）.

アルコール離脱の生理学的徴候を見つけるには100という数字が役に立つ．脈拍が100回/分以上，体温が華氏100°F（摂氏37.7℃）以上，拡張期血圧が100 mmHgに近づくというように．頻呼吸が100回/分に近づくことはないが，他の徴候として役に立つかもしれない.

アルコール離脱のポイント

重度で長期のアルコール使用後の，突然の飲酒の中断や飲酒量の減量．数時間から数日以内の，振戦や発汗，嘔気，頻脈，高血圧，興奮，頭痛，不眠，脱力，短期間の幻覚，錯覚，けいれんといった神経系と運動性の亢進の出現.

注意事項

Dを見逃すな！

- **D**uration to onset（発症までの期間）：数時間から数日あるいはそれ以上
- **D**istress or **D**isability（苦痛と障害）：職業的/学業的，社会的，または個人的な機能を損なう
- **D**ifferential diagnosis（鑑別診断）：身体疾患，精神病性，気分，不安の障害，鎮静薬と他の物質による離脱

表15-1にアルコール離脱の詳細について記載する.

コードするときの注

▶該当すれば特定せよ

知覚障害を伴う With perceptual disturbances：病識が保たれており（知覚徴候が非現実的で，物質使用によって引き起こされたという認識），聴覚や触覚，視覚における錯覚や幻覚といった知覚変化が患者に生じる.

ICD-10コードは知覚障害の存在に依存する．表15-2（p.455）を参照せよ

●クウェンティン・マッカーシーふたたび

クウェンティンが受診したとき，彼は毎日，ウイスキーなどを 500 mL ほど飲んでいた．彼は解毒のための短期間の入院を提案されたが断り，代わりに外来でベンゾジアゼピンを漸減する治療を受けた．回復に 3 日を要した．

次にクウェンティンが訪れた際，彼は暗く，不幸せそうに見えた．彼は受付でぐらぐらした殴り書きで記載し，血圧と脈拍を測るため腕に手を伸ばした際，彼の手は震えていた．それらのバイタルサインはどちらも上昇していた．

クウェンティンは 3 日間，アルコールを全く飲んでいなかった．翌朝，不安が強まっており，手榴弾が轟く音で寝覚めたときのベトナムでの初めての夜を思い出させるような不安を感じた．その日はずっと不安は増すばかりだった．寝る時間には疲れ果てていたが，少しも眠れなかった．クリニックの予約時間の 4 時間前に到着し，彼は処方された薬物を全く内服していなかったことを報告し，「自分でなんとかしたかった」と説明した．

数日間経ち，クウェンティンの離脱症状は和らいだ．2 週間以内に彼は薬物を全く必要としなくなった．しかし，顧客との昼食のときに強い飲酒への誘惑を感じ，彼はジスルフィラム（嫌酒薬）の治療を要望した．

3 か月後，クウェンティンはジスルフィラムの内服を続けており，アルコールには手を出していなかった．彼は毎日，アルコールアノニマス（AA）に少なくとも 1 回は出席した．彼は自身の保険業の不振を乗り越え戻ってくるよう以前の顧客を説得していた．しかし，今でもアルコールが欲しくなっては急に怒りがこみ上げることがあると語った．

●クウェンティン・マッカーシーをさらに診断せよ

彼がアルコールの使用を中止したとき（アルコール離脱診断基準 A），クウェンティンに典型的なアルコール離脱症状が出現した（表 15–1 参照）．それらは脈拍亢進や不眠，不安，振戦（基準 B1，B3，B7，B2――これらのうち 2 つあればよい）を含み，これらの症状により彼に不快な気分が生じ，精神科のクリニックを急いで訪れた（基準 C）．薬物治療なしで長期間経過することは聴覚や視覚の幻覚，けいれんといった知覚障害の深刻なリスクになりうる．そのとき彼は他の診断に分類されるかもしれない，たとえば，**アルコール誘発性せん妄**あるいは**幻覚を伴うアルコール誘発性精神病性障害**である．もちろん，クウェンティンの離脱症状は**アルコール使用障害**という彼の根本の診断を確実なものとした．

他の身体や精神の障害は，これらの症状の原因となりうるだろうか（基準 D）．離脱症状の鑑別診断には，特定の物質の長期の使用が挙げられる．オピオイドの離脱では，離脱症状は**インフルエンザ様症状**を含む．コカインやアンフェタミンから離脱している患者は典型的に抑うつ症状を呈する．しかし，クウェンティンの病歴と症状はアルコール離脱としてとても典型的で，他の診断はほとんどありそうもなかった．

そして，クウェンティンの診断の前に，われわれは物質使用障害の経過について，今回もいつものように，どんな特定用語をつけるかについて検討しなければならない．

物質使用障害なしで物質離脱が生じることがあるだろうか．もしあなたが診断基準を注意深く調べ，計算すれば，それは理論上可能である．診断基準にはそれが起こらないとは書いていない，しかし，（アルコールではなく，われわれが明記する）医学的に依存が生じているのでなければ，そんなことはそう起きることではない．

■ 物質使用障害の経過の特定用語 Course Modifiers for Substance Use Disorder

渇望以外の物質関連症状もなく 3 か月経過した後，**寛解早期**か**寛解持続**の経過についての特定用語について検討されうる．寛解早期の基準は 3 か月から 1 年であり，寛解持続の場合 1 年以上となる．もし患者が物質入手の妨げられる施設に住んでいれば，**管理された環境下にある**，というさらなる特定用語がそれぞれの期間に加えられうる．そのような環境には刑務所，拘置所（それらのなかの何人かは），閉鎖病棟，治療的集団も含まれる．

物質使用障害の経過の特定用語のポイント

これらの名称は非常に率直であり，自己解釈的である．彼らは警告しているが，私は下の記事を取り扱う．

寛解 **Remission**

寛解は早期と持続に分けられる．患者が物質の摂取がない（あるいは酒を飲まない）90 日間までは，寛解という語は使用できない

寛解早期 In early remission：物質を使用しておらず，酒を飲んでいない（そして他の物質使用障害症状なし，ただし渇望は例外として許される）．**寛解早期**は 3 か月後から始まり，1 年後まで続く（患者は特に禁酒して初めの 1 年の間に再発しやすい）

寛解持続 In sustained remission：1 年後から，**寛解持続**が始まる

管理された環境下にある **In a Controlled Environment**

寛解早期あるいは寛解持続にある患者が物質の入手を制限される環境にある場合，この特定用語がつけられうる．禁制品の十分な管理はそのような環境を特徴づける，たとえばきちんと管理された刑務所，治療的集団，あるいは閉鎖病棟である

管理された環境下にある，は以下の，アルコール，大麻，幻覚薬，吸入剤，オピオイド，鎮静薬，睡眠薬，または抗不安薬，精神刺激薬，他の物質（または不明の），タバコの物質使用の分類に適用されうる

維持療法中 **On Maintenance Therapy**

患者が物質の影響を避けるための治療を受けているのであれば，**維持療法中**とみなされうる．現在，物質使用障害の症状がない場合，オピオイドでもタバコでも，この特定用語が挙げられている．ではなぜアルコールでは用いられないのだろうか．アルコール

を止める治療として嫌酒薬のジスルフィラムの類だってあるのに（よい質問である．後述のコラムを参照せよ）

重症度 Severity

軽度 Mild：物質使用障害の診断基準の 2〜3 項目の症状が存在する

中等度 Moderate：4〜5 項目の症状が存在する

重度 Severe：6 項目以上の症状が存在する

維持療法 maintenance therapy の特定用語に関する記述を意味したとてもよい質問があった．どうしてタバコとオピオイドに**だけ**適用されるのか．どうしてアルコール（嫌酒薬）ではないのか．他にも，有効な維持療法だってあるはずだ．その答えはこうだ．この記述は言葉の取り決めに過ぎず，もちろんあなたは，好きなところで維持療法の特定用語を使ったらよい．もしあなたの患者が嫌酒薬でうまくいっているなら，そのように記載すればよいのだ．

●クウェンティン・マッカーシーに特定用語をつけよ

彼が初めてクリニックに来たとき，クウェンティンが飲酒せずにいられたのは数時間だけであった．つまり，この時点で，彼のアルコール使用障害の重症度の診断に選択の余地はなかった（5, 6 個の症状があり，重症度はまさに**重度**であった）．3 日後に彼がクリニックを再び訪れた際にはさらに，アルコール離脱の診断もついた．しかし，3 か月後の受診時には，彼は回復しており，彼には（おそらく渇望以外の）アルコール使用障害の症状がなかった．つまり彼の離脱症状は和らぎ，彼は嫌酒薬のジスルフィラムの服用を続けていた（アルコールが欲しくなったとき，時折生じた怒りのエピソードは，アルコール依存の回復過程では非常に典型的であり，その体験は患者により「空酔い」として語られることもある）．

表 15-2（本章終末のコード化の検討に付随している）によると，3 か月時点でのクウェンティンの診断（ついに）は以下のようになる．彼の GAF スコアは来院時 40，3 か月時点で 70 である．公式のマニュアルには書いていないが，私は「ジスルフィラム治療中」を付加した．このことについてこれまで，誰からも苦情は来ていない．

F10.20［303.90］　重度アルコール使用障害，寛解早期，ジスルフィラム治療中　Severe alcohol use disorder, early remission, on disulfiram

■物質中毒 Substance Intoxication

誰にでも酔っ払うことはある．誰でも有毒なガスを吸入しうる．酔っ払う人はたいてい自発的にそうなるが，偶然に悪影響を受ける人もいる（産業化学物質への曝露や薬物を混入されたポンチを飲むことなどが例として挙げられる）．それが意図的だったか否かにかかわらず，切に物質中毒を診断するには，物質による中枢神経への影響が，その人の精神や行動に変化が生じ支障をきたしている原因でなければならない．物質中毒がたいていいつも可逆的であることには注意が必要だ．物質使用の影響が永続的に続くのであれば，代わりにもうひとつの診断に目を向けるべきだ（たとえば，物質誘発性の認知障害である）．

中毒患者に生じる行動の変化は，本人にとって不利益なものだ．つまり，その変化は問題となる（DSM-Ⅳでは**不適応的** maladaptive と表現されており，それは有用な用語だった）．それらは職業的/学業的，社会的な問題，異常な動揺性の（不安定な）気分，弱まった思考，欠陥のある判断，闘争性を含む．行動上の機能障害と，生理学上の感覚における中毒のみ（たとえば，過度のジギタリス）の鑑別に有用であり，これらの症状は重要である．ビールを6箱飲んで，誰かの邪魔になることなく静かに寝ていた人は生理学上の感覚における中毒である可能性が高いが，アルコール中毒という精神医学上の診断は受けるに値しない（寝ることは行動上の変化だが，たいてい不適応ではない．まさにその正反対である）．物質中毒のある人を診断するには，有害な行動上の変化と精神症状，徴候の両方が必要である．

注意される精神障害の症状に関しては，物質特異的な傾向があるが，たしかな共通のテーマはある．

・運動協調性の喪失あるいは動揺
・注意を持続させる能力の喪失
・記憶障害
・覚醒度の低下（眠気，昏睡）
・自律神経への影響（口渇，動悸，消化器症状，血圧変化）
・気分の変化（抑うつ，多幸感，不安，その他）

表 15-1 により詳しく記す．

それから，すべての身体疾患と他の精神障害を除外しなくてはいけないという，どの障害でも求められる基準が残っている．一般的な法則として，約4週間以上長く続く中毒（あるいは離脱）の症状は，他の精神や身体の障害を示唆しうる．たとえば，断酒した後1か月しても抑うつ症状が続く酒飲みは，抑うつエピソードとして評価されるべきだ．

物質中毒のポイント

物質使用後まもなく，中枢神経系に影響が生じうる，また，患者に特徴的な身体的症状と不適応的と呼ばれる臨床的に重要な行動上の，または精神的な変化が現れる．

注意事項

D を見逃すな！

- **D**uration to symptom onset（発症までの期間）：すぐ後

• **D**ifferential diagnosis（鑑別診断）：身体疾患，他の物質の中毒，他の精神障害
表 15-1 にそれぞれの物質中毒の症状の詳細について記載する

■ アルコール中毒 Alcohol intoxication

急性アルコール中毒の状況はとてもありふれているので，ここで再び記述する必要性はほとんどないように思えるかもしれない．それでも，われわれはいくらか見ておかなければいけないだろう．

他者から見て酔っているようには見えない血中濃度は人によって大きな違いがある．多くの司法制度が今や運転における節酒基準を 0.8 mg/mL に設定し，将来的にはさらに低い基準となるだろうという事実にもかかわらず，その範囲は 5 倍程度（0.3 から 1.5 mg/mL）の幅であり人によって違いがある．さらに，血中濃度が落ちたときや酔いが覚めたときよりも，たいていは血中濃度が上がったとき（飲酒期間の初期）に，アルコール中毒症状は顕著となる．体内のアルコール濃度は尿，血液，呼気，唾液からでも測定できる．

アルコール中毒は，患者がたいていの人が酔うのに十分な量をすみやかに飲酒したという（たいていは病歴上の）根拠があるときにのみ診断されるべきである．境界例では飲酒者の体重，年齢，一般的な健康状態が要因となるかもしれない．少ない量のアルコールを飲んだ後に著しく酔っ払った人は特定不能のアルコール関連障害（p.406）に該当しうる．

少々意味論的問題について簡単に検討する必要がある．われわれがここで用いているように，**中毒** intoxication という言葉はいつも物質中毒を意味するわけではないという事実がある．広義では，**中毒**は問題を引き起こしたり，引き起こさなかったりする精神的あるいは生理学的な変化があることを意味するだけである．たとえば，コーヒーを飲んで不眠となった人は専門的には中毒だが，もし問題がそれだけであれば，臨床の感覚では問題ではない．

（ところで，これは臨床医と薬理学者特有の定義的なつまらない議論であり，辞書には書いていない．とにかく，私が意味する中毒はどちらでもない）．

アルコール中毒のポイント

飲酒後まもなく，患者は脱抑制となるもの（主張し，積極的となり，すみやかな気分変動，あるいは注意や判断，身体機能の障害が生じる）．神経学的障害の証拠もある（不均衡で不安定な足どり，不明瞭な発語，拙劣な協調運動，眼振と呼ばれるぴくぴくする眼球運動，意識水準の減損，または記憶や集中の低下）．

注意事項

D を見逃すな！

• **D**ifferential diagnosis（鑑別診断）：身体疾患，鎮静薬あるいは他の物質の中毒，他の精神障害

表 15-1 にアルコール中毒の詳細について記載する.

コードするときの注

本章の章末の表 15-2, 15-3 を参照せよ

●ドロレス・マッカーシー

ドロレス・マッカーシーの最も初期の記憶のひとつに, 4 歳のとき, 祖父の膝の上に座っていたものがある. 彼女の頭は彼の古いコットンのセーターによりかかっていた. 彼の腕はしっかりと彼女を包み, 彼女は彼の首にしがみついていた. 彼にしがみつくと特に, 彼女がいつも祖父を連想するにおいがした. そのにおいがビールだと気づいたのは, 彼女が 10 代になったときであった.

ドロレスが 10 歳のとき, 祖父が肝硬変で亡くなったのを見て怖くなった. その後, 彼女が 10 代のとき, 父親は酒を飲んで両親の家庭生活をめちゃくちゃにした. 大学時代, ワインを 2 杯飲むと, いつも続いていた緊張感が楽になることに気づいたとき, 彼女はアルコールを飲み, アルコールに飲まれないことを自分自身に約束した.

彼女は自らに飲酒のルールを課した. 彼女は夕食前の 1 杯だけは自分自身で許していたが, 日に 3 杯以上は許さなかった (彼女が 4 杯以上飲める週末や休暇を除いて). 彼女の父親の不幸な例から, 特別な機会であっても, 仕事中は飲まないこと,「特別」を許さないことを彼女は学んだ. 彼女が父親の職場の若い営業マンであるクウェンティンと結婚した日である 22 歳の誕生日でさえ, 彼女はシャンパンを 4 杯しか飲まなかった (彼女の習慣上快適な幸福感を維持するのにちょうど足りていた).

管理していたにもかかわらず, 彼女は 2 つの間違いを犯した. ひとつは彼女が初めて, そして唯一の妊娠の 12 か月前のこと. 彼女は子どもを望んだが, 羊水穿刺を受け, そのときは用心していた. 彼女がダウン症候群を患った子どもを身ごもっていると判明したとき, いくらか余分にごくごくと飲酒し, どうすべきか決めるまで車を乗りまわした. 酒気検知器で 1.2 のアルコール血中濃度であり, 彼女は人工流産の後, ちょうど 1 週間, 交通裁判所に留置された.

彼女の母親がアルツハイマー病で亡くなった後, 再び彼女は自制を失い, 6 か月後に酒気帯び運転での 2 度目の逮捕となった. クウェンティンが治療を開始した日は, 彼にとって, 妻が酔っぱらっているのを見た 3 回目のときであった.

ドロレスは彼女の夫のクリニックの 2 回目の受診について行った. 彼女は数か月の間クウェンティンのことを心配していた. そして, 彼が動揺して, 夫婦ともども夜間眠れずに起きていたとき, 彼女は台所に降りていき, それぞれに酒をついだ. 彼が断ったとき, 彼女は彼の分も飲み干した. そして, 自らに課した量を忘れ, さらにもう 2〜3 杯飲んだ.

「もう何をしたってマシュ……何をしたって, 彼のしてる, ことよりは, マシよ」とあの朝, ドロレスは担当医に話した. 一度は言い間違え, 訂正した後, 彼女はゆっくりと慎重に話した.

とっさにドロレスはクウェンティンが問題を引き起こさないよう, 彼の受診に付き添うことを決めた. 彼らは彼女の車に乗り, 彼女は運転すると主張した. クウェンティンは彼

女が以前，飲酒運転で引き起こしたことについてあえて思い出さないようにしていた．幸運にも，道は空いており，いつも使っている駐車場に駐車するとき，2 回余分にハンドルを切り返す必要があっただけで済んだ．

しかしながらドロレスがクリニックに入って，待合室によろよろと入室したとき，誰かが彼女のひじをつかみ，支えなければ，つまずき，転んでいたかもしれなかった．彼女は夫が脱がせるまで，コートの大きなボタンを不器用にいじっていた．それから彼女は椅子にどさっと座り，コートを上にかけ，診療室に呼ばれるまでうたた寝した．

●ドロレス・マッカーシーを診断せよ

われわれは初めにアルコール使用障害の疑いについて取り扱うことになるだろう．ドロレスは平均的なアメリカ人よりも飲酒していたが，彼女の用心と家族であった男性の不幸な経験により，アルコールの使用にはほとんど問題がなかった．彼女は耐性や離脱症状に至るのに十分な量は決して飲まなかった．そして，彼女の管理はほとんど断固たる厳しいものといってよかった．しかし，それが崩れ落ちたとき，法律上の問題が生じた．12 か月の期間内の，アルコール影響下での運転による 2 度の逮捕である．酒気帯び運転は危険な状況でのアルコール使用（診断基準 A8）とみなされる．他の患者においては，家族や友達との喧嘩や口論，仕事上の判断の間違い，ばつの悪い行動（性的に不適切な発言のような）が含まれる．

アルコール使用障害の診断基準を 1 つ満たすが，患者は最低でも 2 つの診断基準を満たす必要がある．われわれはリストを入念に見たが，ドロレスにはアルコール使用障害の診断を受ける資格はないように思えた．彼女にはたしかに耐性や離脱がなく，仕事や生活への支障があったとする根拠もなかった．彼女が自分自身の飲酒行動をコントロールしていたことから，アルコール使用障害に該当すると考える者もいることだろう．しかし，彼女は飲酒行動をほぼ完全にコントロールできていたのだ．そう，たしかにわれわれは彼女が持続したアルコール使用の強い欲求を有していたこと（診断基準 A4），それがアルコール使用障害という球場へ彼女を入場させることに同意しよう．それでも，彼女の重症度は**軽度**にすぎない．

しかし，ドロレスにはアルコール中毒の診断基準 C にある症状がいくつもあったし，それらの症状のどれか 1 つでもあれば診断に該当する．飲酒してまもなく（基準 A），判断能力の低下（彼女は運転した：基準 B）が生じた．彼女は不明瞭に発語し，不安定に歩き，コートのボタンを外すことさえ困難であった（基準 C1，C3，C2）．彼女はやっとのことで診療室に入るとうたた寝していたが，これは昏迷（基準 C6）ではないだろう．

ドロレスを治療した担当医は病歴や身体診察，血液検査が彼女の症状が**他の身体疾患**によらない（基準 D）ことを確かめるのに必要かどうか検討したほうがよい．しかし，彼女の典型的な症状と直前にアルコールを使用した病歴からそれは不必要と思われた．**アルコール誘発性せん妄**はドロレスの例では認められない．すなわち，注意の持続時間の減少と意識水準の減損が急速に生じたが，このエピソードには方向感覚の喪失のような認知の変化や記憶消失，知覚障害あるいは言語問題があったとする根拠はみられなかった（発語は不明瞭であったが，思考過程は損なわれていないように思われた）．

お気づきのように，物質障害に特異的な一般的な症状は可逆的である可能性が高い．もちろん，症状が弱まるまで，可逆性かどうかは数時間では判明しない．それまでの間は，推定した根拠のみで診断を下すべきではない．ドロレスは人工流産し，母の死を経験したが，これらの出来事はどちらも最近起こったものでなく，彼女の治療過程に影響した可能性は低いように思われる．つまりわれわれはこれらにZコードやVコードを付加する必要はない．GAFスコアは75で，ドロレスの診断は下記のようになる．コードしたが，われわれは表15-2を用いて，軽度使用障害を伴う中毒を正確に指摘しなくてはいけない．

F10.129［305.00, 303.00］ 軽度アルコール使用障害，アルコール中毒を伴う Mild alcohol use disorder, with alcohol intoxication

他のアルコール誘発性障害群 Other Alcohol-Induced Disorders

本章の章末で，表15-2に他のアルコール誘発性障害のコードが付加され，記載されている．追加のアルコールに関連したエピソードは他のページに記載されている．ダニー・フィンチ（p.87），バーニー・ゴース（p.210），ロドニー・パートリッジ（p.474），マーク・カルペッパー（p.513），チャールズ・ジャクソン（p.515），ジャック・ヴァイブリヒ（p.544），そして第20章に少なくとも1人の患者が記載されている．

F10.99［291.9］特定不能のアルコール関連障害 Unspecified Alcohol-Related Disorder

特定不能のアルコール関連障害は，上に述べた障害の診断基準を完全には満たさないが，臨床的に重要な障害や苦悩を引き起こしているアルコールに関連した症状を説明するために用いよ．ひとつの例は**アルコール特有の中毒** alcohol idiosyncratic intoxication である．（たいていの人には中毒が出現するのに少なすぎる）とても少ない量のアルコールで強い反応が生じる人がいる．たとえば，たいてい内向的で控えめな人が1杯のワインを飲んだ後，敵意に満ち喧嘩腰となる．この状況は飲酒から数分以内に起き，最大で数時間続く．加齢，疲労，外傷や感染から生じる脳損傷が病因となるかもしれない．この現象は**病的酩酊** pathological とも呼ばれ，DSM-Ⅲ-Rではコードナンバーがあった．DSM-5では問題を引き起こすのに十分に深刻であると仮定し，ここにコードされる．

カフェイン関連障害群 Caffeine-Related Disorders

カフェインは世界中で最も広く使われている精神賦活性物質で，コーヒー，コーラ飲料，お茶，チョコレート，さまざまな処方薬，薬局で購入できるOTC医薬品に含まれている．おそらく成人の2/3から3/4はこれらのうち少なくとも1つを頻繁に消費しているだろう．カフェインの耐性と，ある程度の離脱の存在は否定できないが，カフェイン使用障害とみなされるほどの社会的な問題を経験する人はほとんどいない．いずれにせよ，カフェイン使用障害，そして，どの程度からを障害とみなすのかの基準は DSM-5 には存在しない．カフェインは DSM-5 のなかで，その使用に関して法的規制のない唯一の精神賦活物質である．

ブラックコーヒーは，アルコールを飲みすぎた人の酔いを覚ます民間療法として長年使用されてきた．しかし，実際のところ，カフェインは彼らの症状を和らげるいかなる役割も果たさない．むしろ，「単なる酔っぱらい」を「焦燥感を伴った酔っぱらい」にするだけだ．

■ F15.929［305.90］カフェイン中毒 Caffeine Intoxication

「Mr. Coffee Nerves」（ホットコーヒーの代替飲料である Postum の宣伝で用いられた，今やリタイアした人気者）によって引き起こされる症状はよく知られていて，紙面を割くほどでもないかもしれない（訳注：Postum は炒った小麦を粉末にしたコーヒーの代替飲料である．かつてはノンカフェイン飲料としてよく飲まれていた．Postum の宣伝には Mr. Coffee Nerves というアニメのゴーストが描かれていた．Mr. Coffee Nerves は人々がコーヒーの使用でいらいらしたり，不眠になったり，身体に力が入らなかったりする状況下で決まって現れた．アニメはいつも，人々がコーヒーから Postum に変えることで Mr. Coffee Nerves が逃げ出し，次回に続く，という内容である）．しかし，**caffeinism** としても知られるカフェイン中毒の症状が，成人の 10％もの人の生涯のある時期に生じうると推定される．症状は全般不安症のそれとかなり似ている（p.181）．患者は，過度に精力的で，興奮しやすく，駆り立てられるような「奇妙」な感じを抱く．大声の発話，怒りっぽさ，そしていらいらした不安感もカフェイン中毒によくみられる．

カフェインの効果はいくつかの要素によって決まる．もちろん，個人の耐性の程度は重要だが，摂取した量も重要である．耐性の弱い人は 250 mg 程度のカフェイン——二，三杯の強いコーヒーやお茶程度でも，症状を呈するかもしれない．しかし，1 日 500 mg 以上のカフェインを摂取するようなベテランのコーヒー好きでも中毒のリスクはある．年齢，疲労度，体調，カフェインへの期待値といったその他の個々の特徴も影響する．通常 35 歳未満の人にカフェイン中毒の診断がつくことは珍しいが，もしかすると問題があること自体に気づくまでに時間がかかっているだけかもしれない．

このセクションに関して独自の症例は用意していないのだが，第 11 章の物質誘発性睡眠障害に記述されたデイブ・キンケードの症例では，カフェイン中毒も説明されている．（デイブの症例の全文は p.339 を参照）デイブのカフェイン中毒を以下で評価しよう．

（こんな眠くなりそうな本を，コーヒーを飲みまくり頑張って読んでいる）この本の読者であれば，ICD-9 のカフェイン中毒のコードナンバーにおかしなところを見つけるかもしれない．面白いのはここだ．305.90 というコードはすでに吸入薬，PCP，他の（または不明の）**軽度使用障害** mild use disorders に割り当てられているのだ．何が起きているのだろうか．

この本が出版されるときにあっても，この素晴らしい疑問によい解答は得られていない．辻褄をあわせるならアルコールを除く中毒のコードナンバーは 292.89 が割り当てられるはずだが，それでも十分に辻褄が合ったとはいえない．ICD-9 コードナンバーはどうやら，ソーセージや法律を作るのと大体同じような過程を経て割り当てられているようだし（訳注：初代ドイツ帝国宰相オットー・フォン・ビスマルクの言葉「法律はソーセージのようなもので，敬意を保つためには製作過程を見ないほうがよい」を下敷きにした表現），本当は細部を知りたくはないだろう．

冗談のオチはこうだ――2015 年 10 月 1 日以降，ICD-9 は歴史的産物となり，誰も気にしやしない．

カフェイン中毒のポイント

カフェインの使用後すぐに，落ち着きのなさ，疲れ知らず，不眠，頻脈，筋れん縮，胃腸系の障害，利尿，顔面紅潮，散漫な会話といった，神経機能，運動活性の亢進症状が発現する．

注意事項

D を見逃すな！

- **D**uration to symptom onset（発症までの期間）
- **D**istress or **D**isability（苦痛と障害）：職業的/学業的，社会的，または個人的な機能を損なう
- **D**ifferential diagnosis（鑑別診断）：身体疾患，その他の物質による中毒，その他の精神障害

カフェイン中毒の詳細は表 15-1 を参照せよ

●デイブ・キンケードのカフェイン中毒を診断せよ

デイブ・キンケードは小説を書く間，焙煎コーヒー店に勤めていた．彼は，その店で提供される風味豊かで濃厚なコーヒーを無料で飲んでいた．また，大量のチョコがけコーヒー豆もつまんでいた．総じて，彼はおそらく 1 日に 1,000 mg 以上のカフェインを摂取しており（カフェイン中毒の診断基準 A），その摂取の理由は「気分が高揚するから」だった（基準 B3）．彼は原稿を書こうとしている間，じっと座っていられず（基準 B1），夜は眠れず横になっていた（基準 B4）．頻脈，胃腸障害，神経過敏（基準 B10，B7，B2）も，比較的軽度のカフェイン中毒でもみられやすい，かなり典型的な症状である（デイブにはみられなかったが）．

DSM-5 にみられる症状の多くは，最低 2 杯のコーヒー摂取でみられるが，デイブでもそうだったように，すべてが出現するわけではない．筋れん縮（デイブが言うところの「生きている肉」：基準 B8），精神運動興奮，そして疲れ知らずの期間が生じるには，実際にはより多くのカフェイン摂取が必要とされる（1 日に 1 g かそれ以上）．彼には少なくとも全部で 6 つの症状が現れていたが，DSM-5 の診断基準では 5 つの症状あればよい．彼

が苦痛を感じていたのは間違いない（基準 C）．

カフェイン中毒の症状はその他の精神障害と混同されることがあるため，覚えておく必要がある．デイブが問題なかったと言ったとき，精神面の健康も含めて述べていたと考えるなら，不安症（特に**全般不安症**と**パニック症**），気分障害（特に，**躁病/軽躁病エピソード**），さまざまな**睡眠障害**といった過去の疾患既往歴がありはしなかっただろう．彼はかつて，少量の**マリファナ**を吸っていたが，カフェイン中毒と混同されうるような効果のあるその他の物質を使用したことはなかった．カフェイン中毒と混同されうる物質には，特に**コカイン，アンフェタミンとその関連物質**といった中枢神経刺激薬が含まれる．

カフェイン誘発性不安症とカフェイン誘発性睡眠障害を含むか除外するかには，臨床的な判断が必要だ．これらの障害では，症状は単なるカフェイン中毒にみられるより重度であり，独立して臨床的な注意を払わなければならないほどの深刻さのはずである．

デイブの残りの病歴（および診断）は p.340 にある．

■ F15.93［292.0］カフェイン離脱 Caffeine Withdrawal

本書の前版「DSM-Ⅳ Made Easy」（日本語版未発行）のなかで私は，カフェイン離脱は公式の DSM 診断ではないが，そうすべきだと述べた．同じ考えの臨床家は多くいたようで，カフェイン離脱を DSM に入れようとする動きが出てきていた．

カフェイン離脱は，休暇中，週末，その他といった個人の社会的スケジュールが変化するときに特に起こりやすい．そして，疲労や頭痛，眠気を感じやすくなるだろう．幾分起こりにくい症状は集中困難と運動機能低下である．DSM-5 では，除外すべき可能性のある身体疾患の例として片頭痛とウイルス性疾患が記載されている．

カフェイン離脱のポイント

長期間にわたる多量のカフェイン摂取を急に中断，または著明に減量した患者は，インフルエンザ様症状（頭痛，嘔気，筋肉痛）と中枢神経機能の低下（疲労，不快気分，集中困難）を呈する．

注意事項

D を見逃すな！

- **D**uration to symptom onset（発症までの期間）：1 日のうちに 3 つ以上の症状
- **D**istress or **D**isability（苦痛と障害）：職業的/社会的，または個人的な機能を損なう
- **D**ifferential diagnosis（鑑別診断）：身体疾患，その他の物質による中毒，その他の精神障害

カフェイン離脱の詳細は表 15-1 を参照せよ

●あなたの症例

こんな経験をしたことのあるコーヒー好きはどれくらいいるだろうか．あなたは友人宅

に泊まりに来たが，翌朝起きてみれば，その友達はコーヒーを控えていて家には豆もない．半狂乱になって，もうインスタントコーヒーの1杯でも構わないと無駄に探しまわった挙句，あなたは「こんなことしても無意味だ．試しにコーヒーなしでやってみよう」と決心する．

最初の数時間はまずまず過ごすが，昼食が近づくにつれてあなたは気分がよくないと気づく．昨晩は古い友人に会い，新しい場所を訪ねることに意欲的だったのに，今日はようやく寝床に這い戻るくらいの元気しか出てこない．吐き気がして，「飛行機に乗っているみたいだ，このむかむかはなんだ」と訝かしむ．数時間前からなんとなく感じていた頭痛が今やひどいものになっており，友達に「いい天気だね」と言われてもうなり声を上げるしかできない．

ついに捨て鉢な気分で，あなたは最寄りのスターバックスになんとかやって来る．エスプレッソとダブルラテを飲んだ途端，頭痛は消え去り，輝かしい一日が舞い戻る．そしてあなたは，店員にたっぷりのチップを渡し，生まれ変わったようにその場を後にするのだ．

●あなたの症例を診断せよ

ご覧いただいたとおり，これは天文物理学みたいに特殊なことではない．急に日課のコーヒーを中止したことで（診断基準A），典型的なカフェイン離脱症状である，頭痛，疲労，いらいら感，インフルエンザ様症状が出現した（基準B1，B2，B3，B5，診断基準Bは3症状が該当すればよい）．あなたはとても嫌な気分だったため，めったに会わないよい友人たちを邪険に扱い，困った，社交上きまりの悪い状況に陥るところだった（あなたの好きな飲み物を覚えて用意していたわけではないから，それほど頻繁に会う人たちでないことはたしかだろう：基準C）．

もちろん，インフルエンザ，または**身体疾患**にかかっていたのかもしれないし，時差ぼけかもしれない．症状を引き起こす他の原因を除外しなければならない（基準D）が，それほど面倒なことではない．GAFスコアが85である以上，身体的精査はほとんど必要ないだろうし，コーヒーという魔法の薬の1杯で急激に症状が改善したことを考慮すれば，あなたの診断は以下になる．

F15.93［292.0］カフェイン離脱　Caffeine Withdrawal

カフェイン離脱の症例に**あなた**を選んだのには理由がある．DSMの診断に忍び込むのが，誰にとってもいかに簡単かを示したつもりだ．

最終的に精神や行動の障害と診断されうる数えきれないアメリカ人（そして，世界全体に目を向ければ何十億人もの一般の人々）については多くの書物や記事のなかで言及されている．10年前ですら，46%のアメリカ人がDSM-Ⅳ診断基準で，精神障害だと診断可能だったのだ．

説教臭く聞こえたら申し訳ない——といっても謝る気は別にないのだが——それでも私は，われわれが大切に育んできた振る舞いを病気とみなしてしまう危険性があることを強調したい．**あなた**でさえ DSM–5 のページに収まってしまうのに，誰がそこから逃れられようか．

■他のカフェイン誘発性障害群 Other Caffeine-Induced Disorders

カフェイン使用障害は DSM–5 のセクションⅢに，さらなる研究を要する病態として収載されている．これはひとつには，長期のカフェイン使用者の多くが物質使用障害の症状を示しているからである．使用を中止しようと何度も試みること，使用により医学的な問題を生じると知りつつ使用を続けること，そして離脱症状が特によくみられる．カフェイン誘発性障害にみられる全症状については表 15–2 を参照のこと．

■F15.99［292.9］特定不能のカフェイン関連障害 Unspecified Caffeine-Related Disorder

大麻関連障害群 Cannabis-Related Disorders

大麻は大麻植物 *Cannabis sativa* の一般名であり，その有効成分はテトラヒドロカンナビノール（THC）である．大麻の種類や生育場所に応じて，葉や花冠は約 1〜10％の THC を含むが，この数字は数十年間で増加している（カリフォルニアのある地域では，選ばれた品種を丁寧に栽培することで 10％かそれ以上の THC 濃度を実現したが，はたしてこれを米国農業界の大成功と捉えてよいものか）．ハシシ Hashish は大麻植物の葉から作られる合成樹脂で，約 10％の THC を含む．

大麻は米国，そして世界で，最も広く使われる違法物質である．すべての成人アメリカ人のうち 4％もの人が，一生のうちのどこかで大麻関連障害の診断を満たしうる．2007 年以降，大麻人気は再上昇しているようだ．若者，特に若い男性の間でより一般的となっていることは驚くにあたらない．米国の司法管轄区のいくつかでマリファナ が合法化されたことがどのように影響したかは現時点で明らかでない．

週 1 回以上の大麻使用は依存の可能性を高める．大麻使用量が多かった人が急に使用を中止すると，数週間にわたり不安，不眠，鎮静薬離脱に類似の症状といった軽度の生理学的症状を呈することがある．他の物質（コカイン，オピオイド，アルコール，その他類似物質）の離脱時にみられるような重篤な身体依存，精神依存は大麻ではみられない．それゆえ，DSM–5 になるまで，大麻離脱の診断基準は DSM に含まれていなかった．驚くことに，ヘビーユーザーであれば大麻でも耐性は生じうる．他の物質使用障害と比較し，大麻使用障害は緩徐に，そして社会的に容認されやすい背景のなかで進行し，最終的によく知られるような物質使用障害の症状が出現する．

フラッシュバックはまれである．抑うつもまれであり，出現しても一過性で軽度に留まる．数日間，妄想が持続する患者もいる．既に統合失調症を発症している患者が大麻を使用すると，精神病症状は悪化しうる．

大麻は患者によってはやめるのが最も難しい物質のひとつかもしれないが，それは，その他のより危険な物質をやめさせるモチベーションとなるような医学的合併症が，比較的少ないからである．大麻は通常吸引で使われるが，THC は消化管吸収される——皆さんもマリファナ入りクッキーの話は聞いたことがあるだろう（訳注：THC は脂溶性なので，大麻をバターに混ぜ，クッキーやケーキとして経口摂取することがある）．摂取量が一定しないため，THC の経口摂取は特に危険である．

医師のなかには，慢性的な大麻の使用による症候群もあると想定している人もいる．症状はさまざまだが，軽度の抑うつ，意欲低下，一般的な活動への興味低下がみられるとされる．特に青春期では，過剰使用により認知機能に影響が出やすい．記憶，注意，思考力の低下がみられるが，これらは急性中毒の期間中持続し，長期間にわたる日常的な使用で増悪する．

■大麻使用障害 Cannabis Use Disorder

大麻使用障害の特徴は，特定の物質使用障害のほぼすべてに類似する．診断基準は，一般の物質使用障害の診断基準と同一である（p.388）．コードについては表 15-2 と 15-3 を参照せよ．

■大麻中毒 Cannabis Intoxication

大麻の愛好家たちは大麻のもつリラクゼーション効果と気分の高まりの効果を評価している．感覚が研ぎ澄まされ，色彩はより鮮やかになるようだ．大人も子どもと同じように世界を新鮮な眼で眺めるようになる．音楽や絵画の鑑賞意欲が増す．頭の回転が速くなり，自分のしている会話がウィットに富んでいるぞ，と思えるかもしれない．

大麻の効果は多岐にわたりさまざまだが，ハイになるか落ち込むかは使用状況やそのときの気分に強く左右される．時間の感覚はしばしば変化し，数分が 1 時間に感じられるかもしれない．使用者は受動的で不活発となり，感情鈍麻を呈するかもしれない．運動機能は障害される（大麻は運転に支障をきたすことでよく知られている）．大麻は通常，結膜充血と頻脈を引き起こす．

大麻使用者は通常，かなりの中毒状態であっても多少は普通に見える．錯覚は起きうるが幻覚はまれである．使用者は一般的に病識を保っており，認知の間違いにだまされることなく，笑い飛ばしすらする．

特に初回の使用者において，中毒症状が不安から始まりパニックに進行することがしばしば見られる．事実，大麻の最も一般的な副作用は不安症である．患者のなかには，身体感覚が歪みから，死が差し迫っているように感じられて恐怖に陥る者もいる．

大麻中毒のポイント

大麻使用後すぐに，協調運動障害や認知の変化（不安または多幸症，判断低下，社会的ひきこもり，時間延長の感覚），および結膜充血，口腔乾燥，頻脈，食欲亢進の症状を呈するもの．

注意事項

D を見逃すな！

- **D**uration to symptom onset（発症までの期間）：数分から数時間，投与方法による
- **D**ifferential diagnosis（鑑別診断）：幻覚薬やその他の物質による中毒

大麻中毒の詳細は表 15-1 を参照せよ

コードするときの注

▶該当すれば特定せよ

知覚症状を伴う With perceptual disturbances：患者には視覚，聴覚，触覚的錯覚，または病識の保たれた幻覚といった知覚変化がみられる（患者は症状を，物質使用による非現実のものとして認識する）．病識を欠いた幻覚は大麻誘発性精神病性障害の診断を示唆する．ICD-10 によるコード化は知覚症状の有無に左右される．表 15-2 を参照せよ

その他の物質による中毒と同様，大麻中毒の診断では，臨床的に意味のある不適応性の行動的または心理学的変化が求められる．社会的ひきこもりと判断低下は臨床的に意味のある不適応として議論を待たないが，多幸感はどうであろうか．もし患者が，ただただ幸せな気分でありそれだけだったら，中毒ではないのだろうか．他のものよりうまく機能する診断基準もあれば，いまだに個々の医師に解釈を負う診断基準もあるのだ．

●ラッセル・ザーン

「チョコバー，もってる？」ラッセル・ザーンはセラピストのオフィスによろよろと入ってくるなり，ソファにだらしなく沈み込んだ．破れたデニムのジャケットの肩越しに髪をぱっと払いのけると，「朝飯食って 1 時間しか経ってないんだけどさ，本当にお腹すいちゃって」と言った．

27 歳時には，彼は生活保護に頼っており，しばしばホームレスになった．彼の育ったカリフォルニア北部の丘陵地帯では，主要な市場作物が大麻だった．高校卒業後，最初の数年間は大麻の栽培と売買をしていたが，最近はもっぱら使う側だった．少量の大麻保持で捕まっては法廷に何度も現れる彼にうんざりした裁判官に差し向けられて，現在，彼は精神科クリニックに通っている．そんなラッセルはいつも，面接の直前，外の通路でマリファナタバコを嗜んでくるのであった．

ラッセルは診察されることに特別不快感は示さなかった．彼は単に，その必要を感じていないだけだった．彼が生活に必要とするものはほとんどなかった．給付金で賄えないものは何でも物乞いで得た．彼は街のビジネスエリアの一角に陣取り，一日 6 時間，寄付を

求める看板の後ろでぶらぶらしていた．数時間おきに，彼は路地に隠れてマリファナを一服した．「仕事中は吸わねえんだ，商売に響くからね」と彼は言った．

総じて，子ども時代に比べて現在のほうが，彼の人生はずっとよいもののようだった．ラッセルは6歳のとき，自動車事故で両親を亡くしていた．その後2年間，彼は祖父母，おじ，おば，いとこの間をたらいまわしにされた．誰も彼を本心から必要としていなかったのだ．6年間，いくつかの里親の家を渡り歩いたが，14歳で家を逃げ出し，里子生活を終わりにしたのだった．

カリフォルニア北部での大麻産業という新しい生活スタイルはラッセルにぴったりだったが，後に彼は働かないほうがより性に合っていることに気づいた．彼が働かなくなってから数年が経過しており，彼はもう金輪際働かないだろうと考えていた．彼の気分は常に良好だった．医者にかかる必要はまったくなかった．彼は大麻以外のすべてのドラッグを試したが〔「スマック（訳注：ヘロインの通称）以外はね」と彼は話した〕，いずれに対しても興味を示さなかった．

ラッセルは立ち上がり，伸びをした．彼は赤くなっている目をこすり，「それじゃ，聞いてくれてありがとよ」と言った．セラピストは，どこに行くの，と尋ね，面接時間が終わっていないことを指摘した．「まだ20分くらいしかここにいないですよ」「本当？」ラッセルはだらしなく椅子に腰かけた．「1時間かそこらかと思った．いつも時間の感覚がおかしいんだよね」．

●ラッセル・ザーンを診断せよ

DSM-5によれば，ラッセルの時間感覚の歪み（特に時間がゆっくり進むこと）は大麻の最近の使用（大麻中毒の診断基準A）による不適応性の行動（基準B）の基準を満たすだろう．これがラッセルにとって臨床的にどれくらい重要かははっきりしないが，担当医は確かに気づいていた．診断に必要な2つの身体症状は，結膜充血（基準C1）と食欲亢進（午前中半ばにチョコバーを欲しがることで示唆される：基準C2）により満たされる．コード化の際には，彼に知覚障害（錯覚や幻覚など）があったとする根拠はみられないことに注目しよう．

もちろん，他の物質使用（もし知覚障害が指摘されるなら，特に**アルコール**と**幻覚薬**）も大麻中毒の鑑別診断として考慮すべきだ．アルコール使用歴と嗜好は鑑別と，**不安症**や**気分障害**といった精神障害の除外に重要である（基準D）．

ラッセルは大麻使用障害だろうか．彼は長きにわたり大麻を吸引してきた．彼は一般的な使用者より大麻耐性が強いかもしれないが（物質使用障害診断基準A10），意図していたよりも大量に使用するとか，使用を制限しようとしたとする根拠はない．DSM-5では，最後に大麻離脱症候群について言及されている．ラッセルの病歴に引き続き注目していただきたい．ラッセルは大麻を得るため，そして使用するためにかなり多くの時間を費やしている（基準A3）．そして，彼がホームレスで無目的な生活を送っているのは，部分的には大麻使用によるものかもしれない（基準A4）（あるいは，パーソナリティ障害がこれらの問題と，大麻使用の原因であったとの議論もできる）．症例のなかでは大麻による身体的/精神的な問題は示唆されていないが，それでもラッセルの職業倫理の乏しさ，大麻使用時間の長さ，大麻耐性の可能性を考慮すれば，大麻使用障害の診断は妥当と思われる．

いずれにしても，幻覚や錯覚といった知覚変容が認められない場合，予備診断をつける際には表 15-2 を使用できる（ICD-10 では知覚障害の有無に応じて異なるコード番号が提示されている）．ICD-9 では中毒と使用障害で別のコード番号が必要であることにも注目しよう（表 15-3 を参照）．

F12.229 [304.30, 292.89] 中等度大麻使用障害，大麻中毒，知覚障害を伴わない　Moderate cannabis use disorder, with intoxication, without perceptual disturbances

大麻離脱 Cannabis Withdrawal

DSM-Ⅳが出版されるまで，大麻離脱の存在すら疑問視する研究者もいた．それは単に，得られるドラッグの作用が比較的弱く，大量使用者が比較的少ないことが相まったため，大麻離脱の存在が明らかとなるのに時間がかかったからかもしれない．過去 10 年程度で，多くのエビデンスが蓄積され，大麻離脱が存在すること，そして実際のところ，使用者の 1/3 が一度以上，この衰弱状態を経験していることがわかった．他のドラッグと同じく，医療目的の使用により引き起こされた離脱は大麻使用障害の基準を満たすものとして考えるべきでない，ということは繰り返し述べるに値する．多くの司法管轄区で医療目的の大麻が手に入り，二, 三の管轄区では嗜好品としての使用も合法化されているわれわれの時代にあって，このことはより重要である．

離脱経験者の半数かそれ以上に，不快気分と落ち着きのなさが生じ，大麻が欲しくてたまらなくなったといわれる．鮮明かつしばしば不快な夢や悪夢を報告する者もいる．症状はニコチン離脱とおよそ同程度の重篤さであり，事実，離脱症状を紛らわすためにタバコ（またはアルコール）を代わりに使用する者もいる．症状は二, 三日から数週間続くが，身体症状は精神症状より早期に消失する．いくつかの研究では，離脱症状は大麻使用障害の再発の強い予測因子とされる．

大麻離脱のポイント

大量かつ長期にわたっていた大麻使用の中止後，患者は睡眠困難，食欲低下，抑うつ気分，不安，落ち着きのなさ，ふるえ，発汗，悪寒/発熱，頭痛，または腹痛といった身体愁訴，不快気分と中枢神経系の過活動症状を呈する．

注意事項

D を見逃すな！

- **D**uration（期間）：大量かつ，数か月にわたるほぼ毎日の使用があり，減量後二, 三日以内に生じる
- **D**istress or **D**isability（苦痛と障害）：職業的/学業的，社会的，または個人的機能

を損なう

- **D**ifferential diagnosis（鑑別診断）：身体疾患，その他の物質による中毒，その他の精神障害

大麻離脱の詳細は表 15-1 を参照せよ

コードするときの注

コードづけは表 15-2 と 15-3 に示されているが，ICD-10（表 15-2）では離脱に単一コードのみが許されることに注目せよ（中等度か重度いずれかの使用障害が合併しているはずである）．

●ラッセル・ザーンふたたび

ラッセルはクリニックでの鑑定の後，拘留された．彼にうんざりしていた判事は，即座に投獄させておくべきだと同意し，「労働の日」の 3 連休に入った（訳注：「労働の日」は米国，カナダの祝日のこと）．

投獄されて最初の数時間はそう悪くなかった．投獄初日と翌日，彼はフレンドリーな看守と話をしたり，同房者とボードゲームで遊んだりした．しかしながら睡眠は断続的となり，日曜日には彼は騒々しく，焦燥感を呈するようになり，牢の鉄格子をスプーンでガンガンと叩いた――そのスプーンは夕食のトレイから彼が唯一取りあげたものだった．「俺は腹が減ってないんだよ，わかるか」手つかずのミートローフを下げようとする看守に対して彼はかみつくように言った．

ラッセルは文字通り一晩中起きていた．汗をかき，悪寒（発熱はなかった）と頭痛がし，きりきりと胃が痛んで，寝台の上で二つ折りにならざるを得ないほどだった．

「思いつく限り最悪の風邪みたいだ」週末にもかかわらず回診した看護師に，彼は哀れっぽく訴えた．身体的問題はなんら認められず，看護師は看守に「マリファナ中毒者が離脱を起こしているだけです．数週間すれば治まりますよ」と話した．

●ラッセル・ザーンをさらに診断せよ

ラッセルの大麻使用は大量かつ長期にわたっていた（大麻離脱の診断基準 A）と保証できるだろうか．突然大麻を中断したことで，ラッセルには易怒性（基準 B1），不安（基準 B2），睡眠困難（基準 B3），食欲低下（基準 B4），落ち着きのなさ（基準 B5），腹痛（基準 B7）を含む大麻離脱のほぼすべての診断基準を満たす症状が出現している．これではたしかに，診断に必要な「苦痛」（基準 C）を引き起こすのに十分だろう．これらの症状が，風邪や**他の身体疾患**（基準 D）によるものではない，という看護師の発言を採用しよう．

大麻離脱の症状は**他の物質による離脱**（**アルコール**，**鎮静薬**，**精神刺激薬**，そして**タバコ**）にとてもよく似ているので，その一つひとつを鑑別に挙げなければならない．しかし，病歴を見れば診断は明らかだろう．過去の大麻使用障害に，ただ離脱を付け加えればよい．これまで得られた情報を総合して，症状の個数にかかわらず，彼の大麻使用障害を重度に引き上げよう．

ラッセルの GAF スコアは 50 で，過去 1 年間で最低のレベルだろう．表 15-2 を用いれば，

ラッセルの診断は（もはや大麻中毒ではなく）大麻離脱と使用障害となる．前述のとおり，パーソナリティ障害の可能性についてさらに精査する必要性を強調したい．現時点では，いずれのパーソナリティ評価をするにしても情報が少なすぎるし，使用している大麻は多すぎる．

F12.288［304.30, 292.0］　重度大麻使用障害，離脱を伴うもの　Severe cannabis use disorder，with withdrawal
Z59.0［V60.0］　ホームレス　Homeless
Z56.9［V62.29］　無職　Unemployed
Z65.3［V62.5］　繰り返される逮捕　Repeated arrests

他の大麻誘発性障害群 Other Cannabis-Induced Disorders

大麻誘発性障害群の完全なリストは表 15–2 と 15–3 を参照せよ．そのうちの 2 つについて特に言及しよう．

大麻誘発性精神病性障害，幻覚を伴う Cannabis-induced psychotic disorders with delusions：この障害は，通常，被害的な妄想を伴う．症状は 1 日もしくは長くても数日しか続かない．米国ではまれにしかみられず，若年者に最も多くみられる．しかし，他国や他文化（たとえばガンビア）ではもっと一般的かもしれない．大麻関連の妄想をもつ米国の患者は，統合失調症や薬物相互作用といった他の診断も要するかもしれない．

大麻誘発性不安症 Cannabis-induced anxiety disorder：大麻誘発性不安症を示した大学生，ボニータ・ラミレスの症例は第 4 章（p.184）を参照せよ．

■ F12.99［292.9］　特定不能の大麻関連障害 Unspecified Cannabis-Related Disorder

幻覚薬関連障害群 Hallucinogen-Related Disorders

いわゆる**幻覚薬** psychedelic drugs や**幻覚発現薬** psychotomimetic drugs と呼ばれる幻覚を起こしうる薬は，一般に錯覚をもたらすものであり，幻覚をもたらすわけではない．自然界に存在するそのような薬物としてサイロシビン（ある種のキノコに含まれる）とペヨーテ（サボテンの一種，おそらくは台所の棚にはおいていないだろう）の 2 つがある．しかし，フェンシクリジン（PCP）には人工的に合成された幻覚薬でとてもよく似た中毒作用がある．リゼルグ酸ジエチルアミド（LSD）と他の幻覚薬についてもまた述べよう（離脱症候群はこの物質群で確立されておらず，物質使用障害の診断基準は 10 の診断基準が含まれているが，いつもの 11 番目の診断基準は含まれていない）．

• フェンシクリジン Phencyclidine

DSM-Ⅳでは PCP は独立した区分に記載されていた．DSM-5 では道理が勝り，今は他の幻覚薬とまとめられている．だが，使用障害と中毒のそれぞれの基準が異なって存在している．**エンジェルダスト** angel dust と巷で呼ばれた PCP は興奮と抑制の性質を併せもつ幻覚薬である．よくストリートで用いられている 5 mg という量でさえ，このきわめて強力な薬物は，時折その精神症状が統合失調症と全く区別がつかないほどの精神症状を生み出しうる．遺伝的に統合失調症の素因をもつ人による摂取は，潜在していた深刻な病の活性化のリスクをもたらす．

PCP は元々麻酔物質として開発された．有害な副作用を引き起こし，20 世紀の半ばに人体に使うことを放棄され，獣医薬としての使用も禁じられた．より効力の低い類似薬であるケタミンは人体と獣医薬の両方で麻酔薬としていまだに使用されている．しかし，PCP は安価で，製造が簡単である（PCP はほぼ文字通りバスタブで生成ができる）ために，PCP が生む陶酔感に溺れる若い男性にいまだに時折使われている．

ヒトに対して離脱症状はない一方で，PCP の依存性は広く知られており，コカインやヘロインと同等に危険だと言う人もいる．症状は，飲み込むと 1 時間以内に，吸引すれば 2～3 分で始まる．高揚感は 4～6 時間持続し，繰り返して使えば数日は続く．PCP の使用法について，使用者が思いつくことは限られているのだろう．その使い方は，鼻から吸引したり，飲み込んだり，注射したりである．経腟吸収も可能だ．今は通常，タバコで吸われる．喫煙が好まれるのは効果が迅速で，使用者がある程度の精度で調整可能であり，おそらく過剰摂取による救急治療室の受診を避けられるからだ．

PCP とケタミンの両者は比較的少数の人々，特に 10 代や 20 代の男性らに使用されている．

• LSD と他の幻覚薬 LSD and Other Hallucinogens

人工的な幻覚薬の原型は LSD であり，1960 年代に新しい穏やかな変化をもたらす物質と受け入れられ始め，時代を経て広まっていった．アメリカ合衆国で合法的に LSD が作られることは随分前からなくなったはずだが，現在供給されているすべてのものは主に北カリフォルニアの違法な工場で作られている．新しい合成品である MDA や MDMA など他のものが見つけ出され続けている．それらは既知の幻覚薬の薬理学特性に似ていて，（初めの）違法な状態を逃れるため，これらはときに「デザイナーズドラッグ」と呼ばれている．それから由緒ある自然な物質として，アサガオの種にみられ，LSD と類似したメスカリン，サイロシビン，リゼルグ酸アミドがある．こうした物質は一般的に LSD や PCP と比べ幻覚作用は弱い．

過去20年ほどの間で，LSD は流行遅れになっているように思われる．使用は大学生の 1% に満たない．しかし，デザイナーズドラッグ（特に幻覚や興奮剤の性質を兼ねている MDMA，p.443 のコラムを参照）は人気が高まってきているかもしれない．ほとんどの使用者は他の薬物も使用している．路上では，約束のものとは全く違ったものが売られていることが多い．品質管理において倫理なんてものはなく，業者は高価なものを廉価なもので，希少なものを手近なものに勝手に代用している．こうして，たとえば「サイロシビン」

として売られているものも実際にはある業者がLSDやPCPを噴霧した普通のキノコだったなんてこともあるだろう．

LSDへの耐性はとてもすみやかに生じ，連続使用により効果がなくなるため，個人が週に1回より多く使用することは滅多にないだろう．より頻繁に使用しても，それに見合う効果は生じない．定義上はLSDや他の幻覚薬からの離脱症状はない．しかし，中断後に欲しくてたまらなくなる人々がいると報告されている．

DSMは品質を保つ作業のひとつとして，新しいものが出るたびに，より正確に分類するために，それぞれの障害の名称を改める作業を続けてきた．それなのに，幻覚薬はいまだに真実でない分類のままであることに驚かされる（DSM-Ⅳでも驚かされたことであり，その後20年が経った今回もまた強調しておきたい）．典型的には，それらがもたらすのは幻覚ではなく錯覚だ．ある著者は**錯覚剤** illusionogensとそれらを述べている．「幻覚をもたらす」を意味する**psychedelic**を，「宗教的効果や霊的効果をもたらす」**entheogen**に置き換えようとする動きもある．しかし，私にはそこに希望があるとは思えない．

フェンシクリジン使用障害およびその他の幻覚薬使用障害 Phencyclidine Use Disorder and Other Hallucinogen Use Disorder

PCPその他の幻覚薬の両方の使用障害の特徴はマニュアルにあるその他すべての物質の使用障害の特徴とほぼ同じである．ほとんどの幻覚薬で離脱症状は生じず，基準には離脱症状は含まれていない．それ以外の基準は一般的な使用障害（p.388）の特徴がほぼそのまま適応される．この後で紹介する2つの症例を通して，これらについて論じよう．コード番号は表15-2および表15-3に記載されている．

フェンシクリジン中毒 Phencyclidine Intoxication

PCPの量によって，その程度はまちまちである．PCPによって幸福感に加え，無気力や不安，抑うつ，せん妄と，興奮，衝動性，暴力といった問題行動が生じる．緊張病症状や自殺も報告されている．一部の使用者には光と音に対し，暴力的で，誇張された，予測できない反応が生じる．その結果，中毒患者の感覚刺激を遮断しようとすることもあるだろう．身体症状には高熱，筋肉の硬直，構音障害と高血圧が含まれ，高用量ではてんかん発作や昏睡が生じ，呼吸停止となって死に至るおそれがある．

フェンシクリジン中毒のポイント

PCP を使った後まもなく，患者は脱抑制した行動，すなわち予測不可能な衝動性，攻撃性，判断力の低下と深刻で致死的な症状をきたす．それにより，眼振と呼ばれる眼球のけいれん様の動き，歩きにくさ，話しにくさ，筋肉の固さ，しびれ，昏睡，てんかん発作といった神経学的障害や筋肉の制御不能の兆しがみられる．心拍や血圧が高くなることがあり，ときに聴覚が異常に鋭くなることもある．

注意事項

D を見逃すな！

- **D**uration to onset of symptoms（発症までの期間）：1～2 時間以内
- **D**ifferential diagnosis（鑑別診断）：物理的な障害として幻覚薬や他の物質による中毒，他の精神障害，特に精神病性障害

幻覚薬中毒の詳細については表 15-1 を参照せよ．

コードするときの注

表 15-2 と 15-3 のコードを参照せよ

●ジェニー・メイヤーソン

24 歳になったジェニー・メイヤーソンは，その人生の半分を悩みとともに生きてきた．12 歳の頃，仲の悪い両親の間で，覚えている限り最悪の口論が行われている真っ最中に，父親は家庭から出て行った．離婚により母親の心は奪われ，姉は家から出て行き，ジェニーはほとんど独りぼっちになった．

14 歳のとき，放課後や，ときには授業中にマリファナを吸い始めた．1 年としないうちに，授業に行かずに吸うようになった．18 歳の誕生日に母親は彼女を家から追い出した．彼女はボーイフレンドの家を転々とした．彼らはそれぞれ，彼女に新しい快楽の薬を教えた．彼女は精神科病院に入退院を繰り返し，地元のベティフォードクリニック（訳注：米国の薬物依存症専門病院）で 2 回，入院治療を受けた．

ジェニーと最後に会ったのはパトロールをしていた，若い巡査のレジー・ポランスキーだった．ある土曜日の午後，若い女性が通りの真上にある高い窓縁に座っていると通報を受け，彼はおんぼろアパートの 6 階に呼び出された．ほのかに甘いマリファナのにおいがポランスキーを包み，部屋の中を抜けて窓に歩み寄った．

彼女がいたのは窓のすぐ外の，幅 30 cm 足らずの縁の上だった．彼の左へ 1 m のところにジェニーは綿のブラウスと薄いドレスを着て，裸足とむき出しの脚で座っていた．彼女は穏やかで，彼女の顔は，夏の終わりの日差しに対しうつむいていた．25 m 下の歩道には群衆が集まり始めた．

ポランスキーは窓枠を握り，頭を突き出した．「ここで何をしてるんだい」．

「ちょっと，や……やす……休んでるの」力を振り絞るようにして，彼女はやっとその言葉を発した．彼女は目を開かず，頭をこちらには向けなかった．「飛んでみたいわ」

「そんなことしたいわけじゃないだろう．こっちに来るんだ」．

「あなたも外に来たらどう？　ここに来たらいいわ．私はアメリア・イアハート（訳注：女性として初めて大西洋単独横断飛行に成功した飛行士）なの．私たち飛べるわ」．ジェニーはクスクスと笑い，二人はしばらく話し合った．まあ，彼女がアメリア・イアハートだというのはジョークだったが，飛べると思っていた．彼女が「まぶしたやつをいれた」後，その考えは今朝，突然にやってきた．彼女はこの数か月の間断続的にエンジェルダストを使ってきた．

ポランスキー巡査は彼女の手を指摘した．親指と人指し指の間の水かきに出血があった．「自分で切ったのかい？」．

ジェニーは窓からよじ登ったときにギザギザしたカーテンのカーテンレールの縁でやったに違いないと述べた．傷に全く気づけなかったのは，傷が神からのメッセージだったからに違いないと彼女は述べた．彼女にとって，それは聖痕のようだった．彼女は，痛みの代わりに幸せや，力強さ，光を感じていた．今度の祝日にある航空ショーの練習のように感じた．

「見て，地面があんなに近い」「すぐそこに降りられそう」と言った．彼女は立ちあがり，両腕を水平に伸ばし，空中へと軽く足を踏み出した．

●ジェニー・メイヤーソンを診断せよ

ジェニーがエンジェルダストを使用し，判断力に悪影響があったことは十分にフェンシクリジン中毒の基準の A と B を満たした．D の身体症状に必要な基準のうち，前述のエピソードには 2 つが記載されていた．痛みへの反応の低下（基準 C3 窓の外を登る途中で手のひらの皮が引き裂かれていたことに気づかなかった）と構音障害（基準 C5，彼女は発話が不明瞭だった）の 2 つで必要十分だった．

ジェニーは錯覚（地面が 6 階下より，近くに見える）もあった．**精神刺激薬**，**オピオイド**，**大麻**を含む他の物質の**中毒**作用でもこうした知覚の変容が存在する．部屋の香りからマリファナの使用に気づいたとポランスキー巡査は述べていたが，PCP の使用者はしばしば吸引できる何か（いつもはマリファナかタバコ，たまにパセリ）に薬物を噴霧するものだ．信頼性の高い情報が不足している場合，毒物検査報告書の結果を見て確定診断を下すことになる．

前述のエピソードはジェニーの PCP の問題の程度に関しての情報はない．そのため，フェンシクリジンの使用障害の確定診断は下せなかった．エピソードではジェニーが少なくともさまざまな物質の使用による職場（学校）での問題が以前からあった．さらなる診断は彼女の使用パターンの追加情報次第だろう．すべてを考慮し，中等度から重度のフェンシクリジンの使用障害が暫定的診断として妥当と思われる．われわれが思いつく症状がいくつあろうと，結果を考えれば，私の下す重症度のコードは妥当だ．

ジェニーが言った，飛べることや聖痕（神の傷）があることに確信はなく，それゆえ妄想ではなかった．このことから**統合失調症**や他の精神病は除外されるだろう．彼女の障害が身体的疾患によるものと考える根拠はなかった（基準 D 項目）．患者によっては，急速に軽快することがあり（それも，しばしば薬物治療もなしに！），そのようなときには幻覚薬の中毒か，気分障害や不安症などの他の精神障害を疑うことになるだろう．幻覚薬の使用者を診たときには，パーソナリティ障害や他の精神に作用する薬剤の使用についても診察すべきだ．

ジェニーの診断は下記のようになる．当然だが彼女のGAFスコアはゼロだった．パーソナリティ障害の可能性を探る機会はもう二度と来ないだろう．

F16.229［304.60, 292.89］ 重度のフェンシクリジン使用障害（暫定），フェンシクリジン中毒 Severe phencyclidine use disorder（provisional），with phencyclidine intoxication

■他の幻覚薬の中毒 Other Hallucinogen Intoxication

他の幻覚薬の中毒で現れる最初の症状はたいてい身体にくる．めまい，振戦や脱力感，しびれ，四肢の刺すような痛みを訴えることがある．知覚の変化（通常は錯覚）は，音と（たとえば身体的なイメージのような）視覚的な歪みの明らかな増幅を含み，同時に**共感覚** synesthesiaを伴うことがある．共感覚とは，感覚体験のひとつの型が別の感覚を生み出すものであり，たとえば私の知っている教授はピアノで弾いたド，ミ，ソの和音を聞くと，赤，白，青が見えていた．

幻覚が生じるのであれば，それは鮮やかな幾何学的な形や色のこともある．幻聴も生じうる．多くの人々が強力な陶酔感，離人感（すなわち自分から離れる感覚），現実喪失感（自分の知覚したことが非現実的に思う感覚）を経験し，夢のような状態，時間が速かったり遅かったりする感覚を経験する．ほとんどの使用者はそれらに対する病識を保っているが，注意力が低下することはありうる．

その人の事前の状態や薬物に何を期待しているかによって，その反応がその人ごとに違いが生じうる．楽しい経験をする人もいれば，ひどく不安になる人もいる．「バッドトリップ」はたいてい不安と抑うつの感情が含まれており，パニック発作を起こすかもしれない．これらの反応は，精神病的な恐怖という特徴を伴うのであれば，長引きうる．

通常，非常に強い否定的な反応は，薬物を排出するのにかかる時間である24時間以内に弱まる．ほんの数μg（切手を浸すことができる程度の量）でLSDは強い効果をもたらす物質だ．腸から吸収されると，通常は1時間もしないうちに作用が始まる．その影響は2時間から4時間でピークとなり，半日は続くかもしれない．PCPと同じようにLSDや他の幻覚薬は致死的となりうる．

その他の幻覚薬中毒のポイント

PCPでない幻覚薬を使ったすぐ後に患者は不快感，錯覚，判断力の低下に加え，散瞳と視力障害，発汗，頻脈や不整脈，ふるえ，筋協調運動の減少といった自律神経の障害の症状をきたす．

注意事項

D を見逃すな！

- **D**uration until onset of symptoms（症状の発現までの期間）：通常 1 時間未満
- **D**ifferential diagnosis（鑑別診断）：他の物質，他の精神障害，他の内科疾患

その他の幻覚薬中毒の詳細については表 15-1 にみられる

コードするときの注

診断を記録する際に「**他の幻覚薬** other hallucinogen」ではなく，具体的な名前を使用せよ.

表 15-2 と 15-3 のコードを参照せよ

●ワンダ・ピツィンガー

ワンダ・ピツィンガーは 26 歳で，映画館で働いていた．高校 3 年にアルバイトで仕事を始め，卒業後に正社員になり，勤務を続けた．給料は入った当初から変わらなかったが，釣り銭を渡し，ポップコーンを作ることは苦でなく，たくさんの封切り映画を見ることができた（仕事上は最初から最後まで見る必要はなかったのだが）.

ワンダの仕事は結婚生活より長く続いた．22 歳のときのランディとの結婚は，10 か月しかもたなかったのだ．妊娠したこと（そして，中絶したこと）以外で，二人の間の大きな出来事といえば，LSD を始めたことだった．彼女はたまにランディに会うことはあったが，そのときには二人は友人にすぎなかった．二人が一緒に費やした唯一の活動はトリップすることであり，性欲は吹き飛んでしまっていた.

ワンダは他の薬物を試した．マリファナは頭痛になり，コカインはイライラした．一度ヘロインを吸引したが，嘔吐した．アシッドはちゃんとキマッた．常に気分を高揚させ，めまいがした．鏡をのぞき込めば，自分が溶けるように見えた．このことで彼女は困ることはなかった（一般にはアシッドをキメて生じると，不気味に思うだろう)．日常がダイヤモンドや三角形，四角形に色づくことも加わり，彼女は LSD が新しい意味や洞察を明らかにすると考えた．深く考える感覚に価値を見出した．その体験は，唯一の副作用だった動悸とぼやけた視界も，ほとんどの場合，価値があるものとした.

アシッドのおかげで，ワンダはランディをよく思うようになった．時折彼女は休みに彼とトリップしたいと思い，彼は LSD を浸した吸い取り紙を小さな正方形にして彼女に与え続けた．プレゼントとして，彼はかつて LSD に浸した 2 枚の映画チケットを渡した．彼女はそれらを鏡台の隅に隠して保存した.

●ワンダ・ピツィンガーを診断せよ

LSD を服用しているときのワンダの精神と行動の変化は深刻でなかった，長所と短所はかなりいい具合に差し引きゼロだった．LSD があったからこそ彼女はランディと一緒にいたいと思えていた．ただ，彼女はセックスへの興味を失った．「バッドトリップ」（診断基準 B）があったのであれば，それは臨床的に重大だ．しかし，それらだけでは彼女に

治療が必要だと言う程の臨床的な重大さがあったとは言えないのではないか，という議論はもっともだ．彼女には他にも幻覚剤中毒の症状が存在していた．目のかすみと心臓の動悸（基準 D5, D4）といったよくある副作用があった．彼女はまた，光や模様，形の幻視（基準 C），および特別な洞察力を持っているかのような感覚といった，いくつかの典型的な知覚の変化があった．加えて，彼女はこの薬物におなじみの体感として，幸福感を感じた．

鑑別診断は，幻覚を伴う他の幻覚薬の中毒，**せん妄**，**認知症**，**てんかん**，**統合失調症**である．幻覚以外に，ワンダにはこれらの症状を示唆する症状があった．しかし，彼女の主治医は他の疾患を完全に除外するには精神状態の評価を含む完全な精密検査を行わなければならないだろう．**半覚醒の映像**(睡眠状態と覚醒状態の間で体験する視覚映像)がフラッシュバックの様相をとることがありえるが，ワンダの幻覚体験は，覚醒時以外の時間で生じた．

DSM–5 は他の幻覚薬の使用障害の診断を認めているが，おそらくまれである．ワンダのように，LSD の使用者が LSD を使うのも，ほとんどはそう頻繁なものではない．というのも，たいていは週に 1～2 回以上の使用で急速に耐性が生じ（効果が失われ）てしまうのだ．そして，彼女について物質の使用につきコントロールを失ったとする根拠も，物質の使用が彼女に職業的生活や社会的生活への取り組み方に変化を与えてしまったとする根拠もなかった．

いいだろう．ワンダが他の幻覚薬の中毒（F16.929［292.89］）の診断を下すにふさわしいかどうかには問題が残る．少し後でより完全な診断を下そう．

F16.983［292.89］幻覚薬持続性知覚障害 Hallucinogen Persisting Perception Disorder

幻覚薬を使っていない時期に，患者が中毒の間に生じたものと同じ症状を再体験するとき，**フラッシュバック** flashback が生じたといわれる．フラッシュバックの症状は人の顔や，幾何学的幻覚，色彩の閃光，動いている物体の像の軌跡，残像，物体周囲の光輪，**微視症** micropsia（ものが小さく見える），**巨視症** macropsia（物が大きく見える）が含まれる．性的関心の減少も特徴となりうる．患者は通常自分に何が起きているのか十分に理解している．

フラッシュバックはストレスや，暗い部屋に入ること，あるいはマリファナやフェノチアジンの使用が引き金となって生じることがある．数秒間の短いフラッシュバックはよくあるもので，幻覚薬の使用者の半分以上に生じる，活動が妨げられたり苦痛を感じたりするほど強いフラッシュバックを訴える人はわずかだ．フラッシュバックは，通常は時間とともに減っていくものだが，なかには使用後，数週間ないし数か月，あるいは数年にわたって持続する人もいる．

幻覚薬持続性知覚障害のポイント

幻覚薬の使用をやめた後に，患者は中毒の間に生じた錯覚の少なくとも 1 つを再体験する．

注意事項

D を見逃すな！

- **D**uration to symptom onset（発症までの期間）：変動する
- **D**istress or **D**isability（苦痛と障害）：職業的/学業的，社会的，または個人的な機能を損なう
- **D**ifferential diagnosis（鑑別診断）：身体の障害，せん妄，他の精神障害，半覚醒の映像

幻覚薬中毒の詳細については表の 15-1 にみられる

コードするときの注

表 15-2（特に脚注の d）と表 15-3 のコードを参照せよ

●ワンダ・ピツィンガーふたたび

ワンダは数日間アシッドを使用していないのに，しばしば自分が薬でトリップしたみたいになっていることに気づき，助けを求めて病院を受診した.

「私は，徹夜で仕事をし，映画の本編の直前，映画館に入ったときにそれに気づいたんです．最初はすべてが緑色で，それからキラキラと輝くような，スクリーンに自分の姿が見えました．それから私の映像がゆっくり溶けていくように思えました．結局，私が見ていられたのは 2 週間後に上映予定のウッディ・アレン（訳注：映画監督，アカデミー賞最多ノミネート）の映画の予告編だけでした」.

次の日，ワンダはランディにこのことを話した．彼はそれをフラッシュバックと呼び，「そいつはサイコーだね」と言った．ランディの景気のいい言葉とは裏腹に，彼女はこのことにつき不安になった．彼女は仕事中にフラッシュバックが出てしまったとしたら対応できないと思い，1〜2 日間，仕事を休んで家で過ごした．以来，どんな種類の薬物も使うことはなかった.

最後に LSD を使ってから 2 か月が経っていたが，ワンダにはたくさんのフラッシュバックが生じていた．その多くは残像のようなもの，人や物の影のような残像が彼女の寝室を横切るものであった．数回，ベッドの天蓋にランディの顔が見えたこともあった．台所のテーブルが，朝食を食べるのに手が届かないと思うほどサイズが大きくなったように見えた．しかし，銀幕に自分自身の姿を再び見ることはなかった.

●ワンダ・ピツィンガーをさらに診断せよ

詳細は変わっていたが，暗くなった映画館に足を踏み入れたとき，彼女は LSD 中毒のなかにあった幻覚（基準 A）の再発を経験し，それが病院を再び受診するきっかけとなった．おそらく LSD の使用者 1/4 がフラッシュバックを体験するように，ある程度のフラッシュバックはよくあることだ．ワンダをそれほど困らせるフラッシュバックでなければ，ワンダのフラッシュバックは診断にふさわしくない（基準 B).

幻覚薬中毒にするとして，ワンダの担当医は**せん妄**，**認知症**，**統合失調症**，**てんかん**，

脳の占拠性病変を除外しなければならないだろう（基準 C）．彼女は薬物使用によって錯覚が生じたと十分に理解しており，**幻覚薬誘発性精神病性障害**の診断には該当しないだろう．以前の LSD の使用歴と，典型的な病歴により，現在の診断が堅実だろう．彼女の GAF スコアは 70 となる．

F16.983［292.89］ 幻覚薬持続性知覚障害 Hallucinogen persisting perception disorder

---

幻覚薬持続性知覚障害の記述は物質誘発性精神病性障害と明確に区別されていないことに気づかされる．実際に，２つを分けている主な違いはフラッシュバックが他の医学的な状況に起因するものであってはならず，かつ他の精神障害によってうまく説明されないと主張する言い方である．他の多くの診断と同様に，必要なのは臨床家としてあなたの判断を下すことにある．すなわち，あなたにとっての決め手は，患者がどれほど病識を抱いているかということ，そして，物質使用の病歴次第ということになる．実際の場面で，診断基準は多くの助けとならないだろう．あなたの評価が，論理性に基づくものであれば，そのほうがよりよい診断根拠となるだろう．

■他のフェンシクリジン誘発性もしくは他の幻覚薬誘発性障害群 Other Phencyclidine-Induced or Hallucinogen-Induced Disorders

PCP 誘発性障害と他の幻覚薬誘発性障害のリストを表 15–2 でみられるだろう．ここでは特別に説明しておくに値するものがいくつかある．

幻覚薬誘発性気分障害 hallucinogen-induced mood disorder：抑うつや不安はよくみられる．平常気分はまれである．睡眠時間は減少することが多い．患者はじっとしていられず，罪悪感を覚えているかもしれない．脳が破壊され，気が狂ってしまうのではないかというおそれを抱くかもしれない．幻覚薬誘発性気分障害は比較的短期間しか持続しないこともあれば，数か月持続することもある．

幻覚薬誘発性パーソナリティ変化 hallucinogen-induced personality change：慢性の使用もしくはたった 1 回の使用で，魔術的な思考や，基本的な態度の変化といった性格変化が生じるかもしれない．

幻覚薬誘発性持続性精神病性障害 hallucinogen-induced persisting psychosis：ときに，幻覚薬は長期間，あるいは生涯にわたって持続する精神障害の引き金となるように思える．このことは，仮に患者が薬物を一度も使用しなかったとして，最終的に発症したかもしれない「単なる」潜在的な精神病性障害にすぎないのかどうか，これまで多くの議論があった．

■ F16.99［292.9］特定不能のフェンシクリジン関連もしくは幻覚薬関連障害 Unspecified Phencyclidine-Related or Hallucinogen-Related Disorder

吸入剤関連障害群 Inhalant-Related Disorders

揮発性の物質が誤って吸入されれば**毒素** toxin と呼ばれ，中毒になることを目的に使うならば，それは**吸入剤** inhalant と呼ばれる．意図して使っている人々は，たいてい，蒸発させたり，容器から噴霧できるようなもので吸い込んだりする．吸入剤には接着剤や，ガソリン（おそらく最も多い），溶剤，シンナー，さまざまなエアロゾル，修正液，冷媒が含まれる．どれを好むかは効果よりも手に入れやすさによって決まるようだ．

使用者は多くの理由で吸入剤に価値を見出す．吸入剤は退屈を解消し，不安を和らげる．吸入剤は考えや気分，時間の感覚や，認識（モノの色や大きさ，形の変化，ときにはちょっとした幻覚を生み出す）を変える．吸入剤は安価でもあり，肺を通って吸収されるものすべてと同様に効果が迅速である．

吸入剤の長期使用による神経学的な損傷はきわめて多様である．脳症や末梢神経障害は数多く経験される．加えて，失調歩行，パーキンソニズム，視力低下，そして第Ⅴ，第Ⅶ脳神経の関与により，顔面のしびれと麻痺が生じることがありうる．慢性的に使用すると，体重減少，脱力感，見当識障害，不注意，協調運動障害が起きるかもしれない．死はまれだがその多くは，バッグやマスクの使用下で，吸入する混合物から酸素が失われた結果として生じている．これらとは別に，胎児の奇形はもまた厄介な合併症だ．

吸入剤を使用する集団には三つのものがある．一つ目が少年と少女だ．彼らはしばしばグループで行動するなかで吸入剤の使用に至る．経験率のピークは 14 歳付近であるが，人気は 21 世紀の最初の数年間はずっと減少している．二つ目が成人（ほとんど男性）であり，彼らには吸入剤の依存がみられる．三つ目が，他の薬剤を長期にわたって使用している人々だ．多くの吸入剤の使用者は恵まれない少数民族から来ている．パーソナリティ障害，特に反社会性パーソナリティ障害は，吸入剤の使用者の間でよくみられる．

■ 吸入剤使用障害 Inhalant Use Disorder

吸入剤使用障害の特徴は，ほぼすべての他の物質の使用障害と同様である．幻覚剤と同様に，吸入剤使用障害の基準となる症状に離脱がないことを除けば，それらは一般的な基準（p.388）と全く同じである（たしかに，いくつかの軽度の離脱症状はあるかもしれないが，離脱の項目を診断基準に載せることが妥当かどうか DSM–5 は十分な議論をしていない）．通常のやり方に従って，得点をつけるとよい（表 15–2 を参照せよ）．

吸入剤使用障害において揮発性炭化水素がどれほど影響しているのか，正確に判断するのはしばしば困難であると DSM–5 には記載されている．また，はっきりとわからない場合には，DSM–5 は一般的な用語である，**吸入剤使用障害** Inhalant use disorder を用いることが薦められている．仮に，たとえば接着剤の主成分がトルエンだったとしたら，当然ながら，**トルエンの使用障害** toluene use disorder を選ぶだろう．亜酸化窒素および亜硝酸塩（アミル，ブチル，イソブチル）のどれも他の（もしくは未知の）物質だと考えられ，これらを含む使用障害はそれにしたがってコーディングされる．

吸入剤使用障害は，主な使用者集団である 10 代の少年たちの間でさえ，かなり珍しい．自然に寛解し，他の物質やさまざまな他の精神障害に移行する傾向がある．当たり前だが，幾人かは，最終的に種々の呼吸器関連の重症疾患により死亡している．

■ 吸入剤中毒 Inhalant Intoxication

吸入剤中毒の人々に，緊急治療室や診療所で遭遇することはめったにない（死体安置所でみつかることは時折あるが）．彼らの症状の多くはアルコール中毒の人々の症状と同じようなものだ．初期の症状は眠気，焦燥，浮遊感，脱抑制が含まれる．その後，運動失調，見当識障害，めまいが現れる．より重症な中毒は不眠，脱力，構音障害，破壊的な衝動行為，ときに幻覚を生み出す．しばらく眠った後，使用者は気だるくなり，二日酔いのような気持ち悪さを感じる．

トルエンは広く使用されている溶媒であり，乱用される物質の多くで主要な成分を占める．頭痛や，高揚した気分，めまい，小脳性運動失調（不規則で，調節されてない動きであり，バランスの悪さ，足を大きく広げた歩き方，足元のふらつきをしばしば伴う）を引き起こす．少ない用量では疲労，頭痛，反射の抑制，ヒリヒリした感じが生じうる．

吸入剤は通常，**バギング** bagging や**ハフィング** huffing により体内に入る．バギングとはビニール袋に溶剤をスプレーしたり，絞ったり，注いだりした後に，吸い込むことである．ハフィングは物質を染み込ませた布を口元にあて，吸入することである．どちらの方法もハイの状態を維持し，数時間は続く．

ある人について吸入剤の使用を疑い，診察する際には，他のすべての物質群について慎重に尋ねるようにせよ．吸入剤の患者は，他の複数の物質も使用していることが多い．その症状はアルコールや大麻，幻覚剤，タバコの使用が部分的に関与しているかもしれない．患者が何を使っていたのか決め手となる確実な方法は，患者の血液や尿に含まれる物質を化学的に分析することである．

吸入剤中毒のポイント

化学物質を吸入すると，患者は判断力の低下，攻撃性，他の行動の変化，加えてさまざまな神経筋の協調運動失調の症状（歩行困難，めまい，反射の低下，振戦，脱力，かすみ目や複視，眠気，眼振とよばれる目のけいれん様の動き，不明瞭な話し方）が出現する．

注意事項

D を見逃すな！

- **D**uration to onset（発症までの期間）：数分以内

• **D**ifferential diagnosis（鑑別診断）：身体的な障害，他の精神障害
吸入剤中毒の詳細については表 15-1 にみられる

コードするときの注

表 15-2 と表 15-3 のコードを参照せよ

●ダッドリー・ランゲネガー

12 歳の頃から，ダッドリー・ランゲネガーは，逃げてはトラブルとなり，不法侵入をしてはトラブルとなり，周囲から「矯正不可能」と言われ，彼自身も理解していないもののためにトラブルとなっていた．18 歳の誕生日を目前にして，裁判官は彼に選択肢を与えた．曰く「君が選ぶべきは，刑務所に入るか軍隊に入るかだ」と．

今や彼は軍隊に入って 6 か月経過し，ちょうど基礎トレーニングを終えたところだった．クリーンで，しらふという彼があまりない状態の場合であっても，ダッドリーは特に優れた兵士ではなかった．ときに生意気だった．彼が唯一素直になるのは，柵よりも軍隊の基地に閉じ込められて週末のほとんどを費やしている間だった．彼の小隊が海軍との合同演習のために乗船したとき，ダッドリーはついて行った．

最初から予想できたことだったが，模型飛行機の接着剤のチューブをいくつかやった．少なくとも，夜中に調理室でハフィングをしていたとダッドリーは言った．彼が自分の話をする際，話が脱線し，寝入ってしまうのを避けるために，曹長からいくつかの明確な命令を必要とし，少なくとも 1 回揺さぶられる必要があった．彼の息はペンキ屋のようなにおいがした．

ダッドリーは約 3 年間，さまざまなガス，主に有機溶剤を吸引した．彼が育った場所では男達のほとんどが，手に入れやすく，安価で，そして合法であるモノを吸入した．彼は合法であるという点を重視していなかったが，費用と手に入れやすさがポイントだったと語った．

模型飛行機の接着剤はすみやかに，信頼性の高い高揚を生んだ．ダッドリーが接着剤を好んだのは，彼の気分を上げ，何時間もエネルギーに満ちたような気持ちにさせるのがその理由だった．その夜は彼自身のプライベートなパーティーだった．他のみんなが寝静まった後，彼は落ち込んでいた気分から抜け出したいと思った．そいつはとてもよく効き，よい考えが思いついたと思い調理室の中で鍋やフライパンを投げていた．そうして軍隊警察に見つかった．

ダッドリーが小隊に連行されるとき，海は穏やかで甲板は揺れていなかった．しかし，彼は足がもつれ，フラフラし，ベッドに倒れこんだ．彼はレンガ色の目をこすり，自分がどこにいるのか理解しようとしているようだった．「兵舎にいるわけないよなあ」と言い，「ヌードモデルのポスターが壁にないからね」とクスクスと笑った．

「私は使っても，1 週間に一度か二度で，それより多くは決して使ってません」と再び笑いながら言い，「過ぎたああいうのは人間をダメにしてしまう，ま，頭に悪いんだってことさ」と言った．

●ダッドリー・ランゲネガーを診断せよ

接着剤を嗅いだ結果，ダッドリーには台所でモノを投げるという判断力低下（診断基準B）が生じた．クスクス笑いは適切でない感情の変化を示唆した．明らかに薬物を使用したタイミングだったことに加えて，彼は吸入剤中毒の身体的な特徴を数多く有していた．呂律のまわらない会話（基準C4），嗜眠（一等軍曹が，取り調べの間中，起こしていなければならなかった，基準C6），協調運動障害（基準C3）を含めて．クスクス笑いは多幸症（基準C13）を示唆するが，われわれは彼の気分を確認するべく直接質問をしたい．彼の目はいらだち，彼の息には溶剤の臭気がした（身体的な検査は，同じ時刻に眼振と反射の減弱が明らかになったかもしれないが，これら数多くの症状のうち2つが診断に必要となる）．

鑑別診断は**アルコール**といった他の薬物の使用が含まれるだろう．病歴からこうした原因は通常，十分に判別され，患者の息からにおう飛行機の接着剤のにおいが決定的証拠となりうる．さまざまな神経学的疾患（**多発性硬化症**など）は除外しなければならない（基準D）．

ダッドリーは**吸入剤中毒のせん妄**の基準をほぼ満たしている．逮捕され，取り調べを受けているとき，彼は明らかに完全に注意を維持できていなかった．一等軍曹から指示を受け続けなければ注意し続けられなかった．彼は見当識障害（彼は自分がどこにいるのかわからなかった）もあり，明瞭に話せなかった．だが，想定された中毒の期間よりも長く障害が続いた場合や，それとは別に臨床的な注意が求められる場合に限り，われわれはせん妄と診断する．

ダッドリーは**吸入剤使用障害**の診断に該当するのだろうか．その判断にはいくらかの推定が必要となる．ハフィングはダッドリーの仕事を明らかに妨害している（物質使用障害の基準A4）．しかし，他の基準が合致する直接の証拠はほとんどない．喧嘩や作業能力の低下，法律上の彼の問題は吸入剤の使用と関連しているかも知れないが，パーソナリティ障害のせいだった可能性もある（パーソナリティ障害のどれに該当するかの十分な情報がない．このことは，後に検討されるべきだ）．彼が吸入剤を切望するかどうか，尋ねようと考えたものは誰もいなかったようだ．われわれは彼の行動から吸入剤を使う強い欲求があったと推測するが，それはただの推測にすぎない．精神的問題や身体的問題の証拠があったにもかかわらず，これらの薬物を使い続けたが，彼はこのことを**理解していた**のだろうか．これも推測しかできないが，吸入剤を手に入れ，使用するのにどれほどの時間を費やしたかという問いが出てくる．

全体を理解し，客観的に考えれば，ダッドリーは吸入剤使用障害と暫定的に診断すべき症例といえよう．結局のところ，診断基準は意図的に診断へと導くものであり，診断の落とし穴に案内しようとわざと邪魔をするものではない．困難だらけのダッドリーの3年間の病歴は，診断を支持するのに十分妥当だといえる．確定に至る明確な基準はあまりに少ないが，さらなる情報のためには彼の状態が改善したときに，懸命に面接したうえで中等度と診断することになるだろう．症例を要約するうえで注意したいのが，パーソナリティ障害の診断を下せなかったが，反社会性パーソナリティ障害の傾向があったことである．彼は素行症を示唆するいくつかの症状も有していたが，後方視的な診断には，それについてさらなる調査を要するだろう.

たとえば，トルエンは飛行機の接着剤に使用される溶媒だとわれわれが知っていたならば，われわれは診断（トルエン中毒）でその単語を用いるだろう．われわれはそうではないので，ダッドリーの完成した診断（GAF スコアは 40 である）は次のようになる.

F18.229［304.60，292.89］　中等度の吸入剤使用障害（暫定的），吸入剤中毒を伴うもの
Moderate inhalant use disorder（provisional），with inhalant intoxication
Z65.3［V62.5］　軍警察による逮捕　Arrested by MPs

■他の吸入剤誘発性障害群 Other Inhalant-Induced Disorders

吸入剤誘発性障害群の完全なリストは表 15-2 と表 15-3 を参照せよ.

■F18.99［292.9］特定不能の吸入剤関連障害 Unspecified Inhalant-Related Disorder

オピオイド関連障害群 Opioid-Related Disorders

何年も前のことだが，オピオイドは向精神作用物質のなかでも最も恐れられていた（とっくの昔にコカインがその称号を奪（うば）い取ったが）．しかしながら，人の消費活動や犯罪行為において，オピオイドはいまだに非合法薬物として最も価値が高い．オピオイド使用者のほとんどは，その嗜癖のために，違法行為を通じて入手し，一日に数百ドルを注ぎ込むのも厭わずにいる．オピオイドのなかでもヘロインが，身体的有害性と嗜癖へと進展する潜在性の両方の点で他の物質の追随を許さず，最たる悪に君臨し続けている.

オピオイド使用者は，オピオイドがもたらす多幸感と，心配事からの解放として体験される恍惚状態に価値を見出している．ヘロインはモルヒネよりも数倍強い多幸感を生み出し痛覚を鈍化する力をもち，それは使用者が痛みに無関心になるほどである．一方で，オピオイド初回使用者にはしばしば嘔吐や不快感が生じる.

オピオイド使用者のなかには，特に中流階級や中年で，治療中にオピオイドを乱用し始めた者もいる．医療従事者の薬物へのアクセスのよさは，オピオイド使用のより大きなリスクだ．しかしながら，多くの使用者は 10〜20 代で仲間内の集団圧力に逆らえずに使用を開始する．オピオイド使用は一般的に，アルコールやマリファナなどの他の薬物使用が先行する．この他の薬物使用が先行する群におけるオピオイド使用の危険因子には，低い社会経済的地位，市街地在住，両親の離婚，アルコール使用障害の家族歴がある.

どんなオピオイド系薬でも，初めの数回の使用で，ある程度の耐性が生じてしまい，使用者の生活はすぐに薬物への渇望と使用に支配されてしまう．しかしながら，麻薬に曝された人々のうち，なぜ嗜癖に進展する人とそうでない人がいるのかは未解明である．ひとたび病みつきになってしまうと，使用者は薬物を手に入れるためならどんな苦労も厭わない．彼らは懇願し，盗み，嘘を吐き，そしてあなたにどんな約束でもするだろう.

総じて，成人人口における重度オピオイド使用の生涯有病率は0.5％未満であり，より高齢の人口集団を対象としたコホート研究ではその数値がさらに減少する．男女比は約3：2で男性のほうが多い．解毒治療後でも，オピオイド使用者が馴染みの環境に戻るとその多くが，一般的には3か月以内に使用を再開してしまう．しかし，より高齢まで生き延びた者の多くが，最終的には自身の嗜癖から脱却するのだ．

ほとんどのヘロイン使用者は薬物を経静脈的に注入し，半分ないしそれ以上がHIVやC型肝炎の検査で陽性となる．この集団を診療する医師にとって，これらを念頭においておくことは重要だ．注射痕はヘロインの注入や「スピードボール」（ヘロインとコカインの混注）を示唆する．すべての原因（過量服薬，暴行，合併症）を総じて，ヘロイン使用者の年間総死亡率は2％近くに達する．

「ハード」ドラッグ使用者はしばしばアルコールやマリファナから入門するという，「ゲートウェイ効果」を提唱する専門家もおり，すなわち後者の薬物がオピオイド嗜癖を導くという考えだ．その説明は正しいかもしれないが，長年の検証をもってしてもその真偽は不明である．遺伝的要因や環境要因が，アルコール，マリファナ，オピオイドの使用を含む，さまざまな行動を導くという可能性は否定できない．

■ オピオイド使用障害 Opioid Use Disorder

この障害の特色は他の特定の物質使用障害と似ている．特徴は一般的な物質使用障害のそれ（p.388）と同様で，コード化については表15-2と15-3に詳記されている．

■ オピオイド中毒 Opioid Intoxication

オピオイドが注入されると，その効果は即座に実感される．このオルガズムに例えられる「ラッシュ」の後，（個人差はあるものの）即座に，多幸感，傾眠，温感，口渇，四肢倦怠感が出現する．使用者のなかには，顔面紅潮や鼻の痒みが出現する者もいる．コカイン中毒とは対照的に，オピオイド中毒で攻撃性が出現するのはまれだ．

オピオイド中毒ではときに，鎮静薬中毒やアルコール中毒との鑑別が困難なことがある．典型例では高度の縮瞳（針先瞳孔）が鑑別の一助となるものの，重度の過量服薬では散瞳しうる．改めて述べるが，その人の症状を生じうるさまざまな原因を鑑別には，尿検査や血液検査が必要となることもある．

高用量のオピオイド使用は，使用者に耐性をもたらすが，その過量服薬は常に救急医療の対象となる．過量服薬によって，意識レベルの低下（昏睡も含む），重度の呼吸抑制，ショック，無酸素症からついには死に至る．オピオイドの過量服薬は，強力なオピオイド拮抗薬であるナロキソンの経静脈投与で治療される．

オピオイドを使用する患者は，よくサングラスをかけている．これは彼らの文化的流儀だったり，彼らの瞳孔を隠すためだったりする．オピオイド使用者を診察するときは，彼らにサングラスを外すよう尋ねてみるといい．他のオピオイド使用の身体所見としては注射痕があり，それは腕や，薬剤を注入するのに適した表在静脈のある部位なら身体中のどこにでも認められる．「skin popping」と呼ばれる薬剤の皮下注は，何年もの針の刺入によって注射可能な静脈を使い潰してしまった者にとっての最終手段である．

オピオイド中毒のポイント

オピオイド使用後すぐに，患者は気分の変化（まず高揚し，後に多幸的になる），精神運動興奮または静止，認知障害を体験する．ついで「針先瞳孔」，すなわち縮瞳（過量服薬では散瞳を呈する）をきたし，併せて嗜眠，呂律の回らない発話，注意散漫，記憶障害といった神経機能の低下を伴う．

注意事項

D を見逃すな！

- **D**ifferential diagnosis（鑑別診断）：身体疾患，他の精神障害

オピオイド中毒の詳細は表 15-1 を参照せよ

コードするときの注

▶該当すれば特定せよ

知覚障害を伴う With perceptual disturbances：患者の見当識が保たれていれば幻覚を体験する．この異常な状態はせん妄と区別されなければならない

ICD-10 によるコード化は知覚障害の有無で決定し，表 15-2 を参照せよ

●ヘルム・クライ

ヘルム・クライは最後にハイになってから 24 時間後に解毒治療施設へ入院した．打った後に 8 時間近く眠っていたことから，彼にはその薬の質が高かったことがわかった．しかし，筋肉痛や鼻漏というなじみの症状で目を覚まし，次の注射をどこかで手に入れて打つ時間を告げていた．少なくとも 1 年間は定職に就いていなかったが，彼は給料日まで待たなくても済むような金銭の入手方法をいくつか知っていた．

ヘルムは，若い頃から離脱症状の何たるかを知っていた．セントルイスの近所の肉体労働者の間で，彼の父が大酒家であることは有名だった．ヘルムは 10 歳になるまでに，父が振戦せん妄で苦しむ姿を少なくとも 2 度目撃した．ヘルムにとってアルコールとは特に縁がなかった．彼はその味を好まなかったし，二日酔いも御免こうむった．保健師である彼の母自身も，デメロール使用の問題を抱えていた（訳注：メペリジン：Demerol®，別名ペチジン．フェニルペリジン系オピオイドで中枢性鎮痛作用がある）．

12 歳以後，ヘルムは時々マリファナを吸った．彼が初めてヘロインを鼻から吸ったのは，16 歳になった日の夜に開かれた近隣住民のパーティーだった．彼は直近の担当医に「その瞬間，道が開かれたのがわかったんだ」と話した．

数分のうちに，ヘルムはそれまでの人生で最高の幸福を感じた．それはまるで温かい浴

槽が，彼の抱えていたすべての怒り，抑うつ，不安をこし出してしまったかのようだった．数時間ほど，彼がどんなに父を憎んでいたかさえも忘れてしまった．彼に残されていたのは，けだるい多幸感へとゆっくり誘う，抗いがたい静寂だった．

翌日，母から盗んだ滅菌シリンジを使用して，ヘルムは初めてヘロインを注射した．ほぼ一瞬で彼は嘔吐し，ついで四肢の先端へ駆け抜けるような快楽が続いた．痒い鼻を掻きながら，彼は眠りについた．自然と目が覚め，気づけば，数時間が経っていた．彼は，1回目に使ったときほど量は残っていなかったが，その全量をまた注入した．このとき，彼はちょっとだけ注射を止めようかとも考えた．しかし，次の瞬間には，またヘロインを使いたいという思いで頭はいっぱいだった．

●ヘルム・クライを診断せよ

ヘロイン注入後（診断基準 A）にヘルムが体験した静寂と幸福の感覚（B 項目）は，嘔気も同時に生じたとしても，それでも再使用に至らせる原因となる．積極的な理由だけで使用するのは最初の数日間だけだ．あとは，ただ単純に，離脱という呪縛を避けるべく使用は続けられる．

ヘルムはまた,オピオイド中毒に典型的な症状を少なくとも 1 つは呈していた．それは，注入後に数時間持続する深い傾眠である（オピオイド中毒基準 C1）．鼻汁と筋肉痛は切迫する離脱を示す症状だ．ヘルムの物語の続きを記した，次の挿話を参照してほしい．

基準 C では，針先瞳孔が必須項目である．ときには，縮瞳があまりに強くて瞳孔そのものが確認できないこともある．この徴候を患者が主体的に訴えることはなく，オピオイド中毒の診断にはわれわれが観察しなければならない．ヘルムが縮瞳していたとすれば，そして他の**精神障害**や**身体疾患**でこれらの症状が説明されなければ（基準 D），オピオイド中毒の診断基準は満たされる．

オピオイド使用者のほとんどが，併存する精神障害の診断基準を満たす．それらには，**気分障害**（75％に及ぶ），**アルコール関連障害**（約 30％），**反社会性パーソナリティ障害**（25％），**不安症**（12％）が含まれる．オピオイド使用者を取り巻く状況を考えると驚くことではないが，彼らの 13％が自殺企図に及ぶ．

この最初の症例には，パーソナリティ障害に関連した事項がほとんど含まれないため，われわれはヘルムに対してその診断を保留しなければならない．そんな物質を使う人間はそんな性格なのが当たり前だと偏見をもつのではなく，パーソナリティ障害の併存の可能性に注意するよう，今後の診療にあたる臨床医に警鐘を鳴らしたい．彼が法を犯しそうにみえるかもしれないが，最初の症例にはそれを示唆する所見は一切ない．

渇望の所見はすでにあるが，ヘルムにオピオイド使用障害の診断を下すほとんどの材料は，次の症例の記載に含まれている．よって現時点では，コード化のうえでは，われわれは彼を何の使用障害もないものとして扱う．知覚障害がないため（表 15–2 を参照），彼の診断は単純に次のとおりである．

F11.929［292.89］　オピオイド中毒　Opioid Intoxication

■オピオイド離脱 Opioid Withdrawal

オピオイド離脱症状はごく少ない用量でも出現しうるが，典型的な離脱症候群が出現するには 1，2 週間の継続使用を要する．オピオイド離脱は，悪心・嘔吐，不快気分，筋肉痛，疼痛，流涙，鼻汁，発熱，下痢といった症状を呈し，インフルエンザ感染症に酷似する．オピオイド離脱で自律神経の活性化によって引き起こされるもう 1 つの症状が**立毛** piloerection である．すなわち，産毛が逆立ち，起毛する〔これが「going cold turkey（急に止める，きっぱりやめる）」の語源になっている〕．離脱症状がどれだけ早く出現するかは主に，使用していた薬物の種類による．各薬物の半減期についての情報は，オピオイドの参考文献（またはインターネットでの検索）を参照されたい．多くの症状が軽快した後でも，5，6 か月続くほど続く不安，自尊心の低下で特徴づけられる遷延性離脱症候群で苦しむことがある．

オピオイド離脱のポイント

数週間の多量のオピオイド使用の後に減量すると，患者は反跳性興奮に特徴的な，不快気分や悪心，下痢，筋肉痛，流涙（鼻汁），あくび，不眠，そして，散瞳や立毛，発汗といった自律神経症状を呈する．

注意事項

もし離脱がナロキソンなどのオピオイド拮抗薬で引き起こされたのならば，投与後数分以内に離脱の徴候や症状が出現する

D を見逃すな！

- **D**uration to symptom onset（発症までの期間）：数日以内
- **D**istress or **D**isability（苦痛と障害）：職業的/学業的，社会的，または個人的な機能を損なう
- **D**ifferential diagnosis（鑑別診断）：身体疾患，他の精神障害

オピオイド離脱の詳細は表 15-1 を参照されたい

コードするときの注

コード化は表 15-2 と 15-3 を参照せよ

●ヘルム・クライふたたび

最後の使用から 16 時間経過しても，ヘルムはまだヘロインを手に入れらずにいた．彼の馴染みの売人は，ツケで売るのを拒否した．彼は母から金を借りようとしたが拒否され，彼女の鏡台からイヤリングを盗んだが価値がないことがわかった．腹痛が増悪し嘔気も感じていたが，しばらく売春を斡旋していた前の彼女のアパートに，なんとか向かおうとした．しかし，彼女もちょうど自身で隠し持っていた最後のヘロインを打ち，眠ったところだった．ヘロインを手に入れたときに使えるよう，彼は彼女の使用済みのシリンジを拝借した．

ヘルムはバス停のトイレに駆け込み，猛烈に押し寄せる下痢がもたらす悲惨な結果をすんでの所で防いだ．個室から出ようとした瞬間，彼は便器の中に嘔吐した．冷たいタイルに座り込み，鳥肌をおさめようと腕を擦り，トイレットペーパーの切れ端で鼻水を拭った．彼は，自分が消耗しきっているのに気づいた．体力を回復させるのに，数日の解毒期間が必要だった．

そうすれば，また彼は外に出て，気分をよくするために必要なヘロインを手に入れられるだろう．

●ヘルム・クライをさらに診断せよ

最初のエピソードでヘルムは筋肉痛と鼻汁で目を覚ました．それらはオピオイド離脱の典型的な早期症状（診断基準 B3，B4）である．月日が経ち，ヘロインを入手できなくなると（基準 A1），悪心・嘔吐，下痢といった消化器症状が出現した（基準 B2，B6）．起毛（基準 B5 項目）があり，入院する頃にはおそらく，散瞳もみられるだろう（離脱の診断には B 項目の内 3 つ該当すればよい）．

2 つのエピソードに関連した症状に基づいて，われわれはヘルムにオピオイド使用障害の診断も下さなければならない．もちろん，離脱も生じている（物質使用障害の基準 A11）．ヘルムの行動面における主症状は，日常生活での障害である（1 年またはそれ以上，彼は犯罪行為のために失業していた：基準 A7）．ヘロインを入手するために多くの時間を費やし（基準 A3），彼の時間の大部分が薬物嗜癖に費やされたことも影響し，1 年またはそれ以上の間，彼は職を失っていた（基準 A6）．最初の評価で記載したが，ヘルムのように嗜癖者が突然，薬物使用を中止すると，薬物への渇望は高い確率で出現する（基準 A4）．おそらく彼は，耐性，中止の試みといった他のオピオイド使用障害の基準も満たしただろうが，これらはエピソードに明示されていない．それでもなお，ヘルムが重度の嗜癖症であることは皆が同意するだろう．表 15–2 では ICD–10 のコードについて説明している．ICD–9 のコードについては表 15–3 を参照されたい．ヘルムの治療開始における主な契機だったため，診断サマリーの最初にオピオイド離脱が記載されている．

ヘルムのパーソナリティについての診断には変更はない．彼にはいくつかの反社会性パーソナリティ障害の特徴（窃盗，売春の斡旋）があったが，彼の物質使用エピソード以外の期間でこれらが存在したかは不明である．しかしながら，他のオピオイド使用者に**反社会性パーソナリティ障害**はたしかによく認められる．彼の GAF スコアは 55 とする．

F11.23 [304.00, 292.0] 重症オピオイド使用障害，離脱を伴うもの Severe opioid use disorder, with withdrawal

■他のオピオイド誘発性障害群 Other Opioid-Induced Disorders

すべてのオピオイド関連障害は表 15–2 と 15–3 を参照されたい．

鎮静薬，睡眠薬，または抗不安薬関連障害群 Sedative-, Hypnotic-, or Anxiolytic-Related Disorders

鎮静薬，睡眠薬，抗不安薬は異なる目的で使用されるが，似た特徴をもつ．これらの薬剤に共通してみられる中毒と離脱の症状は，精神科の医療の現場で問題となることがある．これらの物質につけられた名前はやや混乱を招き，必ずしも正しく使用されているとは限らない．**鎮静薬** sedative は興奮を抑え，眠気を伴わずに落ち着かせるすべての物質である．**睡眠薬** hypnotic は患者を入眠させ，睡眠の維持を助ける．そして**抗不安薬** anxiolytic は，文字どおり不安を軽減させるものである．しかしながら，その用量次第で，本項で検討されるほとんどの薬物がこれらすべての作用をもつ．

本項に含まれる主な薬物の種類は，ジアゼパム（Valium®）やアルプラゾラム（Xanax®）などのベンゾジアゼピン系薬，ペントバルビタール（Nembutal®）といったバルビツール系薬である．他にも，カルバメート系薬（たとえばメプロバメート，またの名を Miltown®），バルビツール系類似抗不安薬がある．バルビツレート系やベンゾジアゼピン系を嗜癖として使用する者は，それがもたらす脱抑制の程度でその薬を評価する．つまりこれらの薬剤は多幸感をもたらし，不安や罪悪感を軽減させ，自尊心や活力を増強させる．使用障害の経過としては大きく 2 通りあり，大まかに以下のようにまとめられる．

一部の人は処方されて使用を開始し，一般的に不眠や不安を取り除くために内服する．その後，さまざまな程度で，その用量が増すのである．薬物使用を突然中断すれば離脱症状の出現が予測されるが，多くの使用者は一般的な物質使用障害の行動面の診断基準（p.388）を決して満たさない．彼らは渇望について自覚しないこともあれば，否認することもあるだろう．

使用障害へと，より繋がりやすい経過は，（主に若年者で）多幸感を得るための薬物使用だ．これは DSM-5 で解説されているほとんどの物質の使用障害で連想される経過だ．昔は，特にバルビツール系薬，methaqualone や glutethimide といった薬剤は，特別な許可を受けた医師による処方が認められていた．しかし，近年はこれらの薬物の合法的な製造が，バルビツール系薬のように大幅に削減されたか，もしくは methaqualone のように一切禁じられた．医師の処方もまた変化した．政府による規制がこれらの変化に重要な働きかけをした．

ベンゾジアゼピン系薬が嗜癖の主な物質となるのはまれだが，たとえば中枢神経刺激薬で惹起された神経過敏を落ち着かせるなど，他の薬物の副作用を緩和する目的でしばしば使用される．ベンゾジアゼピン系薬はまた，methadone による高揚を押し上げたり，ヘロインの離脱症状を緩和したりするのに用いられる．2000 年代初頭，鎮静薬・精神安定薬の前年度使用は若年者で 0.3% であり，年齢が上がるにつれて低下した．使用者に好まれるベンゾジアゼピン系薬としては，ジアゼパム，アルプラゾラム，ロラゼパムがあり，彼らは確実に本物を得ようと割増価格でも支払う．物質使用障害以外の精神障害患者が，ベンゾジアゼピン系薬剤を不正使用することは，そうはない．

■鎮静薬，睡眠薬，または抗不安薬使用障害 Sedative, Hypnotic, or Anxiolytic Use Disorder

この障害の特徴は，他のほとんどすべての特定の物質使用障害の特徴と似ている．診断基準は一般的な物質使用障害と同様である（p.388）．しかし，特筆すべきは，薬物が医療目的で処方された場合には，耐性と離脱は使用障害の症状としてみなしてはならないことだ．コード化は表 15–2 と表 15–3 を参照されたい．

■鎮静薬，睡眠薬，または抗不安薬中毒 Sedative, Hypnotic, or Anxiolytic Intoxication

ほとんどの薬物と同様に，鎮静薬，睡眠薬，抗不安薬の使用で得られる効果は，使用される場所と使用者の人物背景に強く影響される．しばしば気分易変となり，多幸感から攻撃，抑うつまでさまざまな症例が報告されている．重度のアルコール多飲で生じるような記憶障害の報告もあり，いわゆる「デートレイプ」ドラッグとして悪名高いフルニトラゼパム（Rohypnol®）でもみられる．他の共通する症状として，不安定な歩行，呂律のまわらない発話，眼振，認知障害，傾眠傾向がある．非常に多量になると，これらの薬物は呼吸抑制，昏睡，そして死をもたらし，ベンゾジアゼピン系薬よりもバルビツレート系薬でより予後が悪い．DSM–5 でのこのカテゴリーの診断基準は，アルコール中毒のそれと同様である．

鎮静薬，睡眠薬，または抗不安薬中毒のポイント

鎮静薬，睡眠薬，抗不安薬を使用すると，短時間で脱抑制が生じる（多訴，気分易変，注意散漫，判断の低下，個人機能の低下）．神経学的所見の異常も認められる（不安定または動揺性の歩行，呂律の回らない発話，協調運動障害，眼振，意識レベルの低下，記憶や集中の低下）．

注意事項

D を見逃すな！

- **D**ifferential diagnosis（鑑別診断）：身体疾患，アルコール中毒，他の精神障害
  鎮静薬，睡眠薬，抗不安薬中毒の詳細は表 15–1 を参照せよ

コードするときの注

コード化については表 15–2，15–3 を参照せよ

●カーク・アウフデルハイデ

亜鉛メッキされた鉄パイプを積んだフォークリフトが彼の骨盤を押し潰したとき，カーク・アウフデルハイデはもう一度足を使えるようになるならば他の一切のことに文句を言うまいと誓った．4 か月後，歩行器でよろよろと歩いて病院の外に出た日，彼はその誓い

を成就しようと試み始めた．ただ，筋けいれんの後遺症は想定外だった．

倉庫で事故があったとき，カークは 35 歳だった．15 年来の 1 型糖尿病を除けば，彼は自身を健康だと思っていた．彼の唯一の入院歴は，子どもの頃の熱性けいれんだった．糖尿病と，厳格で敬虔なしつけが，彼からストリートドラッグ，アルコール，タバコの使用を遠ざけた．事故が起こるまで，彼はアスピリンくらいしか内服したことがないのを自負していた．

しかし，筋けいれんがそのすべてを変えてしまった．おそらく事故直後からあったと思われるが，カークは離床を許可された日までその存在に気づかなかった．それ以来，離床すると常に腰部の耐えがたい筋けいれんに襲われた．不本意ながら，彼はジアゼパムの処方を受けた．主治医は彼に 5 mg 錠を 1 日 4 回内服すれば筋緊張が緩和されると保証した．

その効果はまるで奇跡が起きたかのようだった．痛みは完全に消えこそしなかったが，カークは 2 週間近く快適に動きまわれた．筋けいれんが再発し，担当医から内服すべき最大用量は 1 日 20 mg だと告げられると，彼は別の医師を尋ねた．

数か月で，カークは 4 人の医師の診察を受け，ジアゼパムを連日 60〜80 mg 内服した．彼は一人の医師に偽名でかかった（カークが住む州では，ベンゾジアゼピン系薬の処方は厳格に規制されていた）．他の 2 人の医師は，彼の家から数マイル離れた隣の州に勤務していた．5 人目の医師は抑うつを指摘し，ジアゼパムを使用しすぎないよう注意した．カークは二度とその医師を受診しなかった．

予約を待ったり遠くの薬局に車を走らせたりで，カークは薬を手に入れるためだけに，毎週数時間も費やさなければならなかった．彼はまだ復職できず，妻と 2 人の娘のために自宅で家事をしていた．残りの多くの時間をテレビ台の前で過ごしたが，観た番組の内容はほとんど思い出せなかった．彼の妻は，彼が変わってしまったと嘆いた．彼は気分屋になり，会話の脈絡を追うのが困難になった，と．

●カーク・アウフデルハイデを診断せよ

カークの妻は彼を気分屋と称したが，それはジアゼパム中毒で認められる心理学的変化である（診断基準 B 項目）．彼は不安定歩行と（彼が視聴したテレビの内容の）記憶障害という，中毒に特徴的な 2 つの症状を呈していた（基準 C3，C5）．診断には，1 つあてはまればよかったのだが．

現行の診断基準はアルコール中毒のそれと全く同じだが，病歴と呼気のアルコール臭で鑑別が可能だろう（基準 D）．カークの場合，アルコールに関連した病歴はなかった．しかしながら，他の患者では両者の使用を特定するために血液検査が必要なことがある．

カークはジアゼパム使用障害の診断を満たすだろうか．彼には耐性が生じた（基準 B9）ために，彼の担当医たちが処方したであろう用量をはるかに超える，最大用量の 4 倍を内服しなければならなかった．彼は薬物を入手するために，異なる 4 人の医師を受診し，4 つの薬局を巡るというあまりに長い時間を費やしていた（基準 B3）．彼はまた，高用量の使用が危険をもたらすと 1 人の医師から言われたにもかかわらず，ジアゼパムの使用を継続した（基準 B8）．

GAF スコアは 25 とし，現時点でのカークの診断は以下のとおりである．

F13.229［304.10, 292.89］ 中等度ジアゼパム使用障害，中毒を伴う Moderate diazepam use disorder, with intoxication
Z87.828［V15.59］ 骨盤（複雑）骨折，治癒後 Fracture（crush）of pelvis, healed
E10.9［250.01］ 1 型糖尿病，合併症なし Type 1 diabetes without complications
Z56.9［V62.29］ 無職 Unemployed

■鎮静薬，睡眠薬，または抗不安薬離脱 Sedative, Hypnotic, or Anxiolytic Withdrawal

患者が鎮静薬・睡眠薬の使用を中止ないし高用量から極端に減量すると，突然のアルコール使用中止と酷似した結果がもたらされる．すなわち，離脱の診断基準は全く同じなのだ（ここでの高用量とは，たとえばジアゼパム 60 mg 以上のように，治療用量の数倍を意味する）．しかしながら，その経過は薬物の半減期によってさまざまである．オピオイドの場合と同様に，各薬物の半減期については文献を参照してほしい．

診断するうえで難しいのは，離脱症状と，薬物療法が開始される契機となった症状の再出現との鑑別だ（不安，焦燥感，不眠は両者で顕著にみられる）．両者の鑑別には時間経過が一助となる．薬物を中止して 2〜3 週間後に残存ないし出現する症状は，おそらく元々あった症状が再出現したものだ．

鎮静薬，睡眠薬，または抗不安薬離脱のポイント

鎮静薬，睡眠薬，抗不安薬の高用量・長期間の使用後に，患者が突然使用を中止ないし用量を極端に減じた後，数時間から数日間のうちに，振戦，発汗，嘔気，頻脈，高血圧，焦燥感，頭痛，不眠，脱力感，一過性の幻覚・錯覚，けいれんといった神経系や運動系の過活動による症状が生じる．

注意事項

D を見逃すな！

- **D**uration to symptom onset（発症までの期間）：数時間から数日間
- **D**istress or **D**isability（苦痛と障害）：職業的/学業的，社会的，または個人的な機能を損なう
- **D**ifferential diagnosis（鑑別診断）：身体疾患，精神病性障害，気分障害，不安症，アルコール離脱，せん妄

鎮静薬，睡眠薬，または抗不安薬離脱の詳細は表 15-1 を参照せよ

コードするときの注

▶該当すれば特定せよ

知覚障害を伴う With perceptual disturbances：患者は病識を保ったまま，聴覚や触覚，視覚の錯覚，幻視といった知覚変容を体験する（患者はそれらの症状が非現実

的で，物質使用が原因だと自覚している）

ICD-10 によるコード化は知覚障害の有無で決定し，表 15-2 を参照せよ

●カーク・アウフデルハイデふたたび

事故から1年が経つ4日前，カークの妻は州内陸の支社への異動を命じる文書を受け取った．その辞令により，一家は引っ越しを余儀なくされた．カークは転居先でベンゾジアゼピン系薬剤のより厳格な規制に直面した．また，そこでは医師の数も薬局の数も断然少なかった．彼はジアゼパムの内服量を減らす以外に選択肢がないことを悟った．

カークは使用を減らすつもりだったが，手持ちの処方が底をつくまでそれを先延ばしにした．そして，ある夏の暑い朝に，彼はもうたった4錠しか内服できない状況に追い込まれたことに気づいたが，実際にはその前日に16錠も内服していた．最初のうちは，ほとんど影響がないことに彼自身も驚いた．数日間，不眠に陥ったが，それは想定内だった（彼は職に就いていなかったため，持て余した時間で，物質使用による影響についての雑誌記事を読んで知識を身につけていた）．

しかし，内服を中止して3日後の午前4時に，カークはほとんどパニックに近い不安で目を覚ました．嘔気を感じ，脈拍が速まっているのに気づいた．彼の焦燥感は2日間高まり続け，自分が用意した夕食を食べ終えるまでの間さえじっと座っていられなかった．5日目に彼の妻が帰宅すると，大発作を起こしている彼を発見した．

●カーク・アウフデルハイデをさらに診断せよ

ジアゼパムの内服を激減させた際に（診断基準A），カークは離脱の典型的な症状（2つを満たすことを要する）である，頻脈，不眠，嘔気（基準B1，B3，B4）を呈した（ジアゼパムの比較的長い半減期のため，離脱症状が出現するまでに多少長い時間がかかった）．小児期の熱性けいれんの既往は，離脱けいれんへの感受性を高めたかもしれない．カークには数日以内にけいれん発作が生じたが（基準B8），これらの物質使用を突然中止する人の約1/4がけいれん発作をきたす運命にある．彼の機能障害は言うまでもないだろう（基準C）．

不安とパニック発作は反跳現象として一般的である．それゆえに，**不安症群**は重要な鑑別診断となる（基準D）．離脱のエピソード中に幻覚が生じると，**躁病エピソード**やさまざまな**精神病性障害**に間違われうる．**せん妄**もまた，よく鑑別が困難となる疾患だ．**反社会性パーソナリティ障害**は，しばしばこれらの薬物を違法に入手する患者に認められる．

知覚障害を伴う，という特定用語に値する錯覚や幻覚はカークに認められなかった．入院時の治療において優先されたのがけいれんだったため，私はこれを最初に記載した．残りの診断は前記と同様である．

R56.9 [780.39]　離脱けいれん　Withdrawal seizure
F13.239 [304.10, 292.0]　中等度ジアゼパム使用障害，離脱を伴う　Moderate diazepam use disorder, with withdrawal

■ 他の鎮静薬，睡眠薬，または抗不安薬誘発性障害群 Other Sedative-, Hypnotic-, or Anxiolytic-Induced Disorders

これらの完全な記載は表 15-2 と 15-3 を参照されたい．このうちの 1 つについて簡単に述べたい．

鎮静薬，睡眠薬，または抗不安薬離脱せん妄：離脱せん妄が起こるのはほとんどの場合，患者が薬物使用を中止してから 1 週間以内である．他の要因によるせん妄のように，注意持続時間の低下や，見当識，記憶，知覚（視覚，聴覚，触覚の幻覚や錯覚）の障害，言語障害を特徴とする．一般的に不眠が先行する．

■ F13.99［292.9］特定不能の鎮静薬，睡眠薬，または抗不安薬関連障害 Unspecified Sedative-, Hypnotic-, or Anxiolytic-Related Disorder

精神刺激薬関連障害群 Stimulant-Related Disorders

刺激薬（精神刺激薬ともいわれる）は，精神的・身体的機能のいずれか，もしくは双方に影響を及ぼす．たとえば，これらの薬は一般的に，注意力，気分，活動水準を少なくともいったんは改善させる．世界的には，一部の刺激薬は精神的疾患と身体的疾患のいずれも改善させる処方として使われている．しかも，多くの薬は快楽を得るために使用され，乱用されている．カフェインについては同じく刺激薬ではあるものの，精神活性薬物のなかでは独自の地位を占めている．

DSM-5 では，2 つの主な刺激薬としてアンフェタミンとコカインを挙げている．前の版では，これら 2 つの薬物分類で中毒症状と離脱症状がほぼ同じにもかかわらず，異なる分類とされていた．現在は，称賛すべき論理に基き，それらは融合されている．しかし，使用パターンは十分に異なっていることから，症例は 2 つ用意することとした．

• アンフェタミンとアンフェタミン型物質 Amphetamines and Related Compounds

乱用者はアンフェタミンを，それがもたらす高揚感，食欲抑制，活力増加に関して高く評価する．大多数の者はアンフェタミンを吸入から始めるが，鼻腔内の血管収縮は吸入を不確実にすることから，他の手法が探し求められた．炙りや注射は急激な効果をもたらし，乱用者は半日から二，三日の間に薬物を繰り返し服用する．薬物の効果は耐性が獲得されるにつれて急速に低下する．非使用の期間は発生するものの，使用者は薬物がどれだけ「素晴らしいか」を思い出し，さらに欲するようになる．このことが使用のサイクルを確立し，離脱症状が約 10 日間持続する．

アンフェタミン使用者は，睡眠不足で食欲が減退しているように見える．身体的症状としては，目の下のクマ，衛生状態の低下，にきび様の病変を伴う乾燥して痒みのある皮膚などがある．注射の使用者には，注射部位に皮膚壊死を伴う血管収縮が生じることがある．吸入の使用者には鼻血が生じたり，鼻中隔が穿通したりすることがある．中毒症状としては胸痛，動悸，息切れなどがある．

1887 年に最初に合成されたとき，アンフェタミンの使用を制限する規制は存在しなかった．20 世紀中盤になるとアンフェタミンを体重管理，抑うつ，鼻づまりに使用することが一般的となり，1960 年代から 1970 年代にかけて広く乱用されるようになった．しかし，それ以降，厳格な管理と処方業務の変更により，入手可能性は大幅に減少した．現在の実質的なアンフェタミンの合法的使用は，肥満，ナルコレプシー，一部の抑うつ障害，注意欠如・多動性障害の治療のみとなっている．

アンフェタミンは，トラック運転手，学生，その他のカフェイン以上の覚醒を欲する者（ほとんどが若者）に，比較的少量で断続的に摂取されることが多い．一部の使用者は，これらの薬物を高揚感を得るために使用し，しばしば数週間持続する「スピードラン」とよばれる状態に達する．その間，せん妄様の症状を呈することがあり，供給が途絶えると「クラッシュ」する．他に，刺激薬を鎮静薬やその他薬物依存と効果を拮抗させるために使用する人もいる．

救急外来の薬物関連の受診のうち，アンフェタミンおよびアンフェタミン型物質によるものは 2% 程度である．高校世代の若者の普及率は，1,000 人中 2 人程度で，コカインの普及率に近い．アンフェタミン依存者は 10 年程度後には使用を中止していることが多いことがいくつかのデータで示されている．アンフェタミン関連物質で処方可能なものとして，メタンフェタミン（Desoxyn®），dextroamphetamine（Dexedrine®），アンフェタミン配合剤（Adderall®），diethylopropion（Tenuate®），メチルフェニデート（リタリン）がある．違法メタンフェタミンは小ロットの合成は可能であるものの，米国で入手可能な生成物の大半は米国やメキシコの工場で作られている．

エクスタシー（MDMA）は，アンフェタミンと，刺激に加えて弱い陶酔効果をもつ幻覚剤のひとつメスカリンの両方に構造的な類似性をもつ．100 年ほど前から存在し，アメリカ人の 4% 近くが試した経験がある．毎日使用されることは少なく，一般には，「レイブ・パーティー」やその他の社会的状況で使用される．

身体的有害性や依存を引き起こすと評判は悪いものの，2007 年の The Lancet 誌の研究では尺度の下端近辺に位置する．

• コカイン Cocaine

コカインは，いったんはアンフェタミンに占められていた位置にうまくはまった薬物である（コカインの効果はほとんどアンフェタミンと同じだが，生体内の半減期は半分で，より短時間でできる．このことがコカインの依存力と魅力を高めているのかもしれない）．

短い半減期により，コカインは強力な渇望を生み，使用者はアンフェタミンの場合よりもより頻繁に使用する．中毒症状はアンフェタミンより軽めである．重篤な中毒としては，けいれん，不整脈，高熱，死亡などがある．乱用が進むにつれて偏執的思考が強まることがある．妄想（陰謀を企てられたり攻撃されるといったもの）は一般に自己限定的で短時間（数時間程度）である．認知の歪みも生じるものの，幻覚はまれである．

1900年代前半に短期的な隆盛をみたものの流行が終了して久しいが，1970年代に米国政府がアンフェタミンの製造・流通を取り締まるようになるとコカイン人気は復活した．それ以降，価格急落と，とどまることを知らない入手可能性の上昇が，コカインを米国および世界で二番目に頻用される違法薬物とした．近年では，薬物関連の救急受診のうち約1/4がコカインによるものである．若年成人（15〜34歳）に限ると，女性よりも男性がこの惨事に苛まれている．使用者は非使用者と比較して死亡率が4〜8倍高いと推測される．

コカインは重炭酸で熱せられると熱で分解されない白い塊を生成する．それが炙った際にはじけるような音を生み出し，それためにクラックと呼ばれている．クラックの入手しやすさは，20世紀後半のコカイン使用増加の主要因となったが，21世紀に入ってからの10年では，使用者数は若干減少したと思われる．

コカイン使用者のほとんどは，たまに使用することから始めるが，じきにアンフェタミン使用者と似た「ラン」状態に至る．一般にクラックコカインへの依存は数週間使用しただけで起きる．なぜなら，コカインは耐性ができず，ラン状態は概ね1日以下であるものの，ときに数日間持続することがあるからである．

コカイン使用者をアンフェタミンや関連薬物の使用者から横断的評価で確実に区別することは難しいことには注意すべきである．病歴は信頼できるとは限らず，道端で売られているものは明記された内容と一致するとは限らない．信頼できる調達人でさえも，不純物や混入物に関してはほとんど対処できない．患者が使用している物質を確定する唯一の確実な方法は，毒物検査として尿または血液標本を入手することである．

• チャット Khat

チャットと呼ばれるアフリカの植物はアルカロイド，カチノンを含み，エフェドリンにまで分解される．先住民（たとえばイエメン）は，強いコーヒーに似た高揚感と興奮効果のためにチャットの葉を噛む．軽度の離脱症候群が起こることがあり，身体的有害性や依存可能性は刺激薬のなかでほぼ最下層に位置するものの，軽度精神症状や軽躁状態が報告されている．

• 「バスソルト」“Bath Salts”

比較的新しい，いわゆる「バスソルト」といわれるもので，州や連邦の薬物法規を回避するために，「食用ではありません」と市販されていることが多い．これらの化合物はさまざまな名称を有し，インターネットや麻薬用品販売店でコカイン代用物として販売され，一般に化学的に操作を加えたカチノン（チャットに含まれるアルカロイド）の類を含んでいる．強力なモノアミン再取り込み阻害作用は，せん妄，幻覚，偏執性妄想，激越，動悸，血圧上昇，発熱，けいれんといったさまざまな身体的・精神的症状をもらたす．離脱症状はさらなる渇望をもたらし，過剰摂取では死に至る．使用者は比較的若い（20代）男性のことが多い．2011年以降，バスソルトは米国で違法となっている．

■ 精神刺激薬使用障害 Stimulant Use Disorder

刺激薬使用障害の特徴は，その他の物質使用障害に概ね類似している．診断基準は一般的な物質使用障害と同様である（p.388）．表 15–2 と 15–3 に分類を掲載したがすでに周知のものであろう．

■ 精神刺激薬中毒 Stimulant Intoxication

DSM–5 ではアンフェタミン使用症候群とコカイン使用症候群は一つにまとめられたものの，それらは分けて考察するに値する十分な違いがある．しかし，基本的な中毒症状と離脱症状の特徴は同じである．

精神刺激薬中毒のポイント

刺激薬の使用直後，患者は判断力や心理社会機能の低下とともに，気分や感情の変化も示す．さらに，血圧，心拍数，運動活動の低下や上昇，瞳孔拡大，発汗や悪寒，嘔気，食欲不振，衰弱，胸痛，呼吸抑制，不整脈といった神経的興奮を示す身体症状が認められることがある．重篤な場合はけいれん，昏睡，混乱をきたすこともある．

注意事項

D を見逃すな！

- **D**uration to onset of symptoms（発症までの期間）：数分間
- **D**ifferential diagnosis（鑑別診断）：身体的疾患，その他の精神障害

刺激薬中毒の詳細は表 15–1 を参照せよ

コードするときの注

▶該当すれば特定せよ

知覚障害を伴う With perceptual disturbances：患者に認知の変化があるか，聴覚，触覚，視覚の錯覚・幻覚と，正常な病識（症状が刺激薬使用によって生じた非現実であることへの患者の理解）の有無を特定せよ．病識を欠いた幻覚は，刺激薬に惹起された精神障害の可能性を示唆している

記載する際は，刺激薬を名称で特定せよ

ICD–10 のコード化は認知障害の有無次第である．表 15–2 を参照せよ

■ アンフェタミン中毒 Amphetamine Intoxication

アンフェタミンが注射されると，すぐに高揚感，自信，幸福感がもたらされる．使用者は活力と高揚感の「恍惚」を経験する．自分の考えが深遠であると思うようになり，性的関心が強まる．一方で食欲不振や激越といった代償を払うことにもなる．中毒が重篤になると，混乱し会話はまとまりを欠くようになる．

長期乱用では他者との交流が乏しくなり，もっぱら薬物の入手と使用に注力するようになる．幻覚（虫が皮膚を這うなど）や偏執的思考が生じることがある．せん妄に伴って暴力を振るうこともある．一部の人は，普段の行動（電子装置の組み立て解体など）を儀式的に再現した定型的行動をとる．これら症候群は統合失調症に類似しているが，注意深い医師であれば情報提供者から得られる長期的な経過に注目するであろう．生化学的な検査は，行動が何の中毒によるものかを確認するのに役立つ．

●フリーマン・クック

「子ども時代から私は落ち着きのない子だったんです」とフリーマン・クックは面接者に言った．「母は私を落ち着かせようとよくコーヒーを飲ませたものです」．

室内を落ち着きなく動きまわり，その様子はまるでたった今，何杯ものコーヒーを一気飲みしたかのようであった．彼はすでに二度も席を立ってトイレに行き，そこで吐いた．検査した看護師が血圧上昇を指摘し，心拍数も毎分132回まで上昇していた．彼は受診直前に「クリスタルメッシュ」を0.5 g吸引したことを認めた．

フリーマンは第一子であった．母は憂うつかつ神経質な女性で，常に具合が悪そうであった．父は仕上げ大工としてよい収入を得ていたが，家族が増えるにつれてウォッカへの欲求が増した．フリーマンは子ども時代に，将来アルコールは避け，妻をもった際には大事にして父よりも気遣いしようと心に誓っていた．彼は誓いの半分は守ることができていた．

高校卒業後，フリーマンは結婚し，長距離運送会社に職を得た．収入はよかったが労働時間は非常に長かった．

彼と上司が運転しているとき，時折18時間連続で働くことがあった．彼は他の多くのトラック運転手と同様に，デキストロアンフェタミンを活力や覚醒の維持を目的に使用していた．当初は仕事中のみの摂取だった．10日間にわたる出張から戻って，「疲れ果て燃え尽き」，ときに20時間連続で寝ることもあった．しかし，多くの経験を積み年月が経ち自分のトラックを購入した頃には，アンフェタミンを快楽目的にも使用するようになっていた．

フリーマンは粉末化したメタンフェタミン（「メス」）を吸引するようになったが，炙りのほうがより「快感」を得られるため，すぐに切り替えた．恍惚としているときは発狂するほどの幸福を感じ，疲れ知らずで活力に満ちていた．「自分一人でグランドピアノを持ち上げられるような感じです」と彼は説明した．また，すぐに口論に至りやすくなり，時折妻を遅くまで起こしたまま，自分でも翌日には些細と思うようなことで激しく叱責した．数時間後に恍惚感が切れてくると，快感の記憶だけが残り，駆り立てるように炙り，それを繰り返した．しかも使用中にランに至った際は，快感を得ようとさらに摂取した．最後には供給か体のいずれかが音を上げ，再び疲れ果てて燃え尽きた．その後，彼が正気を取り戻そうとあがくと，しばしば自分がどれだけ薬物を使ったかに驚かされるのであった．

フリーマンが，いつになく素晴らしい2日間のランから覚醒すると，妻が彼のもとを去る旨を告げるメモを見つけた．彼はそこで初めて，自分がまるで自分の父のようになってしまったことに気づいた．

●フリーマン・クックを診断せよ

その他すべての物質中毒と同様に，精神刺激薬中毒では有害な，行動上の，または精神的な変化（診断基準 B）について記載しなければならない．フリーマンについては，それは簡単なことだ．彼の最近の使用（基準 A）は妻との口論をもたらし，結果的に妻と別れることになった．身体所見と症状（2 つとも必須）は，心拍数と血圧上昇（基準 C1，C3）だけでなく激越と嘔気（基準 C7，C5）も認められていた．評価時点で，彼は認知障害の指標に該当する幻覚や錯覚は認められなかった．

フリーマンはアンフェタミン使用障害の診断にも該当した．高揚を得ようとさらに薬物を欲し連続的に使用するなかで，彼は明らかな耐性（基準 A10）を自覚した．彼は時折，予定より多くのメタンフェタミンを使用し（基準 A1），使用と回復に多大な時間と労力を費やした（基準 A3）．彼の使用パターンが重度であるとの評価は，以下に考察するように，重度依存と担当医が主張するのは行き過ぎと思われるものの，アンフェタミンの離脱症状（基準 A11）に一部基づいたものである．彼の GAF スコアは 55 と判断する．

F15.229［304.40, 292.89］　重度メタンフェタミン使用障害，中毒を伴うもの　Severe methamphetamine use disorder, with intoxication
Z63.0［V61.10］　妻との別れ　Separated from wife

■コカイン中毒 Cocaine Intoxication

コカインはおそらくこれまでで最も薬理学的に強力な物質である．実験動物は食物，水分，セックスよりもコカインを選ぶ．もし自由に手に入れば死ぬまでとり続けるだろう．人が使用するときは吸入もしくは注射になる．ちょっと吸えば一瞬で多幸感，幸福感で満ち溢れる．吸った本人は機敏になり自信にあふれ，性欲が増してゆく．このような感情は数分続き，すぐに気分不快感に覆われ，ますますコカインが欲しくなる．使用を続けると，幸福感は弱まり，気分不快感（不安，抑うつ，疲労）が増してゆく．動機はたった一つの目標，すなわちコカインを得ることにのみ向けられる．

コカイン中毒による行動面の変化には，攻撃性，興奮があり，しばし喧嘩や過覚醒となる．コカインは疲労感を後まわしにすることができ，その結果エネルギーが増し判断力を鈍らせ，リスクをとる意志が強まる．

妄想，全能感，外界の出来事が自分にとって特別な意味をもつような考え，幻触（幻嗅）などの認知症状もみられる．易怒性，知覚過敏，拒食，不眠，突発的な射精などの症状もみられる．中毒が重症な場合，まとまりのない会話，当惑，不安，頭痛，頻拍がみられる．

●アマンダ・ブラント

22 歳時に大学を卒業してから，アマンダ・ブラントはシカゴ証券取引所で先物取引をしていた．時間の進みは早く，プレッシャーの大きい仕事だったが，その仕事を好んでいた．「私は大学で経済学部を専攻していたの」彼女は言った．「経済学部を出て他に何ができるの？　教師？」．

先物取引はまさにアマンダの気質にあっていた．高校生の頃から，エネルギッシュで外交的な人だった．先物取引の仕事により本人同様明るく高給とりの若者に知られるようになった．父親はバプテストの牧師だった．父親と母親は絶対禁酒者だった．祖父は二人ともはるか昔に亡くなったため，二人はアルコール依存症だったと思っていた．両親のアルコールに対する厳格な態度は二人の祖父に対する反応だろうと理解していた．「両親は私が大学でポット（訳注：マリファナの俗語）を吸っていたなんて夢にも思ってないよ」彼女は言った．「だけど，それで困ることはなかった，それは付き合いで使っていただけだから」．

証券取引所の角で吸う付き合いで使っていただけのものとは，すぐに判明したが，コカインだった．本人と同僚は大量の粉を得るために実際に消費する以上の金を浪費した．粉を求めるにつれて，安いものを使用するようになり，アマンダは心を痛めた．常に針の痛みを嫌がり，鼻から得る代わりに吸入するようになった．

「火をつけた数分後から，幸せな感じがした．全身がクライマックスにのぼる感じ」彼女は言った．「肺が躍る感じがした」．

急激に気分が高揚し，鳴り響く心拍，興奮した気分などの懸念をかきけし喜びに満ち溢れた．15分程度で予想外にも機転がきいた感じになり，世界を愛し，世界を征服できる気がした．軌道に乗っている間はセックスも人も食べものも水も空気も，もはや必要としなかった．15分程度で不死身な気分になった．

●アマンダ・ブラントを診断せよ

アマンダのコカイン使用により，判断力，社会生活上の変化など明らかに行動面，心理面の変化があった（診断基準 B）．コカインにより得た喜びはコカインの副作用の価値があると思うようになった——本症例では，心悸亢進，興奮した気分（基準 C1，C7），である．読者はおそらく本基準で指摘された急性中毒の他の症状にも気づくだろうが，2つは診断基準を満たす．主観的気分はなぜコカインを乱用するかにうすうす気づくだろう．

アンフェタミン中毒（症状はもちろんほとんど同じだ）の他に，過活動や気分の不安定性が特徴の他の精神障害も鑑別すべきである．そのなかには，**双極性障害**がある．甲状腺機能亢進症などの**身体疾患**も鑑別に挙げるべきである．**フェンシクリジン中毒**ではコカイン中毒に似た知覚変容が生じうる．中毒域に至り精神病状態や錯乱状態に至った患者は，**統合失調症**やその他精神病性障害による精神病状態もしくは**他の医学的疾患による妄想**とは異なる様相を呈する（基準 D）．

より厳密な診断は後述するが，この話のなかでわかる情報から，アマンダの現時点での確定診断は以下のようになる．

F14.929［292.89］　コカイン中毒　Cocaine intoxication

■精神刺激薬離脱 Stimulant Withdrawal

中毒と同様，アンフェタミンおよびコカイン離脱の本質的特徴は同一である．そのため，一度だけそれを説明しよう.

精神刺激薬離脱のポイント

高用量かつ長期間の精神刺激薬の使用の後，突然の薬物の中止や使用量の急激な減量により，不快気分や神経系の症状や疲労感が生じる．すなわち，激しい内容の夢や睡眠時間の減少（時に増加），運動性，空腹感である.

注意事項

D を見逃すな！

- **D**uration to onset of symptoms（発症までの期間）：数時間もしくは数日
- **D**istress or **D**isability（苦痛と障害）：職業的/学業的，社会的，または個人的な機能を損なう
- **D**ifferential diagnosis（鑑別診断）：身体疾患，その他の精神障害

表 15–1 を見ると，精神刺激薬の離脱の特徴がわかる

コードするときの注

患者をコードする際には，離脱をきたす特定の刺激物質を記せ．表 15–2, 15–3 のコードを参照せよ

■アンフェタミン離脱 Amphetamine Withdrawal

アンフェタミンを最後に使用してから数時間もすると「クラッシュ crash」と呼ばれる急激な変化，すなわち，興奮や不安，抑うつ，疲労感などが急速に生じる．薬物の作用が消えた後に生じる抑うつ，疲労感，（睡眠への渇望を伴う）不眠，これらを防ごうと意図が，薬物の使用者に次の物質使用への渇望をもたらすのであろう．そして，ものすごく強い食欲に襲われる．疲労感，無気力感はそれから半日～4 日かけて悪化する．急性離脱は 7～10 日間続く．その結果，希死念慮が生じるかもしれない．要するに，薬物使用者から患者へと変化するのである.

●フリーマン・クックふたたび

薬物依存治療病棟の中に入ると，フリーマンにはまだその日の朝に吸った最後の 0.5 g のアンフェタミンの作用が残っていた．2 日間の快楽が過ぎれば，これまでの経験から，自身の嗜癖に関して，中毒状態の間にしてしまわなければならないことがあるのを知っていた．もし離脱が始まってしまえば，眠ること以外に何もできなくなるだろう．そしてまた，薬物を探し求め始めることになるのだ.

フリーマンは昼食に降りて 3 人の他の患者とデイルームでカードゲームを楽しんでいたとき，離脱症状の始まりに気づいた．回転テーブルのようで，一瞬一瞬がゆっくり進んでいる感じがして楽しい気分だった．カードゲームが難しく感じられた．トランプがまるで鉛でできているかのように思えた．突然に酷い抑うつ状態に陥り，あまりの疲労感で逃げ

るように部屋に戻らなければならなかった．急に全身が痛みだした．

部屋に戻ると，持ってきたものをいくつかバッグに入れ始めた．ジムバックの中半分ほどまで入れると，それを片付け，ベッドの上に投げ捨てた．外に出て押し出す程の気力もなかった．薬物への渇望に変わり徐々に睡眠欲が強くなったが，目はぱっちり開いたままだった．必然的に何時間もそこに横たわり，疲労で体は動かなくなったが，眠れない状態はおさまらなかった．

●フリーマン・クックをさらに診断せよ

アンフェタミン使用後（診断基準 A），フリーマンは急激に憂うつになった．彼は疲労感にも苦しみ（基準 B1），精神運動抑制（基準 B5），（すごく眠りたいのに眠れない）不眠（基準 B3）が生じた．2 つ以上の症状を満たす必要がある．その物質への典型的で明らかな渇望心は，精神刺激薬離脱の基準ではない，ただし精神刺激薬使用障害の基準ではある．症状によってもたらされるものが悲惨であればあるほど（基準 C），症状をよりうまく説明できる精神障害は他になく（基準 D），精神刺激薬離脱の診断が与えられる．

フリーマンの状態の鑑別診断は，**双極 I 型障害**（その変動する気分から），その他の物質誘発性障害，たとえば**コカイン離脱**，**フェンシクリジン離脱**などである．中毒の間に精神病状態となった場合，**統合失調症様障害**やその他の精神病性障害と誤診されることがある．

離脱急性期の大半が過ぎ去った後でも，気分症状は数週間〜数か月間続く．もしそれがフリーマンに起こったら，メタンフェタミン誘発性気分障害を考える——それはまた後でにしよう．

そのため，上記フリーマンの診断を以下に変更する．

F15.23［292.0］ 重症メタンフェタミン使用障害，アンフェタミン離脱を伴う Severe methamphetamine use disorder, with amphetamine withdrawal

■コカイン離脱 Cocaine Withdrawal

急性中毒期の後，血中コカイン濃度は急激に下がる．以前よりも多くの量を服用したにもかかわらず，抑うつ状態への急降下がおこる．さらにいらいらするようになり，希死念慮，疲労感，興味関心の低下，喜びを感じる能力の低下が生じる．パニック発作もよく生じるもののひとつだ．コカインは急速に必要不可欠なものになる．これらの症状の大半は 2〜4 日かけて強まり，その後に弱まるが，うつ状態は 1 か月程度続く．自殺企図はよくみられ，実際に自殺既遂に至ることもある．

コカイン使用者の約半数は気分障害を合併する．多くは双極性障害か気分循環性障害である．その傾向が存在する点でオピオイド使用障害患者とは大きく異なっている．

●アマンダ・ブラントふたたび

中毒の余波を受けるなか，アマンダは死んだ——もしくはそんな風に見えた．なぜなら突如重篤な抑うつ状態に陥ったからである．一時的に生じていた最大限に肥大した自信は，1〜2 日後まで続く漠然とした不安感に変わり，次第にそれにとらわれるようになった．残りのコカインの粉を吸入する以外の解消法がなく，余ったコカインを使い果たすまで吸い続けるのである．その後，睡眠不足に陥り，著しい疲労感に陥る．一方で，全身の細胞の一つひとつが，コカインがどんなに自分の気分を高めるかをはっきりと記憶しており，その快感を再び得ようと求めずにはいられないのである．

証券取引所に勤務して 4 年までに，アマンダの人生が崩れ始めた．コカインを吸うことを考えると，今の仕事がどうでもよく思えた．4 日間，コカインを乱用した後，病欠した．仕事に行こうとしても，いつどのように，次のコカインの粉がはいったビンの数を数えることに心は奪われていた．しまいにはクビになり，狭いアパートに引っ越し，自分の BMW を売った．いまや，すべての時間がコカインの粉を手に入れて使い果たすことに注がれていた．

最後に乱用したときにようやくアマンダは病院に入院した．最後のパイプを吸った後，自分のアパートの廊下を徘徊し，泣きながら他の家のドアをノックした．誰かが返事をすると，相手の玄関を開けて入ろうとした．そのため，警察に通報され，救急病棟に連れて行かれた．そこで，彼女は激怒し，拳で殴りかかった．最終的に，彼女は怒りを抑え，精神科病棟に入院した．

●アマンダ・ブラントをさらに診断せよ

アマンダの経過から，コカインがアマンダの障害の根本原因であることは痛々しいほど明らかである．コカインを使い果たしたとき（診断基準 A），（流涙と不安により）必須症状の気分不快感に加え，基準に示されている身体症状のいくつか，つまり不眠，疲弊感，精神運動性活動の増大がみられる（基準 B3, B1, B5）．DSM–5 診断基準に記載されているあらゆる離脱症候群のなかで，コカインは特に著しい苦痛をもたらし人生に致命的な影響を及ぼす（基準 C）．それはアマンダの所見に一致している．診断基準にはないが，にもかかわらず典型的なのは，コカインを使用したときの経験をはっきりと記憶していること，そしてさらなるコカイン使用への渇望心がどんどん強まることである．

この点で，アマンダに物質使用障害：コカイン使用障害の診断を下すのに十分な情報が含まれている．時間のほぼすべてをコカイン使用に費やすことで（物質使用障害の診断基準 A3），コカインへの渇望を満たし（基準 A4），その結果として自身の高級車と仕事を失った（基準 A7）．すでに耐性がついており（基準 A10），しまいには離脱症候群に進展した．

コカイン関連障害は DSM–5 に多く記載されているが，そのなかで発症する頻度には差がある．もしアマンダの抑うつ状態が離脱期間より明らかに長期的に続く場合，診断に**コカイン誘発性気分障害**も加わるだろう．**ギャンブル障害**，**反社会性パーソナリティ障害**，**PTSD** などの精神状態に関連している患者もいる．もし，そうしたいのであれば，症状の数を数えてもいいだろう――そして，GAF スコア 35 とアマンダの経過から，アマンダを重症とし，そうしたいのであれば，症状の数を数えてもいいだろう――診断は以下のとおりだ．

F14.23［304.20, 292.0］ 重度コカイン使用障害，離脱を伴う Severe cocaine use disorder, with withdrawal
Z56.9［V62.29］ 無職 Unemployed

■他の精神刺激薬誘発性障害群 Other Stimulant-Induced Disorders

すべてのアンフェタミンに関連する障害は表 15–2 と表 15–3 にある．そのいくつかは，この本の他の箇所で詳しく解説されている．ここでは簡単に 3 つを紹介しよう．

精神刺激薬誘発性精神病性障害，妄想を伴うもの Stimulant-induced psychotic disorder, with delusions：いつもではないがしばしば，精神刺激薬を使用するに者は，体系化された関係妄想が生じる．周囲に対する意識が強まり，他者を注意深く観察し，周囲が自分に注目しているという「気づき」に至る．物の動きを知覚すると過剰に反応しうるし，実際に幻覚が生じる者もいる．その妄想は一週間以上続くことがある．精神病症状が強まると統合失調症そっくりの状態になる，ただその経過だけは異なる．

精神刺激薬誘発性精神病性障害，幻覚を伴うもの Stimulant-induced psychotic disorder, with hallucinations：この精神病性障害の患者のなかには，皮膚の中を虫が這いまわるように思い過度に掻きむしる者もいる．

精神刺激薬中毒によるせん妄 Stimulant intoxication delirium：中毒により興奮性のせん妄にいたる者もいる．そうなった者は，馬鹿力で驚くような行為，そして野性的に無分別な行動に及び，なかにはその結果，死に至る者もいる．

■F15.99 or F14.99［292.9］特定不能の精神刺激薬関連障害 Unspecified Stimulant-Related Disorder

使用された物質が，アンフェタミンやその類似薬（F15）なのか，コカイン（F14）なのかによってコードが決められる．

タバコ関連障害群 Tobacco-Related Disorders

数千万のアメリカ人がタバコ依存であり続けていることが，タバコの離脱症状の強さを物語っている．タバコという依存性物質は，吸う者に強い渇望を引き起こし，米国で最も広く使用されてきた．そして喫煙率では，米国で成人の 1/5 が喫煙者で，他の大多数の国と比べて低い割合である．男性と女性でタバコ依存の人の割合は，ほぼ同程度である．毎年，タバコにより 500 万人の命が失われており，少なくともヘロインによる死亡の 60 倍である．

タバコの何が最大の強化因子なのか，はっきりしたエビデンスを指摘することは困難だ．というのも，コカインやオピオイドとは違い，タバコには，多幸感や肥大した自尊心，気力の亢進を直接生み出す化学的作用がないのだ．

一方，特に新規喫煙者に対してタバコは嘔気・嘔吐，不安をもたらす（喫煙により不安を軽減できるとする報告もあるが，タバコの離脱症状が喫煙によって「治った」結果であろう）．そもそも，なぜ人は喫煙するのだろうか．簡単に言えば，社会的要因により喫煙を始め，そしていつの間にか夢中になってしまうのがその理由だ．

精神障害をもつ人はそうでない人に比べ70％喫煙する人が多いと，2013年に報告があった．タバコやアルコール依存と統合失調症，そして，その他の精神障害には強い正の相関がある．精神障害について診察する際には必ず喫煙の有無を聞くべきだ．

カフェインと同様にタバコは合法であり，簡単に入手でき，そして安い（非常にヘロインと似ている）．ほとんどの喫煙者は，物質に依存しない他の気晴らしに支障をきたすことなくタバコを吸える．喫煙者は，年に何度も禁煙しようと試みるかもしれないが，離脱症状に苦しみ，結局は喫煙が循環器系の悲劇を招くと知りながらまた喫煙してしまう．

■タバコ使用障害 Tobacco Use Disorder

他のほとんどすべての物質使用障害とタバコ使用障害の特徴は似ている．診断基準は一般的な物質使用障害のものであり（p.388），コードは表15-2と15-3に示される．

■F17.203［292.0］タバコ離脱 Tobacco Withdrawal

禁煙しようとしている患者はしばしば，これらの診断基準に記されている症状よりも，喫煙への強い欲求を最も強く訴える．この持続的な渇望は，もっと向き合うべき（しかし，そこまで切迫してない）物事への集中力を圧倒してしまう．その結果として，この完全に合法の1ダースのこの物質は，気分屋かつ心配性で，睡眠が浅く大食いな人に，そのすべてをよくすることを期待されて，毎日，世界中で10億人以上もの人に使用されている．彼らが短気なのも，不思議はない．離脱症状は最後の喫煙から1日以内に始まり，たいてい数時間以内に自覚される．禁煙した約半数に，離脱症状が出現する．

今のところ，タバコの離脱症状の症例をまだ示していない．ホイル・ガーナーは喫煙によるCOPDが原因で睡眠障害を患っていた．彼の物語はp.292から始まる．また，彼はタバコ使用障害とも診断されていた．そして，一度，離脱症状に苦しむこととなった．

タバコ離脱のポイント

喫煙者が長期間常用していたタバコを突然やめたりほとんど吸わなかったりすると，1日以内にさまざまな精神症状（易怒性，抑鬱気分，不安）や焦燥感，集中困難，不眠，空腹感が出現する．

注意事項

Dを見逃すな！

- **D**uration to onset of symptoms（発症までの期間）：24時間以内

- **D**istress or **D**isability（苦痛と障害）：職業的/学業的，社会的，または個人的な機能を損なう
- **D**ifferential diagnosis（鑑別診断）：身体的疾患や他の精神障害

表 15-1 にタバコの離脱症状の詳細を記す

■ 他のタバコ誘発性障害群 Other Tobacco-Induced Disorders

タバコが引き起こす他の障害は表 15-2 と 15-3 を参照せよ．

■ F17.209［292.9］特定不能のタバコ関連障害 Unspecified Tobacco-Related Disorder

他の（または不明の）物質関連障害群 Other（or Unknown）Substance-Related Disorders

他の（または不明の）物質関連障害のカテゴリーには，表 15-2 と 15-3 とすでにこの章で述べた物質関連障害以外のものが含まれる．一般的な物質使用障害の診断基準（p.388），物質中毒（p.401），すでに語られた離脱症状（p.393），または，他の章で記載した物質誘発性の障害（たとえば物質誘発性の双極性障害）などは適切であればここで適用される．この章で含まれる物質のいくつかの例を以下に示しておこう．

同化ステロイド anabolic steroids：肉体的魅力と運動能力が増強されることに同化ステロイドの価値がある．ボディビルダーやアスリートにとってこの望みは，これらの薬を使用する強い動機となる．ステロイド使用者によれば，体格に大きな変化を与えるだけではなく，多幸感や性欲，そして，ときには攻撃性（roid rage とも呼ばれる）が増すという．2012 年，米軍のロバート・ベイルズ軍曹が 16 人のアフガニスタン市民を殺害した事件にステロイドの使用が関与しているとされている．もっとも，あの件については抗マラリア薬であるメフロキンの関与も取り沙汰されているのだが．

同化ステロイドはしばしば社会的な状況のもとで使用され，数か月から数年間持続的に使用されうる．人々がステロイドを，止められずに当初望んでいたよりも長く使ったり，使用や入手に過剰な時間を使ったり，そして，有害であることを知りつつ使用したりしてしまう点が他の物質乱用と似ている．ステロイドの使用を中断すると，抑うつ気分や倦怠感，不穏，不眠，食欲不振，性欲減退などの離脱症状が引き起こされる．一部の使用者にはステロイドへ強烈な渇望が生じる．

一酸化二窒素 nitrous oxide：一酸化二窒素は吸入麻酔薬で，もうろう状態と中程度の多幸感を生み出すことから，「笑気ガス」と呼ばれる．恍惚感を得る使用法を除き，通常はホイップクリームやクッキングスプレーの高圧ガスとして用いられる．使用後には，いくらかの音のゆがみと，離人感/現実喪失感と眩暈が残る．娯楽目的で使用されたのが 18 世紀の終わりが最初であり，世界最古の人工の乱用物質なのかもしれない．

表 15-2　物質中毒，離脱，使用障害，物質誘発性の精神障害の ICD-10-CM

物質と 使用障害	物質 中毒/離脱			物質誘発性障害										
	使用 のみ	中毒	離脱	精神 病様	気分	不安	強迫	睡眠	性	せん 妄 I	せん 妄 W	NCD 重度	NCD 軽度	特定で きない
アルコール F10				I/W[a]	I/W	I/W		I/W	I/W					.99
軽度	.10	.129		.159	.14	.180		.182	.181	.121	.121			
中等度～重度	.20	.229	.239 (.232)[b]	.259	.24	.280		.282	.281	.221	.231	.27 (.26)[c]	.288	
使用障害ではない		.929		.959	.94	.980		.982	.981	.921	.921	.97 (.96)[c]	.988	
カフェイン F15						I		I/W						.99
軽度						.180		.182						
中等度～重度						.280		.282						
使用障害ではない		.929	.93			.980		.982						
大麻 F12				I		I		I/W						.99
軽度	.10	.129 (.122)[b]		.159		.180		.188		.121				
中等度～重度	.20	.229 (.222)[b]		.259		.280		.288		.221				
使用障害ではない		.929 (.922)[b]		.959		.980		.988		.921				
フェンシクリジン F16				I	I	I								.99
軽度	.10	.129		.159	.14	.180				.121				
中等度～重度	.20	.229		.259	.24	.280				.221				
使用障害ではない		.929		.959	.94	.980				.921				
他の幻覚剤 F16			.983[d]	I	I	I								.99
軽度	.10	.129		.159	.14	.180				.121				
中等度～重度	.20	.229		.259	.24	.280				.221				
使用障害ではない		.929		.959	.94	.980				.921				
吸入剤 F18				I	I	I								.99
軽度	.10	.129		.159	.14[e]	.180				.121		.17	.188	
中等度～重度	.20	.229		.259	.24[e]	.280				.221		.27	.288	
使用障害ではない		.929		.959	.94[e]	.980				.921		.97	.988	
オピオイド F11					I	W		I/W	I/W					.99
軽度	.10	.129 (.122)[b]			.14[e]	.188		.182	.181	.121	.121			
中等度～重度	.20	.229 (.222)[b]	.23		.24[e]	.288		.282	.281	.221	.23[f]			
使用障害ではない		.929 (.922)[b]			.94[e]	.988		.982	.981	.921	.921			
鎮静剤/睡眠薬/抗 不安薬 F13				I/W	I/W	W		I/W	I/W					.99
軽度	.10	.129		.159	.14	.180		.182	.181	.121	121			
中等度～重度	.20	.229	.239 (.232)[b]	.259	.24	.280		.282	.281	.221	.231	.27	.288	
使用障害ではない		.929		.959	.94	.980		.982	.981	.921	.921	.97	.988	

（つづく）

表 15-2　物質中毒，離脱，使用障害，物質誘発性の精神障害の ICD-10-CM（つづき）

物質と使用障害	物質 中毒/離脱			物質誘発性障害										
	使用のみ	中毒	離脱	精神病様	気分	不安	強迫	睡眠	性	せん妄 I	せん妄 W	NCD 重度	NCD 軽度	特定できない
アンフェタミン/他の興奮剤 F15				I	I/W	I/W	I	I/W						.99
軽度	.10	.129 (.122)[b]		.159	.14	.180	.188	.182	.181	.121				
中等度～重度	.20	.229 (.222)[b]	.23	.259	.24	.280	.288	.282	.281	.221				
使用障害ではない		.929 (.922)[b]		.959	.94	.980	.988	.982	.981	.921				
コカイン F14				I	I/W	I/W	I	I/W						.99
軽度	.10	.129 (.122)[b]		.159	.14	.180	.188	.182	.181	.121				
中等度～重度	.20	.229 (.222)[c]	.23	.259	.24	.280	.288	.282	.281	.221				
使用障害ではない		.929 (.922)[b]		.959	.94	.980	.988	.982	.981	.921				
タバコ F17								W						.209
軽度	Z72.0													
中等度～重度	.200		.203					.208						
使用障害ではない														
他の物質（未知）F19				I/W	I/W	I/W	I	I/W	I/W					.99
軽度	.10	.129		.159	.14	.180	.188	.182	.181	.121	.121	.17	.188	
中等度～重度	.20	.229	.239	.259	.24	.280	.288	.282	.281	.221	.231	.27	.288	
使用障害ではない		.929		.959	.94	.980	.988	.982	.981	.921	.921	.97	.988	

[a] I：中毒時に起こる，W：離脱時に起こる，I/W：どちらでも起こる．

[b] セル内の 2 つの数字は，感覚障害を伴う（または伴わない），中毒または離脱を示す．

[c] アルコールによる認知症は，作話や健忘を伴い（伴わず）起こる．

[d] このコードは幻覚薬による持続性知覚障害（p.424 を参照）を示す．これを記すこれ以上よい場所が見つからなかった．この表はとてもよいものの，限界はある．

[e] 幻覚剤とオピオイドには，双極性はなく抑うつ気分障害しかない．

[f] オピオイド離脱せん妄は小数点以下 2 桁までしかコードされないことをもちろん認識している．保証しよう．

率直に言って，この表はややこしい．このややこしさを受け入れるのもいいだろうし，オリジナルの DSM-5 の説明を理解しようと試みるのもいいだろう．そして，そこには気が狂いそうな道が待っていることだろう．

〔略語〕強迫：強迫性障害とその関連疾患，睡眠：睡眠障害，性：性機能障害，せん妄 I：中毒によるせん妄，せん妄 W：離脱せん妄，NCD：認知症

表 15–3　ICD–9–CM　物質誘発性の精神障害のコード

	軽度使用	中等度〜重度使用	中毒	離脱	精神病様	抑うつ	双極	不安	強迫
アルコール	305.00	303.90	303.00	291.81	291.9	291.89	291.89	291.89	
カフェイン			305.90	292.0				292.89	
大麻	305.20	304.30	292.89	292.0	292.9			292.89	
フェンシクリジン	305.90	304.60	292.89		292.9	292.84	292.84	292.89	
他の幻覚剤	305.30	304.50	292.89	292.89[b]	292.9	292.84	292.84	292.89	
吸入剤	305.90	304.60	292.89		292.9	292.84		292.89	
オピオイド	305.50	304.00	292.89	292.0		292.84		292.89	
鎮静剤/睡眠薬/抗不安薬	305.40	304.10	292.89	292.0	292.9	292.84	292.84	292.89	
興奮剤（アンフェタミン他）	305.70	304.40	292.89	292.0	292.9	292.84	292.84	292.89	292.89
興奮剤（コカイン）	305.60	304.20	292.89	292.0	292.9	292.84	292.84	292.89	292.89
タバコ	305.1	305.1		292.0					
他	305.90	304.90	292.89	292.0	292.9	292.84	292.84	292.89	292.89

	睡眠	性	せん妄 I	せん妄 W	NCD[a]	分類不能
アルコール	291.82	291.89	291.0	291.0	291.2/291.1/291.89	291.9
カフェイン	292.85					292.9
大麻	292.85		292.81			292.9
フェンシクリジン			292.81			292.9
他の幻覚剤			292.81			292.9
吸入剤			292.81		292.82/292.89	292.9
オピオイド	292.85	292.89	292.81	292.0		292.9
鎮静剤/睡眠薬/抗不安薬	292.85	292.89	292.81	292.0	292.82/292.89	292.9
興奮剤（アンフェタミン他）	292.85	292.89	292.81			292.9
興奮剤（コカイン）	292.85	292.89	292.81			292.9
タバコ	292.85					292.9
他	292.85	292.89	292.81	292.0	292.82/292.89	292.9

[a] アルコール認知症には３つのコードがある．一つ目は非健忘–作話型認知症，二つ目は健忘–作話型認知症，三つ目は軽度認知障害である．また，吸入剤や鎮静剤/睡眠薬/抗不安薬，他の物質による認知症は２つのコードがある．ひとつは認知症でもうひとつは軽度認知機能障害である．

[b] 厳格には，これは離脱現象でなく，幻覚剤使用後に出現するだけである．コードは幻覚剤による持続的な感覚機能障害を示す．

〔略語〕強迫：強迫性障害とその関連疾患，睡眠：睡眠障害，性：性機能障害，せん妄 I：中毒によるせん妄，せん妄 W：離脱せん妄，NCD：認知症

市販薬/処方薬 over-the-counter/prescription drugs：抗パーキンソン病薬，コルチゾンとその誘導体，抗ヒスタミン薬などを含む，市販薬や処方薬も依存を招く．

ビンロウの種子 betel nut：多くの文化で人はビンロウの種子を口に含み，軽い恍惚感や浮遊感を得る．

カヴァ kava：カヴァは南太平洋に育つ胡椒の木から作られ，鎮静，協調運動の障害や体重減少の作用がある．

■他の（または不明の）物質の使用障害 Other（or Unknown）Substance Use Disorder

他の（または不明の）物質の使用障害の症状は，一般的な障害の症状（p.388 を参照）と同一である．コードを表 15–2 と 15–3 に記す．

■他の（または不明の）物質の中毒 Other（or Unknown）Substance Intoxication

他の（または不明の）物質の中毒の症状は，一般的な物質使用中毒の診断基準（p.401 を参照）と同一である．コードを表 15–2 と 15–3 に記す．

■他の（または不明の）物質の離脱 Other（or Unknown）Substance Withdrawal

他の（または不明の）物質離脱の症状は，一般的な物質の離脱の診断基準（p.393 を参照）と同一である．コードを表 15–2 と表 15–3 に記す．

物質関連障害の記録とコード Recording and Coding Substance-Related Disorders

表 15–2 と 15–3 を用い問題を，物質使用障害，物質の中毒，物質の離脱（とそれらの組み合わせ），物質による精神障害の 4 つの組にコードせよ．ICD–9 のコード（表 15–3）は自明のことであり（また 2014 年 10 月には不要となる），その使用法を詳しく述べるつもりはない．ICD–10 のコード（表 15–2）に関しては，読み進めてほしい．

もしも患者に物質使用障害，中毒，離脱があり，物質誘発性の精神障害がなければ，表 15–2 の「使用のみ」「中毒」「離脱」の 3 つの欄を用いる．以下に手順を示す．

A. 物質を決定し，「F」の数字を書き込む．（例として）アルコールでは，F10 となる．
B. もしも物質使用が物質使用障害の基準を満たすようであれば，軽度，中等度，重度の重症度を決定する．

現時点で中毒や離脱，関連する精神障害がなければ，「使用のみ」の欄を見て，小数点以下の数値を記入し，それで完了する．アルコールでは（他の物質でも）.10 か .20 になる．

C. 中毒や離脱があれば，適切な欄を見て，小数点以下を記入する（定義によれば，患者の物質使用障害が中等度以下であれば離脱とは診断できない）．アルコールでは中毒を伴う軽度の使用障害で F10.129 を記し，中等度または重度であれば F10.229 を記し，中毒があるものの使用障害がなければ F10.929 を記す．

D. 中毒や離脱だけで使用障害がなければ，その物質の「使用障害ではない」の欄を見よ．中毒と離脱について，表の縦の列から，その小数点以下の数字を見つけて記録に用いる．F の数字と小数を組み合わせて，全体のコードを作る．カフェインであれば F15.929 や F15.93 となる．

E. 症例によっては，中毒や離脱が知覚障害とともに生じることがある．そのような症例であれば，上述のステップ D では括弧内の数字を使用する．どんな症例であれ，これで物質使用障害，物質中毒や離脱をコードできる．

もしも患者が物質誘発性の精神障害を患っていれば，表 15–2 の「物質誘発性障害」の下にある 11 個の欄を用いる．以下に手順を示す．

F. 物質の F 数字を決める．

G. 物質使用障害か決める．使用障害であれば，軽度，中等度，重度か決める．

H. 使用障害がければ，その物質の「使用障害ではない」の列を見る．適切な物質誘発性の精神障害の欄の小数を記す．F 数字と小数を足し，全体のコードを作る．

I. 使用障害があれば，軽度，中等度，重度の列を選び，適切な物質誘発性障害の欄を選ぶ．

J. 処方薬で引き起こされた障害（気分，せん妄，不安など）であれば「使用障害ではない」をコードする．そのため，オピオイド誘発性の気分障害であれば F11.94 となり，鎮静剤，睡眠薬，抗不安薬であれば F13.94 となる．コードがほぼ同じため，中毒によるせん妄か，離脱によるせん妄かをしっかりと分ける必要がある．

K. 数字を決めることに加えて，物質に関連した疾患ではどのように言葉を並べるか決められた順番がある．テンプレートよりむしろ，ICD–10 の例をいくつか示す．

F10.929　アルコール中毒

F10.232　アルコール離脱と感覚障害を伴う重度のアルコール使用障害

F10.14　アルコール中毒時に始まった双極性障害と軽度のアルコール使用障害

F10.121　活動性の急激な混合と変化を伴う，アルコールによる中毒とせん妄，軽度の使用障害

F10.26　行動障害を伴うアルコール誘発性の持続性認知症，健忘作話型を伴う重度のアルコール使用障害

患者が中毒（と離脱）と物質誘発性の精神障害の両方を持っていても不思議はない．その場合，物質使用障害の状態を表す 2 つのコードを記入する．このようになることは珍しい．

■ F19.99［292.9］特定不能の他の（または不明の）物質関連障害 Unspecified Other（or Unknown）Substance-Related Disorder

非物質関連障害 Non-Substance-Related Disorder

■ F63.0［312.31］ギャンブル障害 Gambling Disorder

ギャンブルは問題を引き起こすほど入れ込むと障害となりうるが，日常生活の非常にありふれた行いのひとつである．病的なギャンブルと物質使用の間には衝撃的な類似性があり，その最たるものは脳の報酬系の中枢（腹側線条体）を賦活化させる点である（ドパミンの関与が考えられている）．このため，DSM-5でギャンブル障害は現在の分類に変更された．

ギャンブルに伴って，興奮し，気分が高揚していたと，ほとんどのギャンブラーが振り返るものだ．これが病的となるまでに通常，数年はかかる．初めは，ギャンブルで勝ったことがさらなるギャンブルを招き，「大勝利」で得た金額が通常1年間で得る金額を超えた時点で，自信過剰とリスク偏重を招く．家庭によりギャンブルに触れる機会はさまざまである．（苦痛でありながら）とても簡単に壊滅的な損失へのスパイラルに巻き込まれ，死に物狂いで収支を正そうと試みた挙句，家族や友情の絆は失われ，最終的な破滅へと向かう．事実，ギャンブル障害に自殺企図はよく合併する．

米国では，200人に1人がギャンブル障害である．有病率から概算すると米国には100万〜300万人の患者がいると考えられる．数は2：1で男性は女性よりも多い．また，女性は男性に比べギャンブルの問題が悪化するまで時間がかかるのに加え，早期に治療を求める傾向にある．なかには，症状が出るのが自分が対象としているスポーツが行われている時期に限られている人もいる．

すなわち，毎年秋に大学フットボールに文字通り農場を賭ける人は，他の時期のギャンブルにほとんど問題はない．より広いギャンブルに興味をもつ患者は比較的，慢性的な経過を辿ることがある．一部のギャンブラーは徐々に依存を脱し寛解へ至る．

コンビニのスクラッチからビンゴ，スポーツくじ，スロット，ポーカー，サイコロ，ドッグレース，競馬など，ギャンブルが多岐にわたっていることに医師はもっと気をつけなければならない．

ギャンブル障害のポイント

借金したり，嘘をついたり，もしくは大切な人間関係や機会を危うくしたりするなど，ギャンブルは患者の人生を支配するものだ．損失を挽回しようとすればするほど，より多額のお金を賭け，利益を上げようとする繰り返し（そして，無駄な）努力はいらいら感と焦燥感を産む．人によってはギャンブルでストレスを発散するものだが，人によってはギャンブルで事態をさらに悪くしていく経済的苦境のため借金や窃盗に手を出すに至ってしまうものだ．

注意事項

D を見逃すな！

- **D**uration（期間）：1 年以上
- **D**istress or **D**isability（苦痛と障害）
- **D**ifferential diagnosis（鑑別診断）：物質使用障害，躁病エピソード，プロのギャンブル，社会的賭け

コードするときの注

▶病歴が以下であれば特定せよ

挿話性 Episodic

持続性 Persistent

▶該当すれば特定せよ

寛解早期 In early remission：3～12 か月，ギャンブル障害の基準を満たさない

寛解持続 In sustained remission：1 年以上，ギャンブル障害の基準を満たさない

▶重症度を特定せよ

軽度 Mild：4～5 項目の基準にあてはまる

中等度 Moderate：6～7 項目の基準にあてはまる

重度 Severe：8～9 項目の基準にあてはまる

●ランディー・ポーター

12 歳のクリスマス，両親は彼にルーレットをプレゼントした．それは，ぴかぴかの黒檀による手製で青貝細工の数字がはめ込まれていた．ランディーがプレゼントを開けるとき，「モンテカルロのカジノで使われてるプロのものを除いたら，こいつは世界一さ」と父は自慢した．高校時代，ランディーは友達のためにカジノを開くのが大好きだった．二度ほど，夜にランディーの両親とビンゴをしていた大人たちが，彼のカジノへとぶらりとやってきて実際にお金を賭けたこともあった．

今ではランディーは 25 歳．すでに離婚と破産を経験していた．ラスベガスの大通りの近くで，レストラン経営という，いい仕事をもっていた．彼は自ら望んでその仕事に就いたわけではなかったが，徹夜で（1 点 1 ペニーの）賭けブリッジをしすぎて大学を退学になった彼には神の賜物にみえた．町でもっともギラギラ輝くカジノ 2 つへは 5 分で行ける立地だった．昼休憩の間，しばしばランディーはその道を歩いていった．「そこにいる人全員を知っていた」と彼は言った．「この町のカジノのすべてで『客』だったが，何年間もずっと『ツケ』にすることは断られていた」．

少年期に本物のルーレットテーブルと遭遇したことは，害ではなかった．昼には，ぶらぶらして賭けを見たり，自身で賭けたりした．少しだけ儲け，それより少し多めに負けた．彼は賭けに乗るか降りるかがすべてであることに気がついた．もっとも，多くの場合，賭けに乗った．お金を賭けたときには，アドレナリンが押し寄せるのを感じた．大きくない負けであれば差しさわりはなかった．その後，結婚した．カジノでブラックジャックのディーラーをしていた妻はよく稼いだ．妻が仕事をしていた土曜の午後，ブラックジャッ

クが7回出て，テーブルを離れるときには55,000ドルがポケットに入っていた．「人生で最もついていない日だった」と後に彼は語った．

続く数週間，ギャンブルに熱くなりすぎて自身を（そして，ポケットの55,000ドルも言うまでもなく）失った．損失を挽回しようとカジノのテーブルへと何度も何度も足を運ぶうちに，すぐに昼休みは2時まで延びた．彼が従業員から「借金する」ようになり，ギャンブラーズアノニマスへ参加するようになった．しかし，「神を信じていなかった」からやめた．妻は，夫にもう一度大当たりさせ勝って引退させようと何度もカジノに行かせた．2年が経過し彼は「完全にハマって」しまっていた．

彼の無視や資金繰りについての嘘に疲れはてた妻は，最後には彼のもとから去っていった．

「彼女には，片腕の悪党と結婚したほうがましだったと言われた」とランディーは悲しげに述べた．

診察の間，丁寧で愛想よくランディーは静かに座っていた．彼自身とその周囲に困難を招いたことに対し自責の念を述べた．自分の気分については，落ち込んでもなく高揚してもなく「真ん中」だと言った．彼の発言ははっきりしており，その内容は目的に合ったものであった．また，彼の認知と理論に問題は全くみられなかった．

妻が出て行く前にランディーは，一緒にいてほしいと懇願した．生まれ変わると彼は約束した．そして，「そっちには賭けるつもりはないわ」と断られた．

●ランディー・ポーターを診断せよ

他の多くの初心者のギャンブラーと同じように，ランディーのギャンブルは思春期に自宅で始まった．数年間で完全にほぼギャンブルに支配され（診断基準A4），コントロールに失敗し（基準A3），損失をさらなるギャンブルで埋めようとし（基準A6），嘘をつき，盗み，妻と仕事を失った（基準A7，基準A9，基準A8）．そのため，彼の行動は**躁病エピソード**（基準B）に合致しないことと併せ，十分にギャンブル障害の診断基準（4つあれば診断に値する）を満たす．ランディーには躁症状や抑うつ気分はなく，ギャンブルに周期性もなかったため，それらは確実に除外できた．**社会的にギャンブルを好む者**は，損失の下限を決めているものであり，多くは独りでは行かずに友達と行くものだ．**プロのギャンブラー**は確率を重視し，自身への厳しいルールを遵守する．ランディーの行動はどちらにもあてはまらない．

過剰なギャンブルにのめり込む者の精神障害の有無の診断は非常に難しい．**気分障害**や**パニック症**，**強迫症**，**広場恐怖症**が一般的に関係しうる疾患である．また，（ギャンブルに先行することもあれば併存することもある）**物質使用**の問題や，（物質使用の結果としての）**自殺企図**に対しても目を向ける必要がある．あなたがその患者にギャンブル障害の診断を下そうというとき，その患者に何らかの精神障害がすでに存在している可能性がある．

もちろん，ギャンブルと**反社会性パーソナリティ障害**の関連性は強く，**境界性パーソナリティー障害**との強い関係性も報告されている．

しかし，ランディーにはパーソナリティ障害と診断しうる行動は認められなかった．ギャンブルが挿話性に生じていたとする根拠も見出せず，寛解状態にないことは確実だった(残された特定用語は重症度だけだ)．以上より，彼の診断をすべて述べるのであれば——ちょっと待ってほしい．重症度について話をしよう．DSM-5 の診断基準に従えば，ランディーは単に中等度と診断されることになる．ただ，彼は（そう言い切ることに恐れはしない）嗜癖に人生の根幹を破壊された男だ．彼が今，職に就いているかは知らないが，彼が同じ仕事を続けているとは考えがたい．車の中で寝泊まりしているのではないだろうか．彼には比較的低い GAF スコアとして 55 をつけよう．そして，これを中等度だなんて言うつもりはない．ここでまたあの流れだ．臨床医の特権を発動し，彼の重症度はこう診断する——「重度」と．

F63.0 [312.31]　ギャンブル障害，重度，持続性 Gambling disorder, severe, persistent
Z63.5 [V61.03]　離婚 Divorced

第16章

認知障害群

Cognitive Disorders

この章をDSM-5の名称と異なるものとした理由を以下に述べよう．

出版に先立ってこの章を読み返したときに，**私は**次第に違和感を覚えるようになった．認知障害群への新しい名称が **neurocognitive disorders** であるのに，認知症（dementia）の新しい名称としても **major neurocognitive disorder** が採用されている．その言葉が１つの障害を示すのか障害群全体を示すのか，どちらか正確にわからなくなる状況がいくつも生じていた．私が困るくらいだったら，読者もまた困惑するに違いない．そこで熟考と相談を重ねた末に，私はこの章にDSM-Ⅳの表題をつけることを決めた．そして通常は認知症と呼びならわす状態を，従来どおり **neuro**cognitive disorder（NCD）と呼ぶこととした．

認知障害群クイックガイド

詳細をみると，かなり縒われた複合体かもしれないが，DSM-5で簡略化された構造によって認知障害群の分類は論理的となった．

せん妄

せん妄は急速に進行して動揺を示す意識の減弱した状態であり，以下のような事実で示される．

・意識（運用上では見当識として定義される）の障害と，注意の転導や集中の障害がある．
・記憶，見当識，知覚，視空間認知，言語の少なくとも１つの欠損がある．
・症候は昏睡や他の認知障害によるものとしては，うまく説明されない．

以下に挙げる原因の１つが同定されうる（そして，各項目について記載した頁で，詳しく解説した）．

他の医学的疾患によるせん妄：せん妄は脳損傷，感染，てんかん，内分泌疾患，薬物や毒物中毒，そして体のほとんどすべての部位の疾患によって起こりうる（p.471）．付録の表：精神障害の診断に影響を及ぼす身体疾患（p.633）に，そのような数多くの原因を挙げた．時折，複数の原因が一人のせん妄患者から見出されることがある．

物質中毒せん妄，物質離脱せん妄，医薬品誘発性せん妄：アルコールや他の鎮静系薬物，ほとんどの違法ドラッグの乱用は中毒と離脱のどちらでもせん妄を起こしうる．薬物治療もせん妄を起こしうる（p.473）．

複数の病因によるせん妄：一人の患者のせん妄について複数の原因がありうる（p.476）．

他の特定される，または特定不能のせん妄：患者のせん妄の原因がわからないとき，あるいは診断基準を完全には満たさないとき，このカテゴリーから１つを選んで用いる（p.478）．

認知症および軽度認知障害

認知症および軽度認知障害はいくつかの点でせん妄と異なる．

・進行する時間経過が比較的遅い．せん妄は数時間，数日で進行するが，NCD では数週，数か月単位で進行する．
・NCD の患者は，注意を集中，転換する能力が障害されているかもしれないが，顕著ではない．
・NCD の原因は通常，中枢神経系に見出しうるが，せん妄の原因はしばしば体のさまざまな部分で見出される．
・NCD から回復する患者もいるが，それは通常の経過ではない．

DSM-5 は認知症（これまでの DSM では dementia と呼ばれていたもの）と軽度認知障害とを区別することとした．軽度認知障害では，以下に挙げる病因のいずれであっても，その人が自立して生活する能力に対しては比較的軽い影響しか及ぼさない．しかし，認知症と軽度認知障害との境界の見極めは不確かなこともある．

以下に挙げる NCD の型から１つを特定する．

アルツハイマー病による認知症またはアルツハイマー病による軽度認知障害：これは NCD のなかでは最もよくみられる原因である．徐々に始まり通常は容赦なく進行する．認知症の半分強がアルツハイマー型である（p.489）．

血管性認知症または血管性軽度認知障害：脳血管性疾患により，患者には記憶や他の認知機能の欠損が生じる．多くの場合，比較的突然の発症で変動する経過をとり，階段状に進行する．認知症の約 10～20％が血管性である（p.506）．

他の医学的疾患による認知症または他の医学的疾患による軽度認知障害：かなり多くの医学的疾患が NCD を引き起こしうる（付録の表：精神障害の診断に影響を及ぼす身体疾患，p.633）．最も注目すべき疾患としては（p.509 以降参照），脳腫瘍，クロイツフェルト・ヤコブ病（スローウイルス感染やプリオン病），外傷性脳損傷，ヒト免疫不全ウイルス（HIV）感染症，ハンチントン病，パーキンソン病，前頭側頭型認知症（昔でいうピック病）などがある．NCD を引き起こす毒素で最も多いのは，腎不全と肝不全によるものである．

物質・医薬品誘発性認知症または物質・医薬品誘発性軽度認知障害：NCD の約 5～10％はアルコール，吸入剤，鎮静薬の長期乱用に関連したものである（p.512）．

複数の病因による認知症または複数の病因による軽度認知障害：せん妄と同様に，NCD は同一の患者で複数の原因をもちうる（p.516）.

特定不能の神経認知障害：このカテゴリーは，患者の認知機能が障害されているが，その病因がわからないときに役に立つ（p.518）.

認知症状の他の原因

解離症群：解離性健忘（p.229）や解離性同一症（p.234）の者には，一時的で完全な記憶欠損が生じることがある.

仮性認知症 pseudodementia：アパシーと遅延した応答のため，あたかも認知症の重篤な記憶障害と他の症候があるかのようにみえる患者はよくいる．しかし，注意深く臨床的評価と心理検査をすることで重度のうつ病であることはわかるものであり（p.112），そのようなときには注意力と集中力に問題があるにもかかわらず認知機能は比較的保たれているものだ．認知症として紹介されて受診する高齢の患者の5%は仮性認知症である．仮性認知症はDSM-5では用いられないが，役に立つ用語である.

詐病：金銭（保険や労働者補償）を得るため，あるいは刑罰や兵役を逃れるために意図的に認知症状を誇張したり偽装したりする者もいる（p.593）.

自らに負わせる作為症：ある種の患者は認知症症状を装うかもしれないが，それは直接の利得（たとえば金銭を得るとか刑罰を避けるなど）を得るためではない．入院するか介護を受けるかといったところに彼らの動機がありそうなことはよくあることだ（p.257）.

「加齢に伴う認知機能低下」ではいったい何が起こっているのだろうか．このDSM-Ⅳの診断は，高齢者が名前や電話番号，物を置いた場所を思い出すのが難しいとしばしば訴えるという事実に言及している．しかし，DSM-5では正常の一部としかみなしておらず，特別なコード化に値しないとしている．DSM-5に目を留めさせるには，少なくとも1つの認知領域での障害の客観的所見が必要となる.

はじめに

認知 cognitionとは情報の精神的処理のことだ．もっと具体的にいえば，記憶して，記憶装置のなかで思考し，情報を検索し，情報を操作して，知識を確立するということである．臨床家は面接の場で観察し，精神状態評価の際に課題の遂行を指示することで，この過程についての情報を得る.

認知障害（認知症，軽度認知障害，せん妄）は，一時的あるいは恒常的な脳の機能不全と関連した精神過程の一群の異常をさす．それらの主症状には，記憶，見当識，言語，情報処理，課題に注意を集中して維持する能力についての問題が含まれている．ある種の認知障害は，化学的，生理学的に脳構造に欠陥をもたらすような病気や物質使用により引き起こされる．しかし，元となる原因物質は必ずしも同定できるとは限らない.

早めの認識と適切な治療によって，多くの認知障害（特にせん妄）は回復して，無視できるくらいになる．そしてときには自然に改善するかもしれないが，恒久的な障害を起こすこともしばしばある．さらに，診断基準は比較的単純なのに，関連する諸症状により認知障害は，他のいかなる精神状態ともよく似た形を取りうる．たとえば，せん妄は抑うつ症状や不安症状とともに現れることがあるし，認知症は精神病の形で現れうる．そのため，患者の病歴や症状が何であれ，神経認知的な病因を鑑別診断の最初のほうにもってくることは不可欠だ．認知障害を見落としてしまえば，ベースに存在するせん妄を，感情面の症状がいとも容易にすべて覆い隠してしまうだろうし，あるいは，実際には認知症があるのに，精神病と診断してしまうかもしれない．元となる原因によって認知障害はどの年齢でも発症しうる．病院診療の場では特にそうだが，認知障害はとても一般的である．精神科入院の 1/5 までを占めている．

せん妄 Delirium

（脳腫瘍や脳卒中のように）脳自体が直接影響を受けることもあるが，多くのせん妄は中枢神経の外部で始まった疾患によって引き起こされる．そのなかには，内分泌疾患，感染，薬物中毒や離脱，ビタミン欠乏，発熱，肝腎疾患，毒物，外科手術の影響が含まれる（もっと完全な一覧は付録の表：精神障害の診断に影響を及ぼす身体疾患を参照．p.633）．

せん妄の基本症状を簡潔に述べよう．

・数時間から数日で出現して，
・**意識と注意の減弱**があり，
・見当識，記憶，言語，知覚，視空間認知の問題のような，何らかのさらなる**認知欠損**を伴う．
・これらの症状の程度は一日の経過のなかで変動する傾向にある．

不注意は，しばしば最初に気づかれる症状である．問診の際，そのときの話題への集中の困難さが認められるだろう．患者はそれを傾眠，嗜眠として経験するかもしれない．思考過程は遅くなり，ぼんやりして見える．問題を推論して解決する能力に障害がみられることもあるだろう．患者がひとつ答えるまでに，あなたは何度も質問しなければならないかもしれない．ひとつから別のものへと急速に注意が移る過覚醒の転導性が，不注意の代わりに現れることもある．

いくつかの領域のいずれもが，さらなる認知障害を構成しうる．2 つ以上が同時に起こることもありうる．

言語 language：まとまりなく解体して，圧縮された，あるいは散乱した，辻褄の合わない会話や，ひとつの話題から別の話題へと飛躍する会話から，言語の問題が明らかになることもあるだろう．患者のなかには，書字や呼称に困難を抱える者もいるだろう．散乱した思考を伴わず単に不明瞭な発語であれば，それはせん妄ではなく酩酊を示唆する．

記憶 memory：せん妄患者は物事を想起するのが困難であるのが常である．最近の出来事に関する記憶がいつも最初に障害される．古い記憶（特に幼少期の記憶）は通常，最後まで保たれる．

実行機能 executive functioning：計画を立てたり組織化して順序づけしたり情報を要約したりすることが難しくなる．実際には，決断することや，習慣の型を破る策を講じること，過ちを修正すること，あるいは問題の根源を探すこと（障害探索）が困難になる．新しい状況や混み入った状況は，彼らにとっては明らかに困難なものとなろう．

見当識 orientation：多くの患者が見当識を障害されており，失見当識があまりに重篤で，十分に患者を診察できないこともある．見当識障害は大概，時に関するものだ（日付，日，月，年）．次いで場所に関する見当識障害が出現する．最後に，患者は親戚や友人を認識できなくなる（人物の見当識障害）．自分自身の同一性が不確かになるのは，最も重症の患者だけだ．

知覚 perception：せん妄患者は，それがたとえ軽度や初期の段階であっても，通常時のようには周囲を明瞭に知覚していない．境界は曖昧で，色彩は異常な明るさを帯びて，画像は歪む．見たものを誤認する患者もいる（錯覚）．誤った知覚を体験する患者もいる（幻覚のなかでも特に視覚領域で多い）．患者が後に幻覚から派生する誤った確信，観念（妄想）を抱くのであれば，その妄想は通常，不完全で，移ろいやすく，あまり体系化されていない．視覚的な誤認に直面したとき，患者はそれが夢か現実かわからないかもしれない．幻覚を現実として受けとめた者は強い不安か恐怖を覚えるであろう．

せん妄でしばしば障害が明らかになる他の領域は，以下のとおりである．

睡眠–覚醒リズム sleep-wake cycle：睡眠周期の変化がほぼ必発である（不眠，昼夜の逆転，鮮明な夢，悪夢）．

精神運動活動と行動 psychomotor activity and behavior：身体の動きが緩徐となるかもしれない．特に代謝の問題に伴うせん妄でよくみられる．そのような患者は遅鈍にみえる．運動活動性が増大する患者もいる（寝具を引っ張るなど行動が落ち着かなくなる）．手の羽ばたき振戦は普通にみられる．泣いたり大声を出したりする患者もいるが，発声が呟き声か呻き声に過ぎないこともある．脅かされているように思う患者が，暴力をふるったり逃げようと試みたりすることもあるだろう．

気分 mood：上記で述べた体験に対して生じる感情的な反応は通常，抑うつと恐怖だ．気分はしばしば不安定になり，他者からは情動不安定と受け取られる（表に出てくるせん妄の症状が，不機嫌さであることもあり，うつ病と誤診されうる）．困惑するだけの患者もいる．落ち着いた穏やかな受容を示す患者もいる．なかには，激しい怒りや多幸感が出る人もいる．

せん妄は通常，突然に始まり，その強度はしばしば変動する．たいていの患者は朝に意識がより明瞭であり，夜に悪化する．これは**日没症候群** sundowning と呼ばれる過渡現象である．せん妄を疑うときは数時間の間隔を空けて問診をしてみるとよい．せん妄の症状は時間単位で頻繁に変動するので，昼間には正常ないしわずかにしか所見がなくても，夕方には異常所見が明確になるかもしれない．もし複数回の訪問が現実的でないならば，看護スタッフ（あるいはカルテ記載）が必要な情報を与えてくれるだろう．

症状は数日から数週間持続するが，たいていのせん妄はひとたび基礎疾患が取り除かれたならば，1週間以内に消退する．しかし，なかには認知症に進展することもある．せん妄が消退した後，ほとんどの患者はせん妄時の体験を不完全にしか思い出せない．彼らは場面によっては（あるいは全面的に）健忘を残しているかもしれない．そして，思い出された体験は夢のように感じられるだろう．せん妄は入院病棟ではありふれており，そこでは精神病，うつ病，躁病，ヒステリー，パーソナリティ障害を含む他の精神障害と間違えられうる．

せん妄の発生率はすべての精神障害全体のなかで最も高い．いくつかの推計によれば，高齢の入院患者のなかでせん妄を呈する者は半数に及ぶという．せん妄は若者と中年期成人よりも，小児と高齢者においてより普通にみられる．

せん妄は多くの別名をもつ．神経科医と内科医には**急性錯乱状態** acute confusional state と呼ばれる．ときにせん妄に対して使われる用語には，**中毒性精神病** toxic psychosis，**急性脳症候群** acute brain syndrome，**代謝性脳症** metabolic encephalopathy が含まれる．これらの用語は，せん妄について精神医療が専門ではない医師と話す際に有用だ．

臨床家のなかにはせん妄を，患者が異常に鮮明な幻視を体験している間の興奮した精神混乱とみなす者もいる．これは振戦せん妄の症例に該当するだろう．しかし，DSM-5 は**せん妄**という用語をかなり広い意味で使っており，それには以下の「ポイント」で言及するような，より多彩な症状が含まれている．

せん妄のポイント

患者には短時間のうちに，散漫な注意力と見当識（特に周囲の状況に関する）の問題が生じる．続いて，認知の変化（記憶，言語使用，他の領域の見当識障害，知覚，視覚運動能力）が始まる．重症度は一日のうちで変動する．せん妄の原因は，身体の健康状態，物質使用，中毒，あるいはいくつかの組み合わさったものがありうる．

注意事項

物質関連の原因を同定するためのヒントとして，p.88 のコラムを参照せよ

D を見逃すな！

- **D**uration of onset（症状の持続期間）：数時間から数日間．一般には短いが，持続することもありうる
- **D**ifferential diagnosis（鑑別診断）：認知症，昏睡，精神障害

コードするときの注

▶該当すれば同定せよ

過活動型 Hyperactive：焦燥があるか，活動が増している

低活動型 Hypoactive：活動が減少している

活動水準混合型 Mixed level of activity：活動の程度は正常か急速に変動する

▶持続期間について特定せよ

急性 Acute：数時間か数日間続く

持続性 Persistent：数週間以上続く

物質，医薬品誘発性せん妄のコード番号は第 15 章，表 15–2 と 15–3 にある．せん妄が物質使用に起因しているときの用語の決めかたについて，ICD–10 では手順が定められている．表 15–2 の脚注を参照せよ

F05［293.0］他の医学的疾患によるせん妄 Delirium Due to Another Medical Condition

患者の世代ごとに，せん妄には多くの原因がありうる．小児期では，発熱と感染症が原因として最も多い．若年成人では薬物が，中年成人ではアルコール離脱と頭部外傷が，そして，老年期では代謝異常と心血管疾患，過剰な投薬が原因として多い．高齢患者のせん妄にはしばしば複数の原因がある．

せん妄は，認知症に至る疾患や，即座に死に至る疾患でも引き起こされうるものであり，どのようなせん妄も真に緊急事態といえよう．せん妄が疑われるときには，ただちに適正な診察と検査をすべきだ．それには，しばしば神経科内医による診察が必要となるが，正式な神経心理学的検査は，課題への注意が続かない患者に対しては実施が困難なこともある．そのため，せん妄の診断はときにはベッドサイドでの評価に依拠することになる．

改めて，付録の表：精神障害の診断に影響を及ぼす身体疾患（p.633）では，より頻繁に遭遇するせん妄の医学的原因について一覧表としている．

●ハロルド・ホイト

48 歳のレンガ職人，ハロルド・ホイトは，リウマチ性心疾患により，数年かけて徐々に疲労と息切れが悪化し，最終的に僧帽弁置換術に同意した．開胸心臓手術はせん妄を引き起こす可能性があるとして，担当の外科医は予防措置として精神科受診を勧めた．

「俺はきちがいなんかじゃない」とハロルドは拒んだ．

手術はうまくいったが，ハロルドが引っ込み思案で無口な様子であることに，回復室のスタッフはすぐに気がついた．妻と娘とがこまめに何度も面会に来ていたが，その際，彼は二人を無視していた．話をしたり字を書いたりするときには，彼は鼻に入っているチューブや，明るく照明がつけられた ICU で睡眠がとれないことについていつも不満を

言っていた.

術後3日目にはハロルドはますます落ち着かなくなってきた. 彼が鼻腔チューブを抜いた後には一時的に静かになったが, 夕方には泣きながらベッドから降りようとしているところを発見された. 彼は看護師になぜ自分がここにいるのか尋ね, 開胸心臓手術を受けたことを告げられたときには容易に信じられない様子であった. 彼らが話したときには, 彼の声は次第に小さくなり, 人がそこにいることを忘れたかのようだった. そして, 彼が再び話し始めたときには, 先週のサッカーの試合についての質問に話題が変わっていた.

翌朝, ハロルドは朝食を運んできた食事補助の人と, 短いながら日常的な会話をしていた. しかし, 夕暮れまでに, 彼は再び独語し始め, 点滴を抜かないために拘束しなければならなくなった. それでも彼は日付を正確に答えられた.

精神科リエゾン医の診断は「典型的な心臓手術後のせん妄」であった. そして, ハロルドに刺激と現実感の獲得のため家族に付き添いを依頼するよう勧めた. 36時間以内に彼の見当識は完全に回復し, 家族と普通に会話するようになった. そして, 身体状態が改善し, 大部屋への移室が許可された. 彼は先立つ2日間の行動について何も覚えておらず, 拘束を要したことに驚いていた.

●ハロルド・ホイトを診断せよ

手術後数時間のうちに, ハロルドの注意力に関する障害が生じ, 考えていることを語ることさえも困難だった (彼の声は文の途中で途切れてしまい, そしてサッカーについての議論に話が逸れていった). 彼が周囲の状況に気がついていないこともせん妄の診断基準Aの必要要件を満たしている. 彼の認知の障害は急速に進展した. 時間とともに変動して, 夕方と夜に増悪した (日没症候群, 基準B). 彼にはさらに短期記憶の障害があった (なかでも彼は手術を受けたことを忘れていた).

そして, 少なくとも1回, 時の失見当識があった (これらの障害のどちらかがあれば, 基準Cの検閲を通過するであろう). 彼は昏睡ではなかった. そして, 彼の症状をよりうまく説明できる**神経認知障害**はそれ以前には存在していなかった (基準D). 彼が最近心臓手術をしたという病歴は, せん妄に直接繋がる証拠を与えている. 実際に外科医はせん妄が起こるかもしれないと警告していた (基準E).

診断基準には認知障害以外のものを記述されていないが, われわれは鑑別診断を考慮する必要がある. せん妄が最初に進展しつつあるときに, ハロルドは無口でいらだっているようにみえた. これらの特徴は**うつ病性障害**も示唆する. うつ病性障害は, 認知障害と混同されることがある多くの精神障害のひとつに過ぎない. 手術の病歴と認知の急激な変動はかなり信頼できる (しかし絶対確実ではない) 根拠のはずだが, 幻覚を伴うことが非常に多く, **統合失調症**と他の**精神病性障害**も鑑別診断に挙がる. ときには, 患者, 特に医療の予備知識がある患者は金銭を得るため, あるいは他の何らかの具体的な利益を得るためにせん妄の症状を装うであろう. この種の偽装は補足しがたい. もしも見つけられたときには, **詐病**と呼ばれるものである. (私はこのZコードを本当にあまり使いたくないが) このような偽装の動機が「患者となること」だけであれば, **自らに負わせる作為症**を考慮する. ハロルドは幾分興奮したようになり, ベッドから出ようと試みた. これはおそらく,なぜそこにいるかもわからずに見知らぬ場所にいる自分に気がついた**不安**によるものであろう．しかし，**不安症**でなくても不安を抱く患者は大勢いるものだ．

せん妄の潜在的な原因の多様さは広大だ．その多くは付録の表（p.633）に含まれるが，表の一覧は決して包括的なものではない．ハロルドのリエゾン医が述べたように，心臓手術は，せん妄を起こす典型的なイベントである（開胸心臓手術の後，約 25％の患者に生じる）．ハロルドにとっては幾分皮肉なことだが，開胸心臓手術後のせん妄に対する最も強力な予防処置は，術前の精神科コンサルテーションであった．

せん妄をコードするときには，原因となった病名を含めなければならない．ハロルドの精神科リエゾン時の GAF スコアは 40 と低値であったが，退院時には比較的高い 71 まで改善した．

Z95.2［V43.3］　人工心臓弁　Prosthetic heart valve
F05［293.0］　胸部手術によるせん妄，急性，過活動型　Delirium due to chest surgery, acute, hyperactive

---

「身体疾患によるせん妄はしばしば誤診される」．このオンラインレポートでの題名は，最近の老年精神医学学会で発表された，とある論文について述べられたものだ．精神障害の診断で入院した延べ 112 名のうち，約 1/4 にあたる 27 名が最終的に，何らかの身体疾患が根底にあるせん妄に苦しんでいたことがわかった．最も頻度の高い診断名は尿路感染症であった．他にも薬物使用と血糖値コントロール不良によるものが複数，含まれていた．患者の大部分は，当初は別の認知障害があると診断され，精神病や気分障害と診断されることもよくある．

■ 物質中毒せん妄，物質離脱せん妄，医薬品誘発性せん妄

ストリートドラッグやアルコールを乱用する人は，せん妄になる重大なリスクを負っている．多くのドラッグは中毒せん妄を引き起こしうるものであり，たとえばアルコールやバルビツール酸系薬剤のような，他の鎮静系薬物の使用を突然に中断すると離脱せん妄が生じることがよく知られている．最もよく知られているのはアルコール離脱せん妄（振戦せん妄）である．その特徴は興奮，振戦，失見当識，鮮明な幻覚である．何週間もの間，大量飲酒した後，突然に飲酒を止めた人には，振戦せん妄が数日のうちに起こりうる．物質を乱用する患者が内科疾患（肝不全，頭部外傷，肺炎，膵炎など）になったときにも，振戦せん妄は誘発されうる．アルコール常用者では，この 2 つのどちらに対しても特に危険性が高い．アルコール多量飲酒者であっても，アルコール離脱せん妄が特別に高頻度でみられるわけではない．しかし，もしも治療を受けなかったならば重症に陥り，15％までもが死に至る．そのため，振戦せん妄は精神科領域できわめて重要な病態といえる．

せん妄（特に中毒せん妄，離脱せん妄もそうだが）は，処方薬によっても引き起こされ

うる．その際，処方薬は必ずしも高濃度である必要はない．特に高齢者の場合，他の薬物や疾患が重なることによって，低用量でもせん妄が引き起こされうる．（抗パーキンソン病薬や抗うつ薬などの）抗コリン作用のある薬は，おそらく最もせん妄を惹起しやすい薬だ．中毒せん妄はコカインや幻覚誘発薬を摂取して数分以内に起こりうるが，他の多くの物質の場合は，数日以上かけて薬物の血中濃度が上がった頃にようやくせん妄が引き起こされるものだ．

●ロドニー・パートリッジ

酒場での乱闘騒ぎでロドニー・パートリッジは，ナイフで腕の動脈を切断されて，2時間にわたる手術と数単位の全血輸血を要した．しかし，日曜の朝遅くにロドニーが麻酔から覚めたとき，彼はわずかな振戦があることを除いて，ほとんどこれまでにはないほどに気分がよく感じた．夕方までは，彼はガツガツと食事して，看護師の世話を快く受けていた．しかし，月曜になって外科医が，包帯がまだ乾いているかどうかを確認しに回診に来たとき，看護長は心配気に耳打ちした．「彼は，自由にしろと要求してばかりで，夜はほとんど眠れていません．この1～2時間は，ずっとシーツから何か物を拾い上げようとしているんです」．

精神科リエゾン医が彼の部屋の入り口に来たとき，ロドニーはベッドに拘束されていた．すなわち，胸部はキャンバス地の端綱で，両足首と左手首は革の拘束帯で抑制されていた．彼の自由なほうの手は震えていて，寝具をまさぐっていた．そして，時折手を止めて一握りの空気をつまみあげて，それを床に投げつけていた．それからロドニーは窓の上のカーテン棒に三角形のトーストを投げた．

「奴を捕まえろ！　生意気な奴め」．

「誰を捕まえると？」リエゾン医は尋ねた．

「あー，なんてことだ」ロドニーは驚いた拍子に，胴拘束によろめいてシーツにもうひと切れのトーストを落とした．トーストをその場に残したまま，また彼は寝具をつまみ始めた．

「誰を捕まえると？」リエゾン医は繰り返し尋ねた．

ロドニーは再度カーテン棒を凝視した．「あの上にいる奴らさ．奴らのなかのひとりが俺に尻を突きだすんだ」．

その連中は，だいたい10 cmの身長で短パンをはいており，緑のジャケットを着て，とんがり帽子を被っていた．30分間，彼らはカーテン棒の上をグルグルと回って行進しており，卑猥な身振りをして，色とりどりの毛虫をロドニーのベッド上に投げつけた．着地した毛虫は皆，彼のほうに向かって這ってきて，そのときにシーツをムシャムシャと帯状に食べ始めた．

ロドニーは必ずしも怯えてはいなかったが，決して穏やかではなかった．彼は視線を部屋の周りに絶えず走らせて，他の捕食者に警戒している様子だった．彼はその連中と毛虫たちが実在すると主張したが，それがなぜそこにいるのかわからなかった．また，彼は見当識があやふやだった．彼は自分が「名前を聞かされていない」病院にいると知っていて，実際よりも1週間長く入院していると思っており，5か月ほどずれた日付を答えた．ロドニーは100から7を順に引き算するように言われたとき，彼は答えた．「ああ，93……80……えーと……紫の奴がいる」．

すぐに大量のLibrium®（クロルジアゼポキシドの商品名）で鎮静され，ロドニーは成人期の大部分を大酒家として過ごしてきたことを認めた．ウォッカのサワーを飲み過ぎて，現在彼は休職中の身となっていた（そして，妻と別れていた）．

そして，この3か月間は起きている時間の大部分を，毎日1L以上のハードリカーを飲むことに費やしていた．彼の朝のふるえに迎え酒が必要となることもしばしばあったが，幻覚が生じたことはなかった．彼は自分について「たぶんアルコール依存症」だと認めた．実際には，彼はAAに何回も通い始めては，いつも途中で止めてしまっていた．

●ロドニー・パートリッジを診断せよ

ロドニーの病歴には，いくつか何らかの認知障害を示唆する点が読み取れる．第一に，彼は見当識が低下していた（彼は日付について曖昧で，何という病院にいるのかわからなかった）．せん妄への2番目のヒントは，彼の注意持続時間が短くなっていたことだ（彼は精神科リエゾン医との会話への集中が困難であった）．この2つの特徴を合わせると，せん妄の診断基準Aを満たす．症状は急速に始まり，ロドニーは変わってしまった（基準B）．われわれは症状の変動する範囲を時間経過によってのみ知りうる．そして，ロドニーのリエゾン医が最初に治療で介入した．

ロドニーにはやや劇的な幻覚もあった（知覚変化．基準Cで求められる他のいくつかの障害のなかのひとつ）．アルコール離脱や他の離脱の幻覚は，典型的には幻視であるが，幻聴や幻触もありえる．もし妄想を有するならば，その内容はしばしば幻覚と関連づけられたものだ．

ロドニーは，せん妄に典型的に伴う他のいくつかの症状を有していた．過活動となり（驚愕反応が増えて，ベッドから出ようとした），興奮し，拘束を必要としていた．彼にははっきりとした振戦が生じていた．ロドニーは混乱しただけだったが，多くの患者は信じられないほど異様な幻覚にひどく怯えてしまう．彼の症状が，単純なアルコール離脱でみられる症状より重症であるのは明らかだった．その症状だけでも臨床的な治療を必要とするであろう．

幻覚と聞けば**統合失調症**を思いつくものだが，その間違いは，精神病症状がどれくらい続いたかを，情報提供者に尋ねれば避けられる（精神病の原因を識別するいくつかのポイントについて，後述のコラムを見よ）．他のせん妄と同様に，他の**精神病性障害**，**詐病**，**作為症**も含めた他の状態を除外すべきである．ロドニーの例では，飲酒と症状の間の因果関係について，病歴から十分にその根拠が読みとれる（基準E）．

ロドニー・パートリッジの例は，アルコール離脱（p.394）の基準を満たしているであろうが，その診断はアルコール離脱せん妄の診断に取って代わられる．急性か否か，そして，活動水準について特定用語を選ぶ必要がある．そして，もうひとつ，別の視点から見てみよう．精神病症状が生じたのはせん妄の間に限られており，精神病性の別の診断をつけることはしない．このことは，せん妄の間に生じた気分や不安，睡眠，性の問題いずれについてもいえる．

もちろん，ロドニーはアルコール使用障害（p.389）の診断も満たしている．離脱の諸症状が出たうえに，彼はAAでの断酒を試みたが失敗に終わっている．そして，彼は働くことより飲酒を好んだ．ここで挙げられている物質使用の症状の数は実数としては多くないが，それでもなお，ほぼすべての振戦せん妄の患者のなかでも重度としてコードするに値するであろう．いずれにしても，アルコール使用障害の存在により，彼には2つの精神科診断がつけられる．ロドニーの障害をコードする際に，第15章の表15-2と表15-3を参照した．彼の入院時GAFスコアは 著しく低い30であった．

F10.231［303.90, 291.0］ 重度アルコール使用障害，急性アルコール離脱せん妄を伴う，過活動型 Severe alcohol use disorder, with acute alcohol withdrawal delirium, hyperactive
S45.119A［903.1］ 上腕動脈の裂傷 Laceration of brachial artery
Z56.9［V62.29］ 失業中 Unemployed
Z63.5［V61.03］ 離婚 Divorced

認知症の患者に精神症状が出現したときは，せん妄を原因として考えるべきだ．もちろん，せん妄を治療すれば（すべての）幻覚と，ときには妄想による苦悩をも大いに改善させられる．それゆえ，いつせん妄になったのかを知ることは大事だ．しかし，研究によると認知症の患者ではせん妄がしばしば過小診断されており，この2つの障害はしばしば一緒に起こるとされている．ここにいくつかの違いを挙げる．

妄想 delusions：認知症では盗まれた，あるいは置き去りにされたと思う内容が典型的だが，せん妄では身のまわりに危険が差し迫ったように思う内容が多い．
幻覚 hallucinations：せん妄では幻視と錯視が一般的だが，アルツハイマー型認知症ではそれほど一般的ではない（しかし，レビー小体型認知症ではより一般的である）．
思考の流れ flow of thought：せん妄患者は，おそらく脱線を伴う非論理的な思考過程をもつようだ．認知症では，思考の貧困化が目立つ．
注意 attention：せん妄では影響を受けるが，アルツハイマー型認知症では比較的保たれている（しかし，レビー小体型認知症では強く影響を受ける）．

■ F05［293.0］複数の病因によるせん妄 Delirium Due to Multiple Etiologies

複数の原因によるせん妄患者は，確認できているよりもおそらく多い．原因がひとつ見つけられたところで他の原因を見落とされ，複数の原因によるせん妄の多くは疑われもせず見逃されているはずだ．徴候と症状は，前述の例のそれと相違はない．しかし，もちろん治療が成功するかどうかは，原因となるすべての要素を正確に同定できるかどうかに大いによっている．

複数の病因によるせん妄は実際に単一の診断ではない．それは一人の患者に生じた2つ以上の診断の集合体である．私はそのことの重要性を忘れないために，ここにそれを含めた．もし原因のすべてを知らなければ治療は困難となる．高齢者は多数の医学的問題を抱えている可能性が高く，これは特に高齢者においてよくあることだ．

●エミール・ブリオン

エミール・ブリオンは72歳のとき，すでに絶えず酸素吸入が必要なほど重度の肺気腫に罹患していた．「私はいつも彼にタバコ止めるように警告していたのよ．でも，なんと彼は自分が日に3箱吸うことを自慢していたの」と彼の妻は言った．「それで，彼はタバコを吸うために酸素を外すといつも，間が抜けて怯えたようになるのよ」．

彼女は，エミールには何かが見えているようだったと言った．たとえば，灯りのコードが蛇になったり，椅子の上に積み重ねられた服が跳躍しようとするライオンに一瞬だけ見えたりした．彼は悪夢を見て泣きながら目覚めるようなことだってあった．時々，彼はひどく取り乱してしまい，酸素をまた吸うよう妻に説得されても応じられないこともあった．しかし，そのすべてを考慮しても，彼はかなりうまくやっていた．彼は，酸素を使っている限りでは，運転も少しはできた．

7月4日までそのような状況が続いた．7月4日に，エミールは裸足で裏庭をぶらついていて，ガラスの割れた破片でかかとの外側を切った．切り傷はあまり痛まず，家に戻ったときに傷口を洗い忘れた．数日が経ち，彼と彼の妻は傷のあった場所がひどく発赤し腫脹していることに気がついた．彼を入院させた感染症専門医によれば，そのときにはすでに彼は重症の敗血症になっていた．

抗生物質の持続静注にもかかわらず，エミールの熱は3日間，39℃以上を推移した．鼻からの酸素吸入によっても彼の動脈酸素飽和度は低値であった．日中はほとんど眠って過ごし，夜には眠らずブツブツ独り言を言ってうめき声をあげていた．聞き取れたのは，自分が惨めな年寄りだとこぼし，自分なんて死んだらいいというものだった．

入院7日目にエミールの熱はついに下がった．彼は酸素チューブを外して看護師に言った．「一服したいので，外に連れてってくれ」．

●エミール・ブリオンを診断せよ

彼が酸素吸入なしで動いていたときには，あまりに気が散りやすく酸素の再開すらできずにいることがあることにエミールの妻は気づいていた．二つ目の疾患（全身の感染）が無酸素症に加わったとき，彼は急速に（せん妄の診断基準B）傾眠となった（基準A）．

彼の他の認知の障害（基準C）は錯覚（照明のコードが蛇に見える）と，悪夢と，ブツブツと呟き始めたこと（言語の困難）であった．

せん妄に伴う他のいくつかの典型的な症状も明らかだった．彼には睡眠パターンの変化があった（日中はうとうとして，夜には覚醒していた）．彼は抑うつ的になり自身の死さえ願った．おそらく時折，彼は自分がどのくらいひどく具合が悪いのかとわかるのであろう．既存の認知の状態については（基準D），他のせん妄がある可能性だけであろう．

感染が起こる前にも，エミールには時折幻覚を交えた意識水準と注意の変動がみられた．

それは，無酸素症により引き起こされた持続性のせん妄を示唆している．しかし，鼻からの酸素吸入が行われていたときでさえ感染が彼をより病的にしたという事実が示すように，彼の精神状態には複数の原因があった．どちらか一方でもせん妄を起こしうるということが，基準Eを満たしている．血流内での感染症がひとたび回復して解熱すると，彼の認知はすぐに改善した．しかし，彼の精神状態の完全な評価をするには，認知症やうつ病性障害の他の症状がないことを確認する必要がある．知覚の問題は，それがとても速く進展したので，**統合失調症**と混同することはない．

エミールのせん妄をコードする際には，彼の例では番号が同じままだが，特定の病因に対する個々のコードをそれぞれ別々の行に示すことに注意せよ．彼のGAFスコアは入院時25しかなかったが，退院時には80であった．

J43.9 [492.8] 肺気腫 Emphysema
A41.9 [038.9] 敗血症 Septicemia
F05 [293.0] 無酸素症によるせん妄，持続性，低活動型 Delirium due to anoxia, persistent，hypoactive
敗血症によるせん妄，急性，低活動型 Delirium due to septicemia，acute，hypoactive

■R41.0 [780.09] 他の特定されるせん妄 Other Specified Delirium

■R41.0 [780.09] 特定不能のせん妄 Unspecified Delirium

他の特定されるせん妄や特定不能のせん妄は，これまで述べてきたどの型の基準も満たさないすべてのせん妄を含むゴミ箱カテゴリーである．他の特定されるせん妄について，DSM-5では明確に以下のように述べている．

弱いせん妄症候群 attenuated delirium syndrome：せん妄の症状が，より具体的な診断をつけるほど十分には重度ではない．

症状の領域

今やDSM-5ではmajor and mild neurocognitive disorders（NCDs）となった認知症と軽度認知障害．それをどう理解すべきかはさまざまだが，年月をかけ，重要な領域につきコンセンサスが得られてきている．認知障害群のすべてにおける，特に認知症における，中核をDSM-5はどう考えているかを次に記す．

認知機能の問題につき執筆（や研究）する人は，しばしば神経認知領域を扱う．しかしながら，彼らが，その**領域** domainが何を意味するのかを定義できていたことはなかった．DSM-5もその伝統を受け継ぎ，その領域という語を用語集のなかですら扱わなかっ

た．そして，ついに，その伝統を私が破壊することとなった．**オックスフォード英語辞典**では，領域は「思考と行動の範囲」で，思考の広がりや知識の分野と定義されている．このことから神経認知領域とは，思考や知覚，記憶の一側面を含む機能のグループとみなすといいだろう．

そして，領域にも領域（それらはDSM-5では時折，**側面** facetsと呼ばれる）があることをご存じだろうか．たとえば言語領域は，名付け・文法・受容的言語・流暢さ・言葉の選択を含む．そしてDSM-5の側面がどこに属するかは少し悩ましい．あなたが意見を求める専門家によって，ワーキングメモリーが属するところは記憶と学習の一部だったり複雑性注意の構成要素だったり，さらには実行機能の一部だったりする．そこで真実が得られるかは幸運を祈るばかりだ．

■複雑性注意 Complex attention

複雑性注意 complex attentionとは，脱線せず注意散漫にならずに，やるべきことに集中し成し遂げる能力のことである．複雑性注意で評価すべき時間間隔は，患者に数列を繰り返させたり単語を逆に書かせたりして評価する単純性注意よりも長い時間間隔である．それはさらに，作業過程のスピード，情報を留意しておくこと，ラジオを聴きながら食品のリストを作れるかなど一度に（より多く，またはより少なく）複数な物事にとりかかれるかなどを含む．たとえば軽度認知障害の患者は複数の課題を同時にこなせるが，より努力が必要になる，などである．

> ポウリーンはパソコンを使用するのに問題が生じるようになった．作業中，かかってきた電話に対応して戻ると，どこまで作業していたのかを思い出すのに何分もかかるようになった．彼女は今まではオンラインで新聞を読み電子メールを書いていたが，今では混乱を避けるために自分自身を制限しなくてはいけなくなった．

> ジェイソンの義理の娘は，ここ数か月の間に彼が整容を整えることが次第に困難になっていくことに対して不満を述べた．「私が父に話しかけると，父は注意が散って靴ひもを結ばないままにしてしまうの．1年前はまだ話を聞きながら喋りながらでも着替えられたのに，思えばそのときだって戸惑いながらだったのかもしれない．何をするにも途中で何をしていたのかを忘れてしまい，何をしていたのか思い出しては再開していたものだけど，今では私が言わなきゃ再開することもできないの」．

ジェイソンの注意の維持と処理能力（同時にこれらはときに**ワーキングメモリー** working memoryと呼ばれることがある．上記参照）はもはや注意を複数に分割する作業に対応しきれない．1年前は，彼はどうにか複数の課題を同時にこなせており，**軽度**認知障害の診断に矛盾しない．そして今はもちろん，彼の認知機能は一層低下しており，実際の**認知症**レベルまで落ちている．

■学習と記憶 Learning and Memory

記憶にはさまざまなかたちがある．数年前まで（だったと思うが），われわれは記憶を主に長期記憶と短期記憶に分けて語っていた．しかし今では，われわれがどうやら覚えなければならないらしい用語がいくつもある．これをシンプルに，それぞれの頭文字でPEWS（訳注："Pew"は「腰かけ」の意）と覚えてみてはどうだろうか．

・**手続き記憶** procedural memory：タイプする，フルートを吹く，自転車に乗るなどのスキルのために必要な記憶である．この記憶のおかげで私たちは意識して集中しようと努力しなくても，連続した行動を学んで繰り返し行える．

・**エピソード記憶** episodic memory：これは個人が人生のなかで経験した出来事に関する記憶である．たとえば，母親が亡くなった夜のこと，最後の休暇で行った場所，昨夜の夜食で食べたデザートのことである．エピソード記憶は常にわれわれの個人的な観点であり，しばしば視覚的である．

・**ワーキングメモリー** working memory：今現在進行している出来事に関するデータの超短期的な蓄えである．われわれは患者に暗算を指示したり，単語を逆に書くように指示したりすることでワーキングメモリーを評価する．ワーキングメモリーは短期記憶と同義としてみなされ，実行機能の一部と考えられている．

・**意味記憶** semantic memory：これは一般知識，端的にいえば事実や形態に関する記憶である．これは私たちの学習が最終的に到達するところである．それは，私たちの生活においてそれらを具体的なものと関連づけないからである．たとえばその学びを得たときにどの場所にいたかなどが関係づけられることはない．

ワーキングメモリーは（数分程度と）短い．そして，ワーキングメモリー以外の記憶は数年間持続する傾向にある．ただ，エピソード記憶は意味記憶より短い傾向がある．

記憶が悪化するにつれて情報処理に時間がかかるようになる．そのため暗算することや，たった今，聞いたばかりの話も復唱すること，電話番号を短時間記憶にとどめておくことなどに問題が生じうる．認知症が進行すると，それまで何とかなっていたことに対処できなくなる．

> クリスマスの直前に74歳のサラはプレゼントをどこに隠したか忘れて2日間も家の中を探し回った．彼女と息子のジョンは最終的にプレゼントを物置の中で見つけた．そして，これは彼女の問題のまだ始まりにすぎなかった．彼女は自分自身の電話番号を覚える能力に誇りをもっていたが，2月にジョンが新たに割り当てられた社内の電話番号を，思い出せないどころか，どこに書き留めたかをも全く思い出せなかった．数日間悩んだ末に，ジョンは結局，お互いの携帯電話の裏に新しい電話番号を張り付けた．料理中にコンロの火を2つ，つけっぱなしにしたことから受診に至った．アメリカ大統領の名前を聞かれて，彼女は「そんなものあなたが知っているべきことでしょう．あなたに教えてあげる気はないわ」と答えた．

オードリーが80歳になったとき，自分の部屋がどこか忘れるようになった．ときには娘からの電話を娘だと認識できないこともあった．しかし，ピアノで大好きな曲を弾くことはできていた．

■知覚–運動能力 Perceptual-Motor Ability

知覚–運動の能力 perceptual-motor ability は，視覚と他の感覚の情報を吸収し使用する能力である．使用はたいていの場合，運動であるが，運動の要素を欠く顔の認識なども含まれる．感覚の能力は問題なく，視力に問題はない．しかし，特にたそがれどきや夜間など，知覚的な手がかりが減ると，状況の把握に困難が生じる．手作業や工作にはさらに労力が必要になる．紙に図形を描き写すことは困難となる．他の認知機能の影響を受け，この領域での問題は，全くないことから軽度のこと，認知症といえるほど重度までさまざまである．

ジェーンが高齢者アパートに引っ越した3年前，彼女は「ジェーンの部屋」と書かれたドアの目印を見なければ自分の部屋もわからなかった．今や，そのサインさえも助けにはならず，誰かが連れて行かなければ帰るべき部屋もわからなくなってしまった．

アグネスは失認症だ．感覚機能が正常にもかかわらず，彼女は身近な対象（ボールペンの部品など）を理解も認識もできない．

知覚–運動能力には，実行機能などの他の領域の支えが必要だ．そのため，研究者の間でさえ，それがどの領域を意味するのか，大きな混乱が生じる．ナイフとフォークの使い方のような何度も学んだ運動行為は認知症の進んだ段階でもたいていの場合保持される．

さまざまなテストが推奨されているが，それぞれの専門家によるさまざまな解釈を前提としている．皆が認めた検査は，単純な図形の模写くらいしかない．

■実行機能 Executive Functioning

実行機能 executive functioning は，着衣することや街のなかで行くべき道を探すことなど，単純なアイデアや行動の小片を目標に向けて，より複雑なものへと構成していく一連の仕組みである．実行機能が影響を受けると，新しい情報を解釈したり新しい状況に適応したりすることに問題が生じる．計画を立てることや決断をすることが困難になる．精神的な柔軟性が失われるにつれて，行動は理由や誤りの振り返りよりも習慣によって行われるようになる．

サラは実際の75歳という年齢より10歳も若く見えるが，またシルクのブラウスのボタンを掛け違えていた．彼女は洗濯物を分類しようとしても，何度も洗濯物を積み上げては別のカウンターへ持っていくばかりだった．

マーカスはいつも料理を担当していた（彼の妻は夫婦のほとんどの財産を所有している弁護士だった）．67歳になると，彼の台所での問題は増える一方だった．彼は以前，1週間分の計画を立て，毎日違うメニューを作っていたが，今はマカロニチーズばかりになってしまった．ときには塩を入れ忘れることさえあった．先月は，忘れてフライパンを焦がしてしまっていた．

■ 言語 Language

言語 language 領域には受動言語（の理解）と表現言語が含まれる．後者には呼名（目的の物の名前を適切に選ぶ能力，たとえば万年筆など），流暢性，文法，言語の構文（構造）が含まれる．忘れてしまった言葉を言い表そうと，まわりくどく話す者もいる．次第に，彼らは決まり文句に頼るようになり，曖昧になり，まわりくどくなるか，（最終的に）無言になる．

マルセルは晩年には呼名できなくなった．さまざまなものに対して「例のやつ」と言った．

認知症になって数年が経った今，ジェロームは**テーブル**や**椅子**などの単語を混同するようになった．

■ 社会的認知 Social Cognition

社会的認知 social cognition は他人の感情を理解することやそれらにきちんと反応することのプロセスに関与する．それは一般的な判断，共感，道徳的な判断，社会規範の知識，感情の過程，そして**心の理論** theory of mind——他人が信条や願望をもっていることや，自分自身とは違ったアイデアをもっているであろうことを想像する能力——を含む．社会的認知に欠陥があると，たとえば無愛想な表情（あるいは笑顔）から感情を理解することが困難になる．

扁桃体の損傷を受けているこれらの人々は，他人に対して過剰に親切な傾向がある．しかし，なかには標準的な礼儀や慣習的な社会的相互作用には執着しない者もいる．

エイリーンは二人の孫の品行につき叱るようになった．孫たちはただ目線をそらし無視していた．すると，彼女は家族から距離をとるようになり，いつも食事を自室に運び，独りで食べるようになった．「彼女は人格が移植されたようだ」と家族たちは笑った．

長年にわたり無神論者だったハロルドは，日曜日に教会を通るときに大きな声で神への不敬をわめいた．彼は，ズボンのファスナーを開けたまま教区民と挨拶を交わした．ファスナーを上げようとはしなかった．

混乱 confusion とは NCDs 患者において，緩慢な思考や記憶の喪失，当惑，方向感覚の喪失などを表すときに使われる単語である．もちろん，この単語のことをご存じだろう．それは他のヘルスケアを提供する者（神経学者や内科医など）も患者や一般の人同様に使用するからだ．

そして，DSM-5 のなかでも時々「混乱」という語は用いられている．しかし，この単語には厳密な定義などなく，それこそ混乱を招くものだ．それゆえ私の記述では可能な限りその単語を避けた．私が混乱しない限りは．

認知症および軽度認知障害 Major and Mild Neurocognitive Disorders

根本的な病因は何であれ，NCD 患者には，診断基準にあるいくつもの症状が生じる．認知症と軽度認知障害の違いは，症状の程度に帰着する．診断基準に入る前に，重要な点を振り返ろう．

•（機能）低下

NCD は喪失を伴う．1つ以上の機能領域が本来のレベルより必ず低下している．機能が低いからといって，必ずしも NCD というわけではない（たとえば，知的能力障害など）．しかし，もちろんそのような人でも他の人と同様に NCD になりうる．実際，多くのダウン症候群患者に，アルツハイマー型 NCD が生じている．外傷性脳損傷の後遺症が続き機能低下に苦しむ子どもも，NCD に苦しんでいるといえるのかもしれない．

すべての NCD 患者は前述の認知領域の最低でも1つに機能低下がみられる．しかし，ほとんどの患者，特に病初期の場合は，すべてが低下しているわけではない．アルツハイマー型やその他の変性性疾患では記憶障害が主要な症状であるのに対して，血管性疾患が根底にある場合は（記憶障害は）あまり目立たない．他の NCD では，言語や実行機能，知覚-運動能力，または社会的認知などの症状が最初に出現しうる．

NCD 全体の有病率は，その定義や研究によってまちまちである．2013 年は 65 歳で 2% 程度，75 歳で 5～10％，80 歳以上で 15～30％程度に及んだ（実際，2013 年の Rand study では 71 歳で 5～10%と報告されている）．最近の研究により，高齢者の（運動を増やし，タバコを減らし，ダイエットをするなど）ライフスタイルの変更により，NCDs の発症を抑えられることが示唆された．

• せん妄が完全に否定されている

もし症状が，精神が錯乱している状態のときにのみ出現するのであれば，NCD の診断を下してはいけない．しかし，これら 2 つの状態は（しばしば）共存しうる．特にアルツハイマー病による NCD 患者がせん妄を引き起こすような薬剤を投与された場合などである．

• 他の精神障害の診断がされていない

認知機能の低下は，たとえば（以前は**早発痴呆** dementia praecox と呼ばれていた）統合失調症などと関連することがある．NCD の診断基準によると，そのような認知機能の低下は NCD と診断する前に除外しなくてはいけない．

• 検査により確定する

NCD の診断基準によると，患者の認知機能低下を神経心理学的検査により確認することが必要である．もちろん正式な認知領域の検査が推奨されるが，施行できない患者も多い．その場合，臨床的に評価した機能が代用される．

神経心理検査は，病気を過度に恐れる人を相手にするときに特に重要となる．人は年を重ねるごとに，わずかずつ記憶の障害や行動の変化などが生じ「何かが失われているのではないか」と思うようになるものだ（これはすでに老人である私に起きていること！）．検査の結果は，本人や親戚，医療供給者に安心を与え，人生を前向きに生きる手助けとなる．

神経心理学的検査により迷いが生じうる例が 1 つある．とても機能が高く，検査の結果が平均かそれ以上の人の場合である．しかし，本来ならば飛び抜けた結果を出していたはずなのに，認知機能が平均値を示したならば，認知機能低下があると考えられる．このため診断の際に，神経心理検査に加え，本人をよく知っている人から情報を集めるという 2 つの必要条件のコンビネーションが，DSM-5 では推奨されている．

•（健康を）害する

軽度認知障害と認知症の大きな違いについて．認知症は認知機能の低下が患者の仕事や社会生活に間違いなく影響を与えるほど重症である．この影響は必ずしも重度でなくてよい．患者のなかには援助があれば満足に機能する者もいる．たとえば買い物のときに会計を済ませるなどである．一方で軽度認知障害の場合，もう少し努力をすることで，助けを借りなくても機能し続けることができる．ゆえに認知症と軽度認知障害との違いは，程度の問題である．軽度認知障害は多くの場合，認知症に発展しないことを書き加えておく．問題は 2 つのグループを区別できないことがあることだ．

NCD の発症は（もちろんケースによるが）しばしば段階的である．最初の徴候は，仕事やレジャーに対して興味を失うことかもしれない．家族や友達が人格の変化に気がつくことかもしれない．実行機能が障害されると，判断や衝動制御に苦しむ．品のない冗談を言う，衛生状態と整容を保てないなど，社会的な品性を喪失する．分析，理解，記憶，古い知識を新しい状況に適応させるなどの能力が欠如し，患者は習慣のみに依存せざるを得ない状況になる．

NCDs 患者は次第に心理社会的ストレスに脆弱になる．数年前まではささいな問題だったことが，重大な問題に感じてしまう．無関心になる人もいれば，短気になる人もいる．興味や願望を無視する人もいる．記憶の障害を，リストを作ることで補おうとする者もいる．せん妄でよく出現する幻覚や妄想などの認識の誤りはほとんどの場合，特に初期には，存在しない．認知症が進行すると，浮気をしているという猜疑的な考えや妄想が生じ，口汚くなり攻撃的な態度をとることがある．

なかには穏やかな患者もいる．それは，特に病初期に無関心となり，次第に活動性が低下するためだ．病識がある患者は，落ち込むか不安が高まる．特にいらだちや恐怖心が強まる患者は，後に易怒性が高まる．不穏状態で歩き回ることで家がわからなくなる．そのため患者はときに数時間から数日にかけて迷子になる．認知症の最終段階の患者は，発語できずセルフケアは不可能で，寝たきりとなり，付添人や家族を認識できなくなる．

ほとんどのNCDの症例は高齢者であるが，人間の認知機能が測定できる3〜4歳以降であればいつでも診断可能となる．どのような経過を辿るかは原因による．ほとんどのNCDsは慢性疾患として悪化の経過を辿るが，なかには進行が止まったり改善したりすることがある．NCDで寛解がみられるのは甲状腺機能低下や硬膜下血腫，正常圧水頭症が原因の場合である．これらの原因が早期に診断され治療が成功すれば，NCDは完全に回復しうる．

NCD疑いの場合，原因を特定し可能であれば治療に結びつけるため，医療と神経学的な評価が必要である．多くの症例では生物学的な原因は特定できる．これらは中枢神経の病気を含む．たとえばハンチントン病，多発性硬化症，パーキンソン病，神経梅毒や後天性免疫不全症候群などの感染症である．その他，ビタミン欠乏症，腫瘍，外傷，肝臓や肺や循環器などのさまざまな病気，そして内分泌疾患などである．（さらなるリストは付録の表：精神障害の診断に影響を及ぼす身体疾患，p.633）．しかし，NCDsのなかには証明された病理学に基づいて診断するのではなく，臨床像から推論し，他の器質疾患を否定することで診断しなくてはならない疾患もある．特にアルツハイマー病や前頭側頭葉変性症によるNCDなどだ．

認知症 dementiaは正式にはmajor NCD患者を表す単語である．状況によってはdementiaという古い単語よりmajor NCDを使用するほうが適切なことがある．たとえば，若者が外傷により認知機能に問題をきたしている場合，軽蔑的な単語**dementia**は使いたくないものだ．その他，われわれが以前は健忘症と呼んでいたような，認知機能の1つの領域だけが障害されている場合などがある．しかし，**dementia**や**demented**は（DSM-5では括弧つきで記載されているにもかかわらず）正式にはmajor NCDと診断するであろう患者に対し，世界中で理解され使用されている．自分が正気だと言いたいのではなく，あくまで都合上，この章で引き続きそれらの単語を場合によっては使うつもりだ．しかしそれは**major** NCDについて言及するときのみである．

認知症および軽度認知障害のポイント

誰か（患者，親戚，医師）が認知機能の著明な/軽度の低下を疑うことから始まる．正式な検査では患者は正常範囲から標準偏差のスコアが2以上/1～2程度低い．あるいは臨床的評価で診断を下すこともある．症状により患者が自立して機能する能力を著しく損なう/そこまで損なわない．それはつまり，患者が（請求書の支払い，治療を受けるなど）日常活動を多大なる努力をし，リストを作るなどの戦略で補っても支障をきたす/補うことで支障をきたさないことを意味する．

注意事項

平均より下の1標準偏差は16パーセンタイルであり，2標準偏差は3パーセンタイルである．

Dを見逃すな！

- **D**uration（期間）：症状は慢性的に経過する傾向がある
- **D**ifferential diagnosis（鑑別診断）：せん妄，正常な加齢，うつ病（仮性認知症），精神病症状

コードするときの注

▶特定せよ

行動障害を伴う（障害を特定せよ）With behavioral disturbance（specify type）：患者は臨床的に重要な行動を示す．アパシー，焦燥，幻覚または気分の障害などである

行動障害を伴わないWithout behavioral disturbance：患者にそのような障害はない

表現や実際のコードは表16–1aと表16–1b（p.488）を参照せよ

▶認知症 major NCD に関しては現在の重症度を特定せよ

軽度Mild：家事や金銭管理などの日常活動に対して助けを要する

中等度Moderate：着衣や食事などの基本的活動に対してさえ助けを要する

重度Severe：すべて他者に依存する必要がある

■認知症および軽度認知障害の記録

認知症と軽度認知障害は表16–1aと表16–1bを参照し，以下のスキームに基づいて診断しよう．10の特定の（一部は非特定な）障害がDSM–5では名づけられた．実際にはNCDの病因はもっとたくさんある．認知症か軽度認知障害かで，違う番号や表現を使う必要がある．このことについては，**すぐに説明するのでご心配なく**．表16–1aの5つの病因に関してはそれぞれの診断基準に応じて「確実なprobable」か「疑いのあるpossible」に分かれる．他のすべての病因（表16–1b）に関しては，（臨床検査や画像診断によって）十分な確信をもって特定できるはずであり「疑いのあるpossible」という診断は必須ではない．**まあ，落ち着こう**．

それぞれの病因において，最初の（上位の）コードは関連する（原因となる）医学的疾

患に関するコードである．2番目の（下位の）コードは認知症患者が行動障害を伴うかどうかのコードである．軽度認知障害は病因にかかわらず1つのコードだけでよい．**なんて簡単なのだろう**．

DSM–5が出版されてから，編集者たちは認知症の診断方法について改正した．現在は，「疑いのある possible」と「確実な probable」はNCDの前ではなく，病因となる疾患の前につけることを薦められている．理由はNCDの真否が問われているのではなく，病因のほうがはっきりしていないからである．よって，DSM–5で正式に書かれていることは無視して，神経をなだめ，下記の例を参考にしてほしい．

{確実な}　{疑いのある}　アルツハイマー病による認知症
{確実な}　{疑いのある}　前頭側頭葉変性症による認知症
{確実な}　{疑いのある}　レビー小体病を伴う認知症
{確実な}　{疑いのある}　血管性疾患による認知症
{確実な}　{疑いのある}　パーキンソン病による認知症

これらはまさにDSM–5のウェブサイトから引用している．ただ，あえて言おう．この秘密組織の合言葉みたいな決まり文句を忠実に用いるばかりでなく，自分なりの何か別の表現を盛り込むことも可能かもしれない．

ちなみに，表16–1aと16–1bの脚注を読んでみたが，あまりにも複雑で申し訳ない．それらは無視して表を数分眺めてみよう．または，いくつかの症例からあなた自身の理解を深めてみよう．この章では十分な例を挙げたつもりなので，次第によく理解できるようになると思う．さあ，深呼吸！

軽度認知障害はさまざまな同義語を併せもつ新しい名称である．**加齢に伴う認知機能低下**，**軽度の認知機能障害**，**加齢による記憶の衰え**，そして，**非認知症性の認知機能低下**などが含まれる．これらの人々は認知症の症状が完全にそろっているわけではないが，正常とも言いがたい．彼らは徴候がありつつ，ほとんどの機能は概ね正常である．しかし，それを発揮するためにより多くの努力が必要となる．軽度認知障害と**加齢に伴う認知機能低下**を混同しないでほしい．加齢に伴う認知機能低下は程度の差こそあれ，その年齢にとっては正常範囲であり，ICD–10では診断もつかない．しかし，このことを拡大解釈しないでほしい．軽度認知障害と診断された患者は，後に認知症に発展することがあるのだ．もちろん全員ではないが．

軽度認知障害に関してさらに難癖をつけたい．DSM–5によると，軽度認知障害の診断をつけた場合，コードや仮説の病因はつけなくてよいことになっている．しかし，私はこのことに反対である．たとえば，外傷による脳損傷があり，軽度認知障害が起きていることが明らかな場合，そのことを診断してもよいはずである．むしろ**診断すべき**である．それは次にその患者を診察する医師にとって価値のあることであり，それゆえに患者にとっても十分に価値のあることだ．これは，確信がないにもかかわらず病因を書いてしまう，軽度認知障害ではよくあるそんな状況を避けたいと，DSM–5の編集者た

表 16–1a　認知症/軽度認知障害のコード：5 つの病因

<table>
<tr><th rowspan="2">病因[a]</th><th colspan="2">{確実な}{疑いのある}[病因]による認知症[b]</th><th rowspan="2">行動障害を{伴う}{伴わない}軽度認知障害[c]</th></tr>
<tr><th>行動障害を伴う</th><th>行動障害を伴わない</th></tr>
<tr><td rowspan="2">アルツハイマー病</td><td colspan="2">G30.9 [331.0] アルツハイマー病</td><td rowspan="10">(医学的コードなし)－G31.84 [331.83]

[病因]による軽度認知症{確実な}または{疑いのある},{伴う}または{伴わない}について言及せよ</td></tr>
<tr><td>F02.81 [294.11]</td><td>F02.80 [294.10]</td></tr>
<tr><td rowspan="2">前頭側頭葉変性症</td><td colspan="2">G31.09 [331.19] 前頭側頭葉変性症</td></tr>
<tr><td>F02.81 [294.11]</td><td>F02.80 [294.10]</td></tr>
<tr><td rowspan="2">レビー小体病</td><td colspan="2">G31.83 [331.82] レビー小体病</td></tr>
<tr><td>F02.81 [294.11]</td><td>F02.80 [294.10]</td></tr>
<tr><td rowspan="2">パーキンソン病</td><td colspan="2">G20 [332.0] パーキンソン病</td></tr>
<tr><td>F02.81 [294.11]</td><td>F02.80 [294.10]</td></tr>
<tr><td rowspan="2">血管性疾患</td><td colspan="2">—</td></tr>
<tr><td>F01.51 [290.40]</td><td>F01.50 [290.40]</td></tr>
</table>

[a]NCD の 5 つの病因（表 16–1a）のみが「確実な」か「疑いのある」に分類される.

[b](DSM–5 には記載のない）改正されていない規則として，認知症が「**確実な**」か「**疑いのある**」かを記載しなくてはいけない．コード番号は変わらない．本書の「認知症および軽度認知障害の記録」の項目を参照すると，どのように診断をつけるべきか例が挙げられている.

[c] 軽度認知障害では（たとえばアルツハイマー病など）疑わしい病因については記載しない．それは，認知症と比較して軽度認知障害の病因に関する確実性は大変低いからだ．さらに，行動障害についてのコードはないが，診断の際に触れるべきである．最終的に各表 16–1a の軽度認知障害に対して，コードの違いはないが，「確実な」か「疑いのある」を示唆してもよい.

表 16–1b　認知症/軽度認知障害のコード：他のすべての病因

<table>
<tr><th rowspan="2">病因</th><th colspan="2">認知症</th><th rowspan="2">軽度認知障害[c]</th></tr>
<tr><th>行動障害を伴う</th><th>行動障害を伴わない</th></tr>
<tr><td rowspan="2">外傷性脳損傷</td><td colspan="2">S06.2X9S [907.0][d]</td><td rowspan="14">(医学的コードなし)－G31.84 [331.83]
[病因]による軽度認知症{確実な}または{疑いのある}についての言及はない{伴う}または{伴わない}について言及してもよい</td></tr>
<tr><td>F02.81 [294.11]</td><td>F02.80 [294.10]</td></tr>
<tr><td rowspan="2">HIV 感染</td><td colspan="2">B20 [042] HIV 感染</td></tr>
<tr><td>F02.81 [294.11]</td><td>F02.80 [294.10]</td></tr>
<tr><td rowspan="2">ハンチントン病</td><td colspan="2">G10 [333.4] ハンチントン病</td></tr>
<tr><td>F02.81 [294.11]</td><td>F02.80 [294.10]</td></tr>
<tr><td rowspan="2">プリオン病</td><td colspan="2">A81.9 [046.79] プリオン病</td></tr>
<tr><td>F02.81 [294.11]</td><td>F02.80 [294.10]</td></tr>
<tr><td rowspan="2">他の医学的疾患</td><td colspan="2">## [##] ICD–10 の名称 [ICD–9 の名称]</td></tr>
<tr><td>F02.81 [294.11]</td><td>F02.80 [294.10]</td></tr>
<tr><td>物質・医薬品誘発性</td><td colspan="2">表 15–2（p.455）参照</td></tr>
<tr><td rowspan="2">複数の病因[e]</td><td colspan="2">(複数の番号と名称の組み合わせ)</td></tr>
<tr><td>F02.81 [294.11]</td><td>F02.80 [294.10]</td></tr>
</table>

[d]TBI（外傷性脳損傷）に対する 2 つのコードは長すぎたため，表には入れられなかった：「S06.2X9S＝特定されない期間の意識消失を伴うびまん性脳損傷，続発性」「907.0＝頭蓋骨骨折を伴わない頭蓋内損傷の遅発効果」.

[e] もし血管性疾患が複数の病因に関連があれば，複数の病因の診断とともに書き記そう．理由は私に聞かないでほしい……なぜなら，それはルールなのだから.

ちが考えているからだと私は理解している．しかし，もしわれわれが強い根拠をもって病因を特定しているのであれば，われわれには患者の利益を最大限に考え DSM-5 のルールを無視する義務がある．

■アルツハイマー病による神経認知障害 Neurocognitive Disorder Due to Alzheimer's Disease

老いぼれ senility と呼ばれる最もよくある原因は，アルツハイマー病による認知症または軽度認知障害であり，1900 年代の初期から認識されていた．アルツハイマー病は認知症の原因の約半数を占め，年齢とともに増加する．介護施設の高齢患者の多くはこの変性疾患に罹患している．40 歳を超えたダウン症候群の患者にもよくみられる．実際，高齢患者の診察にあたる医師は頻繁にアルツハイマー病の患者に遭遇するだろう．特に発症年齢の若いアルツハイマー病の患者には家族歴があることが多い．

アルツハイマー病による認知症または軽度認知障害は，認知機能低下をきたす他の多くの疾患と間違われやすいことには注意が必要だ．診断技術は進歩したが，（特に治療可能な疾患を含め）多くの他の疾患を除外することで診断されることはまだ変わりない．

記憶障害がアルツハイマー病患者の約半数で初めに経験される徴候だが，他の認知症と同様，次第にすべての患者に物忘れが生じる．たいていは，近似記憶（数分以内に学習した情報を記憶する能力）がまず初めに障害される．遠隔記憶は後に影響を受ける．患者はよく知っている名前を忘れ，聞いたばかりの質問を何度も繰り返す．記憶を補うためにメモやリストを作成する者もいる．病気の最終段階まで，自分自身についての感覚は多くの場合保たれるが，重度の認知症患者は親戚や昔からの友人を理解できなくなり，最終的に自分の名前すらわからなくなる．

人格の明確な変化はアルツハイマー病の初期に起こりうる．一般的には人格的特徴が強調されるようになる．強迫観念が強まったり，性的に活発になったりする．他の認知症の初期の徴候としては，アパシーや（突然泣き出す，怒りを爆発させるなど）感情の異変性，ユーモアをなくすことなどが挙げられる．

（前頭葉のダメージによることが多い）実行機能障害は，患者に類似や違いについての問題や，Mini-Mental State Examination（MMSE）のように数列を順番に述べるテストで確認できる．しかし，実行機能障害の評価については，病歴や観察により次のことがみられるかの確認が最も有用だ．担当医や付添人についてまわる（自発性の低下），促されるまでじっとしている（自発性の欠如），ズボンを重ね着する（保続），家では迷わないのに病棟では迷子になる（環境依存）などである．そこから浮かび上がる臨床像は，馴染みのある環境では機能できるが，環境が変化すると適応に困難をきたすという患者像である．新しい居住場所のように馴染みのない環境になると物事に対処できなくなり受診に至る患者もいる．アルツハイマー病の患者に頭を使う課題を与えると，ほとんどの場合リラックスできているときのほうが，よい結果が得られる．

言語機能の低下は言葉が出てこなくなること（失語症）ではっきりする．複雑な文章は使わなくなり，決まり文句や定型文が本来のコミュニケーションに取って代わる．読み書き能力は衰え，とりとめのない会話になる．

多くのアルツハイマー病患者は幻覚や妄想などの知覚の異常を生じる．異常に疑い深くなり被害妄想に発展する．20％の患者は抑うつ状態となる．抑うつ状態にならない患者でも不眠や食欲不振をきたす．よって，うつ病を示唆する症状がある高齢患者では，アルツハイマー病（や他の認知症）の鑑別が重要である．

典型的な患者はアルツハイマー病と診断されてから8～10年生きる（私が知っている患者のなかには診断されたから14年生きた患者もいるが）．臨床経過としては，もちろん違う場合もあるが，一般的には3つの段階を経て着実に低下していく．

1. 1～3年間は，次第に物忘れが進行する．
2. 2～3年間は，見当識障害が進行し，言語能力が低下し，適切な行動がとれなくなる．さらに進行したステージになるまで，ほとんどの患者は正常に見えるものだ．しかし，身体的な検査をしてみると，（手のひらをなでると口をすぼめる）**手掌おとがい反射** palmomental reflex など典型的な「前頭葉徴候」がみられる（前頭葉徴候は認知症ではない高齢者にみられることもある）．幻覚や妄想はこのステージで現れることもある．
3. 重症の認知症の最後のステージでは，見当識障害が進み，自分自身のケアが全くできなくなる．

病識は失われ，遅かれ早かれ判断能力は損なわれる．最終的には無言で無反応となる．アルツハイマー病の患者は身体的な病気に弱くなる．アルツハイマー病ではない人とは違い，感染症や低栄養が引き金となり，せん妄になりやすい．

アルツハイマー病は一般的であるが，他の病因が否定されてから診断が下されるべきだろう．アルツハイマー病の予後は暗澹たるものだが，認知症の他の病因のなかには治療可能なものもあり，鑑別診断はきわめて重要である．DSM-5はアルツハイマー病によるNCDをリストの一番初めに据えており，この本でもそのようにしている．それは混乱を避けるためだ．

ほとんどすべての認知症患者に記憶や学習の問題があるが，それはNCDで障害されうる6つの認知の領域の1つでしかない．しかしながらDSM-5では，アルツハイマー病によるNCDの診断には初期の段階で記憶障害の出現が必要とされている．

アルツハイマー病による神経認知障害のポイント

患者は緩徐進行性の認知症/軽度認知障害（p.483）を有する．

注意事項

D を見逃すな！

- **D**uration（期間）：慢性的
- **D**ifferential diagnosis（鑑別診断）：せん妄，年齢による認知機能低下，知的能力障害，抑うつ状態，不安症，精神病性障害，物質中毒，他の NCD，特に血管性疾患，前頭側頭葉変性症，レビー小体病

確実な（probable）アルツハイマー病による認知症の診断に到達する方法は２通りある．そして疑いのある（possible）アルツハイマー病による認知症，または確実な，あるいは疑いのある（possible）アルツハイマー病による軽度認知障害の診断方法は 1 通りずつある．下記の表を参照せよ．

	アルツハイマー病による認知症		アルツハイマー病による軽度認知障害	
	確実な	疑いのある	確実な	疑いのある
	{認知症} {軽度認知障害} の診断基準を満たす			
	潜行性の発症，緩徐進行性の機能低下			
影響のある領域	２つ以上		１つ以上	
（検査や家族歴から）アルツハイマー病の遺伝的負因あり	確実なアルツハイマー病による認知症	―	確実なアルツハイマー病による軽度認知障害	―
着実で緩徐な進行；進行の停滞はない	３つすべて存在：確実なアルツハイマー病による認知症	３つのうちいずれか欠如：疑いのあるアルツハイマー病による認知症		３つすべて存在：疑いのあるアルツハイマー病による軽度認知障害
病因が混合性である根拠はない[a]				
記憶と学習能力の低下				

[a] 病因が混合性である根拠があれば複数の病因による NCD の診断になる．

コードするときの注

表 16–1a を参照して診断とコードを決めよ

●ハンク・アルティヒ

ハンク・アルティヒがサニーアクレスに引っ越す 2 年前，郊外にある大規模小売店の案内係の仕事に就いた．仕事を引退して数年経っていたが，66 歳のときにもっと活動的に過ごしたいと考えた．「もう働きもせずブラブラしているのはいやだ」と雇用前検査の面接官に伝えた．「私はまだまだ元気なんだ」．住所，ソーシャル・セキュリティー番号，そして新しい携帯番号を記憶から想起して伝えたのはよいが，どうしてこの部屋に自分がいるのか思い出せなかった．そして，「だって，みんなそんなもんだろ？」と言った．

ハンクの（40 年間働き続けた会計士という）職業は，集中力と退屈に対する高い忍耐力が必要だった．一方，現在の案内係の仕事で必要なことは，ただ笑顔でそこにいることだけだ．そして，彼はそれをよくこなした．「出勤すれば仕事の 80％はできたようなもんだ」

と彼は語った.

数か月間，ハンクは出勤する際に，注意深く髭を剃り，服装と靴そして髪や爪にさえも細心の注意を払った．近所に住み，臨床的アセスメントの際に主要な情報提供者となった娘のサンディには「最高の案内人係を目指すんだ」と言っていた.

仕事を始めてほぼ１年経ったころ, 問題が出てきた．雇われたばかりのころは, 彼は「店の半分の商品」について，配置を覚えることができた．しかし，数日おきに商品の配置は何かしら変化し，今や新しい配置を記憶にとどめておくことができなくなってしまった. サンディは彼に，よくお客さんに聞かれる商品のリストを書き留めておくようにと，小さなモレスキンのノートを与えた．彼は，そのノートにアポイント――ほとんどの場合サンディとの夕食デートの約束だが――や他の重要な情報も書き留めた．ハンクが思い出せないことがあると，サンディは笑顔で「ノートはどこ？」と聞いた．ほとんどの場合，ハンクは彼が知りたいことをノートから探し出せた.

１年半が経った頃，サンディはすごく心配するようになった．それは劇的な変化ではなく，ただゆっくりとした変化だった．ハンクが仕事を終えるのを待っているときに，一度か二度ほど他の人に手伝いが必要か聞かれるまで終わりの時間だと気がついていない様子だった．彼は数回遅刻し，ときには髭を剃らなかったことにも彼女は気がついていた．彼女がそれを指摘すると，肩をすくめてそっぽを向いてしまった.

先週，彼らは担当医のオフィスを訪ねた．ハンクが料理をしなくなったとサンディは報告した．サンディが料理を作って持ってこない限り，彼はたいてい冷たいシリアルを食べていた.

「どこに食品を買いに行きますか」と担当医は聞いたが，返事はなかった．サンディは「ノートは？」と聞いたが，ハンクはただ放心するばかりで，小さな冊子はカーディガンのポケットに入ったまま出てくることはなかった.

●ハンク・アルティヒを診断せよ

ハンクが最初に案内係の仕事に就こうと考えたとき，すでに自身の記憶力を気にしていた．気にすることは（本人にせよ周囲の人間にせよ）診断において必要条件だが，確実ではない．ハンクが最初に記憶に関して気にかけたことは，当時の担当医がカルテに記載したように，病的なものとは確定できなかった．診断に必要なのは，記憶が低下していることを気にかけることとそれを示す客観的な根拠――神経心理学的検査のみで得られる根拠や，MMSE のようなベッドサイドでできる評価による根拠――である（われわれは不利な立場にいる．それは，それらの検査結果を知っているわけではないからだ．症例のその後についてのディスカッションでしているように，少し意見をはさまなくてはいけない).

ハンクが仕事を始めたばかりのときは，重大な認知機能低下が全くなかったと自信をもって言える．ウッディ・アレンから正確に引用するだけではなく，彼の実行機能も正常だった．自分自身で起床し，整容を整え，時間通りに働き，お店にあるたくさんの品物の場所を記憶することができた．しかし，数か月が過ぎると，ミスが目立つようになった.

ハンク本人，そしてサンディも，彼が新しいことを学ぶことに困難を感じていることを心配していた（NCD 診断基準 A1)．彼の記憶力はそれまでとは全く変わってしまった.

彼はお店の中の品物の場所を記憶し思い出すという，以前はできていたことができなくなった．しかし，彼はその困難を，サンディから与えられた「メモ帳」を使うことで補っていた（基準B）．このことは軽度認知障害の診断の第一歩となる．診断を確定させるために，さらに認知機能低下の客観的な証拠が必要だ——正式な何らかの検査，認知機能評価もしくは担当医のオフィスでできるMMSEなどである（基準A2）．残りの診断基準としてせん妄（基準C）やうつや統合失調症など他の精神障害を否定すること（基準D）が必要だが，それは臨床経過から明らかである．

では，ハンクのその後の話に移ろう．1年後，彼が仕事中に注意を保てないことが増え，以前に比べ身なりを気にしなくなったことにサンディは気がついていた——このことは実行機能障害を疑わせる．そして，彼は記憶障害を補うためのメモ帳を使う忍耐さえなくしてしまった．その結果，サニーアレクスに引っ越したと前述したことからも推測できるように，彼の認知機能低下は（2年間かけて生じるなど）緩徐に進行し，ハンクの日常生活を自立して遂行する能力に障害を及ぼした（基準B）．

今度は，彼の担当医は診断確定のために正式な精神状態を評価する必要がある．最低でもMMSEなどのベッドサイドでできる認知機能評価は必要で，さらに神経学的評価および認知症の原因を特定するための臨床（特に放射線医学の）検査をすることが望ましい．高齢者においては，過去に頭部外傷の既往がないかを確認し**外傷性脳損傷**を鑑別したい．**物質誘発性認知症**は今まで物質使用や医薬品の使用がないかを確認し除外したい．身体診察により**パーキンソン病**を否定し，病歴により**うつ病による仮性認知症**を鑑別しよう．頭部のX線やMRIにより，**脳腫瘍**や**正常圧水頭症**を，**甲状腺機能低下症**や**ビタミン** B_{12} **欠乏症**を血液検査により除外しよう．階段状ではなく，着実に進行していく認知機能低下の経過により，高齢者に多い**血管性疾患**による認知症は否定的となる．ハンクは**レビー小体病**や**前頭側頭葉変性症**の中核的もしくは示唆するような病歴は全くなかった．

これらが全て除外されアルツハイマー病によるNCDだけが残ったように思われる——しかし，それは「確実なprobable」なのか「疑いのあるpossible」なのか．DSM-5はこのことに関して多少のこだわりをもっている．しかし，これはわれわれに解けるパズルだ．ではハンクが初めに軽度認知障害をきたした時点を見てみよう．

アルツハイマー病による軽度認知障害の診断基準によると，（より強い表現である）「確実な」と診断するには，遺伝子検査で陽性になるか家族歴があることが必要である．しかしハンクはどちらもあてはまらない．では，「ポイント」に要約された他の根拠にあてはまるか見てみよう．彼の認知機能は着実に低下し続けていた．最低でも横ばいになったとする根拠はない．次に，症状をきたす他の原因となるものがあるか見てみよう．数段落前に，すべて否定したはずだ．最終的に彼の主症状は彼の記憶の低下と学習する能力の低下である．以上より，その時点では**疑いのある**アルツハイマー病による軽度認障害の診断基準（基準C）を満たす．

そして最後の評価として，彼の正確な認知症のタイプを決定するのに以下の根拠がある．もう一度繰り返すが，彼に診断基準を満たすような遺伝的な原因や家族歴はない．しかし，上述したようにハンクには緩徐進行性の記憶と学習能力の低下がみられ，他の原因を特定する根拠がなかった．そして，今，他の領域において機能低下がみられる——実行機能と注意──そして正式な心理検査はさらなる領域の低下を表面化するだろう．以上により，最終的に**確実な**アルツハイマー病による認知症（同様に，基準C）の診断の根拠は集まったといえる．しかしながら，行動障害についてはどのように説明したものだろうか．ハンクはサンディの最後の質問に応じず，料理と髭を剃ることに対する興味を失った．私はこれをアパシーと解釈する．アパシーは（うつ状態や，精神病症状，焦燥とともに）DSM-5の定義によると行動障害を構成する要因である．

では，ハンクに（2度の）GAFスコアだけではなく診断をつけると，以下のとおりとなる．

1回目の評価（GAFスコア＝65）
G31.84［331.83］ 疑いのあるアルツハイマー病による軽度認知障害，行動障害を伴わない Mild neurocognitive disorder due to possible Alzheimer's disease, without behavioral disturbance

2回目の評価（GAFスコア＝40）
G30.9［331.0］ アルツハイマー病 Alzheimer's disease
F02.80［294.10］ 確実なアルツハイマー病による認知症，行動障害を伴う（アパシー） Major neurocognitive disorder due to probable Alzheimer's disease, with behavioral disturbance（apathy）

■レビー小体病を伴う神経認知障害 Neurocognitive Disorder with Lewy Bodies

DSM-5で最も新しいNCDの診断のひとつが，（私はレビー小体型認知症もしくはDLBとよんでいる）レビー小体病を伴うNCDで，1990年代の半ばまでは一部の研究者や臨床医のみが関心を寄せているものだった．今やDLBは認知症をきたす二番目に多い原因として認識されている──アルツハイマー病が原因の60～75％の割合であるのに対し，DLBは15％を占める．最近では米国だけでも何万もの患者がいる．

レビー小体は100年前に発見された球形の蛋白質（αシヌクレイン）の小片であり，特に脳幹の核や黒質，青斑核などの脳細胞の細胞質にみられる．DLB患者には，アルツハイマー病で典型的なアミロイドのプラークも頻繁にみられる．そして彼らは，パーキンソン病とアルツハイマー病の臨床像を併せもつ．この類似性のために，DLBは長い間注目されてこなかったと考えると説明がつく．

- **変動する注意** fluctuating attention：早期には，DLB患者にはアルツハイマー病に典型的な記憶障害はあまりみられない．DLB患者では最も障害されるのは注意を保てる時間と覚醒度であり，数分・数時間もしくは数日単位で動揺する．この症状の動揺が主要な（中核的）特徴の一番目にあたる．
- **幻覚** hallucinations：二番目の中核的特徴は，初期に現れ比較的持続する鮮明な幻視の出現である．典型的には動物や侵入者の幻視である．それらに対し患者は病識があったりなかったりし，（ときには体系立った）妄想を伴うことがある．

・**後から生じるパーキンソニズム**：パーキンソン病の典型的な運動徴候――仮面様顔貌，手指振戦，小刻み歩行――は中核的徴候の三番目にあたるが，認知症より先行して出現していてはいけない．もし，先行したとすれば，診断は DLB ではなくパーキンソン病による認知症になる．大雑把に言うと，DLB の徴候は運動徴候が出現する 1 年以上前に出現していなければいけない．

DLB 患者にはさらに，めまいや転倒，原因不明の失神がみられる傾向がある．うつ状態は（起立性低血圧や尿失禁などの）自律神経障害と同様にしばしば認められる．レム睡眠行動障害（p.334 参照）はときに認められる．早期の診断は特に DLB では重要である．患者は抗精神病薬にとても過敏だからだ．比較的少量でも筋固縮や発熱，その他の悪性症候群の症状をきたす．

DLB は典型的には 75 歳前後で始まる．いくらか女性より男性に多い．診断後，平均的に 10 年生きる．

DLB とパーキンソン病による認知症が違う存在なのかどうかは結論が出ていない．それらは連続体である，と言う権威もいる．どちらも α シヌクレイン蛋白が存在し，大脳の黒質に変性が起きる．両方ともパーキンソニズムをきたすが，出現するタイミングが異なる．DLB と診断するには運動徴候より 1 年以上前に認知機能低下が先行する必要がある．運動徴候が先行すると，診断はパーキンソン病による認知症になる．

当然このことは，まだ症状が生じていないのに，**すぐに**診断をつけなくてはいけない立場の医師にジレンマをきたす．実際はすべての患者がパーキンソニズムの運動徴候をきたすわけではない．そして，診断には中核的徴候のうち 2 つを満たせばよい．最終的には病理学的な証明がなければ確実な診断を下すことはできない．

レビー小体病を伴う神経認知障害のポイント

患者は認知症/軽度認知障害をきたしている（p.483）．

緩徐に始まり次第に進行する．次の中核的徴候が存在する．

広く変動する注意，精巧で鮮明な幻覚，認知機能徴候が出現し 1 年以上経過した後にパーキンソニズムが出現する．

患者のなかには DLB を疑わせる症状が出現する者もいる．レム睡眠障害，抗精神病薬に対する過敏性など．

注意事項

D を見逃すな！

- **D**uration（期間）：慢性的に経過
- **D**ifferential diagnosis（鑑別診断）：せん妄，物質関連障害，抑うつ障害群または精

神病性障害，その他の原因によるNCD——特にアルツハイマー病，血管性，そして前頭側頭葉変性症

診断に至るうえで下記の表を参照せよ

		確実なレビー小体病を伴う認知症	**疑いのあるレビー小体病を伴う軽度認知障害**
中核的特徴	変動する注意および覚醒	確実なレビー小体病を伴う｛認知症｝｛軽度認知障害｝の診断基準を満たすには，1つの中核的特徴と，もう1つの中核的特徴もしくは示唆的特徴をもつ	疑いのあるレビー小体病を伴う｛認知症｝｛軽度認知障害｝の診断基準を満たすには，1つの中核的特徴もしくは示唆的特徴をもてばよい
	よく形作られ詳細な，繰り返し出現する幻視		
	認知機能低下の進展に**続いて**起こるパーキンソニズム		
示唆的特徴	レム睡眠行動障害		
	神経遮断薬に対する重篤な過敏症		

コードするときの注

診断とコード番号を表16-1aを参照して記録せよ

行動障害はコードづけできないが，もし存在するならどこかしらに記載しておくべきだ

●シーラ・ウィルトン

「ブラントリー先生は母のことを統合失調症だと言いました」とソフィアは報告した．ソフィアはシーラ・ウィルトンの成人した義理の娘であり，彼女の今までの病状についての情報の大部分を提供した．彼女は，ブラントリー医師のことが信じられない，とつぶやいた．

問題は3か月前に起きた．シーラは店からの帰り道がわからなくなってしまったのだ．それまで何年も交差点の角にあるスーパーマーケットで買い物をしてきたが，今や2回も道を間違い，右折すべきところを左折し何ブロックも先に行ってしまった．一度目は警察が家に連れ戻してくれた．二度目は顔見知りのご近所さんの連絡を受けたソフィアが連れ戻しに行った．「最初，母は茫として混乱しているようだった」とソフィアは悲しげに言い，「でも，後に母に家の住所を尋ねてみたら，正確に言えたわ」と述べた．

数日後，自分の部屋のベッドの端に腰かけたシーラが，その横に立っている夫の幻視を見て話しかけているところをソフィアは目撃したのであった．「夫は私に起きて朝食を作るように言ってきたの」とシーラは言った．それを聞いたソフィアは「でも，父は7年前にすでに他界しています」と締めくくった．

彼女たちは地元の医師を訪ねたところ，身体的な異常がないことが確認され，シーラは精神科の受診を勧められた．統合失調症と暫定的に診断され，ハロペリドールを処方され「大惨事になった」という．

シーラのささやかなものだった幻覚は，敵対すべきものとなってしまった．今や夫の幻は，ときには握りこぶしで，ときにはいつも持っている重い杖を振りかざして，彼女を脅

すようになった．そのことで初めは焦燥感が強まり，激怒するようになり，次第に減弱して最終的には困惑し，それが強まったり弱まったりするようになった．1日か2日で彼女は過鎮静となり，固縮がみられるようになった――とても硬直し歩けないほどだった．「すると彼らは，昏迷状態だから電気けいれん療法が必要だと言い出したんです」とソフィアは言った．「私にはそれが全く理解できないんです．だって彼女の家族にはそのような精神的な病気にかかったことのある人なんていなかったんですもの」．

日中にはオンとオフがあり，シーラは自分がどこにいるかわからなくなると混乱した．しかし，診察を受けている間には見当識障害はなく，日付が2日ずれただけだった．「これが，**私が**精一杯できること」とソフィアは言った．「最初は呆けていて，時間が経つとまともに戻る様子は，典型的だと感じたんです．私の注意を引きたいためにやっているような印象を受けました．ブラントリー先生は**詐病** malingering という言葉を使っていました」．

●シーラ・ウィルトンを診断せよ

幻覚に関してはさておき，まずはシーラの他の認知機能の症状に焦点をあててみよう．それは（幻覚とは別に，帰路がわからなくなった）知覚–運動と（注意の変動がみられた）複雑性注意である．彼女の認知機能の低下の程度の評価には正式な検査をしなくてはならないが，上記や症例のなかの情報から，彼女は中等度の機能低下があり認知症の診断に値すると臨床的に判断する．彼女の症状は，自立した生活の妨げになっていた――最低でも家事をこなす，金銭管理をするといった重要な活動に関しては．着衣や食事はできていた様子だから，彼女の現在の重症度は軽度としよう（きちんと区別してもらいたい．彼女は**軽度の認知症**であって，**軽度認知障害**ではない．このような警告的な悪夢で胸やけを起こす医師もいることだろう）．

NCDの基礎的な議論はおいておくとして，特定用語についての考察に移ろう．シーラには著しい幻覚があった．すなわち**（幻覚という）行動障害を伴う**といってよいだろう．

神経学的所見に関してより適切なコンサルテーションを受けたほうがよいという見方もあるが，**他の身体疾患**はなさそうで，（統合失調症という診断はインチキで）彼女の症状の説明がつくような**他の精神障害**もない．つまり，彼女は何らかの認知症を患っているようだ．しかし，どの認知症だろうか．

まず，いくつかの事実――生きている間に確定診断をつけることを望む者にとっては深刻な事実がある．認知症患者の多くは（検死について読むとわかる通り）人生を全うしたときのみ，最終的な正確な診断がわかるのだ．どんなに画像検査や臨床検査をしても認知症の鑑別はとても難しいものである．しかし，トライしてみよう．

シーラには**外傷性脳損傷**の既往はないため，認知症の原因として除外してよいだろう．彼女は特に早期からの目立った記憶障害はなかったため，（完全に，とは言い切れないが）**アルツハイマー病**は考えなくてよいだろう．高血圧もなく，階段状の症状の進行もなく，**脳血管性疾患**は否定的だ．病歴や身体的徴候は**ハンチントン病**や**パーキンソン病**，**HIV感染**とは一致しない．2つの種類の**前頭側頭型 NCD** の診断基準は，後に議論するが，腹立たしいほど複雑だ．いずれにせよ彼女の態度や言語はそれらの診断を検討する必要があるほど十分に悪い状態だった.

もちろん，他にも認知症の原因となる疾患の可能性は残っているが，除外診断だけで診断を下すべきではない．**レビー小体病を伴うNCD**を検討すべき肯定的な理由がある——シーラにおいても他の患者においても.それは治療をする際に直ちに配慮が必要だからだ.抗精神病薬により，シーラに実際起きたように，認知機能障害を悪化させるし，悪性症候群につながる症状をもたらしうる（それはDLBを示唆させる特徴のひとつだ）．さらに，シーラには覚醒と注意の変動がみられ，鮮明な幻視が存在した．これらは中核的特徴の基準を満たす.

確実なレビー小体病を伴う認知症の診断のためには，シーラは最低でも１つの中核的特徴ともう１つの（中核的または示唆的）特徴を満たさなくてはならない．シーラは２つの中核的特徴と１つの示唆的特徴をもち，診断を満たしている．私は彼女の（今の機能レベルに応じた）GAFスコアを45とつけるし，他の点数はありえないと思う．これで彼女の地図は完成した.

シーラ・ウィルトンの物語には私の**大嫌いな**鑑別診断が出てくる——詐病と統合失調症だ．全くありえない診断という意味ではなく，もちろん起こりうる．しかし，この２つの「**診断**」は，どう評価すべきかわからないとき，理解に苦しむとき，治療が難しいとき，そして，楽観的に考えがたい徴候がみられたときに，医師が苦しまぎれに下しがちだ.私が実施している評価のプロセスでは，この２つは最後のほうに出てくるべきものだ.

G31.83［331.82］ レビー小体病 Lewy body disease
F02.81［294.11］ 確実なレビー小体病を伴う認知症，軽度，行動障害を伴う（幻覚）Major neurocognitive disorder with probable Lewy bodies, mild, with behavioral disturbance（hallucinations）

■外傷性脳損傷による神経認知障害 Neurocognitive Disorder Due to Traumatic Brain Injury

米国では，毎年百万人以上が外傷性脳損傷 traumatic brain injury（TBI）を招く頭部への強打を受けたり,その他の怪我を負ったりしている．TBIの大部分は軽度の症例だが,戦争やスポーツによる損傷は激しいものとなりうる.そして,そのなかにはもちろん,数%,その怪我のために亡くなる者もいる.

TBI患者のなかで最も多いのは，青年や若年成人（男性が多い）である．次に多い年齢層は高齢者で，これは転倒に伴う怪我が多いからだ．社会経済的地位が低いこともまた危険因子である．しかし，全体で最も大きな危険因子は，アルコールと薬物使用である.これはTBIの約半数の原因となっている．自動車事故（はねられた歩行者も含む）は最も多い直接因である．転倒（特に高齢者）が２番目に多い．スポーツ外傷は青少年（女性選手は男性よりも怪我する可能性が高い）における重要な原因である．

TBIの症状は，脳構造の破壊，あるいは頭に加わる外力により生じた生理機能の破壊によって引き起こされる．即座の意識喪失が通常みられる．意識の回復後，患者は注意集中の維持が困難となりうる．せん妄はよくみられる．そして，せん妄から回復した後でさえも，注意力低下が残ることは珍しくない．記憶の問題を訴える患者も多い（前向性あるいは逆行性健忘）．

重度TBI患者の約1/3では言語機能が冒される．それには，非流暢性失語（表現に関する失語）が代表的だが，特に流暢性失語（理解力に関する失語）も含まれる．通常，実行機能も冒される．TBIの患者は睡眠障害，頭痛，易刺激性も訴えるであろう．

何か月もかかるかもしれないが，大部分の患者は最終的には回復する．しかし通常は，抑うつ障害群（最多），不安症，物質乱用が後に続く．人格変化が時々認められる．外傷前に精神障害が存在すると，外傷後に障害が出るリスクが非常に高くなる．そして，外傷性脳損傷は，特にそれが繰り返されたときには，アルツハイマー病となる可能性を4倍まで高めうる．

PTSDとTBIによる神経認知障害との鑑別は難しくなることがあると強調する人もいる．

慢性外傷性脳症は外傷後脳損傷の概念にはほとんど合致しない．なぜなら，これは脳への**繰り返された**外傷により引き起こされるからである．ボクシング（**パンチドランカー** dementia pugilisticaと呼ばれることもある），アメリカンフットボール，サッカー，アイスホッケー，ラグビー，そしてプロレスさえも含まれるが，そのようなコンタクトスポーツと関連している．物忘れ，攻撃性，衝動制御不良，パーキンソン症状，抑うつ，自殺など，さまざまな症状が，悲しいことに17歳と若い選手たちにも認められた．少なくとも2人のプロフットボール選手が自ら命を絶ったことが知られているが，明らかに彼らの脳が競技中の反復する外傷によって損傷を受けていたとわかっており，剖検用に脳を保存できるよう自殺の手段が慎重に選ばれていた．この劇的な出来事は興味深い科学的研究やテレビ特番，訴訟に影響を与えた．

外傷性脳損傷による神経認知障害のポイント

頭蓋骨内での脳の急速な動きを起こす頭部外傷の直後に，患者は意識を喪失するか，あるいは健忘，失見当識，錯乱を呈するか，けいれん発作，視野欠損，嗅覚脱失，片麻痺のような神経学的徴候を示すか，CT，MRIのような画像で確認された損傷が認められる．それに引き続いて，患者には軽度認知障害か認知症の症候が出現する．

注意事項

Dを見逃すな！

- **D**uration（期間）：即座に始まり1週間以上続く

- Differential diagnosis（鑑別診断）：せん妄，年齢と関連した認知機能低下，うつ病，精神病性障害，物質中毒，不安症，他の原因による神経認知障害——特にアルツハイマー病

コードするときの注

表 16-1b を参照せよ

●ソーントン・ナグチ

ソーントン・ナグチが家に到着したとき，彼への歓迎会は彼や他の家族が想像したものではなかった．（彼が思っていたような）ブラスバンドと紙吹雪は見当たらなかった．その代わりにあったのは，彼の母親がずっと恐れていた松の箱（棺桶）であった．「母はマーフィーの法則を固く信じているんだ．もし災いが起こりそうなときは，それは必ず起こるものだ，と」彼は数日入院した復員軍人援護局病院で面接員にそう語った．

ソーントンの祖父は第二次世界大戦中にアイダホ州で抑留されていた．そのせいで彼は強い恨みを抱いたまま，しばしば政府を罵倒していた．彼は暴君のようであった．ソーントンはそれに対する報復として，年齢に達すると直ぐに軍隊に入った．数か月で陸軍は彼を「豆腐なんてもの聞いたこともないような遠いイラクのある地域」に配置した．

ソーントンがイラクでの最初の週に，アップグレード前最終型のハンヴィー（軍用四駆車）に乗り部隊で移動していたとき，簡易爆発装置が彼らを襲った．彼は空中に放り出され，金属の破片が彼のヘルメットのひもを切断した．そして，彼はまともに頭から落ちた．約 24 時間後に覚醒したとき，彼は任務に取りかかったことは覚えていた．しかし，実際の爆発については何も覚えていなかった．軍曹の説明を受けて，そのときの状況を後から知った．

事故の後，彼は生きていることに感謝した．しかし，彼はまず初めにテレビを見ることでさえ集中にいくらかの困難を伴った．常に聡明で人柄もよかった彼は，不機嫌になり，テレビのチャンネルを変えるのを人に頼まず起き上がって自分で変えるよう看護師に言われただけで，その看護師に食ってかかった．

まだ除隊の書類を待っている間に，ソーントンは自宅近くのアウトレットで携帯電話を販売する仕事に就いた．電気機器とともに成長してきた彼は，軍にいる間も業界の最新の流れをつかんでいた．そのため，スマートフォンの基本的な特徴を説明することにはほとんど困難は無かった．

しかし，異なる機種の微妙な差異を頭のなかに入れておくことは厄介な仕事であった．それは一緒に働いている他のどの若者よりも彼にとっては，遥かに難しいものであった．「私は，とにかく忘れないようにするには，スマホにカンニングペーパーが必要なんだ」と彼は言った．「というのも，タブレットは言うまでもなく，15 から 20 もの異なるモデルについてここで説明しなきゃいけないんだ」．客への説明中，同僚に質問でも差し挟まれようものなら，彼は思考の流れを完全に失ってしまっていた．「私は顧客に自分がどこにいるのかを尋ねなければならなかった．そんなことをすればボーナスがなくなるだろうことは自分でもわかっている」．

ソーントンは 4 年付き合っているガールフレンドのユキと一緒に暮らしていた．彼女は彼について「ぼんやりしている」と報告した．「絶えず目立たずにさまよっているのよ」と彼女は表現した．彼女によれば彼は別に落ち込んではいないが風変わりで衝動的で，時折服を急いで着てドアをバタンと閉めて出て行くことがあったという．そして，彼は戻ってくると「ただ歩いてきただけだ」と言った．「それと，彼は大きな音に対して異常に興奮するのよ」．

アパートの部屋に彼がカーテンを取り付けていたある日の午後にそれが起きた．ユキが台所で鍋のフタを落とした．そこは彼が脚立に立っている場所から 3 メートルも離れていなかった．彼はけいれんを起こしてバランスを失い，人工大理石製の床に激しく落下した．

「マーフィーは楽天家だ」．この半年で二度目の救急車搬送中に，彼が救護隊員に言った．

●ソーントン・ナグチを診断せよ

NCD 診断の最初の一歩は，認知症レベルか軽度認知障害レベルであるかのいかんにかかわらず，本来の機能から若干低下していることを確かめることである．これはソーントンの例でも現れている．彼は，自分が売ることになっていた携帯電話のさまざまな機種を忘れずにいるには助けが必要だった．彼はカンニングペーパーを忍ばすこと――これは，記憶の問題を埋め合わせるのに必要となる余分な努力――によって，仕事に著しい障害が生じることは何とか避けられた．彼は易刺激的でもあった．おそらくこれは，社会的認知領域の軽い低下の現れとみられる．そして，中断された会話を理解するのが困難であることが示すように，実行機能にもいくらかの小さな問題がある．

標準化された検査を行えば，おそらくこういった彼の認知能力の軽微な低下は確認できたであろう（軽度認知障害の診断基準 A2）．しかし，そういった検査によらなくても軽度認知障害の診断は臨床面接に基づいて確定されうる．彼は自立し続けており（基準 B），認知低下はせん妄によるものではなく（基準 C），他の精神障害はなかった（基準 D）．

次は外傷性脳損傷についてである．もちろん，外傷性脳損傷の必須条件は外傷の存在であり，ソーントンの例では確実だ．頭部を強打した後，彼には意識喪失と受傷状況についての健忘との両方がみられた．そのどちらか一方があれば診断基準を満たす（外傷性脳損傷による NCD の基準 B）．その後も長く（間違いなく急性受傷後過程は十分に終わっている：基準 C）彼はイライラして，集中力を欠くことが続いたが，気分障害の明確な症状は認められなかった．それでも，私は彼の感情や行動の後遺症が「行動障害を伴う」と特定されるほどのレベルまでに達していないと考える．

DSM-5 では，意識喪失した期間の長さ，健忘の持続期間，最初に評価したときの失見当識と錯乱に基づいて，外傷性脳損傷の重症度を評価することを可能としている．率直に言って，これは数が多すぎだろう〔外傷性脳損傷の重症度を評価することは頭部外傷後遺症の研究には有用である．もっと知りたければ，DSM-5 の p.626（日本語版 p.617）を見るといい．ここではこれ以上検討しない．私には私の基準がある〕．私たちが本当に関心をもつべきなのは，ソーントンであって彼の外傷ではない．彼が最後に転落する前は，彼の GAF スコアは比較的良好な 71 であった．私は彼が慢性外傷性脳症（前のコラムを見よ）にまで進展しないことを願っている．「進展しない」と仮定するなら，彼の診断は以下のとおりである.

S06.2X4S［907.0］ 6〜24時間の意識喪失を伴うびまん性脳損傷，続発症　Diffuse traumatic brain injury with loss of consciousness 6-24 hours，sequela
G31.84［331.83］ 外傷性脳損傷による軽度認知障害，行動障害を伴わない　Mild neurocognitive disorder due to traumatic brain injury，without behavioral disturbance

■前頭側頭型神経認知障害 Frontotemporal Neurocognitive Disorder

かつてピック病と呼ばれた前頭側頭型認知症——ここでは古き時代をしのんで前頭側頭型認知症の伝統的な省略形 frontotemporal dementia（FTD）を使おう——は，以前はまれだと考えられていた．今では，認知症全症例の5%を占めることが知られている．そして，おそらく若年の患者の1/6を占めている．発症の平均年齢はおおよそ50代である．FTDは性別や人種との関連はないが，しばしば家族性に発症する．その約半数の症例では常染色体優性の形質として遺伝する（訳注：日本では家族性はまれである）.

FTDが脳の前頭葉と側頭葉を冒すと聞いても別段驚かないだろう（脳はニューロンを失い，タウ蛋白が蓄積する）．その際，多様な臨床像が生み出される．行動障害型はアパシーとひきこもり，あるいは脱抑制のどちらかによって特徴づけられる．アパシーのタイプでは基本的に寝て過ごし，自分の身のまわりのこともしなくなる．それに対して，脱抑制のタイプは，無礼にも性的な発言をしたり，ものを盗んだり，社会的規範を逸脱したりするなど，社会的に不適切な行為に及ぶ．どちらのタイプも行動の異常から気づかれるものだ．

言語障害型はしばしば，患者が特定の対象や概念に対する正しい単語を見つけられなくなること（語想起障害 anomia）で始まる．しかし，彼らにその単語が示されれば，正しい対象をさし示すことができる．音読や話された言葉の理解は最初のうちは障害されないが，時間とともに流暢で意味のある言葉を発することが次第にできなくなってくる．行動障害型と言語障害型は両方とも知らないうちに始まり，ゆっくりと進行して，記憶と視知覚機能は比較的保たれる．両方とも最終的には日常生活能力が損なわれる．病状が進行すると，2つの型の違いははっきりしなくなってくる．

ひとつには，多様性と重なり合う特徴のために，FTDの症候群はしばしば十分に認識されないままで経過する．最終診断は画像と神経心理学的検査に大いに依拠している．ここで，必要な精密検査をまだ受けていない患者で直面するかもしれない事柄を例示するため，いくばくかの文章に焦点を当ててみよう．

FTDは，ピック病として1890年代に遡る由緒正しい診断名である．長年，「**単純型統合失調症** simple schizophrenia」(これは1980年まで正式な標準名称としてあった) と呼ばれてきたものと驚くほど症状が似ている点は注目に値する．以下にDSM-Ⅱでの記載がある．「主に，外界への接触や関心の緩徐で潜行性の低下や，対人関係の貧困化や

精神荒廃に至る無気力と無関心，そして，より低い水準の機能性への順応によって特徴づけられる」．さらに続く記載では，他の統合失調症の亜型に比べて著明な精神病症状はより少ないが，統合失調症質パーソナリティーよりははるかに進行するとされている．

前頭側頭型神経認知障害のポイント

患者は軽度認知障害か認知症に罹患している（p.483）．症状は緩徐に始まり徐々に進行する．患者の症候群は主に以下の 2 つの型のどちらかにあてはまる．

行動障害型 Behavioral variant：社会的に不適切な行動に及ぶもの．行儀の悪さ，礼儀知らず，無分別な衝動性がそれに含まれうる．

アパシーや無気力．共感能力の減退．強迫的行動．そして，口唇傾向（過食，異食，飲酒，喫煙）と食行動の変化．視覚運動機能は比較的保たれるが，精神的柔軟性の減退や創出される仕事量の減少，計画性の欠落，逆転学習の誤りといった前頭葉/実行機能の障害ははっきりした証拠がある傾向にある．

言語障害型 Language variant：記憶および視覚運動機能は比較的保たれているにもかかわらず，正しい単語を喚起すること，物に名称を結びつけること，そして文法を用いることと言語の意味を理解することといった言語能力の緩徐な低下がみられるもの．

注意事項

D を見逃すな！

- **D**uration（期間）：慢性の経過
- **D**ifferential diagnosis（鑑別診断）：気分障害と精神病性障害．他の神経認知障害．特にアルツハイマー型認知症，レビー小体型認知症
- **D**efinitiveness of diagnosis（診断の完成度）：確実な/疑いのある診断に関してコードするときの注を参照せよ．

コードするときの注

▶該当すれば特定せよ

確実な前頭側頭型神経認知障害 Probable frontotemporal NCD：遺伝子検査または家族歴から病因となる遺伝子変異がある．**あるいは**神経画像により前頭側頭葉が突出して関与していることが示されている．

疑いのある前頭側頭型神経認知障害 Possible frontotemporal NCD：上記確実診断のどちらの特徴も存在しない．

表 16-1a に示すように記録してコードせよ

●トビー・ラッソ

父親のことが心配だというシカゴの住む人から電話で診察要請があった.

「私が休みの日に会いにいったとき，父はいつもの父ではありませんでした」と電話の主は話し始めた.「長い間，おそらくこの1年ぐらいの間，父は物事に関心をもたなくなっていました．彼はまだ56歳だけれども，最近仕事をクビになりました．彼は宅配便の会社で働いていました．私は父の元上司に電話しました．彼は，父がベルも鳴らさないで配送物を置いて行ったり，踏み段に荷物を降ろすだけで門の外に荷物を置き去りにしたりしたことに対して顧客から苦情が来たと言いました．元上司は『彼は本当にしゃあしゃあとしているというか，もはや気にかけている様子もなかったよ』と言っていました．私の父はただ肩をすくめて最後の給料袋をポケットに入れただけだった，と言います．それが6か月前のことです」それ以降，彼は何度も自動車事故を起こしたが，運転中，彼は右側通行を守っていた．電話の主は，彼の父が外来受診の予約を拒否するため，医師が彼の父の家を訪問してくれるように依頼して電話を終えた.

医師と話している間，トビー・ラッソはアパートの部屋で座り込み，スナック菓子をほおばっていた．彼はここ2年間で体重が急増したことを認識していたが，それをあまり気にかけていなかった．物言わぬ証言として，彼の周りにはスナック菓子の空袋やシリアル食品の箱が散らばっていた．彼のシャツは首まわりが灰色で，ひどくすり切れていた．しばらくシャワーを浴びた様子がなかった．しかし，彼の近時記憶，遠隔記憶はともに保たれているようだった．抑うつ的でもなかったし，幻覚や妄想も認められなかった.「自動車事故？　そんなのはただ,たくさんの車とぶつかっただけであって問題じゃない」. 多分，彼は車を何度も修理したのだろう．保険会社から自動車保険を止められてしまった．しかし，簡単な検査（MMSE）では彼は30点満点中28点であった．間違えたのは今日の曜日と3つの言葉の遅延再生の1つであった.

トビーは,居間の床に適当に敷いたマットレスの上で寝て過ごしていた．そのそばには，ちょうど斑点と染みのようなものにまみれた一対のボロボロのボクサーブリーフが置かれていた．医師はそれが何か知りたかった.「タバコを吸うので,それで咳こむんだ」トビーは平然として説明した.「夜は起きるのが面倒だから，そこに痰を吐くんだ」同じブリーフはおそらく何週間ものあいだずっとそこに置かれていたものと思われた.

数日のうちに，トビーの病状は急速に坂を転がり落ちるように悪化した．彼の息子が再び街を訪れて，彼が独りでアパートにいるのを見つけた．明らかに彼はここ2日間ほど，マットレスから動いていなかった．彼は入院させられて，そこでのMRI検査で両側前頭葉と前側頭葉の著しい萎縮が判明した.

●トルーディー・カントール

60歳の誕生パーティーで，トルーディー・カントールの兄弟は彼女が乾杯に対して謝辞を述べるときに，少し口ごもる――おそらく**どもる**というのがより正確な言い方であろう――ことに気がついた．彼女は正しい言葉を見つけるのに苦労するようなことが何度もあった（「そう，それ．その**幸せ**よ」彼女はヒントの助け舟を受けてそう言い，明らかに安心した様子を見せた)．それから彼女は冗談を言った.「歳とともに物忘れが身近になってきたわね」.

それは2年前の出来事だった．今では，彼女は印刷された文書は音読できるが，自発言語はまとまりがなく，何とかしようとしても，いかなるレベルでも話を伝えることができなかった．「そうだったやり方がここにあります．私は最初に得たいと，うーん，いや，そうじゃない．私はそれが別のものだと思いました．ほとんどの場合，私は全く，えー，全く，だから，あのー，それはそのままです．つまり，それはありました」.

このときにはもう彼女はペンをペンだと言うことが困難となっていた．しかし，これはほとんど奇跡と言ってよいが，彼女は地元の建築家の住宅設計図の下絵を描くパートタイム勤務を続けていた.

●トビー・ラッソとトルーディー・カントールを診断せよ

このどちらの患者にも長期にわたる認知機能の変化がある．これは，認知症の診断基準（前頭側頭型神経認知障害の診断基準A）を満たしている．そして，どちらの症例も徐々に悪化する認知状態（基準B）を示す病歴を有しており，少なくとも最初のうちは記憶障害がさほど目立たなかった.

トビーの例では，アパシーの徴候があった（基準C1a-ii）．同様に行動の脱抑制（繰り返される車の衝突事故と，それを気にしないこと：C1a-i）と，口唇傾向（スナック菓子をほおばること．他の患者であれば，タバコの吸い過ぎや過度の飲酒，あるいは単に口に物を入れること：C1a-v）も認められた.

MMSEの結果から，彼の記憶と知覚運動機能は，おそらく最初に評価したときには比較的保たれていた（基準D，彼が繰り返し車を衝突させたことでいったい何が起こったのかと周りを驚かせたにもかかわらず）．診断が確実であると断言する根拠となる，決定的なMRI所見がやがて明らかになるまでは，単に彼の悪化しつつあった状態によってのみ診断された（確実な前頭側頭型神経認知障害の診断基準2）．DSM-5では，トビーへの診断に対して「行動障害を伴う」を付加することが認められるであろう．少し馬鹿げているが，DSM-5に従えば行動障害型という言葉も加えざるをえない．彼の診断は確実例なので，最初に医学的診断を挙げることになる．GAFスコアが10であるトビーの診断は以下のようになる.

G31.09［331.19］　前頭側頭型疾患　Frontotemporal disease
F02.81［294.11］　確実な前頭側頭葉変性症による認知症，行動障害型，重度，行動障害を伴う（アパシーと脱抑制）　Major neurocognitive disorder due to probable frontotemporal lobar degeneration, behavioral variant, severe, with behavioral disturbance (apathy and disinhibition)

長い年月の間に，トルーディーは言語能力が著しく失われた．最初は喚語に問題が生じて，発語量は普通だが内容が意味不明となるといった発話能力低下（診断基準C2a）が緩徐に進行（基準B）している．彼女がまだ製図の仕事ができるという事実は，知覚運動機能が保たれていることを示している（基準D）．彼女に学習する能力が残されているかどうかを評価するためには，いくつかの検査が必要になろう．けれども，彼女の言語能力についての問題は，軽度認知障害と呼ぶには，かなり隔たりがあるほど重篤であった．したがって，臨床上の根拠から，（GAF スコアは 50 台ほど）私は彼女の診断を（検査や遺伝子情報がないので）疑いのある前頭側頭型認知症と診断すべきと考えている．コミュニケーションにひどい問題を抱えながらも，彼女は日常生活での道具を用いた活動では，他人の助力を必要としなかった．そのため，私は全体の重症度を軽度と評価した．

G31.09［331.19］ 前頭側頭疾患 Frontotemporal disease
F02.80［294.10］ 疑いのある前頭側頭葉変性症による認知症，言語障害型，行動障害を伴わない，軽度 Major neurocognitive disorder due to possible frontotemporal lobar degeneration，language variant，without behavioral disturbance，mild

---

ちょっと待ってほしい．図 16-1a に**言語障害型**や**行動障害型**について何か明言している箇所があっただろうか．その答えはもちろん「ない．しかしあるべきだ」だ．これは患者や後から診る医師にとって価値があるかもしれない付加情報である．そこで私は主張どおりに話を進めて，それを入れておいた．対応するコード番号がついていないことには何の問題もないはずだ．

■ 血管性神経認知障害 Vascular Neurocognitive Disorder

認知症の約 10％は血管性の原因を有している．単回の発作が原因のことも梗塞には至らない小血管疾患が原因のこともあるが，多くは繰り返し生じた脳卒中であり，血管性認知症は**多発梗塞性認知症** multi-infarct dementia とも呼ばれている．アルツハイマー病患者が緩徐に悪化するのに対し，多くの血管性 NCD 患者は脳卒中が生じるたびに階段状に悪化する．しかし，血管性 NCD でも，ときに進行が遅くて緩やかに見えることもあり，それはおそらく，小さな血管の問題が徐々に蓄積する過程なのであろう．血管性 NCD は，糖尿病や高血圧の患者に特に多い傾向がある．

物忘れに加えて，患者には前述のように新規課題に対処ができないといった形で現れる実行機能の低下が生じる．無気力や思考緩慢，衛生状態の悪化もまたしばしば認められる．比較的軽度のストレス要因で病的泣き笑いが誘発されることもある．精神機能のあらゆる点が影響を受けうるが，血管性 NCD ではアルツハイマー病よりも，失語や失行，失認が生じる可能性は低い．

血管性 NCD の症状は脳病変の細かな位置によって決まるが，いくつか典型的なパターンがあり，そのなかでも**皮質下虚血性血管性障害** subcortical ischemic vascular disease がよく知られている．実行機能や注意力の早期からの低下や運動能力の減退，情報処理能力の減退も挙げられる．エピソード記憶に障害が生じることはアルツハイマー病よりも少ないが，情緒の症状（意欲低下，情動不安定）や無気力が特に目立ちやすい．

自然研究において，血管性NCDの進行速度はアルツハイマー病の進行速度とほぼ同程度であり，治療を受けた患者群では，疾患の進行はより緩徐になる．

一部の専門家は，認知症を**皮質性** cortical（あるいは変性疾患．アルツハイマー病による認知症など）と**皮質下** sub-cortical（ほとんどの他の原因による認知症）に分類することを提唱している．皮質下性認知症（一部の教科書では，これらを**二次性**認知症ともよんでいる）では，失認や失行，失語をよりきたしにくい傾向があると言われている．しかし，実際には，NCDの病理がそのように整然としているようなことはなく，すべての認知症には皮質性と皮質下性，その両方の病理がある程度存在していることを指摘し，2つに分類することに異議を唱える専門家もいる．それぞれの症状には重複するものが多く，DSM-5ではより安全な分類法が選ばれているように見受けられる．DSM-5では，推定される潜在的な原因をもとにした非常に単純な分類法が用いられている．

血管性神経認知障害のポイント

血管性神経認知障害と診断するには，患者が認知症か軽度認知障害であることが前提である（p.483）．症状は血管性イベントのあとから始まり，しばしば階段状に進行する．複雑性注意や前頭/実行機能にしばしば著明な低下が認められる．

注意事項

Dを見逃すな！

- **D**uration（期間）：慢性化に至るまでの期間
- **D**ifferential diagnosis（鑑別診断）：せん妄；NCDの他の原因——特にアルツハイマー病と前頭側頭型認知症；気分障害と精神病性障害

コードするときの注

▶該当すれば特定せよ

確実な血管性NCD Probable vascular NCD：診断は神経画像や時間的近接（脳血管性発作後），あるいは臨床的証拠と遺伝的証拠の両者によって裏づけられる．

疑いのある血管性NCD Possible vascular NCD：上記の3種類の証拠がいずれも含まれない．

▶該当すれば特定せよ

行動障害を｛伴う｝｛伴わない｝｛With｝｛Without｝behavioral disturbance

●ミニー・ベル・リーチ

家庭医の勧めに従い，ミニー・ベル・リーチは娘夫婦に連れられて相談に訪れた．二回目の脳卒中以降，この1年間，彼女は娘夫婦と一緒に暮らしてきた．5年ほど前に，彼女は初めて脳卒中となり，左不全麻痺となったが，自立した生活が送れており，1年前に二回目の脳卒中になるまでは買い物もできていた．二回目の脳卒中以後，彼女はほとんどの時間を車椅子の上で過ごすようになり，以前よりも，身のまわりのことに娘の世話を必要とするようになった．

ここ数か月，ミニー・ベルは間違いが目立つようになった．まず初めに，彼女はしばしば高血圧の薬を飲み忘れるようになった．薬を（一日分が3つに区切られていて1週間分収納できる）容器にしまっているにもかかわらず，彼女は当初，朝食時，昼食時，就寝時の服薬を家族に言われなければ忘れるようになった．1～2週間後には，これらが改善し，一時は元の彼女自身にほぼ戻ったかのようにみえた．

しかし，先週日曜日の朝に目を覚ました際には，明らかに失敗が多くなっていた．スカートのファスナーを締め忘れ，ブラウスのボタンをかけ違ってしまっていた．こうした間違いのいずれにも彼女自身は気づいていないようだった．また，彼女は自分の意見を表現するのが困難になった．たとえば，朝食のときに，彼女は「赤いもの」をトーストに塗ってくれと頼んだのだ（それはイチゴジャムで，彼女と娘が昨年の夏に一緒に作ったものだった）．そして，彼女は薬を注意されたときにしか飲まなくなった．

ミニー・ベルは68歳という彼女の年齢よりも幾分老けて見えた．彼女は右手で左手首をつかんで，車椅子に静かに座っていた．木綿の普段着の上に布製のコートを着ていて，コートは肩からずり落ちていたが，それに気を留めている様子はなかった．診察の間，彼女は視線をよく合わせていたが，話しかけられたときにしか話さなかった．彼女の話は理路整然としていて理解しやすかった．彼女は幻覚や妄想，抑うつは否定したが，咳や息切れ，数多くのうずきと痛みを自ら訴えた．彼女は歩けないという事実を楽観視していた．

ミニー・ベルはMMSEで30点中20点だった．彼女は年を正答したが，月と日は2か月以上誤答した．彼女は市と州，時計，鉛筆の名前は言えた．3つの物品（ボール，椅子，電話）を聞いた直後には復唱できたが，5分後にはボールしか想起できなかった．彼女は3段階の口頭命令を指示されると混乱し，折りたたんだ紙を床に置くことをずっと忘れていた．失行は認められなかった．彼女は鉛筆を用いて，簡単な図の模写はできた．

神経学的所見としては，左手が弱くなっていた．左側に異常なバビンスキー徴候（足の裏をこすったときの母指の背屈）が認められた．

●ミニー・ベル・リーチを診断せよ

ミニー・ベルをNCDと診断する根拠は以下のとおりだ．彼女は記憶障害が悪化していた．それは，服薬を忘れるといった病歴や明らかな短期記憶障害によって示されていた．MMSEからは失認や失行があるようにはみえなかった．しかしながら，娘にジャムを「赤いもの」と呼ぶといった失語が指摘された（言語障害）．さらに，彼女は実行機能障害が進行しており，容姿に無頓着になり，3段階の命令に従えなくなることに表れていた．これらの問題は機能が以前のレベルから低下していることを示しており，日常生活を少なくとも中等度妨げていた．

彼女の疾患の長期にわたる経過は，**せん妄**とは言いがたかった．ミニー・ベルは，抑うつや幻覚，妄想を否定しており，**仮性認知症**といった非認知障害の診断はほぼありえなかった（血管性NCD，診断基準D）．彼女の疾患に関与する血管性病因は，高血圧の既往や数回の脳卒中に続く身体障害の段階的進行によって示唆された（基準B1）．彼女の神経学的所見（握力の低下，足指の背屈）が初期から低下していることは，血管性病因をより強く示唆する根拠といえよう（基準C）．彼女の臨床経過は，確実な血管性病因を支持する（基準B2）．

ミニー・ベルの主要な症状は，遂行機能障害のように思われ，以下のように診断した（GAFスコアは31）．

F01.50［290.40］　確実な血管性疾患による認知症，行動障害を伴わない，中等度　Major vascular neurocognitive disorder probably due to vascular disease, without behavioral disturbance, moderate

■他の医学的疾患による神経認知障害 Neurocognitive Disorder Due to Other Medical Conditions

NCDを引き起こす他の原因についてDSM–5に詳細に記載されているが，多くは全体のなかでごくわずかなパーセンテージを占めるに過ぎない．以下に，DSM–5の診断基準にある特徴をまとめた．詳細な一覧表は，付録の表：精神障害の診断に影響を及ぼす身体疾患（p.633）を参照せよ．

パーキンソン病 Parkinson's disease：パーキンソン病の特徴として，前屈姿勢や動作緩慢，固縮，前後に動く振戦（ピルローリング），突進歩行，小刻み歩行がよく知られている．NCDの発生頻度については，あまりよく知られていない．パーキンソン病患者の1/4以上にNCDを伴うとされ，認知症になる可能性は，加齢とともに増加し，75%にも達する．

レビー小体型認知症と比較して，パーキンソン病の身体的特徴が，NCDに先行して出現することに留意したい．このことは，確実な，あるいは，疑いのあるパーキンソン病によるNCDと診断する際の基準の，2項目のうちの1項目として設定されている．もうひとつの項目は，他の疾患――脳血管障害やアルツハイマー病，または他の精神障害や神経学的疾患，身体疾患――がNCDの進行の一因になっている根拠があってはならないというものである．両方の項目を満たしたときには，**確実な** probable診断となり，どちらかだけを満たしたときには，**疑いのある** possible診断となる．詳細な記録については，表16–1a（p.488）を参照してほしい．

ハンチントン病 Huntington's disease：ハンチントン病の発症年齢は，平均約40歳である．初期症状は軽度の人格変化で，それに続いて，記憶や判断力の低下が認められるようになる．全身の落ち着かなさは，特徴的な不随意性の舞踏病性運動や随意運動の緩徐化に先行すると言われる．有病率は，北アメリカとヨーロッパで10万人におよそ6人である．原因は第4染色体上の常染色体性優性遺伝である．

プリオン病 Prion disease：プリオン病は頻度としては少ないが，影響力の大きい疾患である．すべての認知症の中のほんの一部の原因を占めるに過ぎない――それは，1年間に100万人に1人の割合である――しかし，「狂牛病」型は劇的で（しかも，まれなので），発生する度に大ニュースになる．より多くみられるタイプはクロイツフェルト・ヤコブ病で，核酸を含まない（すなわち，DNAでもRNAでもない）感染性蛋白質によって引き起こされる．脳が破壊され，**海綿状脳症** spongiform encephalopathies の原因となる穴を顕微鏡で捉えることができる．症状として，記憶障害や幻覚，人格変化，運動障害などが認められる．年齢層は幅広いが，通常，高齢者に多く生じる．一方で，一部の症例は家族性である．たいてい，1年以内に死に至り，プリオン病は基本的に治療不可能である．

HIV 感染 HIV infection：抗ウイルス療法の向上により，HIV感染によってもたらされるさまざまな脅威は軽減した．しかし，感染者のほぼ半数に，認知機能障害が認められる．ほぼ1/3は軽度認知障害，もしくは認知症の基準を満たす．主に感染は皮質下型で，さまざまな症状を呈する．HIV感染は，認知症のよくみられる原因のひとつではないが，若い世代に生じる最も重要な原因に急速になってきており，活力ある人生を無駄にしてしまう．それゆえに，私はHIV感染をNCDカテゴリーのひとつに挙げることにした．

他の原因：症状や疾病の経過は，基礎疾患によって大きく左右される．言うまでもなく，治療や予後についても同様である．正常圧水頭症や甲状腺機能低下症，脳腫瘍，ビタミン B_{12} 欠乏症，その他多くの疾患が挙げられる．詳細は付録の表：精神障害の診断に影響を及ぼす身体疾患（p.633）を参照せよ．

他の医学的疾患による神経認知障害のポイント

認知症/軽度認知障害の基準を満たした患者につき，以下の特徴を検討する．

	ハンチントン病	パーキンソン病*	プリオン病	HIV 感染	他の医学的疾患
患者には以下の証拠がある	ハンチントン病の運動症状	パーキンソン病の運動症状	プリオン病に特徴的な運動症状（失調，ミオクローヌス，振戦）	記録から確認できるHIV感染	他の精神障害ではないことを示す病歴，身体診察，臨床検査所見
以下ではうまく説明されない症状	他の精神障害か医学的疾患			HIV以外の精神障害，神経認知障害，医学的疾患	他の精神障害や他の特定の神経認知障害
発病	緩徐進行性		緩徐，しばしば急速	—	—

*確実な，あるいは疑いのあるNCDと記録すること

コードするときの注

コードの手順については表16-1aと16-1b（p.488）を参照せよ

●アーレン・ウィング

アーレン・ウィングが4か月の間に三回目の入院をしたとき，彼の体重のおよそ20%に相当する14 kg近くの体重減少が認められた．同時に，彼は生きる意志を失っているようにみえた．彼はしばしば，悪化していく免疫系を強化するための抗ウイルス薬カクテル療法を受けることを怠っていた．それに加え，入院時には無気力が顕著だったため，精神科を受診することになった．アーレンの担当医には，頭部CTでびまん性皮質萎縮を指摘された．また，脳波では，「非限局性の徐波」が認められた．

アーレンは，ダンサーになるために修業を積んできた．ジョフリーバレエで仕事が得られず，長年の仲間であったアレックスが営んでいたアンティーク人形の売買に従事していた．二人はオークションや人形展のため，国内をあちこち巡り，よい暮らしぶりだった．しかしその後，アレックスは突如，**ニューモシスチス肺炎**に感染して他界してしまった．アーレンは，まもなくHIV陽性であることが判明した．彼はただちに予防的薬物療法を開始した．ここ数か月前まで，彼は仕事を続けていたが，CD4細胞数が200以下に減少し，最近は何度も入院を繰り返していた．

医師に受診の必要性について説明されている間，アーレンは視線を合わせて，礼儀正しく話を聞いていた．会話はゆっくりでぎこちなかったが，会話の流れのなかでおかしな点は他に何もなかった．妄想や幻覚，思考内容の異常は認められなかった．彼はとりわけ悲観や不安を否定し，「ただ，疲れているだけだ」と話した．

アーレンは自分の名前，病院名，何月かを正答したが，間違った日や年を答えた．実際には1週間前に入院したにもかかわらず，前日に入院したばかりだと思っていた．彼のことを過去3年間担当している担当医の名前も思い出せなかった．MMSEで30点中14点だった．紙を持って，半分に折って，机の上に置くように指示されたが，彼は紙を折らずに床に二度落とした．リンゴとオレンジの共通点を聞かれて，彼は返答できなかった．自分の病状が深刻であると認識していたにもかかわらず，近頃，しばしば内服を飲み忘れていたことが判明した．彼は「ひどく気分が悪くなったんです．あの薬のせいで，かえって具合が悪くなるんです」と話した．

●アーレン・ウィングを診断せよ

アーレンの病歴や顕著な知能低下（認知症の診断基準A）はNCDに合致する．意識は清明で，注意を適切に検査に向けることができていた．このため，せん妄は完全に否定的された（基準C）（しかしながら，課題を進めることが困難だったり，注意をひとつの課題から別の課題に移したりするのが難しかったりするのは，HIV感染によるNCDの経過として後々起こりうる）．近時記憶障害が顕著であり，これは特にHIV関連認知症ではよくみられる．無気力や言語障害も同様に典型的であった（概して，運動障害はこの疾患で特徴的だ）．機能障害は，以前の彼の機能水準から有意に低下していた（基準B）．非アルツハイマー型認知症でしばしばみられる失認や失行，失語ははっきりとは認められなかった．あらゆる点で，彼はNCDの診断基準に一致した．また，HIV陽性であるということが，病因学的に重要な情報となっている．アーレンには行動障害があり，無気力であった．GAFスコアは，他の医師はもう少し高い点数をつけるかもしれないが，彼が身のまわりのことを自分でできなくなっていたことからGAFスコアは低いと考え，21にした．認知症の重症度評価は，それに比べるとあまりひどくない．というのも，彼はまだすべてのケアを完全に介助してもらわなければならないわけではなかったからだ．

実行機能についての詳細な情報は，彼をよく知る人から聴取するのがよいだろう（自分で服を着られるだろうか．一人で買い物ができるだろうか．日常生活に介助を要するだろうか）．しかし，MMSEで3段階の指示に従えなかったことも，十分な根拠となる．服薬中断は判断力の低下を示唆しており，これはHIV関連認知症の後期の特徴に一致する．彼は，抑うつ気分を否定した．すなわち，（決定的ではないものの）仮性認知症による気分障害を否定する根拠となる．

B20［042］　HIV感染　HIV infection
F02.81［294.11］　HIV感染による認知症，中等度，行動障害を伴う　Major neurocognitive disorder due to HIV infection，moderate，with behavioral disturbance

■ 物質・医薬品誘発性神経認知障害 Substance/Medication-Induced Neurocognitive Disorder

NCDはアルコールや鎮静薬，吸入剤の長期使用によって生じる．そして，多くの事例では，アルコールが最大の原因となっている．患者には構成障害（たとえば，描画）や行動障害，記憶障害といった症状が認められる．また，これらの患者には，しばしば嫉妬妄想や幻覚などが認められる．発症は典型的には緩徐であるが，数日あるいは数週間，アルコールを断って初めて判明する．

この疾患のひとつの形態は，コルサコフ精神病，あるいはDSM-Ⅳで物質誘発性持続性健忘性障害として知られている．（DSM-5は，健忘障害の以前の全分類をアルコール誘発性認知症，健忘-作話型にまとめてしまっている）．

物質・医薬品誘発性神経認知障害のポイント

ある物質の使用が原因となって，患者に認知症/軽度認知障害が生じているもの(p.483)．

注意事項

物質との因果関係を鑑別する秘訣については，p.88のコラムを参照せよ．

Dを見逃すな！

- **D**ifferential diagnosis（鑑別診断）：NCDを引き起こす数え切れないほど多くの原因

コードするときの注

診断を記録する際には，表題に正確な物質名を使用する．たとえば，アルコール誘発性認知症．第15章の表15-2（p.455）を参照せよ

▶該当すれば特定せよ

持続性 Persistent：長期間物質を中断して回復した後も，NCDの症状が長く持続する

●マーク・カルペッパー

マーク・カルペッパーは56歳になるまで，連日バーボン1/5本近く飲酒していたにもかかわらず，うまいこと入院を免れてきた．彼は発生生物学を30年間教えてきたが，大学から6か月前に早期退職を勧められた．その後まもなく，娘のアマレッテが転居してきて，家事を手伝うようになった．彼の病歴の多くは娘によって語られたものだ．

父親がこんなに飲酒しながらも，職場での地位を確保できていたことがアマレッテには全くもって理解できなかった．もちろん，ここ何年かは，彼の指導担当は常に基礎科目などの下級講座だった．さらに，もう10年以上，研究発表を一切していなかった．彼は学生たちに「COT」とあだ名をつけられていた．――COTとは“coasting on tenure”，すなわち大学の終身地位保証に頼って惰性で過ごしているという意味である．大学での終身地位保証は，非常に権力や影響力があった．というのも，彼は二日酔いで授業ができず，時々休講にしてしまっても，レポートの添削を全くできていなくても，許されていたのだ．

娘が引っ越してきたときには，すでにマークは退職して，一日中，飲酒していた．娘はすぐに対処を始めた．棚にある酒の容器を没収し，不本意ながら，ときには脅しつけつつ，完全にアルコールを断てるように，金銭管理を娘が担うことにした．彼が嘔吐しても，手が震えても，娘は1週間，自分の信念を曲げなかった．娘は一気に父親の30年来の習慣を取り除いたのだ．

結果は，娘が期待した以上でもあったが，期待した以下でもあった．4か月の間，マークは一滴も飲酒しなかったが，その代わり，他のことも何もしなくなってしまった．しらふでも容姿に構わなくなり，しばしば何日も髭を剃らずにいた．彼は多くの時間を「紙の作業」と娘が名づけた作業にばかり費やした．それというのは，何十年も昔の古いノートを再利用したものであった．彼はただ，ひたすら内容を全部そのまま書き写した．「意味のある内容はそこには全くなく，昔の新入生が使っていた生物学の教科書を丸写ししただけのものです．それも，かなり昔の本なのに」と，彼が入院した際に娘はそう言った．

マークは，その前日に起きたある事件をきっかけに入院することになった．娘がちょっとした所用を済ませて帰ってきたとき，彼は居間にいて，バスタブからあふれてくる水をモップで拭いていた．その水の出どころは，彼が捻ったまま忘れた蛇口であった．しかも，蛇口を止めることもせず，ずっと流しっぱなしだった．

マークは感じのよい男で，赤い鼻と頬のせいで，少年のような見た目であった．彼はページの隅を折ったファイルに，書類の束を入れて持ち歩いていた．その表題には「イモリの四肢再生」と書かれていた．会話は正常で，妄想や幻覚，抑うつ気分，希死念慮は認められなかった．MMSEの検査中，きちんと注意を向けていたが，30点中19点しか取れなかった．彼は5分後の遅延再生で，3つの物品のうち2つの物品を思い出せなかった．彼はworldという字を正確に逆唱するのに苦労していた．3段階の指示（手に紙を持って，半分に折って，机の上に置く）を行う際には，紙を半分に折ることをすっかり忘れていた．それについて指摘されると，耳を貸しもせず，「ええ，私は自分の研究について考えてい

たんですよ」と言ってのけた.

●マーク・カルペッパーを診断せよ

記憶障害は，NCD の多くの症例において主要な症状である．マークの症例に関しては，記憶障害は一見，目立たなかった．彼はとても感じがよく，自然な態度で会話し，科学論文を読みふけっているかのようにさえ見えた．しかし，MMSE の 5 分後の遅延再生では，3 項目中，たったの 1 項目しか思い出せなかった.

言語や注意，社会的認知，知覚–運動に関連する事柄には，何の異常も認められなかったが，娘から病歴を聞く限り，彼は身のまわりのことを全くできていなかった（容姿に構わず，浴槽の水で家を水浸しにした）．この実行機能障害は，臨床の検査場面で 3 段階の指示に従えないことでも明らかであった．こうした点は，認知症と診断するのに十分であり（診断基準 A），ひとまず私は軽度と診断したい.

マークは十分な注意を向けることができていて，診察中に思考がまとまらなくなることはなかった．このことから，**せん妄**は否定的であった．さらに，離脱の通常の期間を超えて症状が持続する点から，診断基準を満たす（基準 B）．過度で長期に渡るアルコール使用が，彼の症状を引き起こしている（基準 C）．その症状の経過が，娘が強制的に断酒させた後も，長く持続したことにも一致する（基準 D）．他の精神障害は明らかではない．すなわち，無関心と記憶障害をきたす 2 大疾患である，**うつ病**や**精神病**に関する症状は否定された．もちろん，身体学的検査や他の検査も，**他の精神障害**を鑑別するために必要である（基準 E)．しかし，彼の病歴を鑑みるに，**アルコール誘発性認知症**が最も考えられる.

マークの**アルコール使用障害**について，考慮しなくてはいけないことが何点かある．彼が断酒した際，振戦や嘔吐が顕著であったわけだが，われわれは彼がアルコール離脱を呈していたと考えている．この点と，アルコールが明らかに仕事と娘との関係性に悪影響を与えていたという点からも，アルコール使用障害と診断される．上記の症状の記述には描かれていないが，物質使用障害の残りの基準に多くの点が合致する——2 つだけ例を挙げると，アルコールへの渇望と耐性である．十分に調査すれば，おそらく彼が重度のレベルであることに合致する症状がみつかるだろう．いずれにせよ，われわれは軽度とは評価できない．すなわち，**軽度**と呼ぶには語弊があるし，アルコール離脱症状に矛盾する．おそらく，データをやや超越するかもしれないが，マークのアルコール使用を重度と診断するのは，臨床的に妥当と思われる．よって私は第 15 章の表 15–2 から適正なコードを選んだ.

マークは最近，退職して，自由な時間ができた．そして，このことが問題になったわけだが——ともすれば，治療の絶好のチャンスにもなりえた.（彼は，作業療法やレクリエーション療法を利用することも，デイケアにうまくつながることもできるのだ)．いずれにせよ，私は適正な Z コードをつけたいと思う．彼の症状について，記録することがないというのはありえない．よって，われわれは彼をもう一度訪問する必要がある．GAF スコアは 41 とする.

ICD–10 と ICD–9 の両方の数字を以下のようにコードづけして示す．しかしながら，ICD–10 用の用語のみを与える（ICD–9 では，アルコール障害と NCD に対し，別々の記述をしなくてはならない).

F10.27 [303.90, 291.2]　早期寛解期にある重度のアルコール使用障害，アルコール誘発性認知症，非健忘-作話型，持続性　Severe alcohol use disorder in early remission, with alcohol-induced major neurocognitive disorder, nonamnestic-confabulatory type, persistent
Z60.0 [V62.89]　人生の段階に関する問題（退職）　Phase of life problem (retirement)

●チャールズ・ジャクソン

チャールズ・ジャクソンは，180 cm を超える逞しい体格で，軍人らしさをいまだ残している男だった．陸軍を 1 年前に退役する前に，彼は 2 等兵に降格させられていた．これは，アルコール依存症に関する一連の懲戒処分の最たるものであった．幸いにも，彼は 21 年間勤務して，退職金の権利を失うことはなかった．

1 年以上にわたり，彼は毎月，現在の担当医の診察を受けていた．直近の MMSE で，チャールズの点数は 17 点だった．内訳は，言語に関しては 9 点満点，そして，**world** を **drolw** と逆唱してしまい 3 点，言語の記銘（3 つの言葉の即時再生）で 3 点，市と州の場所に関する見当識で 2 点だった．

面接のなかで，前回，会ったのがいつだったかを担当医に尋ねられたチャールズは「えーと，わかりません．どうでしたっけ？」と返答した．質問からして以前に会ったことがあるはずだと推測したうえで「おそらく，先週ですかね」と答えた．

担当医は，彼に席に座って待つように伝えてから待合室に戻り，妻に彼の様子について尋ねた．妻は，「夫は以前とあまり変わりありません．スケッチをしたりしています．先生が夫のすぐ前に座っていてくれさえすれば，先生の風刺画をとても上手に描けるんです．けれども，たいていは家でゴロゴロしていて，テレビを観ています．私が帰宅して，どんなテレビを観ていたのかを聞いても，夫は全く答えられないんです」と話した．

いずれにせよ，田舎に転居してからというわけではないものの，チャールズはすでに飲酒していなかった．一番近いコンビニエンスストアまで，最低でも 3.2 km ほどあり，最近ではすでにうまく歩けなくなっていた．「しかし，夫はまだ酒を飲む話をするんです．時々，まだ軍隊に所属していると思っているようです．夫は，私にジンの瓶を買ってこいと言うんです」．

チャールズは，随分と昔に起きたことについては，かなり多くのことを覚えていた．ジンを例えに出すと，若かりし日に父と酔っぱらったことなどである．しかし，彼は 2 歳半になる娘の名前を思い出せなかった．ほとんどいつも，彼は娘のことを「お嬢ちゃん」としか呼ばなかった．

主治医が診察室に再び戻ってくると，チャールズは見上げて微笑んだ．主治医に「以前にお会いしましたっけ？」と尋ねられて答えた．「ええ，もちろんですよ」「じゃあ，それはいつでしたか？」「先週だったと思います」．

●チャールズ・ジャクソンを診断せよ

チャールズには，特に深刻な前向性記憶障害（彼は新しいことを全く覚えられない）が認められるだけでなく，かなりの逆行性健忘も認められた（彼は自分の娘の名前すら，想起できなかった)．有意な認知機能の低下を結論づけるのに，われわれは客観的なテストをほとんど必要としなかった（認知症診断基準 A)．妻は，彼はただダラダラと無為に過ごしていると証言した．すなわち，このことから私は，彼が請求書の支払いも家事もできていなかったと推定する（基準 B)．しかしながら，われわれは彼がどの程度自立した生活を送れていたのか判定できなかった．注意の転導性や意識レベルの低下は認められず，せん妄は除外された（基準 C)．

少し様子を見ていると，チャールズは担当医との以前の診察について作話する傾向にあった．作話は診断基準に入っていないが，典型的な症状のひとつであり，亜型をつける際に参考になるものである．アルコール誘発性健忘–作話症候群では，記憶が最も障害される．しかしながら，（チャールズの MMSE の結果から示唆されるような）実行機能障害も出現する可能性があるし，実際に出現していた．

鑑別診断の主要項目として，**認知症を引き起こす他の原因**やアルコール依存症の他の合併症が挙げられる．どれが原因になっているかは，病歴から明らかにすべきだ．もちろん，彼の病状が**アルコール中毒**に関連するブラックアウト（記憶喪失）と間違われる可能性はほとんどない．

病歴の詳細については，上述の症例の描写には描かれていないが，チャールズは**アルコール使用障害**とも診断されるべきだ．持続的な飲酒欲求以外に，この 1 年間に診断基準を満たす項目がないことから，彼は**持続的寛解状態**にあると思われる（私はさらに，彼が**飲酒を管理された環境下にある**と付け加えたいくらいだ．というのも，彼が住んでいる場所では，彼はもはやアルコールを購入できるところはどこにもないからだ．まあ，全く買えないというのは言い過ぎかもしれないが，ほとんど皆無だ)．彼の GAF スコアは 41 とする．診断は表 15–2 を参照せよ．

F10.26［303.90, 291.1］　持続的寛解状態にあるアルコール使用障害，アルコール誘発性認知症，健忘–作話型，持続性　Alcohol use disorder, in sustained remission, with alcohol-induced major neurocognitive disorder, amnestic-confabulatory type, persistent

■ 複数の病因による神経認知障害 Neurocognitive Disorder Due to Multiple Etiologies

原因が 1 つであろうと複数であろうと，NCD の基本的な症状は同じである．多くの内科的疾患や神経学的疾患が原因となりうるものであり，その組み合わせは無限に近い．各患者の症状は，基礎的な病理所見に一致すべきであるが，病因を単純に臨床群で鑑別するのは非常に難しい．

複数の原因から生じる認知症は，易転倒性や複数の合併症を有する高齢者や飲酒や薬物使用により多種多様の医学的疾患が生じる可能性の高い人に，特によく認められる．たとえばアルコール誘発性認知症の患者には，頭部外傷や感染症，（脳梁が慢性的なアルコール摂取により障害される）マルキアファーヴァ–ビニャミ病といった変性病変も認められる．

症状は，NCD を生じさせる他の原因とほぼ同じである．よって，私は症例提示をしないでおく．それどころか，私はポイントを示すことさえしない．というのも，ポイントはすでにわかりきっているからだ．症状を収集して，診断をつける際に，唯一残る大問題は，一体，どうやってコードをつけたらよいのかという点である．基本的には，以下の方法でコードをつけていけばよい（表 16-1b より引用）．

初めに，原因となる病状のそれぞれに病名とコードを記載する．次に，行動障害を伴う認知症，あるいは行動障害を伴わない認知症のいずれか適切なコードを加える．

以下は，ハンチントン病に長期罹患していて，さらに頭部外傷の既往もある患者の診断である．

G10 [333.4]　ハンチントン病　Huntington's disease
S06.2X9S [907.0]　びまん性頭部外傷，後遺症として期間不明の意識障害を伴う　Diffuse traumatic brain injury with loss of consciousness of unspecified duration, sequela
F02.81 [294.11]　複数の病因による認知症，行動障害を伴う　Major neurocognitive disorder due to multiple etiologies, with behavioral disturbance

もちろん，玉にキズもあるものだ．事実，3 つの問題点がある．

問題 1．もし，患者に NCD の一因となる血管性障害が認められるならば，血管性障害を別に記載する必要がある．患者が不運にもハンチントン病と血管性認知症の両方に罹患していたと仮定してみよう．以下に診断がどうなるかを示す．

G10 [333.4]　ハンチントン病　Huntington's disease
F02.80 [294.10]　複数の病因による認知症，行動障害を伴わない　Major neurocognitive disorder due to multiple etiologies, without behavioral disturbance
F01.50 [290.40]　{確実な} {疑いのある} 血管性疾患による血管性認知症，行動障害を伴わない　Major vascular neurocognitive disorder {probably} {possibly} due to vascular disease, without behavioral disturbance

問題 2．診断をつけてみたが結局のところ，軽度認知障害でしかなかったと仮定してみよう．その場合，以下のように記載すればよい．

G31.84 [331.83]　複数の病因による軽度認知障害　Mild neurocognitive disorder due to multiple etiologies

病因にコードをつけないことに留意したい．しかしながら，言いまわしとして，「行動障害を伴う/伴わない」を追記できる．

問題 3．DSM-5 の診断基準には以下のように記載されている．すなわち，アルツハイマー病による確実な認知症と診断するには，混合性の病因の証拠がないことが必要で，特に脳血管疾患がないという条件が挙げられている．しかし，複数の病因による認知症では，アルツハイマー病と血管性疾患の両方に起因する認知症の例が具体的に示されている．この相容れない矛盾に直面した際には，アルツハイマー病による確実な認知症とコードをつけ，**同時に**，血管性認知症とコードをつける．しかし，複数の病因による認知症のコードは使用**しない**．少なくとも，DSM-5 が改訂されるまでは，この方法をとるべきだ．

G30.9［331.0］ アルツハイマー病 Alzheimer's disease

F02.80［294.10］ 確実なアルツハイマー病による認知症，行動障害を伴わない Major neurocognitive disorder due to probable Alzheimer's disease, without behavioral disturbance

F01.50［290.40］ 確実な血管性疾患による認知症，行動障害を伴わない Major vascular neurocognitive disorder probably due to vascular disease, without behavioral disturbance

R41.9［799.59］ 特定不能の神経認知障害 Unspecified Neurocognitive Disorder

特定不能の NCD カテゴリーは，認知障害により紛れもない苦痛や機能障害が生じているが，せん妄や NCD（軽度認知障害あるいは認知症）の基準を完全に満たさない患者に適用される．

第 17 章

パーソナリティ障害群

Personality Disorders

パーソナリティ障害群クイックガイド

DSM–5 では，DSM–Ⅳにあった 10 種のパーソナリティ障害 personality disorders（PD）がそのまま残されている．これらのうち 6 つは，ある程度研究され，研究団体による科学的立証が得られている．その他（猜疑性・シゾイド・演技性・依存性）は科学的実証が遅れているかもしれないが，実践的な利便性と，率直にいえば「これまで使われてきた」ので，診断に使われ続けている．

「これまで」といえば，PD は，1980 年に出版された DSM–Ⅲから**群** clusters と呼ばれる 3 つのグループに分けられてきた．科学的妥当性に欠けると痛烈な批判を受けているが，この群は PD の全容を把握するには非常に便利だ．

A 群パーソナリティ障害

A 群パーソナリティ障害を患う人は，ひきこもりがちで，冷淡で，疑い深く，また非理性的と表現できるであろう．各項目について，記載した頁で詳しく解説した．

猜疑性：疑い深く，些細なことにすぐ怒って反応する．親友が少なく，悪意のない発言に何らかの隠された意図があると深読みする（p.523）．

シゾイド：社会的関係への興味を欠き，感情表現の幅が狭く，批判や賛美に対して無関心にみえる．孤独を好み，（性的関係を含む）親密な関係を避ける（p.526）．

統合失調型：対人関係を特に苦手とし，他者には奇妙または奇異に見える．親友がおらず，社会的状況を不快に感じる．懐疑的で，普通でない知覚または思考，奇異な話し方，そして不適切な感情を示すことがある（p.529）．

B 群パーソナリティ障害

B 群パーソナリティ障害を患う人は，芝居じみていて，感情的で，人の注意を引こうとする．そして，気分が不安定で浅薄であることが特徴である．対人関係に問題を抱えることが多い．

反社会性：無責任で，しばしば犯罪にも繋がる言動は，幼少期または青年期初期に，不登校や家出，残虐性，喧嘩，攻撃性，虚言，そして盗みといった形で始まる．犯罪行為に加えて，成人期において債務不履行などの無責任な行動や，無謀さ，または衝動性，そして自身の行動に対する呵責の欠如などがみられる（p.532）．

境界性：衝動性が高く，自身を傷つける行動（危険な性行為，浪費，物質乱用，またはむちゃ食い）をとる．感情が不安定で，非常に激しく不適切な怒りをしばしばみせる．空虚感や退屈さを感じ，見捨てられないためになりふりかまわない努力をする．自己像が不安定で，安定した対人関係を維持する能力に乏しい（p.535）．

演技性：過度に情動的で，表現が曖昧であり，人の注意獲得を切望し，常に自身の魅力の再確認を必要とする．自己中心的で，性的に誘惑的であることが多い（p.538）．

自己愛性：尊大で，他者への嫉妬に没頭し，成功や，自身が抱える問題が特別であるという空想にとらわれている．特権意識や共感の欠如によって，他者を不当に利用する．批判されれば徹底的に反対し，常に他者からの注目や賞賛を必要とする（p.541）．

C群パーソナリティ障害

C群パーソナリティ障害を患う人は，心配性で，神経が張り詰めていて，過度に統制されている傾向をもつ．

回避性：批判によって容易に傷ついてしまうため，他者との関わりを躊躇する．恥をかく，心をさらけだす，または馬鹿げていると思われるかもしれないことを恐れる．親友がおらず，慣れ親しんだルーチン以外の新しい活動にとりかかるリスクを過大評価する（p.543）．

依存性：他者からの承認獲得を切望し，一人で決断したり，何か活動を開始したりすることが難しい．間違っていると知っていても他者の意見に賛同することもある．見捨てられることを恐れ，一人では無力感に苛まれ，親密な関係が終わったときに惨めに感じる．批判によって容易に傷つき，他者に気に入られるために不快なことまで自分から進んでしようとする（p.546）．

強迫性：完璧主義や堅苦しさに特徴づけられる．ワーカホリックであることが多く，優柔不断で過度に几帳面で，詳細なことにこだわる傾向がある．他者にも自分のやり方を押し付ける．感情表出が困難で，寛容さに欠け，不必要で意味のない物でも捨てることを躊躇する（p.548）．

その他の原因による持続的な混乱したパーソナリティ

他の医学的疾患によるパーソナリティ変化：他の医学的疾患がパーソナリティに悪影響を及ぼすことがある．この場合は，症状が広範囲に及ばず，幼少期から存在する性格的特徴ではなく，PDとはみなされない（p.550）．

他の精神障害：他の精神障害の症状が長期にわたり（たいていは数年以上）みられる場合，その患者の行動や他者との関わりに異変をきたすことがある．それによりPDを患っているようにみえる．特に，持続性抑うつ障害，統合失調症，社交不安症，そして認知障害などが，わかりやすい例として挙げられる．ある研究によると，気分障害の患者は，臨床的に抑うつ状態のときにPDの様相をみせる傾向にあると示されている．そしてこれは，特にA群とC群の特徴を示すことが多い．抑うつ状態の患者においては，抑うつの症状が寛解した際にパーソナリティの病状を再評価するべきであろう．

他の特定される，または特定不能のパーソナリティ障害：上記のいずれの疾患の基準を満たさない場合，または正式な基準を十分に満たしてないPDは，このカテゴリーのどちらかが適用される（p.553）．

はじめに

すべての人間（そして多数の他の種も）には何らかのパーソナリティの特性がある．それは，個人が周囲のものすべてを体験し，関わり，そして，それについて考える言動すべてに根深く関わっている．PD は，柔軟性を失った特性の集まりで，その個人の機能を低下させる，また，苦悩をもたらすほどに悪影響を与えるものである．これらの行動と思考パターンは，成人期初期からみられ，その患者に長期にわたり認められる．

パーソナリティ，そして PD は，カテゴリーではなく次元的に理解すべきであろう．これは，その構成要素（特性）は通常の人にも存在するが，PD の患者においてはより顕著であることを意味する．しかしながら，よくも悪くも，DSM-5 では 30 年以上活用されてきた伝統的なカテゴリー構造を維持した．数年のうちに，この構造を変える予定だと宣言されており，実際，DSM-5 では（実際に活用する基準としては採用されなかったが，資料として）第Ⅲ部に，診断構造の改定を探る内容が収載されている．しかし，専門家らは，まずはどの次元を採用するかにつき合意を得なければならず，その後にも，その次元をいかに評価し分類するか，そして，その結果をどう解釈するかにつき合意を得なければならない．その間，われわれはこれまでどおりの診断を続けるしかない．

DSM-5 で現在定義されているとおり，すべての PD には下記の特徴がみられる．

パーソナリティ障害全般のポイント

その人の属する文化から期待されるものより明確に異なる行動の持続的様式および内的体験（思考，感情，知覚）．この様式は感情（種類，強さ，不安定さ，および適切さ），認知（患者が自身や環境を知覚し解釈する仕方），衝動の制御，そして対人関係を含む．この様式は柔軟性がなく，患者の個人的および社会的状況の幅広い範囲に広がっている．

注意事項

D を見逃すな！

- **D**uration（期間）：生涯にわたる，青年期または幼少期に始まる
- **D**iffuse contexts：1 つだけでなくさまざまな状況で生じる
- **D**istress and **D**isability（苦痛と障害）：職業的/学業的，社会的，個人的
- **D**ifferential diagnosis（鑑別診断）：物質使用，身体疾患，他の精神障害，他のパーソナリティ障害，他の医学的疾患によるパーソナリティ変化

PD について知れば，その患者の行動について，より多くを理解できるだけでなく，多くの患者との関わり方について理解を深めることに繋がる．

これらの説明や付随するコラムを読むうえで，PD の 2 つの特徴に留意してほしい．早期発症型（多くの場合 10 代後半）であることと，症状が，職場や個人的および社会的な状況など，複数の状況に広い範囲で障害をもたらすことだ．

■パーソナリティ障害の診断

PDの診断には，さまざまな問題が生じる．その診断はよく見過ごされる一方で，それは時折，過剰診断されている（私の意見では，境界性パーソナリティ障害が，そのよい例であろう）．悲惨な予後が予想されるものもあり（反社会性パーソナリティ障害），すべてではなくともその多くは，治療が困難である．その臨床上の徴候や症状が他の精神障害で説明できるのであれば，その比較的低い妥当性は，診断上，PDだけを疑うべきではないことを示す．それゆえ，PDの診断には，その要点を頭に入れておくことが必要だ．

1. 症状の期間を特定する．患者の症状が，遅くても成人期初期からみられていたのか確認をすること（反社会性パーソナリティ障害の場合は15歳以前から）．情報を提供できる者（家族，友人，同僚）との面接によって有用な情報を得られるであろう．
2. 症状が患者の生活の複数の領域でみられるのかを確認をすること．具体的には職場（学校），家庭，私生活，社会的生活に影響があるのか．（「自分ではなく世界がおかしい」と考えるなど）自分の行動が問題を引き起こしていると患者自身が認識していないことが多く，その確認は容易ではない．
3. その患者が，疑われる診断の基準を十分に満たしているか確認をすること．これは，すべての特徴がみられるかを確認し，10あるPDのすべての診断基準を確認することを意味する．基準に合致するか否かが常に明確なわけではなく，判断を要することがあるが，その際には可能な限り客観的に評価すること．他の精神障害と同様に，その気になれば，患者をどんな障害にもあてはめてしまえることには注意が必要だ．
4. 患者が18歳未満であれば，その症状が少なくとも過去12か月間みられているか確認をすること（そして，その症状が他の身体疾患に起因するものでないことを厳重に確認すること）．個人的には，そんな若い年齢でこのような診断をすることは好ましくない．
5. 他の精神障害を除外すべきである．なぜなら，他の精神障害はより急性に進行し，より害をもたらしうるからだ．そして同時に，他の精神障害はPDよりも治療によく反応しうるからだ．
6. ここまできたところで，パーソナリティ障害全般のポイントに該当しているのかにつき，見過ごさずに確認すべきだろう．認知，感情性，対人関係機能，そして衝動の制御の4つの領域において，行動，思考または感情において持続的に問題が2つ以上なければならない（患者の問題が生活の2つ以上の領域で問題があることをこれで確認できる）．
7. 他のパーソナリティ障害に該当しないか確認する．病歴をくまなく評価し，他のパーソナリティ障害の併存の有無を確認する．多くの患者が1つ以上のパーソナリティ障害に該当していることが判明する．そのような場合，すべて診断をつけること．診断するには十分な症状が揃わないことはよくあり，そのような場合には，「シゾイドパーソナリティの傾向，および猜疑性パーソナリティの傾向」などと記載しておくべきである．

8. パーソナリティ障害とパーソナリティ障害以外の精神障害のすべてを記載すること．この記載方法はこの後の症例で紹介する．

ここまで，パーソナリティ障害それぞれの基本は学べたことだろう．しかし，あくまでこれらは簡略な解説にすぎず，その精神病理の複雑さの表面を舐めた程度だ．これらにつき学ぶには，標準的な教科書にあたることを強く推奨する．

A 群パーソナリティ障害 Cluster A Personality Disorders

A 群に属するパーソナリティ障害は，ひきこもり，冷淡で，疑い深く，または理性に欠けると表現できる言動が共通してみられる．

■ F60.0［301.0］猜疑性パーソナリティ障害/妄想性パーソナリティ障害 Paranoid Personality Disorder

猜疑性パーソナリティ障害/妄想性パーソナリティ障害 paranoid PD（PPD）の患者を診ていて最初に気がつくのは，彼らがどれだけ他者を信頼せず，どれだけ疑い深いか，である．彼らは十分な根拠がないまま疑念を抱き，他者に不利に利用されることを恐れ，信頼するに値する人にさえも秘密を打ち明けることはない．それどころか，悪意のない言葉や行動を深読みし，偶然にも悪いことが起こると，それは故意に引き起こされたものだと解釈する．一度抱いた恨みはおそらく一生涯忘れることはないだろう．

この疾患の患者は堅苦しく，論争しがちで，自給自足することに固執するだろう．他者からすると，冷淡で，計算高く，用心深く，非難や親密さを避ける人にみられる．彼らは緊張気味で，面接中もリラックスするのが難しいことが見て取れるはずだ．この障害は特に職場で問題を引き起こすことが多い．PPD の患者は，立場や権力に敏感で，上司や同僚との間に問題を抱えることがよくある．

珍しい疾患ではないが（一般人口の 1%にみられる），臨床で PPD 患者に出会うことはまれである．臨床で出会う PPD 患者は男性が多い．PPD と統合失調症の発症との関係性は（それがあるとすればだが），いまだに不明確であるが，もし統合失調症の発症よりも前にみられた場合は，**病前** premorbid と付け加えること．

猜疑性パーソナリティ障害のポイント

多くの場合，患者は他者の誠実さや信頼性を信用していないことを行動で示す．患者は，他者が自分を陥れ，傷つけ，自分にとって不利になるよう利用しようとしているのではないかと疑い，個人の情報を共有したがらない．配偶者や性的伴侶の貞節に対して根拠のない疑念をもち，また，普段の生活や会話に隠された意味があると曲解し，恨みを募らせ，また，怒りや攻撃などといった反応もみられる．

注意事項

D を見逃すな！

- **D**uration（期間）：10 代または 20 代初期でみられ，持続する
- **D**iffuse contexts：1 つだけでなくさまざまな状況で生じる
- **D**ifferential diagnosis（鑑別診断）：薬物乱用，身体疾患，気分障害・不安症・精神病性障害，心的外傷後ストレス傷害，統合失調型・シゾイドパーソナリティ障害

コードするときの注

PPD が統合失調症発症より前にみられる場合，**（病前）**と付け加える

●シャッキー博士

大学病院の皮膚科の教授であるシャッキー博士は，精神科にかかったことはなかった．しかし，彼は病院のスタッフによく知られ，同僚の間では悪名高かった．同僚のひとりであるコーエン医師が，シャッキー博士にまつわるエピソードを提供してくれた．

シャッキー博士が数年間，在職していたときの話である．彼は，腕のたしかな研究者であり，優れた臨床家として知られていた．働き者で，研究補助金獲得を目指すフェローを二人指導するなど，自身の分担以上に教育的な仕事をこなしていた．

彼の研究室の研修医のひとりに，マスターズという名の医師がいた．彼は聡明で能力のある青年であり，皮膚科学者としてのキャリアは有望であった．自身の研究室をもてる助教授の仕事のオファーをボストンから得たマスターズ医師は，シャッキー博士に，申し訳ないが学期末に離職すると告げた．そして，シャッキー博士の指導のもとで得た研究データを今後も利用したいと伝えた．

シャッキー博士は激昂した．そして，「この研究室にあるものは，門外不出だ」とマスターズ医師に伝えた．自分から「だましとる」ことは誰にもさせないし，もしこれまでの研究データを元に論文発表を試みたら追放するとマスターズ医師に告げた．加えて，シャッキー博士は，離職するまで学生に近づかないようにとマスターズ医師に言った．他の皮膚科医らはこれを聞き憤慨した．マスターズ医師は，その学部で最も人気のある若手教員のひとりであり，学生との接触を断つべきというシャッキー博士の考えは懲罰的で，学問の自由に対する脅迫だと誰もが感じたからだ．

シャッキー博士の不在時に，他の皮膚科医らは学部会議でこの状況について話し合った．古株の博士のひとりが，マスターズ医師にはどうにか授業を続けさせるようシャッキー博士を説得すると買って出た．すると，シャッキー博士は「私があなたに何をしたと言うのだ」と拒んだ．そして彼は，他の皮膚科医らが彼に恨みをもっていると思うようになった．

この古株の博士は，実際さほど驚かなかったとコーエン医師に話した．彼は，シャッキー博士を大学生の頃から知っており，彼は昔から疑い深いタイプであった．「彼は，忠誠宣誓に署名しないと，秘密を打ち明けなかった」と他の教授らは揶揄した．シャッキー博士は，もし親切な発言をすると，それが何らかの形で自分に不利になると考えているようであった．彼が全幅の信頼をおく唯一の人物は彼の妻であったが，彼女は彼に一度も反対したことがない，怯える小動物のような人であろう．

会議では，学部長にシャッキー博士を少し「おだてて」もらってはどうかと提案する者もいた．しかしながら，シャッキー博士はユーモアのセンスに欠き，「地球上で一番恨みを忘れない」人物であった．

シャッキー博士に，気分の変動や精神病性の症状はこれまでもなかったことは，スタッフ皆の記憶が一致するところであった．また，彼は学部の会食でも飲酒しなかった．コーエン医師は「彼は現実検討力を失ったことはなく，単に意地が悪いだけだ」と表現した．

●シャッキー博士を診断せよ

まず注意事項から始める．上記の話から得られる情報では，シャッキー博士は精神科医の診察を受けたことがないようだ．したがって，どのような結論も暫定的なものである．臨床家にも，十分な情報が得られていない患者（そして一般人）にまで確定診断を下す権利はない．

そうは言っても，シャッキー博士の症状は持続的で，成人期の間（遅くとも大学在学中から）ずっと存在しているようである．彼の問題は，彼の思考と対人関係機能の両者にみられ，それが職場と私生活に影響を及ぼしている．

シャッキー博士には，PPD のどの症状があるだろうか．彼は，原因もなくマスターズ医師がデータを「だましとろうとしている」と疑った（診断基準 A1）．彼の同僚は，彼が長年にわたり同僚の忠誠心に疑問をもち続けていると指摘している（基準 A2）．彼は，他者に秘密を打ち明けず（基準 A3），そして，マスターズ医師が授業をすることを拒んでおり，それは恨みをもっていると捉えられる（基準 A5）．（しかしながら，彼は彼の妻の忠誠心を疑ったことがなく，それはこの PD に共通してみられる症状のひとつである．）したがって，合計 4 つの症状があり，それは PPD を診断するのに必要な数に達している．

ここで，上記のシャッキー博士の言動は，PD 以外の診断で説明できるか考えてみよう．情報は不十分であるものの，薬物やアルコールの使用は考えがたい（この中年男性が，全成人期にわたる性格特性の乱調を引き起こすだけの薬物をそれだけの期間，摂取していたとは考えがたい）．この話からは，**他の医学的疾患**の診断を下す根拠は全くない．提供された情報によると，シャッキー博士は妄想性障害や統合失調症など明らかな精神病を患ったことも，気分障害を患ったこともない（基準 B）．

他の PD はどうだろうか．**シゾイドパーソナリティ障害**は冷淡で離脱しており，その結果不信感を抱くようにみえるが，PPD 患者に特徴的である顕著な疑い深さはみられない．**統合失調型パーソナリティ障害**は，妄想様観念があるが，同時に奇異で風変わりにみられる（ここでは該当しない）．そして，シャッキー博士は，孤独を好むようではなかった．**反社会性パーソナリティ障害**の患者は，冷淡かつ無情で，疑い深く，対人関係構築に問題を抱えることが多い点は合致するが，彼らは大学を卒業するのに必要な忍耐力に欠ける点で本症例とは程遠い．そして，シャッキー博士は犯罪行為や他者の安全に関する認識ある過失行為を起こした経歴はない．

GAF スコアは 70 であり，シャッキー博士の暫定的な診断は以下のとおりである．

F60.0［301.0］　猜疑性パーソナリティ障害/妄想性パーソナリティ障害　Paranoid personality disorder

■F60.1 [301.20] シゾイドパーソナリティ障害/スキゾイドパーソナリティ障害 Schizoid Personality Disorder

シゾイドパーソナリティ障害/スキゾイドパーソナリティ障害 schizoid personality disorder（SzPD）の患者は，社会的関係に無関心である．ときに，それは驚く程である．典型的には，生涯にわたり孤立しており，感情表現の幅が狭く，社交性に欠け，冷淡で社会とかかわらずに生活している．

SzPDの患者は，他者には耐えがたい孤独な仕事に成功することが多い．過剰に空想にふけり，動物に愛着をもち，結婚どころか，長期にわたる恋愛関係を築くこともないであろう．統合失調症を発症しない限りは，現実検討力が保たれる．そして，この患者の親族であっても，統合失調症発症のリスクは上がらない．

診断が下されることは多くないが，SzPDは比較的よくみられ，おそらく一般人口の約2〜3%にはみられる．男性は女性よりもリスクが高い．次に紹介する患者は，統合失調症の章で紹介されたリオネル・チャイルズ（p.61）の弟である．

シゾイドパーソナリティ障害のポイント

多くの場合，患者は孤立状態を維持し，感情の幅が狭い．生活でも孤立を好み，家族を含めて親密な関係は望まず，楽しまない．親族以外に親しい友人はいないであろう．喜びを感じられる活動は少なく，他人との性関係にもほとんど興味を示さない．感情は冷淡で離脱しており，批判や賞賛にも無関心である．

注意事項

Dを見逃すな！

- **D**uration（期間）：10代または20代初期でみられ，持続する
- **D**iffuse contexts：1つだけでなくさまざまな状況で生じる
- **D**ifferential diagnosis（鑑別診断）：物質使用障害，身体疾患，気分障害・精神病性障害，自閉スペクトラム症，統合失調型・猜疑性パーソナリティ障害

コードするときの注

シゾイドパーソナリティ障害が統合失調症発症より前にみられる場合，（**病前**）と付け加える

●レスター・チャイルズ

「リオネルのこともあったので，レスターも診ていただこうと連れてきました．二人はとても似ているので，心配しています」と言い，レスターの母親はソファにツンとすまして座った．「リオネルが逮捕されて，レスターの受診を決めました」．

20歳のレスター・チャイルズはいろいろな意味で彼の兄に瓜二つであった．数週間早産だったため，彼は人生の最初の2週間を保育器の中で過ごした．しかし，体重はすぐに増え，すぐに彼の月齢並に元気になった．

歩き始めた年齢も，喋り始めた年齢も，トイレトレーニングを受けた年齢も正常だった．彼の両親は農場の仕事が多忙だったためか，または，レスターや彼の兄弟が一緒に遊べるような幼い子どもが周囲にいなかったためか，彼が小学校に入学するまで，彼の両親はレスターに異常な点はないと思っていた．入学して数週間のうちに，彼の担任は面談のために両親に電話した．

両親には，レスターは知能に問題はないだろうということが告げられた．勉強に関して問題はなかった．しかし，彼には社交性が皆無であった．休憩時間に他の児童はドッジボールや鬼ごっこをして遊んだが，彼は教室に残り色塗りをしていた．グループディスカッションへの参加はまれで，円になって読書をする際はいつも他の児童から10 cm程離れて座った．ショー・アンド・テル（訳注：主に小学校低学年で実施される人前で話す訓練の授業．たいていは各自が家にある自慢の持ちものを持ってきて，それを選んだ理由をスピーチする）の発表では，彼はクラスの前に少しの間無言で立ち尽くした後，ポケットからタコの糸を取り出してそれを床に落とし，そして，自分の席に座った．

彼の言動の大半がリオネルとよく似ていたため，両親はあまり心配していなかった．それでも，両親は彼をかかりつけ医に連れて行った．すると，かかりつけ医は，レスターの行動はこの家族のなかでは突飛ではなく，そのうちに「成長」してこのような言動もみられなくなるだろうと言った．レスターは成長したが，言動は何も変わらなかった．彼は，家族の活動にも参加しなかった．クリスマスには，彼はプレゼントを開け，それを部屋の隅に持って行き，独りで遊んだ．リオネルでさえ，そのようなことはしなかった．

レスターが診察室に入ると，彼が診察に対して何も特別に思っていないのは明白であった．彼のジーンズは片方の膝が破けていて，スニーカーはボロボロで，買ったときにあったはずの袖は破れ失われたTシャツを着ていた．面接の間ずっと，天文学や数学に関する雑誌をパラパラとめくって読み続けていた．彼が話し出すのを1分以上待ってから，面接者は「今日のご機嫌はいかがですか」と始めた．「普通です」とレスターは雑誌を読みながら答えた．

「君のご両親が，今日診察に来るように言ったのですよね．それはなぜかわかりますか？」「いいえ」「だいたいの見当はつきますか？」［沈黙］

面接を通してずっとこの調子であった．レスターは，直接的な質問には返答したが，自主的に何かを伝えることに全く興味がない様子であった．彼は静かに座り，雑誌に夢中で，行動の異常さや奇異さは示さなかった．彼の話は（限られたものであったが），論理的で流れに沿っていた．彼の見当識に問題はなく，MMSEは30点満点であった．彼の気分は「普通」で，楽しすぎず，悲しすぎず，であった．彼にアルコールや薬物の摂取経験はなかった．幻聴や幻視，監視されている，後をつけられている，自分について他の人が話している，または，干渉されているという信念をもった経験は一度もないと，落ち着きながらも断言した．「兄とは違いますよ」と言ったのが，それまでに話した一番長い文章であった．

では自分のことをどんな人だと思うかと聞かれると，彼は，（孤独を好むことで有名だった）ブレタ・ガルボだと答えた．彼は，自分に友人は不必要で，何ならば家族もいらないと言った．性行為も必要でなかった．ポルノ雑誌や解剖学の本も読んでみたが，女性も男性も同様につまらないものであった．彼にとっての理想の人生とは，ロビンソン・クルーソーのように島で孤独に過ごすことであった．彼は「でも，フライデー（訳注：ロビンソン・クルーソーの数少ない主人公以外の登場人物）はいらない」と付け加えた．

レスターは雑誌を脇に抱えて退室し，その後，二度と来ることはなかった．

●レスター・チャイルズを診断せよ

PDは，その問題が複数の領域に，そして，長期にわたりみられて，初めて診断できる．彼は20歳だが，6歳の時点ですでに周囲が問題に気づいている．そして，彼の対人関係への拒絶は，家族，社会，そして学校と，彼の生活のすべての領域にわたっている．

レスターは，家族とでさえも親密な関係を拒み（診断基準A1），単独行動を好み（基準A2），他人と性交渉をするという考えをもたず（今後成長に伴い，または機会があった場合は変わる可能性は考えられるが）（基準A3），親しい友人がおらず（基準A5），感情が平板で社会とのかかわりを欠いている（これは，面接に非協力的な患者との初回面接という状況が生んだ結果とも考えられる）（基準A7）．いずれにしても，レスターは少なくとも4項目，または5項目SzPDの診断基準に該当している（診断には4項目以上の該当が必要）．これらの症状は，PD全般の基準である，3つの領域（認知，感情性，そして，対人関係機能）にわたっている．この障害をもつ患者は，普通の人では孤独過ぎて楽しめないだろう仕事で活躍するかもしれず，彼のように数学や天文学に興味をもつことは珍しくない．

レスターの臨床像は他の障害で説明できるだろうか．**抑うつ障害群**の患者は，独りを好み非社交的であることが多いが，それが生涯にわたるのはまれである．加えて，レスターは憂うつや孤独は感じないと明言している．不明な点があれば，食欲や睡眠の変化といった自律神経症状について問うと明確になる．彼は，**統合失調症**を疑わせるような症状（妄想や幻覚）を否定しており，これは彼の母親から得た情報からも確認できる．**自閉スペクトラム症**にみられる常同性やコミュニケーション欠陥の症状はない．意識や記憶の障害もみられず，**認知障害**も否定できる．また，彼は身体的に健康で，薬物やアルコール，そして医薬品を摂取していないという（基準B）．

他のPDはどうであろうか．**統合失調型パーソナリティ障害**は，感情が平板で奇異な外見をすることがある．レスターの服装は，専門医を受診するには不相応であったが，20歳ではそれが普通であるとも考えられる．そして，彼は，奇異な信念をもっていない．彼は，**猜疑性パーソナリティ障害**にみられる疑い深さや不信のような考えを口にしていない．**回避性パーソナリティ障害**の患者も他者から孤立しているが，それはSzPDの患者のように自ら選んだものではなく，その孤独に苦しむという違いがある．

レスターが今後，統合失調症を発症した際には，その時点でSzPDの診断に（**病前**）と付け加えられる．彼のGAFを正当に評価するのは困難である．65というスコアは個人的見解であり，議論の余地がある．

F60.1［301.20］シゾイドパーソナリティ障害/スキゾイドパーソナリティ障害　Schizoid personality disorder

■F21 [301.22] 統合失調型パーソナリティ障害 Schizotypal Personality Disorder

統合失調型パーソナリティ障害 schizotypal personality disorder（StPD）の患者は，幼い頃から，他者との親密な関係を構築する能力を欠き，長期にわたる対人関係の欠陥がある．加えて，歪んだ，または奇異な考え，知覚，そして，行動がみられ，患者の言動は奇妙なものとなる．この患者は他者と一緒にいると不安を感じ，親しい友人はいない．彼らは疑い深く，迷信深い．奇異な信念として，魔術的思考やテレパシー，または他の異常なコミュニケーション方法などが挙げられる．この患者は，「エネルギー（force）」や「第六感（presence）」を感じると話す．会話の内容は曖昧で，頻繁に脱線する．また，過度な抽象表現を用いたり，語彙に欠けたり，独特な単語の使い方をしたりする．

StPD の患者は，最終的に統合失調を発症するに至る可能性がある．初診の際は抑うつ状態であることが多い．彼らの風変わりな考え方は，カルトに巻き込まれるリスクを高める．他者とは折り合いが悪く，ストレスがかかると一時的に精神病的な状態になることがある．奇異な行動があっても，多くは結婚し，仕事に就いている．この障害の有病率はシゾイドパーソナリティ障害と同等である．

統合失調型パーソナリティ障害のポイント

多くの状況で，患者は孤立しており，他者に見せる感情の幅が狭い傾向をもつ．妄想的，または，懐疑的な考え，そして関係念慮（妄想の域には達しない）をもつ．服装やふるまいによって奇妙に見え，不適切で収縮した感情をもち，曖昧で，語彙に欠け，過度に抽象的な話し方をする．普通でない知覚体験や身体的体験を訴えることがある．そして，魔術的思考や奇妙な信念（迷信深さやテレパシー）をもち，奇妙な行動をすることがある．重篤な社交不安（何度会っても改善されない）があり，親密な友人はいないことが多い．

注意事項

D を見逃すな！

- **D**uration（期間）：10 代または 20 代初期でみられ，持続する
- **D**iffuse contexts：1 つだけでなくさまざまな状況で生じる
- **D**ifferential diagnosis（鑑別診断）：身体疾患，物質使用障害，精神病性障害，精神病性の特徴を伴う気分障害，自閉スペクトラム症，その他の神経発達症群，猜疑性・シゾイドパーソナリティ障害

コードするときの注

StPD が統合失調症発症より前にみられる場合，**（病前）**と付け加える

●ティモシー・オールダム

「でも私の赤ちゃんなの！　彼が何と言おうと関係ないわ！」.

大きなお腹を抱えた，シャーロット・グレンビルは面接者の部屋で泣いていた．彼女は，お腹の中の子どもの面会権に関する裁判の，裁判長の命令でそこにいた．

その子どもの父親が誰なのか，疑う余地はなかった．2か月間月経が来なかった次の週，彼女は産婦人科を受診し，ティモシー・オールダムにそのニュースを伝えた．彼女は，養育費を求めて訴えようかと考えたが，その必要はなかった．彼は，カーペット設置の仕事で十分な稼ぎがあり，他に扶養者はいなかった．彼は彼女に対し，すぐに手厚い金銭的支援を毎月すると申し出たのである．しかし彼は，子どもを育てる手助けをしたいと希望したため，シャーロットは即座にそれを拒否し，そして，訴訟を起こした．裁判所のスケジュールが混み合っていたため，この裁判はシャーロットの妊娠期間と同じぐらいの期間に長引いた．

「だって，彼は本当に変わっているんです」.

「変わっている，とはどういうことですか」.

「えっと，彼のことは長い間知っていて，何年も．彼には亡くなった妹がいるのですが，彼は彼女のことをあたかもまだ生きているかのように話すんです．他にも奇妙なことがありました．セックスの最中に，彼は『神聖な愛』とか『僕の種を捧げる』とか喋り始めるのです．私はもうそんな気分じゃなくなってしまったから，止めてほしいと頼みましたが，そのときにはもう遅かったのです．自分の子どもにこんな親のもとで育ってほしいと思いますか」.

「彼がそれほど風変わりなのであれば，なぜ彼と親密な関係になったのですか」．彼女は困ったように答えた．「だって，一度きりの関係でした．それに，そのとき少し酔っていたかもしれません」.

ティモシーは落ち着いていた．それどころか，ほとんど動かなかった．ひょろっとした背格好で，眉毛にかかるほどのブロンドヘアのその男性は，静かに椅子に座っていた．彼は，全く感情を見せることなく，抑揚なく単調に自身の話をした．

ティモシー・オールダムと彼の双子の妹ミランダは，彼らが4歳のときに孤児になった．彼は，両親について，カリフォルニア北部で大麻を育てて生計を立てていたという曖昧な記憶以外は，ほとんど覚えていなかった．二人の子どもは，おじとおばに引き取られた．この夫婦は南部のバプテスト派で，彼らと比べるとグラント・ウッドの「アメリカンゴシック」の絵の農家の夫婦が陽気に見えてしまうほどだとティモシーは述べた．

「あの絵の夫婦，それがおじ夫婦そのものだった．私はあの絵を寝室に飾っている．時々，絵からおじが熊手を前後に動かして，私に合図をしているようです」「それは本当にあなたのおじですか．そして，本当にその熊手は動いていますか」と面接者は尋ねた．「と言うよりも，感じ取るもので……キリスト教徒の約束（Christian endeavor）を表すもので……」.

ティモシーの声は次第に小さくなったが，彼は真正面を凝視し続けていた．

「キリスト教徒の約束」とは，人が皆，「特別な目的」を持ってこの地球に生まれたことを意味する，と彼は説明した．彼のおじはいつもそう言っていた．彼は，シャーロットのお腹の中の子どもを育てることが，自分の「目的」なのかもしれないと思っていた．

ティモシーには友人が二，三人しかおらず，それも決して親しい仲ではなかった．彼がシャーロットと過ごしたのも数時間だけのことだった．彼は妹について話した．ミランダと彼は，言うまでもなく近しい関係で，彼女は彼にとって唯一の真の友人であった．彼女は16歳のときに脳腫瘍で亡くなり，そのときティモシーはとても深い悲しみに打ちのめされた．「私たちは生まれながらに深く繋がっていた．彼女の墓前で，その絆は一生解けないと約束した」と述べた．

やはり抑揚に欠ける声で，ティモシーは続けた．「つながり」は，生まれもったものだ．彼とミランダは，いまだに繋がっている．それがキリスト教徒の約束であり，彼女があの世から女児が生まれるように指示しているとのことであった．彼は，それはまた，ミランダが元に戻ってくることだと話した．彼は，その赤ちゃんが実際にミランダであるわけではないと理解していたが，赤ちゃんが女児であることはすでにわかっていると話した．「そうなんだと，なんとなく感じるんです．そして，それは正しいと確信しています」．

ティモシーは，幻覚や妄想，気分症状，薬物の使用，頭部外傷や発作性疾患などの医学的問題について有無を確認されると，否定した．そして，彼は席を立ち，他に何も言わずに部屋を出た．

その夜，シャーロット・グレンビルは元気な赤ちゃんを出産した．赤ちゃんは，男児であった．

●ティモシー・オールダムを診断せよ

シャーロットの証言は，ティモシーの奇妙さが何年も前からみられることを示唆する．学生時代や職場での言動はわからないが，彼の症状は，人生のすべての領域において影響していると考えられる．この点については，より詳細に検討すべきである．

ティモシーの統合失調症型症状は，奇妙な信念（赤ちゃんは彼の妹が地上に戻ることを意味するという確信，このような考え方が正常であるとする文化的規範があるという根拠はない：診断基準A2），錯覚（絵の農夫が熊手を降っている：基準A3），収縮した感情（基準A6），そして親しい友人の欠如（基準A8）である．彼の言葉（「つながり」や「キリスト教徒の約束」）は隠喩的で奇妙である（基準A4）．関係念慮，妄想様観念，奇妙な行動，そして過剰な社交不安は，今回の面接では確認されなかった．認知，感情，そして対人関係について，すべての領域で症状があった（パーソナリティ障害全般のポイントを参照）．

今回の評価では，他の精神障害を示唆するものは何も得られなかった．ティモシーは，**妄想性障害**または**統合失調症**の診断に必要な精神病症状を明確に否定している．精神病症状を伴う可能性がある他の疾患には，**気分障害**や**認知障害**が考えられるが，両者に対する反証が得られている（基準B）．

考慮すべき他のPDとして，**シゾイド**と**妄想性パーソナリティ障害**が挙げられる．両者ともに，ある程度の社会的孤立がみられるが，StPDのような奇妙な思考はみられない．A群に属する3つのPDでは，いずれも一過性の精神病症状がみられることがある．それは**境界性パーソナリティ障害**にも共通する．境界性パーソナリティ障害とA群のPDいずれかの，2つの診断が同時に該当する患者も存在する．**回避性**は社会的に孤立しているが，それに苦しみ，そして，奇異な行動や思考はみられない．もちろん，重篤な，または，慢性的な疾患がある患者においては，**他の医学的疾患によるパーソナリティの変化**も考慮されるべきであるが，ティモシーはそのような疾患を有していない．

今回の評価のなかでは，ティモシーのGAFスコアは75と評価された．彼は，統合失調症を発症していないので，（**病前**）とは付け加えられない．

F21［301.22］ 統合失調型パーソナリティ障害 Schizotypal personality disorder
Z65.3［V62.5］ 子どもの面会権に関する裁判 Litigation regarding child visitation

B群パーソナリティ障害 Cluster B Personality Disorders

B群パーソナリティ障害を患う人は，感情的で，大げさにふるまい，人の注意をひこうとする．そして，気分が不安定で浅薄であることが特徴である．対人関係に問題を抱えることが多い．

■F60.2［301.7］反社会性パーソナリティ障害 Antisocial Personality Disorder

反社会性パーソナリティ障害antisocial PD（ASPD）の患者は，慢性的に他者の権利を無視し，侵害する．社会の規範に従えず，そして従おうとしない．しかし，ASPDの表現型はさまざまである．魅力的な詐欺師もいれば，品のないチンピラとしか表現ができない者もいる．女性患者（ときに男性も）は，売春に関与している者もいる．さらに，より典型的な反社会的側面としては，違法薬物の乱用（そして，調達にも関与することが多い）が特徴としてみられる．

なかには表面的にとても魅力的な人もいるが，多くは攻撃的かつ易刺激的である．彼らの無責任な行動は，日常生活におけるほぼすべての領域に影響を与えている．薬物使用の他には，喧嘩，虚言，そして考えられるあらゆる犯罪行為（たとえば，窃盗，暴力，詐欺，そして子どもまたは配偶者の虐待など）が挙げられる．罪悪感があると述べるかもしれないが，自身の言動に対して真に反省をしているようにはみられない．多くの身体的不調を訴え，ときには自殺を試みるかもしれないが，他者との関わり方が操作的であるため，彼らの訴えが本当なのかどうか判断するのは難しい．

DSM-5におけるASPDの基準には，15歳以前に素行症の診断が該当するような病歴が必ずあることを明記されている（p.374）．そして成人期ではこの言動が持続し，ASPDの症状が最低でも4つ該当するまでに広範囲にわたっていることと明記されている．

男性では3%，女性では1%がこの障害を有しており，刑務所内では約75%に上昇する．社会経済的地位が低い人口により多くみられ，そして，遺伝的要素もみられる．おそらく，遺伝的要素と環境的要素との両方が影響しているのであろう．男性の親族ではASPDと物質関連障害がみられ，女性の親族では身体的な症状と物質関連障害がみられる．児童期の注意欠如・多動症がこれよりも前に発症していることが多く，児童期の素行症は診断基準として必須である（上記参照）．

ASPD 患者では，治療はそれほど効果がみられないが，歳をとるとともに気分が安定し，症状が和らぎ，「物質関連障害しか」残らなくなることを示唆するエビデンスもある．そうでない者は，自殺か他殺で死亡することが多い．

一般的には，反社会的な行動が物質使用という側面に限ってみられる場合は，ASPD の診断は適用されない．物質を乱用する者は，犯罪を犯すこともあるが，それは薬物を求めるときに限ってみられる．ASPD の診断が考えられる患者が，薬物を使用していないときに罪を犯したか確認することが重要である．

この患者の幼少期は，親の手に負えず，非行に走り，そして無断欠席など学校での問題がよくみられるが，このような背景をもつ子どもが，最終的に成人期においてこの障害に該当する症状を発症するのは，半数以下である．したがって，18 歳以前にこの診断をするべきでない．

そして，ASPD は深刻な障害であり，効果的な治療方法がまだない．それゆえに，この診断は慎重に行うべきである．この診断をする前に，他の精神障害や PD の除外を厳格に行う必要がある．

反社会性パーソナリティ障害のポイント

この患者は，15 歳までに，器物損壊，規則違反，他者や動物への攻撃性（素行症の診断基準を満たす，p.374 参照）という病歴がある．その後，多くの状況において，嘘をつき，人をだまし，（実際に逮捕されるかどうかは別として）逮捕されるに値するような犯罪に手を染めるときには偽名を用い，他者と争い，他者を攻撃する．そして，一般的に計画の実行ができず，それよりも湧きあがる衝動に従う．これらの行動に対し反省の念はみせず，捕まったときに限って申し訳なさそうにする．借金の返済を拒否し，安定した職に就かない．自身または他者を無責任に危険な目にあわせる．

注意事項

D を見逃すな！

- **D**uration and **D**emographics（期間と患者層）：診断は 18 歳未満にはできない．行動パターンは長期にわたりみられる
- **D**iffuse contexts：1 つだけでなくさまざまな状況で生じる
- **D**ifferential diagnosis（鑑別診断）：身体疾患，物質関連障害，双極性障害，統合失調症，その他のパーソナリティ障害，通常の犯罪行為

●ミロ・タルク

ミロ・タルクは，ハンサムで賢い 23 歳の男性である．仕事をしていたときは，暖房器具やエアコンの設置をして，十分な稼ぎがあった．彼は，高校 1 年生の半ばで学校を辞めた後から働き始めた．それから，彼は少なくとも 15 の職に就いており，一番長く続いたもので 6 か月であった．

ミロは銀行の ATM で老人から金銭をだましとろうとしていた際に逮捕され，その後医学的評価が必要として紹介されてきた．その ATM は，彼の母親がアシスタントマネージャ

として勤務する銀行に設置されたものであった．

「この悪魔め！」と，彼の父親は面接中に声を上げた．

「この子は子どものときからずっと，育てるのが難しかったんです．自分に似ているようにも思うけど，でも，私自身はそんなことから手を引いてるんです」．

ミロは子どもの頃，よく喧嘩を売っていた．若干5歳にして，他の子の鼻を殴り流血させた．父は厳しすぎるほどに彼を叩き，お仕置きをしたが，他者を殴らないようにという教えは，ついに身につくことはなかった．その後，中学1年生のときに8歳の子から約3ドルを脅し取ったとして停学処分を受けた．停学処分が解除されたとき，彼は47日間連続して授業を無断欠席した．ここから，万引き（コンドーム），不法侵入（4回），そして，15歳のときに車両窃盗と，罪は次第に重くなり，警察の世話になり続けていた．トヨタの車を窃盗した罪で，彼は州の少年司法が管轄する施設で半年間過ごすこととなった．「妻と私が，息子が毎晩どこにいるのか唯一把握できた半年間でした」と彼の父は話した．

少なくとも最初は，その経験はミロにとってよい方向に作用したようにみえた．復学することはなかったが，その後2年間は逮捕されることもなく，断続的に職業訓練に通っていた．そして，19歳になると同時に陸軍に入隊し，酒を飲みながら誕生日を祝った．しかし，兵舎でのコカインの所持と，彼の上官にあたる曹長と少佐を暴行したとして，懲戒除隊となり，たった数か月で，再び街頭に放り出された．その後の数年間は，お金が必要で他に方法がなかったときにだけ働いた．この診察の直前には，16歳の女の子を妊娠させていた．

「あの子は，ただのバカな子ですよ」と，ミロは面接室の椅子にもたれかかり，片足を椅子の肘掛に投げ出して答えた．彼は手入れされていない髭を生やし，口の端で爪楊枝をくわえて転がしていた．両方の拳には，H–A–T–E と L–O–V–E と，下手な刺青が入っていた．「あいつだってセックスの最中には反対しなかったんだよ」．

そのときミロの気分は安定しており，躁病を疑うような症状は全くなかった．覚せい剤を止めたときは「少し妄想的に」なったが持続せず，それ以外に精神病症状はなかった．

ATM の件は，彼の友人が考えた詐欺だった．彼の友人は同じような手口を新聞で読み，簡単に金を入手するよい手段だと考えた．彼らは，捕まるとは考えていなかった．そして，ミロは，それが自分の母親にどのような影響を与えるかを考えていなかった．

彼はあくびをしながら，「母さんは，また別の仕事を探せばいいよ」と言った．

●ミロ・タルクを診断せよ

彼の言動は，学校，仕事，家族，そして対人関係と，彼の人生のすべての領域に持続的に影響していた．15歳のときには，素行症の診断基準を容易に満たしている（ASPD の診断基準 C）．その後，彼は本格的に犯罪行為に走り，現在（20代前半）まで継続している：度重なる犯罪行為（基準 A1），攻撃性（軍隊の上官への暴行），無責任な職歴（基準 A6），衝動性（ATM での詐欺の無計画さ：基準 A7）．彼の症状は，認知，感情，対人関係機能，そして衝動の制御というすべての領域にみられる（PD 全般の記述参照）．もちろん，彼は今 ASPD の診断を受けられる年齢の基準を満たしている（18歳以上：基準 B）．

躁病エピソード，または，**統合失調症**がある者も，ときには犯罪を犯すことがあるが，それは病状に左右された結果であり，躁症状，または精神病症状を伴う．ミロは，気分症状や精神病症状が考えられるような行動は断固として否定している（基準 D）．**知的能力障害**の患者も法律違反をするかもしれないが，それは，その行為が犯罪だと認識していないか，または，他者からの影響を受けやすいがゆえである．ミロは，学校の成績はよくなかったが，知的な問題が原因であったとは考えがたい．

依存症患者は，金銭を入手するために手段を選ばない傾向があり**物質関連障害**は鑑別診断として重要である．ミロはコカインとアンフェタミンを使用したことがあったが，（彼によると）それは短期間で，彼の反社会的行動の多くは薬物使用とは無関係だった．衝動制御障害の患者も犯罪行為をするが，若者ではそれは**素行症**で説明できる範囲に限定されており，**間欠爆発症**では喧嘩または所有物の破損に限定される．**神経性過食症**の患者では，ときに万引行為がみられるが，ミロには過食症のエピソードはない．このような多くの障害（**不安症**を含める）が，ASPD 患者に関連する診断として鑑別に挙がる．

犯罪を本職とする者で，反社会的行動がその「職務」に限定してみられる場合は，ASPD の診断基準を満たさないであろう．この場合は，むしろ**成人の反社会的行動**として診断されるだろう．診断コードは，Z72.811［V71.01］である．それは，PD の鑑別診断のひとつである．

GAF スコアは 35 で，ミロの診断は以下のとおりとなる．

F60.2［301.7］　反社会性パーソナリティ障害　Antisocial personality disorder
Z65.3［V62.5］　ATM 詐欺で逮捕　Arrest for ATM fraud

■ F60.3［301.83］境界性パーソナリティ障害 Borderline Personality Disorder

境界性パーソナリティ障害 borderline PD（BPD）の患者は，成人期を通して不安定にみえる．彼らは気分，行動，そして対人関係において切迫した状況にあることが多い．多くが虚無感と退屈感を抱えている：他者に強く依存し，その他者に無視されている，または不当な扱いを受けていると感じると，強烈に怒るか，攻撃的になる．また，衝動的に自身を傷つけることがある．これらの行動は，怒りの表現であったり，助けを求めるサインであったり，感情的な痛みから自身を麻痺させる方法だったりする．BPD 患者には，一過性の精神病エピソードがみられることがあるが，これらは持続しないため，統合失調症などの精神病と間違われることはあまりない．激しく急速な気分変動性，衝動性，そして対人関係の不安定さが，社会的，職業的，そして学業的にその人がもつ可能性を最大限に発揮することを困難にする．

BPD には遺伝的要素がある．この疾患の患者の人生は困難で，最大 10%の患者が自殺を遂行するほどである．

BPD の概念は，20 世紀中頃に考案された．この患者は当初（今でもそうであるが）神経症圏と精神病圏の間，つまり「境界」，をさまようといわれており，その存在が多く

の臨床家によって議論されている．その概念がPDへと進化してから，おそらく多くの患者をその広い定義に押し込むことができるため，特に人気を得ている．

厳密には，一般人口の1～2%がBPDの診断に該当するであろうが，精神的医療を求める患者のより多くの割合にBPDは適用されている．いまだに診断マニュアルのなかで最も過剰診断されている疾患のひとつであろう．多くのBPD患者が，うつ病，身体症状症，そして物質関連障害など，他の疾患を併発している．

境界性パーソナリティ障害のポイント

この疾患の患者は，持続的に気分または行動の障害が存在する．患者は，多くの場合虚無感，そして退屈感を抱いている．歪んだ自己像（不安定な自己像）をもち，他者に強く依存し，そして，同様の激しさで拒絶する．一方では，見捨てられること（現実または想像の中で）を避けるためになりふりかまわない努力をする．顕著な衝動性があり，自身を傷つける．また，性行為，浪費，むちゃ食い，無謀な運転など，間接的に自身を傷つける可能性のある行動をとる．ストレスによって一過性の解離症状や妄想が生じることがあるが，これらは持続しない．急速で激しい気分変動は，不適切で制御困難な怒りを引き起こす．

注意事項

Dを見逃すな！

- **D**uration（期間）：10代または20代に始まり持続する
- **D**iffuse contexts：1つだけでなくさまざまな状況で生じる
- **D**ifferential diagnosis（鑑別診断）：身体疾患，物質関連障害，気分障害，精神障害，他のPD

●ジョセフィン・アーミテージ

「腕を切るわ！」と電話越しに聞こえる声は高く，震えていた．「今すぐに切るわよ！痛い！　ほら，もう始めたんだから」．痛みと怒りの混じった唸り声だった．

20分後，ジョセフィン・アーミテージはすぐに救急治療室に向かうと約束し，2時間後には，左腕に包帯を巻き，精神科の治療室に座っていた．包帯を巻いていない右腕は，手首から肘まで，無数の十字の傷跡があった．彼女は33歳で，少し太り気味で，ガムを噛んでいた．

「だいぶよくなりました」と彼女は笑顔で答えた．「本当に私の命を救ったのはあなたなんだと思います」．

治療者は彼女の右腕に視線を向け「初めてではありませんよね」と尋ねた．

「見てのとおりです．あなたも前の医者みたいに，つまらないことしか言わない堅物なのね」．彼女は体を90度回転させ，壁を見ながらため息まじりで呟いた．

彼女の前の担当医は，治療費を減額してジョセフィンの治療にあたっていた．新しい担当医にも同様のとりはからいを求め，それが受け入れられないと知るとジョセフィンは，担当医の新車の BMW のタイヤに穴をあけ，空気を全部抜いてしまった．

彼女の今の問題は，交際相手であった．彼女の友人が，「ほぼ間違いなく」，2 日前ジェイムズが別の女性と一緒にいるのを見たという．昨日の朝，ジョセフィンは仕事を休み，ジェイムズに白状させるため，彼の職場で待ち伏せていた．しかし，彼は現れなかったため，その夜，彼女は，隣人が警察に通報すると警告するまで彼の部屋のドアを叩いた．去り際に，彼女は彼のドアを蹴って，穴を開けた．そして，彼女は飲酒し，メインストリートを運転しながら，ナンパする相手を探した．

「とても危険ですよ」と治療者は言った．

「手っ取り早く遊べる相手を探していたけど，誰も見つからなかったの．だから，また切らなくちゃ，と決めたわ．いつもそうするとマシになるから」彼女は壁に背を向け，「人生なんていいことないのよ，それで後は死ぬだけなんだから」と吐き捨てた．

「自傷をするとき，本当に自殺しようと思ったことはありますか」．

「そうね……」彼女は考えながらガムを噛んだ．「ものすごく腹が立って，そして，落ち込むの．何が起きてもどうでもいい感じ．前の医者は，私はずっと自分を，人の形をした殻のように感じていると言っていたけど，それが正しいかもね．殻の内側には誰も住んでいない感じで，自分で血を抜いて終わらせちゃってもいいんじゃないかって」．

●ジョセフィン・アーミテージを診断せよ

この臨床家がまずすべきことは，報告された（そして，観察された）行動は，ジョセフィンが 10 代後半の頃からみられているかの確認である．彼女が言う「前の医者」の発言からは，今回はそのことが示唆されるが，検証が必要である．これらの行動は，多くの領域でみられている．彼女の仕事や（思いつきで仕事を休む），交際相手や前の治療者との関係に影響を及ぼしている．

ジョセフィンには，多くの症状があった．ジェイムズのアパートで待ち伏せをしていたエピソードは，見捨てられないためのなりふりかまわない努力（BPD の診断基準 A1）と捉えられる．現在の治療者との短い関わりだけでも，理想化とこき下ろしの揺れ動きが表れている（基準 A2）．彼女は，危険な衝動性をみせており（飲酒後の運転，見知らぬ人のナンパを試みる：基準 A4），そして，何度も自殺を試みている（基準 A5）．彼女の気分はこの一連の話のなかだけでも顕著に不安定で，治療者の自分に対する態度を主観的に捉えたものへの反応であった（基準 A6）．彼女の怒りは急で，不適切で，そして激しかった（基準 A8）．彼女は，慢性的な虚無感があり，自身を「抜け殻」と評した（基準 A7）．BPD の患者はしばしば同一性障害や，一過性の精神病症状がみられることがあるが，ジョセフィンの場合には確認できない．それでも，5 つの基準を満たす必要があるなか，彼女は 6 つか 7 つの基準を満たしていた．

BPD と間違われる精神障害は数多く存在し，BPD を単一の（または，主な）障害として診断する前に，これらを精査する必要がある．（これは BPD の基準ではないが，PD の全般的基準のひとつであり，筆者の個人的な信念である）．BPD 患者の多くが，**うつ病**，または，**気分変調症**を併発している．自殺関連行動，怒り，虚無感がうつ病エピソードの期間のみに経験されていないかの確認が重要である．同様に，感情の不安定さが**気分循環**

性障害に起因していないか確認する必要がある．正式な診断基準では上記の可能性について言及されていないが，詳細な説明には記載されている．

BPDの患者は，精神病症状のエピソードがみられることがあるが，それは一過性で，ストレスに関連しており，急速かつ自然に改善する傾向がある．これらの理由から，**統合失調症**と間違われる可能性は低い．さまざまな**物質**の乱用が自殺行動，気分の不安定さ，そして，衝動制御の低下を引き起こす可能性が考えられる．物質関連障害は，しばしばBPDと併発するため，常に慎重に質問しなければならない．**身体症状症**が併存する患者は，より大げさであり，物質乱用や，自殺企図のリスクが高い．ジョセフィンは，これらに該当していないが（飲酒は確認できるが，これは単発の出来事だったのかもしれない），臨床家は，これらの障害の併存がないか慎重に検討すべきである．

BPDの患者には，他のPDの特徴もある可能性がある．ジョセフィンのなりふりは大袈裟で，**演技性パーソナリティ障害**の可能性を示唆する．**自己愛性パーソナリティ障害**の患者は同様に自己中心的であるが，ジョセフィンのような衝動性はみられない．**反社会性パーソナリティ障害**の患者は，衝動的で，怒りを制御しないが，ジョセフィンの言動のいくつかは破壊的であったものの，露骨な犯罪には至らない．

最後に，BPD患者は**解離性同一症**を併発することがある．この障害はきわめてまれであり，除外には，面接と観察を重ねる必要がある．ジョセフィンの病歴が確認されていると仮定し，下記のように診断をする．GAFスコアは51とする．

F60.3［301.83］ 境界性パーソナリティ障害 Borderline personality disorder
S51.809［881.00］ 前腕の裂傷 Lacerations of forearm

高齢期発症のPDは存在しない．PDは，人生のごく初期から，多少なりとも存在している状態と定義されている．もし，成人になってからパーソナリティの構造が変化したと思われる患者がいたら，その原因を探すべきである．その場合，他の医学的疾患，気分障害，精神病障害，何らかの物質関連障害，認知の問題，または，深刻な適応障害が原因となっていることが多い．

■F60.4［301.50］演技性パーソナリティ障害 Histrionic Personality Disorder

演技性パーソナリティ障害 histrionic PD（HPD）は，生活のすべての領域において長期にわたり，過度な注意獲得を求め，激しい情動変化がみられる．この患者は，主に二つの方法で注目の的になる欲求を満たす．一つは，自身の興味や会話の話題を，自らの欲望や言動に関連したものに限定する．もう一つは，話し方を含む行動で他者へ自身をアピールし続ける．外見的魅力を過度に気にして（自分自身の，そして自分にも関連するため他者の外見についても），そして，下手な演技をしているようにも捉えられるほどに突飛な表現をする．他者の承認を得るために，多くの場合は不適切なほど（けばけばしいくらいに）に誘惑的になる．多くは通常の性生活を送るが，派手な性生活になる者も，そして，性に全く興味をもたない者もいる．

彼らは，精神的にとても不安定であり，他者の承認を常に求めている．他者の厚意に依存すると，彼らの気分は，浅薄，または，周囲に過度に反応するように見える．ストレス耐性が低いため，かんしゃくを起こすことがある．彼らは，メンタルヘルスの専門家と話すのを好むが（注目の的となるよい機会であるため），話が曖昧かつ誇張されていて，面接していていらだたしく感じることもある．

HPD の人は，友人関係を築くのが速いが，その関係のなかで要求が増えるのも速い．他者を簡単に信頼し，影響を受けやすく，その行動は一貫性を欠くように見える．物事を分析的に考えず，論理的な考えを必要とするタスクには困難を示す傾向がある．しかし，創造力や独創性が重視される仕事では，成功する可能性がある．目新しいことを切望し，興奮や刺激を求めるため，法律上の問題が生じることもある．感情的なことはすぐに忘れる傾向がある者もいる．

HPD は特に研究がされているわけではないが，よくみられる障害とされている．遺伝的要素はあるであろう．患者は女性が多いが，男性にもみられる障害である．

演技性パーソナリティ障害のポイント

この患者は，注目の的となることを切望し，そうでないときは不幸とさえ感じる．外見やふるまいを利用して注目を得ようと積極的に試みる．話し方は芝居がかっているが，内容は詳細に欠け曖昧である．感情表出は豊か，または，大げさだが，それは表面的ですぐに変化する．被暗示性が強く，容易に影響を受け，実際にはそうでないのに関係性が親密であると解釈し，不適切に挑発的，または，誘惑的にふるまう．

注意事項

D を見逃すな！

- **D**uration（期間）：10 代または 20 代に始まり持続する
- **D**iffuse contexts：1 つだけでなくさまざまな状況で生じる
- **D**ifferential diagnosis（鑑別診断）：身体疾患，物質関連障害，身体症状症，他のパーソナリティ障害

●アンジェラ・ブラック

アンジェラ・ブラックと彼女の夫ドナルドは，夫婦カウンセリングに来ていたが，いつものように喧嘩していた．

「私の話をいつも聞いてくれないんです．まるで犬と話しているみたいで」マスカラ混じりの涙が彼女の胸元の大きく開いたシルクのドレスに落ちた．

「何を聞けと言うんだ」とドナルドは言った．「いつも文句ばかり言っているから，彼女がイライラしているのはわかっている．しかし，どのように変わってほしいのか聞いても，はっきり答えてくれないんだ」．

アンジェラとドナルドは，二人とも 37 歳で，結婚して約 10 年であり，その間に 2 回別居している．ドナルドは顧問弁護士として稼ぎはよかった．アンジェラはファッションモデルをしていたが，今はそれほど仕事をしていなかった．彼女は夫の稼ぎで高価な服をま

とい，いい暮らしをしていた.「妻は同じドレスを2回と着たことがないと思うよ」とドナルドは不満を漏らした.

「あるわよ」と彼女が言い返した.

「いつだよ．いつだったか言ってみろよ」.

「いつもよ．特に最近は」彼女はしばらくの間，具体性に欠ける反論をした.

「Res ipsa loquitur（事実推定則）」とドナルドは満足げに言った.

「またラテン語ね」彼女は唸るように言った.「あんたが偉そうに無意味にラテン語を使うと，また手首を切りたくなるわ」.

ブラック夫妻が合意できたのはただ一つ，これが彼らの典型的な会話だということだ.

夜遅くまで，そして，週末も仕事をしている夫に，アンジェラは腹を立てていた．妻は宝石や服に浪費した．彼女はまだ男性を魅了できるということを楽しんでいた.「あなたがもっと私に注目してくれたら，しないわよ」彼女は口をとがらせて言った.

「でも結局は，僕よりもマリリンの言うことを聞くんだろう」と彼は反論した.

マリリンとアンジェラは高校でチアリーディングをしていた頃からの親友だった．マリリンは裕福で自立していて，彼女は他人の考えを気にせず，そして，その信念に則って行動していた．アンジェラはいつもマリリンの後をついてまわった.

「去年のプールパーティもそうだった」とドナルドは言った.「レースの応援の練習のために水着を脱いだのは君の考えだったというのか」「あなたが何を知っているって言うのよ．遅くまで働いていたくせに．それに，脱いだのは上だけよ」.

●アンジェラ・ブラックを診断せよ

アンジェラのパーソナリティ特性が彼女の結婚生活に多大な影響を与えていることよくわかった．一連の話から，社会的関係性（たとえば，パーティーに参加していた男性ら）にも影響を与えていることが示唆されている．彼女が成人期において，ずっとこうであったのかを確定するためには，より多くの情報が必要である．しかし，彼女の身のふり方が最近になってこうなったとは考えがたい.

アンジェラの症状は次のとおりである．注目の的であることを必要とする（HPD の診断基準 A1)．性的挑発（トップレスで踊ったことより推測される)．身体的外見を過度に気にする（基準 A4)．芝居がかった情動表現（基準 A6)．被暗示的（友人のマリリンの影響を受けている：基準 A7)．曖昧な話し方（彼女の夫に指摘されている：基準 A5)．個人的には，感情がすぐ変わってしまうのも確認できたように思うが（基準 A3)，それは筆者だけかもしれない．控えめに評価しても，最低でも HPD の症状が6つみられる (DSM-5 の基準では，5つ必要となる).

アンジェラに，併存する精神障害がないか適切に評価するために，治療者はより多くの情報を収集するべきである．頻繁に併存する精神障害としては，**身体症状症**（彼女は身体的にこれまで問題がなかったか)，そして，**物質関連障害**である.

アンジェラは他の PD に該当するであろうか．彼女は自身が注目され，賛美されるのを好んだ．しかし，**自己愛性パーソナリティ障害**の患者に特徴的にみられる誇大性はみられない．境界性パーソナリティ障害の患者には，演技性の特徴がみられることがある．アンジェラの気分はどちらかというと不安定であったが，対人関係の不安定さや，同一性の混乱，一過性の妄想様観念，その他の**境界性パーソナリティ障害**患者の特徴的な他の症状はみられない．彼女の被暗示性は**依存性パーソナリティ障害**を示唆するかもしれないが，彼女は夫に依存するどころか，彼とさかんに喧嘩している．GAF スコアは65とし，彼女を下記のとおりに診断する．

F60.4 [301.50] 演技性パーソナリティ障害 Histrionic personality disorder
Z63.0 [V61.10] 配偶者との関係による苦痛 Relationship distress with spouse

■ F60.81 [301.81] 自己愛性パーソナリティ障害 Narcissistic Personality Disorder

自己愛性パーソナリティ障害 narcissistic PD（NPD）の人は，誇大性（行動，または，空想における），賛美されることへの欲求，そして，共感の欠如という特徴が生涯にわたり存在する．このような態度は，人生のほとんどの領域に広がる．自分は特別であるとし，態度が尊大で，自身の業績を誇張する（このような特性がパーソナリティ障害とされるのは成人期のみであることを留意する必要がある．子どもや10代の若者は，自己中心的であるのが自然である．子どもにおいて自己愛的な特性をもっていても，それが最終的にPD になるとは限らない）．

誇大的な態度と相反して，NPD の人の自尊心は脆弱で，無価値感を抱いていることが多い．多くの成功を得ているときでさえも，自身はその成功を正当に得たのではなく，それに値しないと感じているであろう．彼らは，他者が自分のことをどう考えているのか過度に気にし，何としても賞賛を引き出さずにはいられない気持ちになる．批判されると，苦悩は冷淡な無関心で隠されるであろう．自分自身の感情に敏感であるものの，他者の感情や欲求に関しては無頓着で，共感を装うこともある（それは自身の欠点を隠す手段でもある）．

NPD の患者は，大成功を空想し，実際に成功を収めた者に嫉妬する．欲しい物を手に入れる援助をしてくれるであろう人を友人に選ぶ．仕事の能力はふるわない（対人関係に問題があるため）こともあれば，または，優れている（果てしなく成功を欲しているため）こともある．身だしなみを気にし，若々しい容姿を重視するため，歳をとるにつれて次第に憂うつになるであろう．

NPD は，ほとんど研究がされていない．一般人口では1%以下にみられ，大部分の患者が男性とされている．家族歴，先行環境，または，この難しいパーソナリティの理解を深められるような他の背景資料については情報がない．

自己愛性パーソナリティ障害のポイント

この患者は，誇大性と自己への賛美の切望を持ちあわせている．それらを得るために，自身の才能や業績を誇張する．美しさ，才気，完璧な愛，権力，または，限りない成功への空想にとらわれている．そして，自身は特別であり，他の特別な人々や団体とのみ関連すべきだと信じている．尊大，または，傲慢であり，他者が自身を羨んでいると信じている（実際はその反対である）．共感性に欠け，自身の目標を達成するために他者を利用することは，特権であると考える．

注意事項

D を見逃すな！

- **D**uration（期間）：10 代または 20 代に始まり持続する
- **D**iffuse contexts：1 つだけでなくさまざまな状況で生じる
- **D**ifferential diagnosis（鑑別診断）：身体疾患，物質関連障害，双極性障害，他のパーソナリティ障害

●ベルナ・ウィットロー

「ウィットロー先生，あなたは今日，緊急治療室の応援担当です．手を貸してもらわないと困ります」精神科クリニックでソーシャルワーカーとして働くエリノア・ボンドラックの顔は，怒りといらだちで真っ赤だった．この医師とのトラブルは初めてではなかった．

50 歳のベルナ・ウィットローは，大都市圏にあるほとんどすべての精神科クリニックに勤めたことがあった．彼女は，十分な訓練を受け，聡明で，そして自身の専門について貪欲に学んでいた．こういった資質から，彼女は長年の間，次から次へと仕事を得ていた．しかし，次から次へと転職をしなければならなかった資質については，彼女を雇う者よりも，彼女と働いた経験がある者のほうがよく知っていた．彼女は，同僚の間で横柄で自己中心的だと有名であった．

「彼女は，私からの指示は受けないと言ったんです．彼女の態度は，あなたはただのソーシャルワーカーでしょ，と言っているようでした」と回想した．

エリノアは，ウィットロー医師の態度に腹を立て，臨床部長に訴えた．

「彼女は，私の上司か，または，あなたと話すと言いました．二人ともそのとき建物内に居ないと，そして，患者が鞄に銃を入れて持ってきていると伝えました．すると，彼女は，『それを報告書に書いて提出するように』と，そして，『それについて取るべき行動を考える』と言いました．それで，私はあなたを呼び出したんです」．

緊急事態が解決された後（銃は実弾が入っておらず，患者も危険ではなかった），臨床部長はウィットロー医師と話すために彼女の部屋を訪れて言った．

「ベルナ，いいですか．ソーシャルワーカーは，あなたが関わる前に，患者と面接をして，その報告書を書く，というのが普段のやり方であるのは間違いありません．しかし，今回は通常のケースではなかった．特に緊急事態では，チーム全員がともに行動しなくてはならないのです」．

ベルナ・ウィットローは背が高く，鼻が少し変わっていて，突き出た顎がまるで権力を発しているようであった．彼女の髪は量が多く，金髪であった．彼女は顎をつき上げた．「チームワークについて私に教育する必要はありませんよ．この街のほとんどのクリニックでリーダーをやってきましたから．私は優れたチームリーダーです．他の人に聞いてみ

て下さい」彼女は，何本もの指にした金の指輪をいじりながら答えた.

「でも，チームリーダーであるということは，命令をするだけではありませんよ．情報収集したり，意識形成をしたり，他者の気持ちに配慮したり……」.

「聞いて下さい」と彼女は遮った.「私のチーム下で働くのが彼女の仕事です．リーダーシップを発揮して決断するのが私の仕事です」.

●ベルナ・ウィットローを診断せよ

ここにある情報によると（臨床面接の情報がないため，結論は暫定的である），ウィットロー医師のパーソナリティ特性は長年にわたり問題を起こしてきたようである. 仕事(それも数多くの）や，対人関係など，彼女の人生の多くの領域で影響を及ぼしてきた．もちろん，完全な評価をするためには，彼女のパーソナリティが家庭や社会的活動においてどのように影響しているかを確認する必要がある.

NPD が疑われる症状は，傲慢な態度（NPD の診断基準 A9)，業績の誇張（「私は優秀なリーダー」: 基準 A1)，高位の人からしか指示や依頼を受けないという主張（基準 A3)，服従の期待（特権意識に起因する：基準 A5)，そして，同僚への共感の欠如（基準 A7）である．診断に必要な 5 つ以上の特徴があり，感情，認知，そして対人関係の特徴がみられている（パーソナリティ障害全般のポイントを参照).

NPD と併発する，または間違われる PD がいくつか考えられる．**演技性パーソナリティ障害**の患者もきわめて自己中心的だが，ウィットロー医師は芝居がかっていない（多くの指輪を身につけていること以外は)．**境界性パーソナリティ障害**（そして，その他の PD の多く）の患者も NPD の患者と同様に他者の理解に大きな問題を抱える．しかし，NPD 患者（ウィットロー医師を含む）には不安定な気分，自殺行動，または，ストレス下における一過性の精神病症状などを見せる傾向はない．自己愛的な誇張に若干の虚偽性が含まれるが，NPD 患者には，**反社会性パーソナリティ障害**に典型的な犯罪行動の常習や，他者の権利を無視した行動はみられない.

持続性抑うつ障害や**うつ病**も頻繁に NPD と併発するが，一連の話のなかではこれらの診断を疑うべき根拠はない．ウィットロー医師の暫定的な診断は以下のとおりである（GAF スコアは 61).

F60.81 [301.81]　自己愛性パーソナリティ障害　Narcissistic personality disorder

C 群パーソナリティ障害 Cluster C Personality Disorders

C 群パーソナリティ障害を患う人は，心配性で，神経が張り詰めていて，過度に統制されている特徴をもつ.

■ F60.6 [301.82] 回避性パーソナリティ障害 Avoidant Personality Disorder

回避性パーソナリティ障害 Avoidant PD（APD）の人は，不全感をもち，社会的に抑制されていて，そして，批判に対して過敏である．これらの特徴は，成人期においてみられ，そして，日々の生活のすべての領域に影響を及ぼしている（自己愛的な特性と同様に，回避的な特性は子どもによくみられるが，それが最終的にPDとなるとは限らない.）

批判や非難に対して過敏で，彼らは控えめにふるまい，自分より他者を優先させる傾向があるが，一方で社会的に孤立することもある．悪意のない発言を，自身への批判だと受け取ることがある．受け入れられると確信できなければ，新しい関係性をもつのを拒む．社会的状況では，自分が愚かな発言をしないかと恐れて躊躇し，対人接触のある職業を避ける．両親，兄弟，または，子ども以外に，親しい友人をほとんどもたない．ルーチンを好み，慣れ親しんだ方法を変えないためにどんな苦労も惜しまない．診察時には，緊張していて，不安げに見える．何ともない発言を批判だと間違って解釈するであろう．

APDは1980年からDSMに掲載されているが，関連する研究はいまだに少ない．罹患率はPDのなかでは中程度（一般人口の約2%）で，女性と男性に差はない．この患者の多くは結婚し，仕事に就いているが，支えを失えば，抑うつ，または，不安になるであろう．この障害は，見た目に影響する疾患や外傷と関連していることがある．臨床の現場では，APDの患者を診ることは少なく，他の疾患が併発したときにのみ受診に訪れるものだ．社交不安症との併発が多い．

回避性パーソナリティ障害のポイント

社会的に孤立し批判に過敏で，そして，不全感を抱いている．自身は劣っており，魅力に欠け，または，不器用だと感じ，新しい関係性の構築を躊躇する．馬鹿にされる，または，恥をかくことを極度に恐れ，受け入れられることを確信せずには，他者と関係をもとうとしない．そして，仕事や社会的な状況で拒絶される，または，批判される（または，恥をかく）ことを心配し，新しい活動にとりかかることを回避する．

注意事項

Dを見逃すな！

- **D**uration（期間）：10代または20代に始まり持続する
- **D**iffuse contexts：1つだけでなくさまざまな状況で生じる
- **D**ifferential diagnosis（鑑別診断）：身体疾患，物質関連障害，社交不安症，猜疑性パーソナリティ障害，シゾイドパーソナリティ障害

●ジャック・ヴァイブリヒ

ジャック・ヴァイブリヒは，普通なら気分がよいはずのときでさも，気分が悪かった．少なくとも，AA（アルコホーリクス・アノニマス）の知人にそう言われた．30日間断酒を継続することは「身体中の細胞をデトックスするのに十分な時間だ」とも言われた．彼は「空酔い」していると思う者もいた．

「空酔いがどんな状態か知らないが，知っているのは，5週間断酒をした後でも，酒を1滴も飲まなかった15年前と同じくらい気分が悪いことだ．こんな状態よりも，二日酔いのほうがましなぐらいだ」と彼は思った．

ジャックは 32 歳だったが，二日酔いの経験は山のようにあった．最初に飲酒したのは，高校 3 年生のときだった．他者と打ち解けるのが大変苦手な，変わった，孤立した生徒だった．高校生のときから，彼の頭髪は抜け始め，現在は眉毛とまつ毛以外には，彼の頭には毛が 1 本もなかった．頭が揺れ続けることを，彼は少し悩んでいた．受診した神経内科医には「心配するな」と言われていた．毎朝鏡に映る頭は，禿げていて，自分の意思とは関係なしに首が揺れていた．それはジャック自身にも奇妙に見えた．彼は 10 代の頃，友人を作るのは不可能だと感じていた．彼ほど変わった人間を好きになってくれる人などいないと確信していたからだ．

そして，ある夜，彼は酒と出会った．「最初のひと口から，大切なものを発見したと思った．ビールを 2 本も飲めば，頭のことはすべて忘れられた．女の子をデートに誘ったほどだ．彼女には断られたが，それさえも気にならなかった．自分の人生が見つかったようだった」しかし，翌朝，彼はまた元どおりの自分になっていることに気づかされた．何か月も試行錯誤して，いつ，どの位の量を飲めば，度を超えない程度のよい気分が持続するかを学んだ．法学部の最後の年に 3 週間断酒をした間，酒なしでは以前と変わらない孤独感や拒絶感がわいてくることがわかった．

「飲酒していないとき，悲しみや不安があるわけではない」と自分について理解していた．「でも，孤独で，自分自身が嫌になる．そして，他の人も僕のことを同じように感じていると思う．だから友人ができないのでしょうね」

法学部を卒業した後，ジャックは会社法を専門とする小さな会社に勤務した．彼は，勤務時間中ずっと図書館で調べ物をしていたため，職場で「もぐら」と呼ばれた．「クライエントと会うのが不快で仕方なかったんです．新しい人とはうまく付き合えません」．

彼が唯一このような生活から脱出できたのは，切手クラブのメンバーであるときだった．彼は，祖父から大規模な記念品のコレクションを相続し，これを郵趣協会に持ち込んだ．きっと大歓迎されるであろうと思った彼の予想は的中した．彼は祖父のコレクションをさらに増やし続け，1 か月に 1 回のミーティングに参加した．「そこでは，自分が好かれているのか心配しなくていいから，いい気分でいられる．みんなが羨むような素晴らしい切手コレクションを持っているからね」．

●ジャック・ヴァイブリヒを診断せよ

ジャックの症状は PD とみなされるのに十分であるほど，広範囲で（主に彼の仕事と社会生活を影響している），長期にわたりみられる（彼が 10 代のときから）．症状には，APD に典型的な次のものがあった：対人関係の回避（たとえば，法律事務所でクライエントを避けた：診断基準 A1），劣等感（基準 A6），自分のコレクションが受け入れられると確信していたから，切手クラブに参加した（基準 A2），拒絶されることを極度に心配した（基準 A4）．診断には基準を 4 つ満たす必要がある．ジャック・ヴァイブリヒの症状は，認知，職業上，そして，対人関係の領域（パーソナリティ障害全般のポイント参照）でみられた．

APD 患者には，抑うつ症状と不安症状がよくみられる．したがって，他者との関わりを避ける患者においては，**気分障害**と**不安症**（特に**社交不安症**）がないか調べることは重要だ．ジャックは，悲しみや不安はないと断言しているが，深刻なアルコール乱用があると言っている．**物質関連障害**を通じて精神科にかかる APD 患者も多い．

APD と**シゾイドパーソナリティ障害**ともに，患者は多くの時間を孤立して過ごす．違いはもちろん，APD 患者はそのような状態を辛く感じるが，シゾイドパーソナリティ障害患者はそれを好む，という点にある．より鑑別診断が難しいのは，APD と**依存性パーソナリティ障害**である（依存性パーソナリティ障害患者は，ジャックのように責任ある立場を回避する）．ジャックの回避的なライフスタイルは，脱毛と頭の揺れという 2 つの身体的特性に起因するかもしれない点を留意するべきである．

ジャックにはアルコール使用障害があるが，彼の治療医は，それは彼の現在の生活においてさほど問題を起こしておらず，それよりも PD こそが，治療が必要な問題であると考えていた（この考えに反対する医師もいるかもしれない）．このような理由から，PD は主な診断として記載されている．もちろん，断酒を始めてまだ 5 週間しか経過していないため，アルコール使用障害の診断内容は変えられない（p.400）．筆者の個人的な考えでは，彼のアルコールの問題はきわめて軽度だ（加えて，PD は物質関連障害の診断にはコード化されないことを留意すること．第 15 章の表 15–2, p.455 参照）．GAF スコアは 61 とする．

F60.6［301.82］ 回避性パーソナリティ障害　Avoidant personality disorder
F10.10［305.00］ アルコール使用障害，軽度　Alcohol use disorder, mild
L63.1［704.09］ 完全脱毛症　Alopecia universalis
R25.0［781.0］ 点頭　Nodding of head

F60.7［301.6］依存性パーソナリティ障害 Dependent Personality Disorder

一般の人と比べて，依存性パーソナリティ障害 dependent PD（DPD）患者は，誰かに世話をしてもらいたいという欲求が強い．分離が極度に不安であるため，彼らは特に従属的で，他者にしがみつく．その結果，他者から利用されたり，拒絶されたりする．指導者の立場に立たされると不安が増し，一人になると無力さと苦痛を感じる．多くの保証が必要で，決断が難しい．一人では，計画を始めたり，仕事をやり通したりすることが難しいが，事細かく指示してくれる誰かがいれば，うまくできる．自身を過小評価し，他者が間違っているとわかっていても賛成する傾向がある．相当の虐待も容認してしまうであろう（暴力でさえも）．

珍しくもないが，それほど研究はされていない障害のひとつである．回避性パーソナリティ障害との鑑別が難しいと考える者もいる．患者は男性よりも女性に多い．しかし，ノンレム睡眠からの覚醒障害（睡眠時驚愕症型）患者であるバッド・スタンホープは DPD とも診断されていた（p.325）．

依存性パーソナリティ障害のポイント

依存的な関係性への欲求は，しがみつき，従属的な行動や，分離への恐怖を引き起こす．非難を恐れ，他者に反対することが難しく，ときに不快な仕事を自ら進んでするなど，極端な行動をとる．自尊心が低く，一人で計画を始めたり，計画を遂行したりすることが難しい．生活のほとんどの主要な領域で，他者に責任をとってもらうことを必要とする．日常生活の小さな決断も，たくさんの助言や保証がないとできない．見捨てられることや，自分自身の面倒をみることができないという誇張された，非現実的な恐れは，独りになると無力さや不快さを引き起こす．親密な関係が終わったときに，別の関係を必死に求める．

注意事項

D を見逃すな！

- **D**uration（期間）：10代または20代の初めに始まり持続する
- **D**iffuse contexts：1つだけでなくさまざまな状況で生じる
- **D**ifferential diagnosis（鑑別診断）：身体疾患，物質関連障害，気分障害，不安症，他のPD

●ジャネット・グリーンスパン

シリコンバレーにある大きな会社で秘書をしているジャネット・グリーンスパンは，その会社で最も優秀な社員のひとりであった．仕事は休まず，彼女にできないことはなかった．経理の経験もあった．彼女の上司は，彼女は電話では礼儀正しく，タイピングも速く，どんな仕事でも率先して引き受けると評価した．建物の保守管理担当者らがストライキをしたときは，1週間毎日早くに出勤して，トイレと手洗い場を清掃した．それでもなぜか，彼女は職場でうまくいっていなかった．

彼女の上司は，ジャネットには多くの指示が必要だと述べた．それは，どのような紙に書類を印刷するかなど，単純なことにまで及んだ．彼女に意見を求めると，彼女の判断は間違っていなかったが，それでも彼女は常に指示を必要とした．上司は，とてつもない時間を彼女への指示に費やした．そんなわけで，彼女は会社のメンタルヘルス相談員に紹介された．

28歳のジャネットは，細身で，魅力的で，服装に気を遣っていた．彼女の茶色い髪は，すでに白髪が目立ち始めていた．オフィスの入り口に姿を見せると，「どこに座ったらいいですか」と聞いた．話し始めると，ためらいなく自身の人生や仕事について話した．

彼女は，これまでずっと引け目を感じ，自信がなかった．彼女と二人の姉妹は，優しいが独裁的な父親の元で育った．まるでネズミのような彼女の母親は，父親の愛情深い独裁を歓迎しているようであった．幼い頃から，ジャネットは服従することをよく学んだ．

ジャネットが18歳のとき，彼女の父は急死した．そして，数か月も経たないうちに母親は再婚し，別の州へと越して行った．ジャネットは喪失と恐怖にとらわれた．大学には進学せずに，銀行で窓口の仕事に就いた．そしてすぐに彼女は客のひとりと結婚した．30歳の彼は頑固で，夫婦のことはすべて自分が決めていた．するとジャネットは，この1年で初めて心が落ち着いた．

しかし，安定した状況であっても不安は湧いてきた．「時々真夜中に目が覚めて，彼がいなくなったらどうしようかと思うのです」と彼女は言った．「そうすると鼓動が速くなって，心臓が疲れて止まってしまうと思うほどです．一人では，何もできないと思います」．

●ジャネット・グリーンスパンを診断せよ

ジャネットには，次の DPD の症状があった．日常のことを決めるにも，ありあまるほどの助言を必要とした（診断基準 A1），夫に夫婦に関する決断をしてもらう必要があった（基準 A2），父親が他界し母親が引っ越した際，恐怖にとらわれて早婚という逃げ道を選んだ（基準 A7），その可能性が低くても，取り残され自分一人でなんとかしなくてはならない状況になるのを恐れた（基準 A8）．おそらく，他の社員から好かれようと，オフィスのトイレ清掃までも自発的に行った（基準 A5）．他人の意見に反対することが困難だったという証拠はないが，診断に必要な基準 5 つを十分に満たしていることは間違いないであろう．ジャネットは子どものときからずっとこうであったと話している．病歴から，彼女の特性は仕事と対人関係の領域に影響を及ぼしていることがわかる．幸いなことに，彼女は独裁的な男性と結婚しており，夫は彼女の依存欲求を満たす人物であった．認知，感情，そして対人関係の領域で問題がみられている（PD 全般の基準参照）．

身体症状症や**広場恐怖症**など，他の精神障害でも依存行動がみられるが，ジャネットがこれらの障害であるとは考えがたい．**二人組精神病 folie à deux**（または，共有精神病性障害．現在では**妄想性障害**と診断される）などの二次的な精神病性障害の患者は，依存性 PD であることが多い．**うつ病**や**気分変調症**は鑑別診断において重要である．依存していた人物を失った際に，これらの障害が目立つようになることがある．ジャネットは**全般不安症**の診断に必要な症状がすべてみられるが，彼女の不安は取り残されることに明らかに限定されているため，この診断がされることはない．

DPD は，被暗示的で他者から容易に影響を受ける傾向をもつ**演技性パーソナリティ障害**との鑑別を必ずすべきだ（ジャネットは特に注意獲得を求めてはいないが）．他の PD のなかでは，**境界性パーソナリティ障害**と**回避性パーソナリティ障害**と鑑別が必要となる．

GAF スコアは 70 とする．ジャネットの診断は実にシンプルである．

F60.7［301.6］　依存性パーソナリティ障害　Dependent personality disorder

■F60.5［301.4］強迫性パーソナリティ障害 Obsessive-Compulsive Personality Disorder

強迫性パーソナリティ障害 obsessive-compulsive PD（OCPD）の人は，完璧主義で秩序についてとらわれており，対人関係や精神状態を過度に統制している．このような特性は，効率性，柔軟性，そして，開放性を犠牲にするかたちで，生涯にわたり存在する．しかし，OCPD は強迫症（OCD）のミニチュア版ではない．OCPD 患者の多くは，なかには最終的に OCD を発症する者もいるが，OCPD には強迫観念や強迫行為はみられない．

この患者の強固な完璧主義は，優柔不断，細目へのとらわれ，几帳面さ，そして，自分のやり方に従うよう他者へ要求するといったことにつながる．このような行動は，仕事や社会的状況において，効率性を低下させる．抑うつ的にみえ，その症状は寛解と増悪を繰り返し，最終的に治療を要することがある．とてもけちで，不必要な無価値な物であっても，捨てるのを拒否するような節約家もいる．感情表現が難しく感じる者もいる．

OCPD 患者は，リストを作るのが好きだが時間管理が苦手で，仕事にのめりこむ傾向があり，楽しい予定でさえも完璧に計画しなければならない．自身の旅行を計画しても，実際には遂行しない．他者の権力には抵抗するが，他者には自身の権力を主張する．堅苦しく，頑固で，道徳的だと評される．

この障害は，おそらく頻繁にみられるであろう．さまざまな研究によると，約 5%がこの障害を有しているとされる．女性よりも男性によくみられ，遺伝的要素はおそらくあるであろう．

強迫性パーソナリティ障害のポイント

この患者は，統制，秩序，そして完璧さにとらわれる．細目，構成，そして，規則にとらわれ過ぎるあまり，活動の主要点を見失う．堅苦しく頑固で，完璧を求め過ぎるため，課題の達成が妨げられる．道徳，倫理，または，価値観についての事項に過度に良心的で，柔軟性に欠ける．ワーカホリックな者も，他者が自身のやり方に合意したときのみ働く者もいる．無価値な物を捨てない者，そして，自分のためにも他人のためにもけちな者もいる．

注意事項

D を見逃すな！

- **D**uration（期間）：10 代または 20 代に始まり持続する
- **D**iffuse contexts：1 つだけでなくさまざまな状況で生じる
- **D**ifferential diagnosis（鑑別診断）：身体疾患，物質関連障害，OCD，ためこみ症，他の PD

●ロビン・チャタジー

「過度にきれい好きなのは，認めます」ロビン・チャタジーは着ていたサリーの折り目を整えた．ムンバイで生まれ，ロンドンで教育を受けたロビンは，生物学の修士学生だった．現在は，時間の半分を生物学の教育助手として，残りの半分は米国の有名大学での授業と苦闘して過ごしていた．彼女はじっと面接者を見つめた．

今回彼女に面接を求めた，彼女の指導者である少し気難しいスコットランド人のマクリーシュによると，問題はきれい好きなことではなく，課題が遂行できないことであった．彼女が提出した論文は，すべての事実が記載され，すべての結論が正しく，スペルミスもないほどに完璧だった．彼は，なぜもう少し早めに論文を提出できないのか，「短命のネズミが年老いて死ぬ前に提出できないのか」と聞いた．彼女はその例えが最初は面白いと思ったが，後から考えさせられた．

ロビンは常に規律正しかった．母親には，家での手伝いを細かくリストに書き出させられていた，彼女にはその癖がついていた．ロビンは，そのリストを作るのに時間を費やしすぎて，肝心の仕事を終わらせる時間が確保できずにいたことを認めた．彼女は生徒に好かれているようだったが，もう少し自分たちに任せてもよいのではないかと言う学生もいた．ロビンは，生徒に解剖実験でさえも任せられなかった（学生の手法は彼女ほどに完璧ではないため，結局彼女が自分で行おうとした），と，ある学生はマクリーシュ博士に話した．彼女は，自分の働き方のせいでほぼ毎晩のように遅くまで研究室に残らなければならなくなっていることを，しぶしぶ認めた．最後にデートに行ったのは何週間も前のことで，社会生活は皆無に近かった．これに気がついたとき，彼女はマクリーシュ博士の助言に従い受診しようと思い立った．

●ロビン・チャタジーを診断せよ

ロビンは，OCPD の雛形にぴったり合いそうではあるが，正式な診断基準は辛うじて満たす程度である．彼女は，学生としての課題を阻害してしまうほどに，ワーカホリックで完璧主義であった（OCPD の診断基準 A3 と A2）．生徒の解剖実験でさえも自分でやろうとするほど，仕事を他者に任せることが難しかった（基準 A6）．課題のリストに極度に集中してしまい，その課題を遂行できなかった（基準 A1）．彼女には，青年期から通じてこのような傾向があった．

抑うつ的な気分は，この障害の患者によくみられる．OCPD 患者においては，**強迫症**，**うつ病**，そして，**持続性抑うつ障害**がないかの確認が必要である．ロビンは抑うつ的でなく，OCPD 患者にしては珍しく他の障害はみられなかった．診断基準をかろうじて満たす程度であり，全般的に生活機能に問題はないため，GAF スコアは比較的高く 70 が妥当であろう．

F60.5［301.4］ 強迫性パーソナリティ障害 Obsessive-compulsive personality disorder

他のパーソナリティ障害群

■F07.0［310.1］他の医学的疾患によるパーソナリティ変化 Personality Change Due to Another Medical Condition

医学的疾患のなかには，パーソナリティに変化をもたらすものがあり，それはその人の以前のパーソナリティ特性が（たいていは悪いほうに）変化を示すことと定義されている．もし，幼少時に医学的疾患を発症した場合，その変化は生涯持続することもある．パーソナリティ変化の多くは，脳の損傷，または，てんかんやハンチントン病などの中枢神経の障害が原因である．しかし，脳にも影響する全身性疾患（たとえば，全身性エリテマトーデス）も原因となりうる．

パーソナリティ変化にはいくつかの分類がある．易怒的，懐疑的，または，無関心で受動的になるなど，気分が不安定になる．気分の変化は，脳の前頭葉に損傷があると，特に頻繁にみられる．前頭葉てんかん患者は，過度に信心深くなる，くどくどと冗長になる，そして，ユーモア感覚を失うことがある．著しく攻撃的になる者もいる．妄想的な考えもよくみられる．感情が爆発すると喧嘩っぱやくなり，患者のなかには，社会的判断の機能が著しく失われる者もいる．そこで，パーソナリティ変化の型のコード化が必要となる．

脳の構造が大きく変容した場合，パーソナリティの変化はおそらく持続するであろう．治療可能な科学的な問題が原因の場合，解決することもある．重篤な場合，多発性硬化症の患者にみられるように，最終的に認知症へつながることもある．

他の医学的疾患によるパーソナリティ変化のポイント

身体的疾患や損傷が原因となって，持続的にパーソナリティが変容する．

注意事項

子どもの場合，最低 1 年以上，予想される発達のパターンから逸脱したパーソナリティ変化がみられる．

D を見逃すな！

- **D**uration（期間）：持続する
- **D**istress or **D**isability（苦痛と障害）：職業的/学業的，社会的，または個人的
- **D**ifferential diagnosis（鑑別診断）：せん妄，他の身体疾患，精神障害

コードするときの注

主要な特徴によって，型を特定する

攻撃型 Aggressive type
無欲型 Apathetic type
脱抑制型 Disinhibited type
不安定型 Labile type
妄想型 Paranoid type
その他の型 Other type
混合型 Combined type
特定不能の型 Unspecified type

この障害をコード化する際には，医学的疾患の病名を入れ，医学的疾患と別々にコード化すること

●エディー・オトウェイ

現在 28 歳のエディー・オトウェイは，ロサンゼルス中心部で生まれた．母は入院中（薬物およびアルコール乱用のため）と拘留中（売春のため）は不在であったが，そうでないときは母親に育てられた．彼の両親は，ほとんどお互いを知らなかったのではないかとエディーは疑っていた．

エディーは可能な限り学校から逃げまわり，周囲に目標となるような人物がいないなかで育った．彼が学んだことといえば，拳の使い方だけだった．15歳のときには，彼と非行仲間たちは幾度となく縄張り争いをし，危険な人物として名を上げていた．

しかし，エディーは根っからの犯罪者ではなく，その後生活のために働き始めた．教育も訓練も受けていない彼が働ける場所は，ファストフード店と重労働に限られていた．仕事を掛け持ちすることもあった．しかし，以前には保護観察のレポートに書かれていたように，彼にはまだ「燃えるような不公平感」があった．ギャングとの関わりは少しずつ薄れていったが，20代半ばでも，直接的な行動が必要とされるような状況では，攻撃的な行動をとった．

彼の27歳の誕生日もそのような状況であった．エディーは，彼が昔住んでいた地域にあるアパートにピザの宅配をしている際，10代の若者が高齢の女性に銃をつきつけて路地に連れて行こうとするのを目撃した．彼はそれを止めようとし，そのときに撃たれた．弾は彼の左眼窩から入り，頭髪の生え際へと貫通した．

彼は病院で手術を受け，傷はきれいに処置された．彼は意識を失うことはなく，1週間で退院した．しかし，彼が仕事に戻ることはなかった．ソーシャルワーカーの報告によると，彼の身体的コンディションは1か月で元に戻ったが，彼には「意欲がなかった」．彼は予定された仕事の面接には現れたものの，面接者は口を揃えて「彼が仕事をしたいと思っているようには見えなかった」と話した．

「回復する時間が必要だった」とエディーは言った．彼はハンサムな若者で，頭髪が少しずつ薄くなり始め，頭皮に走る手術の傷跡が見えていた．「まだ自分は働ける状態ではないと思います」．

彼が回復の時間が必要と言ってから2年が経過していた．そして今，なぜそれほどに時間がかかっているのかを知るための検査を受けていた．彼の神経学的検査の結果は，左目の眼瞼が少し下垂している以外は問題なかった．脳波では，前頭葉で徐波がみられ，MRIでは，局部的に脳組織が欠如していることがわかった．

エディーは常に検査に協力的で，彼の検査をした者は，彼は礼儀正しく好青年だったと言った．しかし，「彼は何となく機械的に協力しているだけだったと感じた．こちらの言うことに応じるが，自発的に何かをすることはなかった．検査の手順にも全く興味を示さなかった」と報告した者がいた．

彼の感情は高くもなく，低くもなく，不安定さもなかった．彼の会話は明瞭で，理路整然としていて，現実的であった．妄想，幻覚，強迫観念，強迫行為，恐怖は認められなかった．何に興味があるかと聞かれると，数秒考えた後，家に帰ることに興味があると答えた．MMSEは満点であった．

怪我をしてからは，労災保険で生活し，テレビを見て過ごしているとエディーは言った．彼が喧嘩をすることはもうなかった．また強盗を目撃したらどうするかと尋ねられると，人はみな「お互い邪魔せずに生活するのがいい」と答えた．

●エディー・オトウェイを診断せよ

エディーの病歴と検査結果からは，彼の持続的なパーソナリティ変化には医学的原因があることは明らかである（診断基準 A）．脳の生理学的外傷がエディーのパーソナリティの変化を引き起こした．これはこの診断の明白な必須条件である（基準 B）．激痛など非特異的な医学的症状がパーソナリティ変化とともにみられる場合は，この診断はできない．彼の正常な集中力と記憶力から，**せん妄**（基準 D）と**認知症**は否定される．しかしながら，神経心理学検査は実施すべきであろう．彼の言動は以前の(傷を負う前の)パーソナリティから著しく変化しているため，**依存性パーソナリティ障害**などの PD ではエディーの状態を説明できない．そして，彼のパーソナリティの変化の特徴は，その他の身体的疾患が原因の精神障害（たとえば，脳の外傷を原因とする**気分障害**）では説明することができない．

脳の外傷の他には，さまざまな神経学的異常がパーソナリティ変化を起こしうる．たとえば，多発性硬化症，脳血管障害，脳腫瘍，そして，側頭葉てんかんである．パーソナリティ変化によく似た言動の変化を引き起こすものとしては，**妄想性障害**，**間欠爆発症**，そして，**統合失調症**が考えられる．エディーのパーソナリティの変化は，彼が撃たれた後，突然に始まり，彼には上記のような障害を疑うような病歴がない（基準 C）．しかし，物質依存などの精神障害に関連して突然パーソナリティ変化をきたす患者も多い．

エディーの状態は，職業的，そして社会的に問題を引き起こしており（基準 E），この診断に該当する．彼の臨床像は，無関心（そして，受動性）が主な特徴である．これより型が特定できる．彼の GAF スコアは，残念ながら 55 と低い．

S06.330 [851.31]　大脳皮質の銃創，意識の喪失を伴わない　Open gunshot wound of cerebral cortex, without loss of consciousness
F07.0 [310.1]　頭部外傷によるパーソナリティ変化，無欲型　Personality change due to head trauma, apathetic type

F60.89 [301.89] 他の特定されるパーソナリティ障害 Other Specified Personality Disorder

F60.9 [301.9] 特定不能のパーソナリティ障害 Unspecified Personality Disorder

DSM-5 によると，ある特定の PD の特徴があっても，診断基準を完全には満たさない患者はこのカテゴリーのいずれかに該当するとされている．このような方法には反対せざるをえない．その理由は，典型的な PD 患者と比べて機能低下がほとんどみられないような者に，診断のラベルを貼る可能性があるからだ．私の個人的な信念はこうだ．認められたパーソナリティ特性をサマリーに記載するにとどめ，正式な診断は何も下すべきではない．

第 18 章

パラフィリア障害群

Paraphilic Disorders

パラフィリア障害群クイックガイド

パラフィリアには，不快で異常でまともでないものとしてたいていの人が拒絶する，さまざまな性行動が含まれる．成人が同意のうえで行う性器による性行為が正常だが，パラフィリア障害群にはそれ以外の性的な行動が含まれている．ある人が自分のそういった行動により著しい苦痛を感じたり，支障が生じたりしたときにパラフィリア障害群の診断が下される．そういった人のほぼすべてが常習的にそのような行為に及び，おそらくほとんどが男性である．

露出障害：予期していない見知らぬ人に自分の性器を露出したいという衝動のあるもの（p.558）.
フェティシズム障害：生命のない対象物の使用に関連する性的衝動のあるもの（p.561）.
窃触障害：同意していない人に自分の性器をこすりつけることに関する衝動のあるもの（p.563）.
小児性愛障害：子どもとの性的行動に関する衝動のあるもの（p.565）.
性的マゾヒズム障害：傷つけられる，縛られる，辱められるといった行為に関する性的衝動のあるもの（p.569）.
性的サディズム障害：他者に苦痛や屈辱を与えることに関する性的衝動のあるもの（p.572）.
異性装障害：異性の服装をすることに関する性的衝動のあるもの（p.575）.
窃視障害：見られているとは思っていない人が衣服を脱いでいる，裸になっている，または性行為を行っているのを見ることに関する衝動のあるもの（p.578）.
他の特定される，また特定不能のパラフィリア障害：多くのパラフィリア障害群は，世間で扱われずにおり，臨床的に注目されず，診断コードが与えられておらず，この項を必要としている（p.580）.

はじめに

■パラフィリアおよびパラフィリア障害群の定義

パラフィリア paraphilia は，言葉そのままに「異常な，または不自然な愛着」を意味する．望ましい性的対象自体に興奮し，望ましい性的対象と当人との関わり方によって興奮することを，ノーマルな性的関係とするならば，パラフィリアの結ぶ性的関係は，ノーマルとはかけ離れている（ここでいう**ノーマル**とは，行為に同意した成人同士が性器を刺激しあう，という意味に限定した性行為をさすものとして使うこととしよう）．パラフィリアの性行為は次の3つのテーマを中心に展開される．①無生物またはヒトでない動物，②患者本人または相手への辱めや苦痛，③子どもを含む，行為に同意していない人．DSM-5はパラフィリアを，こういったテーマによってでなく，性的興奮を覚える対象が異常であるもの（子ども，フェチ，異性装）と，行為そのものが異常であるもの（露出障害，窃視障害，サディズム，マゾヒズム，窃触障害）の2つに分けている．世界にはパラフィリアと呼べるものは数多く存在している．DSM-5にリストアップされたパラフィリアは，ある程度一般に認知されており，そのように認知されているがゆえに，ときとして大きなインパクトをもつ，という限られたものにすぎない．

われわれはさらに**パラフィリア** paraphilia と**パラフィリア障害** paraphilic disorder の二者も注意深く区別しなければならない．後者は，パラフィリアのうちでも，本人を苦しめたり他者を傷つけたりすることが要素となる．この違いを意識することにより，メンタルヘルスにおける診断の労力をわずかながら節約できる．たとえば，異性装をする人がその状態を心地よいと思い，生活をするうえで何ら不便を感じることがないのであれば，その人に**障害**というレッテルを貼る必要は全くない（1991年の大学生を対象とした調査では，半数以上が何らかのパラフィリア的嗜好を有すると回答している）．要するに，われわれはパラフィリアをどういった性的衝動を抱くかによって見出すが，その性的衝動によって何かが苦しめられたり，損なわれたりするものだけをパラフィリア障害と呼んでいる．

パラフィリアに関連する性行為についてほんの少し欲望や空想を抱くだけでも，診断基準を十分に満たすほどに苦しんでいる者もいる．そして，それよりもはるかに多くの患者が，実際に彼らの欲望に基づいた行動を起こしている（たしかに，DSM-5では，職業的生活，学校生活，社会生活，個人の私的な生活，その他あらゆる生活において，苦痛を感じたり能力の欠如を感じたりすることは全くないと主張する患者であっても，欲望に基づく行動についての考えが繰り返し現れるようであれば，診断に該当しうると慎重に述べられている）．パラフィリア障害群は，小児性愛障害，露出障害，窃視障害，窃触障害の順によくみられる．その他の障害に出くわすことはそう多くない．

こういったパラフィリアのなかには，同意していない人を巻き込み犠牲者を生み出すものもある．窃触性愛者，窃視障害者，サディスト，および露出障害者は自分が法にひっかかる立場だと十分すぎるくらい認識していて，発覚の回避や逃亡の計画を必死で練り上げている．小児性愛者は自分の行為によって，ターゲットにした子どもにとって何らかの形でよい意味があると，自分自身にすら信じ込ませようとするが（たとえばそれは「教育」という表現で），それでもなお犠牲者に「両親や他の誰かにこのことを話してはいけない」と警告を与えずにはいられない．自分が法律に反してしまうという理由で臨床的な援助を得ようとする患者は，自分の行動の動機について信頼するに足る説明をしない可能性がある．

パラフィリア障害の患者では，性的なエピソードに占めるパラフィリアに該当する行為の割合は高いが，それ以外にも，特にストレスがあった際などに，パラフィリアに関連した物思いにふけっていることもあるだろう．多くの患者は複数のパラフィリアを有する（平均3〜4個）．彼らはあるパラフィリア関連の行為から別のパラフィリア関連の行為に移行し，さらには，性別，年齢，触れるか触れないか，家族であるかないか，など犠牲になる者の立場によって相手を識別し，パラフィリアを切り替えることもある．

小児性愛者を別として，性別について明確に規定した基準はないにもかかわらず，パラフィリア障害を有する患者のほとんどすべてが男性であり，彼らの抱く妄想のほとんどは，犠牲になる者との性的接触である．

パラフィリア障害が何か別の病状に起因して生じることはほとんどない．しかしながら，異常な性的嗜好はいくつかの精神障害にみられることがある．統合失調症，双極I型障害(躁病エピソード)，知的能力障害，および強迫症である．さらに，病的なパーソナリティであることも少なくない．

年齢についての明確な基準は設けられていないが，パラフィリアのほとんどは思春期に始まる．思春期は多くの人が自分のセクシュアリティを自覚し探求しはじめる時期でもある．とりわけ思春期の少年は，性的行為についてさまざまな典型的な試みをするものだ．しかし，そんなティーンエイジャーのなかに，これから述べる診断基準に該当するようなパラフィリア的行動をする者がいたら，やはり診断を与える候補者と考えるべきであろう．

同様に，人間の性行動について何を正常とするかという境界線ははっきり引けないことにも留意すべきである．小児性愛は，投獄された他の重罪犯ですら非難するほど普遍的に糾弾されるが，他の多くのパラフィリアは一般的な人の行動と共通する部分がある．自己をさらけ出す，性的対象を見つめ，触れることは日常での性的経験の一部だ．強制や（適度な）苦痛ですら，昔からよくある性的行動で扱われているものだ．異性装は何世紀にもわたって演劇の重要な一部分を成している．ただ，それでもフェティシズムを「正常」とみなすのは私には難しいことは言っておこう．

■パラフィリア障害群の特定用語

どのパラフィリア障害についても，ある人物が特定の行動を実行していないことを示すのに使える2つの特定用語があることを覚えておいてほしい．この特定用語はどちらも法的な問題を生みうるような行動をとる者――特に，露出障害，窃触障害，小児性愛障害，窃視障害，および場合によって性的サディズム障害――に適用されることが多いだろう．

管理された環境下にある in a controlled environment とは，現在生活している場所がパラフィリア的関心の追求から物理的に隔てられている患者を対象とする．この場合の患者が生活する場所とは，刑務所，病院，養護施設などで，その他，監視がなく自由に動きまわれるがその範囲は限られている施設のことをさす．

完全寛解 in full remission とは，診断に用いられるより制限のゆるやかな用語で，管理され**ていない**環境下で，少なくとも5年間，問題になる行動の再発はなく，苦痛や社会的・職業的障害などを引き起こしていない場合をいう．

F65.2 [302.4] 露出障害 Exhibitionistic Disorder

露出障害者が世界にどのくらいいるか正確にはわからないが，露出障害は最もありふれた性犯罪のひとつである（窃視症に次いで2番目に多い）．集団調査においては女性の露出障害者も少数存在するにもかかわらず，臨床的または法的に注目を集めるのはほとんどいつも男性であり，その被害者のほとんどすべてが女性である．多くの場合，被害者は被害を予期していない赤の他人だが，低い割合ながら，露出障害者の顔見知りに対して露出行為が行われることもある．子どもに対して露出行為をする者は，それを成人に対して行う者とは全く異なっており，たとえば，累犯率がより高いことが挙げられる．

露出障害者は違法行為をする際同じパターンを繰り返す傾向にある．彼はターゲットを探して車を走らせながら空想にふける（ターゲット以外の誰かに見つかった場合に備え，常に注意深く退路を確保している）．ある者は勃起した彼自身をさらし，別の者は萎えたそれをさらす．彼らの行為を目にして動揺や恐怖を浮かべる顔を味わう，きわめて積極的な者もいる．女性に性器を見せているとき，あるいは後に彼の想像のなかでその光景を思い出すときにマスターベーションをする露出障害者もいるであろう．その犠牲者との性行為を夢想する者は多くいるが，大半の露出障害者は，そのような夢想に基づいた行動を試みるようなことはしない．

露出障害はたいてい18歳よりも前に始まるが，30歳またはそれ以降まで続くことがある．多くの場合，露出への衝動は断続的にやってくる．ある患者は衝動が1〜2週間続き，その後活動しない状態が数週間から数か月続く．露出行為は患者がストレスを抱えているとき，あるいは自由な時間があるときに最も起こりやすい．アルコールの摂取が要因になることはほとんどない．

多くの露出障害者には配偶者やパートナーがいて，比較的ノーマルな性生活を追求してもいるが，彼らの性行為に対する関心は平均より強いかもしれない．露出行為は，他者に危険を与えるものというよりも不愉快なものとずっとみなされてきたが，他の有害なパラフィリアと併存しうる．ことによると15%は痴漢，小児性愛，またはレイプなどの犯罪をおかしうる．いずれにしても，露出障害に関わる患者に対しパラフィリア的関心についての十分な診断が望まれることは疑いようがない．

露出障害のポイント

予期していない他人に自ら性器を露出することに性的に興奮し，それを衝動のままに繰り返す（あるいは自分のそのような考えに苦痛と障害を抱く）者．

注意事項

Dを見逃すな！

- **D**uration（期間）：6か月以上
- **D**istress or **D**isability（苦痛と障害）：職業的/学業的，社会的，あるいは個人的

- **D**ifferential diagnosis（鑑別診断）：身体疾患や物質使用障害，精神病性障害，双極性障害

コードするときの注

▶**いずれかを特定せよ**

思春期前の子どもに性器を露出することで性的に興奮するもの Sexually aroused by exposing genitals to prepubertal children

身体的に成熟した人に性器を露出することで性的に興奮するもの Sexually aroused by exposing genitals to physically mature individuals

思春期前の子どもおよび身体的に成熟した人に性器を露出することで性的に興奮するもの Sexually aroused by exposing genitals to prepubertal children and to physically mature individuals

▶**該当すれば特定せよ**

完全寛解 In full remission（5 年以上症状が出ていない）

管理された環境下にある In a controlled environment

●ロナルド・スパイビー

ロナルド・スパイビーは 39 歳の弁護士であり，彼の故郷の地方裁判所で**一時的に**判事を務めていた．彼は不安症状を訴え，それは，彼が共用プールで勃起したペニスを露出したことを，同じアパートに住む女性に通報されるのではと懸念するようになってからのことだと言った．

「私はずっと，彼女が私に興味をもって見ていると思っていたんです」と判事の着用するかつらをなでつけながら彼は言った．「彼女は大胆なビキニ姿で，私に露出行為をするよう誘っていると思ったんです．だから私はこう座って，彼女に私の脚の間が水着から見えるようにしました」．

ロナルドは奨学金を得てロースクールへ行った．彼は都心の近隣で育ったが，そこは海軍徴兵所からそう遠くないところにフーファーズとよばれるストリップショー小屋があるような環境だった．小学生の頃，彼とその友人は時々ショーを見物するために通用口から小屋に忍び込んだ．15 歳のとき，けしかけられた彼は小屋を出ようとしていた 2 人のストリッパーの目の前で自らの下着を下ろした．彼女たちは声をたてて笑い，彼に拍手を送った．その後彼はその女性たちから愛撫されるのを夢想しながらマスターベーションをした．

それ以降も時々，大学やロースクールに通いながら，ロナルドは「トローリング」（彼がそう呼んでいた）のためにドライブしてまわった．「トローリング」とは，人目につかないところを一人で歩いている少女や若い女性を探すことである．彼は車を走らせながらマスターベーションをした．周囲の状況が彼にとってちょうどよい条件（気に入った女性が人目につかない場所にいて，周りは他に誰もいない）になると，彼は勃起した性器を露出させたまま車から飛び降り，女性の正面に立ちはだかった．女性の驚いた顔を見て彼はしばしば射精した．

ロースクールの卒業と同時期に結婚し，ロナルドの露出行為は一時的におさまった．妻とのセックスは互いに十分満たされるものであったが，彼はその時々自分がセックスしたいと夢想する見知らぬ相手に自分の性器をさらすという想像をし続けた．弁護士として開業してから，裁判事件が継続し未解決のままのときには，彼は遅くまで仕事をすることがあった．その頃から彼はまたトローリングを始め，1か月に数回行うこともあったようである．そういった時期以外は何か月か行為をせずに過ごしたと思われる．

共用プールにいた女性について，「私は彼女がそれを強く望んでいると本当に思ったんです」とロナルドは言った．彼女はいつも露出度の高いビキニで，彼は数日間ずっと彼女とセックスすることを考えていた．彼女が彼自身をはっきりと目にすることができるよう狙って彼は座った．彼が何を見せようとしていたかに気づいた彼女は，「私はいつも弁護士なんてものは，実のところこんな存在だって思ってたわ．そして実際，こんなことをしてるんだもの！」と言った．そのときから彼は，彼女が州法曹協会に報告するのではないかという考えによってパニックに近い状態になっていた．

●ロナルド・スパイビーを診断せよ

同意していない人に自らの性器を露出し興奮する経験は，10代の頃から始まり，少なくとも20年間続いた（診断基準A，B）．もし彼が逮捕され自由の身でなくなっていたら，彼の生活が失われることもありえただろう．そういった自分の行為が引き起こすかもしれない結果を知りながら，彼が違法行為をし続けた事実は，彼の衝動性の強さを示している（「トローリング」が露出障害者の典型的な行動であるのに対し，再び顔をあわせるかもしれない人に彼自身をさらす行為は，露出障害者の行動としてはほとんど聞かれないことに注意を払うべきだ）．

女性は彼に彼自身を「見せてほしい」と求めていた，というロナルドの考えは，露出衝動のまま行動してしまう人の認識の歪みとしてかなり典型的なものだ．実際には公共のプールで自分の陰部を見せてくるほとんど初対面の他人に，女性が少しでも興味をもつことなどまずありえない．

他の精神障害が露出障害と併存する可能性はある．しかし，**統合失調症**や**双極Ⅰ型障害**が露出行動を引き起こした原因であるならば，20年以上も発覚せず見過ごされるとは考えにくい．また，**知的能力障害**があったら，ロナルドがロースクールへ入学すること，まして修了することはできなかったと思われる．ロナルドにパラフィリア障害に加えて**物質使用障害**，**気分障害**，**不安症**，などがあったと診断するに足る臨床的要素はない．私ならば，「次の診察では彼のパーソナリティ特性を探ろう」と心にとめるだろう．

ロナルドの興味が成人女性に限られていることから，タイプは特定できる．また，彼はこれまでのところ完全寛解には至っていない．したがって，彼の最終的な診断（GAFスコアは65）は次のとおりである．

F65.2［302.4］　露出障害，身体的に成熟した女性に性器を露出することで性的に興奮するもの　Exhibitionistic disorder, sexually aroused by exposing genitals to physically mature women

■F65.0［302.81］フェティシズム障害 Fetishistic Disorder

ポルトガル語に由来する原義では，**フェティッシュ** fetish とは呪術的意味合いをもつ偶像や御守りのことだった．性的行為に関する文脈では，個人の性的な夢想や欲望を刺激するものを言い，これには下着，靴，ストッキングなど生命のない対象物が含まれる．ブラジャーとショーツはフェティシズムの対象としておそらく最も多くみられるものだ．

DSM-5 におけるフェティシズム障害の定義には，生殖行為に関わらない身体部位を対象とするものも含まれている．足に性的魅力を感じるのはこういった部分性愛の例として知られており，他のフェティシズムの対象を伴って生じることもある（たとえば片足しかない女性のように身体の一部が**欠損**している女性に魅力を感じる男性の例が報告されているが，これは**未視感** jamais vu へのフェティシズムのようなものだと考えられる）．異性装に用いる衣料品などに性的に興奮するのであれば，異性装障害として扱うべきだ．また，性的に興奮する対象が，ディルドやバイブレーターのようなセックスで用いるために作られた器具の場合は，フェティシズム障害の定義から除外される．

自分の好むフェティシズムの対象をコレクションする者もおり，店の商品や民家の軒先の洗濯物を盗んでまで収集する例も報告されている．彼らは対象物のにおいをかいだり，こすりつけたり，握りしめたりしながらマスターベーションをし，あるいはセックスのパートナーに対象物を身につけるよう頼むかもしれない．こういった人はフェティシズムの対象なしには勃起できないこともあるだろう．

フェティシズムはたいてい思春期に始まるが，多くの患者が似たような関心を幼い頃から抱いていたと述べる．女性がフェティシズム的行為をすることもあるが，ほとんどすべてのフェティシズム障害は男性に起こる．こういった状態は慢性化する傾向にあり，フェティシズムをもつ人々にとってその対象は，人によっては通常の性的対象が押しのけられるほど魅力的に感じられるものだ．

フェティシズム障害のポイント

生命のない対象物（たとえば靴や下着）または生殖器以外の身体部位（たとえば足）に性的に興奮し，そのような考えに苦痛と障害を抱く者．

注意事項

D を見逃すな！

- **D**uration（期間）：6 か月以上
- **D**istress or **D**isability（苦痛と障害）：職業的/学業的，社会的，または個人的
- **D**ifferential diagnosis（鑑別診断）：異性装障害

コードするときの注

▶いずれかを特定せよ

身体の部位 Body parts

生命のない対象物 Nonliving objects
その他 Other：上の２つのタイプの組み合わせなどが考えられる

▶該当すれば特定せよ
完全寛解 In remission
管理された環境下にある In a controlled environment

●コーキー・ブラウナー

コーキー・ブラウナーは13歳のとき，彼の下着の中にまぎれていた姉のショーツを見つけた．それは，母親がうっかり間違えて入れてしまったものであった．ショーツには花柄と「Saturday（土曜日）」の文字が刺繍されており，それらに妙な興奮を覚えた．彼は数日間そのショーツを枕の下に入れて眠り，それを使って２回マスターベーションをし，金曜の夕方には姉のタンスの引出しにこっそり戻した．概ね平穏であった思春期の間，家に一人でいることがあると，コーキーは姉の下着類の中から目的のものをこっそり持ち出した．

大学生になって独り暮らしを始めると，彼は誰かに見つかる心配なく下着類を収集し，自分のコレクションにすることができるようになった．ブラジャーやスリップも数枚ずつ所有していたが，彼はショーツを最も好んだ．大学４年生の頃には彼のコレクションは数十枚に及んだ．自分で購入したものもあったが，デートの終わりに女性を説得し，身につけていたのを置いていくよう頼んで手に入れたものがお気に入りだった．裏庭に干してある洗濯物から２枚ほど盗んだこともあったが，見つかるリスクの大きさを考え，めったにしなかった．

何ら気兼ねなく一人で過ごすときがあると，コーキーは引き出しからショーツを数枚取り出して気の向くままにもてあそんだ．ショーツのにおいをかぎ，顔にこすりつけ，マスターベーションをした．そのような行為をする間，彼はショーツの元の持ち主とセックスしているかのように振る舞った．持ち主の女性のことを知らないときには，どんな女性か想像した．

コーキーが，治療を受けようと思い立つに至る日は突然に訪れた．当時の交際相手とのセックスのとき，勃起するためにと彼女の下着を枕の下に入れたところ，笑われたのだ．最初の診察の際，彼は「私はすっかりショーツに執着してしまっているんです」と言った．「それも，女性そのものよりもショーツのほうが好きみたいなんです」．

●コーキー・ブラウナーを診断せよ

ショーツに対するコーキーの極端な関心は，フェティシズム障害の典型例である．それは何年も続いており，６か月という必須条件をはるかに超えている（診断基準Ａに該当）．長年にわたり彼はさまざまな方法でショーツを手に入れ，相当数を集めて自分のコレクションとした．コーキーは自分の行為に問題があると思ったことはなかったが，ガールフレンドに笑われてからは悩みの種となった（診断基準Ｂに該当）．このような経過で彼は自分が人よりもショーツが好きなのだとわかったが，これはフェティシストが辿るものとしてはまれである．

フェティシズム障害の鑑別診断として異性装障害が挙げられる．異性装障害は男性（ほとんどすべて男性）が女性の衣類を身につけ，女性の服装をした自分の姿を見ることで興奮するものだ．フェティシストも異性の衣類を身につけることはあるが，それは衣類自体への性的欲望を満たす行為として付随的に起こるものであり，異性の服装をした自分の魅力について夢想することもない．コーキーには異性装への興味はない（異性装障害の可能性は除外）．

レイプ，露出障害，窃触障害，小児性愛，窃視症など他の問題を抱えるフェティシストも多くみられるが，これらの問題に該当するような行動はコーキーが語ったことのなかにはなかった（臨床家はこれらについて尋ねるべきだ）．他の問題を除外する質問への答えを聞く必要はあるが，コーキーの最終的な診断（GAF スコアは 61）は次のとおりである．

F65.0 [302.81]　フェティシズム障害，生命のない対象物（ショーツ）Fetishistic disorder, nonliving objects（panties）

■ F65.81 [302.89] 窃触障害 Frotteuristic Disorder

Frottage（フランス語の frotter から派生し，「こする」を意味する）は多くの場合，混雑した通りや公共交通機関で行われる（逃げる手段の準備は窃触障害患者にとって重要なことである）．犯人（常に男性）は，近付きやすくタイトな洋服を着た，その魅力が強調されている被害者（たいていは女性）を選ぶものだ．窃触障害患者は被害者の太ももやお尻に自身の性器をこすりつけるか，胸や性器を触るなどの行為に及ぶ．この一連の行為は，彼らにとって意味をなし，彼らは電車の中で，通常は駅から駅へと移動する間に，射精することもある．

被害者は，そのとき行われているように思えるそのことが誤解であってほしいと願うからかもしれないが，一般的にはすぐに大声を出すようなことはない．ここで重要なことは，強引に強制することはなく触ったりこすりつけたりする行為であり，それで彼らは興奮するのだ．しかし，半分以上が他のパラフィリア歴をもっており，特に露出障害や窃視障害が多い．窃触障害患者たちはしばしば被害者と親密な関係があると空想をするものだ．

この症状は一般的には青年期に発症し，なかには他者の窃触行為を見て発症する人もいる．15～25 歳の間に最も多く，それ以降は徐々に頻度が減少する．この症状の共通する点についてはあまり知られておらず，過小報告されていると考えられる．

窃触障害のポイント

同意していない人に身体をこすりつけるまたはその人を触れて感じることにより興奮し，衝動的に（または苦痛や無力感を感じながら）行為を繰り返す者．

注意事項

D を見逃すな！

- **D**uration（期間）：6 か月以上
- **D**istress or **D**isability（苦痛と障害）：職業的/学業的，社会的，個人的
- **D**ifferential diagnosis（鑑別診断）：身体疾患や物質使用障害，精神病性および双極性障害

コードするときの注

▶該当すれば特定せよ

完全寛解 In full remission（5 年以上症状が出ていない）

管理された環境下にある In a controlled environment

●ヘンリー・マックウィリアムス

ヘンリー・マックウィリアムスはロンドンで生まれた．灰色の半ズボンと白いシャツを着て，学校のネクタイを締めて毎日，地下鉄で通学していた．彼が 9 歳であったある日，いつも混雑していた電車はいつも以上に混んでおり，その車中，彼の目の高さでは素晴らしい光景が繰り広げられているのを見てしまったのだ．少しぽっちゃりとした，タイトなミニスカートをはいた一人の女性（彼女が大人であることはわかったが，何歳くらいなのかヘンリーには全くわからなかった）がいた．

彼女は，ドアを通り抜ける人混みの重さに身を任せ，彼女に身体を押しつけている一人の男性に背を向けていた．

「彼女の顔は見えなかったですが，彼女がそれを嫌がっていたのはわかりました」とヘンリーは言った．「彼女は彼を押しのけようとしたり，動いたりしていましたが，そこにはどこにも動けるスペースはなかったんです．その後，電車が止まり，彼は外へ走って行ったんです」．

ヘンリーは 15 歳のときに，両親とともに米国へと引っ越してきた．現在 24 歳になった彼は，この話をしながら治療を求めてきた．

高校卒業後，大手法律事務所のメッセンジャーとして働いていた．彼は職業上，何時間も電車の中で過ごす日が多かった．彼の推測では，5 年間で彼が体をこすりつけた女性は約 200 人ほどにのぼった．偶然同じ電車に乗り，彼の行動を見てしまった，同じ法律事務所の同僚のひとりに強く説得され助けを求めた．

必要な場合は，ズボンに跡を残さないため，トイレに行きコンドームをつけていた．その後，彼は地下鉄のホームの人混みを端から端までうろつきながら，興味を引く女性を探した．対象は大体，やや若く，しかし幼くはなく（「叫ぶことが少ない」というのがその選択の理由だった），彼女たちのスカートやスラックスの素材が伸びる程度に体に丸みがある人であった．革が特に好きな素材だった．彼は対象とする女性が電車に乗った後に乗車し，彼女が振り向かなければ，電車が動き出してから，勃起したペニスを彼女のお尻にこすりつけた．

ヘンリーは非常に敏感であったため，長い時間は必要としなかった．女性は何が起きているのか気づいていない様子のこともあれば，彼女自身でさえも気づくことを望んでいないこともあった．彼は 1 分以内に絶頂を迎え，次の駅でドアを飛び出した．絶頂に達する前に妨害されたときには，また人混みの中で新しい対象を見つけるまでホームをぶらつくのであった．

彼は「その女性と結婚か婚約していると想像するとまたいいんです」と説明した．「彼女が僕との指輪をつけていて，僕は短時間，セックスのために帰ってきたと想像しているんです」．

●ヘンリー・マックウィリアムスを診断せよ

ヘンリーは，毎回同様のパターンに従って行為に及んでおり，典型的な窃触障害患者の行動といえよう．ヘンリーは何度もその行為に及んでいた（診断基準 A，B）．彼は数年にわたりこの行為を繰り返し，大部分は被害者との恋愛を空想していた．ヘンリーは特に自身の行為に困ってはおらず，雇い主に勧められ治療に来ただけであった．

統合失調症や**知的能力障害**患者も，しばしば状況に合わない不適切な性的行動を起こすこともあるが，ヘンリーはいずれの状態にも該当しない．GAF スコアは 70 であり，彼の診断は以下のようになる．

F65.81［302.89］　窃触障害　Frotteuristic disorder

■ F65.4［302.2］小児性愛障害 Pedophilic Disorder

ペドフィリア pedophilia はギリシャ語で「子どもへの愛」を意味する．パラフィリアの文脈のなかにおいては言うまでもなく，子どもに対する性欲である．小児性愛障害はパラフィリア障害群のなかでも実際に遭遇することがはるかに多い．推定値は定まらないが，米国の子どもの最大 20％は 18 歳に至るまでに何らかの形で性的な干渉を受けている．その加害者の多くは他人ではなく，親戚や友人，隣人である．圧倒的多数の小児性愛者は男性であるが，記録される犯罪のうちの 12％までは女性が占めている（これらの犯罪は，単独で行為を犯すよりもむしろ，子どもに暴力を与えることを許す行為も含まれている）．

その行為のタイプは犯罪者によって異なっている．なかには，ただ児童ポルノや実際の子どもを見たがるだけの者，子どもに触れたり裸にさせたりしたがるだけの者もいる．しかし，ほとんどが，オーラルセックスや子どもの性器への接触，または小児性愛者自身の性器を子どもに触れさせることを望んでしまう．近親姦以外の場合，ほとんどの小児性愛者は実際にペニスの挿入までは望んでいない．しかし，そのような行為を望む者は力ずくでそれを達成してしまう．

中年期になって小児性愛が始まる者もなかにはいるが，10 代後半から始まるのが普通だ（小児性愛障害の詳細な定義では，小児性愛者本人が思春期である場合や，犠牲者よりも少なくとも 5 歳年上でない場合は除外される）．幼少期に虐待を受けていた者においてより起こりやすい可能性がある．50％ではアルコールの使用が前触れとなって，子どもに接触する．半数以上が他のパラフィリア障害を抱えている．

小児性愛者の性的対象は，子どもに限定されていることは少なくなく（このようなタイプの小児性愛者は**専従型**と呼ばれる），さらに，どちらか一方の性別や特定の年齢に限定されていることはよくある．しかし，大多数は大人に対しても魅力を感じ，そのようなタイプの小児性愛者は**非専従型**と呼ばれている．他のパラフィリア障害者と同様に，小児性愛者は自分の行為につき，いくらか歪んだ認知が構築されているかもしれない．子どもは性的な経験を楽しんでいる，あるいは，彼らの成長のために大切である，などと自分自身を説得しているかもしれない．ほとんどの小児性愛者は，子どもから自分への関心を無理に強要するのではなく，友情や説得，ずる賢い策略によって成し遂げている．孤独であり，何らかの理由で人から気にかけてもらえない子どもが特に，小児性愛者の誘惑を受け入れやすいことが多くの研究で述べられている．

全体として，有罪判決を受けた約15～25%が釈放後2～3年のうちに再犯を起こす．アルコール使用や成人との親密な関係の構築の困難が常習的犯行の可能性を高める．男子を好む男性は，女性を好む男性よりも2倍再犯を起こす可能性が高い．

一部の小児性愛者は娘や継娘，その他の親戚に，その関心が限定されている．**近親姦に限定されるもの**が特定用語として用いられるが，どのような利益を目的として行われているかについては明らかでない．近親姦を犯す犯罪者の一部は小児性愛者かもしれないが，多くの男性（近親姦を犯す成人のほとんどは男性）は，思春期に至った娘や継娘のみに興味を示す．

小児性愛者は自らの行為について隠したがる傾向が強く，診察の際には，本人の話ばかりでなく，他の情報も得ておくことは非常に重要である．また，ほとんどが真実を話そうとはしないものだ．なぜなら，有罪判決を受ければその刑期は長く，刑務所での過酷な治療が待っており，薬物で性欲を抑え込む治療を受けることになるだろうことは，彼らにとって何ら魅力を感じるものではない．

診断基準のわかりにくい点は，加害者と被害者の年齢差が5歳であることだ．「コードするときの注」が示すように，15歳の者がどんな年齢の人と性的関係をもっても，小児性愛障害とは診断されないだろう．しかし，20歳の者が14歳や15歳の者と関係をもてば診断に該当する．

また，これは他の厄介な問題に繋がる．DSM-5の評価基準によれば，被害者となる子どもは思春期前でなくてはならない．DSM-5に書かれていることを正確に解釈すれば，性的に発達し始めた者に被害を与えた者には診断が下されないことになる．この問題は臨床家にとってとても厄介な問題である．現在の定義であると，思春期に入った13歳以下の子どもを好む男性は病的なものと診断されないことになると心配するDSM-5編集委員もいる．

小児性愛障害のポイント

注意事項

思春期前の子どもに対して性的に興奮し，その衝動を実行に移したことがある（または，その考えによって苦痛や対人関係上の障害が生じる）者．

D を見逃すな！

- **D**uration（期間）：6 か月以上
- **D**emographics（患者層）：少なくとも 16 歳であり，被害者との年齢差が少なくとも 5 歳
- **D**ifferential diagnosis（鑑別診断）：身体的疾患や物質使用障害，精神病性の障害，双極性障害，知的能力障害，利益目的の犯罪性児童虐待

コードするときの注

▶**該当すれば特定せよ**

管理された環境下にある In a controlled environment（下記を参照）

▶**特定せよ**

専従型 Exclusive type（子どもにのみ興奮する）

非専従型 Nonexclusive type

▶**該当すれば特定せよ**

男性に魅惑されるもの Sexually attracted to males

女性に魅惑されるもの Sexually attracted to females

両性ともに魅惑されるもの Sexually attracted to both

▶**該当すれば特定せよ**

近親姦に限定されるもの Limited to incest

ここで少し問題を取り上げよう．DSM-5 では，この章の他の障害には**管理された環境下にある**の特定用語が存在するが，小児性愛障害の診断基準にだけは存在しない．そして，当然のことではあるが，小児性愛障害にだけは**完全寛解**の特定用語も存在しない．ただ，それも少なくとも論理的ではある．小児性愛は，消えることなく，その者の人生を通して長期間続くものだ．しかし，小児性愛は服役することが多く，そして，服役中に再犯の可能性など考えられない．そんな人を診断するにあたり，私は迷わず**管理された環境下にある**の特定用語を使ってしまうであろう．

●レイモンド・ボグス

58 歳のレイモンド・ボグスは犯罪者には見えなかった．オレンジの囚人服は彼の梨型の体型を覆うのに限界まで引きのばされていた．また，威張って歩く若い囚人とは対照的に，頭を下げ，足を引きずりながら廊下を歩いて面会室までやってきた．

レイモンドはとても若い頃から性に対して関心を抱いていた. 性に関する最初の記憶は, まだ幼かった彼と妹を面倒見てくれたベビーシッターの10代の女の子との性的な遊びについてであった. 大人になってからも, 小さい女の子の身体を見て興味をそそられていた. 彼が7〜8歳のとき, 入浴中だった妹に, 母親に風呂場から追い払われるまでまとわりついていた記憶があった. 兄弟が10代になった頃には, 夜に妹がベッドに入る際に裸になる姿を一目見ようと, 妹の部屋の窓を外から覗いていた. その夜の習慣は, 妹が思春期に入ってからはなくなった.「妹の体に毛が生えたのが嫌で見るのを止めたんだ. だって, 体毛はザラザラして気持ち悪いだろ. そこで気づいたんだ. 僕が好きなのは, 滑らかでつるっとした子だけなんだと」.

このような好みがあるにもかかわらず, 彼は20代半ばで, 同じ印刷屋で働く主任の娘と結婚した. 結婚した当初は, 夜の営みにも積極的だった. その際, 彼はいつも若い女の子とセックスをしていることを想像するようにしていた. 一度, 彼は妻に陰毛をすべて脱毛するよう求めたが, また毛が生えてきたときの痛みについて文句を言われ, 再度の脱毛は拒まれた. 子どもは3人すべて息子で, 思い返してみればそれがささいな奇跡だった. 小さい男の子に惹きつけられることは全くなかった.

月日が経って, レイモンドは子どもを専門とするポルノ雑誌をいくつか手に入れた. 物置小屋にある古着が積み上げられた山の中に隠していた. 性的興奮が高まると, 写真のなかの裸の子どもたちとはねまわっている自分を想像してマスタベーションをしていた.

50代前半のとき, 彼の人生は悪い方向に進んだ. 息子全員が家に住み, 妻は骨盤手術を繰り返し, 性的な関係を拒むようになり, ときにはそれが数か月以上も続いた. 彼は自分を満たそうと, 写真を手にした. 特に長い夏の間は, 友達になった近所の子どもを性的な対象にしていた. 何人かの女の子に, 説得して半裸や全裸になってもらいポーズをとってもらっていた.

彼は, 5〜6歳の子を好み, 時々8歳の女の子の写真も撮っていた (大きい子どもはより自立していて説得が難しかった). このような時間は原則物置小屋の後ろにある人目につかない場所で行われていた. お菓子や小銭を使っておびき寄せ, 終わった後は子ども一人ひとりに, このことついて親は聞きたがらないことを言い聞かせた.

「楽しいことではなかった」と, はち切れそうな囚人服のベルトを緩めようとしながら, 彼は言った.「ただ自分で我慢できないことだった. 彼女のパンツを脱がしたときの感情は, 不安であり, エクスタシーであり, ドキドキハラハラするものだった. 宝くじが当たったときの感情に似ていた. でも, 私は一度も彼らを触ったことはないんだ. ただ見ているだけだ. それに, 傷つけようと思ったことなんて一度もない」.

レイモンドは, 10年間の大部分を, 見たり写真を撮ったりして過ごしていた. 科学展覧会のために天然植物の標本を集めようと物置小屋の裏に入ってきた12歳の男の子に目撃されるまで続けていた. 男の子が父親に伝え, 父親が女の子の母親に電話し, 警察が呼ばれた. メディアの熱狂とともに3週間, その裁判は報道された. 少なくとも7人の近隣に住む女の子が1回または数回, レイモンド・ボグスの犠牲者となったという証言が立証された. 彼女たちは現在思春期のさまざまな段階にいる.

5〜10年の刑務所行きの判決が下され, まだ数百ドルの民事訴訟に直面していた. 逮捕された翌日，妻に離婚を申し立てられ，治療を受けている．息子の一人とは連絡が途絶え，他の一人は住んでいた州を離れた．

●レイモンド・ボグスを診断せよ

この症例の真相が明らかになっているのであれば，小児性愛障害の診断に疑問が生じることはほとんどない．**物質中毒**の人は，子どもを愛撫することを単発で犯すことはあっても，常習的ではないことがはっきりしている．**知的能力障害**や**統合失調症**も，ときに診断が難しい一例であり，彼らが性的に奔放な状態に至ることもありうる．両親（悪名高いセレブなど）は，性的虐待が泥沼離婚の原因のひとつとして非難されることがある．ほとんどの場合，そのような主張は証明されることはない．レイモンド・ボグスの場合では，議論の余地はなかった．彼は，長年にわたる興味や行動（診断基準 A と B）について率直に認めた．そして，小児性愛障害の患者の多くの特徴を示すように，彼は決して子どもに触れることはなく，ただ目で見ることしかしていないと主張した．

露出障害の者は自らを子どもに見せるかもしれないが，それ以上の性的行為のために被害者へ近づくことはしない．一部の小児性愛障害者は**性的サディズム障害**を合併しているかもしれない．もしそうであれば，両方の診断を下す必要がある．

患者の病理を捉えるために，私たちは特定用語を選ぶことを求められている．レイモンドは若い女の子だけに性的関心をもっていた．GAF スコアは 55 になるだろう．小児性愛障害の診断基準では，**管理された環境下にある**の特定用語は用意されていないが，それについてもこっそりとつけておこう．

F65.4［302.2］　小児性愛障害，非専従型，女性に魅惑されるもの，管理された環境下にある　Pedophilic disorder, nonexclusive type, sexually attracted to females, in a controlled environment
Z65.1［V62.5］　監禁　Imprisonment

■F65.51［302.83］性的マゾヒズム障害 Sexual Masochism Disorder

性的マゾヒズムは，痛み，辱め，そしてコントロールの欠如という 3 つの言葉で主として特徴づけられる障害である．一般人口の 15％ほどに及ぶ多くの人々が，ある程度の苦痛から性的快感を得ることがあるとされている．しかし，そういった行動や思考それ自体はたいてい無害なものであり，障害として診断するには不十分なものである．実際，マゾヒスティックな行動をとる人々が，社会的，心理的に支障をきたすことはまれである．性行為の最中に叩かれることを好む女性もいれば，性行為を強いられることを空想する女性もいるのだ．したがって，性的マゾヒズムは多くの女性が嗜好しうる唯一の性的倒錯ともいえる．

一方で，性的マゾヒズム**障害** sexual masochism disorder（SMD）は通常，小児期に始まる性的倒錯障害といわれている．縛られる，目隠しされる，打たれる，切られるといった行為や，排便，排尿，動物の真似をして服従するといった羞恥的な行為がそこには含まれるが, ある種の身体的な虐待がおそらく最も一般的なかたちである．時が経つにつれて，SMD の患者は同じ性的満足を得るために，より強い苦痛を必要とするようになる．この点において，SMD は嗜癖に類似しているともいえるのだ．

首を絞めたり，刺したり，ショックを与えたりして，マゾヒストは自らを痛めつけることがある．おそらくマゾヒストのうち 30%はサディスティックな行為に参加したことがあるだろう．わずかではあるが, **窒息性愛**と呼ばれるとりわけ危険な行動をとる者もおり，縄を首に巻いたり，気密性の高い袋をかぶったり，ポッパーと呼ばれる亜硝酸アミルを吸入することで，窒息寸前になろうとするのだ．こういった人々は，息を止めたときの感覚により，性的な快感がとりわけ高まると訴えるが，毎年 100 万人に 1～2 人がこういった行為により事故死してしまう．

マゾヒストは痛みを感じたり蔑まれたりすることで性的な満足を得るが，必ずしも相手の**完全な**コントロール下にいるというわけではない．サド・マゾの二人の関係の多くは入念に計画されたものであり，パートナーはマゾヒストが本当に止めてほしいときに発する秘密の言葉に応じるものだ．

性的マゾヒズム障害のポイント

打たれたり, 自由を奪われたり, もしくは辱められることで性的な興奮を得る（そして，そういった考えを抱くことに苦痛や支障を感じることがある）者．

注意事項

D を見逃すな！

- **D**uration（期間）：6 か月以上
- **D**istress or **D**isability（苦痛と障害）：職業的/学業的，社会的，または個人的な機能を損なう
- **D**ifferential diagnosis（鑑別診断）：身体疾患，物質使用障害

コードするときの注

▶該当すれば特定せよ

窒息性愛を伴う With asphyxiophilia

▶該当すれば特定せよ

完全寛解 In full remission（少なくとも 5 年間症状がない）

管理された環境下にある In a controlled environment

●マーティン・アリンガム

マーティン・アリンガムは夜間帯に瀕死の状態で受診してきた．彼はサミュエル・ブロックとアパートの一室をルームシェアしていたが，そこで二人は滑車やロープ，そして首輪などの拘束具がついた奇妙な装置を作り上げていた. 彼はその装置で逆さ吊りにされたり，押さえつけられたりしてサムに鞭打たれていた．

彼は後に「僕はまさに気絶しそうになったそのとき，一番オルガズムを感じられるんで

す」と語った．

サムとマーティンは同じ学校に通っていたが，サムが人気者のアスリートだった一方，マーティンは弱虫な男だった．15 歳のある土曜日の昼下がりまで，彼らは自分たちがどれほど完璧な組み合わせであるかに気づくことはなかった．その日，二人は人気のない遊び場で取っ組み合いをしていたが，サムは指をひねり上げながら彼の上に座り込んだ．そのとき，マーティンは泣いていたにもかかわらず，痛みが増すほどに自らの勃起がより確かなものになることを感じていた．別れた後，サムはといえば，そのときの絶対的な支配感を思い出しながら，自慰行為にふけっていたのだった．

二人は，そのことについて多くを語り合うことはなかったが，お互いの同意のもとで，2 週間後に再び会った．19 歳になったとき，二人は一緒に引っ越し同居し始めた．そして，病院を受診したとき，二人は 28 歳であった．

マーティンは傷つけられなくとも性行為を楽しめたが，そうされることで性的な喜びが著しく高まることを自覚していた．叩かれてみたり，縛られてみたりもしたが，窒息させられることが一番だった．マーティンはサム以外のパートナーたちと性行為に及んでいた時期もあったが，そういったパートナーのほとんどはマーティンを痛めつけすぎたか，その逆であったし，二人ともエイズを恐れていたため，続くことはなかった．ここ数年，彼らは同じデパートで働いていたが，お互いに他の相手をつくることはなかった．

その事故があった夜，マーティンはサムがまだ仕事をしていたにもかかわらず，拘束具を身につけていた．彼は覚えていないようだが，どうやら自分のことをきつく締め上げすぎ意識を失ったようであった．サムが彼を見つけたときには，脈は触れず，呼吸もしていなかった．サムは救急車を呼び，ボーイスカウトの頃に習った救命処置を行った．

警察官が報告書を作ったとき，二人は事情聴取を受けた．サムは「俺たちは相性がよかったんだ．俺はそうしたかったし，彼はそうされたかったんだ」と訴えた．サムは自分たちの性生活が近頃は命知らずといって差し支えないほど暴力的なものになってきていたことを認めた．しかし，それはサムの望みというより，以前と同じだけの快楽を得たいというマーティンの希望によるものだった．サムは痛めつけることを楽しんでいたことを認めたが，それには少しの痛みで十分だったのだ．

「本当は彼のことを傷つけたくなんかないんだ……だって愛しているんだから」とサムは言った．

●マーティン・アリンガムを診断せよ

マーティンの性行動には自身を痛めつけようという要素が含まれていた（診断基準 A）．縛られることはこれらの要素のひとつであり，窒息性愛も同様であるが，マーティンはこういった行為により自らの性的快楽を高めていた．何年にもわたってこれらの衝動に従って行動しており，死にかけることまであった（基準 B）．これらのことから，彼は SMD の基準を十分に満たしているものと考えられた．

なお，**セックスワーカー**としてある程度は苦痛を許容しているという者の診断には注意が必要だ．というのも，そういった人々はあくまでスタンダードな性行為に比べて対価がよいという理由で，その苦痛を受け入れているにすぎないからだ．行為自体に喜びを感じていて，かつそれで支障をきたしていない限り，このような人々をSMDと診断するべきではない．

マゾヒストはサディスティックなパートナーの求めに応じて異性の服を着ることもある．異性の服を着ている際に性的興奮を感じるのならば（そして，それが羞恥心によるものでなければ），**異性装障害**の診断も付与されなければならない．また，上記の症例はこの点を扱っていないが，マーティンの主治医は**パーソナリティ障害**の可能性も十分に検討する必要がある．しばしばSMDの患者には人格障害が併存しており，治療方針にも大きく影響する．呼吸を制限したときの感覚により性的な快楽が高まるという事実を考慮すれば，診断は下記のとおりとなる（GAFスコアは25とする）．

F65.51［302.83］ 性的マゾヒズム障害，窒息性愛を伴う Sexual masochism disorder, with asphyxiophilia

■ F65.52［302.84］性的サディズム障害 Sexual Sadism Disorder

サディストの行動の多くはマゾヒストのそれを補完するものであるが，「される」側であるというよりは「する」側である点が異なっている．サディストは相手を性的に痛めつけたり辱めることで興奮を得ており，他人の苦しみで性的に興奮し，支配したり束縛したりすることを夢見ている．女性でも，この手のことをしていることを，聞けば認める者もいるだろう．

幼児期の虐待がサディズムを形作ることもあるが，たいていは10代の頃に空想を伴って顕在化する．物理的な手段としては最終的に，縛ったり目隠しをしたり，叩いたり切ったり，排便や排尿させたり動物の真似を強いて辱めたりといった行為がとられる．サディズムもまたマゾヒズムと同じように，同じ性的満足を得るためには，より強い苦痛を味わわせることが必要となっていく．

サディスティックな行動に走る人々のほとんどは，そういった行為を喜んでくれる数少ないパートナーに相手を限定している．定義からして，こういった人々は自身の衝動を抑えることに支障をきたしていない限り，DSM-5の診断基準に合致しない．強姦に及ぶサディストは10%以下であるが，行為に及んでしまった場合には，欲求を満たすため必要以上に強引かつ大きな苦痛を味わわせようとして，他の強姦犯より残虐な行為に走りがちとされる．

一般集団における性的サディズム障害の頻度は不明だが，入院した性犯罪者240名を対象とした研究では，そのうち52名すなわち21%がこの障害であると診断された．これらの人々のなかで，研究以前より正しく診断されていたのはわずか31%（16名）であった．

性的サディズム障害のポイント

他者の苦しみで興奮し，同意が相手への衝動を抑えられない（あるいはそういった考えで苦痛や障害を感じている）者．

注意事項

D を見逃すな！

- **D**uration（期間）：6 か月以上
- **D**istress or **D**isability（苦痛と障害）：職業的/学業的，社会的，または個人的な機能を損なう
- **D**ifferential diagnosis（鑑別診断）：身体疾患，物質使用障害，パーソナリティ障害，性的サディズム障害によらない強姦

コードするときの注

▶該当すれば特定せよ

完全寛解 In full remission：少なくとも 5 年間は症状がない

管理された環境下にある In a controlled environment

●ドナスィヤン・アルフォンス・フランソワ，マルキ・ド・サド

精神障害に関連づけられることが避けられない人物といえば，サディズムの守護聖人たるドナスィヤン・アルフォンス・フランソワすなわちサド侯爵だ．2 世紀以上前にフランスで悪名を轟かせたこの男の生涯が，自らの名を冠した疾患にどれほどの影響を及ぼしたかについて調べることは，興味深く，そして有益なことだろう．

サド（と伝記作家は彼を呼ぶのだが）は貧乏ながらも名家の出身であった．このことは，彼が傲慢かつ横柄な独裁者に育ったことを説明する助けとなるかも知れない．家を留守にしがちであった父親は子育てを早いうちから道楽者のおじに託していたのだった．

わずか 16 歳でサドは軍隊に入り，手柄を立てたこともあった．彼は家族から愛のない結婚を強いられたが，式を挙げてすぐに，自らの性的な興味というものが問題となりうるその片鱗を見せ始めた．

彼は母親に抱きしめられることに焦がれる少年であったが，大人になってからは，売春婦の腕の中に慰みを得ていた．しかし，彼に鞭打たれそうになったと訴え出る売春婦たちが現れ始め，そのなかには，悪名高い（そして大げさに騒ぎ立てられた）媚薬であるスパニッシュフライをバーボンに混ぜられ病気になったと主張する者もいた．また，彼は足しげく通った売春婦たちに自分を鞭で打つように頼むこともあった（18 世紀のフランス人男性，とりわけ鞭打つことで性的不能を何とかしようとしていた者たちにとっては，それほど奇妙な頼みとはいえないものであるが）．収監された後には，妻のレネイに手に入れてもらった直腸用の大きな張り型を使って性的な満足を得ていたという．

しかし，彼の失墜をたしかなものとしたのは，自身の情熱でもなければ貧しさでもなく，義母がもつ彼への嫌悪感であった．**この誇り高き婦人**は，彼の放蕩ぶりを見て，王に彼の私権を剝奪するよう嘆願したことで有名となった．これによりサドは裁判なしの終身刑で監獄に入れられることになった．

その後，彼は監獄やシャラントンの精神科病院で 29 年近くを過ごし，フランス革命の最中にはあと少しで処刑されるというところにまで至ったが，そんななかで，彼はあらゆ

る言語を通じ史上最も露骨に性的で暴力的ないくつかの散文を著したのだった.『Justine（美徳の不幸）』は，うら若き女性が12歳の頃に始まったというさまざまな男たちの手による性的な拷問を告白するという体裁の作品であった.『The 120 Days of Sodom（ソドム百二十日あるいは淫蕩学校）』は，彼がバスティーユ監獄に収監されていた当時，1か月ほどで書き上げられた作品だったが，性と恐怖の昂ぶりが殺人で頂点を迎えるというおぞましいまでの代物であった．彼に関する風評は，彼自身の性的嗜好によるものというより，これらの著作物によるものといっても過言ではない.

そういった評判にもかかわらず，サドの性格というものは，少なくともこの点を除けば，いささかわかりにくいものだ．彼を真の友人などおらず短気で暴力的な怒れる一匹狼であったとみなす向きがある一方，ときには自殺の脅威をもって，たやすく人を操ることに長けた生まれつき魅力的な男であったとする人々もいる.

彼はその後，レネイを巻き込み迫害を受けているという考えをどんどんと膨らませるようになっていった．彼は彼女からの手紙に釈放日に関する情報が隠されているのではないかと丹念に調べてもいた．しかしながら，義理の母に復讐を企てることもできたであろうが，滅多にない釈放期間中に彼がそれを実行に移すことはなかった．彼への報いは，再逮捕と余生を通じての投獄であった.

●ドナスィヤン・アルフォンス・フランソワ，マルキ・ド・サドを診断せよ

彼自身の著作や語られるところからも明らかなように，サドは他者を痛めつけたり辱めたりすることで性的快楽を得ることに執心していた（診断基準A)．そして，これらの欲望に苦悩している様子はなかったものの，若かりし日より同意のない他者を相手に自らの欲望を繰り返し満たしてきた（基準B)．したがって，今日の厳格な基準をもってしても，彼は性的サディズム障害の診断を下されるに足る人物である〔もちろん，『The 120 Days of Sodom（ソドム百二十日あるいは淫蕩学校)』に描かれたキャラクターのほうがより一層この診断にふさわしいことは疑いようのない事実であるが〕.

しかしながら，改めて彼の足跡を辿ってみれば，性的マゾヒズム障害のほうがよほどよくあてはまるところもある．彼は鞭打ちによる痛みをたいそう味わっていたし，それが彼の長期にわたる収監の一因でもあったのだ．しかし，伝承の力というのは大きなもので，彼の名は，自身の経歴のほんの一時期に追求していただけにも見える行動と堅く結びつけられてしまっている.

他にはどのような診断があてはまるだろうか．もちろん，彼のような性向をもつ人々には，**パーソナリティ障害**の診断もあてはまりうる．しかし，この診断はパラフィリア障害に付け加えられることはあっても置き換わることはないだろう．まとめると下記のとおりだ.

上記に与えられた情報から，マルキ・ド・サドの診断は（出現した順に）下記のとおり解釈できる．GAFスコアは71とする.

F65.51［302.83］　性的マゾヒズム障害　Sexual masochism disorder
F65.52［302.84］　性的サディズム障害　Sexual sadism disorder

F52.32 [302.74] 射精遅延 Delayed ejaculation

レーオポルト・フォン・ザッハー＝マゾッホは19世紀のオーストリア人作家であるが，6か月間にわたり自ら愛人の奴隷となった男でもあった．彼は彼女にできるだけ毛皮を身にまとうようにと，そして自らを召使いのように扱ってほしいと願ったのだった．彼はその後，自身の経験をもとに『**Venus in Furs**（毛皮を着たヴィーナス）』という小説を執筆した．これにより彼の名は，Richard von Krafft-Ebingが1886年に著した『**Psychopathia Sexualis**』という教科書において，サドと並び性的倒錯を表す言葉として採用された（悲しいことにKrafft-Ebingの名は何とも関連づけられることがなかったのであるが）．サドとザッハー＝マゾッホはDSM-5に名を冠した項目を持つ数少ない個人である．そして，（**フロイト派**や**ユング派**にもあることとはいえ）形容詞としてまで使われるようになった唯二つの名前でもあるのだ．たとえばミュンヒハウゼン症候群のように個人名が冠されたその他の障害は，（おそらく味気がないと思われるだろうが）より記述的なものに置き換わってきているのだ．

■ F65.1 [302.3] 異性装障害 Transvestic Disorder

異性装障害の患者は異性の服を着ることで性的に興奮し，これを妨げられることで欲求不満となる．程度は人それぞれであり，折に触れて一人で行う者もいれば，そのまま人前に出る者もいる．下着のみにとどめる者もいれば，完全に着替える者もいる．またしても男性に多い障害であり，彼らは週に数時間ほどではあるが，女性の服を着て過ごすのだ．彼らの多くは異性装で自慰行為や性交渉に及ぶ．彼らはしばしば一般的な男性の服装の下に女性の装いをし，自分たちが女性であると空想したり，女性の服を収集したりする．しかし，異性装が苦痛や支障をきたすことがない限り，こういった人々を異性装障害と診断することはできない．こうした行動をうまく受け入れられている人々は単なる異性装者なのだ．

異性装障害はたいてい思春期か小児期に発症する．しかしながら，彼らのほとんどは決して男らしくないということはなく，同性愛者として大人になるのは20%以下である．他のパラフィリア障害でもみられることではあるが，彼らの独特なふるまいもまた，徐々に性的な満足を得る方法としてより一般的な行動へと置き換わりうるのだ．ビデオや雑誌，個人的な関係を通じて，異性装のサブカルチャーに深い関わりをもつこともある．少数ではあるが，異性装の心地よさが次第に高まり，性転換にまで及ぶ者もいる．こういった性別違和感が治療を求める最後の一押しとなることもあるのだ．年齢を重ねれば，異性装によって性的興奮を得ることよりも，健康かつ安心でいることのほうが大事になるということはあるかもしれない．

異性装障害の患者のなかには，元々窃視障害や露出障害，性的マゾヒズム障害の患者のような行動をしていた者もいる．そして，異性装の際にフェティシズムを伴っている人々や，自己を女性であると考え性的に興奮している人々（自己女性化愛好症）には特定用語を加えることができる．なお，自己男性化愛好症という言葉を正当化するほどに異性装障害をきたしている女性の報告はほとんどない．

一般男性人口において，性的刺激のために異性装する者はわずか3%以下と考えられており，異性装障害と診断できる者はさらにその半分しかいないと考えられる．

異性装障害のポイント

異性装を想像したり実際に行ったりすることで得られる性的興奮により何度も苦痛や障害を感じている者．

注意事項

D を見逃すな！

- **D**uration（期間）：6 か月以上
- **D**istress or **D**isability（苦痛と障害）：職業的/学業的，社会的，または個人的な機能を損なう．
- **D**ifferential diagnosis（鑑別診断）：身体疾患，物質使用障害，性別違和，フェティシズム障害

コードするときの注

▶該当すれば特定せよ

フェティシズムを伴う With fetishism：布地，材料，衣類によって性的興奮を覚えるもの

自己女性化愛好症を伴う With autogynephilia：女性としての自分を考えたり心に描いたりして性的興奮を覚えるもの

▶該当すれば特定せよ

完全寛解：In full remission（少なくとも 5 年間は症状がない）

管理された環境下にある In a controlled environment

●ポール・カストロ

ポール・カストロが7歳だった頃，両親は彼の子守をジュリーという10代の隣人に頼んでいた．想像力豊かでませていた彼女は，その場で脱いだ自分の服を着るようポールを説得し，着せ替え遊びを楽しんでいた．はじめは我慢して従っていたポールであったが，後には，自らのか細い太ももの上へと彼女がはいていたシルクのパンツを引き上げることで，その肌触りに興奮するようになっていた．

ジュリーにボーイフレンドができポールへの興味が失われてしまうと，ポールは折を見て母親からこっそりとブラジャーとパンツを拝借し，身にまとうようになった．10代も後半になると，彼は女性用の下着を収集するようになり，1～2週間に一度は身につけるようになった．魅力的にパッドをつめたブラジャーをつけて鏡の前に立ち，彼は自分が時として男性に，そして時として女性に抱きしめられる姿を想像した．口紅をつけて母親が

滅多に着ない古いドレスを試着してみたことも 1〜2 度はあったが，彼にとってそれは馬鹿らしく目立つことにしか思えなかった．結局のところ，彼は女性用の下着を身につけるまでにとどめたのであった．しかしながら，彼は男性であることに不快感をもつことはなかったし，性転換をしたいと思ったこともなかった．

短期大学での 1 年を経て，彼は書店で働くようになり，アパートに引っ越した．日によっては，スポーツシャツとスラックスの下にパンツとパッドなしのブラを身につけて働いた．昼休みには，美女と互いにシルクの下着をつけて性行為をする自分を想像し，男性用の部屋で自慰行為にふけった．昼休みが忙しくとも，午後中，シルクの心地よい肌触りを感じたり，その夜に鏡の前で下着を脱ぐ自分の姿を想像したりして楽しんだ．

そんなある朝，通勤中に通りすがりのバスと接触し，救急隊に搬送されたときも，彼は着飾っていたのだった．彼が目覚めると右上腕には添え木がされており，通りすがりの人たちは彼が身につけるメイデンフォームの 40 C のブラジャーに興味津々な様子であった．この恥ずかしさを機に，彼は自身の行動を考え直すようになり，治療を求めるようになった．

●ポール・カストロを診断せよ

西洋社会はいくらかの異性装を許容しており，普通のことだと考える節もある．舞台や映画でトランスジェンダーを演じることには長く立派な歴史があるし，ハロウィンの仮装も思い浮かぶ．

性的マゾヒズム障害において，患者はサディスティックな恋人を興奮させるために異性装を強いられることがあるが，そうすることで自身が興奮しているわけでなければ，異性装障害とは診断されない．**性別違和**をもつ者が反対の性の服を着ることはあるが，これもまた性的な刺激は伴わない．男性同性愛者が異性装をすることもあるが，他の男性同性愛者に自分の魅力を強調するためであったり，それらしくふるまって社会の人々を面白がらせるためであったりすることが多い．いずれにしても，性的な刺激を得ることが目的ではないのだ．

ポールの行動は，明らかにこういった異性装障害以外の文脈に沿うものではない．実際，女性用の下着への関心を除けば，自慰行為の際に想像していることから判断しても，彼は全くもって型どおりの異性愛的な嗜好を持っていた（基準 A）．したがって，彼には**自己女性化愛好症**の特定用語はあてはまらない．一方，シルクの感覚から性的な興奮を覚えていたことから，**フェティシズム**を伴うと診断できるだろう．そして，救急隊員に収容されたときに彼が感じたこのうえない苦痛は基準 B を満たすだろう（GAF スコアは 71 とする）．

F65.1［302.3］　フェティシズムを伴う異性装障害　Transvestic disorder, with fetishism
S42.009［810.00］　鎖骨骨折　Fractured clavicle

DSM-Ⅲ から DSM-Ⅳ-TR にかけて，異性装障害の診断は男性にしか下せなかったが，

DSM-5 では女性に下すこともできる．しかし，この変化は極端な平等主義の賜物と言えるだろう．異性装で性的な刺激を得る女性を報告した研究はわずか 1,171 例中 5 例であり 0.4%にすぎず，これらの女性たちについても，自身の行動が支障をきたすほどのものであったのかは定かでないのだ．よって，実質的にはこの同好会は引き続き「男性専用」なのである．

■ F65.3 ［302.82］ 窃視障害 Voyeuristic Disorder

人々のプライベートを覗き見ることで窃視障害の患者は性的な興奮を覚える．もちろん，パラフィリアではない多くの人々も，たとえばポルノ動画やウェブサイトを通じて，そういった映像を楽しむことはある．しかし，窃視障害の患者は，覗き見られていることに気づいておらず，もしそうであるとしたらそれを許さないであろう一般人を覗き見ることに喜びを見出している点で，多くの人々と異なっている．

2006 年にスウェーデンで行われた調査によれば，男性のうち 12%（そして女性のうち 4%）が少なくとも 1 回は覗き的な行動をとったことがあると認めている．しかし，現在の診断基準と照らし合わせても，こういった人々のほとんどは窃視障害と診断されないだろう．なお，他の調査によれば，性別を問わず多くの人々が見つからないようであれば，他人の脱衣や性行為を覗いてしまうだろうという．他のパラフィリア障害と同様に，DSM-5 は診断の要件として，そういった行為を繰り返すこと，そしてそれにより本人に苦痛や支障が生じていることを求めている．ちなみに肝心なことであるが，実際に行動に移しているのはほとんどが男性であり，覗き見は最も多く報告されている性犯罪なのだ．

窃視障害は 10 代の頃，とりわけ 15 歳までに発症することがほとんどだ．そして，ひとたび目覚めてしまえば常習化する傾向にある．こういった出歯亀たちの犠牲になるのは大抵が面識のない人々だ．彼らは大概の場合，覗き見をしながら自慰行為に励む．事が終われば，標的にした者との性行為を空想することぐらいはあるかも知れないが，実際にその者と関わりをもつことはまれである．窃視障害の患者のなかには，性的な満足を得るために覗き見を選り好む者もいるが，多くは一般的な性生活と両立させている．露出障害の患者のようにこういった人々は見つからないための用心を重ねている．

窃視障害のポイント

脱衣や性行為に及んでいる不用心な者を覗き見ることで性的な興奮を覚える者．そして，こういった衝動に繰り返し身を委ねているか，それにより苦痛や支障をきたしている者．

注意事項

D を見逃すな！

- **D**uration and **D**emographics（期間と患者層）：6 か月以上，18 歳以上

- **D**istress or **D**isability（苦痛と障害）：職業的/学業的，社会的，または個人的な機能を損なう
- **D**ifferential diagnosis（鑑別診断）：素行症/反社会性パーソナリティ障害，物質使用障害，通常範囲の性的好奇心

コードするときの注

▶該当すれば特定せよ

完全寛解 In full remission：少なくとも 5 年間は症状がない

管理された環境下にある In a controlled environment

●レックス・コリングウッド

1 年も経たずに再び法廷へとやってきたレックス・コリングウッドを見て，上級裁判所の裁判官は不機嫌になっていた．そして，裁判官の要請で彼はやってきたのだった．彼は 23 歳であったが，今回は文字通りパンツを降ろした状態で捕まった．郊外の静かな通り沿いにある一軒家の寝室の窓の外で，彼は自慰行為をしていたのだった．部屋の中で下着を脱いでいた女性の姿に目を奪われてしまい，犬の散歩中であった彼女の夫が近づいてきたことには全く気づけなかった．

レックスは中西部の小さな大学のキャンパス近くで育った．彼は学生会館の管理人であった男と仲良くなった．彼はロロという名前のひょろりとした哲学専攻の男だった．男はちょっとした管理人の仕事を引き受ける代わりに，無料でその建物の 2 階に住んでいた．14 歳になったレックスは，ロロから女性用トイレの直上の床板に小さな穴が空いていることを教えられた．その穴はロロが見つけたものだった．それから何週間かにわたって，彼らは機会を見つけては覗き穴のところに座り込んで女性がやってくるのを待った．まっすぐに見下ろす位置であったため，あまりよく見えはしなかったが，その光景はレックスにとって大いに「役立つ」ものだった．

高校を卒業した後，彼は車体工場で働くようになった．簿記係であったダーリーンは彼より 1～2 歳ほど年上であったが，すぐに同棲するようになった．二人は週に 4～5 回ほど愛し合っており，お互いの関係には満足していた．しかし，レックスは時として自分の性欲が強すぎるのではないかと思うことがあった．というのも彼は依然として折に触れて覗き見の欲求に駆られていたのだった．彼は成人向けビデオを見て気を紛らわせようとしたがだめだった．彼女たちは覗き見られていることを知っているし，あまつさえそれでお金をもらってもいるのだ．

そのため，レックスは 2～3 か月ごとに何日かは，暗く静まりかえった通りを運転し，理想の犯行場所を探し求めていた．裸体を垣間見るだけでも性的には興奮したが，脱衣中の女性を見ることは，そこにどれぐらい見えるのかわからないという甘美なサスペンスを付け加えるものだった．レックスは目にしたものであればなんであれ，ダーリーンと愛を交わすときに思い浮かべるためのイメージとしてストックしていった．

とはいえ，彼がいちばん興奮するのは人々の性交渉を見るときだった．彼は，そういった場面を目にしたいくつかの場所を入念に記憶しており，衝動がたまると繰り返しそれら

の場所を訪れた．季節は夏が最もよかった．寝具で身体が見えないことが少なかったからだ．1～2 度ほどではあるが，標的たちが自分たちの，同時に彼の，情熱を燃え上がらせる始終を見ながら，2 時間もの間，茂みに立ちつくしていたこともあった．こういった癖があったことから，1 年前に捕まった場所から 4 ブロックも離れていない場所であったにもかかわらず，今回捕まった家にも引き寄せられてしまったのだった．

「このことを恥ずべきだとは思うんだ」とレックスは面談相手に打ち明けた．しかし，彼はこうも言い放ったのであった．「でも，僕にはそうは思えないんだ．僕にとってこれは普通のことなんだ．だって，もし彼らが本当にプライバシーを気にしていると言うのなら，カーテンは閉めるものだろう？　違うかい？」．

●レックス・コリングウッドを診断せよ

レックスのような病歴において鑑別診断はそう多くない．彼は容易に診断基準 A と B を満たしている．もし，彼が支払いを受けた出演者をステージ上やインターネット上で見ることに時間を費やしていたのならば，われわれも裁判官もとやかく考えることはなかったろう．レックスは自らの衝動に繰り返し従っており，罰せられてしまうかも知れないという考えがただひとつの苦痛であった．

GAF スコアは 61 とする．レックスの最終的な診断は下記のとおりである．

F65.3 ［302.82］　窃視障害　Voyeuristic disorder
Z65.3 ［V62.5］　逮捕そして起訴　Arrest and prosecution

■F65.89 ［302.89］ 他の特定されるパラフィリア障害 Other Specified Paraphilic Disorder

他にもさまざまな特定されるパラフィリア障害は存在するが，これまでに述べてきた障害に比べれば，あまり一般的でなかったり，研究されていなかったりするものが多い．他の特定されるパラフィリア障害としてコードされるものには，以下のようなものがある．

パラフィリア性強制障害 paraphilic coercive disorder：望まない相手に性行為を強要しようと考えて楽しむような者をさす．

わいせつ電話（愛好） telephone scatologia：名称が示唆するように，電話で「わいせつな話をする」ことに執着する者をさす．露出障害や窃視障害に伴ってみられることがある．

動物性愛 zoophilia：哺乳類をはじめとしたさまざまな動物たちとの性行為に執着する者をさす．臨床例はまれだが，こういった人々は，しばしばただセックスしたいわけではなく，自分たちは動物に愛情をもっているのだと述べるようだ．

死体性愛 necrophilia：屍姦は古代エジプトの葬儀人にとって唯一の自由であったといわ

れている．現代において屍姦の報告はまれであり，他の精神病やパーソナリティ障害（おそらくは両方）の診断を要することがほとんどである．

浣腸性愛 klismaphilia：性的マゾヒズム障害にも関連するが，自ら浣腸することで性的に興奮する者をさす．異性装にも結びつくこともある．どうやらそれなりにありふれたものではあるようだが，専門的な文献での研究はほとんどなされていない．

排泄物性愛 coprophilia：自らの糞便に興奮して自慰行為を行う者をさす．ほとんど報告はない．

尿性愛 urophilia：排尿を伴う自慰行為や性行為で性的に興奮する者をさす．なお，性的マゾヒズムにおける尿をかけられること（"golden showers"）への願望とは区別しなくてはならない．当事者たちは浣腸や排尿への執着を"water sports"と称することがある．

幼稚症 infantilism：オムツをはいたり哺乳瓶を使ったりして赤ちゃんのように扱われることで性的に興奮する者をさす．

■ F65.9［302.9］特定不能のパラフィリア障害 Unspecified Paraphilic Disorder

この章に記載されている他のいかなるパラフィリア障害の基準も完全には満たさないが，パラフィリア障害である場合には，特定不能のパラフィリア障害と診断する．これにより，理由を特定しないことを選択することになる．

第19章

臨床的関与の対象となることのある他の要因

Other Factors That May Need Clinical Attention

この章にあるコードは患者の診断や管理に影響を与えうる，特定の環境や物理的または心理社会的事象や条件の記述に用いられるものである．それらを記述するとき，できるだけ具体的に行うようにしたい（他の問題の記述も可能だ．ここに挙げられているのはサンプルなのだ）．これらの多くは，DSM-ⅣのⅣ軸にリストされていたものである．DSM-5では問題の識別に，ICD-10［またはICD-9］コードの使用が必要とされている．以下は，利用可能なものの便利なリストと考えてほしい．

しかし，これらの動作，条件，および関係はそれ自体が精神障害というわけではないことを覚えておいてほしい．普通の人の行動の一部を切り取って病気扱いしてしまいがちな傾向を減らすべく，このことは強調しておきたい．

対人関係と家族の問題 Relational and Family Problems

■Z62.820［V61.20］親子関係の問題 Parent-Child Relational Problem

これは親子の相互作用に伴い，臨床的に著しい症状や機能への悪影響が生じているときに用いる．問題のある相互作用パターンには，コミュニケーションの失敗や非効果的なしつけ，過保護が含まれるであろう．さまざまな感情や行動上の問題が続いて起こりうる．

■Z63.0［V61.10］配偶者または親密なパートナーとの関係による苦痛 Relationship Distress with Spouse or Intimate Partner

これは患者と配偶者/パートナーの相互作用に伴い，臨床的に著しい症状や機能への悪影響が生じているときに用いる．問題のある相互作用パターンには，コミュニケーションの失敗やコミュニケーションの欠如も含まれるであろう．ただし，このカテゴリーでは，明示的に虐待（後述）に関連する問題は扱われていない．

■Z62.891［V61.8］同胞関係の問題 Sibling Relational Problem

これは兄弟/姉妹との相互作用に伴い，臨床的に著しい症状や機能への悪影響が生じているときに用いる.

■Z62.898 [V61.29] 両親の不和に影響されている児童 Child Affected by Parental Relationship Distress

■Z62.29 [V61.8] 親から離れた養育 Upbringing Away from Parents

在宅や全寮制の学校ではなく，養護施設で，または親戚や友人と暮らして親から離れて養育されて発生する問題.

■Z59.3 [V60.6] 入所施設での生活に関連する問題 Problems Related to Living in a Residential Institution

これは，何らかの施設で家から離れて暮らしていることにより，子ども（または大人）に生じる問題に用いる．それには施設生活の経験による感情的な反応は含まない.

■Z59.2 [V60.89] 近隣者，間借り人，または家主との不和 Discord with Neighbor, Lodger, or Landlord

事実推定則.

■Z63.5 [V61.03] 離別または離婚による家族の崩壊 Disruption of Family by Separation or Divorce

■Z63.8 [V61.8] 家族内での高い情動表出 High Expressed Emotion Level within Family

家族が怒鳴り，わめけば統合失調症の再発率は上がる．それは統合失調症のみならず，他の障害であっても悪影響を及ぼしうる.

■Z63.4 [V62.82] 単純な死別 Uncomplicated Bereavement

身内や親しい友人と死別したとき，悲しむのは自然なことである．悲嘆の過程の症状が，臨床的関与を受けるに至った理由である場合，DSM-5では，このコードをつけられる．ただし，症状が長すぎず，深刻でないことを条件とする．問題は，悲嘆の悲しみは，うつ病で生じる悲しみに似ることがあるということだ.

その特異的な症状を把握しておくことは，誰かを失い悲嘆にくれているのか，それともうつ病を患っているのかを判別するのに役立つ.

・罪悪感（何らかの行動でその人の死を防げたのではないかと思うことは除く）
・希死念慮（愛する者と一緒に死んでしまいたいと願うものは除く）
・精神運動制止
・深刻な無価値感
・長期にわたる深刻な機能障害
・幻覚（故人の姿を見たり声を聞くものは除く）

そして，ただ悲嘆している人々は典型的には自分の気分を正常とみなしている．DSM-Ⅳまでは抑うつ状態でも死別後 2 か月経つまではうつ病の診断を保留することとされていた．しかし現在では，抑うつ症状が生じて当然の死別であっても，うつ病を診断することが推奨されている．表 19-1 は，単純死別とうつ病の症状を比較している．

表 19-1　うつ病と単純な死別の症状の比較

	うつ病	死別による悲嘆
気分の発現	失望，絶望	虚無感
時間的経過	一定もしくは増大する	時間とともに減少（幾週間）
気分の安定性	持続的	急上昇と急降下
ユーモアへの反応，気晴らし	少々もしくはなし	救済の可能性あり
思考の内容	主に自らの苦悩についての救いのない思考	思い出/故人の思い，しかしいくつかは他のことに関する前向きな思考
自尊心	罪悪感，責任感，無価値感	「私はベストを尽くした」
時の経過	ゆっくり	以前のように過ぎる
死	希死念慮あり，自殺の計画を立てる	人生にまだ生きる価値がある
臨床における障害	あり	なし

学業と職業の問題 Academic and Occupational Problems

■ Z55.9 ［V62.3］ 学業または教育の問題 Academic or Educational Problem

これは特定の学習障害や他の精神障害でない患者に学力に関連した問題が生じているときに用いる．非識字，学校がないこと，成績不振，教師や他の生徒との不和などが含まれる．別の障害が問題を説明できる場合であっても，学業の問題は，それが独立して臨床的注意を向けるのが妥当なほど深刻な場合がある．例として，コリン・ロードボウの症例（p.301）を参照せよ．

■ Z56.82 ［V62.21］ 現在の軍の配属に関連する問題 Problem Related to Current Military Deployment Status

心理的反応は含まれない．このカテゴリーは軍の配属に問題の焦点があるときに用いられる．

■ Z91.82 [V62.22] 軍の配属の個人歴 Personal History of Military Deployment

■ Z56.9 [V62.29] 雇用に関連する他の問題
Other Problem Related to Employment

これにはキャリアの選択，転職，上司や同僚とのトラブル，解雇の脅威，仕事への一般的な不満，ストレスが多く敵対的な職場環境，職場での性的嫌がらせ，失業といった問題が含まれる．

所得や住居に関連する問題 Problems Related to Income and Dwelling

■ Z59.0 [V60.0] ホームレス Homelessness

住所が不定の者．

■ Z59.1 [V60.1] 不適切な住居 Inadequate Housing

例：電気・ガス・水道がない，人が多すぎる，害虫がいる，騒音がひどい．

■ Z59.4 [V60.2] 適切な食糧または安全な飲料水の欠如
Lack of Adequate Food or Safe Drinking Water

■ Z59.5 [V60.2] 極度の貧困 Extreme Poverty

■ Z59.6 [V60.2] 低い収入 Low Income

■ Z59.7 [V60.2] 不十分な社会保障または福祉的支援
Insufficient Social Insurance or Welfare Support

■ Z59.9 [V60.9] 特定不能の住居または経済的問題
Unspecified Housing or Economic Problem

■ Z60.2 [V60.3] 単身生活に関連する問題 Problem Related to Living Alone

法律/行動の問題 Legal/Behavioral Problems

■ Z65.0 [V62.5] 拘置のない民事または刑事訴訟の有罪判決
Conviction in Civil or Criminal Proceedings without Imprisonment

■ Z65.1 [V62.5] 拘置または他の収監 Imprisonment or Other Incarceration

■ Z65.2 [V62.5] 刑務所からの出所に関連する問題
Problems Related to Release from Prison

■ Z65.3 [V62.5] 他の法的状況に関連する問題
Problems Related to Other Legal Circumstances

逮捕される，告訴する，告訴されることなどが含まれる．

■ Z65.4 [V62.89] 犯罪の被害者 Victim of Crime

■ Z72.811 [V71.01] 成人の反社会的行動 Adult Antisocial Behavior

精神障害（反社会性パーソナリティ障害，素行症，衝動制御障害など）によるものではない反社会的行動にはこのコードをつけることができる．例として，前述した障害のいずれにもあてはまらない職業的な犯罪者の活動が含まれる．

■ Z72.810 [V71.02] 児童または青年の反社会的行動
Child or Adolescent Antisocial Behavior

子どもや思春期の反社会的な行動は，上述した成人のコードと同様である．

ヘルスケアの問題に関連する問題 Problems Related to Health Care Issues

ヘルスケアカテゴリーのコードの多くは，名称自体が説明になっている．

■ E66.9 [278.00] 体重過多または肥満 Overweight or Obesity

■ Z64.0 [V61.7] 望まない妊娠に関連する問題
Problems Related to Unwanted Pregnancy

■ Z64.1 [V61.5] 経産婦に関連する問題 Problems Related to Multiparity

■ **Z64.4 [V62.89] 保護観察官，ケースマネージャー，ソーシャルワーカーを含む，社会的サービスの提供者との不和 Discord with Social Service Provider, Including Probation Officer, Case Manager, or Social Services Worker**

■ **Z71.9 [V65.40] 他の相談やコンサルテーション Other Counseling or Consultation**

これには，体重減少や禁煙のカウンセリングといったものが含まれる．

■ **Z75.3 [V63.9] 保健施設の利用が不可能または接近不能 Unavailability or Inaccessibility of Health Care Facilities**

■ **Z75.4 [V63.8] 他の援助機関の利用が不可能または接近不能 Unavailability or Inaccessibility of Other Helping Agencies**

健康保険の不足や，医療機関への交通機関を利用できないことにより，この2つの問題が生じうる．

■ **Z91.19 [V15.81] 医学的治療へのアドヒアランス欠如 Nonadherence to Medical Treatment**

精神障害や他の医学的な状態の治療を無視したり否定したりすることに注意が必要な患者にこれが用いられる．例として，統合失調症の患者が服薬を拒否して入院が繰り返し必要となることが挙げられる．

■ **Z91.83 [V40.31] 精神疾患に関連する徘徊 Wandering Associated with a Mental Disorder**

徘徊……このコードは，住まいを離れてどこかに行ってしまう，主に，認知症の患者に適用される．その悲しい結末は，時々全国ニュースとなる．最初は精神障害に関連したコードをつけ，その後でZコード/Vコードをつけて用いる．

■ **Z91.5 [V15.59] 自傷の個人歴 Personal History of Self-Harm**

虐待やネグレクトに関する問題 Problems Related to Abuse or Neglect

種々の虐待とネグレクトに関しては，ほぼZコード（とVコード）の表題に記載されている内容通りであるため，それぞれの詳細は記載せずそのまま表記した（表19-2参照）．

表 19-2 における ICD-10 コードは XA（初回の対応）または XD（その後の対応）が付け加えられるべきである．記載は異なるにもかかわらず，コードの番号が同じのものがいくつかあるが，間違い（少なくとも私の間違い）ではない．

以下に有用な 3 つの定義を記載する．

性的虐待：虐待者や他者が性的満足を得る目的で行われるあらゆる性的行動（写真撮影などの接触をしないものも含まれる）．

ネグレクト：個人の基本的要求を奪うことにより肉体的あるいは精神的な障害をもたらす行為（または怠慢）．

表 19-2　ネグレクトと虐待に関するコード

	虐待を確認	虐待の疑い
児童への身体的虐待 Child physical abuse	T74.12 [995.54]	T76.12 [995.54]
児童への性的虐待 Child sexual abuse	T74.22 [995.53]	T76.22 [995.53]
児童へのネグレクト Child neglect	T74.02 [995.52]	T76.02 [995.52]
児童への心理的虐待 Child psychological abuse	T74.32 [995.51]	T76.32 [995.51]
配偶者またはパートナーへの暴力，身体的なもの Spouse or partner violence, physical	T74.11 [995.81]	T76.11 [995.81]
配偶者またはパートナーへの暴力，性的なもの Spouse or partner violence, sexual	T74.21 [995.83]	T76.21 [995.83]
配偶者またはパートナーへのネグレクト Spouse or partner neglect	T74.01 [995.85]	T76.01 [995.85]
配偶者またはパートナーへの虐待，心理的なもの Spouse or partner abuse, psychological	T74.31 [995.82]	T76.31 [995.82]
配偶者またはパートナー以外による成人への身体的虐待 Adult physical abuse by nonspouse or nonpartner	T74.11 [995.81]	T76.11 [995.81]
配偶者またはパートナー以外による成人への性的虐待 Adult sexual abuse by nonspouse or nonpartner	T74.21 [995.83]	T76.21 [995.83]
配偶者またはパートナー以外による成人への心理的虐待 Adult psychological abuse by nonspouse or nonpartner	T74.31 [995.82]	T76.31 [995.82]

表 19-3　ネグレクトと虐待に関し，精神保健サービスを提供することになった場合

精神保健サービスの提供を受ける対象	犠牲者	加害者
親による子どもへのネグレクトや身体的/性的/心理的虐待 Child neglect or physical/sexual/psychological abuse by parent	Z69.010 [V61.21]	Z69.011 [V61.22]
親以外による子どもへのネグレクトや身体的/性的/心理的虐待 Child neglect or physical/sexual/psychological abuse by nonparent	Z69.020 [V61.21]	Z69.021 [V62.83]
配偶者やパートナーの大人のネグレクト，身体的/性的暴力や心理的虐待 Adult spouse/partner neglect, physical/sexual violence, or psychological abuse	Z69.11 [V61.11]	Z69.12 [V61.12]
配偶者でもパートナーでもない人の虐待 Adult nonspousal or nonpartner abuse	Z69.81 [V65.49]	Z69.82 [V62.83]

表 19-4　患者にネグレクトや虐待の既往があった場合に用いるコード

子どもの頃に受けた身体的または性的虐待 Physical or sexual abuse in childhood	Z62.810［V15.41］
子どもの頃に受けたネグレクト Neglect in childhood	Z62.812［V15.42］
子どもの頃に受けた心理的虐待 Psychological abuse in childhood	Z62.811［V15.42］
配偶者やパートナーに受けた身体的または性的暴力 Spouse or partner physical or sexual violence	Z91.410［V15.41］
配偶者やパートナーに受けたネグレクト Spouse or partner neglect	Z91.412［V15.42］
配偶者やパートナーに受けた心理的虐待 Spouse or partner psychological abuse	Z91.411［V15.42］

心理的虐待：親や養育者による精神的な傷害をもたらしうる意図的な言葉や象徴的な行為．例としては叱責，罪をきせるひどい仕打ち，脅す，身体的な監禁など．

犠牲者や加害者への精神保健サービスの提供を目的とした際には，別のコード（表 19–3）が用意されている（加害者が親かそうでないかによってコードが異なる）．また，患者に虐待やネグレクトの既往があった場合のコードも用意されている（表 19–4）．

医薬品誘発性運動症群 Medication-Induced Movement Disorders

医薬品誘発性運動症群はメンタルヘルスケアにおいて以下の 2 つの理由で重要である．
・精神障害と間違われる可能性がある（チック症群，統合失調症，不安症群）．
・これらは向精神薬による治療を受けている患者の治療方針に影響を及ぼしうる．

■ G21.0［333.92］神経遮断薬悪性症候群 Neuroleptic Malignant Syndrome

神経遮断作用のある薬物は開始より 3 日以内に筋固縮，発熱，その他発汗，嚥下障害，失禁，せん妄などを引き起こすことがある．

■ G21.11［332.1］神経遮断薬誘発性パーキンソニズム Neuroleptic-Induced Parkinsonism

■ G21.19［332.1］他の医薬品誘発性パーキンソニズム Other Medication-Induced Parkinsonism

ここ 60 年間で開発され使用されてきた抗精神病薬のほとんどが（そして，その他のいくつかのものも）仮面様顔貌やひきずり歩行，丸薬まるめ様運動などを引き起こし，これらの症状の多くはパーキンソン病で多く出現する症状に似ている．

■ G24.01 [333.85] 遅発性ジスキネジア Tardive Dyskinesia

神経遮断薬による治療を数か月以上続けていると，無意識に顔面や顎，舌，四肢に不随意運動が生じることがある.原因となった神経遮断薬が中断されても,それらの運動はいったん始まってしまえば，その後も永続的に続きうる.

■ G24.02 [333.72] 医薬品誘発性急性ジストニア Medication-Induced Acute Dystonia

頭頸部や身体のその他の部位における突然の筋収縮は痛みを伴い，しばしば驚くべきれん縮が生じることがある．これらは神経遮断薬（または他の薬剤）よるものであり，よく起きる.

■ G25.1 [333.1] 医薬品誘発性姿勢振戦 Medication-Induced Postural Tremor

抗うつ薬，炭酸リチウム，バルプロ酸などの薬剤を内服中，一定の姿勢を維持しようとしたとき（たとえば手を広げたとき）に振戦が生じることがある.

■ G25.71 [333.99] 医薬品誘発性急性アカシジア Medication-Induced Acute Akathisia

神経遮断薬（あるいはその他の薬剤）の開始後または増量後まもなく，急に落ち着かなくなったり，静坐していることができなくなったりすることがある.

■ G25.79 [333.99] 他の医薬品誘発性運動症 Other Medication-Induced Movement Disorder

DSM-5 では，このコードは悪性症候群に似た症状を有する，神経遮断薬以外の薬物を使用している患者に有用であると提唱されている.

■ T43.205 [995.29] 抗うつ薬中断症候群 Antidepressant Discontinuation Syndrome

抗うつ薬の終了後数日以内にめまいや不眠，しばしば「脳への電気ショック」と表現されるような奇妙な感覚，嘔気，発汗，他の多くの症状などの非定型的な症状が出現することがある．これらの発生率はおそらく抗うつ薬の用量に比例している.

■ T50.905 [995.20] 医薬品による他の有害作用
Other Adverse Effects of Medication

行動障害を除く，重要な好まざる効果が，臨床上の主な注意の対象となった場合に用いられる．神経遮断薬による重症低血圧やトラゾドンによる持続勃起症などが含まれる．

種々の問題 Miscellaneous Issues

■ Z65.4 [V62.89] テロまたは拷問の被害者 Victim of Terrorism or Torture

■ Z65.8 [V62.89] 心理社会的状況に関連する他の問題
Other Problem Related to Psychosocial Circumstances

■ Z65.9 [V62.9] 特定不能の心理社会的状況に関連する特定不能の問題
Unspecified Problem Related to Unspecified Psychosocial Circumstances

臨床的関与の対象となることのある他の状態 Other Conditions That May Be a Focus of Clinical Attention…

……しかし，精神障害ではないもの．

■ R41.83 [V62.89] 境界線の知的機能 Borderline Intellectual Functioning

このコードはIQと機能が71～84程度まで低下している患者に用いられる．その他の精神科的診断（たとえば精神または認知の障害）を併発している場合，境界線の知的機能と軽度知的能力障害の鑑別診断はかなり困難になりうる——特にDSM-5になってからは，知的能力障害がIQの数値では定義されなくなっており，なおさら難しくなっている．

■ Z60.0 [V62.89] 人生の段階に関する問題 Phase of Life Problem

精神障害によるものではない，結婚や離婚，就職，子どもが家を出ていった後の「空の巣」，退職など生活の変化に関する適応の問題に使用される．適応障害とは区別されなくてはならない．

■ Z60.3 [V62.4] 文化への順応の困難 Acculturation Problem

他の文化圏への移動（たとえば移住や移民）に伴う問題に使用される．

■Z60.4［V62.4］社会的疎外または拒絶 Social Exclusion or Rejection

いじめの犠牲者となった場合に適用される．

■Z60.5［V62.4］（自覚された）悪質な差別または迫害の標的 Target of（Perceived）Adverse Discrimination or Persecution

人種や性別による差別などが含まれる．

■Z65.8［V62.89］宗教的または霊的問題 Religious or Spiritual Problem

宗教的な信仰（またはその欠如）に関係する問題に関し，診察や治療を要する患者に対して使用される．

■Z65.8［V62.89］心理社会的状況に関連する他の問題 Other Problem Related to Psychosocial Circumstances

この包括的なカテゴリーには死や病気に関連するものや，親の再婚が含まれる．宗教的または霊的問題と同様のコード番号である．

■Z65.5［V62.22］災害，戦争，または他の戦闘への曝露 Exposure to Disaster, War, or Other Hostilities

■Z72.9［V69.9］生活様式に関連する問題 Problem Related to Lifestyle

例としては，睡眠に関しての不適切な環境，危険を伴う性的行為などが挙げられる．

■Z76.5［V65.2］詐病 Malingering

詐病は，身体疾患または精神障害の徴候や症状を意図的に作り出すことと定義されている．目的としては何らかの利得：欲しているものを得る（お金，薬，保険金の支払い），あるいは何かしら不快なもの（刑罰，仕事，兵役，陪審義務）を逃れるなどがある．詐病は作為症（動機は外的な利得ではなく，病人のままでありたいという希望である）や他の身体症状症および関連症群（症状は意図的に作り出されたものではない）としばしば混同される．

詐病は以下の状況で疑われるべきである．

- ・患者が法的問題を抱えている，または金銭的な利得がある．
- ・患者が反社会性パーソナリティ障害である．
- ・患者が情報提供者の話とくいちがう，あるいは他の判明している事実と異なる話をする．
- ・患者が疾患の評価に関して非協力的である．

詐病は疑うのは容易であり，証明するのは困難である．（尿検体に砂を混入する，体温計を電球にあてるなどの）明確な目撃なしに毅然とした賢い詐病者を詐病と断定するのはほぼ不可能であろう．詐病が精神または感情などの症状を強く含む場合，断定は不可能であろう．さらにこの診断の結末は悲惨なものだ．治療者と患者との関係が完全に悪化してしまう．それゆえ筆者は詐病が明らかである場合で，かつ状況により必要な場合にのみ診断している．

■Z91.49［V15.49］心理的外傷についての他の個人歴 Other Personal History of Psychological Trauma

■Z91.89［V15.89］他の個人的な危険要因 Other Personal Risk Factors

追加のコード Additional Codes

最後に管理上，有用ないくつかのコードを記載する．これらはDSM–5には含まれていないがICD–10の一部である．

■Z03.89［V71.09］ 鑑別すべき他の疑わしい疾患および状態を観察する場合 Encounter for Observation for Other Suspected Diseases and Conditions Ruled Out

この幾分扱いにくく，長すぎる呼称（ICD–9では「他の疑わしい精神状態を観察する」という，いくらか言いやすい呼称だった）は患者には主たる精神障害やパーソナリティ障害がないことを意味する．もちろんこのようなケースはめったにないが，精神保健に携わる専門職はいつか精神障害をもたない患者に遭遇するであろう．私がこれを使用する際には，「精神障害なし」とは記載せず上記のコード番号を記載する．

■F48.9［300.9］分類不能の精神病ではない精神障害 Unspecified Nonpsychotic Mental Disorder

不特定の精神病ではない精神障害との診断が適切であろう1つか2つの状況がある．

・診断名がDSM–5に含まれていない．

・患者が精神障害を有するのは明らかであるが，十分な情報が得られておらず，それがどのようなものであるのかを明言できず，他のどの分類不能のカテゴリーも不適切と考えられる場合．情報が得られればより典型的な診断に変更できるであろう．もし患者に精神病症状がないことを確認できない場合は，以下のコードを用いるべきである．

■ F99［799.9］特定不能の精神病（診断は据え置き）Mental Illness, Unspecified（Diagnosis Deferred）

あなたがほとんど使用したことがないであろう呼称も最後の診断として存在する．しかし私はしばしば診察を始めたばかりの頃に使用する．このコードは DSM-5 におけるどの項目に属するのかを確認するための十分な情報がないことを意味する（もし情報があるのなら，たとえば，特定不能の抑うつ障害というコードを使用することができる）．筆者は患者の入院時の診療記録にこのカテゴリーを使用することが最も多い（もちろんどのコード番号を使用しなくてもよいが）．この患者は精神病かもしれない，と．

■ R69［799.9］分類不能の病気 Unspecified Illness

このコードはすべてのなかで最も特徴が乏しい．ただ，このコードがついているのを見たとき，少なくともそれが精神症状によるものと知りうる十分な情報が手に入ったと考えられるのではないだろうか．

第20章

患者と診断

Patients and Diagnoses

医師は患者の診断を考える際に，規則を用いている．規則を使用していることを，普段意識しないが，たしかに使用しているのだ．

私がこの仕事を続けてきたこの人生を通して，これらの規則（私は普段,「原則」と呼ぶ）そのものについて考え，話し合い，書き，そしていかに展開させるべきかに，多大な時間を費やしてきた．本章に登場する精神科医療機関を訪れた患者の診断に使用できるよう，ここではただ羅列する．精神医学の実践においてこの重要な要素を，もっと理解し実践したいと，読者が思ってくれることを願っている．

医療における診断原則

後述の患者の症例を読んだとおり，大文字を冠した原則を，DSM-5の各診断項目と混同しないようにしてほしい．幸運なことに，私は十分な時間を費やすことができた．これらの原則は，私の著書である「Diagnosis Made Easier, second edition（日本語版：モリソン先生の精神科診断講座―Diagnosis Made Easier，医学書院，2016, pp.253～254)」から引用したものであり，一読をおすすめする．

■鑑別診断の立て方

A. 優先順位に従い，鑑別診断を挙げよ．

B. 家族歴は診断の一助となるが，噂がしばしば信頼できないように，臨床医は各家人を診断しなおすよう試みるべきだ．

C. 身体疾患とその治療は，精神症状を生みだし，また増悪しうる．

D. 症状が一致しなかったり，治療が奏効しなかったりする場合は身体表現性（身体化）障害を考慮せよ．

E. 物質使用はさまざまな精神障害の原因となりうる．

F. その頻度，もたらす損害，そして迅速な治療反応性の観点から，気分障害を**常に**考慮せよ．

■情報源が拮抗する場合

G. 病歴は現症に勝る．
H. 直近の病歴は，過去の病歴に勝る．
I. 周囲の人間からの情報は，ときに患者の訴えに勝る．
J. 徴候は症状に勝る．
K. 急性期で生じた情報の評価は，慎重であれ．
L. 他覚所見は主観的な判断に勝る．
M. オッカムの剃刀を使用せよ．すなわち，最も単純な説明を選択せよ．
N. 馬はシマウマよりも多い．すなわち，より頻度の高い診断を選択せよ．
O. 矛盾する情報に注意せよ．

■疑いの払拭

P. 未来の行動を最も予測するのは，過去の行動である．
Q. その障害の症状が多いほど，診断の尤度は上昇する．
R. その障害の典型的な特徴は診断の尤度を上昇させる．逆に，非典型的な特徴があれば鑑別診断を探せ．
S. その障害に対する薬物治療で典型的な反応が得られているのであれば，その診断の尤度はより高まる．
T. 診断に自信がなければ，いつでも**診断未確定**とせよ．
U. 患者が精神科的診断に一切該当しない可能性を考慮せよ．

■複数診断

V. 単一の診断だけで症状が十分に説明できなければ，複数の診断を考慮せよ．
W. 患者が主要な精神障害の急性期にあれば，パーソナリティ障害の診断は避けよ．
X. 複数診断のうちで最も切迫し，治療可能で，明らかな順に整理せよ．可能であれば，それらの診断を経時的に並べよ．

症例の病歴

経験するに従い，患者の病歴と精神評価尺度から得られる情報を整理するのは，次第に容易になっていく．200 人程度の患者を評価すれば，その作業が事実上の第二の天性となったと感じるだろう．この章の残りで，さまざまな患者を通じてあなたの診断スキルを試す機会がある．複数の精神障害をもつ症例もあり，それは例外というより典型的である．一般人口の成人を対象とした全国調査によれば，生涯で 1 つでも障害をもった人のうち，60％以上に 2 つ以上の障害があった．アメリカ人の約 14％が，生涯で 3 つ以上の診断を受けている．

スペースの都合で，これらの病歴はやや要約されている．他の臨床医は，私の結論に異を唱えるかもしれない．しかし，これらの症例を提示する私の意図は，臨床医が事実をどのように考え，診断に至るかを表すことにある．

ここでひとつ提案しよう．人は積極的に関わると，より急速に学ぶものだ．よって症例文と私の考察をただ読むより，診断原則と本書で説明した各疾患のポイントを使用して，自分で診断することをおすすめする．そうしてあなたの診断を私のそれと比較してほしい．

●ローラ・フレータス

ローラ・フレータスは離婚経験のある32歳の女性で，「私は神だ」という主訴で精神科病棟に入院した．彼女はクリニックの外来を上記の主訴で受診した．

ローラは，第二子を出産後の19歳時に，最初の精神障害のエピソードを経験した．この期間のことはほとんど思い出せず，唯一覚えているのは「産褥精神病」と言われ，病院の娯楽室で裸踊りをしていたために一時期隔離されていたことだった．彼女はそれから回復しよい状態を維持していたものの，3年前に，彼女はその原因を思い出せないのだが，炭酸リチウムを処方された．彼女は同剤の内服を続け，7, 8日前に，「とてもよい気分で力がみなぎる感じがしたから，いらないと確信したの」と内服を中断した．中断後の数日間は焦燥感が増し，ほとんど寝ず，多弁で，結局は友人達に連れられて治療が再開された．

ローラはイリノイ州に生まれ，父は自動車整備士だった．彼女は一人っ子で，両親は「子どもがいなければ幸せだったろう」としばしば感じていた．彼女は両親をともに「アルコール中毒」と称し，両親から逃れるために少なくとも1回，13歳時のとある夜に家出したと述べた．10代でマリファナを2回使用したが，アルコールを含めた他の物質使用は否定した．

18歳時に，ローラはパン屋の店員と短期間結婚し，二子をもうけた．13歳の娘は元夫と暮らしている．14歳の息子は多動で，一時期リタリンで治療されていた．ローラはカトリックのミサに参加せず，旅行会社に2年間勤務した．彼女は自身の健康状態を「完璧以上」，6歳時の扁桃摘除術と娘の出産後に受けた卵管結紮術の他には，アレルギーや医学的問題はないと述べた．家族歴は両親と父方・母方両祖父のアルコール依存症があった．父方のおばは時折「バラバラになってしまう」と言い，過度に信心深くなり，さまざまな空想上の罪に対してひどく罪悪感を抱くという．

ローラは歳相応に見え，やや肥満体型だった．彼女はかなり焦燥感が強く，少しの間も座っていられず，急に立ち上がっては椅子とドアの間を往復した．この面接の途中で朝食を提供されると，彼女は意図的に，通りすがりの看護師のズボンにぶどうゼリーをなすりつけた．その後，彼女は床に寝そべり両下肢を宙に突き上げ，どうやら恍惚としているように見えた．

ローラは話が思いどおりにならず，画策しているようだった．それでもなお，彼女は次から次へと話題を転じていった．しかしながら，彼女の話す速度はほぼ正常だった．彼女の気分は明らかに高揚し，今以上のよい気分になったことはそれまでの人生でなかったと断言した．彼女は（面接者には音楽が聞こえなかったが），歌声が聞こえるようだと述べ，聞こえてくる歌にあわせて楽しそうに歌った．自身を「全能の唯一人」と称し，内服治療は必要ないと気づいたと述べた．

ローラの，人，場所，時間の見当識は保たれていた．彼女は直近の5人の大統領を正しく（そしてとてつもなく速く）挙げ，シリアルセブン課題（100から7の連続減算）では負の数まで減じた．終了時には，彼女は数字の課題を完璧に答えるまでに長い時間がかかったことを謝罪し，「結局は，私がその課題を作ったんだけどね」と言った．

●ローラ・フレータスを診断せよ

ローラの症例では，精神病と気分障害という2つの診断領域が際立つ．精神病はすぐに鑑別ができる．彼女の妄想はあまりに急性に出現し，**短期精神病性障害**と**物質誘発性精神病性障害**以外は診断できない．しかしながら，いずれの診断も症状が気分障害で十分に説明されないことを要し，後述するように，その点は本症例において該当しない．ローラの直近の躁病エピソードは，どの精神病性障害の診断も適さない．

ローラの現在の症状は**躁病エピソード**を強く示唆する．今回の入院の直前まで炭酸リチウム（双極性障害の特効薬である）が著効していたことからも，前医も同様の考えだったとわかる．躁病エピソードを診断するまでに必要な段階を追ってみよう（p.106）．

1. **気分の評価** quality of mood：ローラの気分の高揚は，自身の大げさな表現の仕方と，それまでに感じたことがないほどの気分という言及で表された．
2. **持続期間** duration：彼女の現在の症状は，少なくとも1週間持続していた．おそらく情報提供者（原則I）からの情報があれば，その開始時期はもっと前からだったと証明され，そしてそれはきっと，彼女がとても「よい」と感じ始めた時期だろう．
3. **症状** symptoms：ローラは少なくとも4つの躁病エピソードの症状（3つを満たすことを要する）がある．彼女は誇大的で，自身を神と呼び，身体的な健康面では「完璧以上」と主張した．また，焦燥感，多弁，睡眠欲求の減少が認められた．私は同時に，躁病に典型的な症状が彼女にたくさんみられたことも強調しておきたい（原則R）．
4. **障害** impairment：これはローラの入院で明確に表されている．彼女はそこで看護師にゼリーをなすりつけた．
5. **除外診断** exclusions：物質使用（彼女は10代の頃にしかマリファナを使用していない）と内科的疾患も含めて何も記載されていなかった．しかしながら，入院時の血液検査で甲状腺機能亢進症や他の内分泌疾患は除外されるべきだ．

以上より，ローラは躁病エピソードの基本的な診断基準を満たす．一般身体疾患や認知障害の可能性はほぼないだろう（原則C）．もしもより詳細な確認が必要だとすれば，繰り返す精神病エピソードが疑われる彼女のおばについてだろう．このタイプの家族歴（原則B）は，慢性的な精神病をきたす統合失調症よりも，双極I型障害のような寛解状態に至る病態を支持する．もっと言えば，優先順位（A）も考えるうえでより治療可能な障害を第一に考えることがわれわれには必要だ．そして，ただすり込みのために，原則Fを再読されたい．

症例文でローラがこれまでに抑うつエピソードを経験したかは明示されていない．ただ，コード化の観点では問題にならない．彼女の最も直近（現在）のエピソードは躁病で，過去に少なくとも2つのエピソードを経験している（一つは13年前，もう一つは炭酸リチウムの内服を開始した3年前だ）．彼女の精神病症状は，重度，精神病性の特徴を伴う，と重症度づけする．彼女の神であるという妄想は，躁病の気分に一致する．

ところで，この議論を再読すると，鑑別診断に言及していないことをここに明記する．躁病の症状が私を圧倒し，古典的な双極I型障害という理解の他に，何も付け足すことはないと思った．

ローラはどのエピソードに関する特定用語の基準も満たさない（第3章表3-3を参照せよ）．彼女にパーソナリティ障害が併存したかを示唆する情報は症例文にない．彼女は身体面で健康だった．彼女の離婚歴や息子の多動に対する治療は，彼女の躁病に対する治療に影響を及ぼさないため，私はZコードを彼女にはつけなかった．直近でかなり病状が悪く，妄想に影響された行動はあるが，自傷・他害行為はなく，GAFスコアは25とした．彼女の最終診断は以下のとおりである．

F31.2［296.44］　双極I型障害，現在のエピソードが躁病，重度，気分に一致する精神病性の特徴を伴うBipolar I disorder, current episode manic, severe with mood-congruent psychotic features

●エイドリアン・ブランスカム

エイドリアン・ブランスカムは49歳の管理職で，勤め先の精神科産業医を受診した．産業医のオフィスに入り，開口一番「まさか自分が精神科医なんかと話をするなんて思わなかった」と述べた．

米国陸軍武器科で下級士官として2年間，兵役に服した後に，エイドリアンは石油関連大企業の，油田開発に特化した子会社にリクルートされた．輝かしくエネルギッシュに，彼は中間管理職の地位を駆け抜け，副社長の地位も見込まれた頃に不景気となった．内部改革で彼の副社長職の可能性は消え，給与も10%カットされたが，エイドリアンは仕事を続けられることを幸運に感じていた．しかし，彼の妻の見解はもっと悲観的だった．

ヨシコは日本人の専業主婦で，彼らはエイドリアンがアジア出張中に立ち寄った，2週間の東京弾丸ツアーで結婚した．この20年間，彼らの娘と息子が生まれてから，彼女は家で子どもたちと過ごした．

「彼女は，日本にいればよかったと言うんです」とエイドリアンは皮肉げに述べた．ヨシコは結婚して以来ずっと，エイドリアンが彼女をいつでも見捨てられるように，彼女を馴染みの人から引き離したとエイドリアンを責めた．二人が一緒に暮らして以来ずっと，彼女は友人を作らなかった．彼女は自由時間のほとんどを日本の陶器の蒐集に費やした．彼女は今では，夫の降格と減給に憤慨していた．

「もう何年も，いい関係ではなかった」「でもここ数年，事態は最悪記録を更新し続けてきたんだ．彼女は私がもっと男らしければ，彼女をもっと幸せにできたと言うんです」とエイドリアンは述べた．

折にふれてエイドリアンはヨシコに，二人の問題を話し合うべきだと伝えた．彼女の返事はたいてい,「それならさっさと言いなさいよ！」だった．彼が自身の意見を伝えようとすると，彼女は半分程度で遮った.「彼女はいつも私の言葉を遮るんです．6〜8 文くらい言うとたいてい，私のほうが根負けします」とエイドリアンは訴えた．夫婦カウンセリングを受けようというエイドリアンの助言は，ヨシコを刺激して非難の嵐と離婚の要求を招いた．彼が離婚について話し合おうとすると，彼女は泣き出し，エイドリアンが彼女を見捨てようとし，彼女が自殺すればすべてがうまくいくと訴えた．これらの長い夫婦喧嘩は，彼に罪悪感を与え，この 1 か月程度でさらに悪化したという．

エイドリアンは元々「のんきなタイプの人間」だったが，この 6 週間のほとんどで落ち込み，不安を感じていた．彼の食欲と意欲に変化はなかったが，ほとんど毎晩，よく眠れずにいた．というのも，彼はしばしば動悸と窒息死してしまう感じとともに目を覚ましてしまっていた．彼の職場での集中力と，自尊心はともに低下していた．彼は死について，そして屋根裏のどこかにあるはずのショットガンについて考えることが，この 1 週間で増した．怖くなり，彼はとうとう病院に助けを求めることにした．

エイドリアンはテキサス州中西部で生まれ，父は教職の傍ら小規模農家を営んでいた．三人兄弟の末子で，兄弟全員が大学へ進学し，ビジネスや専門領域で成功を遂げた.「大学を出るまで，両親がいかに貧しかったか知りませんでした」「おそらく，私達みんなが幸せを感じていたから，うまくいっているように思えたのでしょう」と彼は述べた．

物質使用や他の精神障害の家族歴はなかった．エイドリアンに薬物やアルコールの使用歴はなく，高揚気分や易怒性が顕著となったことはなかった．彼はほとんどの時間を仕事に費やし,友人はほとんどいなかった．彼は浮気をしたことはなかった（「今もツインベッドで寝ている」と強調した)．家では，岩石蒐集や息子とのハイキングを趣味とした．

エイドリアンは地味な服装のやや肥満体型の男性で，年齢相応に見えた．面接の間，オフィスの椅子に静坐していた.目元を拭うために,一,二回ほどティッシュに手を伸ばした．彼の言葉は明瞭で，筋が通り，内容も妥当で，自発的に話した．彼の気分は思考内容に対して相応しく，変化も普通だった．幻覚や妄想は否定した．彼は自身が常に「調整役」であり，皆がうまくいくように働くことが自身の務めだと述べた．MMSE は満点だった．彼の病識や判断力に明らかな障害はなかった.「別居すればすべてがうまくいくと思うんです」「ただ，それは私が調整できそうにないことのひとつでもあります」と彼は結論づけた．

●エイドリアン・ブランスカムを診断せよ

エイドリアンの病歴にざっと目を通すと，3 つの診断領域が考えられる．すなわち，気分障害，不安症，そして適応障害である．最初に適応障害を考えると，エイドリアンの問題の根源は夫婦問題によることは想像に容易い．結局，彼は精神障害の既往歴がなく，ただ，かなり悩ましい結婚をしたのはたしかだ．一方で，彼は気分障害を満たすのに十分な症状があり（後述)，抑うつ気分を伴う適応障害の診断基準は，他の精神障害を満たさないことが明言されている．

与えられた情報からは，彼の性格構造は少々素朴なものの，パーソナリティ障害でみられるような人間関係の困難さは認めなかった．しかしながら，後の面接で，担当医は情報提供者から情報を得るべきだ（原則Ⅰ）．症例はエイドリアンの夫婦間不和に対する解釈しか与えてくれない．

不安症については，エイドリアンは入眠中に動悸や呼吸困難のために覚醒し，この数週間のほとんどで不安を感じたエピソードがある．これらの症状はパニック発作（これは睡眠中も起こりうる）を満たすには不十分で，当然，われわれは**パニック症**とは診断しない．彼の症状はいずれも**限局性恐怖症**，**社交不安症**，**広場恐怖症**，**強迫症**を示唆しない．彼は退役軍人だが，極度の心的外傷体験に晒されていないのは明白だ（それは**心的外傷後ストレス障害**の症例となる）．**全般不安症**は6か月の持続期間と，より多くの症状を要する．エイドリアンは肥満体型だが，肥満そのものと不安症状の関係は未解明だ．しかしながら，最終診断には明記されるべきだ．

最後に，エイドリアンには明確な気分症状があり，道端で蹄の音を聞いた際は，シマウマでなく馬を連想せよ（原則N）．彼の症状は，ほとんどの時間にみられる抑うつ気分，不眠，集中困難，罪悪感，頭を占める希死念慮の高まりがある（DSM-5の基準には抑うつ症状として，自尊心の低下と流涙は含まれない）．彼の症状は1か月以上持続し，仕事で支障をきたしていた．一般内科疾患や物質使用の除外項目は該当せず，よって彼は抑うつエピソードの診断基準を満たし，**うつ病**，単一エピソードと診断できる．寛解，エピソードの特定用語で満たすものはない（第3章表3-3参照）．彼は最低限の数しか症状を満たさなかったが，そのうちのひとつ（希死念慮）は深刻で，これにより診察医は重症度を少なくとも中等度と判定した．彼の中等度の症状は，GAFスコア60に相当する．エイドリアンは希死念慮を抱いていたが，計画性はなく，すぐに企図する深刻なリスクはないように思われた．彼の最終診断は下記のとおりである．

F32.1［296.22］　うつ病，単一エピソード，中等度　Major depressive disorder, single episode, moderate
E66.9［278.00］　肥満　Obesity
Z63.0［V61.10］　配偶者との関係による苦痛　Marital discord

少し待ってほしい！　ヨシコはどうだろう？　彼女にはたしかに何らかの診断が必要だ．あなたはパーソナリティ障害を考えるべきかもしれない．

もちろん，ヨシコの人格はかなり危険に思え，何らかの精神障害の診断を得るのに十分なようにみえる．しかしここで2つ問題がある．われわれには十分な情報がなく，彼女はわれわれの患者でない．われわれは彼女を診察すらしていない．われわれがしなければならないのは，ともすれば鋭い観察者になりうるエイドリアンから情報を得ることだ．しかしながら，彼は完全に公平ではなく，われわれは彼女に診断を下す前に，彼女視点の話を知らなければならない．これは私の診断原則に含まれないが，それでもなお，これにはすべての医師が従わなければならない原則だ．

●レジー・アンスネス

レジー・アンスネスが35歳のとき，彼は自宅から5,000 kmほど離れた精神病院に入院した．入院時記録には彼が興奮し，やや誇大的で，自身がどこにいるのかさえわからなかったと記載されていた．多弁だったが，話の内容は全く意味をなさなかった．「私は統合失調症を患っている」というのが，数少ない意味のとれる訴えだった．

彼を入院させた医師に対し，彼の妻フェイは電話口で「それは彼の統合失調症のせいに違いないわ」「以前に一度，統合失調症があったと彼に聞いたことがあるの．でも，私達は結婚してまだ3年だし」と電話口で述べた．

5年前，レジーは精神病症状のため，ボストンの精神科病院に入院した．それからフェイによれば彼は，自身をキリストの息子だと信じていたというが，他の症状については一切知らなかった．医師は彼に妄想型統合失調症があると告知した．彼はクロルプロマジンで治療され，二人が付き合い始めた頃も内服を続けていたため，フェイはそのことを知っていた．

入院後2年ほどで，レジーは落ち込むようになった．フェイによれば彼は仕事での集中困難を訴え，退院してからそう長くない間に，彼が希死念慮を抱くようになったという．しかしながら，抑うつは次第に減り，比較的軽度の食欲と睡眠の問題だけが残った．これらの問題でさえ二人が結婚する頃には消退し，それからというもの彼は健康だった．一切の薬物治療を中止してから，すでに数年が経過していた．

直近の出張の直前の数日間，レジーは異常なまでに快活だった．彼は多弁で，意欲が亢進し，不在の間に期限となる仕事を仕上げるため朝早く起きていた．

「わずかな甲状腺の異常」のために少量の甲状腺薬を内服しているのを除いて，夫は身体的に健康だったとフェイは述べた．3か月前に最後に受診した際に，甲状腺の検査を受けていたと彼女は述べた．彼女が知る限りでは，彼は飲酒も薬物使用もしていなかった．

彼が入院して24時間の間に，レジーはかなり過活動で，全く睡眠をとらなかった．彼の気分は著しく高揚し，あまりに速く喋るために，聞く者はその内容をしばしば理解できなかった．彼の理解可能な主張は「私は神の子だ」というもので，病院の運営改善のためのアイディアを教えてくれた．彼は課題を与えられてもほとんど集中できず，MMSEは完遂できなかった．

●レジー・アンスネスを診断せよ

甲状腺疾患は気分症状をきたしうる一般内科疾患である．しかしながら，レジーの担当医は直近に甲状腺機能を評価しており，これまでに甲状腺疾患によって現在の状態に似た症状が彼にもたらされたことはなかった．どんなイベントだとしても，甲状腺機能の再評価は経過をみるのに妥当な手段だ（お察しのとおり，私はたしかに「原則C」と打つのもそろそろ飽きてきた）．

薬物使用について，離脱期に発症する**物質誘発性精神病性障害**は，フェイの情報に反している．しかしながら，中毒期（たとえばフェンシクリジン中毒）に発症する精神病症状の可能性を除外するために，薬物血中濃度のスクリーニングはすべきだ．得られた他の病歴と照らし合わせると，物質使用の可能性は限りなく低い．躁症状や他の精神病症状の，不快で衝動的な気分を抑えるのに，患者がアルコールを使用しているのはよくあることだ．

気分障害がより有力な候補のようにみえる．5年前にレジーには誇大妄想があり，後に数か月ないし数年にわたって抑うつ状態となった．2年間の明白な完全寛解を経て彼には再び，精神病症状に伴い，高揚気分，過活動，不眠（睡眠欲求の減少），注意散漫が生じた．甲状腺機能と薬物中毒スクリーニングの検査結果が正常と仮定し，彼は躁病エピソードの主要項目を完全に満たし（p.106），それゆえに，**双極Ｉ型障害**，現在のエピソードが躁病（p.119）と診断できる．もしよければ，DSM–5でこれらの診断基準を参照してみてほしい．これは面倒だが，いい練習になる．

統合失調症の既往歴は，この明らかに精神病の患者に既成の診断を提供しているようにもみえる．もしレジーの先のエピソードが本当に統合失調症だったら，現在のエピソードまでに完全寛解になっていたはずだ．これはかなりまれで，気分症状がより顕著になった今となっては，彼の新しい経過からして真剣に再考すべきだ（原則H）．もっと言えば，レジーの横断的経過がどれだけ精神病に見えても，彼の完全寛解を伴うエピソード性の経過からして，双極Ｉ型障害の診断に議論の余地はほぼない（原則G）．現在の明らかな気分障害と数年前の統合失調症の併存は，最も単純な説明を求める規則に反する（原則M）．統合失調症の診断項目はもはや述べるまでもない．

レジーの現在の躁症状は明らかに生活を障害しており，重症度を考えるうえで重度しか考えられない．自身を神の子だと信じるという，彼の精神病性の特徴は完全に躁病に合致するもので，下記のコードを決定づける．他の考えられる特定用語（第3章表3–3）は該当しない．彼の統合失調症の既往は単に間違いであり，（遡りうる限りの）彼の診療録から撤回されなければならない．入院時の彼のGAFスコアは30と低かったが，退院する頃にはGAFスコア90まで跳ね上がった．

F31.2［296.44］　双極Ｉ型障害，現在のエピソードが躁病，重度，気分に一致する精神病性の特徴を伴う　Bipolar I disorder, current episode manic, severe with mood-congruent psychotic features

E03.9［244.9］　後天性甲状腺機能低下症　Acquired hypothyroidism

●ジェームズ・チャタートン

ジェームズ・チャタートンが18歳のとき，窓を割り，窓ガラスの破片で自らの腕を切った．その出来事をきっかけに初めての精神科病院への入院となった．そのとき，彼のおばが主な「情報提供者」となった．「彼はいつも冷淡だった．彼のいとこのベティーとなんとなく似ている」と彼女は話した．

彼は小さい頃から少し風変わりなところがあった．他人がどう考えているかということには全くといっていいほど無頓着だったため，4年生の頃，教師からは「ケツの固いやつ」と呼ばれていた．他の子どもたちの押し殺した笑いにすら彼は気づいていなかった．「学校で，彼には友達なんて一人だっているはずがないと思ってました」と，彼のおばは言った．「彼は決して笑顔を見せることはなく，怒ることもなかった．それは，他の子どもが自分のことを言っていると話したときでさえも．彼が何度もそんなことを言っていたのを思い出すわ」．学年が上がっても，全くもって女性への興味やセックスへの好奇心を示さなかった．

14 歳のとき，母親が突然亡くなった．父親は他の州で働いており，子育てに時間をとれなかった．そのため，おばと一緒に生活していた．おしゃべりする友人がいない分，勉学に励む時間はたくさんあり，高校生活当初の 2〜3 年間の成績は優秀だった．彼は科学を好んだ．9 歳のときのクリスマスにもらった化学セットでいつまでも遊び続けていた……普通ならそんなものに興味を示さなくなる年齢になってからも．最高学年になった春のある日，彼のいとこのベティーが月経中で自宅にいるとき，ベティーはスカートをたくしあげ，ジェームズに触るよう言った．「彼は私のところに来て，すぐにその出来事を話したわ」とおばは言った．「彼はその出来事で気分が悪くなったと言ってました」．翌日，ベティーが統合失調症の診断で再入院し，家族全員が安堵した．

その後の数か月で，ジェームズの学力は徐々に落ちていった．単位を落とし，おばから理由を訊ねられても，肩をすくめただけだった．大学への進学や就職に興味を示さなかった．化学書を読むことと余白に書き込みをすることに自由な時間の多くを費やした．彼が自室を歩きまわる物音で，おばは早朝に目を覚ましてしまうこともあった．自分ひとりで笑っているときもあった．遅くまで寝ているようになり，しばしば午後を過ぎても寝ていた．しまいには学校に行かなくなってしまった．

ベティーが抗精神病薬によって大きく改善して退院してきた夏，1 週間もしないうちに，ジェームズが薬を飲まないよう警告してくると彼女は母親に打ち明けた．それは彼女を不妊にしようとするモルモン教の陰謀の一部だと，彼女に話したという．その後 2 か月の間に，彼は何度も地球外生命体について彼女にレクチャーしていた．

ジェームズは何もかも食べることを止め，体重が 9 kg 以上落ちた．体重減少と不眠で彼はげっそりとし，年齢よりも年老いて見えた．感謝祭の直前に，彼は窓ガラスを割り，自身を切りつけた．最終的にベティーが入院したのと同じ病院に入院することになった．

友人がいなかったこと，両親と離れて暮らしていたこと，その 2 つ以外には，ジェームズの幼少期について特記すべきことはなかった．彼は大麻を数回使ったことがあったが，他のストリートドラッグやアルコールは決して使わなかった．彼はタバコを日に 1 箱吸っていた．身体的な既往歴は，5 歳時の臍ヘルニアの手術を受けたことだけだった．家族歴は，いとこのことはおいておくとして，父系の祖父がアルコール依存症，父とおじが甲状腺機能亢進症に罹患していた．彼の母は「神経質」だった．

彼のいでたちはボロボロで裾が切りっぱなしの青いジーンズと T シャツという姿だった．テニスシューズのひもはなく，足をひきずり，うなだれ，地面を凝視して診察室に入ってきた．表情は虚ろで，突然に笑い，まるで何かに耳を澄ましているように頭を振った．当初は声が聞えることを否定していたが，後日，二人目の診察者に対して，女性の声で「オナニーしろ」と言われていると認めた．誇大妄想，迫害妄想を含めた妄想を否定した．いとこを去勢しようとするモルモン教の陰謀について直接尋ねられると，そのことを自由には話せないと話した．

気分は落ち込んでおらず，自殺念慮などないと主張した．窓ガラスを割って腕を切ったのは「慌てたから」だと話していた．彼の MMSE は 30 点中 28 点（2 日以内の日付がわからず，病院の名前がわからなかった）だった．腕に関しては治療が必要と納得したが，精神障害であることについては全く病識がなかった．

●ジェームズ・チャタートンを診断せよ

ジェームズには3つの臨床的な特徴があった．精神病的思考と身体症状，そして，社会的かつ個人的な問題だ．身体症状（食欲不振と体重減少を含む）と甲状腺機能亢進症の家族歴は，彼の精神症状が一般的な医学的状況によって引き起こされたと推測させる（原則C）．入院時に彼はすべての身体診察を受け，甲状腺機能を含んだ生化学検査を受けた．この議論の目的のため，甲状腺疾患はないと仮定する．

ジェームズの精神病的思考に関する議論は，第2章の「他の障害との違い（p.55）」と呼ばれるアウトラインに沿って行う．第一に，ジェームズは**統合失調症**の診断基準Aを十分に満たすだろうか．彼の現在の精神症状には被害妄想（モルモン教の陰謀，地球外生命体）と，彼に命令する女性の声の幻聴が含まれている．それら2つの症状で診断基準Aを満たすが，さらに意欲の喪失（学力が落ち，仕事や進学に興味を示さなかった）という陰性症状が存在した．彼のふるまいから十分に推測できたが，当初，ジェームズは声が聞こえることを否定していた．これは原則J（徴候は症状に勝る）の意義を表しており，後に他の診察者に対して実際は幻聴があると打ち明けたことで証明された．空笑（おそらく幻聴の内容に反応しているのだろう）と統合失調症の親戚がいること（原則B）も，統合失調症の診断を強く示唆している．

精神病性障害の経過は，診断を決定するにあたってきわめて重要だ．ジェームズの障害は，障害を引き起こす要素などないなかで徐々に始まり，寛解や回復に至ることなく進行した．この経過は診断基準には含まれてこそいないが，統合失調症らしい要素だ．さて，診断基準にも書かれているが（DSM-5の統合失調症の診断基準Cでは実際に書いてあるが），ひきこもり，意欲を失った前駆期を含め，彼の症状は6か月以上続いている（4月頃から11月まで）．病前のパーソナリティについては後程議論しよう．その後の経過も重篤で，統合失調症の診断に十分に値する．ジェームズの社会生活と学校に出席する能力は疾患によって著しく障害された（原則B）．多くの統合失調症の典型的な症状があることで，われわれは診断の確信度を増した（原則Q）．

統合失調症の診断基準によれば，われわれに残された仕事は他の診断を除外することだ．精神症状を引き起こす**他の医学的状態**の可能性はすでに議論されており，議論のために否定している（DSM-5の統合失調症の診断基準E）．ジェームズは何度かマリファナを試したことこそあったが，彼の明らかな精神症状の悪化を説明するのに十分な**物質**の使用はなかった（基準E）．MMSEは満点から2点分間違えただけであり，**認知機能障害**を疑うべき点数ではなかった．ジェームズは，体重が減り，十分な睡眠がとれず，ガラスで手首を切ったが，入院した時にはその理由を説明できなかった．さらには，気分の落ち込みを否定するだけでなく，彼の情動は不穏であった．それゆえ，いくつかの保守的な理由から，私の診断の際にはいつも**気分障害**が鑑別診断の最上位にくるのだが（原則A），今回ばかりは気分障害を除外してよさそうだ．

最後に，われわれは**社会的問題**と**パーソナリティの問題**について考えなければならない．

彼のおばによれば，小さな子どもだったころから，ジェームズは他の子と比べて変わっていた．感情的に距離を取っており（シゾイドパーソナリティ障害の診断基準 A1），他人の考えに注意を払わず（A6），親しい友人はおらず（A5），感情はほとんど表出しなかった（A7）．そして，独りでできる活動を好んだ（A2）．われわれは，彼はセックスに興味をもっていないというおばの見解しか知らない．しかし，彼はすでに**シゾイドパーソナリティ障害**の診断に必要な 4 つ以上の項目のうち 5 つをもっている．彼は自分が話題にされているという考え（他の子どもたちが自分のことを話しているかもしれない）をももっていた──それは**統合失調型パーソナリティ障害**の症状であるが──しかし，彼のおばの話には彼の他の奇妙な信念，おかしな会話や態度は存在しなかった．ジェームズは奇妙というより，よそよそしいという表現があてはまった．その他の猜疑的な症状はなく，**猜疑性パーソナリティ障害**は除外した．

本書の前版である「**DSM-Ⅳ made easy**（日本語版未発行）」であれば，私はジェームズの統合失調症の亜型について議論した．妄想，幻聴，平坦でときに不適切（くすくす笑い）な情動が存在するが，私が辿り着く唯一の結論は，彼の診断が鑑別不能型統合失調症ということだ．DSM-5 の診断基準で，その検討は意味のないものとなっているが，特定の世代の臨床医にとってはいまだ興味の対象となっている．彼の活発な精神症状が続いた期間は 1 年未満だったので，特定の経過の診断は受けない．統合失調症が始まるよりもずっと前から存在していたことから，説明として（**病前**）という一言を加えてパーソナリティ障害を記載した．

ジェームズには睡眠に関する顕著な問題が存在するが，独立した診断を下すべきだろうか．彼は統合失調症に関連した不眠の診断基準のほとんどを満たすだろうが，その不満が突出しているわけではないし，主な治療の焦点でもない．この種の持続する不眠は，背景に存在する精神症状への治療が成功すると，通常は改善するので，これを独立した症状として判断することはできない．GAF スコアは 20 となり，ジェームズのすべての診断は以下のとおりとなる．

F20.9［295.90］ 統合失調症 Schizophrenia
F60.1［301.20］ シゾイドパーソナリティ障害/スキゾイドパーソナリティ障害（病前）
Schizoid personality disorder（premorbid）
S61.519A［881.02］ 手首の裂傷 Laceration of wrist

ジェームズの診断を始める際に，私が「臨床的関心の領域」について語ったのを思い出してほしい．臨床的関心の領域とは何だろうか．

何年か前，物事の理解を助けるため，患者を診るなかで出会うであろう症状をグループに分けた．そして，最終的に 7 つのグループが出来上がった．**精神病性の思考**，**身体症状**，**社会性とパーソナリティ**という 3 つのグループ，そして残りが，**気分症状**，**不安症状**，**認知の問題**，そして**物質の使用**だ．

それらについてはたくさん，私の本「The First Interview, fourth edition（日本語

版：精神科初回面接，医学書院，2015)」に詳しく書いておいた．

●ゲイル・ダウニー

「さあ，切りなさい！」ゲイル・ダウニーは彼女の病院のベッドに横たわり，天井を凝視しながら叫んだ．彼女の髪は丁寧に洗われ，整えられていたが，彼女の話し方は堅苦しかった．「私はロボトミーを受けたいの．書類にはサインするつもりよ．もう我慢できないわ」．

ゲイルは離婚歴があり三人の子どもをもつ，魅力的な34歳の女性だった．この5年間，彼女は抑うつ状態だったが，躁状態や軽躁状態になることはなかった．彼女の治療経過の歴史には度重なる自殺企図と入院治療が刻まれていた．5週間近く続いた最近のエピソードでは，彼女は重度の抑うつ気分をほぼ毎日感じていた．彼女は，毎日，夜に横になっても明け方近くまで眠れず，元気がなく興味も失われ，食欲も失われたと訴えた．しばしば泣き叫び，感情的になり，取り乱しており，彼女の上司は不本意に思いつつ彼女の好きなようにさせていた．

ゲイルはこれまで最低6種類の抗うつ薬で治療され，ときに併用された．それらのうち多くの抗うつ薬は，始めのうちは彼女の抑うつ症状に効果的で，自宅に退院できる程には彼女の気分を持ち上げているようだった．何クールかの電気けいれん療法にもよく反応した．新たな治療が行われて数か月のうちに彼女は再発して病院に逆戻りし，しばしば腕には生々しい傷跡を作ってきた．今回の入院中に一時的な外出許可が出た際には，ほぼ致死量に匹敵する抱水クロラールを過量服薬した．

ゲイルが9歳のときに両親が離婚し，その後は母親に育てられた．13歳までの間に，ストッキングや口紅といった小物をショッピングセンターで盗み，三，四回捕まった．それらの出来事が起きたのは，彼女が特定のストレス，大体は職場かプライベートでの人間関係で心を痛ませたときだった．盗む前にはいつも緊張感の高まりを感じ，コートのポケットに「自身のトロフィー」をおさめて店を離れるときには，爆発的な喜びを実感していた．未成年であった彼女は捕まるたびに保護者である母親に引き取られた．一度，罰金を払ったことがあった．直近のエピソードが起きたのは，この入院のすぐ前だった．このとき，彼女の繰り返す自殺企図によって告訴は取り下げられた．

ゲイルの既往歴は症候のカタログ状態だった．そのなかに尿閉をはじめ，彼女を窒息させそうな咽喉の腫瘤，胸痛，重度の月経痛，発作的な嘔気，慢性の下痢症，動悸，片頭痛（神経内科医によれば，それは「典型的ではない」ものだった），そして一過性の視力喪失（彼女はその状態から治療なしに回復した）があった．離婚のとき，彼女が「不感症」であり性交渉の際にはいつも痛がっていたと彼女の夫は漏らしていた．彼女が10代になった頃，内科医を受診しては30もの症状を訴え，薬を飲み始めていた．しかし，医師からすれば，彼女に身体的な異常がそう認められたわけではなく，彼らは向精神薬を処方し，何度も精神科医を紹介していたのだ．

数年後，ゲイルはアパートからの立ち退きを余儀なくされ，子ども三人の養育権は夫に取られてしまった．現在，彼女は脳内の一部を永久的に切断する手術（訳注：ロボトミー術）を希望している．彼女が話をすることのある医療者以外の人間は母親だけだった．

●ゲイル・ダウニーを診断せよ

ゲイルには現在のエピソードをMDDと診断するに十分な症状（気分の落ち込み，喜びの喪失，不眠，食思不振，希死念慮，活力低下，思考制止）があった（p.105にポイントが載っている）．重度の抑うつ症状のある患者は誰であれ，うつ病と診断されるべきであり（原則F），（うつ病は）生命に危険を及ぼす可能性を潜在的に秘めており，適切な治療に素早く反応することが多い．

ゲイルは多数のうつ状態のエピソードを経験してきたが，躁状態や軽躁状態はなく，精神病症状を伴うこともなかった．一見したところ，エピソードとエピソードの間に関して，最低2か月間は回復していたようだった．それゆえ，彼女はうつ病，反復エピソードの基準を満たしている．繰り返す自殺企図があり，重度，精神病性の特徴は伴わないものとなる．本文には他の特定用語の基準を満たす情報は存在しない．しかし，ゲイルの抑うつ症状に対する治療は繰り返し行われていたが，ほとんどうまくいっていないという事実は問題だ．疾患に対する典型的な治療に反応するということは，その診断を支持する（原則S）．しかし，その逆は言えるだろうか．そのような診断のための原則は存在しないが，おそらくこう言えるだろう「典型的な治療が繰り返し失敗する際は，その他の病態についての考察を迅速に行うべきだ」．

そして，10代からゲイルはさまざまな身体症状を経験し，そのうちのいくつか（片頭痛のような）は非典型的だった．そのため，われわれは**身体症状症**について検討する必要がある（原則D）．これから，彼女の身体症状を2つの方法で評価しようと思う．最初は公式のDSM-5の記述により（p.241），続いて古くなったDSM-Ⅳの身体表現性障害のガイドラインに従って（p.245のコラム）．彼女は十分に前者の基準を満たしている．少なくとも1つの身体症状が存在し，それは明らかな苦痛をもたらし，さまざまな方法で彼女の生活を妨害した．診断に必要とされる6か月以上にわたって彼女の症状は持続し，症状に関連した強い不安が持続している．

DSM-IVの身体表現性障害の診断基準のほうが，実際の病理を明らかにするのには，ずっと価値があるというのが私の考えだ．そのDSM-Ⅳの身体表現性障害の診断基準にも，彼女は合致する．これらの症状は，診断基準の各項目それぞれにちょうどあてはまった．**医学的もしくは神経学的疾患**のなかで検討するべきものは，多発性硬化症，脊髄腫瘍，心疾患だろう．多数の内科医による治療を受けたにもかかわらず，治療が成功しなかったという事実によって，彼女が一連の異なる医学的状況だったという可能性は低下する（原則C）．ゲイルが利益を得るために（**詐病**），もしくは明確な動機がないにもかかわらず（**作為症**）意図的に症状を偽ったとする根拠は本文にはない．

ゲイルの食思不振について，さらなる診断は必要ない（原則M）．体重に関する問題は食事を拒否するわけではなく，食欲がないからだ．彼女の不眠に対しては別の診断が与えられるだろうか（**不眠障害，非睡眠障害性の併存する精神疾患を伴う**），正当な独立した臨床評価をするに値するほど，十分に深刻だろうか，いや違う．同様に，**性機能不全**も独立してコードされることはないだろう（症例文中には，性機能不全と診断するだけの特徴的な症状がみられてはいたが）．なぜなら，それらは身体表現症の症状として容易に説明できるからだ．おっと，**物質**乱用はなかったので，われわれのリストから消していこう．

最後に，ゲイルの過去が明らかにしているのは，緊張感と解放感で特徴づけられる窃盗の繰り返しという行動パターンだ（**窃盗症**，p.382）．これらの特徴は，怒りや復讐を背景にしたものとは説明できないし，ましてや他の精神障害を背景にしているわけでもない．そのため，われわれは彼女に対して窃盗症の診断をつけなくてはならない（原則 V）．

このようにゲイルはコードできる3つの精神障害をもっていた．これらはどのように並べられるべきだろうか．彼女のうつ病はとても深刻であり，5年以上にわたって治療の焦点となっており，治療開始当初はそれらの経過は通常のものであった（原則 X）．そして今，原則 X が同様に示唆していることは，何かが違っているということだ．もしわれわれが身体表現性障害（当然，DSM-5 であれば身体症状症と呼んでよいだろう）を彼女の治療の焦点にすれば，彼女の抱える問題のいくつかに対しては一般的なアプローチをとることが可能だ．この症例では正確な重症度の基準がわからないが，ゲイルの主治医は，彼女の症状がどれだけ深刻かを示すため，「臨床医の特権」を発動し，彼女の症状を「重度」とした．

本文から得られる彼女の性格に関する情報は少ない．さらに調べる必要があることを診断サマリーに書き留めておく必要がある．加えて，抑うつ状態のときや，何か出来事が起きてすぐの状況でパーソナリティ障害と診断するのは避けるべきだろう（原則 W）．現在の彼女の経過を考慮し，彼女の GAF は 40 という低いスコアとする．

F45.1［300.82］ 身体症状症，重度 Somatic symptom disorder, severe
F33.2［296.33］ うつ病，反復エピソード，重度，精神病性の特徴を伴わない Major depressive disorder, recurrent, severe without psychotic features
F63.2［312.32］ 窃盗症 Kleptomania
Z56.9［V62.29］ 失業 Unemployed
Z65.3［V62.5］ 子どもの養育権喪失 Loss of child custody
Z59.0［V60.0］ 立ち退かねばならない Eviction

●リーナ・ウォルターズ

リーナ・ウォルターズは学生のグループの前で自身について喜んで話した（今回の入院は）．入院して4日間は，さまざまな検査が行われるのを待って過ごすだけの日々だったからだ．

「残念ながら，動脈瘤でした」と，彼女は苦笑いを浮かべながら学生に話した．「クリスマスの日に，ちょうど七面鳥を切り分けようとしたときに発作があり，クリスマスなのにここに来てしまいました．小児科医なので，他にやるべきことがたくさんあるのですが」

「でも，どうしてこの閉鎖病棟に来たのですか」と面接をしていた学生は尋ねた．

リーナは椅子にゆっくり座った．「この病院の中で，テレビのない部屋がある唯一の病棟ですから」．学生は困惑した．「テレビの画像が発作を悪化させることを懸念しているのです」と，彼女は説明した．「みなさんは誘発けいれんを知っているでしょう．私はこれまでに同じ問題を抱える患者を診てきました．まさか自分がかかるとは思ってもいませんでしたけど」．今は薬でコントロールされているが，彼女はその薬の名前を思い出せなかった．

リーナは自分の話を続けた．彼女はモデスト近郊で，果物の収穫やトマトの栽培で生計を立てる移動労働者の娘として育った．家族は頻繁に引越しをし，18歳までには彼女は「12回以上の転校」を経験していた．しかし最後には，通学していた高校で奨学金を得て，大学へ進学できた．そこからは，彼女の頭のよさと，両親みたいな人生からは逃れようという彼女の決意が，南カリフォルニアの医学大学から小児科医としてのキャリアへと彼女を後押しした．彼女は誇らしげに，新生児の囊胞性線維症を確定診断する検査の開発の重要メンバーだったと話した．「一番輝いていたときだったわ」と彼女は呟いた．

59歳になった今の最大の後悔は，30代前半での子宮内膜掻爬術の失敗と，その後の子宮摘出によって自分の子どもを産めなかったことであった．この時点で，面接をしていた学生は次に何を聞くべきかわからず，行き詰まっていた．「私の家族について話しましょうか」と彼女は優しい笑顔を浮かべて促した．彼女は父親と（寡黙で優しく，悪口を口にしなかった），母親（97歳の今も存命で，聖人のようで，まだ自分の車を運転している）について話した．リーナは二度結婚した．一回目の相手は医学生で，何年も前にウガンダでの医療使節団の仕事で亡くなった．その10年後の二回目の再婚相手は精神科医で，彼は二人が結婚生活を送る地で今も医者をしていた．彼はとても多忙なため，まだ彼女の見舞いに来ることができていなかった．

「今回病院に来ることになった経緯，具体的に何があったのか教えてもらえますか」

リーナは，けいれんが起きるといつも無意識で行動してしまっていたと説明した．「複雑部分発作というものです．みなさんわかりますよね．自分がどこにいるのかわからなくなるけれど，体は自動スイッチが入ったようになります．ときには何kmも歩き続けることもあります．今回は，以前知り合いだった俳優の自宅の外で見つかりました．警察は，私が『うろついていた』と言っていました」．彼女はそう言って笑い，学生たちもつられて笑った．

その後，彼女との面接は終了し，指導員は学生らに彼女をどう評価するか聞いた．彼女の落ち着いた人当たりのよい態度と，論理的な話し方は，説得力があると評価する学生もいた．「では，彼女の話をそのまま受け入れてみましょうか」と指導員は提案した．そうすると，彼女の事例は，（精神科病棟では）該当する精神障害なしというまれな診断になる（原則U）．

一方で，ある学生は，彼女は自身が医者であるにもかかわらず，服用している薬の名前を思い出せないという点が気になると指摘した．もちろん単なる物忘れだったかもしれないが，彼女の話を再度精査するべきという反対根拠（原則O）である可能性はないだろうか．テレビを消してしまえば，入院するのは他のどの病棟でもよかったのではないだろうか．より多くの情報を得るまでは，診断保留（原則T）とすることにした．

そのとき，それまでの議論では静かに微笑んでいた学生が，ある情報を共有した．彼女は，リーナを担当するチームとのミーティングに参加していた．そして次のように話した．

リーナの話のなかで唯一真実だったのは，彼女の名前だけであった．彼女は医大へ行っていないし，大学さえも卒業していない．これまでの結婚相手「三人」は，誰も医者ではなく，今は離婚しており，彼女の両親は何年も前に他界していた．リーナは医療事務員として働いた経験があり，そこで医学用語を学び，あたかも医者かのように話すことができた．

自身に発作性疾患があるという彼女の信念はゆるぎなかった（この点については幾度となく入念に確認されていた）．彼女は，トマトの香りがするという早期の徴候（「きっと幼少期の畑の思い出でしょうね」）があり，次にデジャヴが起こり，そして，その後に必ず長期にわたる無意識の状態が続くと説明した．無意識のときには，見知らぬ場所をさまようことが多かった．これまでに何度も発作性疾患の検査を受けてきたが，MRI も EEG（鼻咽頭誘導脳波も含めて）も正常であった．彼女が実際に発作を起こすのを目撃した者はいなかった．（では**作為症**は考えられないだろうか．しかし，彼女が治療を受けたのはある年，病院を1か所受診しただけであり，症状を作り出したわけではない．**詐病**はどうであろうか．そうであれば，彼女は何を得ているのだろうか）．

一方で，彼女には逮捕された記録は少なくない．逮捕時は，毎回のように彼女が興味をもつ（これが適切な表現だとすれば）時折テレビに登場する地元の俳優に関連している．何年も彼のファンで，彼の追っかけをしており，彼の近くにいたいという願望によって，繰り返しストーキングによる逮捕や，接近禁止命令を受けている．このように話した学生は，「もし彼女に聞いたら，彼女は妊娠していると喜んで話しますよ．自分の年齢や子宮摘出についてはすっかり忘れて」と締めくくった．

●リーナ・ウォルターズを診断せよ

長年にわたる複数の妄想があり（妄想性障害診断基準 A），統合失調症の診断基準は満たさない（妄想性障害基準 B）．これらの条件から，鑑別診断としてはこのまれな疾患が第一に考えられる（リーナはトマトの幻嗅があると言うが，これは妄想の発作と関連している．このような幻覚は統合失調症の診断基準 A を満たさず，妄想性障害にはよくみられる）．妄想以外では，彼女の行動や情緒は正常で（基準 C），気分エピソードと診断する根拠になるものはない（基準 D）．

もちろん，確定診断をする前に，彼女の病歴においてこの診断に矛盾するものを排除しなければならない．彼女が**物質**（基準 F）を使っていないか確認する必要がある．この手の情報は，彼女自身の話だけは不正確である可能性が高く，信頼できる情報源から得るべきである．他の精神障害，特に**醜形恐怖症**や**強迫症**を疑うべき情報はない（基準 D）．妄想の型については，おそらく身体型であろう（彼女は側頭葉てんかんがあると信じていた）．俳優と関係があるという誇大的な考えも可能性はある．より統合的な（曖昧ではあるが）分類を好むのであれば，混合型とするとよい．GAF スコアは 35 とするが，これには検討の余地がある．彼女のサマリーには，今後パーソナリティの評価をすべきだと指摘するであろう．

F22［297.1］　妄想性障害，身体型　Delusional disorder, somatic type
Z65.3［V62.5］　接近禁止命令　Restraining orders

●サラ・ウィンクラー

着席する前に，彼女は3回胸の前で十字を切った．彼女と彼女の夫は25歳で，結婚して4年だった．「彼女のことは，16歳のときから知っています」とローレン・ウィンクラーは言い，「彼女はいつも注意深くて．ほら，ガスが消えているか確認したり，出かける前にドアの鍵を締めたか確認したり．本当に悪くなったのはここ2年です」．

サラは，大学を卒業し，パラリーガルアシスタントとして少しの間働き，その後は出産のために休職していた．彼女は健康で，アルコールや薬物乱用の経歴はない．息子のジョナサンが6か月だった頃，彼女はキッチンテーブルの上に置かれていた人形の胸を果物ナイフで突き刺すという恐ろしい夢を見た．その人形は彼女が子どもの頃にもっていた物だった．しかし，ナイフがプラスチック製の人形に突き刺さる瞬間，人形の手足が動き始め，人間の子どもに見えた．台所の壁には「殺せ」という文字が目の前に現れ，彼女は叫びながら目が覚めた．その後再度入眠するのに数時間を要した．

翌日の夜，サラダを作るために人参を切っていると，急に「ジョナサンを傷つけることはないだろうか」という考えが浮かんだ．馬鹿げた考えではあったが，昨晩と同じような不安を感じた．夕食を用意する間，息子をローレンに見てもらうこととした．

その後，ナイフや，小さくて弱い誰かを刺すという考えが少しずつ彼女の意識で強くなり始めた．本やテレビに意識を向けていても，急に「**殺せ**」という大きく鮮明な文字が目に浮かんだ．

ジョナサンを本当に傷つけてしまうという考えは馬鹿げていたが，彼女は毎日消えない疑惑や不安に苛まれた．自分を信じられなくなり，息子と一緒にキッチンにいられなくなった．ナイフを掴もうと腕の筋肉が収縮し始めるのを感じられるようであった．このような衝動のままに行動したことはないが，もしかしたらそうしてしまうかもしれないという考えが彼女を恐怖に陥れた．今ではナイフが入った引き出しを開けるのも拒み，切る作業はハサミやフードプロセッサーを使うか，夫が代わりに行った．

その夢を見た日から間もなく，彼女はこの厄介な考えや衝動を追い払う試みを始めた．彼女は信仰心の乏しいカトリック教徒であったが，子どもの頃に学んだカトリックの習慣を取り入れ始めた．おそろしい考えが浮かんだときは，最初のうちは十字を切ると落ち着いた．荷物やジョナサンを抱えるときは，天使祝詞を呟いた．

時間とともに，このような小さな対処法の効果は薄れていった．そして，彼女は3度十字を切るか，または天使祝詞を3度言うと（または，これらを合わせたものを3回）気分が落ち着くことがわかった．しかし，最終的にはこれらの儀式を9回しないと，自身や息子を十分に守れないと感じるようになっていった．外出時は，1度十字架を切り，1度天使祝詞を小声で呟くだけでこの儀式を終えることができた．

ジョナサンが1歳近くになった今は，サラは一日数時間も，繰り返される考えや儀式に費やしていた．ジョナサンは機嫌の悪い子で，ローレンはすべての食事を用意していた．ここ数週間彼女は抑うつ的な気分になり，今ではずっと気分が悪いと認めた．しかし，自殺念慮や死にたいという願望は抱いていない．何にも興味がなくなり，常に疲れていた．体重が約4.5 kg減り，眠れなかった．夜叫びながら目がさめることも多かった．彼女が27回連続でゆるしを乞う儀式を行っている姿を夫が目撃したとき，病院に助けを求めようと説得した．「異常だとはわかっています」とサラは涙を流しながら話した．「でも，この馬鹿げた考えが頭を離れないんです」．

●サラ・ウィンクラーを診断せよ

サラは2週間以上，抑うつ的な気分が続いている．彼女の症状には，不眠，疲労感，興味の喪失，体重減少があり，すべて**抑うつエピソード**に該当する．彼女は身体的に健康であり（原則C），物質乱用の過去はない（原則E）．彼女の機能障害が，抑うつの症状によるものか，それとも**強迫症**（OCD）によるものか確定するのは難しく，両方によって問題が起きていると考えるのが妥当であろう．これまでに抑うつ，躁，軽躁のエピソードはみられないため，彼女の診断は**うつ病**，単一エピソードとなる．重症度は中等度（症状は少なく，自殺念慮はないが，困難感は強い）と評価する．彼女が実際に息子を傷つけるリスクは低い．

サラの不安は，**パニック発作**でも**全般不安症**でもない．それよりも，強迫観念と強迫行為があり，それはOCDの基準を満たす（p.190）（彼女には他の精神障害があったが，彼女の強迫観念はうつ病に関連する罪責感の反芻ではない）．彼女のOCDの症状は，1日1時間以上を浪費させ，それは彼女に著しい苦痛を与えていた．明らかに，サラの心配は，**現実的な問題**の延長ではなく，彼女の心配は病的であった．彼女自身，問題意識をもっており，病識は十分にある．

サラの診断は，抑うつが第一に挙げられている．これは，抑うつが最も治療が必要だとする医学的判断に基づく（これに反対する者もいるであろう）．彼女のGAFスコアは45で，これは日々の儀式による機能障害に裏づけられる．

F32.1［296.22］　うつ病，単一エピソード，中等度　Major depressive disorder, single episode, moderate
F42［300.3］　強迫症/強迫性障害，病識が十分　Obsessive-compulsive disorder, with good insight

●ジェマ・リビングストン

「私は食べて，それから吐くの」と，初回受診時にジェマ・リビングストンは自身の問題をこのように説明した．23歳からの4年間，彼女のその行動はほぼずっと持続していた．

10代から，ジェマは自分がどう見えるかを気にしていた．クラスメイトとともに，彼女は高校時代に厳格な食事制限を時々行った．しかし，彼女の体重は52 kg前後で推移し，それ以上の変化はなかった．身長167 cmにして，彼女はスラリとした細すぎない体型だった．思春期から成人期早期にかけて，彼女は自身の食習慣を厳格に管理しなければ，すぐ太ってしまうと感じていた．「カエルみたいに膨れ上がるのよ」と彼女は述べた．

望まない妊娠と引き続く人工妊娠中絶に折り合いをつけるなかで，ジェマは自身の信条を試される機会があった．食べたいものを食べていると，半年も経たないうちに服のサイズが8から14に膨れ上がったのだ．ようやっと体重の自己管理を取り戻すと，彼女はそれを二度と失わないよう誓いを立てた．彼女は3年間で，4より大きいサイズの服を買わなかった.

ジェマが10代の頃に話を戻すと，彼女と友人達は単純に食べなかった．レストランで友人と食事するときはいつも，実際にはほとんど食べていないことを隠すために，皿の隅に食事を寄せていた．家ではたいてい，食事を一回摂るとトイレに退散し，吐いていた．当初は吐くのに，浴室にそのためだけに置いていたティースプーンの柄で，咽頭の後部に触れる必要があった．繰り返すうちに,彼女は意図して吐けるようになった．彼女は後に,「鼻をかむのと同じくらい簡単よ」と述べた.

ジェマの肥満に対する恐怖は，人生における主義を体系化したものであった．冷蔵庫の扉には,彼女が「カエル」だった頃の写真を貼っていた．それを見るたびに食欲が失せた,と彼女は述べた．最近まで便秘のときにのみ下剤を頼っていたが，近頃は自身の消化器官からの嘔吐とはまた別の排出の方法として使用するようになった.「腸が毎日動いてないと破裂してしまうように感じるの．目だってすぐに腫れてしまうのよ」と述べた．彼女は利尿薬も使用していたが，月経が止まるとその内服を中止した．彼女は利尿薬と月経に関連があるとは信じていなかったが，最近になって月経が再開した．彼女にとって太ること以上に怖いものがひとつあるとしたら，それは妊娠することだった．性的に特に積極的ではないにしろ通常の性生活を送っていたが，今では，夫と月に1回以上の性行為に及ぶことはなかった．それでもなお,彼女はペッサリーとコンドームの両方の使用を強いていた.

40 kg 以下に体重が落ちていること以外では，ジェマは健康に見えた．所見のスクリーニングでは，腹部膨満のみ陽性だった．彼女は時折，気分の落ち込みと申し訳なさを1～2日ほど感じたが，彼女はそれを「PMS」だと笑って退け，今は全く困っていないとつけ加えた．彼女は躁病エピソード，幻覚，強迫症状，恐怖症，パニック発作，希死念慮を否定した.

ジェマはヴァージニアビーチに生まれ，彼女の父は海軍の駐在員だった．後に彼女の父は冷暖房機器会社を経営し，家庭はうまくいっていた．ジェマは一人っ子だった．彼女は在学中,勉強や行動における問題は何もなかった．銀行に出納係として3年間勤務した後,21歳時に結婚した．彼らには，7歳の男児と5歳の女児の二人の子どもがいた.

ジェマの唯一の触法行為は，2年前に起きた，ダイエット目的にアンフェタミンを手に入れようと,処方箋を偽装したことだ．彼女は減刑を求め,1年間の執行猶予を与えられた．彼女はそれ以後，アンフェタミンを徹底的に避けた．高校を卒業後は，マリファナを一回か二回ほど試したが，アルコールやタバコは使用しなかった．彼女の唯一の手術歴は，両側豊胸術で，シリコンではなく脂肪組織を自家移植された.

以前の診察の際，ジェマの夫は，妻が自身を不十分で自信がないと感じているように思えると語った．彼女は普段，露出の高い誘惑するような服装をしていたが，体重が落ちた今となっては全く魅力的でない，と彼は述べた．彼女が自身のやり方を否定されると，ときに何時間も拗ねたが，彼女の感情表出の裏にそんな生き生きとした感情があるとは思えなかった.「彼女は注目の的になることが大好きなんです」「でも，もはや多くの人が彼女の行動に付き合わなくなりました.それが彼女を不満にさせるんだと思います」と彼は言った.

ジェマは濃い髪色をした華奢な体型の女性で，ここまで体重を落とす前はおそらくかなり可愛かっただろう．彼女はよく，やや意識的に，笑顔になり，あたかも頬のえくぼを見せようとしているかのようだった．彼女は V ネックのブラウスと，とても短い丈のスカートを身につけ，足を組む際にそのスカートの裾を下ろそうともしなかった．彼女は話しながらくるくると目を大きく動かし，声にさまざまに抑揚をつけたが，質問者の問いに対する彼女の答えは曖昧で，しばしばとりとめがなかった．彼女は抑うつ気分や希死念慮を否定し，これまで妄想や幻覚があったことはないが，自身がいまだに「豚のように太っている」とは訴えた．それを証明するように，彼女は腕のたるんだ皮膚を親指と人差指の間に挟んでみせた．MMSE では 30 点満点をとった．

●ジェマ・リビングストンを診断せよ

ジェマには高校時代から続く異常な食行動があった．彼女には以下の**神経性やせ症**の特徴があった．すなわち，彼女はすっかりやせてしまっており，体重増加に対して恐怖を感じ，自身を太っているとみなしていた．彼女の現在の下位分類は過食・排出型だが，10 代の頃は摂食制限型だった．彼女のやせを正しく評価するには，どう重症度をつければいいだろうか．DSM-5 の診断基準は体格指数（BMI）だけを基準に評価しており，これは間違っているというのが私の意見だ．間違いなく，行動型が何らかの重みづけをされるべきだ．ジェマの体重が 40 kg 以下で（たとえば 40 kg だとして），身長が 167 cm に対して BMI は 14.3 と算出され，重症度は**最重度**と分類される．

彼女から提供された情報だけでは，ジェマを**パーソナリティ障害**と診断できなかったかもしれない．それは患者自身の訴えだけで診断した際に，われわれが臨床的によく経験することだ．しかし，彼女の夫の情報（原則 I）と精神症状（原則 L）から，後述する**演技性パーソナリティ障害**の基準を満たす．すなわち，注目の的になることの欲求，浅薄ですばやく変化する情動表出，自分への関心を引く行為（露出の高い服装を着て，足を組むこと），内容のない話，そして芝居がかった態度だ．演技性パーソナリティ障害はしばしば**身体化/身体症状症**に合併するが，所見のスクリーニングではほとんど所見がなく，一般的に身体症状症の診断にあるような不適切な健康への懸念の訴えもなかった．

処方箋の偽装や違法薬物の使用はもちろん違法だが，ジェマは執行猶予中にいずれの行為にも及ばなかった．無論，私はこれらの行為に，診断に値するような病理があるとみなさない．GAF スコアを 45 とし，彼女の最終診断は下記のとおりだ．

F50.02［307.1］　神経性やせ症/神経性無食欲症，過食・排出型，最重度　Anorexia nervosa, binge-eating/purging type, extreme
F60.4［301.50］　演技性パーソナリティ障害　Histrionic personality disorder

●イーディス・ルーマン

67 歳のイーディス・ルーマンは，彼女の娘であるシルヴィアの「彼女は脳卒中以後，落ち込んでいる」という訴えで，病院を訪れた．1 年ほど前から，イーディスは忘れっぽくなった．事の発端は，この頃，数百 km 離れて暮らしていたシルヴィアに，毎週金曜の夜に電話していたのを 4 週間で 3 回も忘れたことだった．娘が代わりにかけるたびに，イーディスは電話に驚いた様子だった．

シルヴィアがついに1週間の休暇をとりイーディスに会いに行くと，イーディスが買い物や掃除も疎かにしていたのを目の当たりにした．流し台は一杯で，冷蔵庫はほぼ空っぽで，ありとあらゆる物が埃をかぶっていた．イーディスの発語と身体的な様子には変わりがないように見えたが，明らかに何かがおかしかった．その週末に，シルヴィアは神経科医からアルツハイマー病の初期という答えを得た．彼女はさらに1週間の休暇をとり，自身の住む家まで，州をまたいで母に引っ越しをさせた．シルヴィアが不在にする際は，日中にイーディスと一緒に過ごすヘルパーが雇われた．

この調整は，数か月間はうまくいった．イーディスの機能低下は緩徐で小さかったが，脳卒中を発症してその後遺症で麻痺が残り，話を覚えられなくなった．彼女の記憶は今までのなかで最悪となり，その後に抑うつが始まった．イーディスが話し相手に話すことといえば，彼女がいかに自分を役立たずに感じているか，孤独に感じているかであった．彼女はほとんど眠れず，ほんの少ししか食べず，しばしば泣き，自身が負担になっていると言った．

イーディスはセントルイスに生まれ，彼女が12歳のときまで，両親は小規模のドライクリーニング事業を運営していた．12歳時に彼女の父が亡くなり，間もなくして母はイーディスの父方のおじと結婚し，おじには二人の10代の連れ子がいた．彼らは皆，かなりうまくいっており，イーディスは高校を卒業した後に結婚し，一子をもうけた．

生涯を通して，彼女は愉快で元気で，手芸やさまざまな家政の分野に興味を示していた．彼女の夫が亡くなってからも，彼女は社交クラブや同じ趣味の仲間との活動を続けた．1年前までは彼女は身体的に健康で，彼女はアルコールもタバコも使ったことがなかった．

イーディスは綿のパジャマの上にキルティングを羽織った年配の女性で，彼女の麻痺した左上肢を大腿に乗せ，ベッドの端に背筋を正して座っていた．彼女は診察医としっかり視線を合わせていた．彼女は自発的には話さなかったが，すべての質問にはたしかに答えた．彼女の発語は明瞭だったが，時折，言いたい言葉を見つけるのが困難な様子だった．雑誌を見せられ名前を言うように言われ，彼女はしばし考えてから「この紙束は」と呼称した．彼女は抑うつ気分を肯定し，自身の未来の展望が描けず，すぐに死んでしまえたらいいと述べた．彼女は幻覚や妄想の体験を否定した．MMSEは30点満点中，たった16点だった．

●イーディス・ルーマンを診断せよ

イーディスの**認知症**の症状には，記銘力障害と自己管理能力の低下が含まれていた（p. 483）．**アルツハイマー病**（p.489）に矛盾しないこれらの症状は緩徐に生じ，脳卒中を発症して緩徐に増悪した．その時点で彼女の記憶力は急激に増悪し，失語症に至った（彼女は使いたい言葉を，思い浮かべられなかった）．彼女は視線を合わせ続けることができ，診察医に集中しているようであり，**せん妄**は否定された．事前の神経学的評価からは，彼女の症状をより説明しうるような**他の身体疾患**も認められなかった．

ゆうに2週間以上，イーディスは抑うつ症状が続いていた．これには，持続する抑うつ気分，食欲低下と不眠，希死念慮，自分が負担になっているという思い（無価値感とほぼ同等である）が含まれた．彼女の症状は**抑うつエピソード**に相当するように見え，それは他の障害が存在しても，関係があればわれわれは必ず診断しなければならない（原則F，V）．しかしながら，推定された病因論（つまり，アルツハイマー病）のために，われわれは彼女の障害を**他の医学的疾患による抑うつ障害**と記載する．この診断の具体的な表記は下に記載し，彼女の症状が抑うつエピソードであることを示唆する付記を加えよう．

イーディスの認知症には2つの原因があり，各々が彼女と娘に，会話と日常生活機能における問題を生み出した．これは複数の病因による認知症の基準を満たし，真の診断ではない．代わりに，われわれは1つの認知症には1つしかコードをつけられないが，認知症の各原因には異なるコードをつけられることには注意すべきだ（p.516）（血管性疾患は例外で，血管性疾患独自のコードを要する）．彼女の抑うつ症状から，**行動障害を伴う**という特定項目をつけよう．彼女のGAFスコアは31だろう．

イーディス・ルーマンの診断でおかしなことが起こった．DSM-5がもつ矛盾で混乱が生じたのだ．確実なアルツハイマー病の基準〔DSM-5，p.611（日本語版p.602）を参照〕は，混合性の病因の特徴があってはならないと明文化し，その例として脳血管性疾患を挙げている．複数の病因による，認知症と軽度認知障害の基準〔DSM-5，p.642（日本語版p.633）を参照〕は，アルツハイマー病と脳血管性疾患の合併例を挙げている．いずれにせよ，患者にとって最善の選択として両方の診断を下すだけであり，心配には及ばない．反論のある人は，この講義が終わったら私のところまで聞きに来るといい．

G30.9 [331.0]　アルツハイマー病　Alzheimer's disease
F02.81 [294.11]　複数の病因による認知症，行動障害を伴う　Major neurocognitive disorder due to multiple etiologies, with behavioral disturbance
F01.51 [290.40]　血管性認知症，行動障害を伴う　Major vascular neurocognitive disorder, with behavioral disturbance
F06.32 [293.83]　認知症による抑うつ障害，抑うつエピソード様病像を伴う　Depressive disorder due to major neurocognitive disorder, with major depressive-like episode

●クララ・ウィディクーム

クララ・ウィディクームは長らく肥満だったが，14歳の今は顔が丸くふっくらとする程度だった．そんななかでも，彼女は思春期の女性として，そして，学業のうえで，その両方で順調に発達しているように見えた．しかし，ただ彼女の母親によれば，彼女がある夕方から突然「青い稲妻」について語りだしたのだ．彼女は一緒に「私の議題」について寝ないで話し合うよう，両親に強いた．当初は，彼女の気分が高揚しているように見えたが，彼女の父親がもう寝たいと言うと，彼女は怒り出した．数時間のうちにクララはあまりに興奮して落ち着かず，成人閉鎖病棟への入院を要するようになった．

クララは身長160 cmの体重95.7 kgで，BMIは37であり，肥満に値する基準を優に超えていた．彼女の血圧は常に230/110 mmHgを超えていた．彼女が脱衣すると，医療スタッフは彼女の腹部に，赤色に伸びた痕（**赤色皮膚線条**と呼ばれる）を認めた．これは体重増加によって皮膚に刻まれたものだった．

その後の数日間，クララの気分は高揚し，ほとんど眠ろうとしなかった．話を遮られても，喋るのを止めたのはちょっとの間だけであった．彼女は繰り返し，自身がキリストの母であり，AIDS，原罪，地球温暖化といった多くの問題の解決策を預言したと訴えた．彼女には観念奔逸があるばかりか，彼女自身も考えがせめぎ合っていることを認めた．彼女を一瞬でも遮ることは不可能で，注意を向けさせるのも困難だった．あるときは，人前で服を脱ぎ，この慎みのない態度は，彼女の性格から完全に逸れていた．

クララは過去に抑うつエピソードや躁病エピソードの既往歴はなく，気分障害の家族歴もなかった．彼女に認められたのは，血清コルチゾール値の異常だった．内分泌医がMRIの撮影を勧め，下垂体腺腫が明らかとなった．それが外科的に切除されると，もう彼女に向精神薬は不要だった．彼女は寛解し，復学した．

●クララ・ウィディクームを診断せよ

もちろん，手術が成功し期待していた結果が得られた後であれば，気分症状の原因を腫瘍に帰するのはかなり簡単だ．難しいのは，何か月も何年も経ってからそれらを関連づけさせることだ．クララの発症年齢（双極性障害にしては若い），彼女の外見（典型的な「満月様」顔貌，著しい過体重，典型的な腹部の赤色皮膚線条）が診断を明らかにした．他の患者がより不運だったのだ．

クララは1週間，病気だった．彼女は多幸と易怒性を代わる代わる繰り返し，**加えて**，彼女には活動性の亢進があった（いずれも躁病エピソードの診断基準Aの要件だ）．（彼女には他にもいくつかの躁病エピソードに該当する症状があった．それは話が速く，睡眠をほとんど必要とせず，誇大的で，自身がイエスの母という考えは妄想的でさえあったが，誘発された双極性状態の診断には全症状の記載は求められていないことには要注意だ）．転導性の亢進によって他者と疎通がとれないことから候補に挙がるが，せん妄と診断できるほど十分な所見は認められない（基準D）．彼女の症状の重症度を考える限り，彼女は基準Eにある，精神病，入院，機能障害という，3つすべての結果に苦しんでいる．

最後に，私には他の精神障害（基準C）の形跡を認められないが，あなたはどうだろうか．彼女の鑑別診断の上位にあるのは**双極I型障害**だが，最初に他の**身体疾患**や**物質誘発性気分障害**の除外を要する．これによって下垂体腺腫とクッシング症候群に戻り，これらは躁症状（基準B）を呈するので有名だ．入院したことで，GAFスコアは25とつける．

最終診断が下されると，担当医は彼女に与えられうる特定項目が（もしあれば）何なのかを決定しなければならないだろう．たくさんの他の医学的疾患も，躁症状を呈しうる（付録の表：精神障害の診断に影響を及ぼす身体疾患，p.633を参照）．

D35.2［227.3］　下垂体腺腫　Pituitary adenoma
E24.9［255.0］　クッシング症候群　Cushing's syndrome

F06.33［293.83］ クッシング症候群による双極性障害，躁病類似エピソードを伴う Bipolar disorder due to Cushing's syndrome, with manic-like episode

---

DSM-5 の躁病エピソードの診断に必要な症状を完全に満たすという点で，クララはやや非典型的な症例だ．それが非典型的かって？ おそらく，私が経験したほとんどの患者に多幸感（易怒性）と活動性の亢進が認められたが，他の基準となる症状である，誇大感，睡眠欲求の減少，談話心迫，観念奔逸，転導性亢進，次から次へと行動する異常な熱中が，あまり強くなかったのだ．ICD-10 を使用して，われわれはクララのようなエピソードと，躁病エピソードの基準を完全に満たさない例とで区別できる．抑うつエピソードの基準を完全に満たすものと，そうでないものも同様だ．これも国際社会が ICD-10 を優遇することで得られる恩恵だ．

●ジェレミー・ダウリング

「惨めに感じるんです」というのが，24 歳の大学院生であるジェレミー・ダウリングの主訴だった．元来の完璧主義で，2 週間後に期限が迫った学位論文は，一向に進んでいなかった．彼は予定より 1 週間遅れており，その理由の一端は，次の段落を書く前に，すべての段落を完璧に仕上げなければならないことにあった．

10 代の頃からほとんどの期間において，彼は「自分には何かが足りない」と感じ，いくらか落ち込んでいた．彼は今までに躁病エピソードはなかった．彼は社会的に孤立し，物事に喜びを見出すことは一切ないと訴えた．彼は「僕は多少，悲観主義者なんです」と言った．

ジェレミーは食欲が保たれ，自殺念慮を抱いたことはないと述べた．しかしながら，彼の睡眠は別問題だった．学位論文の期限を前に，彼は作業のためにほとんどの日を徹夜しなければならないと感じていた．それゆえに，彼はコーヒーをたくさん飲んだ．「もし一晩の睡眠が 8 時間以下なら，僕は 2〜3 時間おきにコーヒーを飲みます．徹夜するときは，それが 4〜5 杯になります．それも強いコーヒーをね」と述べた．ジェレミーはコーヒーの他に，アルコールやストリートドラッグといった物質の乱用の経験は否定した．直近で，ジェレミーは 1 週間のうちで 3 日徹夜し，彼は常に疲労を感じていた．彼はまた，慢性的な罪悪感や易怒性の存在を肯定した．彼は突然の流涙はないと述べたが，集中力については「人生の主要課題です」と述べた．たとえば，コンピューターで作業していると，他の考えや心配事が意識に割り込んできて，作業を完遂するのが困難になるほどだった．

ジェレミーは不安も訴えた．たとえば，夕食が終わる頃にかけて，彼はこなさなければならない作業の多さを心配し始めるのだ．胃が締め上げられ，まるで世界が迫ってくるかのようだった．一日のなかでも時間によって彼の感じ方が変わることはほとんどなかったが，課題の紙や他の大きな研究課題の提出後は一時的に改善した．彼はこれまでに，異常なくらいに多量のコーヒーを飲んだときについてを除いて，呼吸困難，筋けいれん，動悸といった問題を否定した．それが起こると，彼は神経質になり，しばしば胃部不快感があり，ときには欠席して家で過ごさなければならなかった．彼は破滅や大惨事が起こるのではないかという感情を否定した．

ジェレミーはいつも作業のチェックリストを作っていたが，強迫観念や強迫行為について訴えることはなかった（「僕は時々，靴下入れのずれを直しはしますけどね」と彼は慎重に述べてはいたが）．彼は自身を，決断に常に困難を抱え，もう必要のない，価値のない物でさえも捨てられないと説明した．一例に，10 歳の頃からもっているイースターの籠（訳注：探しあてた卵を入れるための籠）を挙げた．

ジェレミーはブラジルに生まれ，彼の父はそこで熱帯雨林に棲息する昆虫の研究をしていた．ジェレミーが 4 歳のときに，一家はカリフォルニア州の南部に戻った．ジェレミーの母はプロのハープ奏者で，25 年にわたり，一人か二人のカウンセラーの治療を受けていた．彼女は常にやや陰気で，生涯を通じて喜びを感じたことがなかった．ジェレミーが 16 歳のとき，夫が夫婦関係のために尽くしたとは一切感じなかったと訴え，彼女は離婚を勝ち取った．離婚後，彼女はついに抗うつ薬の内服を同意するまでに変わった．それは「彼女の人生を 180 度変え」，今では人生で初めて，彼女は幸せを感じていた．今回，ジェレミーが治療を求めているのは，一部には彼女の強い勧めがあった．

母方の親戚の数名にうつ病の人がいて，そのなかには不凍液を飲んで自殺した従兄弟もいた．また別の親戚も自殺していたが，ジェレミーはその詳細を知らなかった．

ジェレミーが高校生のとき，彼は「再誕した」．それからというもの，彼はキリスト教原理主義の教会に通うようになった．彼は，2 年以上も結婚せずに新しくできたガールフレンドと同居している父親を糾弾するあまり，父子は口を利かなくなった．ジェレミーの唯一の身体的問題は，爪を噛むことだった．彼はこれまでに，一切触法行為に及んだことはなかった．彼には真剣に交際しているガールフレンドがおり，二人は結婚前に性的関係をもつのを避けるべく「とても努力している」と述べた．

ジェレミーは高身長で，比較的ひょろっとして，やつれた顔とふくれた目が，より高年齢に見せていた．彼の動きの速度は普通で，笑顔になるのも速かったが，彼の前頭部には皺が目立った．彼の発語は明瞭で，筋が通り，適切で，自発的だった．彼が自発的に話すことの大半が，学位論文の完成についてだった．希死念慮や自殺念慮は否定した．彼の見当識は保たれ，豊富な知識を持ち，計算のスピードは速かった．彼の近時記憶と遠隔記憶に障害はなかった．彼の病識と判断力は完璧に思われたが，「人生は意味深過ぎます．そして僕は時間を無駄にしている」と彼は述べた．

●ジェレミー・ダウリングを診断せよ

すべての気分障害を評価する際に，手近で最初にすべきことは，現れている症状が**抑うつエピソード**か**躁病エピソード**かを判断することだ．ジェレミーは，前者の診断基準をあともう少しで満たした．すなわち，彼は長らく「やや落ち込んで」おり，きっと成人期のほとんどそうだったのだろう．抑うつはほとんどの時間に存在し，彼は物事に喜びを全く見出さなかった．彼は慢性的に罪悪感があり，集中力は乏しく，自尊心は低下していた．しかしながら，病歴と問診によれば彼の食欲と体重，精神運動性に問題はなく，希死念慮は認められなかった．彼はたしかに疲労感を訴えたが，この症状はコーヒーの飲用に関連した症状と考えられた．彼の家族歴は気分障害が強陽性だった（彼の母はうつ病で，2人の親戚が自殺既遂した）．

ジェレミーには，抑うつエピソードとして4つの症状があり（5つを満たすよう求められる），**持続性抑うつ障害**――またの名を**気分変調症**という――として2つの症状が該当した（こちらは2つが求められる）．よって，患者が正確に診断基準を満たすと主張することが合理的か，われわれは問わなければならない．とにかく，ジェレミーは抑うつエピソードの基準をほぼ満たし，彼の家族歴は強陽性だった．**うつ病**の診断は，治療の道筋を照らし，今後起こりうる症状の増悪（たとえば自殺念慮のような）を担当医に警鐘を鳴らすことが可能だ．しかし私は，ジェレミーの遷延する症状をより際立たせて重要視し，**パーソナリティ障害**の診断を考えるまでに至った（後述）．気分変調症はしばしば，後にうつ病を生じる素地となり，いずれにせよDSM–5は両者を融合し，完全なうつ病さえも気分変調症の特定用語のように扱えると明文化した．

私はこの領域の議論で，あまり時間を無駄に費やしたくない．二人の素晴らしい診断家は永遠に相容れないものであり，患者の診断において，該当する症状を（執拗に）数えるのではなく，理想的な患者の典型例に合致することに美徳を見出す人も同様だ．先に進み，ジェレミーに有効と考えられる治療を促す診断を下そうではないか．

ジェレミーの不安症状にも問題がある．彼は実際にパニック発作，恐怖症，強迫観念と強迫行為を呈したことはなかった．しかし，彼には確かに不安があった．彼はさまざまなことに不安を抱き，それは学業，自身の性格，ガールフレンドとの関係の親密さだった．彼は疲労感，不眠，集中困難を訴え，**全般不安症**の診断を（かろうじて）満たすように思われた．しかしながら，これらの症状は気分障害のエピソード期間中に生じ，担当医は不安に関連した診断の併存は不要だと考えた（彼は気分障害群の特定項目である**不安性の苦痛を伴う**，の基準さえ満たさなかった．p.148参照）．さらに，彼の不安症状はカフェイン中毒にすべて関連づけることが可能だが，診断を冗長にする余計な一言を加えないでおこう．

物質使用において，ジェレミーはアルコールやストリートドラッグを使用したことはなかったが，彼の折に触れてのコーヒー使用は神経過敏，胃部不快感，動悸，筋けいれん，不眠をもたらした．これらの症状はときに，彼が登校できないほどに強く，**カフェイン中毒**の診断を満たす．**カフェイン使用障害**の診断を考えるかもしれないが，これはDSM–5で認められていない診断のひとつだ．彼の使用度からすると，たしかにそれを考えて当然なのだが．

最後に，完璧主義の悲観主義者で，慢性的に自身が不十分だと感じていると自身を説明したジェレミーは，作業のチェックリストを作り，引き出しの中身を整頓し，決断を下せず，物を捨てられなかった．これらの特徴に加え，彼の父に対する道義的な糾弾は，**強迫性パーソナリティ障害**の診断に相当する．

ジェレミーの気分変調症は数年前から始まったように思われ，おそらくそれは彼がまだ10代の頃だっただろう．彼に過眠と食欲の増加があれば，**非定型の特徴を伴う**（p.149）という特定用語が該当するが，症例のなかで気分の反応性が認められなければ，この限りでない．単に，われわれはもっと問診する必要があったのかもしれない．少なくとも数週間の内に変化が起こりうるため，心理社会的/環境的問題はＺコードで記載した．彼のGAFスコア は65で，彼の併存疾患に基づいてつけた．

F34.1［300.4］ 持続性抑うつ障害，早発性 Persistent depressive disorder, early onset
F15.929［305.90］ カフェイン中毒 Caffeine intoxication
F60.5［301.4］ 強迫性パーソナリティ障害 Obsessive-compulsive personality disorder
Z55.9［V62.3］ 学業の問題（学位論文の期限） Academic problem（thesis deadline）

●クッキー・コーツ

クッキー・コーツは23歳の独身女性で，「蜘蛛が見える」という主訴で精神科病棟に入院した．

記録によると，クッキーが生まれる際，主治医の到着が遅れたため，看護師が彼女の頭を押さえて出産を遅らせようとしていた．当時，彼女の母親はソーシャルワーカーに「でも，それがどれほど悪かったのかわからないわ，妊娠中に麻疹にかかっていたから」と話した．

原因が何にせよ，クッキーの発達は遅れていた．彼女は18か月で歩き始め，2歳で初語があり，文章を話し始めたのは3歳だった．彼女は内弁慶で怖がりな子どもで，母親へのしがみつきがあまりにひどく，ベビーシッターにも預けられなかった．彼女が小学校に入学したのは7歳近くだった．IQは70台前半で，最初の2年間は特別支援学級に在籍し，その後，通常学級へと移った．

小学校に入学してから，クッキーは他の子どもを噛んだり蹴ったりすることで有名になった．彼女が11歳の頃，他の子どもの昼食を盗んで（食べて）繰り返し罰を受けた．同じ頃，彼女は自身の髪の毛を抜き始めた．いつも前頭から髪を数本ずつ抜き，それも1日中せっせと抜いていた．下校の時間になると，彼女の机の周りには髪が塊になって落ちていた．

しかし，クッキーが精神科を受診するきっかけとなったのは，彼女が繰り返し自傷することであった．9歳のとき，彼女は血が出るまで唇を噛んだ．翌年，少しずつ腕を机の角にぶつける癖がついてしまった．彼女の腕は慢性的に腫れ，あざができ，最終的には常に膿が出ていた．13歳のとき，彼女はカミソリで顔に谷のように深く長い切り傷を作り，その傷に土を塗り，それは肥厚性瘢痕となって残った．

そんなエピソードがいくつかあり，彼女は精神科のある施設に入院となった．そのほとんどが短期間の入院であったが，16歳でストッキングに火を付けたときは4か月間入院した．この入院で，クッキーは7歳のときから父親と二人の兄から毎週のように性的虐待を受けていたことが明らかになった．そしてその結果，発達障害のある人が住むグループホームに入居することとなった（その後もいくつか別のグループホームに入居している）．

クッキーはいつも，施設に入ると即座に，男性スタッフ一人以上と強い関係性を作ることを繰り返していた．彼女はこの男性のひとりを「パパ」と呼んでいた．スタッフにがっかりさせられることがあると（最終的には必然的にそうなった），彼女はそのスタッフが嫌いだと言った．彼女は何週間も敵意をもち続け，その間，彼女は拗ねて，うつっぽいと訴え，かんしゃくを起こし部屋の物を投げた．時には，彼女はカウンセラーが自分を病院に入院させるため狂わせていると非難した．施設に慣れてくると，特別扱いを求め（夕食の量を増やしたり，就寝時間を遅らせたり），この要求が満たされないと目立つ方法で自傷した．

だんだんと彼女は性的な行動をとるようになった．男性のグループホーム入居者とのパーティーや活動があると，ほとんどの男性患者の膝に頭を乗せて横になったり，男性の太ももの間をなでたりした．何度も注意を受け，スタッフからカウンセリングも受けたが，このような行動に変化はみられず，見つからないようにより注意深くこのような行動をとるようになった．入居したグループホームのいくつかで，むちゃ食いもみられた．彼女は常に大食家であったが，他の入居者が残したものを食べ，自分の当番でなくてもすすんで机の後片付けをした．彼女の自己誘発性嘔吐や下剤の乱用のことを入院担当医が知ろうにも，彼に情報を提供すべきスタッフたちが知らなかったのだ．そして彼女は，「カウチポテト（座ってばかりいる怠け者）」程度の運動しかしていなかった．

病棟に入院したとき，彼女は化粧をせず，上下スウェットを着た肥満の女性だった．面接の間，彼女は髪を抜くことはなかったが，髪を指で触り，彼女の頭には50セント硬貨大に禿げた部分があった．抜毛したからといって緊張や安心を感じているわけではないと言い，そのことに関して苦痛を感じている様子もなかった．静かに座り，奇異な行動はみられず，面接官に協力的であった．彼女は「絶望」を感じていると話した．彼女のどこか平板な感情もこのような内面に合うものであった．彼女の話し方はゆっくりで，自発的に自分のことについて語ることはないが，質問には答えた．彼女の考えは順次的かつ目的指向的で，連合弛緩を示すものはなかった．

クッキーは時々，彼女の部屋の通風孔から「蜘蛛の集団」が落ちてくるのが見えると言った．数年にわたり，断続的に自傷を促す声が聞こえていた．彼女は，それらが生じるのは，決まって嫌な気分のときであった．その声ははっきりと聞こえ，知らない人の声で，彼女の頭の中から聞こえてきた．質問を重ねると，彼女は，その声は彼女自身の考えかもしれないと認めた．彼女は父親と兄から受けた性的虐待について躊躇なく話し，（おそらく正確な）詳細まで描写した．しかし，この経験を再体験，または抑圧していたとする根拠はなかった．

クッキーのMMSE得点は，30点満点中28点であった（5分後に3つの言葉のうち2つしか再生できず，日にちは何日かずれていた）．注意は続いたが，簡単な計算しかできなかった．自分自身に何か問題があると自覚していたが，それは他者（両親や，声が聞こえると話した際に笑って彼女のことをディスった……すなわち軽蔑した……以前のホームのスタッフなどの）に原因があると考えていた．彼女は入院する必要はないと考え，自分のアパートを借りてウェイトレスとして働きたいと語った．

●クッキー・コーツを診断せよ

クッキーは臨床的にさまざまな問題や症状を呈していた．それらからは，精神病性障害，気分障害，不安症，衝動制御障害，摂食障害，パーソナリティ障害，そして，軽度知的機能障害の可能性が考えられた．

まずは知的機能障害について考えてみよう．発達は遅く，クッキーのIQは70台前半と常に低かった．MMSEの得点はよく，注意に問題はみられず，**せん妄**や，**重度にしろ軽度にしろ神経認知障害**は考えにくいであろう．彼女の主治医は，彼女の機能欠如（自己管理，生活スキル，社会/対人関係スキル，自立性，自己の安全を守るスキル）の程度は，**軽度知的能力障害**の診断に該当するだろうと考えた．

クッキーは，希望がなく，うつっぽく感じると話したが，このような症状は一時的で，状況への反応であり，操作的といえる要素もあっただろう．精神病症状（蜘蛛が見える，声が聞こえる）は，忠実に幻覚であったとは考えにくい．これらは，彼女が不幸だと感じたときに現れ（原則K），聞こえる声が自身の考えかもしれないことは彼女自身も認めている．彼女には統合失調症に典型的な連合弛緩，緊張病性行動，陰性症状はない．**精神病性障害**の診断はいずれも該当しないであろう．彼女には**異常な食行動**がみられるが，それに苦痛を感じておらず，彼女には嘔吐や下剤または利尿薬の使用経歴がない．彼女の自己評価は，彼女の体重や体型を重視していない．彼女を評価した医師のひとりは，彼女には**心的外傷後ストレス障害**の特徴があると感じたが，彼女には幼少時に体験した性的虐待を再体験した経歴がない．

クッキーには，噛む，蹴る，毛を抜く，そして，11歳の頃から始まった盗み，といった目に見える問題行動がある．これらの行動は，社会的規範や他者の人権を侵害するものではないため，**素行症**は除外できる．抜毛は，ストレスとは関連しておらず，それを止めようとしたという情報もない．したがって，**抜毛症**には該当しない．自傷行動は，**常同運動症**でもみられるが，クッキーの行動には常同性も画一性もない．幼少のときは，**脱抑制型対人交流障害**（見慣れない人に積極的に近づこうとする傾向があったため）の診断に該当したかもしれないが，今さら振り返っても診断に十分な情報は得られず，今となってはそれが問題となっていたとは考えられない．

彼女の問題行動が重篤な精神障害に起因しないと考えると，次に**パーソナリティ障害**が該当しないかを検討する必要がある（原則W）．彼女の自己破壊的な行動のほとんどは，**境界性パーソナリティ障害**で十分に説明できるであろう．自傷，激しい対人関係（複数のスタッフとの関係），衝動性（食行動，性的行動），気分反応性（かんしゃく），そして妄想様観念といった関連する症状は，10代で始まり，彼女の人生の複数の領域に現れている．

もちろんクッキーには，境界性パーソナリティ障害のすべての症状はみられないが，彼女が症状として報告したものはどれも重度の症状である．彼女のGAFは30とし，これは彼女の問題を総合的に捉えたスコアである．

F70［317］ 知的能力障害，軽度 Intellectual disability, mild
F60.3［301.83］ 境界性パーソナリティ障害，重度 Borderline personality disorder, severe
E66.9［278.00］ 肥満 Obesity

●ディーン・ワナメーカー

「声が聴こえ続けて，自分ではどうすることもできないんだ！」とディーン・ワナメーカーは言った．一日中，声に煩わされ続け，こんなことが続くとしたら我慢していられるのか，彼自身にもわからなかった．ディーンは 54 歳だったが，初めて「声」を聴いたのは 40 歳の前半の頃だった．実際，彼にはこれまでに 3 回の入院歴があった．毎回，薬物療法で改善はしていた．退院してから 6 年が経過し，現在に至っている．

「声は頭の中に聞こえてきて，それはラジオのようにうるさくてハッキリ聞こえるんだ」とディーンは言った．声の主はほとんどが男性だが，女性のこともあった．全くもって知らない声だった．声の主は単語のみ話し，文章を話すことはなかったが，彼を囲んで命令していた．声の主は，彼に帰る時間だと告げたり，もう一杯飲んで大丈夫だと伝えたりした．「ほぼずっと彼らは私を見張っているようだ」彼によれば，今回，声が聴こえ始めてから約 3 週間が経過していた．

自身が大酒家だったことをディーンは認めた．デザートワインを 12 歳から飲み始めた．兵役中には数回，喧嘩し，一度は軍法会議にかけられそうになったが，うまく「名誉ある除隊により逃げる」ことができた．その後，飲酒運転で数回捕まった．最近では 2 週間前に捕まったばかりだった．

ディーンのお決まりのパターンは，数か月間，酒をしたたか飲みまくった後，突然酒を止め，数年間は飲酒をしない，というものだった．過去の 3 回の深酒は，3 年前，5 年前，11 年前の出来事だった．妻が愛想を尽かして彼の元から去っていったのは，まさに 11 年前に深酒したときだった．妻は彼の交通違反の罰金を支払い，仕事を首になって失業したときにはサポートし，うんざりしていたが，彼にはガールフレンドのアニー，現在一緒にいる女性，がいたので，妻のことは気にも留めていなかった．彼が最も鮮明に覚えているのは，3 か月近くにわたって声が聴こえていたときのことで，「飲酒に駆り立てるには十分すぎる出来事だった」と皮肉のかけらもなく話した．

今回の件では，アメリカ合衆国国税庁が深酒への衝動を後押しした．彼は（食肉業の）商売で儲かっていたが，前回，大量飲酒していた時期である 3 年前，いくつかの報告を怠ってしまったようだった．現在，彼は滞納税，利払い，罰則の催促を受けているが，その他には記録は残っていなかった．

「飲み始める気は全くなかった」と彼は言った．「何か飲みものをとろうとしただけだった」現在，彼は 1 日に約 1 L のバーボンを飲む生活を 2 か月間続けている．アニーは「彼はけっして酔っているようには見えなかった」と付け加え，彼に幻聴が聴こえるようになったのは，しばらく飲酒を続けてからのことだったと答えた．

三人兄弟の二番目としてディーンは父が食肉販売員として働いていたシカゴで生まれた．9 歳のときに両親が離婚し，彼の母親は二回も再婚した．4 年前，うつ病だった兄は銃で自殺した．妹は看護師だったが，バルビツール酸系薬の乱用で一度入院したことがある．

除隊後，ディーンは二年制の短大に入学したが，全くもって役に立ったとは思えなかった．「私なんて結局のところ，生活のために死んだ動物の肉を切り分けるだけの，でかくて頭の悪い男でしかない」と彼は言った．

アニーの話では，酒を飲んでいる間はそれほどではなかったが，ディーンはこの1か月半の間，ほとんどいつも気分が落ち込んでいた．ときに泣き，ろくに眠れず，しばしば早朝に目を覚まし，再び寝つくことができなかった．食欲はなくなり，体重が約9 kg落ちた．飲酒時以外のほとんどの時間は，慢性的な疲労を抱えているように見え，セックスに対する興味は失われていた．

ディーンは54歳というよりも60歳近くに見え，明らかに体重が減少していた．180 cm以上あったが，ぶかぶかになった衣服が彼をしぼんで見せた．静かに椅子に身を沈め，話しかけられたときのみ答えた．彼の声は低く，抑揚乏しかったが，話す内容は妥当で筋が通っていた．意識は清明で，会話には細心の注意を払っていた．気分の変動はほとんどなく，彼が認めたのは抑うつだけだった．時，場所，人と見当識は保たれており，MMSEは30点中29点で，5分後に通りの住所を想起できなかっただけだった．妄想を抱いたことはなかったが，彼が聴いているものは現実のものではないという病識は乏しいようだった．

ディーンは希死念慮が持続している．抑うつとともにそれは始まり，現在，幻聴はその思考に便乗している．

●ディーン・ワナメーカーを診断せよ

この複雑なストーリーをどう分析したのか，ここに示そう．

最初に，ディーンの飲酒行動に対して何らかの診断は付けられるだろうか．もちろん，**アルコール使用障害**（p.389）の診断はつくだろう．社会的出来事（離婚，逮捕）が存在した．現在の飲酒のエピソードにおいて，彼は耐性を形成し（アルコール度数の高い酒を1 L近く飲んでも酔うことがなかった），幻聴があるにもかかわらず飲酒し続け，意図していたよりも大量のアルコールを摂取した（ちょっと飲むだけのつもりだったんだ）．離脱症状は考慮していないが，彼はアルコール使用障害の診断に合致する．飲酒行動は先月から始まっており，経過に関する特定用語の基準は満たさない．

ディーンの身体症状には食思不振と体重減少，性欲の減退，不眠が含まれている．これらは3つの別々のDSM-5カテゴリーを代表し（摂食障害，睡眠障害，性機能障害），それぞれが鑑別診断に挙げられる．しかしながら，それぞれが独立した主要な精神障害による症状である可能性は，統計学的にもロジカルな視点からも（原則M：シンプルに考えよ），とてもまれであることには注意すべきだ．これらの身体症状はうつ病患者，精神病患者，アルコール関連疾患の患者，すべてで認められるものだ．**他の医学的状況疾患による気分障害**は常に必ず考慮しなければならない，特に身体の病気で医者にかかることなく生きてきた患者の場合は（原則B）．もちろん，身体診察と生化学検査は必要だが，本文にディーンに身体疾患があったことを示唆する情報はなかった．

壮年期になり，ディーンには間欠的に幻聴が生じていた．原則として，すべての精神病性の患者について統合失調症の可能性を考慮する必要がある．しかし，ディーンには基本的な診断基準の一部を欠いており――幻聴はあったが，それが彼の唯一の精神病症状であった――**統合失調症**や**統合失調症様障害**，**統合失調感情障害**は除外できる．彼に幻聴はあったが，他の症状はなかった（たしかに彼の感情の幅は狭かったかもしれない．しかし，彼に抑うつ気分が生じていたことに注意すべきだ）．アニーは彼の幻聴が悪化するのは飲酒の後だったと指摘していた．MMSEの結果から，**せん妄**や**認知症・軽度認知障害**は除外され，病歴から**他の医学的疾患による精神病性障害**は除外される．もちろん，他のすべての精神病性障害も，症状が物質使用と直接的に関連していないことを診断基準に規定している．加えて，気分障害が病因として考えられるのであれば，**妄想性障害**と**短期精神病性障害**の診断は下されないだろう．

第2章（p.86）にある**物質・医薬品誘発性精神病性障害**の診断基準を見てみよう．それらは華々しい幻聴や妄想（もしくは解体した会話）が必要とされている．ディーンに関しては，彼が幻聴の始まる以前から常に酒を飲んでいて，飲酒を中断した数週間後にはその幻聴がなくなっているのであれば，彼はアルコール誘発性精神病性障害，幻覚を伴う，の診断基準を満たすものと思われる．もしそれが意味を成すのであれば，**離脱中の発症**という特定用語を加えよう．

気分障害に関して，ディーンはうつ病の診断基準を満たしている．彼の気分の落ち込み，易疲労感，体重減少，不眠，自殺念慮は2週間以上持続した．彼の症状は医学的状況によるものではなかったし，普段の状況からの明らかな変化の代表であり，たしかに彼を苦しめていた．しかし，それらは飲酒を始めたタイミングの後で始まり，アルコールにより誘発されているのであれば**うつ病**は除外されるだろう．

物質誘発性気分障害の診断基準は単純で，ディーンはすべてを満たしていたと思われる．気分の落ち込みが持続し，うつ病の診断基準をすべて満たした．数か月間，飲酒を続けており，アルコールが重度の抑うつ状態を引き起こしうることは，よく知られている．DSM-5に従うところの，物質関連ではない抑うつ状態の可能性も考えられる．彼の兄はうつ病に罹患している間に銃で自殺しており，彼に飲酒歴があった可能性もある．彼の妹には物質使用歴があった．家族に関する情報は診断基準にこそ入っていないが，それは有用な原則（B）だ．

うつ病は治療可能であると同時に，致命的となりうる障害だ．それゆえ，うつ病かどうか調べるべきだし，うつ病であればそのとき可能な治療の提供を優先的に考えるべきだ（原則F）．しかしながら，物質使用患者においてはただちに診断するべきではない．多くの気分障害の事例では，物質使用の中止で気分障害が改善することがあるからだ．

それゆえ，物質使用と気分障害の症状，精神病症状が，ディーンの最終診断になる．認知機能や一般的な医学的状況でこれらの症状を説明することはできなさそうだ（原則C）．これらの症状すべてを1つの疾患メカニズムに基づき，シンプルに説明するのがスマートだろう（原則M）．物質使用は確実に3つの症状のなかで最初に挙げるものだろう（原則X）――ディーンは12歳で飲酒を始め，軍隊に所属していた際には飲酒が原因で素行問題を引き起こしていた――最初に挙げることは理に適っている．

現在，ディーンの症状を観察する際には2つの視点がある．①アルコール使用が精神病症状を誘発し，うつ病が独立して存在する，②アルコール使用が精神病症状と気分障害を誘発している．2番目の見立ては明解であり，必要となる前に不必要かもしれない治療に慌てて駆け込むのは避けたい，という願望も相まって，少なくともディーンが完全にアルコール摂取を中断するまでは，医師は保守的な考えのもと，この気分障害を物質誘発性とみなすだろう．

ICD-9では，アルコール依存症を根本的な問題と臨床医が考え，それゆえこれを最初に記載するべきだとすることで，診断の順番が決まる．ICD-10では，使用障害を精神病性障害や抑うつと同時にコードする場合，精神病性障害を最初に記すことになっている，まるで治療をより早く始める必要があるかのように．そんな議論は私の好物だ．ディーンのGAFスコアは約40とする．

F10.259 [303.90，291.9] 重度アルコール使用障害，アルコール誘発性精神病性障害，離脱中の発症 Severe alcohol use disorder, with alcohol-induced psychotic disorder, with onset during withdrawal
F10.24 [303.90，291.89] アルコール誘発性抑うつ障害，中毒中の発症 Alcohol-induced depressive disorder, with onset during intoxication

付録

重要な表

■ 機能の全体的評定（GAF）尺度

読んでみれば気づくことだろう．このリスト（の50〜70のあたり）をよく読み，この本のなかで語られた患者について最もよく言い表せている箇所を見つけ，その点数を付与してみるといいだろう．その範囲のなかで，数字を決めることができるが，ただ，5の倍数（65や25など）よりも細かな数字を定めることに意味はないだろう．ただ，それでも何かを試みるのであれば，それを止めるつもりはない．

機能の全体的評定（GAF）尺度

精神的健康と病気という1つの仮想的な連続体に沿って，心理的，社会的，職業的機能を考慮せよ．身体的（または環境的）制約による機能の障害を含めないこと．

コード（注：例えば，45，68，72のように，それが適切ならば，中間の値のコードを用いること）

100–91	広範囲の行動にわたって最高に機能しており，生活上の問題で手に負えないものは何もなく，その人に多数の長所があるために他の人々から求められている．症状は何もない．
90–81	症状がまったくないか，ほんの少しだけ（例：試験前の軽い不安）．すべての面でよい機能で，広範囲の活動に興味をもち参加し，社交的にはそつがなく，生活に大体満足し，日々のありふれた問題や心配以上のものはない（例：たまに家族と口論する）．
80–71	症状があったとしても，心理的社会的ストレスに対する一過性で予期される反応である（例：家族と口論した後の集中困難）．社会的，職業的，または学校の機能にごくわずかな障害以上のものはない（例：一時的に学業で後れをとる）．
70–61	いくつかの軽い症状がある（例：抑うつ気分と軽い不眠），または，社会的，職業的，または学校の機能にいくらかの困難はある（例：時にずる休みをしたり，家の金を盗んだりする）が，全般的には機能はかなり良好であって，有意義な対人関係もかなりある．
60–51	中等度の症状（例：感情が平板で，会話がまわりくどい，時にパニック発作がある），または，社会的，職業的，または学校の機能における中等度の困難（例：友達が少ししかいない，仲間や仕事の同僚との葛藤）
50–41	重大な症状（例：自殺念慮，強迫的儀式が重症，しょっちゅう万引する），または，社会的，職業的，または学校の機能におけるなんらかの深刻な障害（例：友達がいない，仕事が続かない）
40–31	現実検討かコミュニケーションにいくらかの欠陥（例：会話は時々非論理的，あいまい，または関係性がなくなる），または，仕事や学校，家族関係，判断，思考，または気分など多くの面での重大な欠陥（例：抑うつ的な男が友人を避け，家族を無視し，仕事ができない．子供がしばしば年下の子供をなぐり，家庭では反抗的であり，学校では勉強ができない）
30–21	行動は妄想や幻覚に相当影響されている，またはコミュニケーションか判断に重大な欠陥がある（例：時々，滅裂，ひどく不適切にふるまう，自殺の考えにとらわれている），または，ほとんどすべての面で機能することができない（例：1日中床についている，仕事も家庭も友達もない）．
20–11	自己または他者を傷つける危険がかなりあるか（例：はっきりと死の可能性を意識しない自殺企図，しばしば暴力的になる，躁病性興奮），または，時には最低限の身辺の清潔維持ができない（例：大便を塗りたくる），または，コミュニケーションに重大な欠陥（例：大部分滅裂か無言症）
10–1	自己または他者をひどく傷つける危険が続いている（例：暴力の繰り返し），または最低限の身辺の清潔維持が持続的に不可能，または，はっきりと死の可能性を意識した重大な自殺行為
0	情報不十分

注：0-100の尺度で全体的心理機能を評定することがLuborskyにより健康–病気評定尺度として操作的に作られた（Luborsky L：“Clinicians' Judgments of Mental Health”. Archives of General Psychiatry 7：407–417, 1962）．Spitzerとその共同研究者らは全体的評定尺度（GAS）と名づけた健康–病気評定尺度の改定版を作成した（Endicott J, Spitzer RL, Fleiss JL, Cohen J：“The Global Assessment Scale：A Procedure for Measuring Overall Severity of Psychiatric Disturbance”. Archives of General Psychiatry 33：766–771, 1976）．GASの改変版が機能の全体的評定（GAF）尺度としてDSM-Ⅲ-Rに取り入れられた．

〔髙橋三郎・大野　裕・染矢俊幸（訳）：DSM-Ⅳ-TR精神疾患の診断・統計マニュアル，pp.47–48，医学書院，2002より〕

精神障害の診断に影響を及ぼす身体疾患

内科的疾患		不安	うつ	躁病	精神病	せん妄	認知症	緊張病	パーソナリティ変化	勃起不全	射精不全	性交痛	無オルガズム
心血管系	うっ血性心不全	×				×				×			
	狭心症	×											
	甲状腺機能亢進症	×				×							
	ショック状態	×				×							
	心筋梗塞	×											
	僧帽弁逸脱	×											
	大動脈瘤									×			
	動静脈奇形							×					
	貧血	×											
	不整脈	×				×							
	発作性心房頻拍	×											
内分泌腺系	ADH 不適合分泌症					×							
	アジソン病（副腎機能障害）	×	×			×							
	褐色細胞腫	×											
	カルチノイド腫瘍	×											
	クッシング病	×	×	×		×			×				
	クラインフェルター症候群									×			
	月経前症候群	×											
	甲状腺機能亢進症	×	×	×		×				×			
	甲状腺機能低下症	×	×		×		×		×	×			×
	更年期障害	×										×	
	高プロラクチン血症												×
	膵臓腫瘍		×										
	低血糖（症）	×	×			×	×						
	糖尿病	×								×			×
	副甲状腺機能亢進症							×					
	副甲状腺機能低下症	×	×										
感染症系	AIDS	×	×	×			×		×				
	ウイルス感染症		×										

（つづく）

注）1 行目の項目は左から順に以下のとおり
不安神経症，うつ病，躁病，精神病，せん妄，認知症（軽度認知障害を含まない），緊張病症状，パーソナリティ変化，勃起不全，射精不全，性交痛症候群，無オルガズム症

精神障害の診断に影響を及ぼす身体疾患（つづき）

内科的疾患		不安	うつ	躁病	精神病	せん妄	認知症	緊張病	パーソナリティ変化	勃起不全	射精不全	性交痛	無オルガズム
感染症系	亜急性細菌性心内膜炎	×											
	全身感染症	×				×							
	腟炎											×	
	尿路感染（症）					×							
	脳膿瘍					×							
薬物毒性系	アスピリン不耐容	×											
	アミノフィリン					×							
	エストロゲン									×			
	抗うつ薬	×			×	×				×	×		×
	ジギタリス					×							
	ジスルフィラム				×	×							
	シメチジン					×							
	重金属	×	×										
	除草剤									×			
	ステロイド	×			×								
	テオフィリン	×											
	フッ化物							×					
	ブロム剤				×								
	レボドパ					×							
代謝系	栄養失調		×			×				×			
	過呼吸	×											
	肝疾患		×			×	×			×			
	高炭酸ガス血症					×							
	腎疾患	×			×	×				×			
	低カリウム血症	×	×										
	低カルシウム血症	×											
	低酸素症					×							
	電解質不均衡	×				×							
	ポルフィリン症	×							×				
神経系	アルツハイマー病/前頭側頭型認知症						×						
	一過性脳虚血発作	×				×							

（つづく）

精神障害の診断に影響を及ぼす身体疾患（つづき）

内科的疾患		不安	うつ	躁病	精神病	せん妄	認知症	緊張病	パーソナリティ変化	勃起不全	射精不全	性交痛	無オルガズム
神経系	ウィルソン病	×							×				
	筋萎縮性側索硬化症						×			×			
	くも膜下出血					×		×					
	クロイツフェルト・ヤコブ病						×						
	硬膜外血腫					×							
	硬膜下血腫					×	×	×					
	酸素欠乏症後						×						
	小脳変性症						×						
	神経梅毒			×		×	×		×	×			
	進行性核上性麻痺						×						
	髄膜炎					×							
	正常圧水頭症						×						
	脊髄疾患									×			
	多発性硬化症	×	×	×			×		×	×			
	多発脳梗塞						×						
	てんかん発作	×	×			×	×		×				
	頭部外傷	×				×	×	×	×				
	脳炎	×				×	×	×					
	脳血管障害	×					×		×				
	脳腫瘍	×			×	×	×	×	×				
	脳内血腫					×							
	パーキンソン病						×			×			×
	ハンチントン病	×	×				×		×				
	片頭痛	×											
	メニエール病	×											
肺疾患系	過呼吸	×											
	喘息	×											
	肺動脈塞栓	×											
	慢性閉塞性肺疾患	×				×				×			
その他	膠原病	×											
	骨盤疾患									×		×	×

（つづく）

精神障害の診断に影響を及ぼす身体疾患（つづき）

内科的疾患		不安	うつ	躁病	精神病	せん妄	認知症	緊張病	パーソナリティ変化	勃起不全	射精不全	性交痛	無オルガズム
その他	子宮内膜症											×	
	手術後の状態					×							
	全身性エリテマトーデス	×	×		×	×			×				
	側頭動脈炎	×											
	ペイロニー病									×			
ビタミン欠乏系	B_{12}（悪性貧血）	×	×				×						
	チアミン（B_1）（ウェルニッケ脳症）					×	×						
	ナイアシン（ペラグラ）					×	×						
	葉酸						×						

精神障害を起こしうる薬剤の種類（または名称）

	不安	気分	精神病	せん妄
鎮痛薬	×	×	×	×
麻酔薬	×	×	×	×
抗不安薬		×		
抗コリン薬	×	×	×	
抗けいれん薬	×	×	×	×
抗うつ薬	×	×	×	×
抗ヒスタミン薬	×		×	×
降圧薬／心臓血管系薬	×	×	×	×
抗菌薬		×	×	×
抗パーキンソン病薬	×	×	×	×
抗精神病薬	×	×		×
抗潰瘍薬		×		
気管支拡張薬	×			×
化学療法薬			×	
コルチコステロイド	×	×	×	×
ジスルフィラム（アンタビュース）		×	×	
胃腸薬			×	×
ヒスタミン拮抗薬				×
免疫抑制薬				×
インスリン	×			
インターフェロン	×	×	×	
炭酸リチウム	×			
筋弛緩薬		×	×	×
NSAIDs			×	
経口避妊薬	×	×		
甲状腺ホルモン補充	×			

注）Morrison J : Diagnosis Made Easier (2nd ed.). New York : Guilford Press, 2014. Copyright 2014 by The Guilford Press〔日本語版：高橋祥友（監訳），高橋　晶，袖山紀子（訳）：モリソン先生の精神科診断講座―Diagnosis Made Easier，医学書院，2016〕. より許可を得て改変

索引

ゴシック体は症例を示す．

欧文

和文

あ

い

う，え，お

こ

さ

し

ち